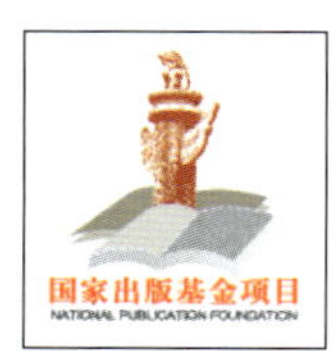

新闻出版改革发展项目

国家出版基金项目

中医古籍抢救工程示范项目

中医养生大成

第二部

总主编 曹洪欣

食养食治［叁］

张志斌 主编

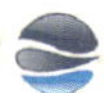

海峡出版发行集团 | 福建科学技术出版社
THE STRAITS PUBLISHING & DISTRIBUTING GROUP | FUJIAN SCIENCE & TECHNOLOGY PUBLISHING HOUSE

食物本草序

天地生人，亦甚偶巧矣。两目、两耳、鼻两孔，其窍皆耦，正如坤卦之象。口与大小便，其窍皆奇，正如乾卦之象。乾宜上而反居下，坤宜下而反居上，此泰卦也。坤惟居上，故浊者变而为清，食天之气者惟鼻；乾惟居下，故清者变为浊，食地之形惟口。口上鼻下，是为人中。故曰：天地之生人，亦甚偶巧矣。《易·颐卦》曰：慎言语，节饮食。《中庸》又言：人莫不饮食也，鲜能知味也。世人病五气七情，五脏六腑之症，有脉可按，有情形可摩。若饮食之病，或以骤而不觉，或以杂而不辨，或以日渐日久而不著不察，若孕妇小儿，盖贸贸矣。予曾睹娄江云谷穆君，著《食物纂要》，最为简明，有补人世。兹复得濒湖李君参补东垣《食物本草》，益加精切鸿巨。其用心苦，其综览富，其考辨严。使贤者可以尊生，达者可以立命。即予以老饕，亦且扪舌而惧，染指而退矣。以视云谷氏之《纂要》，则又不啻大官鼎烹之，与尝鼎一脔也。夫医司命也，以命听医，孰若以命听我。况日用饮食，我为政者也。若知味，则自然知节；知节，则自然可以身心俱泰。虽谓本草一书，即"颐卦""节卦""泰卦"注脚可也，故乐为叙而传之。

崇祯戊寅七月既望云间陈继儒撰

备考食物本草纲目

（内附《急救蛊毒良方》）

是集乃济世鸿书，厚生急务，实李濒湖先生参补东垣旧辑也。搜罗品物数倍前编，撷揽见闻，诠详后喆。录形象以别真赝，著出产以明优劣。精图绘以救凶荒，尽烹调以备制度。立类分门，题纲注目，诚有俾日用，无忝编摩。鉴者宜从饮食之恒，知尊性命之正云。

吴门书林梓行

备考食物本草纲目凡例

是书为颐生日用之要，别类分门，详诠细考。于凡载籍之所传，见闻之所及，以至庖司客座之所手经口授者，罔不兼收该采，得其目者二千余条，真足以为尊养鸿书。虽或间有阙漏，亦必无裨于饮食之正者也。用供左披右揽，匪云管见斑窥。

凡天生地成，与物汇滋息，人工长养，其间品味，苟有关乎日用者，无不罗载详明，以便稽订。至于腌造炊煎、制酿烹饪诸法，悉皆次第详列，使览者知有物必有则，庶不负上天生我蒸民之意。

首重水部者，以水之为物，虽总一源，而其所自出，则种种各别，性味亦种种不同。良毒攸分，利害殊切。故自天泉地水，以迄海内名泉，罔不广搜志记所详，尽载域中诸胜。令览者随夫居处游行之地，而辨其清浊高下之分。并附前贤品列，以俟参求。

大书正文，悉仍《大观本草》及诸家方帙体式，俾阅者一展卷而纲目了然，不敢以己见擅易，贻误于世。

每类各题之下，俱用细书，备载诸家注释。务求人无遗论，物无妄收，宁详勿略，宁刻勿疏。既令览之者，广厥探求；复示用之者，审所采取。

细详中兼载名人叙记题咏，使读是集者，偶有察乎品味之微，即可达乎性命之正。

于诸品良毒，有关去取宜忌之处，俱用旁加圈点。庶披阅者，触目惊心，诚恐口腹累小，饥渴害大，实保生之要旨。

品类中或有生植之奇，或有良毒之异；或时月之相反，或地土之相违。种种变幻无方，他书记载未悉，兹刻详而录之，俾览者不特足以正性命，抑亦可以广见闻。善读者当有得焉。

应验单方，皆古昔圣贤，轸念民瘼，苦心所立。兹亦附录于册。既明品物之功，复佐仓卒之用，斯亦济人利物，窃比古昔圣贤之意云尔。

附《救荒野谱》，绘形注释，辨草木之根荄，详烹炊之制度。设当水旱凶年，辟谷无术，乐饥不堪之时，既可借以充肠，抑或得以延命，惟在仁人君子，广为开谕，弘济时艰难。

附《治蛊方论》，虽由边陲恶习，中原鲜有，然中之者特猛于鸩毒。恻隐之心，奚分遐迩。兹刻流播四方，使怀奸者，不得逞其技；被祸者，不致戕其生，未云无补。好生君子，幸曲无治疗，以广同仁。

目　录

备考食物本草纲目卷之首

备考食物本草纲目卷之一

备考食物本草纲目卷之二

备考食物本草纲目卷之三

备考食物本草纲目卷之四

备考食物本草纲目卷之五

备考食物本草纲目卷之六

备考食物本草纲目卷之七

备考食物本草纲目卷之八

备考食物本草纲目卷之九

备考食物本草纲目卷之十

备考食物本草纲目卷之十一

备考食物本草纲目卷之十二

备考食物本草纲目卷之十三

备考食物本草纲目卷之十四

备考食物本草纲目卷之十五

备考食物本草纲目卷之十六

备考食物本草纲目卷之十七

备考食物本草纲目卷之十八

备考食物本草纲目卷之十九

备考食物本草纲目卷之二十

备考食物本草纲目卷之二十一

备考食物本草纲目卷之二十二[1]

〔1〕此卷原无目录，据总目补。

备考食物本草纲目卷之首〔1〕

引

炎农兴耒耜，蓺五谷。天纵神圣，生活斯民。孔子虽蔬食菜羹瓜祭，不忘本也。后世贤明者固多，而愚昧者亦复不少。不特暴殄招愆，即一语忽慢，轻于鸿毛，殊不知获罪重于山岳，故有灾荒饥馑之报。天本好生，造化原非弄人，奈人自弄此造化。《太上》云：祸福无门，唯人自召。睹兹辟谷诸方，是亦昔贤挽回造化，拯溺救焚，一时权变之术。虽未果于断谷证仙，若能按法服食，当令一班饿夫，茫焉懵焉，如醉如梦；苦乐两忘，形同木偶。延此一线，转沟壑以俟丰穰耳。成恐昧是理者，反生诞妄之饥，故特拈笔以解。

崇祯壬午清明日蒿莱野人姚可成识

论方法〔2〕

济饥急救方四条〔3〕唐孙思邈

凡遇荒年，玉粒桂薪之时，贫不能自给者，用白茯苓四两为末，头白面一二两，入水同调稀，以黄蜡三两，代油，煿成煎饼。饱食一顿，便绝食。至三日，觉难忍。三日后，气力渐生。熟果、芝麻汤、米饮、凉水，微用些少，以润肠胃，无令涸竭。仍用饭食时，用葵菜汤并米饮稀粥，少少服之。

又方 凡远行水火不便，或修行人欲省缘休粮，用黄耆、赤石脂、龙骨各三钱，防风半钱，乌头一钱，炮于石臼内，捣一千杵，炼蜜丸如弹子大。要行远路，饱吃饭一顿。服一丸可行五百里，二丸可行一千里。

---

〔1〕备考食物本草纲目卷之首：原作“救荒辟谷者方”，据原书目录补入“卷之首”，并与全书统一书名。

〔2〕论方法：原脱，据原书目录补。

〔3〕济饥急救方四条：原作“救荒辟谷简便奇方”，据原书目录改。

又方 用铁脚凤尾草同黑豆蒸熟，拣去草，每食五七粒，终日自然忘食。

又方 用糯米二三合炒过，以黄蜡二两，铫内溶化，再入米同炒，令蜡干不出。任便食之，即数日不饥。如要吃食，以胡桃肉二个嚼下，即便思食。

辟谷救饥简易方〔1〕晋刘景先

辟谷之方，见于石刻。水旱虫荒，国有代有。甚则怀金立鹄，易子炊骸。为民父母者，不可不知此法也。昔晋惠帝永宁二年，黄门侍郎刘景先表奏：臣遇太白山隐氏，传济饥辟谷仙方。臣家大小七十余口，更不食别物，若不如斯，臣一家甘受刑戮。其方用黑大豆五斗淘净，蒸三遍，去皮；用大麻子三斗，渍一宿，亦蒸三遍，令开口，取仁。各捣为末，和捣作团如拳，入甑内蒸，从戌至子时止。寅时出甑，午时晒干为末。干食之，以饱为度，不得食一切物。第一顿得七日不饥，第二顿得四十九日不饥，第三顿三百日不饥，第四顿二千四百日不饥。更不必服，永不饥也。不问老少，但依法服食，令人强壮，容貌红白，永不憔悴。口渴即研大麻子汤饮之，更能滋润脏腑。若欲仍用饮食，以葵子三合，研末煎汤，冷服取下，药如金色。任吃诸物，并无所损。前知随州朱颂，教民用之有验，序其首尾，勒石汉阳大别山太平兴国寺。

山谷救荒煮豆法宋黄庭坚

真黑豆一升，捋沙净。用贯众一斤，细剉如豆一般，掺和豆中。量水多少，慢火煮豆香熟，摊匾就日晒干，翻覆令展尽余汁，去贯众，瓦器收贮。空心日啖五七粒，则食百草木枝叶，皆有味可饱也。此在凶年俭岁，米珠薪桂之日，不可忽遗此方，故僭列《救荒本草》之首云。

按：《救荒本草》凡百品余，而人或未识，莫知所用。且味或螫口，用亦不适。惟得一煮豆法以通之，则所遇草木，件件可口，岂复畏道旁之苦李。虽然，凡骨非仙，安能人人辟谷，从赤松，问安期哉。读医疮挖肉之诗，能不为之于邑。

休庵道人跋

〔1〕辟谷救饥简易方：原作“救荒辟谷不饥简易奇方”，据原书目录改。

救荒野谱明王西楼辑，六十种〔1〕

白鼓钉

食茎叶。一名蒲公英。四时皆有，惟极寒天，小而可用。采，熟食。

白鼓钉，白鼓钉，
丰年赛社鼓不停；
凶年罢社鼓绝声。
鼓绝声，社公恼，
白鼓钉，化为草。

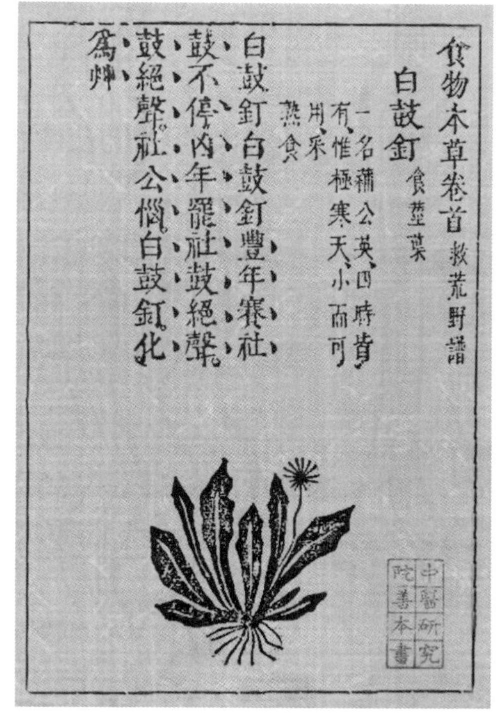

食物本草卷首 救荒野譜
白鼓釘 食莖葉
一名蒲公英。四時皆有，惟極寒天小而可用。采熟食。
白鼓釘，白鼓釘，豐年賽社鼓不停，凶年罷社鼓絕聲。鼓絕聲，社公惱，白鼓釘，化為草。

剪刀股

食茎叶。春采，生食，兼可作齑。

剪刀股，剪何益？
剪得今年地皮赤。
东家罗绮西家绫，
今年不闻剪刀声。

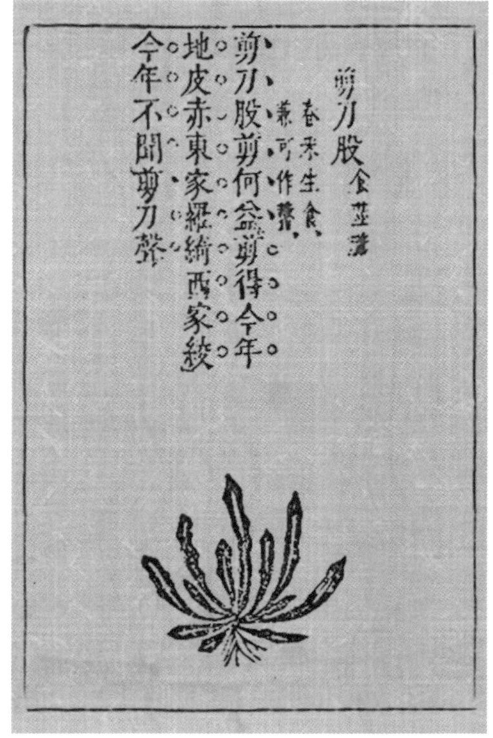

剪刀股 食莖葉
春采生食，兼可作齏。
剪刀股，剪何益，剪得今年地皮赤。東家羅綺西家綾，今年不聞剪刀聲。

〔1〕明王西楼辑，六十种：原无，据原书目录补。

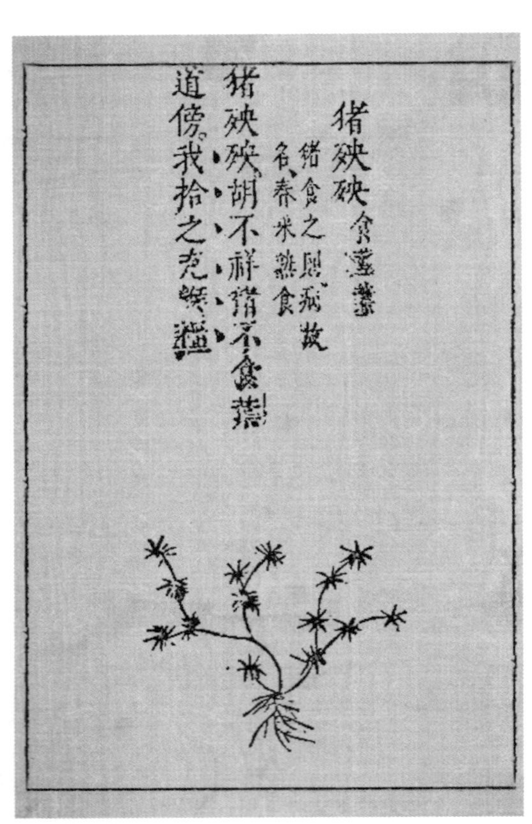
猪殃殃 食莖葉
猪食之則病故名春采熟食
猪殃殃胡不祥猪不食棄
道傍我拾之充餱糧

猪殃殃

食茎叶。猪食之则病，故名。春采，熟食。

猪殃殃，胡不祥。

猪不食，弃道傍；

我拾之，充糇粮。

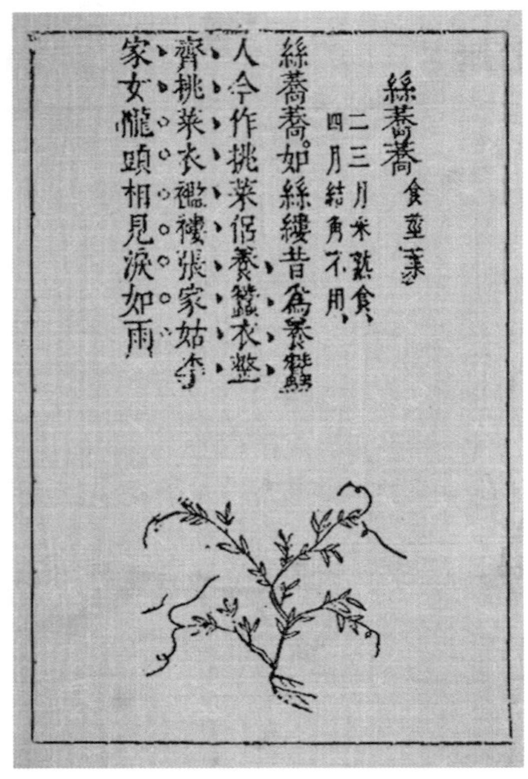
絲蕎蕎 食莖葉
二三月采熟食四月結角不用
絲蕎蕎如絲縷昔爲養蠶
人今作挑菜侶養蠶衣整
齊挑菜衣襤褸張家姑李
家女隴頭相見淚如雨

丝荞荞

食茎叶。二三月采，熟食。四月结角不用。

丝荞荞，如丝缕。

昔为养蚕人，

今作挑菜侣。

养蚕衣整齐，

挑菜衣褴褛。

张家姑，李家女，

陇头相见泪如雨。

牛塘利

食茎叶。一名牛舌头。二三月采，熟食；亦可做齑。

牛塘利，牛得济。
种草有余青，
蓄水有余味。
年来水草枯，
勿变为荒荠。
采采疗人饥，
更得牛塘利。

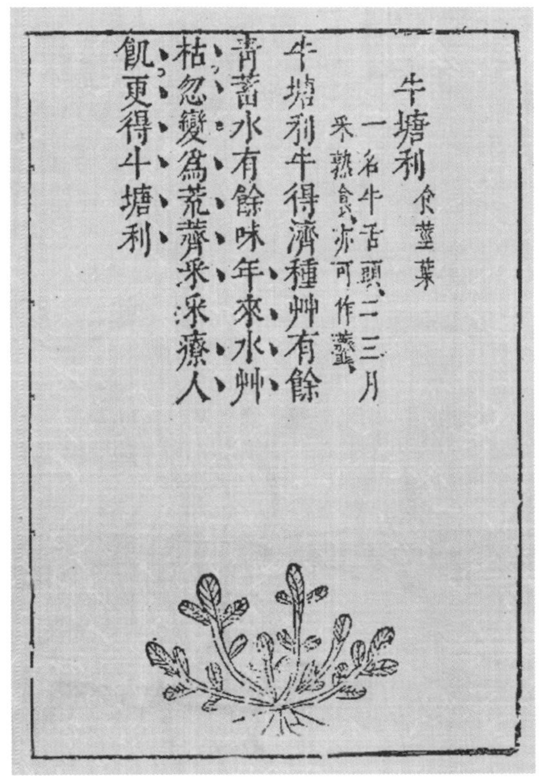

牛塘利 食莖葉

一名牛舌頭、二三月采熟食、亦可作齏、

牛塘利牛得濟、種艸有餘青、蓄水有餘味、年來水艸枯、忽變爲荒薺、采采療人飢、更得牛塘利、

浮蔷

食茎叶。入夏生水中，六七月采。生、熟皆可食。

采采浮蔷，涉彼沧浪。
无根可托，有茎可尝。
野风浩浩，野水茫茫。
飘荡不返，若我流亡。

此种即浮萍。叶圆白花者是。若叶尖黄花者，其名曰“荇”。其根茎亦可蒸为蔬。

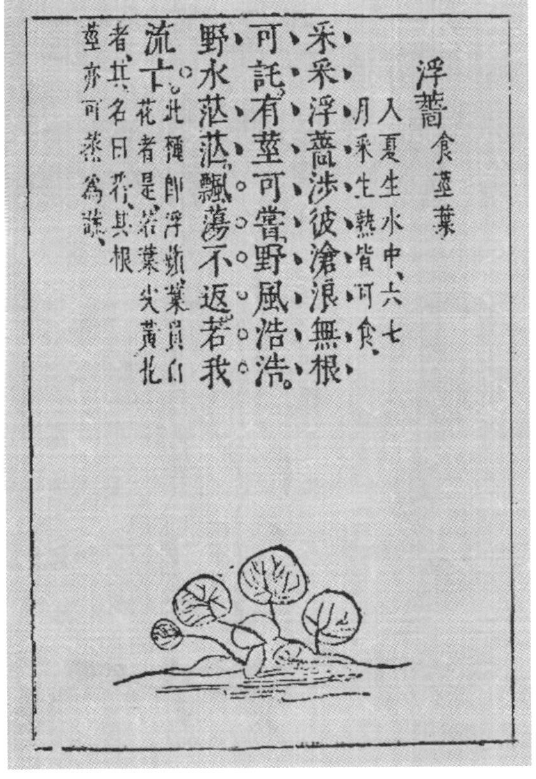

浮薔 食莖葉

入夏生水中、六七月采、生熟皆可食、

采采浮薔、涉彼滄浪、無根可託、有莖可嘗、野風浩浩、野水茫茫、飄蕩不返、若我流亡、

此種即浮蘋、葉員白花者是、若葉尖黄花者、其名曰荇、其根莖亦可蒸爲蔬、

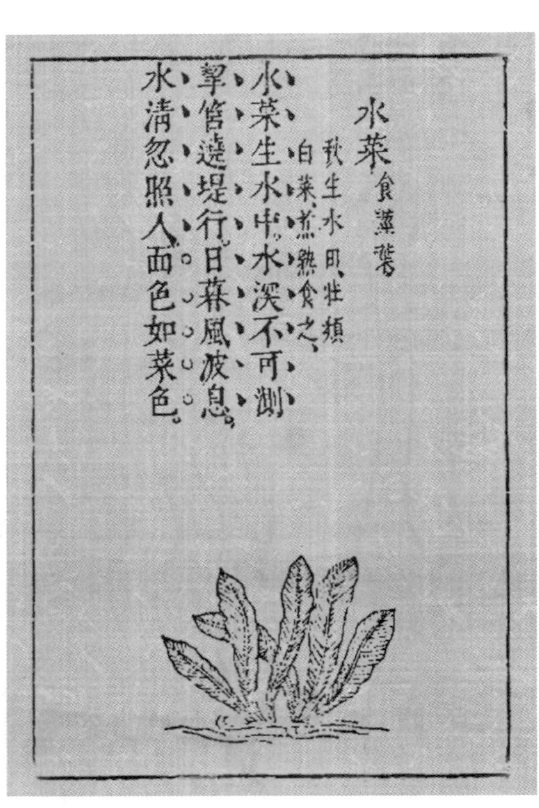
水菜 食莖葉
秋生水田，狀類白菜，煮熟食之。
水菜生水中，水深不可測。挈筥遶堤行，日暮風波息。水清忽照人，面色如菜色。

水菜

食茎叶。秋生水田，状类白菜。煮熟食之。

水菜生水中，
水深不可测。
挈筥绕堤行，
日暮风波息。
水清忽照人，
面色如菜色。

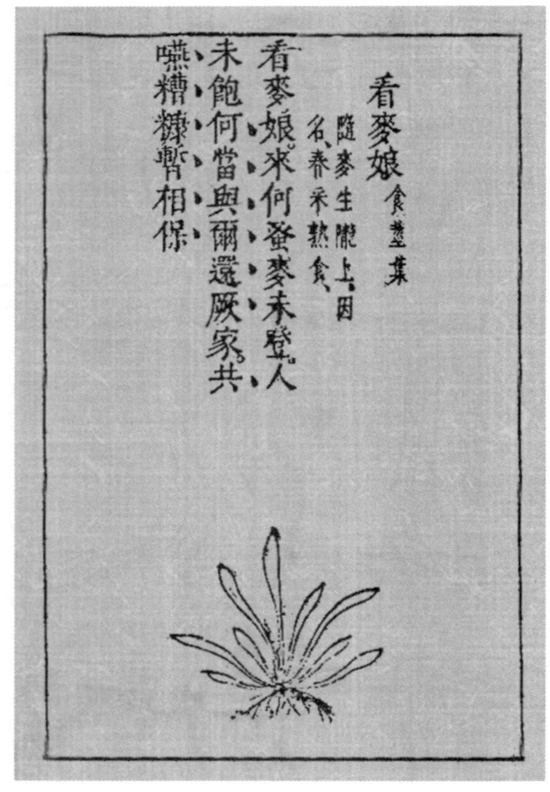
看麥娘 食莖葉
隨麥生隴上，因名。春采熟食。
看麥娘，來何蚤，麥未登，人未飽。何當與爾還厥家，共嚥糟糠暫相保。

看麦娘

食茎叶。随麦生陇上，因名。春采，熟食。

看麦娘，来何蚤！
麦未登，人未饱。
何当与尔还厥家，
共咽糟糠暂相保。

狗脚迹

食茎叶。生霜降时。叶如狗印，故名。熟食。

狗脚迹，何处寻？
狡兔乱走妖狐吟，
北风扬沙一尺深。
狗脚迹，何处寻。

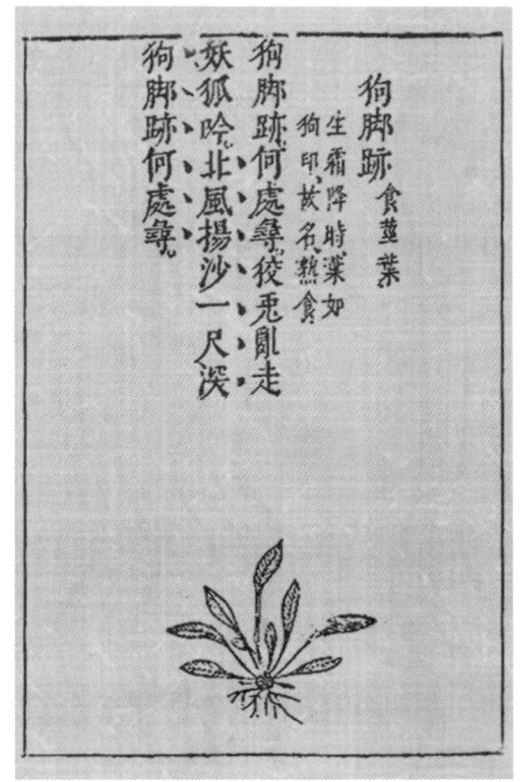
狗脚跡 食莖葉
生霜降時葉如狗印故名熟食
狗脚跡何處尋狡兎亂走妖狐吟北風揚沙一尺深狗脚跡何處尋

破破衲

食茎叶。腊月便生，正、二月采，熟食。三月老，不堪用。

破破衲，不堪补。
寒且饥，聊作脯；
饱暖时，不忘汝。

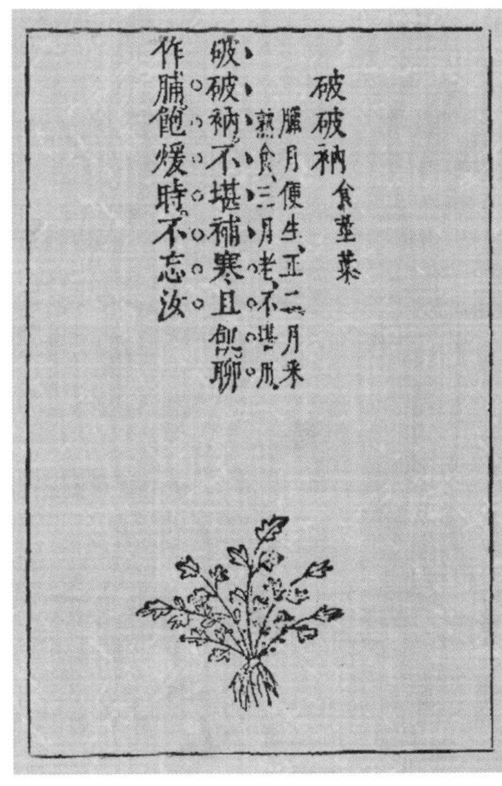
破破衲 食莖葉
臘月便生正二月采熟食三月老不堪用
破破衲不堪補寒且飢聊作脯飽煖時不忘汝

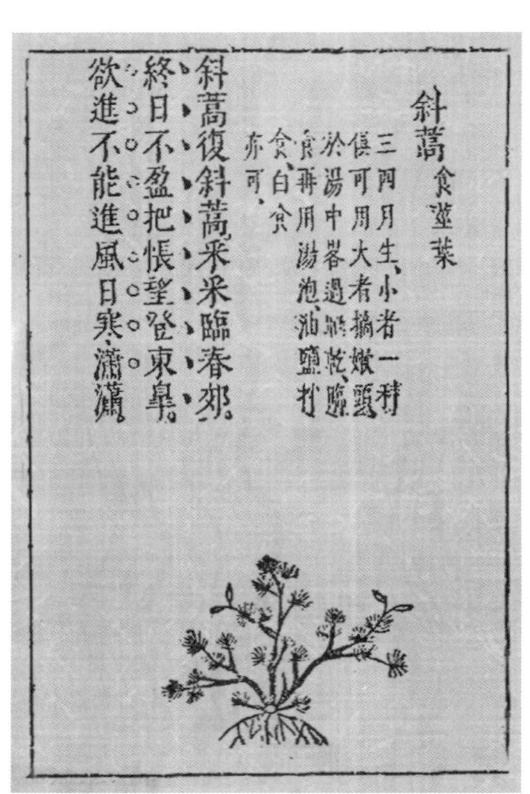

斜蒿 食莖葉

三四月生，小者一科倶可用，大者摘嫩頭，於湯中畧過，曬乾，臨食再用湯泡，油鹽拌食，白食亦可。

斜蒿復斜蒿，采采臨春郊。終日不盈把，悵望登東皋。欲進不能進，風日寒瀟瀟。

斜蒿

食茎叶。三四月生。小者一科俱可用，大者摘嫩头。于汤中略过，晒干。临食再用汤泡，油盐拌食。白食亦可。

斜蒿复斜蒿，
采采临春郊。
终日不盈把，
怅望登东皋。
欲进不能进，
风日寒潇潇。

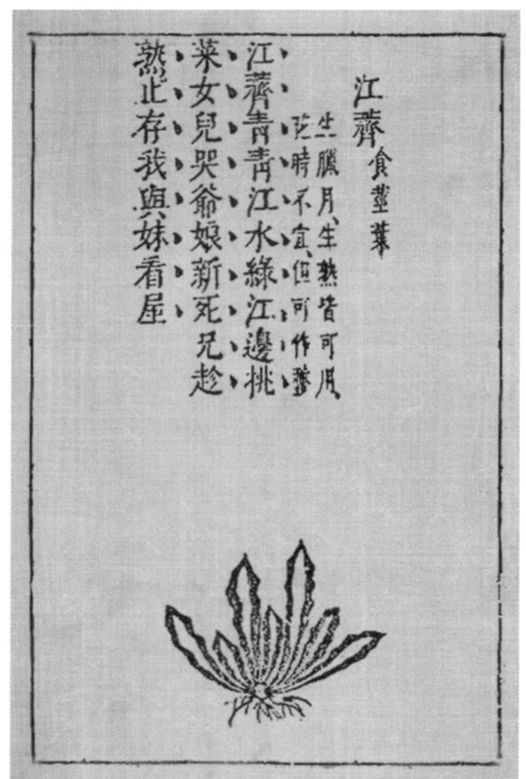

江薺 食莖葉

生臘月，生熟皆可用，花時不宜，但可作虀。

江薺青青江水綠，江邊挑菜女兒哭。爺娘新死兄趁熟，止存我與妹看屋。

江荠

食茎叶。生腊月。生、熟皆可用。花时不宜，但可作齑。

江荠青青江水绿，
江边挑菜女儿哭。
爷娘新死兄趁熟，
止存我与妹看屋。

燕子不来香

食茎叶。蚕春采，可熟食。燕来时，则腥臭不堪，故名。

燕子不来香，
燕子来时便不香。
我愿今年燕不来，
常与吾民充糇粮。

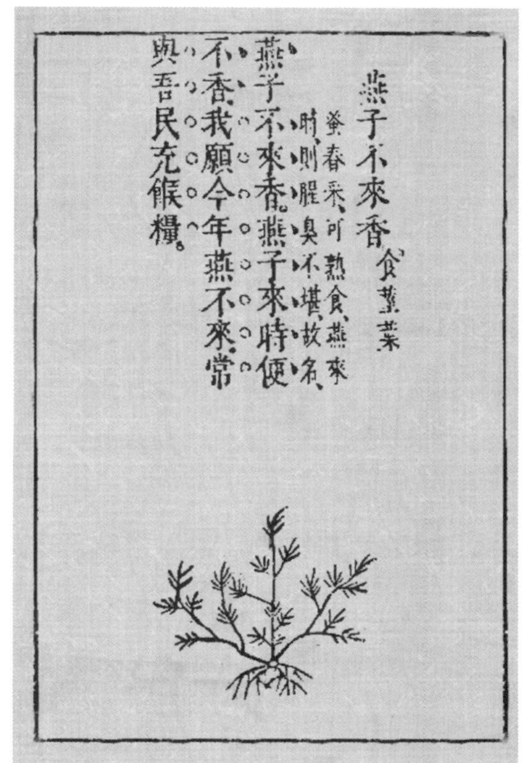
燕子不來香 食莖葉
蚕春采可熟食燕來時則腥臭不堪故名
燕子不來香燕子來時便不香我願今年燕不來常與吾民充餱糧

猢狲脚迹

食茎叶。以形似名。三月采之，熟食。

猢狲脚迹，宜尔泉石。
胡不自安？犯我田宅。
遭彼侵凌，畎亩萧瑟。
获而烹之，偿我稼穑。

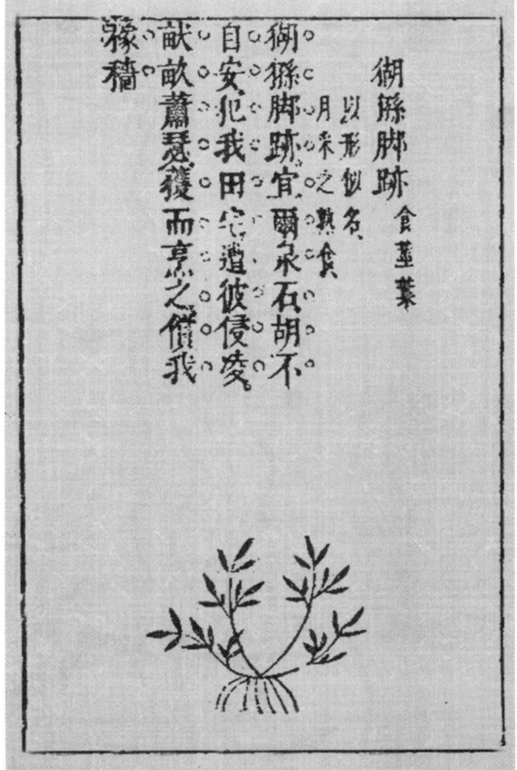
猢猻脚跡 食莖葉
以形似名三月采之熟食
猢猻脚跡宜爾泉石胡不自安犯我田宅遭彼侵凌畎畝蕭瑟獲而烹之償我稼穡

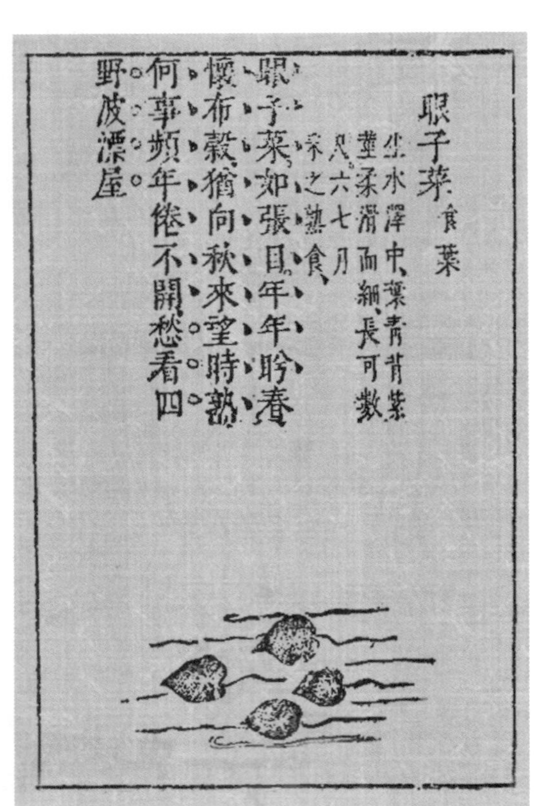
眼子菜 食葉
生水澤中、葉青背紫、
莖柔滑而細、長可數
尺。六七月
采之熟食、
眼子菜、如張目、年年盼春
懷布穀、猶向秋來望時熟。
何事頻年倦不開、愁看四
野波漂屋。

眼子菜

食叶。生水泽中。叶青背紫，茎柔滑而细，长可数尺。六七月采之，熟食。

眼子菜，如张目，
年年盼春怀布谷，
犹向秋来望时熟。
何事频年倦不开，
愁看四野波漂屋。

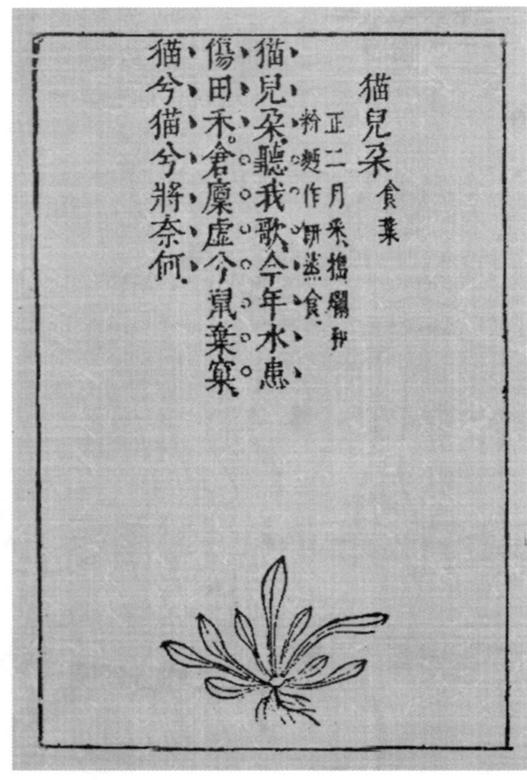
猫兒朵 食葉
正二月采搗爛和
粉麪作餅蒸食、
猫、兒、朵、聽我歌、今年水患、
傷田禾。倉廩虛兮鼠棄窠。
猫兮猫兮將奈何。

猫耳朵

食叶。正、二月采，捣烂和粉面作饼，蒸食。

猫耳朵，听我歌，
今年水患伤田禾。
仓廪虚兮鼠弃窠，
猫兮猫兮将奈何。

地踏菜

食苔。一名地耳，状如木耳。春夏生雨中，雨后采，熟食。见日即枯没。

地踏菜，生雨中，
晴日一照郊原空。
庄前阿婆呼阿翁，
相携儿女去匆匆。
须臾采得青满笼，
还家饱食忘岁凶。
东家懒妇睡正浓。

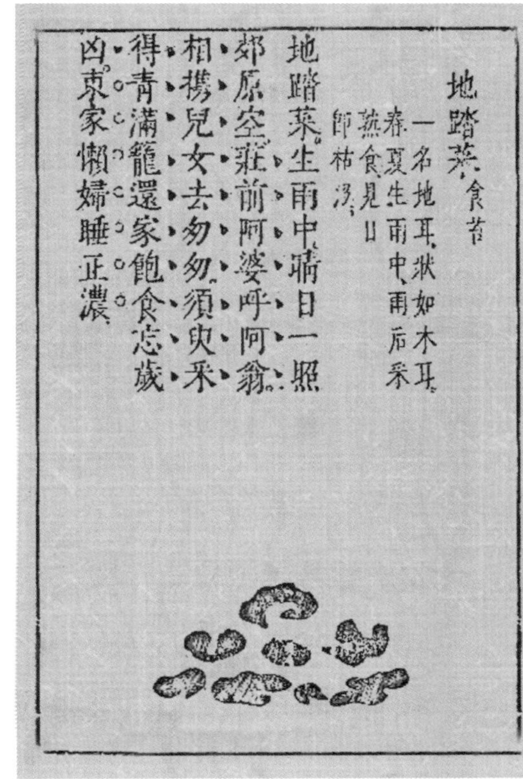
地踏菜 食苔
一名地耳，狀如木耳。春夏生雨中，雨后采，熟食。見日即枯没。
地踏菜，生雨中，晴日一照郊原空。莊前阿婆呼阿翁，相携兒女去匆匆。須臾采得青滿籠，還家飽食忘歲凶。東家懶婦睡正濃。

窝螺荠

食叶。正、二月采之，熟食。

窝螺荠，如螺髻，
生水边，照华丽。
去年郎家田不收，
挑菜女儿不上头，
出门忽见窝螺羞。

或云此种即果乡东地之名盘蜞青是也 。

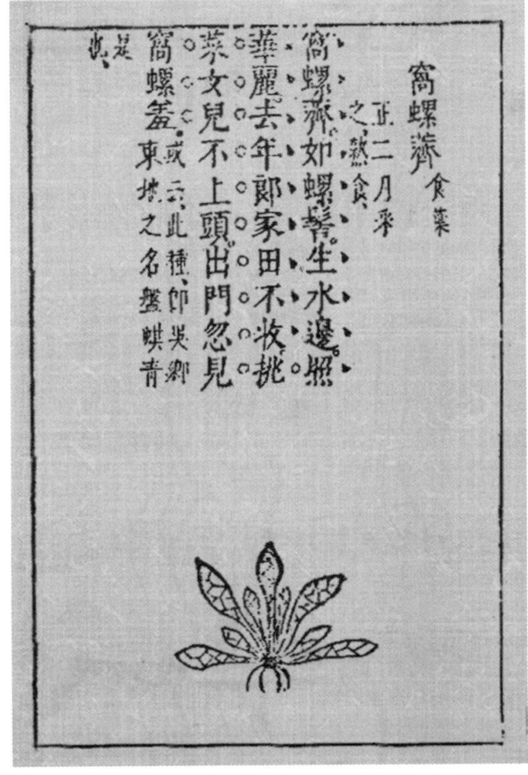
窩螺薺 食葉
正、二月采之，熟食。
窩螺薺，如螺髻，生水邊，照華麗。去年郎家田不收，挑菜女兒不上頭，出門忽見窩螺羞。
或云此種即果鄉東地之名盤蜞青是也。

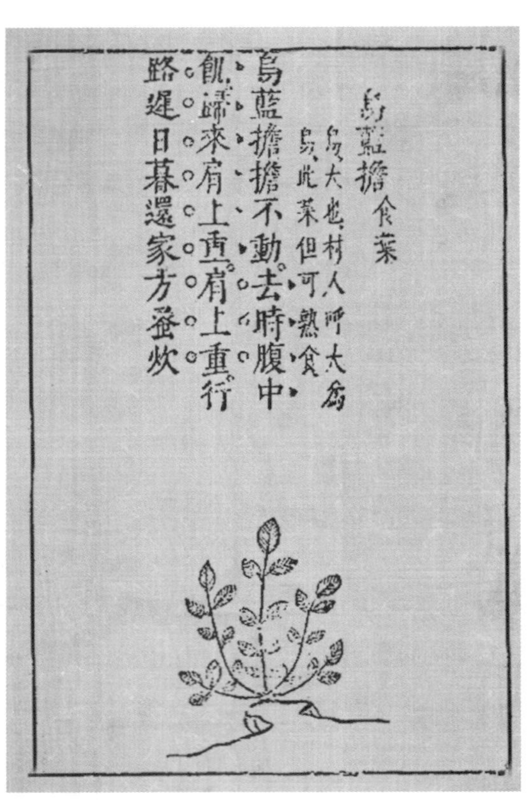
烏藍擔 食葉
烏大也村人呼大爲
烏此菜但可熟食
烏藍擔擔不動去時腹中
飢歸來肩上重肩上重行
路遲日暮還家方蚤炊

乌蓝担

食叶。乌，大也。村人呼大为[1]乌。此菜但可熟食。

乌蓝担，担不动。
去时腹中饥，
归来肩上重。
肩上重，行路迟，
日暮还家方蚤炊。

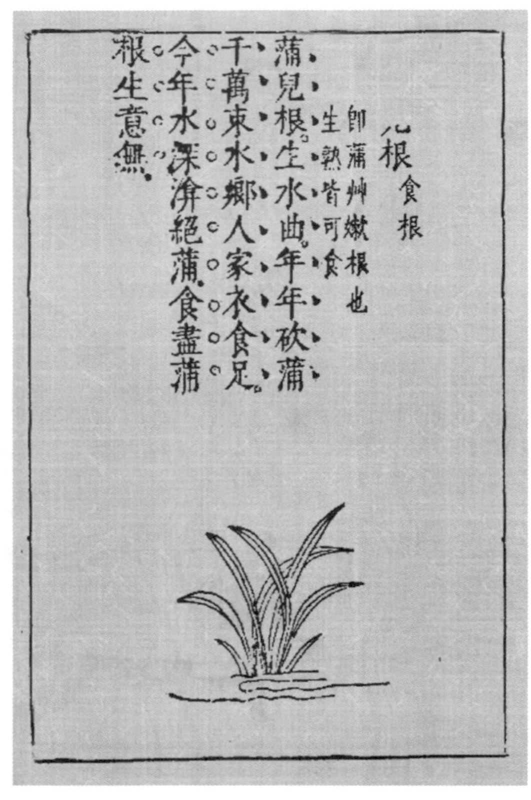
兒根 食根
即蒲草嫩根也
生熟皆可食
蒲兒根生水曲年年砍蒲
千萬束水鄉人家衣食足
今年水深渰絕蒲食盡蒲
根生意無

蒲儿根

食根。即蒲草嫩根也。生、熟皆可食。

蒲儿根，生水曲。
年年砍蒲千万束，
水乡人家衣食足。
今年水深淹绝蒲，
食尽蒲根生意无。

〔1〕为：原脱，据《野菜谱》补。

马拦头

食叶。二、三月丛生，熟食。又可作齑。

马拦头，拦路生，
我为拔之容马行。
只恐救荒人出城，
骑马直到破柴荆。

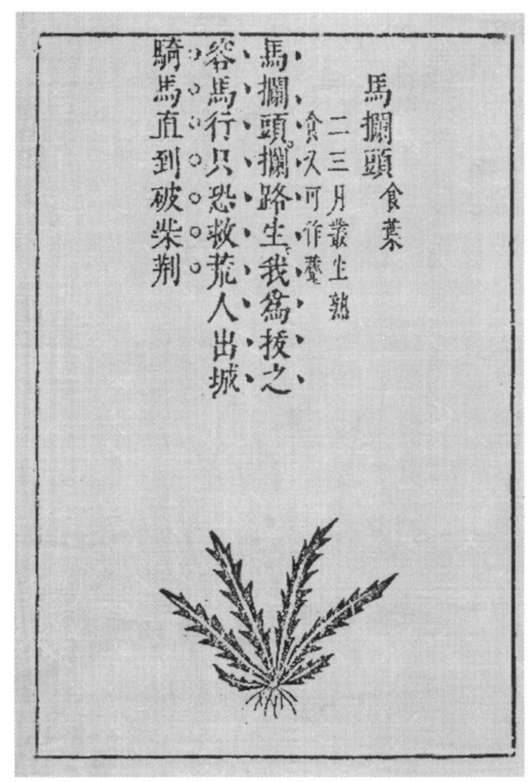
馬攔頭 食葉
二三月叢生熟食又可作虀
馬攔頭攔路生我爲拔之容馬行只恐救荒人出城騎馬直到破柴荆

青蒿儿

食茎叶。即茵陈蒿。春月采之，炊食。时俗：二月二日，和粉面作饼食之是也。

青蒿儿，才发颖，
二月二日春犹冷，
家家竞作茵陈饼。
茵陈疗病还疗饥，
借问采蒿知不知。

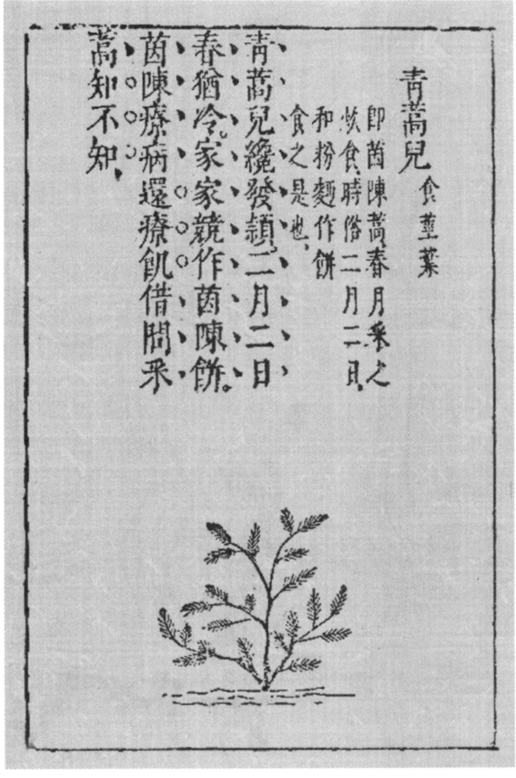
青蒿兒 食莖葉
即茵陳蒿春月采之炊食時俗二月二日和粉麪作餅食之是也
青蒿兒纔發穎二月二日春猶冷家家競作茵陳餅茵陳療病還療飢借問采蒿知不知

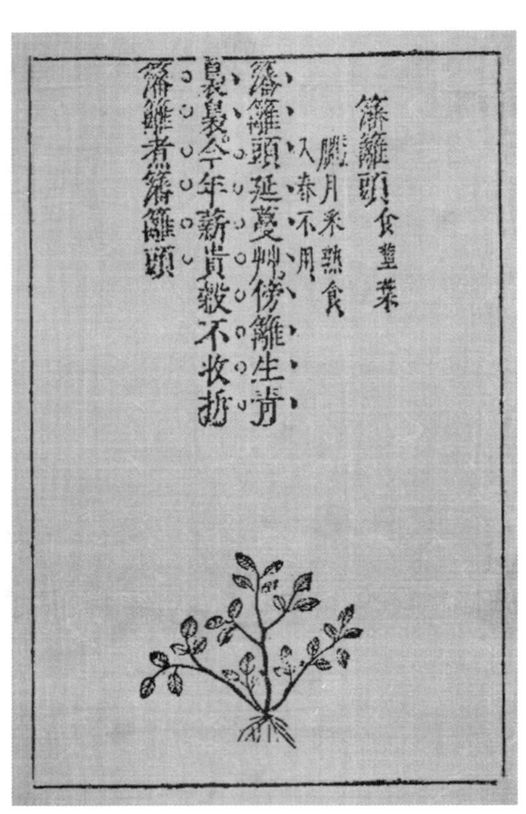
藩籬頭 食莖葉
臘月采熟食 入春不用
藩籬頭延蔓艸傍籬生青
裊裊今年薪貴穀不收拆
藩籬煮藩籬頭

藩篱头

食茎叶。腊月采，熟食。入春不用。

藩篱头，延蔓草，
傍篱生，青袅袅。
今年薪贵谷不收，
拆藩篱煮藩篱头。

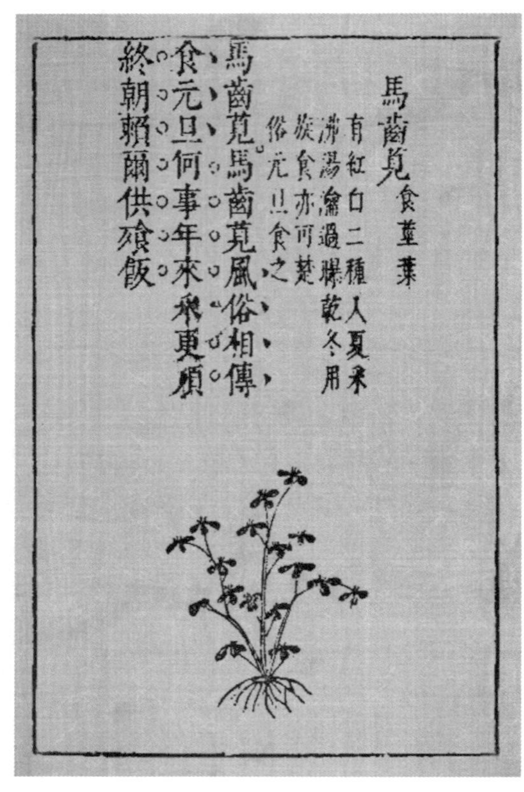
馬齒莧 食莖葉
有紅白二種入夏采 沸湯瀹過曝乾冬用 旋食亦可楚 俗元旦食之
馬齒莧馬齒莧風俗相傳
食元旦何事年來采更頻
終朝賴爾供飧飯

马齿苋

食茎叶。有红、白二种。入夏采，沸汤瀹过，曝干，冬用。旋食亦可。楚俗，元旦食之。

马齿苋，马齿苋，
风俗相传食元旦。
何事年来采更频，
终朝赖尔供飧饭。

雁肠子

食叶。二月生，如豆芽菜。熟食之，生用亦可。

雁肠子，遗沟壑，
应是今年绝饮啄。
两翼低垂去不前，
苦遭饿鹘相擒搏。
嗟哉雁兮有羽翰，
何况人生行路难。

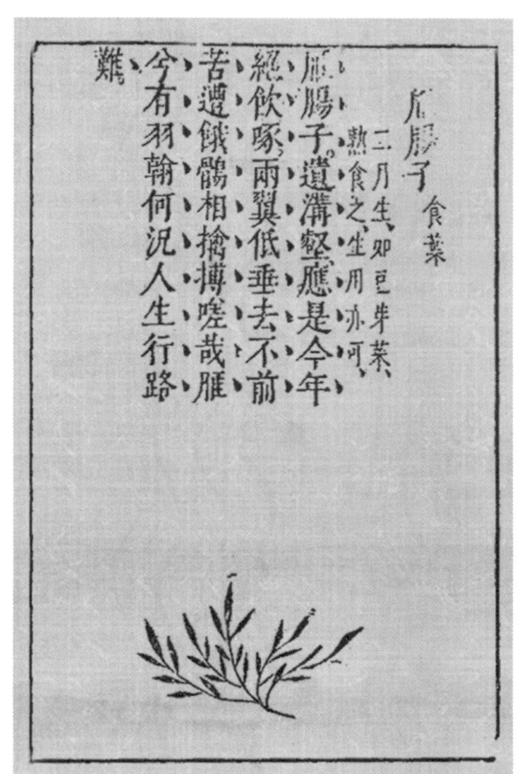
鴈腸子 食葉
二月生，如豆芽菜，熟食之，生用亦可。
鴈腸子，遺溝壑，應是今年
絕飲啄。兩翼低垂去不前，
苦遭餓鶻相擒搏。嗟哉鴈
兮有羽翰，何況人生行路
難。

野落篱

食苗叶。正、二月采其苗，汤泡过食之。

野落篱，旧遮护。
昔为里正家，
今作逃亡户。
春来荒荠满阶生，
挑菜人穿屋里行。

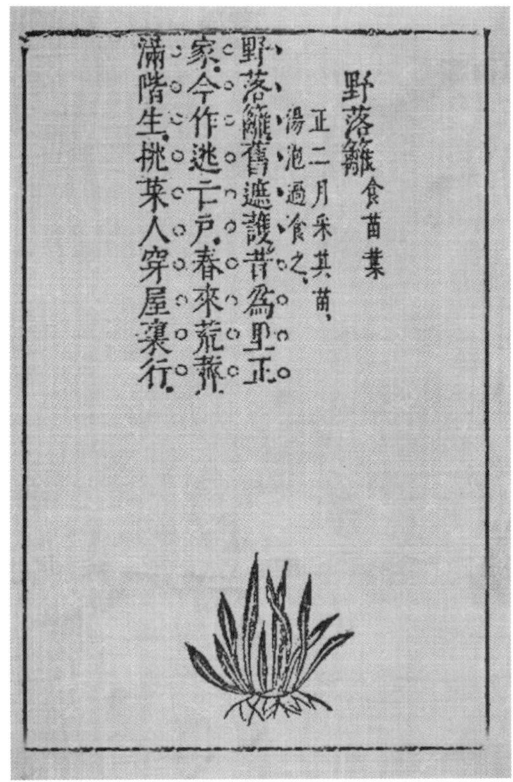
野落籬 食苗葉
正二月采其苗，湯泡過食之。
野落籬，舊遮護。昔爲里正
家，今作逃亡户。春來荒薺
滿階生，挑菜人穿屋裏行。

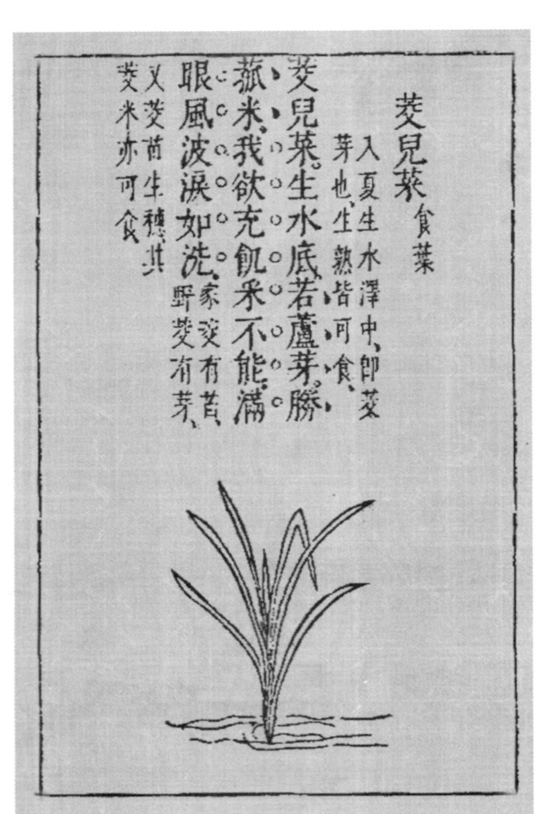
茭兒菜 食葉
入夏生水澤中，即茭芽也，生熟皆可食。
茭兒菜，生水底，若蘆芽，勝菰米。我欲充飢采不能，滿眼風波淚如洗。
家茭有苩，野茭有芽。又茭苗生穗，其茭米亦可食。

茭儿菜

食叶。入夏生水泽中，即茭芽也。生、熟皆可食。

茭儿菜，生水底。
若芦芽，胜菰米。
我欲充饥采不能，
满眼风波泪如洗。

家茭有葩，野茭有芽。又茭苗生穗，其茭米亦可食。

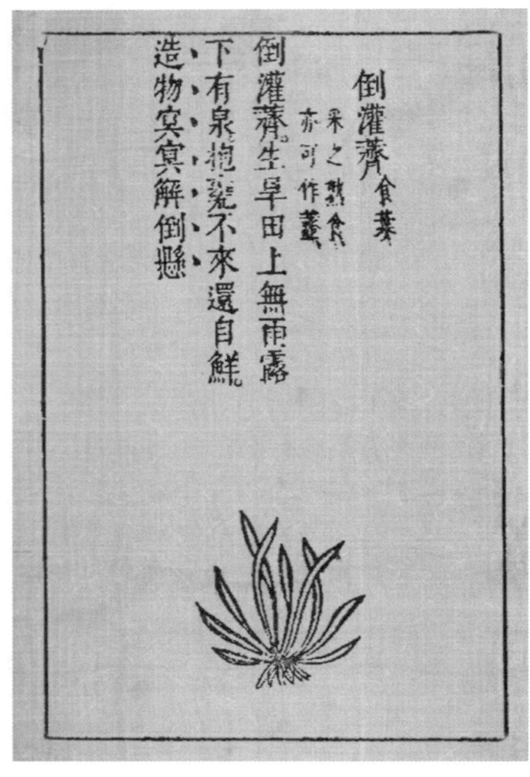
倒灌薺 食葉
采之熟食，亦可作虀。
倒灌薺，生旱田，上無雨露下有泉。抱甕不來還自鮮，造物冥冥解倒懸。

倒灌荠

食叶。采之熟食，亦可作齑。

倒灌荠，生旱田，
上无雨露下有泉。
抱瓮不来还自鲜，
造物冥冥解倒悬。

灰条

食叶。叶大而赤者，为藜藋；叶小而青者，俗名灰蓼头。俱用沟过，油盐伴食。

灰条复灰条，
采采何辞劳。
野人当年饱藜藋，
凶岁得此为嘉肴。
东家鼎食滋味饶，
撤却少牢羹太牢。

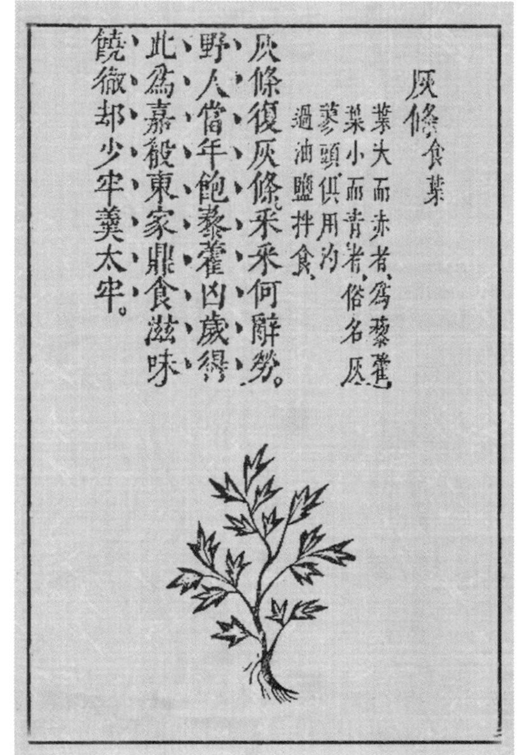
灰條食菜
葉大而赤者，爲藜藋；葉小而青者，俗名灰蓼頭。俱用沟過，油鹽拌食。
灰條復灰條，采采何辭勞。野人當年飽藜藋，凶歲得此爲嘉殽。東家鼎食滋味饒，徹却少牢羹太牢。

乌英

食叶。一名乌英花。入夏生水泽中，生、熟皆可食。

乌英花，乌英花，
菜可茹兮花可爱。
连朝摘菜不聊生，
哪有心情摘花戴。

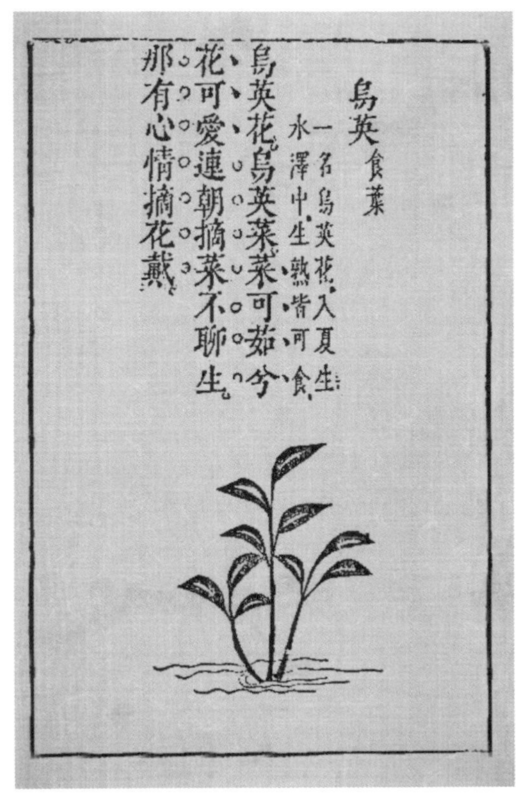
烏英食菜
一名烏英花。入夏生水澤中，生熟皆可食。
烏英花，烏英花，菜可茹兮花可愛。連朝摘菜不聊生，那有心情摘花戴。

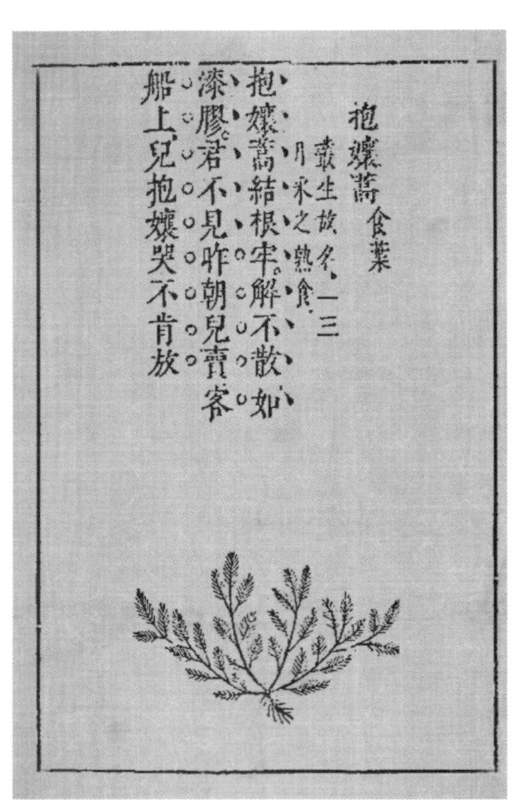

抱孃蒿 食葉

叢生故名二三月采之熟食

抱孃蒿結根牢解不散如漆膠君不見昨朝兒賣客船上兒抱孃哭不肯放

抱娘蒿

食叶。丛生，故多[1]。二、三月采之，熟食。

抱娘蒿，结根牢。
解不散，如漆胶。
君不见，
昨朝儿卖客船上，
儿抱娘哭不肯放。

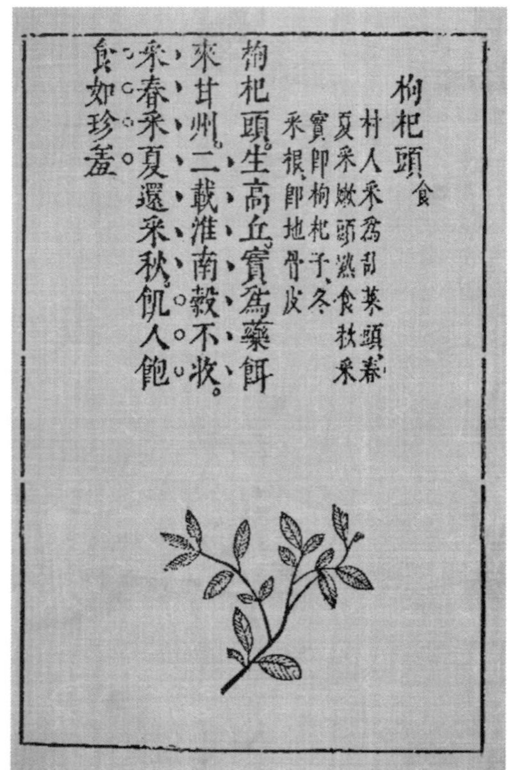

枸杞頭 食

村人采爲甜菜頭春夏采嫩頭熟食秋采實即枸杞子冬采根即地骨皮

枸杞頭生高丘實爲藥餌來甘州二載淮南穀不收采春采夏還采秋飢人飽食如珍羞

枸杞头

食叶。村人采为甜菜头。春夏采嫩头，熟食。秋采实，即枸杞子。冬采根，即地骨皮。

枸杞头，生高丘，
实为药饵来甘州。
二载淮南谷不收，
采春采夏还采秋，
饥人饱食如珍羞。

---

〔1〕多：《野菜谱》作“名”。

苦麻薹

食叶。三月采，用叶捣和面作饼。生食亦可。

苦麻薹，带苦尝；
虽逆口，胜空肠。
但愿收租了官府，
不辞吃尽田家苦。

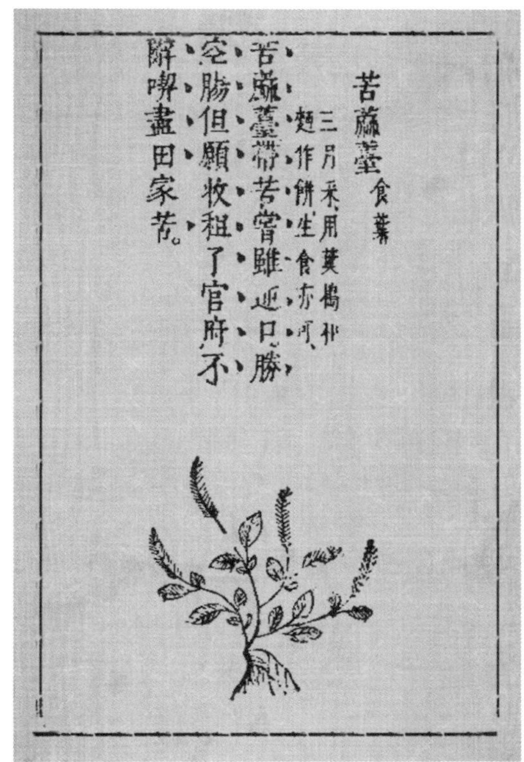
苦蔴薹 食葉
三月采用葉搗和
麪作餅生食亦可
苦蔴薹帶苦嘗雖逆口勝
空腸但願收租了官府不
辭喫盡田家苦。

羊耳秃

食叶。二三月采，熟食。

羊耳秃，短簇簇；
穿藩篱，如抵触。
饥来进退无如何，
前村后村荆棘多。

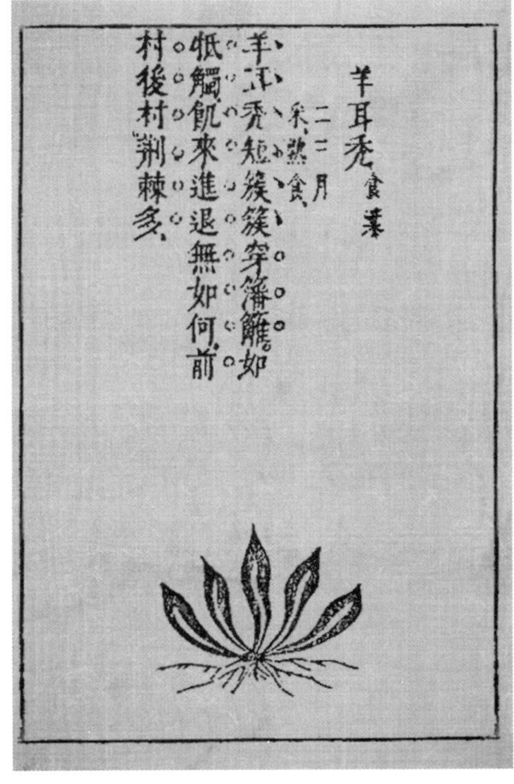
羊耳禿 食葉
二三月
采熟食
羊耳禿短簇簇穿籓籬如
牴觸飢來進退無如何前
村後村荊棘多。

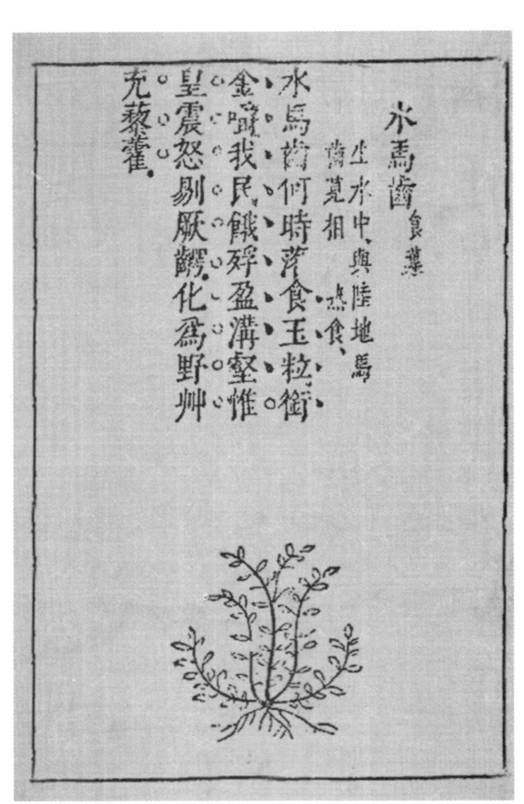
水馬齒 食葉
生水中，與陸地馬齒莧相似，熟食。
水馬齒，何時落；食玉粒，銜金嚼。我民餓殍盈溝壑，惟皇震怒剔厥齶，化爲野艸充藜藿。

水马齿

食叶。生水中，与陆地马齿苋相似，熟食。

水马齿，何时落；
食玉粒，衔金嚼。
我民饿殍盈沟壑，
惟皇震怒剔厥腭，
化为野草充藜藿。

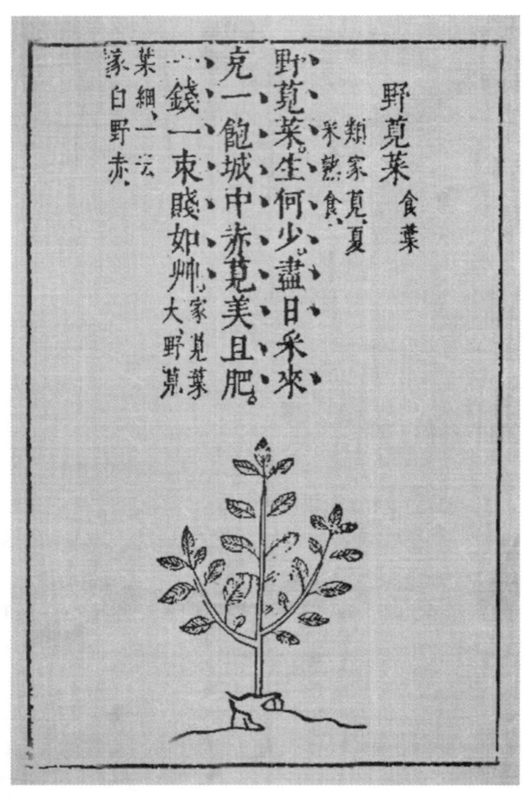
野莧菜 食葉
類家莧，夏采熟食。
野莧菜，生何少，盡日采來充一飽。城中赤莧美且肥，一錢一束賤如艸。家莧葉大，野莧葉細。一云家白野赤。

野苋菜

食叶。类家苋，夏采熟食。

野苋菜，生何少，
尽日采来充一饱。
城中赤苋美且肥，
一钱一束贱如草。

家苋叶大，野苋叶细。一云家白、野赤。

黄花儿

食叶。正、二月采，熟食。

黄花儿，郊外草，
不爱尔花，爱尔充我饱。
洛阳姚家深院深，
一年一赏费千金。

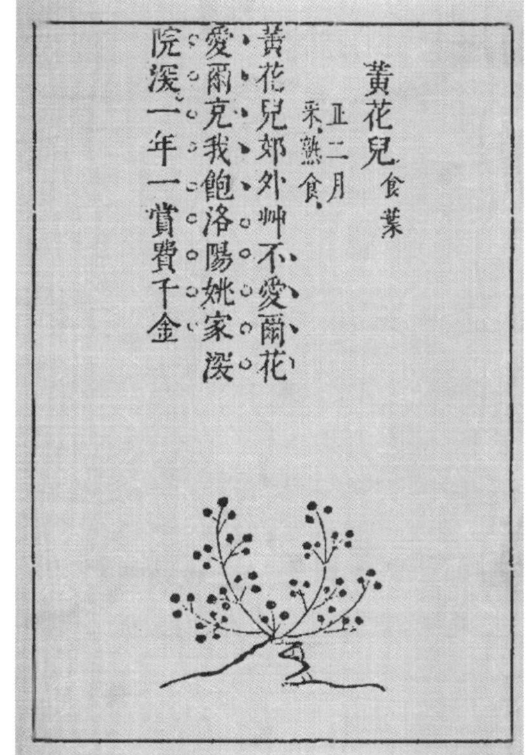
黄花兒 食葉
正二月采熟食
黄花兒郊外艸不愛爾花
愛爾充我飽洛陽姚家深
院深一年一賞費千金

野荸荠

食实。四时采。生、熟皆可食之。

野荸荠，生稻畦，
苦薅不尽心力疲，
造物有意防民饥。
年来水患绝五谷，
尔独结实何累累。

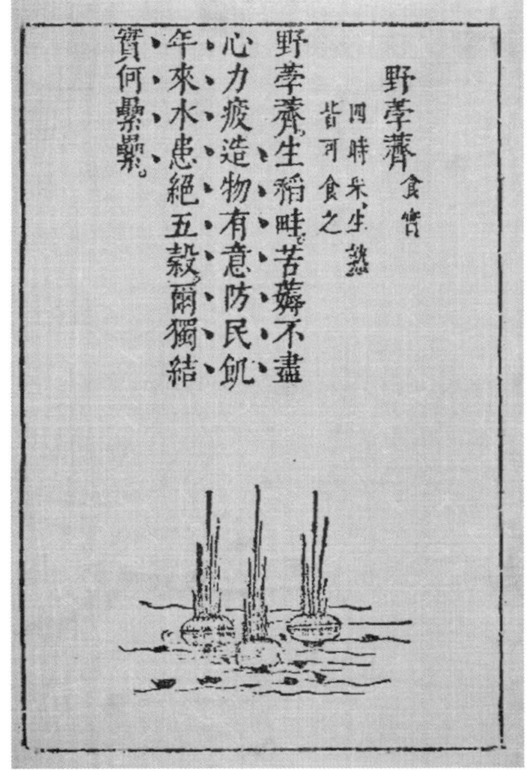
野荸薺 食實
四時采生熟皆可食之
野荸薺生稻畦苦薅不盡
心力疲造物有意防民飢
年來水患絕五穀爾獨結
實何纍纍

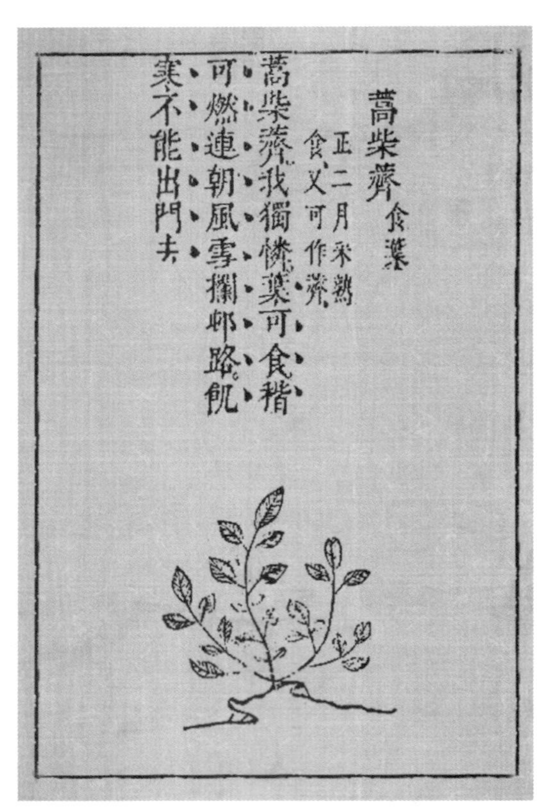

蒿柴荠

食叶。正、二月采，熟食。又可作齑[1]。

蒿柴荠，我独怜；
叶可食，秸可燃。
连朝风雪拦村路，
饥寒不能出门去。

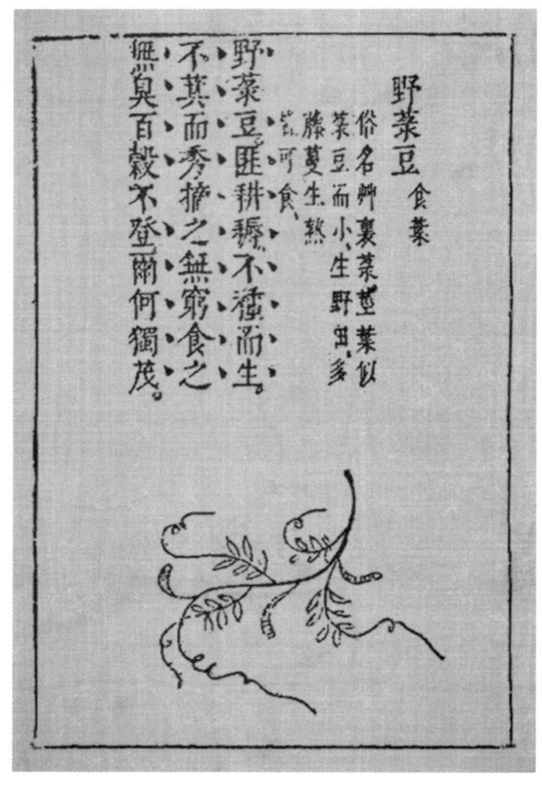

野绿豆

食叶。俗名“草里绿”。茎叶似绿豆而小，生野田，多藤蔓。生、熟皆可食。

野绿豆，匪耕耨。
不种而生，不萁而秀。
摘之无穷，食之无臭。
百谷不登，尔何独茂？

〔1〕齑：原误作“荠”，据《野菜谱》改。

油灼灼

食叶。生水边，叶光泽。生、熟皆食，又可作干菜。

油灼灼，光错落。
生岸边，照沟壑。
沟壑朝来饿殍填，
骨肉未冷攒乌鸢。

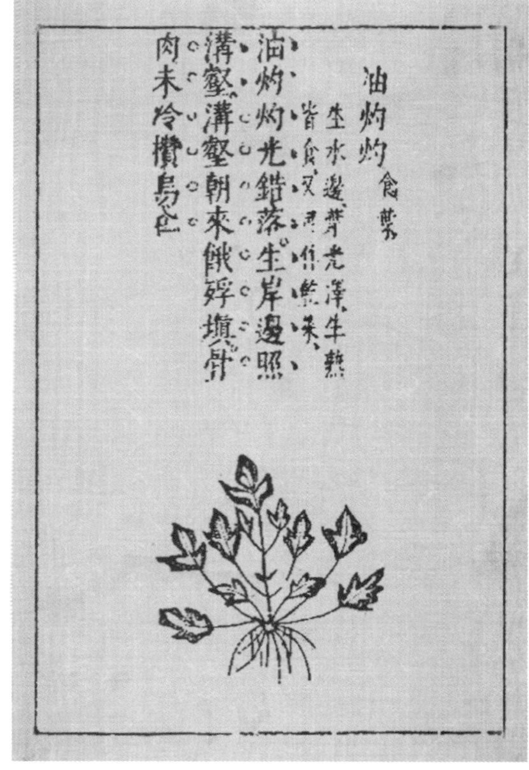

雷声菌

食苔。夏秋雷雨后，生茂草中，如蘑菇，味亦相似。

雷声菌，如卷耳，
想是蛰龙儿，
雷声呼辄起。
休夸瑞草生，
莫叹灵芝死。
如此凶年谷不登，
纵有祯祥安足倚？

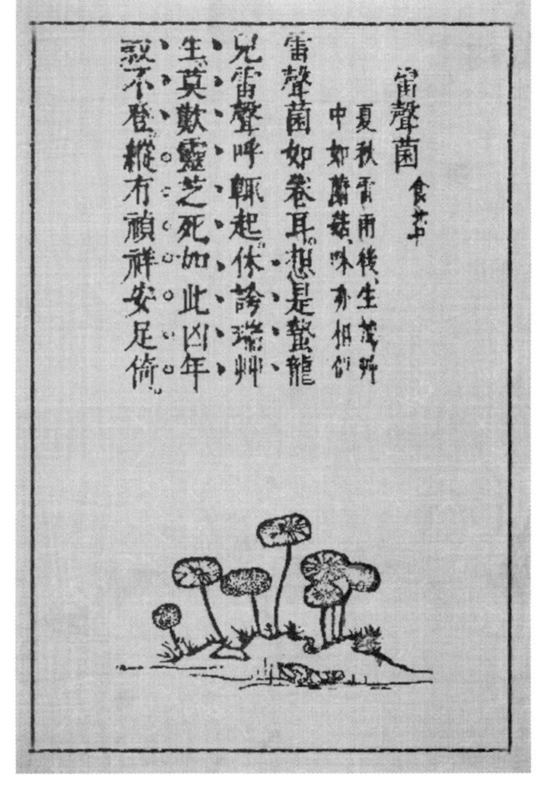

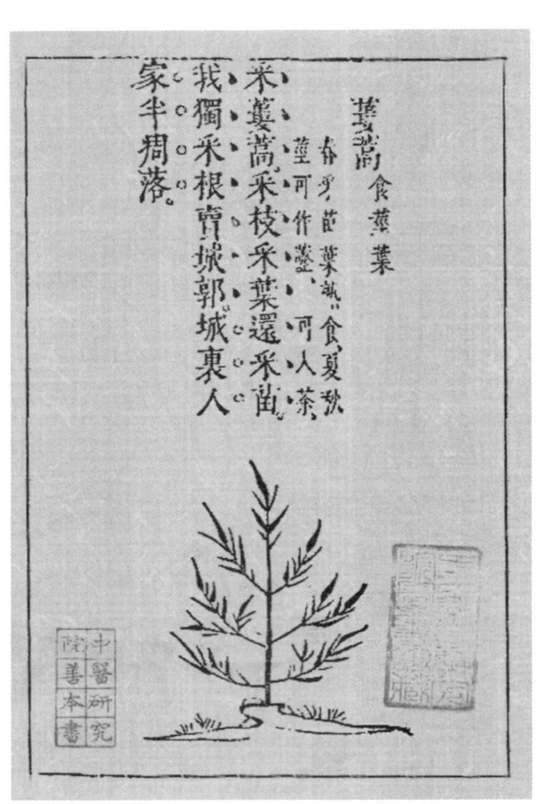

蒌蒿

食茎叶。春采苗叶，熟食。夏秋茎可作齑也[1]可入茶。

采蒌蒿，
采枝采叶还采苗。
我独采根卖城郭，
城里人家半凋落。

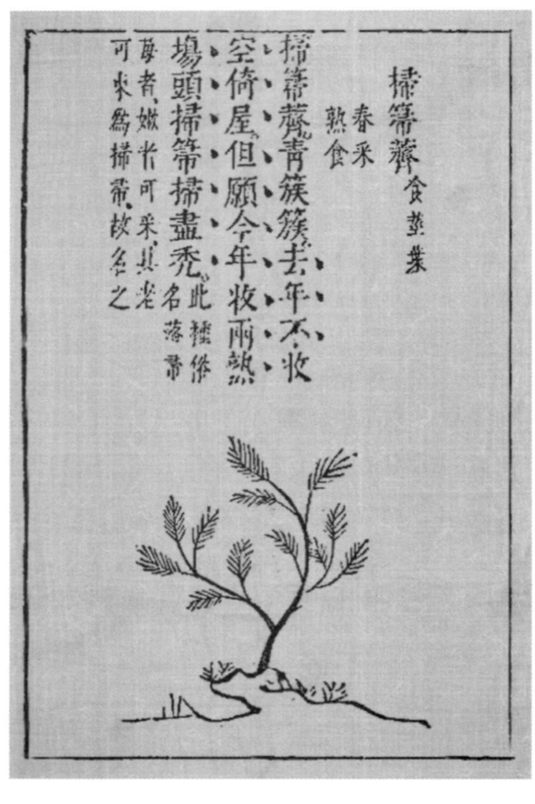

扫帚荠

食茎叶。春采，熟食。

扫帚荠，青簇簇，
去年不收空倚屋。
但愿今年收两熟，
场头扫帚扫尽秃。

此种俗名落帚莓者。嫩者可采。其老可束为扫帚，故名之。

---

〔1〕也：原书作“心”。

雀儿绵单

食叶。三月采作齑。此菜延蔓，铺地而生，故名。

雀儿绵单，托彼终宿。
如茵如衾，匪丝匪縠。
年饥愿得充我餐，
任穿我屋蔽尔寒。

此种俗名绵茧头。其色白，其质软韧，可伴粉食。

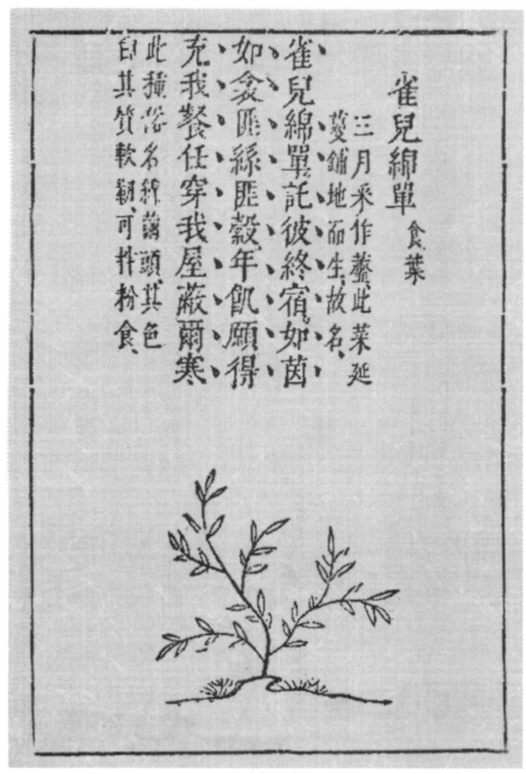
雀兒綿單 食葉

三月采作虀此菜延蔓鋪地而生故名

雀兒綿單託彼終宿如茵如衾匪絲匪縠年飢願得充我餐任穿我屋蔽爾寒

此種俗名綿茵頭其色白其質軟韌可拌粉食

菱科

食茎、叶。夏、秋采，熟食。

采菱科，采菱科，
小舟日日临清波。
菱科采得余几何？
竟无人唱采菱歌。
风流无复越溪女，
但采菱科救饥馁。

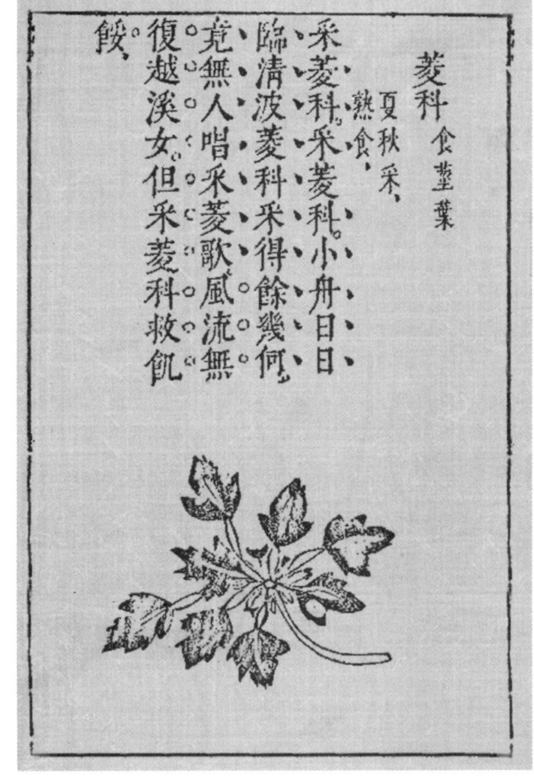
菱科 食莖葉

夏秋采熟食

采菱科采菱科小舟日日臨清波菱科采得餘幾何竟無人唱采菱歌風流無復越溪女但采菱科救飢餒

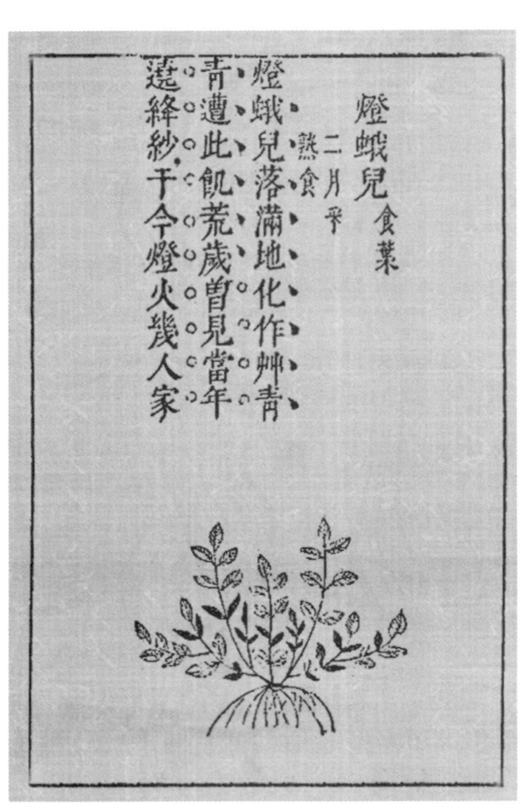

灯蛾儿

食叶。二月采，熟食。

灯蛾儿，落满地；
化作草青青，
遭此饥荒岁。
曾见当年绕绛纱，
于今灯火几人家。

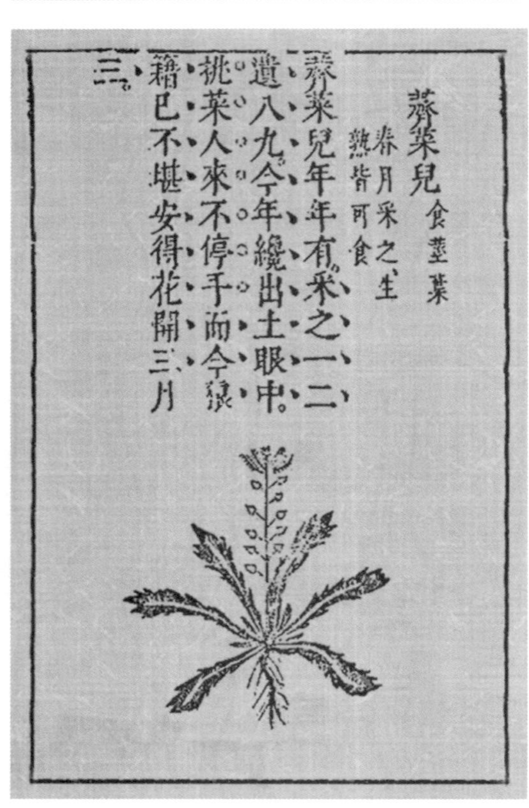

荠菜儿

食茎、叶。春月采之，生、熟皆可食。

荠菜儿，年年有，
采之一二遗八九。
今年才出土眼中，
挑菜人来不停手。
而今狼藉已不堪，
安得花开三月三？

芽儿拳

食叶。正、二月采之，熟食。

芽儿拳，生树边；
白如雪，软似绵。
煮来不食泪如雨，
昨朝儿卖他州府。

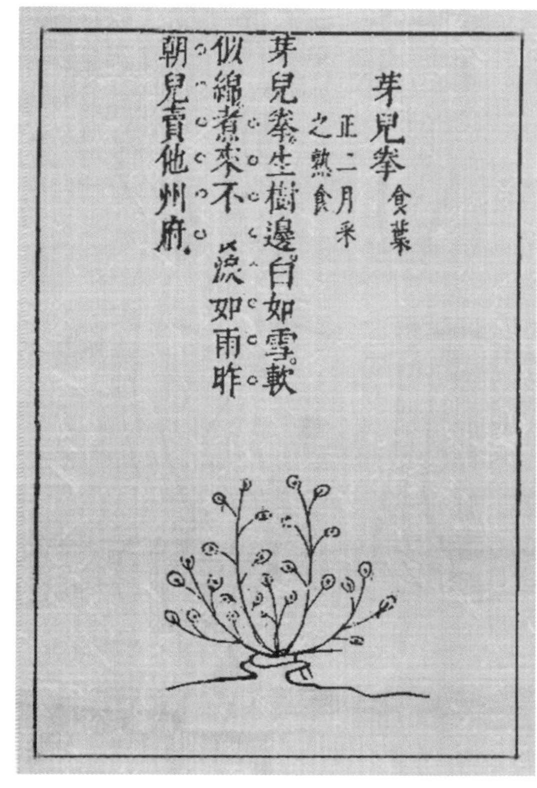

芽兒拳 食葉
正二月采之熟食
芽兒拳。生樹邊。白如雪。軟似綿。煮來不食淚如雨。昨朝兒賣他州府。

板荞荞

食叶。正、二月和羹[1]采之，炊食。三、四月结角，老不堪用。

板荞荞兮吾不识，
出无路兮入无室。
将学道兮归空山，
草为衣兮木为食。

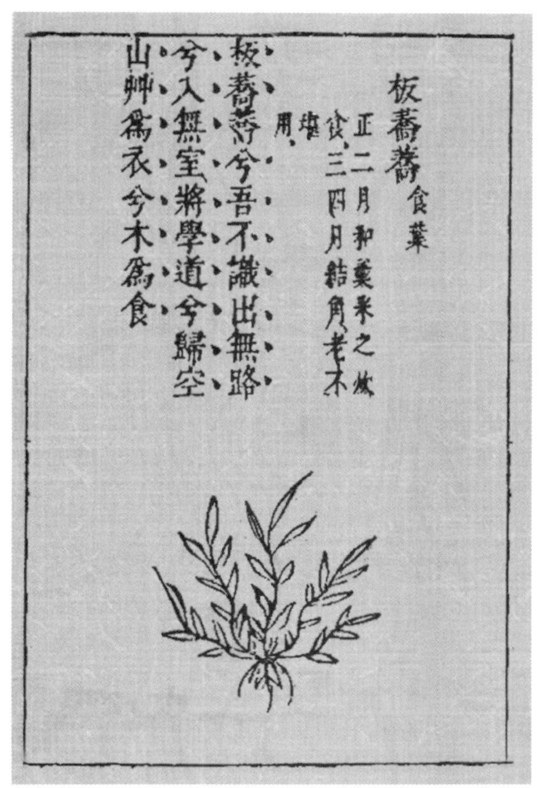

板蕎蕎 食葉
正二月和羹采之炊食。三四月結角。老不堪用。
板蕎蕎兮吾不識。出無路兮入無室。將學道兮歸空山。艸爲衣兮木爲食。

〔1〕羹：《野菜谱》同，《农政全书》作“菱”。

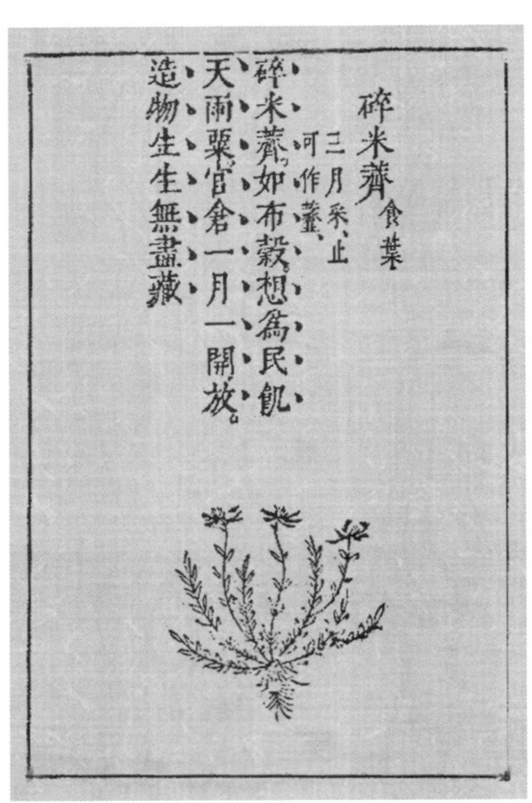
碎米薺 食葉
三月采，止可作虀。
碎米薺，如布穀。想為民飢天雨粟。官倉一月一開放。造物生生無盡藏。

碎米荠

食叶。三月采，止可作齑。

碎米荠，如布谷；
想为民饥天雨粟。
官仓一月一开放，
造物生生无尽藏。

天藕兒 食根
根如藕而小，熟食。稭葉不可食。
天藕兒，降平陸。活生民，如雨粟。昨日湖邊聞野哭，忽憶當年采蓮曲。

天藕儿

食根。根如藕而小，熟食。秸叶不可食。

天藕儿，降平陆；
活生民，如雨粟。
昨日湖边闻野哭，
忽忆当年采莲曲。

老鹳筋

食叶。二月采之，熟食，亦可作齑。

老鹤筋，老鹤筋，
去年水涸无纤鳞。
蚁蛭累累声不闻，
老鹤何在筋独存。

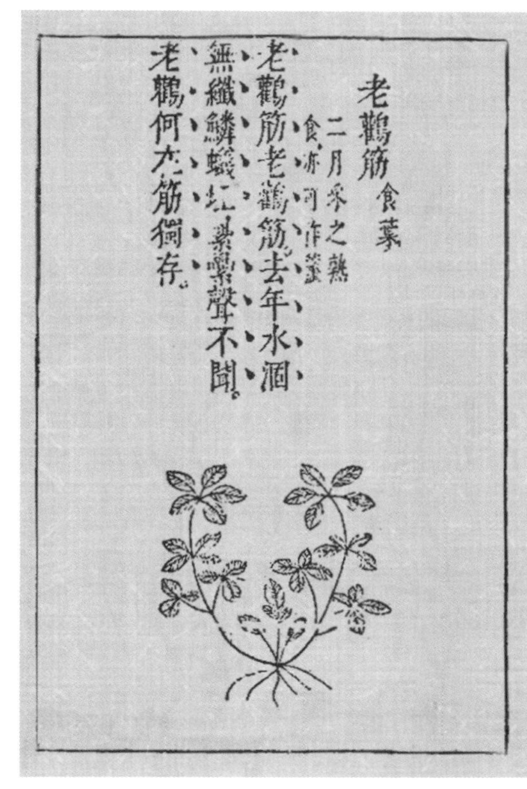
老鸛筋 食葉
二月采之熟食亦可作齏
老鸛筋老鸛筋去年水涸
無纖鱗蚁蛭累累聲不聞
老鸛何在筋獨存

鹅观草

食叶。正、二月，如麦青，炊食。

鹅观草，
满地青青鹅食饱。
年来赤地不堪观，
又被饥人分食了，
鹅观草！

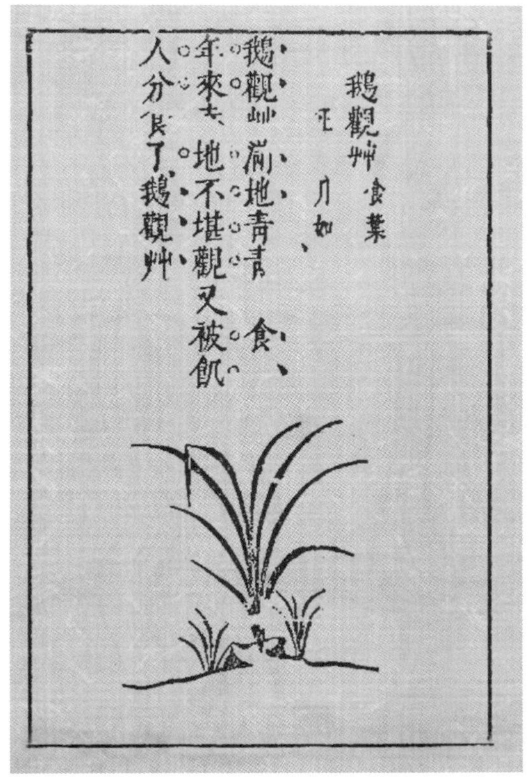
鵝觀艸 食葉
正 月如 食
鵝觀艸滿地青青
年來赤地不堪觀又被飢
人分食了鵝觀艸

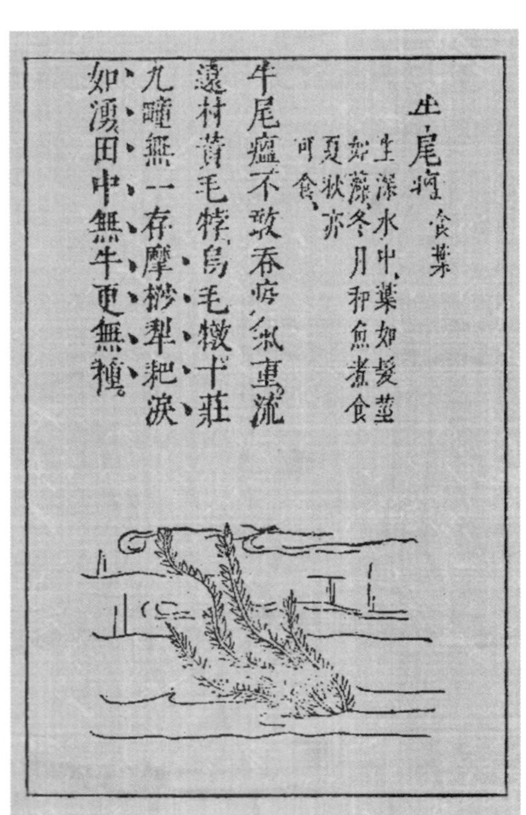

牛尾瘟 食葉

生深水中，葉如髮，莖如藻，冬月和魚煮食，夏秋亦可食。

牛尾瘟，不敢吞。疫氣重，流遠村。黃毛牸，烏毛犢，十莊九疃無一存。摩挲犁耙淚如湧，田中無牛更無種。

牛尾瘟

食叶。生深水中，叶如发，茎如藻。冬月和鱼煮食，夏秋亦可食。

牛尾瘟，不敢吞。
疫气重，流远村。
黄毛牸[1]，乌毛犊，
十庄九疃无一存。
摩挲犁耙泪如涌，
田中无牛更无种。

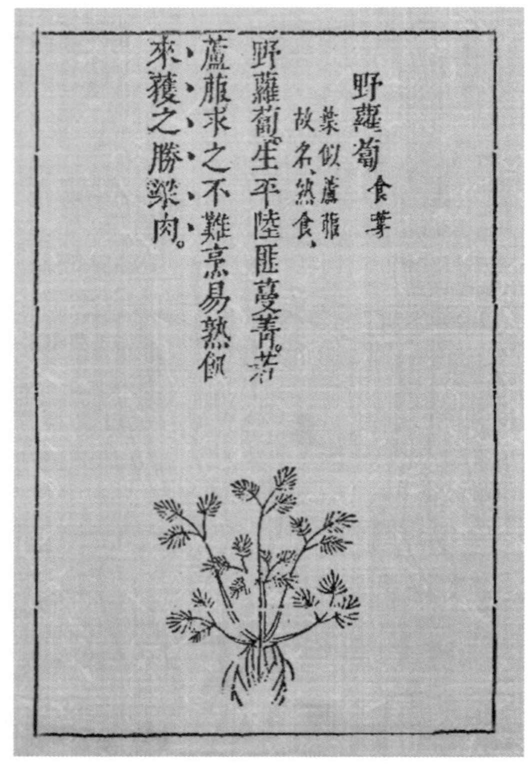

野蘿蔔 食葉

葉似蘿蔔，故名。熟食。

野蘿蔔，生平陸。匪蔓菁，若蘆菔。求之不難烹易熟，飢來獲之勝粱肉。

野萝卜

食叶。叶似萝卜，故名。熟食。

野萝卜，生平陆；
匪蔓菁，若芦菔。
求之不难烹易熟，
饥来获之胜粱肉。

〔1〕牸：《野菜谱》作“犊”。

兔丝根

根、苗俱食。一名兔丝苗。春采苗叶，秋冬采根，蒸食，味甘。多食令人眩晕。

兔丝根，美可尝；
千万结，如我肠[1]。
饥人得食不辍口，
肠细食多死八九。

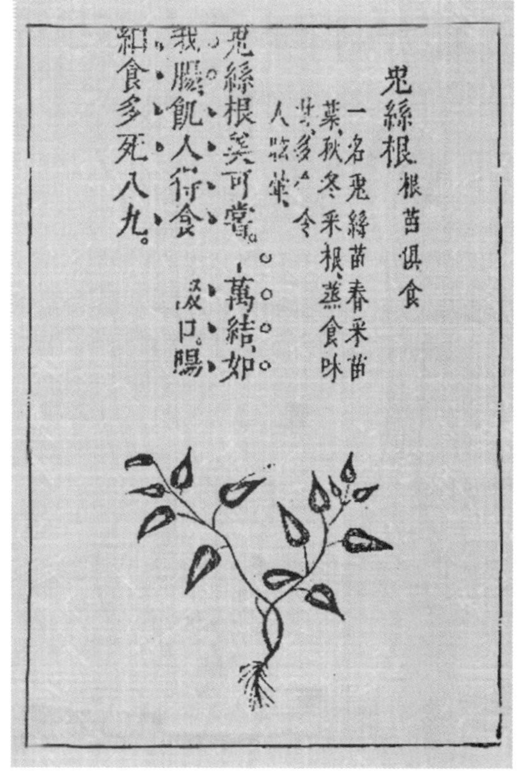
菟絲根 根苗俱食
一名菟絲苗春采苗葉秋冬采根蒸食味甘多食令人眩暈
菟絲根美可嘗。千萬結如我腸。飢人得食不輟口。腸細食多死八九。

草鞋片

食叶。二三月采，熟食。

草鞋片，甘贫贱。
不踏软红尘，
尝行芳草茵。
纵教恶且敝，
忍向泥涂弃。
一任前途阻且长，
着来犹能趁热场。

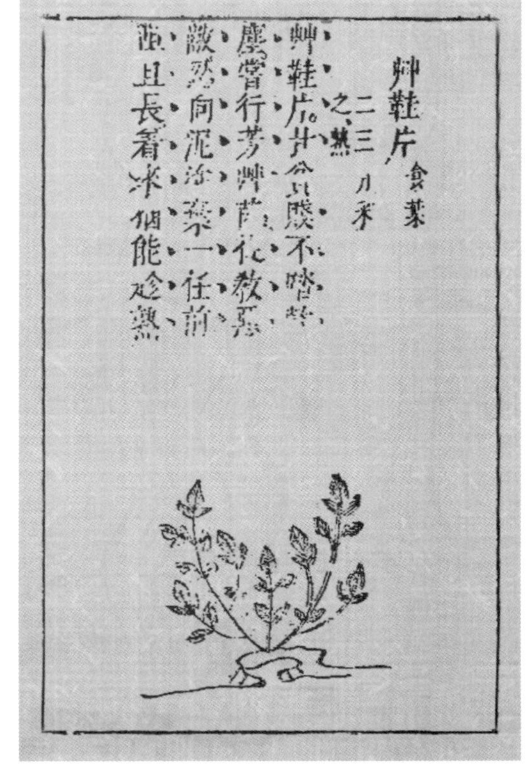
艸鞋片 食葉 二三月采之熟
艸鞋片。甘貧賤。不踏軟紅塵。嘗行芳艸茵。縱教惡且敝。忍向泥塗棄。一任前途阻且長。着來猶能趁熱

〔1〕肠：原作“场”，据《野菜谱》改。

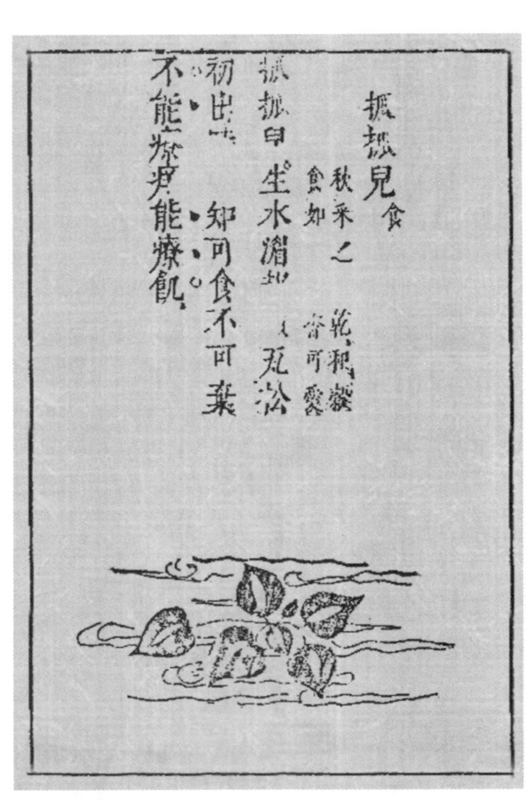

抓抓儿

食叶。深秋采之，晒干，和谷煮食，如苎，清香可爱。

抓抓儿，生水浊，
却似瓦松初出时。
须知可食不可弃，
不能疗痒能疗饥。

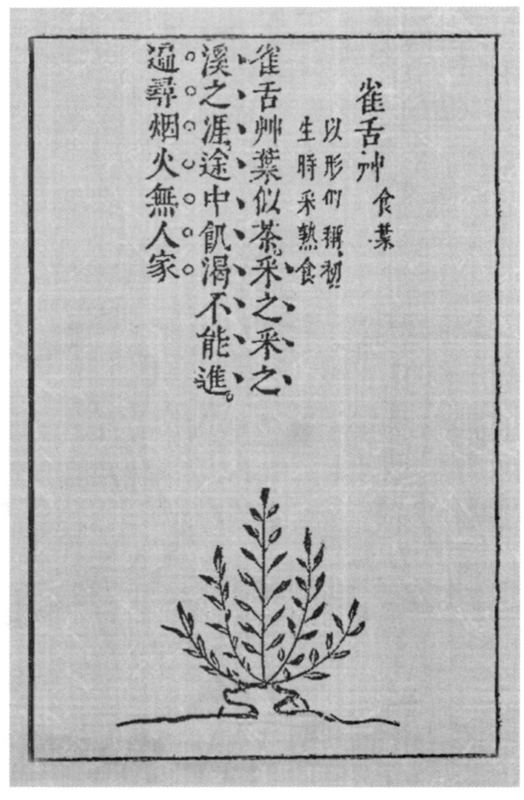

雀舌草

食叶。以形似称。初生时采，熟食。

雀舌草，叶似茶，
采之采之溪之涯。
途中饥渴不能进，
遍寻烟火无人家。

救荒野谱补遗篙莱野人姚可成补遗，六十种[1]

以下草类

鸡头根

食根。生水中，夏秋取之。煮熟，油盐拌食。

采鸡头，采鸡头，
清波渺渺摇轻舟。
年年采得如琳球，
玳筵罗列陈珍馐。
年来谷贵鸡头萎，
但采鸡头根济馁。

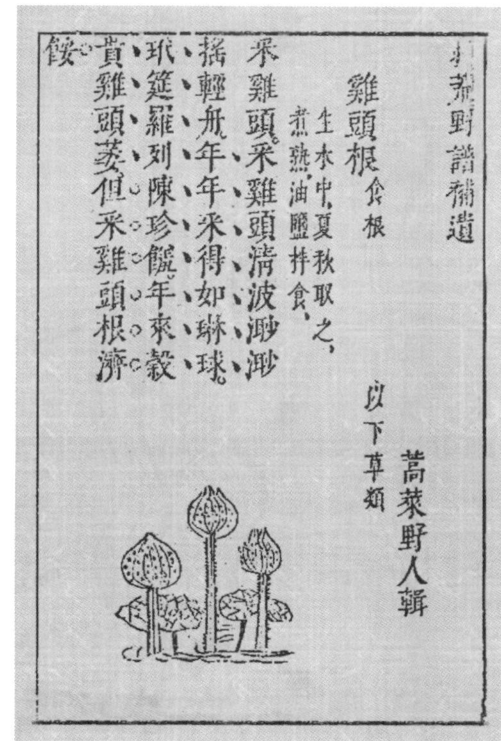
救荒野譜補遺
雞頭根食根
生水中，夏秋取之，煮熟，油鹽拌食。
以下草類
蒿萊野人輯
采雞頭，采雞頭，清波渺渺
搖輕舟。年年采得如琳球。
玳筵羅列陳珍饈。年來穀
貴雞頭萎，但采雞頭根濟
餒。

凤仙花

食根。秋采根茎，盐拌食之。

凤仙花，形似凤；
花开时，无心弄。
连年谷不收，采做膏粱奉。
门前索旧租，剜肉医疮痛。
辟谷灵丹少处寻，征徭吏苛无门控。
但愿来秋五谷登，还苏沟壑林林众。
四海欣逢尧舜天，万民竞效商周贡。
伫听击壤乐康衢，嗟呼转作丰年颂。

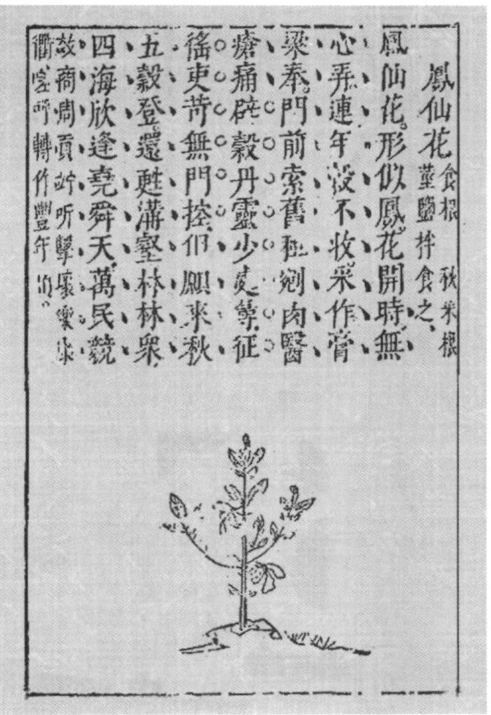
鳳仙花食根
秋采根莖，鹽拌食之。
鳳仙花，形似鳳，花開時，無
心弄。連年穀不收，采作膏
粱奉。門前索舊租，剜肉醫
瘡痛。辟穀靈丹少處尋，征
徭吏苛無門控。但願來秋
五穀登，還蘇溝壑林林衆。
四海欣逢堯舜天，萬民競效
商周貢。佇聽擊壤樂康
衢，嗟呼轉作豐年頌。

〔1〕篙莱野人姚可成补遗，六十种：原作“篙莱野人辑”，据原书目录改。

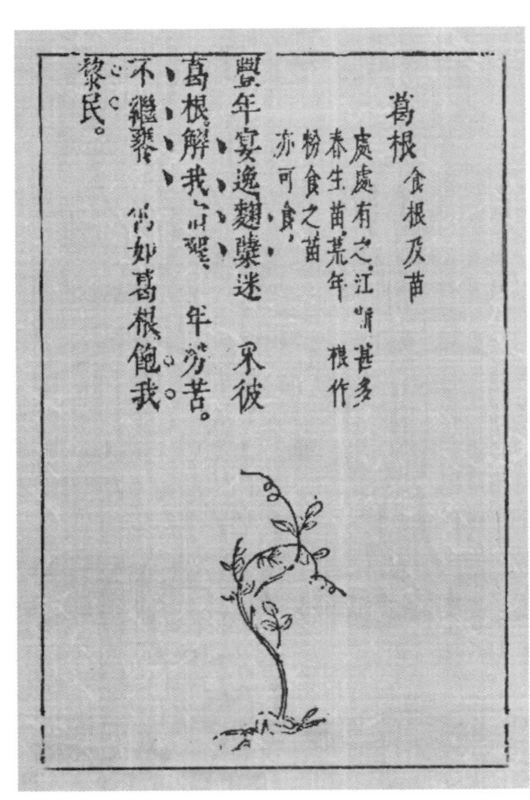
葛根 食根及苗
處處有之，江浙甚多，春生苗，荒年掘根作粉食之，苗亦可食。
豐年宴逸，麴糵迷人。采彼葛根，解我宿酲。一年勞苦，不繼饔飧。何如葛根，飽我黎民。

葛根

食根及苗。处处有之，江浙甚多。春生苗。荒年掘根作粉食之，苗亦可食。

丰年宴逸，曲蘖迷人。
采彼葛根，解我宿酲。
一年劳苦，不继饔飧。
何如葛根，饱我黎民。

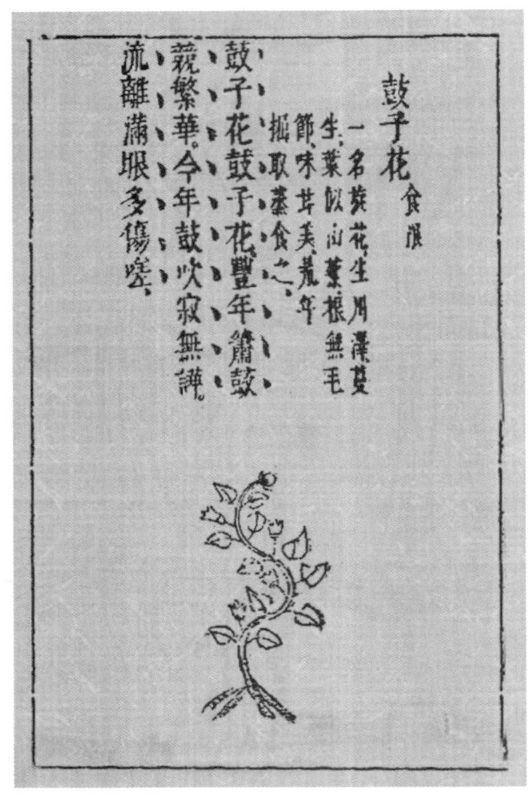
鼓子花 食根
一名旋花，生川澤，蔓生，葉似山藥，根無毛節，味甘美，荒年掘取，蒸食之。
鼓子花，鼓子花，豐年簫鼓競繁華。今年鼓吹寂無譁，流離滿眼多傷嗟。

鼓子花

食根。一名旋花。生川泽。蔓生，叶似山药，根无毛节。味甘美，荒年掘取，蒸食之。

鼓子花，鼓子花，
丰年萧鼓竞繁华。
今年鼓吹寂无哗，
流离满眼多伤嗟。

芭蕉

食根。一名蘘荷。处处有之。根似姜，可食救荒。

芭蕉绿，纱窗晓，
太湖石畔春波渺。
玉馔珍肴贵客侈，
谁知穷途多饿殍。
岁凶荒，收获少，
流离一似倾巢鸟。
不给饔飧已浃旬，
蕉根斗大犹嫌小。

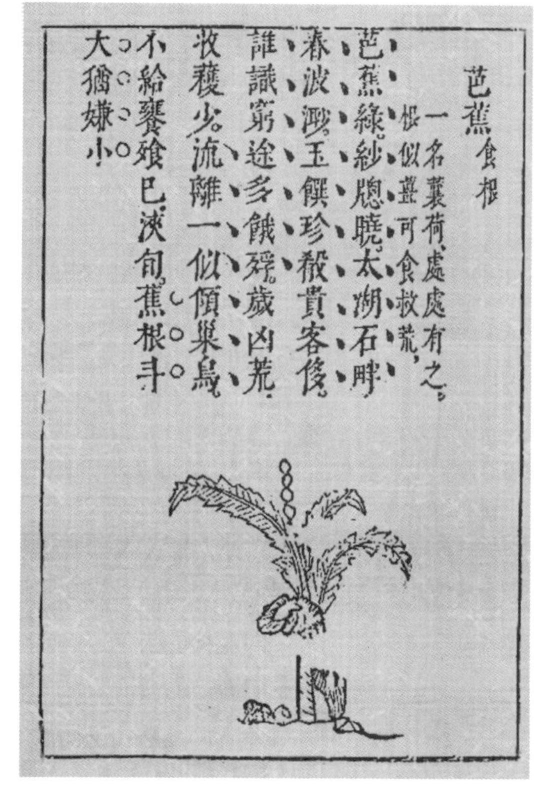

芭蕉 食根

一名蘘荷，處處有之。根似薑，可食救荒。

芭蕉綠，紗窗曉，太湖石畔春波渺。玉饌珍殽貴客侈，誰識窮途多餓殍。歲凶荒，收穫少，流離一似傾巢鳥。不給饔飧已浹旬，蕉根斗大猶嫌小。

香蒲

食根。处处有之。岁初生叶，其中心入地白蒻大如箸，啖之可饱。李时珍曰：香蒲采其嫩根，烧熟可济饥；又可磨粉作饼食。

青青水中蒲，
幼女携筐筥。
就水采蒲根，
意况殊凄楚。
采摘不盈筐，
未可供朝糈。

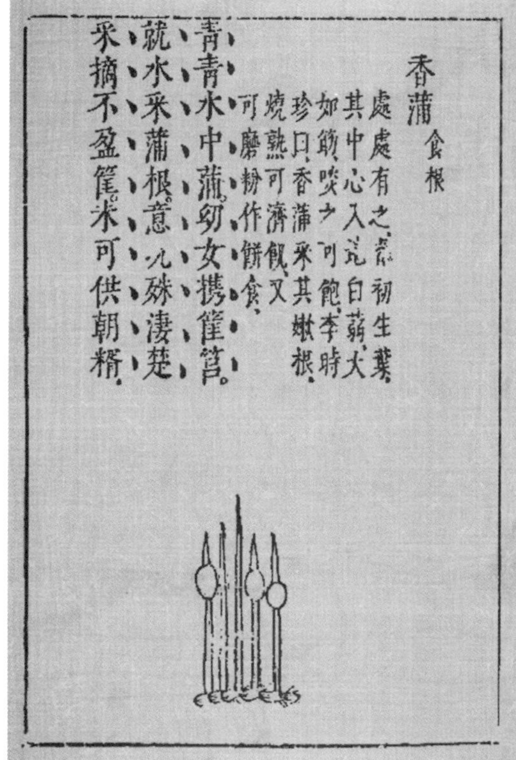

香蒲 食根

處處有之。歲初生葉，其中心入地白蒻大如箸，啖之可飽。李時珍曰：香蒲采其嫩根，燒熟可濟飢；又可磨粉作餅食。

青青水中蒲，幼女攜筐筥。就水采蒲根，意况殊淒楚。采摘不盈筐，未可供朝糈。

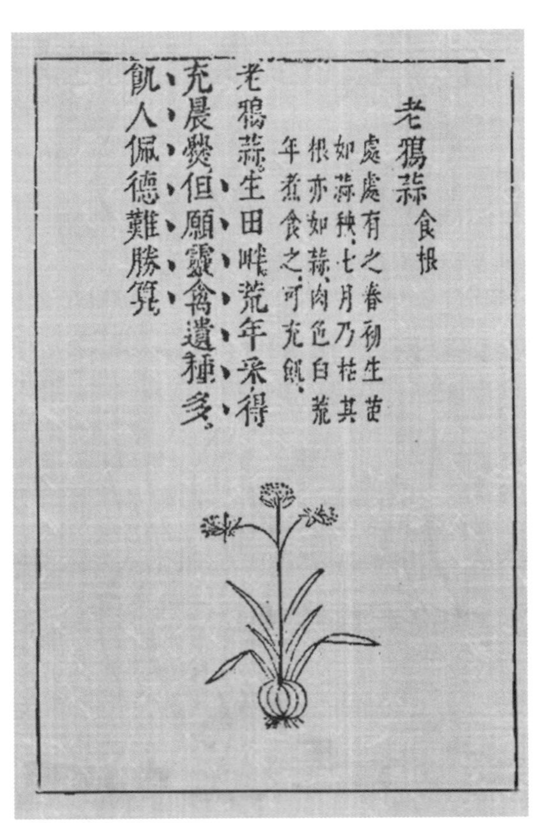
老鴉蒜 食根

處處有之春初生苗如蒜秧七月乃枯其根亦如蒜肉色白荒年煮食之可充飢

老鴉蒜生田畔荒年采得充晨爨但願靈禽遺種多飢人佩德難勝算

老鸦蒜

食根。处处有之。春初生苗如蒜秧，七月乃枯。其根亦如蒜，肉色白。荒年煮食之，可充饥。

老鸦蒜，生田畔，
荒年采得充晨爨。
但愿灵禽遗种多，
饥人佩德难胜算。

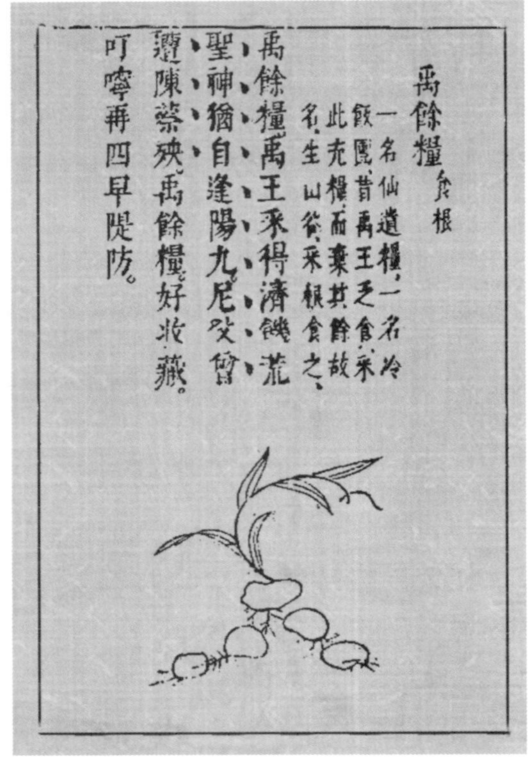
禹餘糧 食根

一名仙遺糧一名冷飯團昔禹王乏食采此充糧而棄其餘故名生山谷采根食之

禹餘糧禹王采得濟饑荒聖神猶自逢陽九尼父曾遭陳蔡殃禹餘糧好收藏叮嚀再四早隄防

禹余粮

食根。一名仙遗粮，一名冷饭团。昔禹王乏食，采此充粮，而弃其余，故名。生山谷，采根食之。

禹余粮，
禹王采得济饥荒。
圣神犹自逢阳九，
尼父曾遭陈蔡殃。
禹余粮，好收藏，
叮咛再四早提防。

何首乌

食根。昔有何翁服之，白发再乌，双瞳炯炯。后人采根食之，可以济饥。

何首乌兮双牟碧，
我未衰兮鬓先白。
饥馁相煎愁绪多，
首乌疗疾还疗疴。
犹得还童除却老，
争似饥荒功更好。

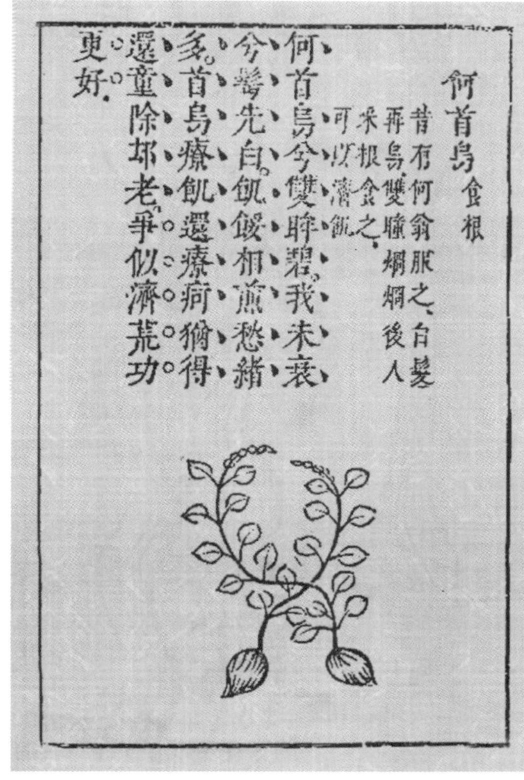

何首烏 食根

昔有何翁服之，白髮再烏，雙瞳炯炯，後人采根食之，可以濟飢。

何首烏兮雙眸碧，我未衰兮鬢先白。飢餒相煎愁緒多，首烏療飢還療痾。猶得還童除却老，爭似濟荒功更好。

黄精

食根采根，九蒸九曝，可以辟谷当粮。

神草黄精，济我穷氓。
代粮辟谷，且使长生。
胡不食之，羽化身轻。
受兹饥馁，苦志劳形。

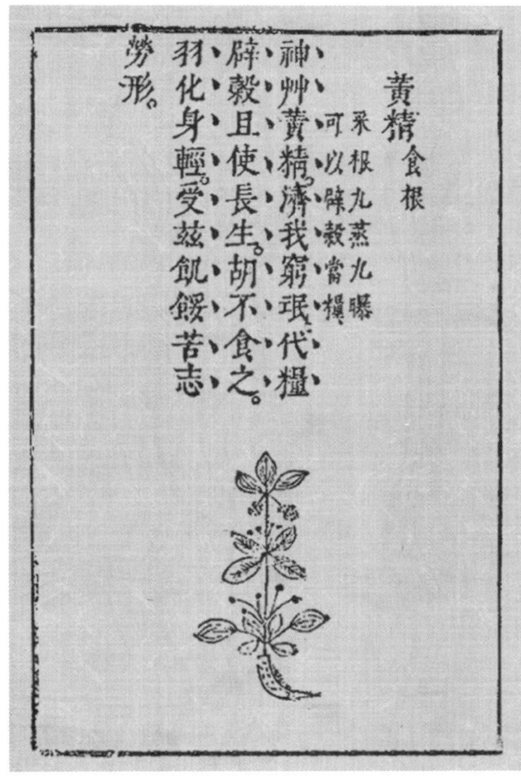

黃精 食根

采根九蒸九曝，可以辟穀當糧。

神艸黃精，濟我窮氓。代糧辟穀，且使長生。胡不食之，羽化身輕。受茲飢餒，苦志勞形。

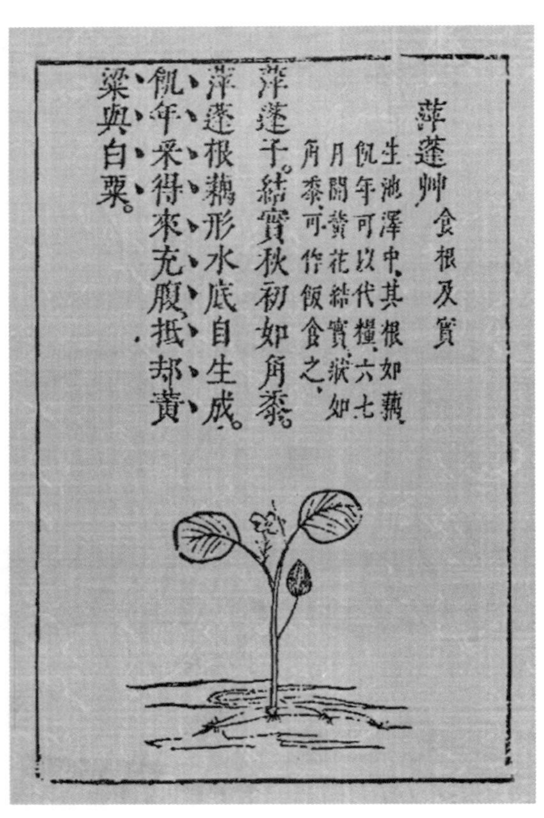

萍逢草

食根及实。生池泽中，其根如藕，饥年可以代粮。六七月开花，结实壮如角黍，可作饭食之。

萍逢子，
结实秋初如角黍。
萍逢根，
藕形水底自生成。
饥年采得来充腹，
抵却黄粱与白粟。

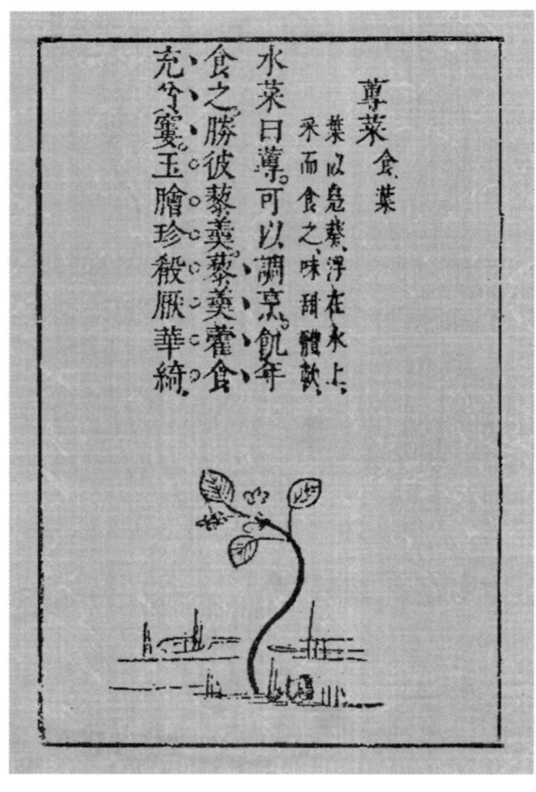

莼菜

食叶。叶似凫葵，浮在水上。采而食之，味甜体软。

水菜曰莼，
可以调烹。
饥年食之，
胜彼藜羹。
藜羹藿食充贫窭，
玉脍珍肴厌华绮。

鸡冠

食叶。七月内采嫩叶，煮食之佳。

采鸡冠，采鸡冠，
鸡声午唱无朝餐。
人生与此花应笑，
笑尔颠连老难少，
愁绪关情花岂知，
风波满眼谁能道。
但求炳炳君王心，
逃亡偏借光明照。

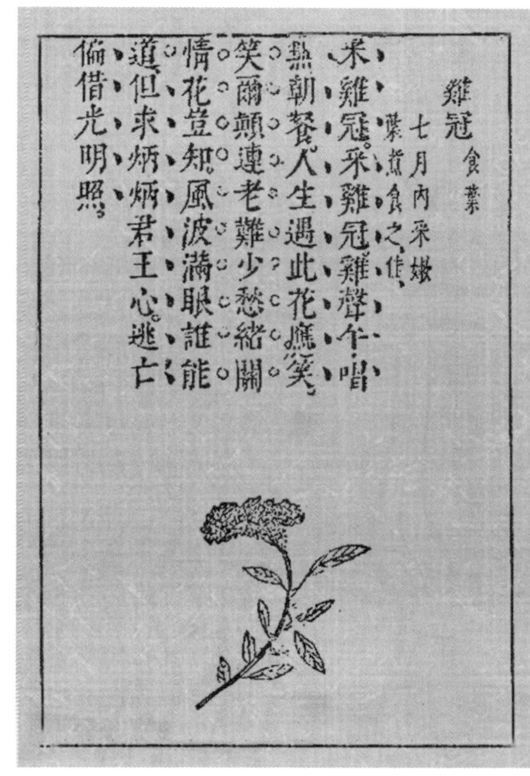

荇菜

食叶及实。生水泽中，叶似莼而微尖。俭年人采食之。结实大如梨，人亦食之。

荇菜生水底，
采采携筐筥。
岸高水又深，
彷徨泪如雨。

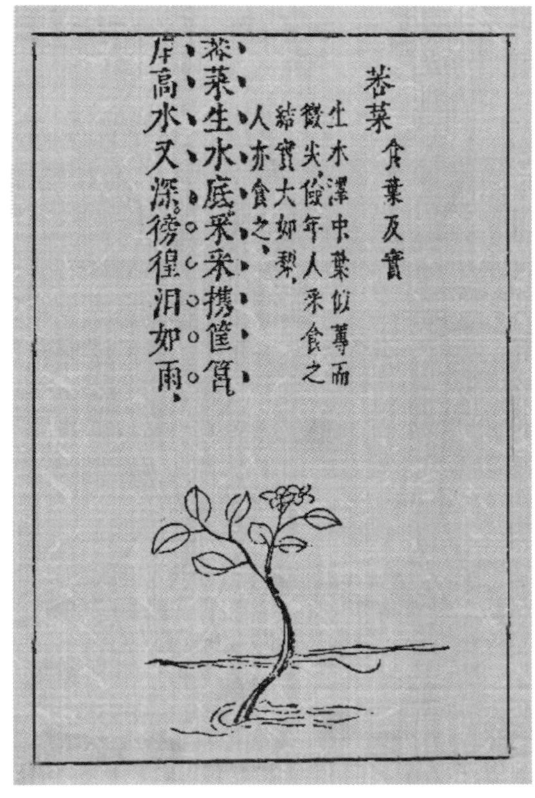

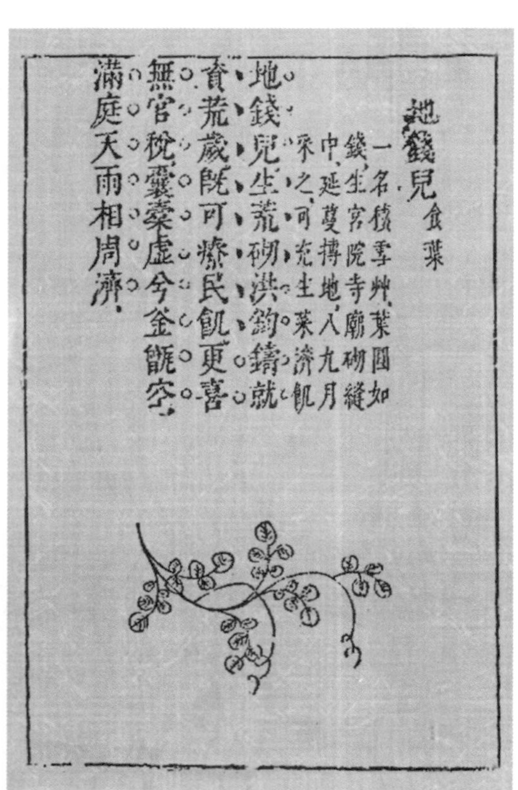
地錢兒 食葉
一名積雪艸，葉圓如錢，生宮院寺廟砌縫中，延蔓搏地，八九月采之，可充生菜濟飢。
地錢兒，生荒砌，洪鈞鑄就資荒歲，既可療民飢，更喜無官稅，囊橐虛兮釜甑空，滿庭天雨相周濟。

地钱儿

食叶。一名积雪草。叶圆如钱，生宫院寺庙砌缝中，延蔓搏地。八九月采之，可充生菜济饥。

地钱儿，生荒砌。
洪钧铸就资荒岁。
既可疗民饥，
更喜无关税。
囊橐虚兮釜甑空，
满庭天雨相周济。

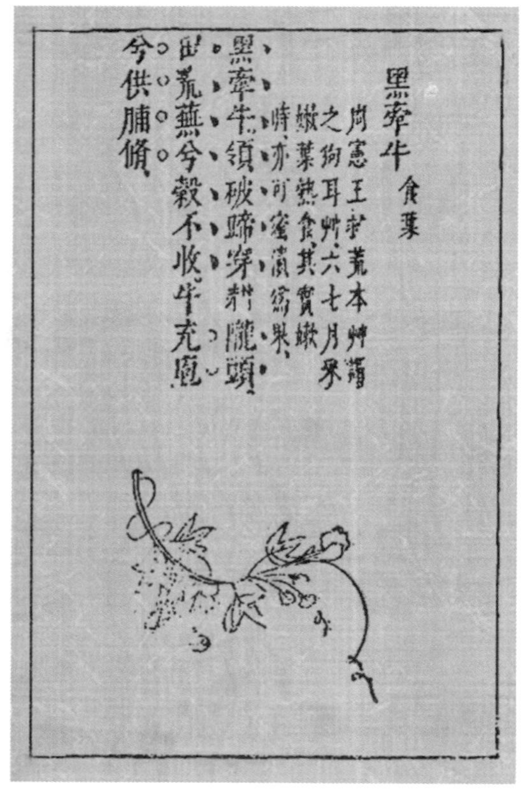
黑牽牛 食葉
周憲王救荒本艸謂之狗耳艸，六七月采嫩葉熟食，其實嫩時，亦可蜜漬爲果。
黑牽牛，領破蹄穿耕隴頭，田荒蕪兮穀不收，牛充庖兮供脯脩。

黑牵牛

食叶。周定王《救荒本草》谓之狗耳草。六七月采嫩叶熟食；其实嫩时，亦可密泽为果。

黑牵牛，
领破蹄穿耕陇头。
田荒芜兮谷不收，
牛充庖兮供脯修。

山羊蹄

食叶。生湿地。叶狭长，如莴苣。春月采之，熟食。

山羊蹄，来何时，
牧刍已足脂膏肥，
好济贫家腹正饥。

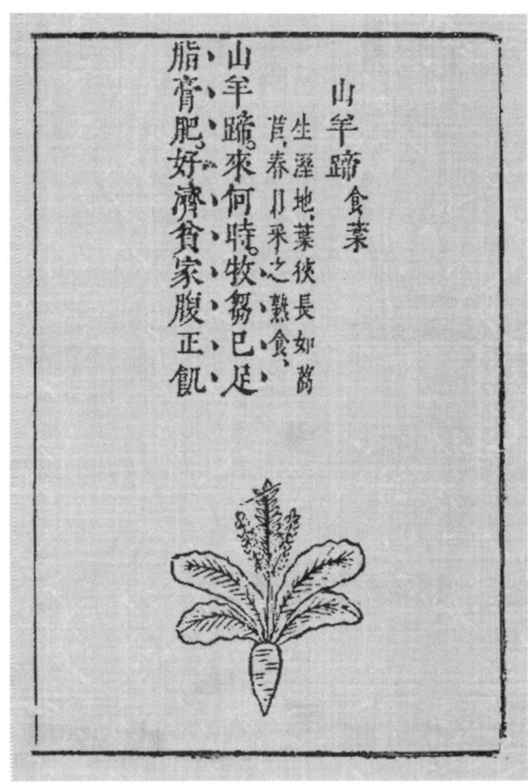
山羊蹄 食菜
生溼地，葉狹長如萵苣，春月采之，熟食。
山羊蹄，來何時，牧芻已足脂膏肥，好濟貧家腹正飢。

胡椒菜

食叶。一名水堇。周定王《救荒本草》谓之胡椒菜，以其味辛如芥叶。凶年采苗叶，沩食之。

胡椒菜，辛于芥；
凶年谷不如稊稗。
彼苍生得疗饥荒，
还同降瑞布沆瀣。

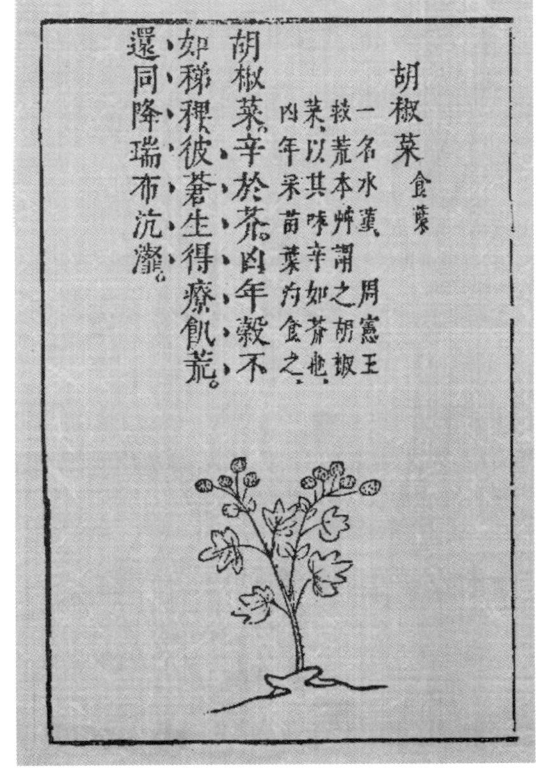
胡椒菜 食葉
一名水蓳。周憲王《救荒本艸》謂之胡椒菜，以其味辛如芥也。凶年采苗葉，炒食之。
胡椒菜，辛於芥，凶年穀不如稊稗，彼蒼生得療飢荒，還同降瑞布沆瀣。

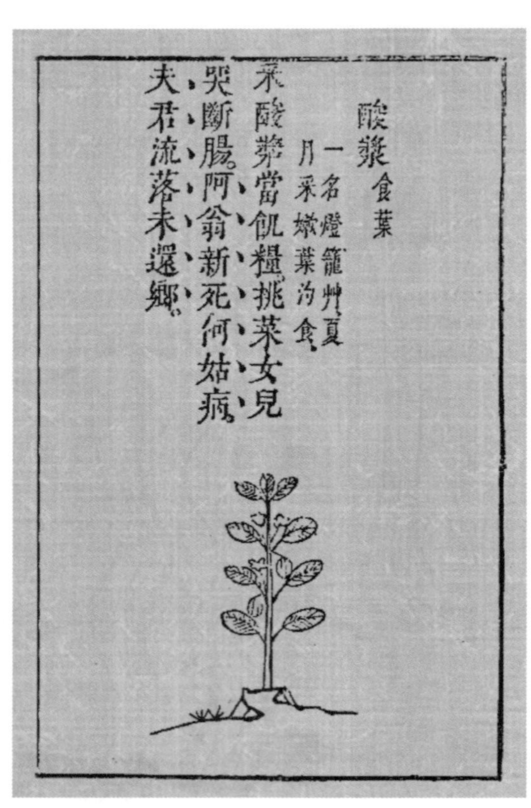
酸漿 食葉

一名燈籠艸夏月采嫩葉沟食

采酸漿當飢糧挑菜女兒哭斷腸阿翁新死何姑病夫君流落未還鄉

酸浆

食叶。一名灯笼草。夏月采嫩叶，沟食。

采酸浆，当饥粮，
挑菜儿女哭断肠。
阿翁新死阿姑病，
夫君流落未还乡。

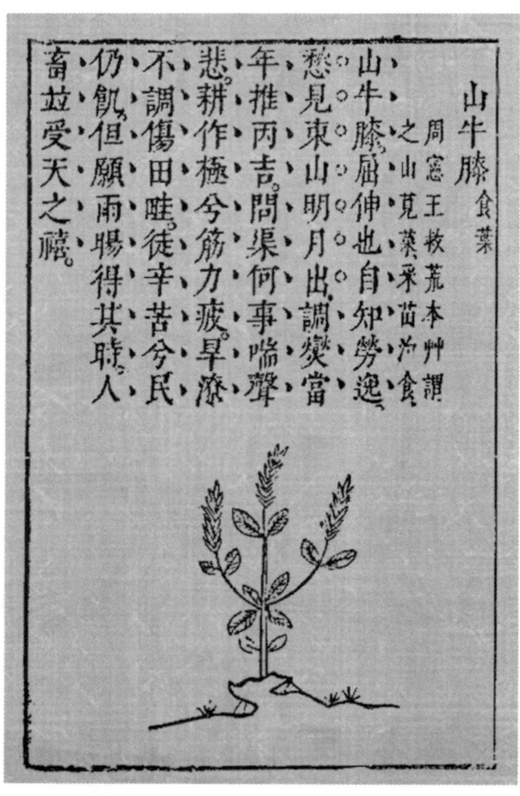
山牛膝 食葉

周憲王救荒本艸謂之山莧菜采苗沟食

山牛膝屈伸也自知勞逸愁見東山明月出調燮當年推丙吉問渠何事喘聲悲耕作極兮筋力疲旱潦不調傷田畦徒辛苦兮民仍飢但願雨暘得其時人畜竝受天之禧

山牛膝

食叶。周定王《救荒本草》谓之山苋菜。采苗沟食。

山牛膝，
屈伸也自知劳逸。
愁见东山明月出，
调燮当年推丙吉。
问渠何事喘声悲，
耕作极兮筋力疲。
旱潦不调伤田蛙，
徒辛苦兮民仍饥。
但愿雨旸得其时，
人畜并受天之禧。

败酱草

食叶。俗名苦菜。春初发苗叶，布地而生，狭长而锯齿。茎高二三尺，数寸一节。食之有酱气。

败酱草，茎多节，
味同败酱难分别。
止望充肠疗我饥，
岂图美好滋喉舌。

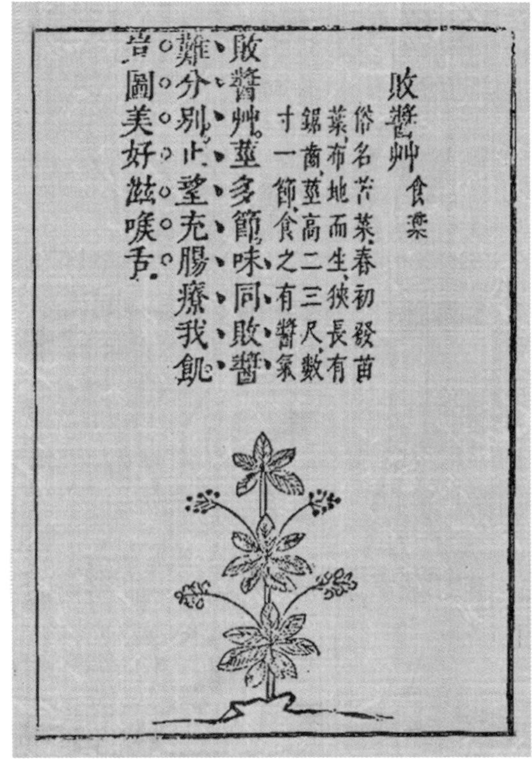
敗醬艸 食葉
俗名苦菜。春初發苗葉，布地而生，狹長有鋸齒。莖高二三尺，數寸一節。食之有醬氣。
敗醬艸。莖多節，味同敗醬難分別。止望充腸療我飢，豈圖美好滋喉舌。

鸭跖草

食叶。一名竹叶菜，处处平地有之。三月采嫩苗叶，沟食之。

鸭跖草，生平泽，
今年霪潦漂阡陌。
鹅鸭无窠卵绝雏，
弥弥四望皆成白。
彼苍悯念下民饥，
化为藜藿资贫瘠。

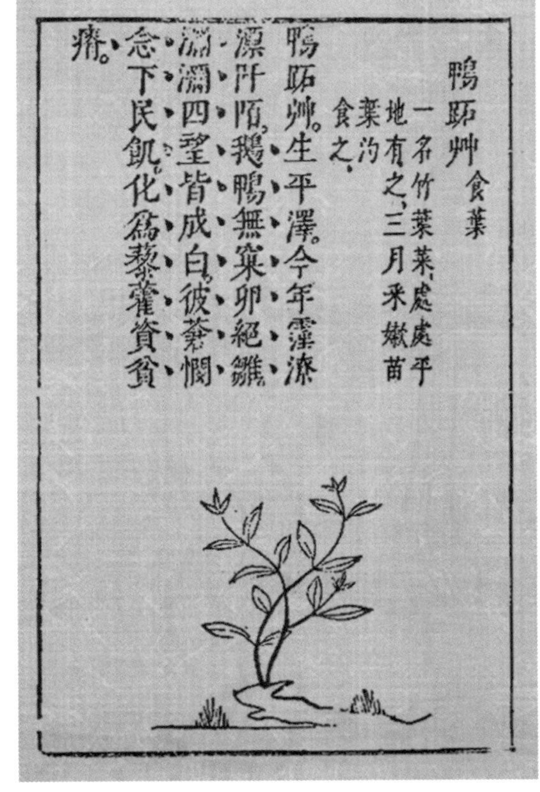
鴨跖艸 食葉
一名竹葉菜，處處平地有之，三月采嫩苗葉，沟食之。
鴨跖艸。生平澤。今年霪潦漂阡陌。鵝鴨無窠卵絕雛，濔濔四望皆成白。彼蒼憫念下民飢，化爲藜藿資貧瘠。

葵 食莖葉

處處有之取苗葉渫熟極甘美肥好

菜中葵春秋諸種皆相宜栽培可以濟民飢儉年食之甘如飴

以葵正月種者為春葵六七月種者為秋葵八九月種者為冬葵其菜易生為百蔬之主備四時之饌可防荒儉可以葅臘誠蔬茹之要品民生之資益者也

葵

食茎叶。处处有之。取苗叶沩熟，极甘美肥好。

菜中葵，
春秋诸种皆相宜。
栽培可以济民饥，
俭年食之甘如饴。

秋葵：正月种者为春葵，六七月种者为秋葵，八九月种者为冬葵。其菜易生，为百蔬之主，备四时之馔。可防荒俭，可以菹腊，诚蔬茹之要品，民生之资益者也。

莃薟 食葉

周憲王救荒本艸名粘糊菜處處有之春生苗葉採其嫩者渫去苦味鹽拌食之

艸莃薟生丘原食之可以度飢年嗟哉今歲收無田厨絕爨兮突無煙終朝采得帶霞餐采不盈筐還自嫌何慮咀茹滋味蘞

莃莶

食叶。周定王《救荒本草》名“粘糊菜”。处处有之。春生苗叶，采其嫩者沩去苦味，盐拌食之。

草莃莶，生丘原，
食之可以度饥年。
嗟哉今岁收无田，
厨绝爨兮突无烟。
终朝采得带霞餐，
采不盈筐还自嫌，
何虑嚼茹滋味蔹。

蠡食

食叶。周定王《救荒本草》名铁扫帚。生陕西诸郡。其叶似薤，嫩时㶇去苦味，油盐调食。

蠡实草，叶似薤，
食之令人无损害。
歉岁农桑两不收，
饔飧八口将谁赖。
周定王收入救荒书，
惠及元元皆感戴。

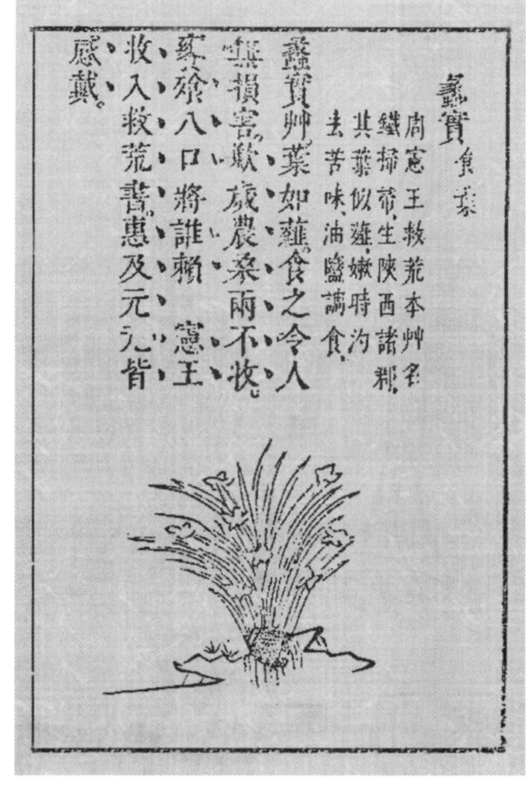

蠡實 食葉

周憲王救荒本艸名鐵掃帚生陝西諸郡其葉似薤嫩時㶇去苦味油鹽調食

蠡實艸葉如薤食之令人無損害歉歲農桑兩不收饔飧八口將誰賴憲王收入救荒書惠及元元皆感戴

金盏儿

食叶。生常州。蔓延篱下，花黄如金，采叶㶇食之。

金盏儿，黄灿灿，
当年曾把供瑶案。
一派韶光瞥眼过，
今朝昨日事如何。
事如何，翻局了，
昔时金盏成虚杳。
绮丽华靡一旦销，
化作青青资饿殍。

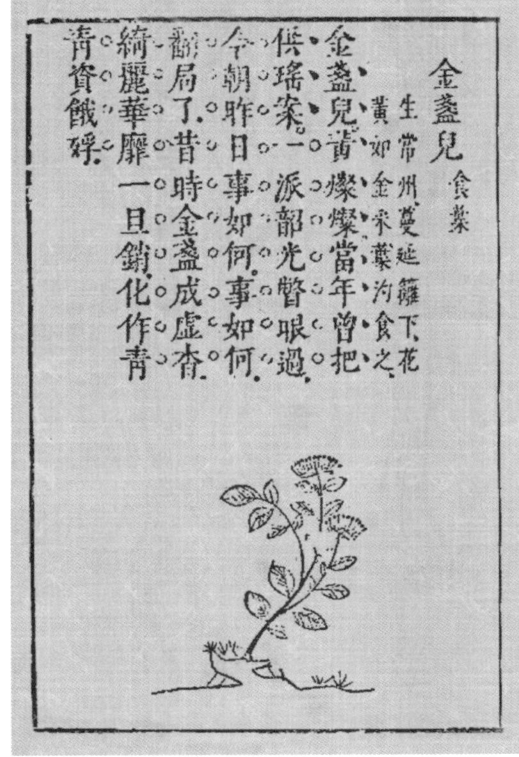

金盞兒 食葉

生常州蔓延籬下花黃如金采葉㶇食之

金盞兒黃燦燦當年曾把供瑤案一派韶光瞥眼過今朝昨日事如何事如何翻局了昔時金盞成虛杳綺麗華靡一旦銷化作青青資餓殍

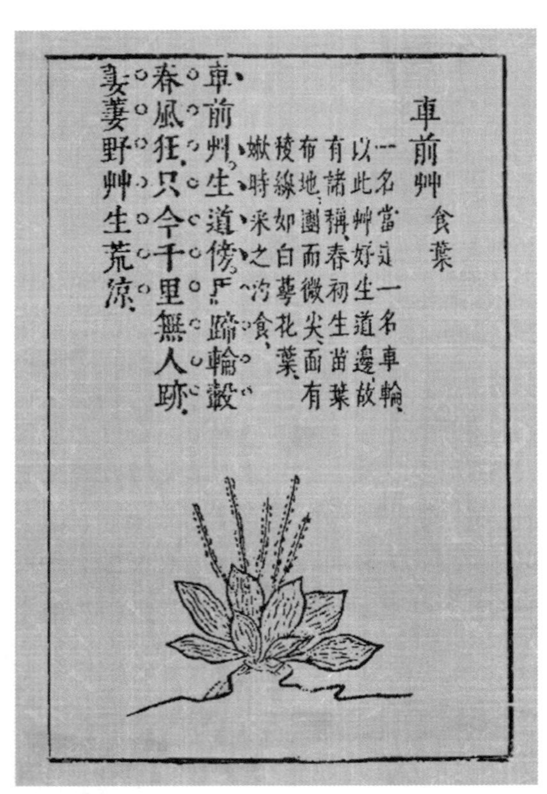

車前艸 食葉

一名當道一名車輪以此艸好生道邊故有諸稱春初生苗葉布地團而微尖面有稜線如白蔞花葉嫩時采之沩食

車前艸生道傍馬蹄輪轂春風狂只今千里無人跡萋萋野艸生荒涼

车前草

食叶。一名当道，一名车轮。以此草好生道边，故有诸称。春初生苗叶布地，团而微尖，面有棱线，如白蔞花叶。嫩时采之，沩食。

车前草，生道旁，
马蹄轮毂春疯狂。
只今千里无人迹，
萋萋野草生荒凉。

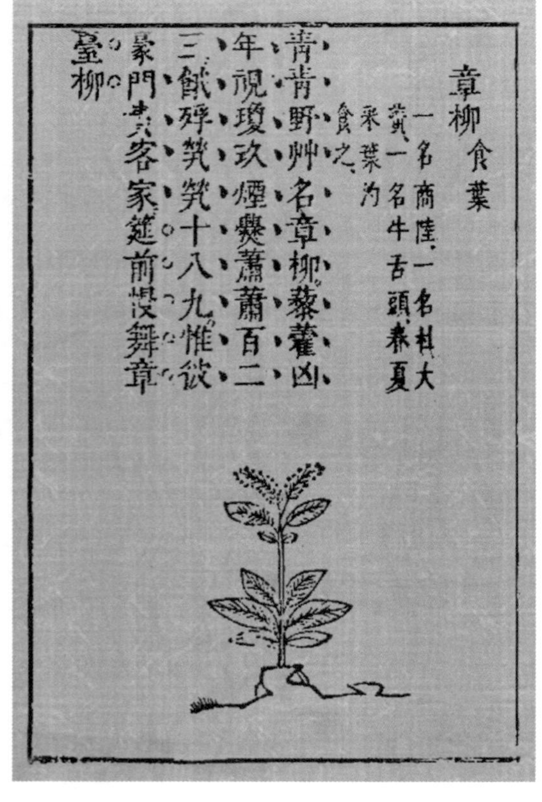

章柳 食葉

一名商陸一名杜大黃一名牛舌頭春夏采葉沩食之

青青野艸名章柳藜藿凶年視瓊玖煙爨蕭蕭百二三餓殍煢煢十八九惟彼豪門貴客家筵前慢舞章臺柳

章柳

食叶。一名商陆，一名杜大黄，一名牛舌头。春夏采叶沩食之。

青青野草名章柳，
藜藿凶年视琼玖。
烟爨萧萧百二三，
饿殍茕茕十八九。
惟彼豪门贵客家，
筵前慢舞章台柳。

萝藦

食叶。蔓延篱垣，极易繁衍。叶厚而大，汋熟食之。

采采萝藦，饥年奈何？
嗟哉！
雨旸不时兮伤田禾。
饔飧不继兮名将殂，
相枕藉兮沟壑多，
纷纷满目兮流民图。

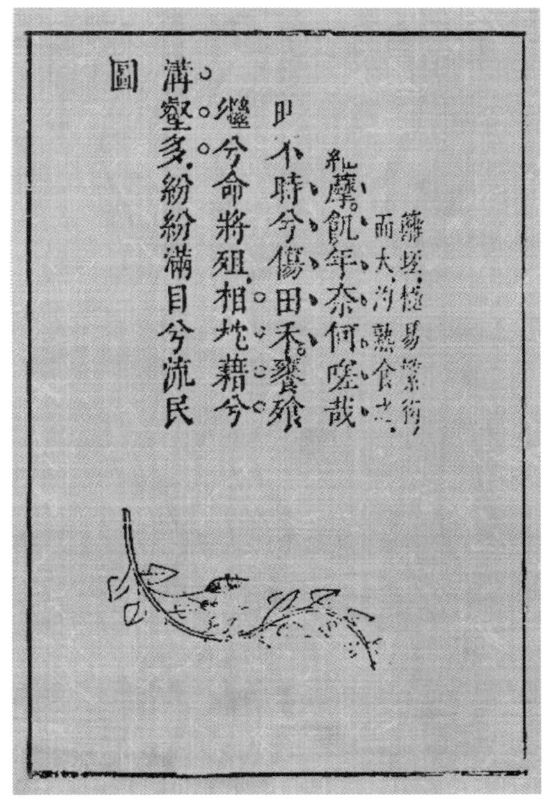
蘼垣極易繁衍
而大沟熟食之
藦飢年奈何嗟哉
不時兮傷田禾饔飱
繼兮命將殂相枕藉兮
溝壑多紛紛滿目兮流民
圖

苍耳草

食叶。处处有之。三月生苗，叶大，采汋食之。

苍耳草，如珥珠，
挑菜女儿好孤恓。
妾家今年绝谷种，
珥珠卖尽典寒衣。

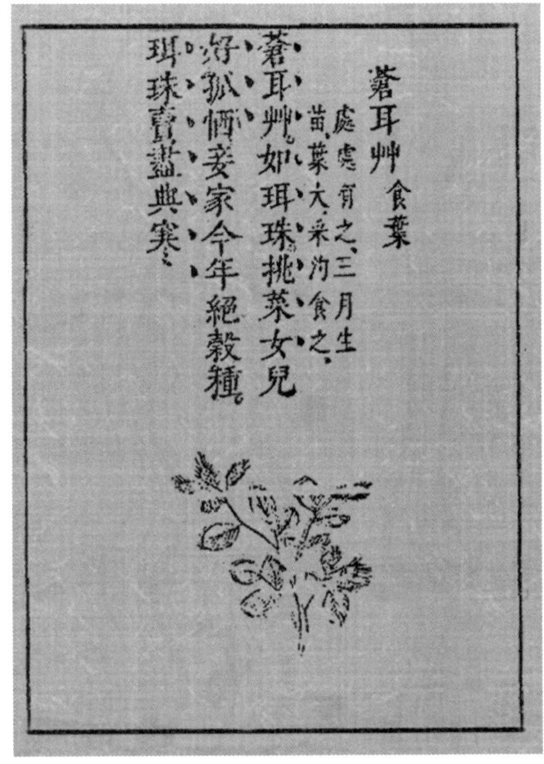
蒼耳艸食葉
處處有之三月生
苗葉大采沟食之
蒼耳艸如珥珠挑菜女兒
好孤恓妾家今年絕穀種
珥珠賣盡典寒

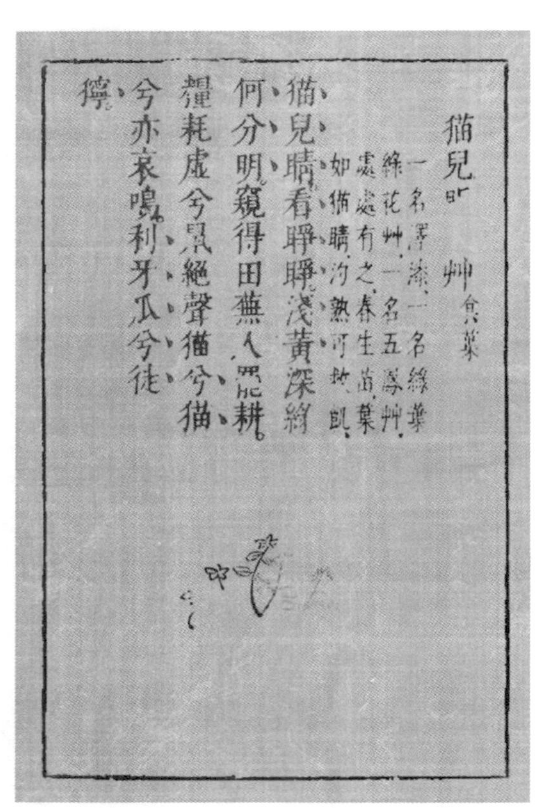

猫兒睛艸 食葉

一名澤漆，一名緑花緑葉艸，一名五鳳艸。處處有之。春生苗，葉如猫睛，汋熟可救飢。

猫兒睛，看睜睜，淺黄深緑何分明，窺得田蕪人罷耕。糧耗虚兮鼠絶聲，猫兮猫兮亦哀鳴，利牙爪兮徒獰。

猫儿眼睛草

食叶。一名泽漆，一名绿花绿叶草，一名五凤草。处处有之。春生苗，叶如猫睛。汋熟可救饥。

猫儿睛，看睁睁，
浅黄深绿何分明，
窥得田芜人罢耕。
粮耗虚兮鼠绝声，
猫兮猫兮亦哀鸣，
利牙爪兮徒狰狞。

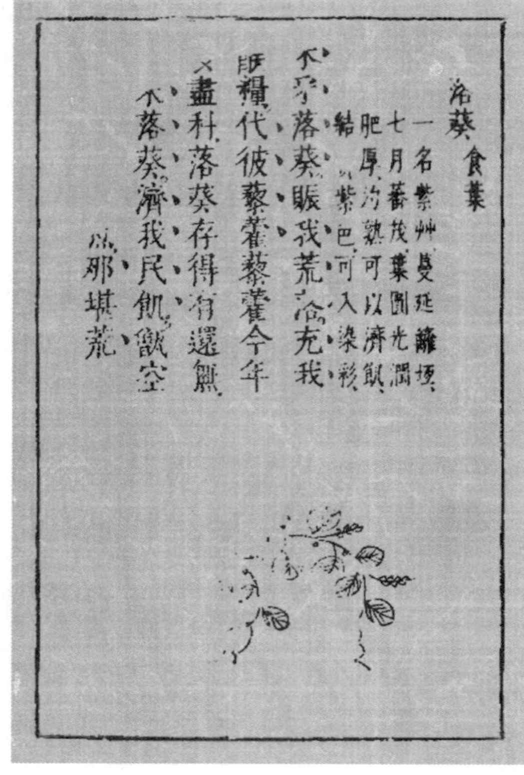

落葵 食葉

一名紫艸，蔓延籬垣。七月蕃茂，葉圓光潤肥厚，汋熟可以濟飢。結實紫色，可入染彩。

采采落葵，賑我荒落，充我餱糧，代彼藜藿。藜藿今年盡科，落葵存得有還無。采采落葵，濟我民飢，甑空……那堪荒……

落葵

食叶。一名紫草，蔓延篱垣。七月蕃茂，叶圆光滑肥厚，汋熟可以济饥。结实紫色，可入染彩。

采采落葵，赈我荒落；
充我糇粮，代彼藜藿。
藜藿今年食尽科，
落葵有得有还无。
采采落葵，济我民饥；
甑空若洗，釜欲生鱼。
那堪荒岁田家苦，
桂视薪来米若珠。

苎头

食叶。生闽、蜀、江、浙，今南直南陵多植之。可采嫩头救饥。

采苎头，当深秋；
携筐筥，来荒丘。
途穷日暮衣单薄，
天空露冷风飕飕。

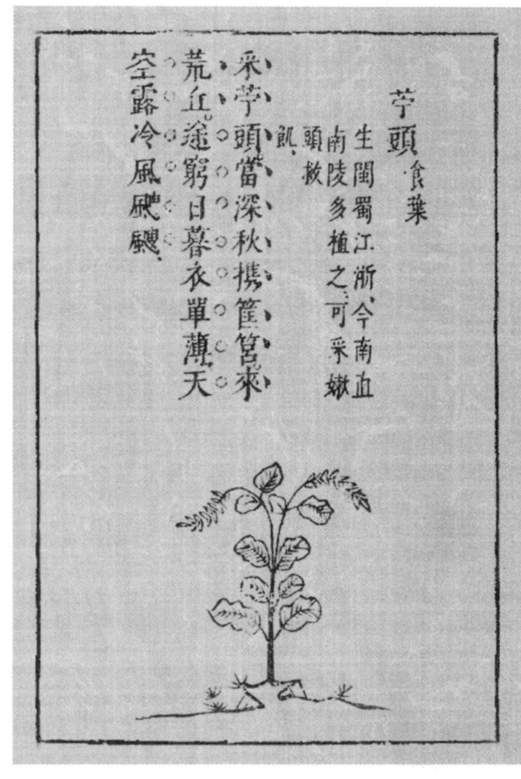
苧頭 食葉
生閩蜀江浙今南直南陵多植之可采嫩頭救飢
采苧頭當深秋攜筐筥來荒丘途窮日暮衣單薄天空露冷風颼颼

荠苨

食苗叶。周定王《救荒》名杏叶沙参。采嫩苗，汋熟食。

采荠苨，聊充饥，
相携儿女过前溪，
须臾采得青篱篱。
路逢荡子醉离披，
犹道寻芳斗草归。

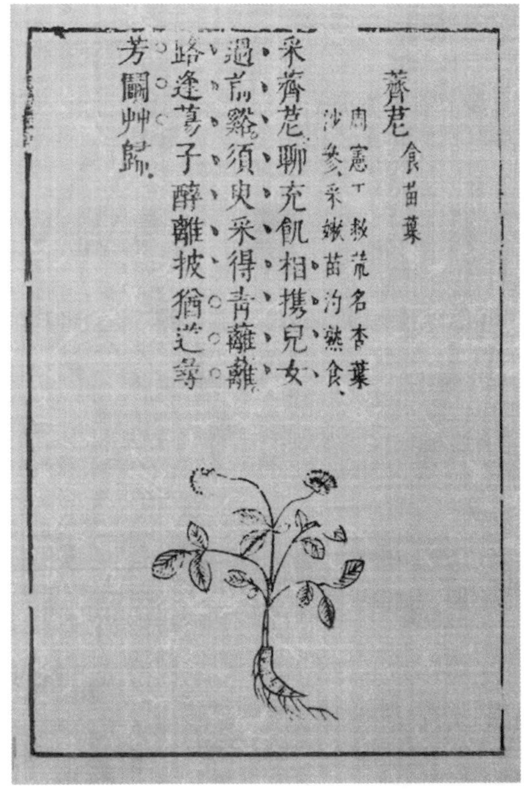
薺苨 食苗葉
周憲王救荒名杏葉沙參采嫩苗汋熟食
采薺苨聊充飢相攜兒女過前溪須臾采得青蘺蘺路逢蕩子醉離披猶道尋芳鬥草歸

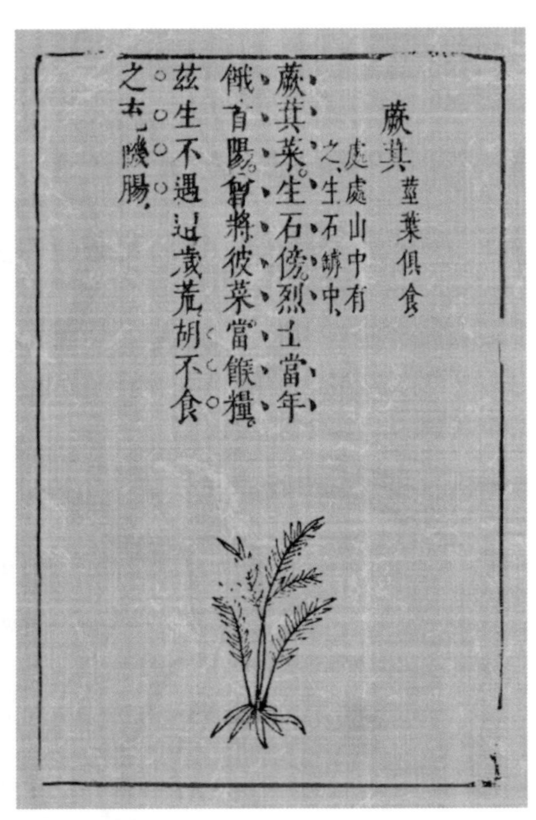
蕨萁 莖葉俱食
處處山中有之，生石罅中
蕨萁菜，生石傍。烈士當年餓首陽，曾將彼菜當餱糧。茲生不遇遘歲荒，胡不食之充饑腸。

蕨萁

茎叶俱食。处处山中有之，生石罅中。

蕨萁菜，生石傍。
烈士当年饿首阳，
曾将彼菜当糇粮。
兹生不遇遭岁荒，
胡不食之充饥肠。

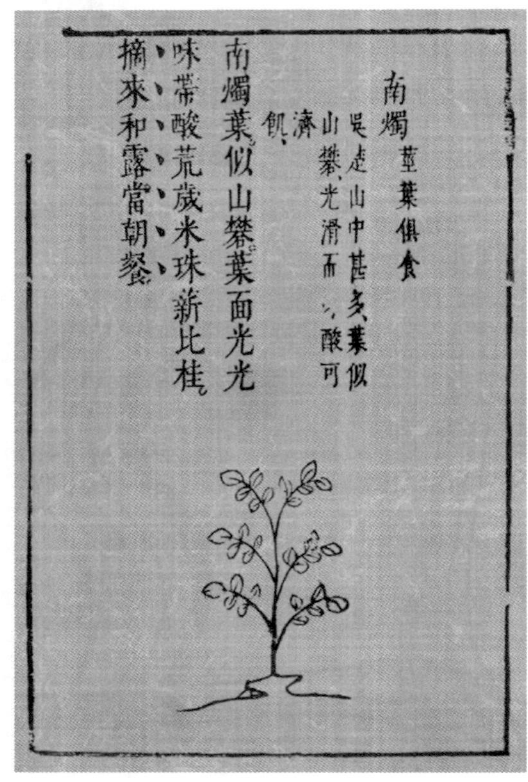
南燭 莖葉俱食
吳楚山中甚多，葉似山礬，光滑而味酸，可濟饑。
南燭葉，似山礬，葉面光光味帶酸。荒歲米珠薪比桂，摘來和露當朝餐。

南烛

茎叶俱食。吴楚山中甚多。叶似山矾，光滑而味酸，可济饥。

南烛叶，似山矾，
叶面光光味带酸。
荒岁米珠薪比桂，
摘来和露当朝餐。

景天

食叶。生太山川谷。春生苗叶，易蕃茂。叶似马齿苋而大，作层而上。汋食，可济饥。

景天草，来仙岛，
年来旱暵兼淫潦。
苍苍有意就民生，
春初便得抽茎早。
慰吾民，莫烦恼，
权将藜藿充粱稻。
固穷顺命暂时艰，
泰来自获丰年好。

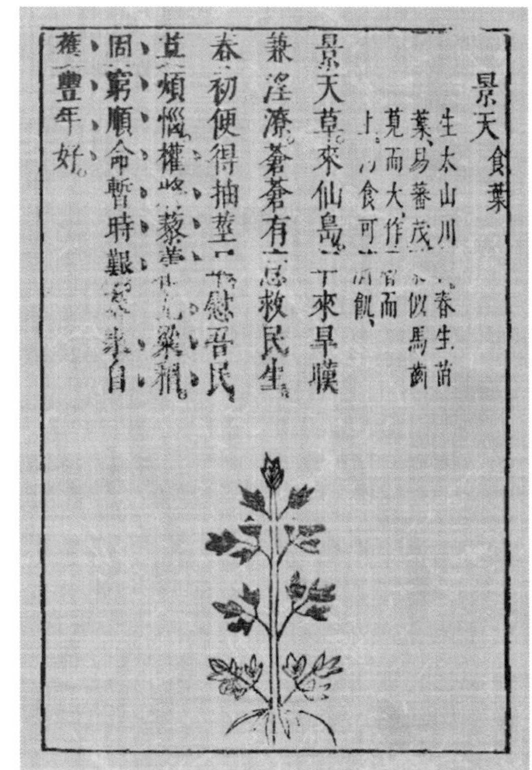
景天食葉
生太山川谷。春生苗葉，易蕃茂。葉似馬齒莧而大，作層而上。汋食，可濟飢。
景天草，來仙島，年來旱暵兼淫潦。蒼蒼有意救民生，春初便得抽莖早。慰吾民，莫煩惱，權將藜藿充粱稻。固窮順命暫時艱，泰來自獲豐年好。

蔚草

食叶。所在有之。生水旁，花青白色，叶似石泻而小，可蒸熟充饥。

蔚草生水旁，
摘来当饥粮。
味莶咽不下，
相视意彷徨。

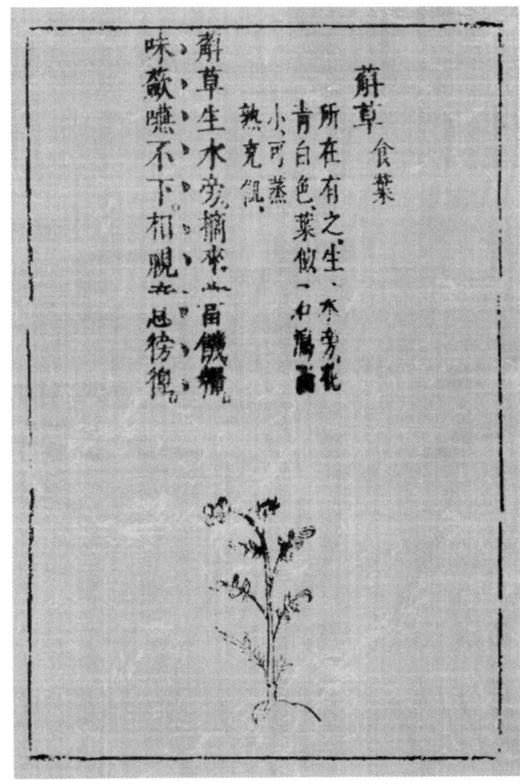
蔚草食葉
所在有之。生水旁，花青白色，葉似石瀉而小，可蒸熟充飢。
蔚草生水旁，摘來當飢糧。味蘞嚥不下，相視意彷徨。

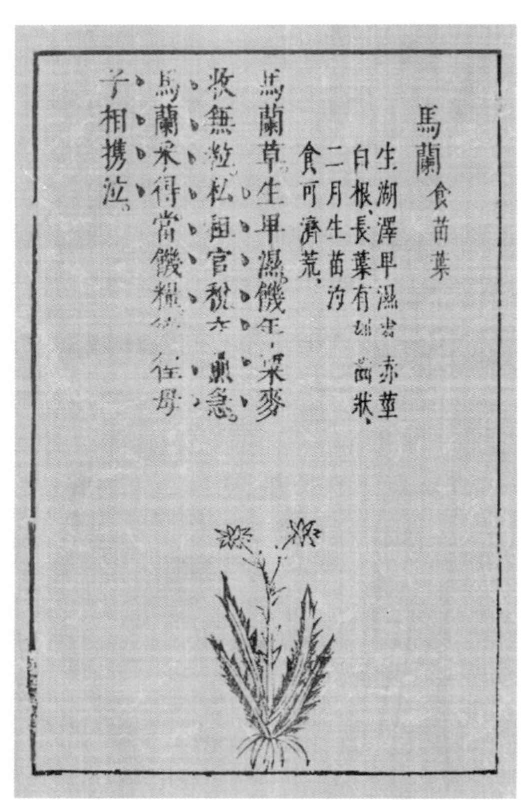

马兰

食苗叶。生湖泽卑湿处，赤茎白根，长叶有刻齿状。二月生苗，汋食，可济荒。

马兰草，生卑湿，
饥年粟麦收无粒，
私租官税交急煎。
马兰采得当饥粮，
彷徨母子相携泣。

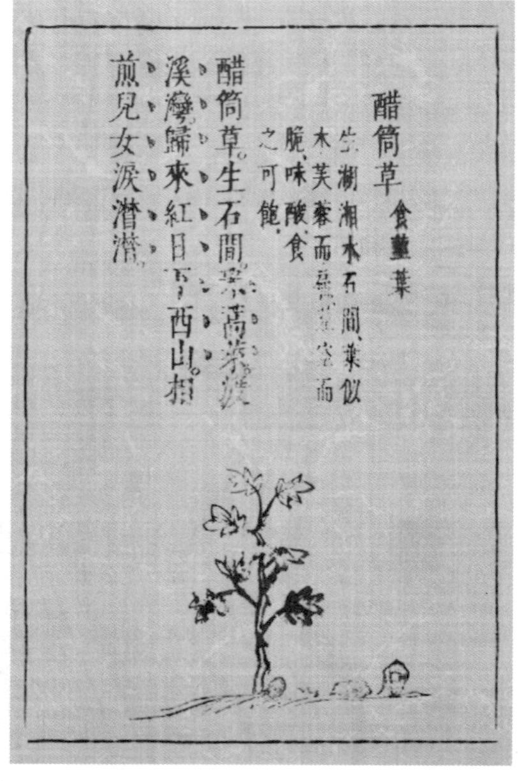

醋筒草

食茎叶。生湖湘水石间。叶似木芙蓉而扁，茎空而脆，味酸，食之可饱。

醋筒草，生石间，
采蒿莱，渡溪湾。
归来红日下西山，
相煎儿女泪潸潸。

蒒草

食实。一名自然谷。生东海边，有实，食之如大麦。七月成熟，可济荒。《方孝孺集》名海米。

海边有草名海米，
大非蓬蒿小非荠。
妇女携篮昼作群，
采摘仍于海中洗。
归来涤釜烧松枝，
煮米为饭充朝饥。
莫辞苦涩咽不下，
性命聊假须臾时。

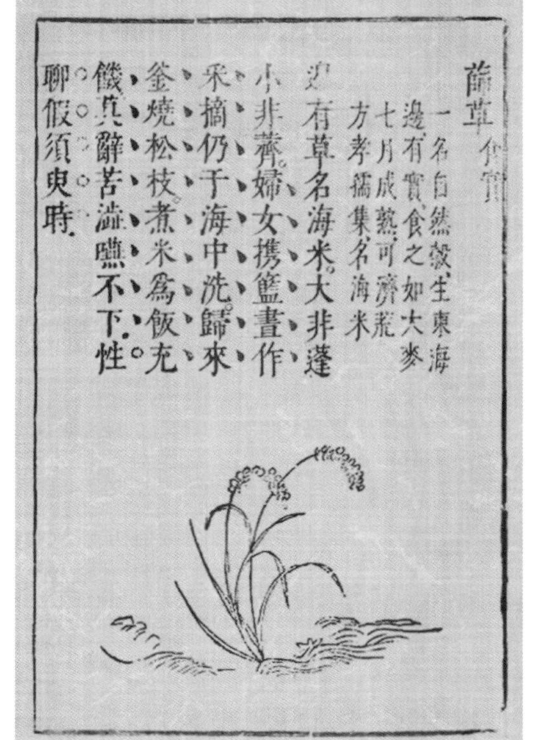
蒒草 食實
一名自然穀生東海邊有實食之如大麥七月成熟可濟荒方孝孺集名海米
邊有草名海米。大非蓬
小非薺。婦女携籃晝作
采摘仍于海中洗。歸來
釜燒松枝。煮米爲飯充
饑。莫辭苦澁嚥不下。性
聊假須臾時。

蓬草子

食实。生湖泽中。叶如菰蒲，秋月成穗，子细如粟。荒年人采食之，又号飞蓬子。

蓬草子，号飞蓬。
遭荒岁，叹囊空。
风颠柳絮浪飘蓬。
采得飞蓬聊济馁，
还同飞絮逐西东。

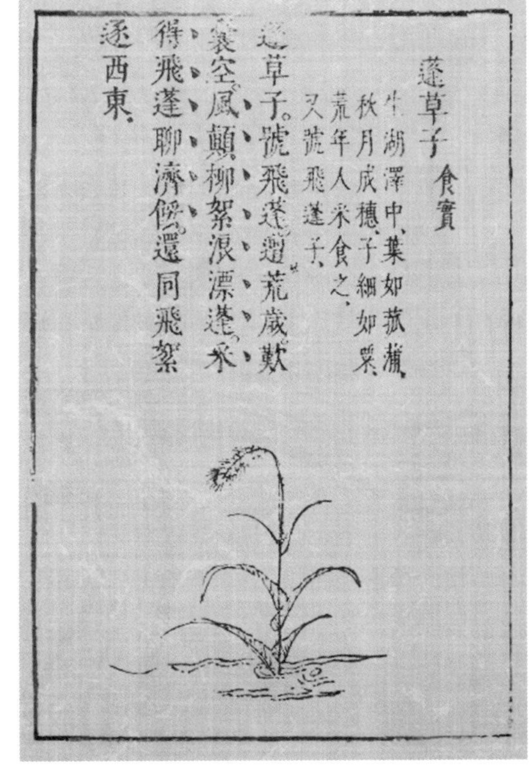
蓬草子 食實
生湖澤中葉如菰蒲秋月成穗子細如粟荒年人采食之又號飛蓬子
蓬草子。號飛蓬。遭荒歲歎
囊空。風顛柳絮浪漂蓬。采
得飛蓬聊濟餒。還同飛絮
逐西東。

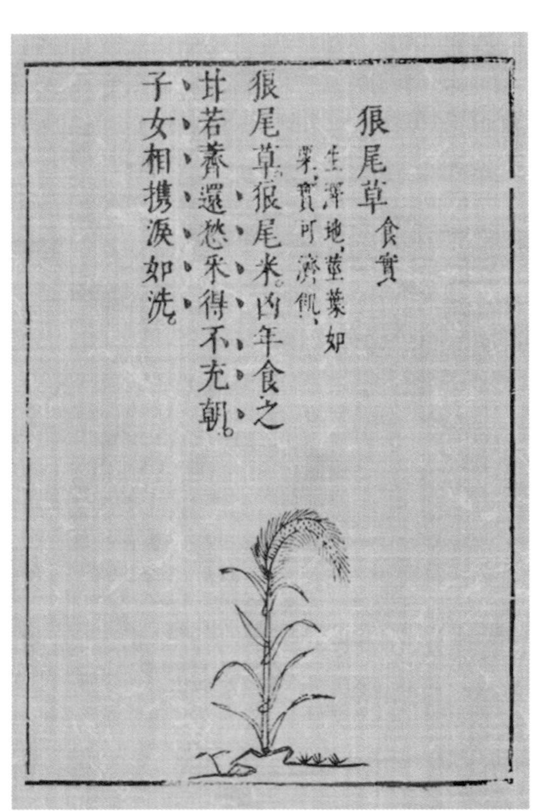
狼尾草 食實
生澤地，莖葉如粟，實可濟飢。
狼尾草，狼尾米。凶年食之甘若薺。還愁采得不充朝。子女相携淚如洗。

狼尾草

食实。生泽地。茎叶如粟，实可济饥。

狼尾草，狼尾米，
凶年食之甘若荠。
还愁采得不充朝，
子女相携泪如洗。

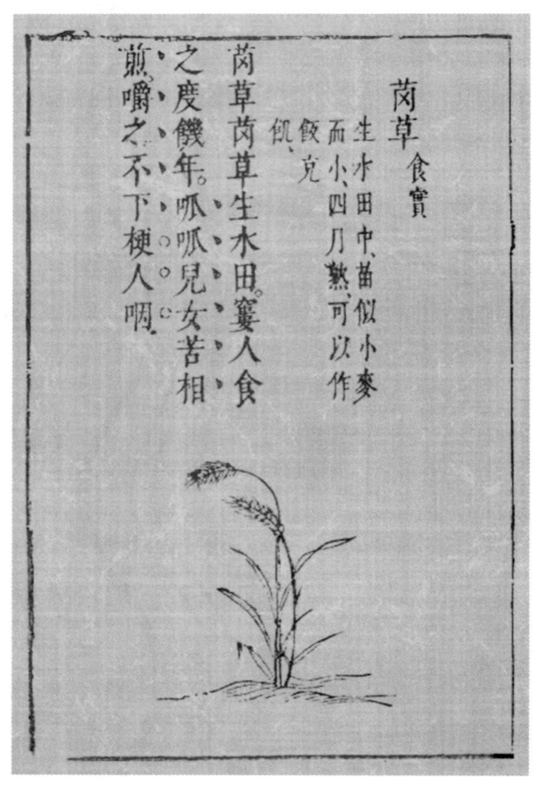
菵草 食實
生水田中，苗似小麥而小，四月熟，可以作飯充飢。
菵草菵草生水田。窶人食之度饑年。呱呱兒女苦相煎，嚼之不下梗人咽。

菵草

食实。生水田中。苗似小麦而小。四月熟，可以做饭充饥。

菵草菵草生水田，
窭人食之度饥年。
呱呱儿女苦相煎，
嚼之不下梗人咽。

恶实

食苗叶。处处有之。三月生苗， 剪沟食之，可济饥。

恶实何迟迟，
贫家爨绝炊。
阿翁疲敝霜摧草，
阿姑残喘如悬丝。
良人征戍玉关外，
妾身独力难支持。
早起甑空囊若洗，
且将恶实聊充饥。

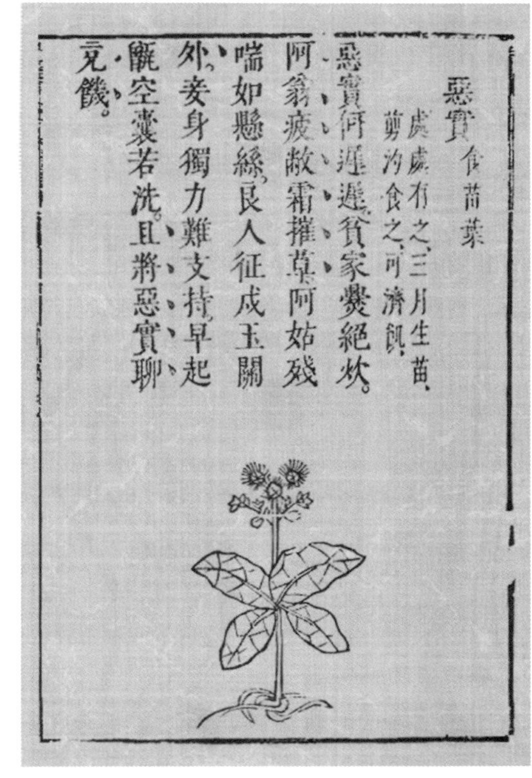

惡實 食苗葉

處處有之，三月生苗，剪沟食之，可濟飢。

惡實何遲遲，貧家爨絕炊。阿翁疲敝霜摧草，阿姑殘喘如懸絲。良人征戍玉關外，妾身獨力難支持。早起甑空囊若洗，且將惡實聊充饑。

以下木类

檀

食根。处处有之。其根如葛，可作粉济荒。

白檀树，根堪粉。
充饥肠，煿作饼。
煿饼充肠肠未充，
哪堪性命如朝菌。

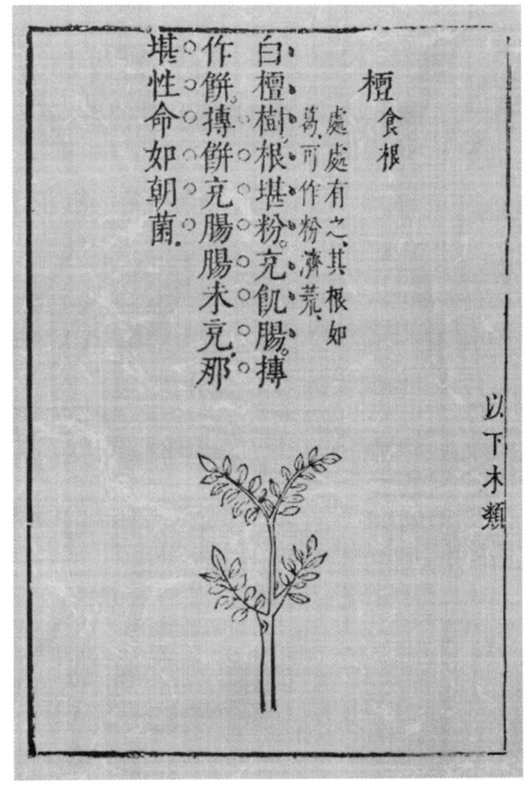

檀 食根

處處有之，其根如葛，可作粉濟荒。

白檀樹，根堪粉。充飢腸，摶作餅。摶餅充腸腸未充，那堪性命如朝菌。

以下木類

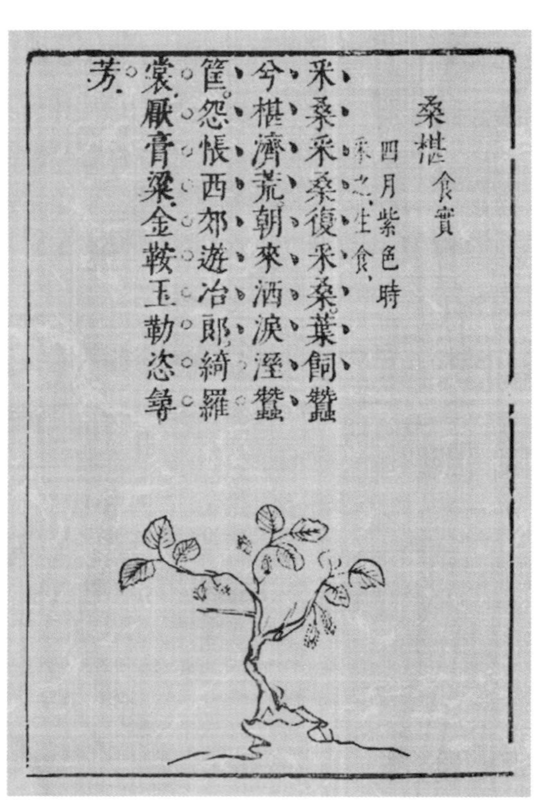
桑椹 食實
四月紫色時
采之生食
采桑采桑復采桑葉飼蠶
兮椹濟荒朝來洒淚溼蠶
筐怨悵西郊遊冶郎綺羅
裳厭膏粱金鞍玉勒恣尋
芳

桑椹

食实。四月紫色时采之，生食。

采桑采桑复采桑，
叶饲蚕兮椹济荒。
朝来洒泪湿蚕筐，
怨怅西郊游冶郎。
绮罗裳，厌膏粱，
金鞍玉勒恣寻芳。

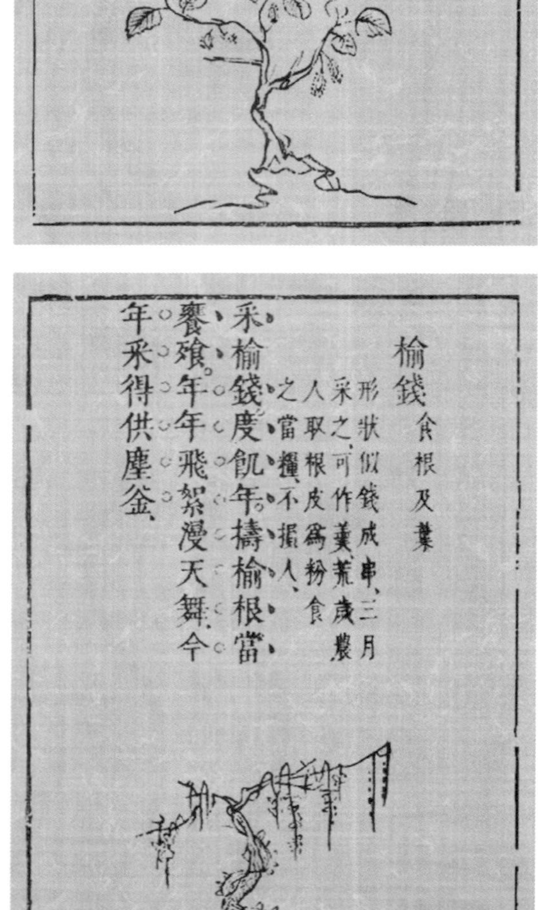
榆錢 食根及葉
形狀似錢成串三月
采之可作羹荒歲農
人取根皮為粉食
之當糧不損人
采榆錢度飢年擣榆根當
饔飧年年飛絮漫天舞今
年采得供塵釜

榆钱

食根及叶。形状似钱成串。三月采之，可做羹。荒岁农人取根皮为粉，食之当粮，不损人。

采榆钱，度饥年。
捣榆根，当饔飧。
年年飞絮漫天舞，
今年采得供尘釜。

椿樗

食叶。嫩叶香甘可茹，歉年人采食之。

采椿樗，强咀茹；
爨无薪兮瓶无储。
潦年民物皆成鱼，
昔时台榭今郊墟。

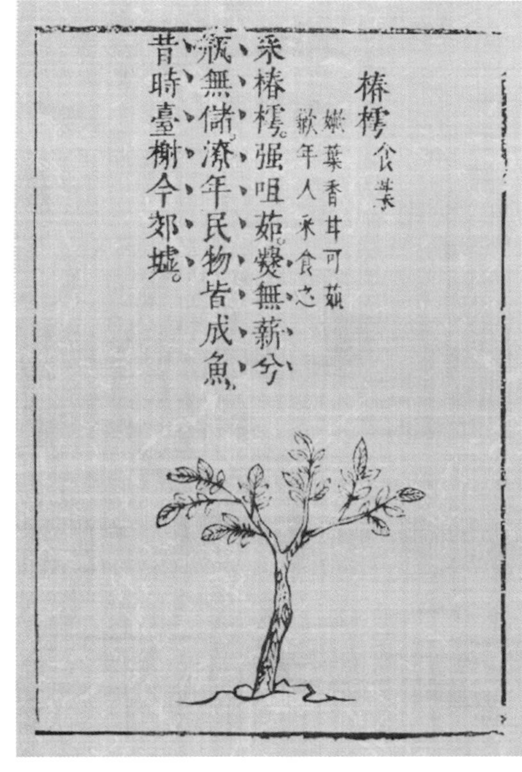
椿樗 食葉

嫩葉香甘可茹，歉年人采食之。

采椿樗，强咀茹，爨無薪兮缾無儲。潦年民物皆成魚，昔時臺榭今郊墟。

白杨

食叶。其木处处有之。叶圆如梨叶，无风往往独摇。采嫩者可以救荒。

白杨叶，善飘摇，
荒庭古树风萧萧。
年来儋石无余粟，
采作晨餐当糜粥。

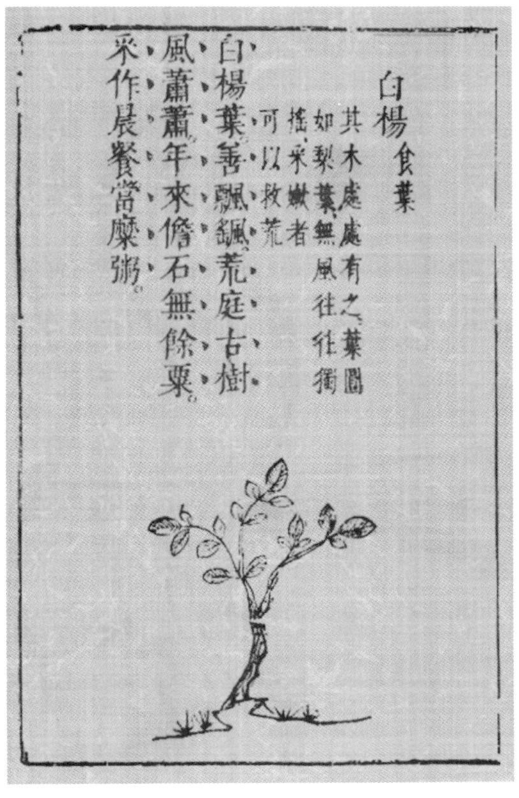
白楊 食葉

其木處處有之。葉圓如梨葉，無風往往獨搖，采嫩者可以救荒。

白楊葉，善飄颻，荒庭古樹風蕭蕭。年來儋石無餘粟，采作晨餐當糜粥。

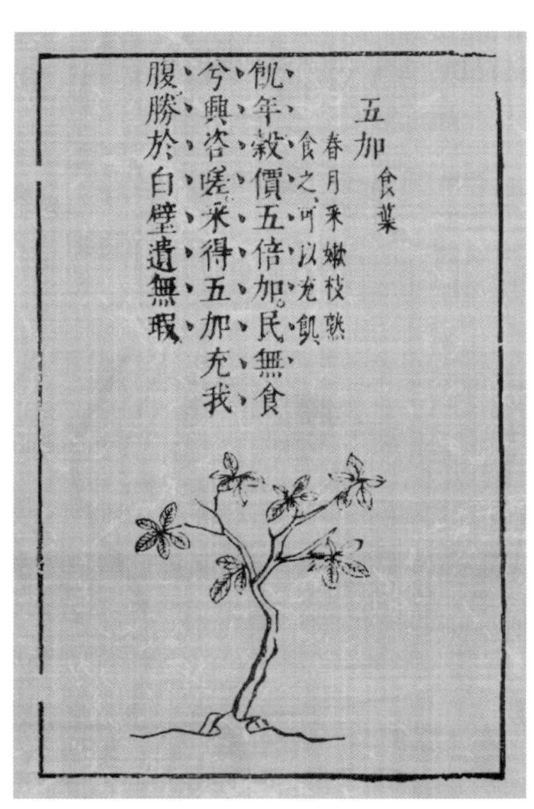

五加

食叶。春月采嫩枝，熟食之，可以充饥。

饥年谷价五倍加，
民无食兮兴咨嗟。
采得五加充我腹，
胜于白璧遗无瑕。

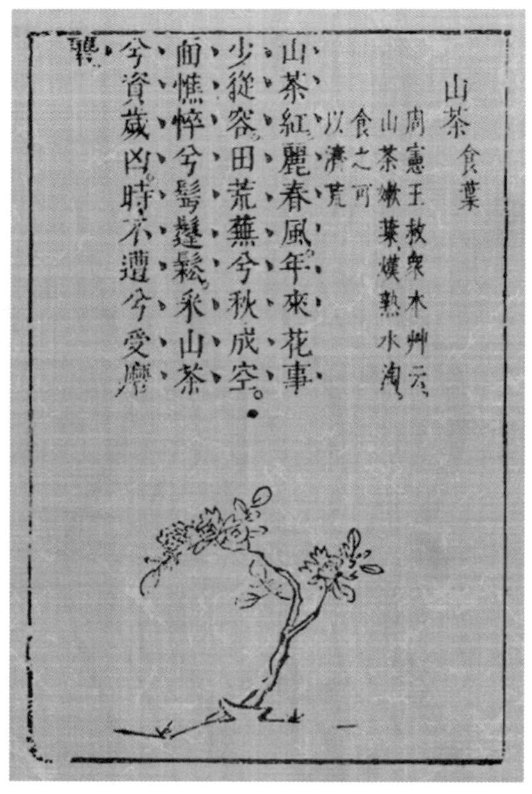

山茶

食叶。周定王《救荒[1]本草》云：山茶嫩叶，煠熟水淘，食之可以济荒。

山茶红，丽春风，
年来花事少从容。
田荒芜兮秋成空，
面憔悴兮鬓蓬松。
采山茶兮资岁凶，
时不遭兮受磨砻。

〔1〕荒：原误作“众”，据《救荒本草》改。

鹊不踏

食叶。一名楤木。生江南山谷，高丈余，直上无枝。茎有刺，故谓之鹊不踏。山人取嫩头救荒。

鹊不踏，枝萧萧，
三匝无依绕树号。
嗟嗟！
巨浸[1]滔天兮成不毛，
民无居兮鸟无巢。
采得山间鹊无踏，
聊将藜藿为嘉肴。

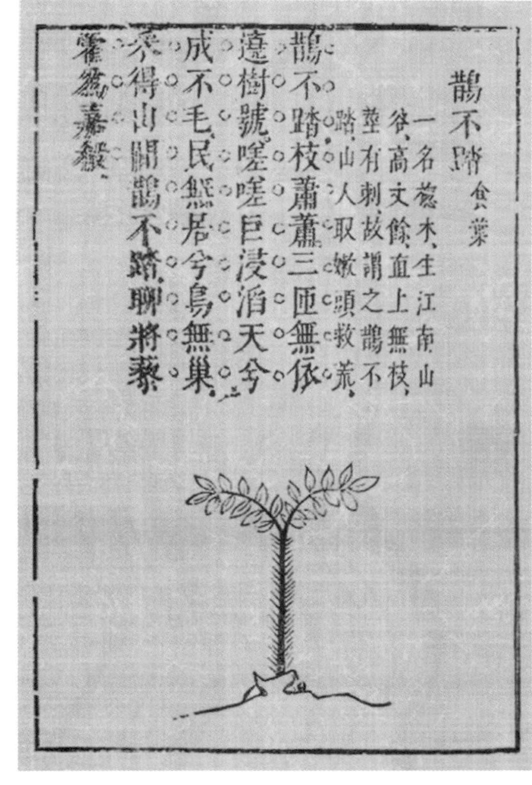
鵲不踏 食葉
一名楤木生江南山谷高丈餘直上無枝莖有刺故謂之鵲不踏山人取嫩頭救荒
鵲不踏枝蕭蕭三匝無依遶樹號嗟嗟巨浸滔天兮成不毛民無居兮鳥無巢采得山間鵲不踏聊將藜藿為嘉殽

木天蓼

食叶。生蜀中，其芽可济饥。

木天蓼，来川蜀，
旱岁骄阳何太酷。
焰未燃兮禾已焦，
农夫束手吞声哭。
天蓼抽芽疗我饥，
下民困馁天翁知。
采得新芽充旱饷，
嗷嗷数口聊相资。

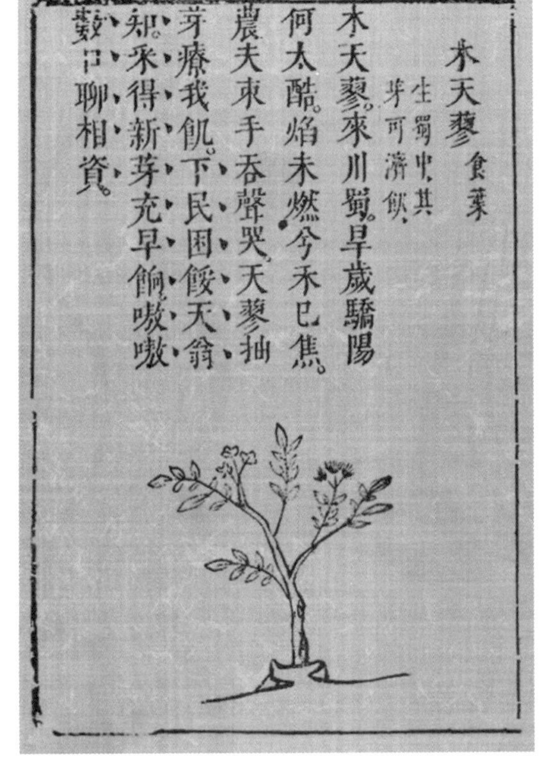
木天蓼 食葉
生蜀中其芽可濟飢
木天蓼來川蜀旱歲驕陽何太酷焰未燃兮禾已焦農夫束手吞聲哭天蓼抽芽療我飢下民困餒天翁知采得新芽充旱餉嗷嗷數口聊相資

〔1〕浸：疑为“浪”之误。

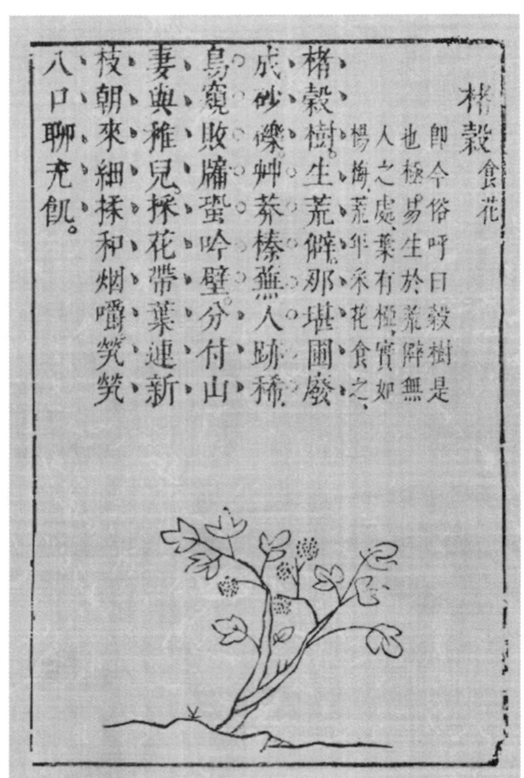
楮穀 食花

即今俗呼曰穀樹是也。極易生於荒僻無人之處。葉有椏，實如楊梅。荒年采花食之。

楮穀樹，生荒僻，那堪圃廢成砂礫。艸莽榛蕪人跡稀，鳥窺敗牖蛩吟壁。分付山妻與稚兒，採花帶葉連新枝。朝來細揉和烟嚼，焭焭入口聊充飢。

楮谷

食花。即今俗呼曰“谷树”是也。极易生于荒僻无人之处。叶有椏，实如杨梅。荒年采花食之。

楮谷树，生荒僻，
那堪圃废成砂砾。
草莽榛芜人迹稀，
鸟窥败牖蛩吟壁。
吩咐山妻与稚儿，
采花带叶连新枝。
朝来细揉和烟嚼，
茕茕入口聊充饥。

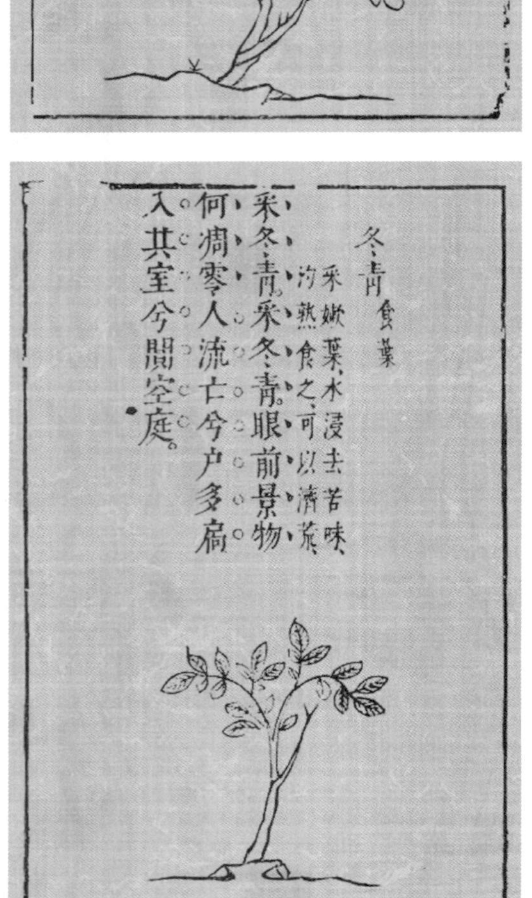
冬青 食葉

采嫩葉，水浸去苦味，汋熟食之，可以濟荒。

采冬青，采冬青，眼前景物何凋零。人流亡兮户多扃，入其室兮闃空庭。

冬青

食叶。采嫩叶，水浸去苦味，汋熟食之，可以济荒。

采冬青，采冬青，
眼前景物何凋零。
人流亡兮户多扃，
入其室兮阒空庭。

合欢叶

食叶。处处有之。叶细而繁密，互相交结，每一风来，辄为相解，了不牵缀，至夜则合。嫩时可食，济饥。

合欢树，合欢枝，
凶年子女成抛离。
采得合欢难相资，
蠲人忿，济人饥，
合欢叶，合欢皮。

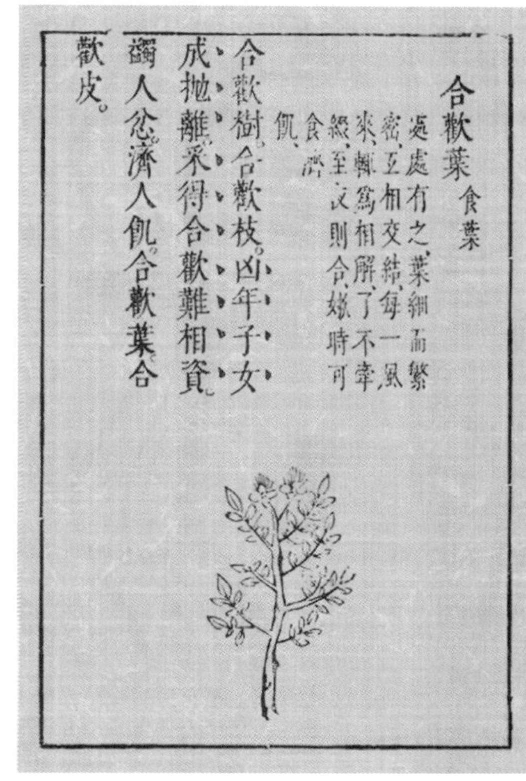

合歡葉 食葉

處處有之，葉細而繁密，互相交結，每一風來，輒為相解，了不牽綴，至夜則合，嫩時可食，濟飢。

合歡樹，合歡枝。凶年子女成拋離。采得合歡難相資。蠲人忿，濟人飢。合歡葉，合歡皮。

榉树叶

食叶。处处有之。叶似榆而狭长，荒年可食之。

榉柳树，叶似榆，
贫家采得充朝需。
凶年终岁苦勤筋，
饥无粝食寒无襦。

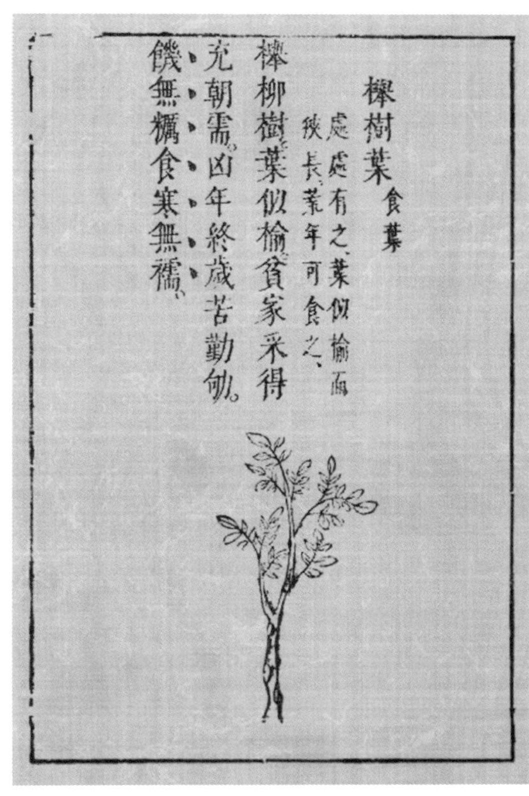

櫸樹葉 食葉

處處有之，葉似榆而狹長，荒年可食之。

櫸柳樹，葉似榆。貧家采得充朝需。凶年終歲苦勤劬。饑無糲食寒無襦。

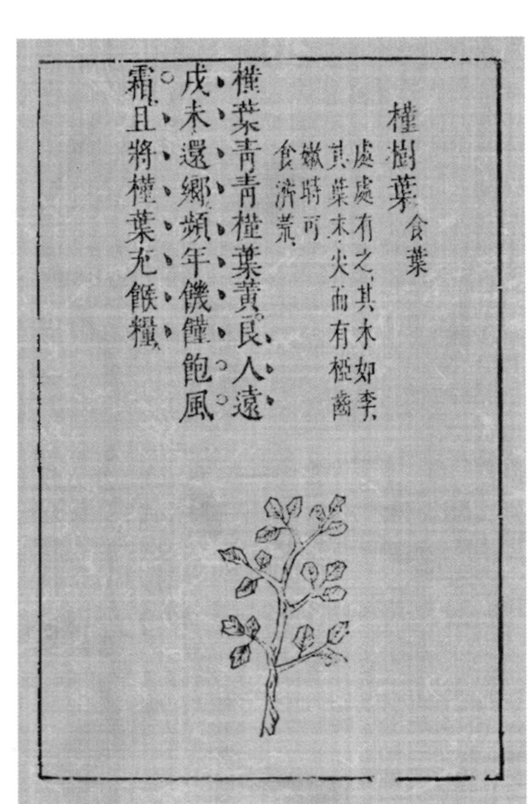

槿树叶

食叶。处处有之。其木如李，其叶末尖而有桠齿。嫩时可食，济荒。

槿树青青槿叶黄，
良人远戍未还乡。
频年饥馑饱风霜，
且将槿叶充糇粮。

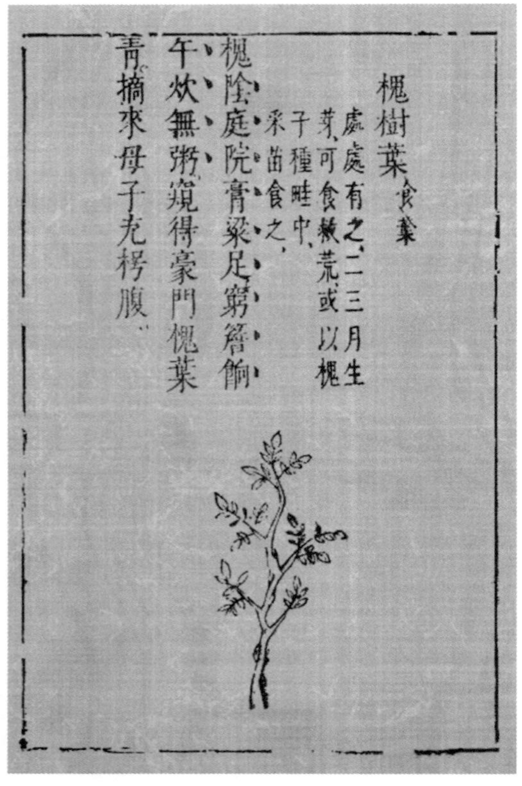

槐树叶

食叶。处处有之。二三月生芽，可食救荒。或以槐子种畦中，采苗食之。

槐阴庭院膏粱足，
穷檐饷午炊无粥。
窥得豪门槐叶青，
摘来母子充枵腹。

备考食物本草纲目卷之一

水部一 四类〔1〕

天水类 十六种〔2〕

天河水

一名上池水。即上天雨泽，灌注竹篱头及空树穴中水也。又云，其水降自银潢，故名天河水也。

天河水，治心病，鬼疰，狂，邪气，恶毒。槐树间者，治诸风及恶疮风瘙疥痒等症。辟禳时疫，天河水饮之。身体白驳，取树孔中水洗之，捣肉桂末唾和傅之，日再上即愈。

立春雨水

地气升为云，天气降为雨。故人之汗，以天地之雨名之。

立春雨水，味咸，平，无毒。夫妻各饮一杯，还房，当有孕。宜煎发汗及补中益气药取其春始生发之气也。饮而有子者，取其资始发育万物之义也。

梅雨水

芒种后逢壬为入梅，夏至后逢庚为出梅。又以三月为迎梅雨，五月为送梅雨。皆作梅雨水。

梅雨水，味甘，平，无毒。洗癣疥，灭瘢痕；入酱令易熟。沾衣便腐，浣垢如灰汁，有异他水。此皆湿热之气，郁遏薰蒸，酿成霏雨，或成狂注。时作时止，阴晴不定。人受其气则生病，物受其气则生霉。故此水不可造酒醋，惟以之煎药则涤荡肠胃宿垢，味美而神清也。

液雨水

立冬后十日为入液，小雪为出液。得雨名液雨水。百虫饮此水，皆伏蛰，故以之煎杀虫药独灵。

液雨水，主杀百虫，且煎杀虫消积之药。

潦水

降注雨水谓之潦。又淫雨为潦。

潦水，味甘，平，无毒。宜煎补脾胃、去湿热之药。昔仲景治伤寒瘀热在里，身

---

〔1〕四类：原书各部后无类别数量，据原书目录补，下同。

〔2〕十六种：原书各类后无品种数量，据原书目录补，下同。

发黄色，麻黄连翘赤小豆汤，用潦水煎，取其味薄而不助湿气发热也。

雹水

雹者，阴阳相搏之气而成，盖沴气也。即天降注冰块。小者如弹丸，大者如升斗。

雹水，味咸，冷，有毒。酱味不正，当时取一二升，内入瓮中，即还本味也。

夏冰

冰者，太阴之精。水极似土，变柔为刚，所谓物极反兼化也。

夏冰，味甘，大寒，无毒。去热除烦。暑月食之，与气候相反。入腹，冷热相激，非所宜也。止可隐映饮食，取其气之冷耳。若恣食之，暂得爽快，久当成疾。伤寒阳毒热盛昏迷者，以冰一块，置于膻中，令人醒；并解烧酒毒。宋徽宗食冰太过，病脾疾，国医不效，召杨介诊之。介用大理中丸。上曰：服之屡矣。介曰：疾因食冰。臣因以冰煎此药，是治受病之原也。服之果愈。若此可谓活机之士矣。

秋露水

露者，阴气之液也。夜气润泽，沾濡万物也。

秋露水，味甘，平，无毒。禀肃杀之气。宜煎润肺杀虫药，调疥癣虫癞诸散。

百草头上秋露　未晞时收取，愈百病，止消渴，令人身轻不饥，肌肉悦泽。八月朔日收取摩墨，点太阳穴，止头痛；点膏肓穴，治劳瘵，谓之“天灸”。

百花上露　令人好颜色。

柏叶上露、菖蒲上露　并能明目。旦旦洗之。

韭叶上露　去白癜风。旦旦涂之。

惟凌霄花上露　入目损目。凡秋露、春雨着草，人素有疮及破伤者，触犯之，疮顿不痒痛。乃中风及毒水，身必反[1]张似角弓之状。急以盐豉和面作碗子，于疮上灸一百壮，出恶水数升，乃知痛痒而瘥也。

繁露水

是秋露繁浓时水也。作盘以收之。

繁露水，煎令稠，食之延年不饥。以之造酒，名“秋露白”，味最香冽。

冬霜

阴盛则露凝为霜。霜能杀物而露能滋物，性随时异也。天气下降而为露，清风薄之而成霜。霜所以杀万物，消祲沴。当降而不降，当杀物而不杀物，皆政弛而慢也。不当降而降，不当杀物而杀物，皆政急而残也。凡收霜，以鸡翎扫之瓶中，密封阴处，久亦不坏。

冬霜，味甘，寒，无毒。食之解酒热，伤寒鼻塞，酒后面赤。和蚌粉傅暑月痱疮，及腋下赤肿，立瘥。

冬冰水

冬气严凝，水结成冰。以柔变刚，此阴极似阳之理。

冬冰水，味甘，寒。用煎肠风赤带、清热消烦之剂。

〔1〕反：原误作“及”，据《证类本草》改。

腊雪水

凡花五出，雪花六出，阴之成数也。冬至后第三戊为腊。腊前三雪，大宜菜麦；又杀虫蝗。腊雪密封阴处，数十年亦不坏。用水浸五谷种，则耐旱不生虫；洒几席间，则蝇自去；淹藏一切果实，不蛀蠹，岂非除虫蝗之验乎？春雪有虫，水亦易败，所以不收。

腊雪水，味甘，冷，无毒。解一切毒。治天行时气温疫，小儿热痫狂啼，大人丹石发动，酒后暴热黄疸，仍少温服之。洗目，退赤。煎茶煮粥，解热止渴。

附方：小儿牙疳，及满口发白如粉，名“雪口”。用腊雪水搽抹，每日三四次，立瘥。

甘露水

昆仑之山有甘露，望之如丹。着草木，则皎莹如雪。

甘露水，味甘美，无毒。主延年益寿．及治胸膈诸热，明目止渴。生巴西绝域中。如饧，不可易得，录之以备参考。古帝王筑台，造金童，托金盘受露，以之丸丹，服而成仙。宁特延年却病已哉！

方诸水

方诸，大蚌也。掌摩令热，向月取之。得水二三合，亦如朝露。阳燧向日，方诸向月，皆能致水火也。

方诸水，味甘，寒，无毒。主明目定心，去小儿烦热，定惊风。取调护惊药极佳。《周礼》：明诸承水于月，谓之方诸。陈馔以为玄酒。

屋漏水

屋漏水，有毒。误食必生恶疾。水滴脯肉食之，成癥瘕，生恶疮。又，檐下雨滴菜，亦有毒，不可食。犬咬疮，以屋漏水洗之；更以水浇屋檐，取滴下土傅之，不过二三次愈。

檐头水

檐头水，有毒，不可用。或大雨冲斥，俟尘垢荡涤无余，庶可以器承受。不然，饮之多生疮疖，以猫鸟粪污沙土不净耳。

地水类三十七种

长江水

长江天堑，界限南北；源发河潢，东流到海。水之浩淼无垠，莫逾于此。

长江水，味甘美，性流利，饮之能入肺脾，令人滑泽肌肤，神清气爽。

大海水

天地四方皆海，引纳百川，总归清净。天一生水，灏瀚难名。

大海水，味咸、苦，性寒，入肾经。久饮令人苍黑，且不用煎茶及作腐。

千里水

即远来流水也。

千里水，味甘，平，无毒。主病后虚弱，及荡涤邪秽。

东流水

从西来者，谓之东流水。大抵与千里水略同。

东流水，千里水，二水皆堪荡涤邪秽，禁咒鬼神。潢汙行潦，尚堪荐之王公，况其灵长者哉！

甘烂水

以木盆盛长川水，用杓扬之万过，作珠子数千颗，名曰甘烂水。掠取煮药。

甘烂水，味甘，无毒。治霍乱，及入膀胱奔豚气用之；并阳盛阴虚，目不能瞑，用之殊胜。取其不逆气而益脾胃也。诚与诸水不同。炼云母粉用之，即其验也。

甘烂水　甘温而性柔，故烹伤寒阴证等药用之。

顺流水　性顺而下流，故治下焦腰膝之证，及通利大小便之药用之。

急流水　湍上峻急之水，其性急速而下达，故通二便、风痹之药用之。

逆流水　洄澜之水，其性逆而倒上，故发吐痰饮之药用之也。

东流水　取其性顺疾速，通膈下关也。

倒流水　取其回旋流止，上而不下也。昔有患小便閟[1]者，众工不能治，张从正令取长川急流之水，煎前药，一饮立溲，则水可不择乎？

池沼水

苑囿之中，方塘半亩，谓之池沼。

池沼水，味甘，平，无毒。止而不流利，用煎泄泻药。止者，塞之义也，故反验。

井华水

井水同也，而性有异。无时初出曰"新汲"；平旦首汲为"井华"；反酌而倾曰"倒流"；吊桶下滴曰"无根"。

井华水，味甘，平，无毒。主酒后热痢，洗目中肤翳。治人大惊，九窍出血，以水噀面。和朱砂服，令人好颜色，镇心安神。治口臭，正朝含之，吐弃厕下，数度即瘥。堪炼诸药石。投酒醋，令不腐。

井华、新汲　取其太乙真气，浮于水面。用煎补阴、痰火、血气之药，功效倍焉。

无根水　解痈肿毒，调傅药极佳。

新汲水

平旦首汲为"井华"，无时初汲曰"新汲"。

新汲水，主消渴，反胃，热痢，热淋，小便赤涩。洗漆疮。治坠损肠出，冷喷其

〔1〕閟：同"闭"。

身面，则肠自入也。又解闭口椒毒，下鱼骨鲠，解马刀毒。又解砒石、乌喙、烧酒、煤炭毒。治热闷昏瞀，烦渴。凡井水，有远从地脉来者为上，有从近处江河中渗来者欠佳。又城市人家稠密，沟渠污水，杂入井中成硷。用须煎滚，停顿一时，候硷下坠，取上面清水用之。否则气味恶，而煎茶、酿酒、作豆腐三事，尤不堪也。又，雨后其水浑浊，须擂桃、杏仁，连汁投入水中搅匀，少时则浑浊坠底矣。《易》曰：井泥不食。谨之。如井中生虫，用甘草四五两，切片投入，则杀虫而味甘美。

附方：衄血不止。用新汲水，随左右洗足即止。或用冷水噀面，或冷水浸纸贴囟上，以熨斗熨之，立止。

阿井水

即东阿井，是济水所聚。其水煮胶即阿胶。

阿井水，味甘、咸、平，无毒。主下膈疏痰，止吐安胃。

玉井水

诸有玉处山谷水泉皆是也。

玉井水，味甘，平，无毒。久服神仙，令人体润，毛发不白。山有玉而草木润，身有玉而毛发黑。玉既重宝，水又灵长，故有延生之望。今人近山多寿者，岂非玉石津液之功乎？太华山有玉水溜下，土人得服之，多长生。

醴泉水

醴，薄酒也。泉味如之，故名。又名甘泉。

醴泉水，味甘，平，无毒。主心腹痛，疰忤鬼气邪秽之属，并宜空腹就泉饮之。又止消渴及反胃霍乱。醴泉出无常处。时代升平，王者德至渊泉，则醴泉涌出，可以养老。流之所及，草木皆茂。饮之令人多寿。汉光武中元元年，醴泉出京师，人饮之者，痼疾皆除。

山岩泉水即山涧水

山岩泉水，味甘，平，无毒。主霍乱烦闷呕吐，腹空转筋，恐入腹，宜多服之，名曰“洗肠”。勿令腹空，空则更服。人皆惧此，然尝试有效。但身冷力弱者，防致脏寒，当以意消息之。但山涧溪河之水，其善恶不可不知。昔汪颖在浔阳，忽一日城中马死数百，询之，云数日前雨，洗出山谷中蛇虫之毒，马饮其水然也。

寒泉水即山顶泉

寒泉水，味甘，平，无毒。水极清澈。主消渴反胃，去热淋及暑痢。兼洗漆疮及射痈肿，令散。下热气，利小便。又治患心腹冷病者，若男子病，令女人以一杯与饮；女人病，令男子以一杯与饮。又解闭口花椒毒。又主鱼骨鲠，先合口取一杯水，向水张口取水气，鲠当自下。又腊日，夜令人持椒井傍，无与人语，内椒井中。服此水，去瘟气冬至后第三戊为腊。

温泉水

下有硫黄，即令水热，犹有硫黄臭。硫黄主诸疮，故水亦宜然。当其热处，可燖猪、羊，熟鸡子也。

温泉水，味辛，热，有毒。切不可饮。惟治诸风筋骨挛缩及肌皮顽痹，手足不遂，无眉发，疥癣诸疾在皮肤骨节者。须入浴之。浴讫当大虚惫，可随病与药，以饮食补养。非有病人，不可轻入。庐山下有温泉池，往来方士教令患疥癞、杨梅疮者，饱食入池。久浴，得汗出乃止。旬日，诸疮皆愈。

乳穴水

乃岩穴中涓涓而出之水，秤之重于他水。煎沸，上有盐花者是。

乳穴水，味甘，温，无毒。食之令人肥健，体润不老，与乳同功。取以作饭及酿酒，大有益也。用煎流注漏疮药，其功甚捷穴有小鱼，补人。见鱼类。

节气水

一年二十四节气，一节主半月。水之气味，随之变迁。此乃天地之气候相感，又非疆域之限也。正月初一至十二日止，一日主一月，每日以瓦瓶秤水，视其轻重。重则雨多，轻则雨少。观此，虽一日之内，尚且不同，况一月乎?

节气水，立春、清明二节贮水　谓之“神水”。宜浸造诸风、脾胃虚损诸丹丸散及药酒，久留不坏。

清明水及谷雨水　味甘。取长江者为良。用之造酒，可以储久，色绀味冽。

寒露、冬至、小寒、大寒四节及腊日水　宜浸造滋补五脏及痰火积聚虫毒诸丹丸，并煎酿药酒，与雪水同功。

立秋日五更井华水　长幼各饮一杯，能却疟痢百病。

重午日午时水　宜造疟痢、疮疡、金疮、百虫、蛊毒诸丹丸。

小满、芒种、白露三节内水　并有毒。造药，酿酒、醋一应食物，皆易败坏。人饮之，亦生脾胃诸疾。

冢井中水

冢井中水，有毒，饮之害人。但洗诸疮，瘥。欲入冢井中，先试以鸡毛。投之直下，无毒；如回旋而舞，则有毒，先以热醋数斗投井中，方可入。

粮罂中水

乃古冢中食罂中水也。取澄清久远者佳。

粮罂中水，味辛，平，有小毒。主鬼气，中恶，疰忤，心气痛，恶梦鬼神，杀蛔虫。进一合，不可多饮，令人心闷。又云，洗眼见鬼。

附方：治噎疾。用古冢内食罂中水，饮之即愈。

盐胆水

一名滴卤。此乃盐初熟，槽中沥下黑汁也。盐下沥水，则味苦不堪食。今人用此水收豆腐。

盐胆水，味咸、苦，有大毒。治蚀䘌，疥癣，瘘疾，虫咬及马牛为虫蚀、毒虫入肉生子。人与六畜饮之即死。凡疮有血者，不可涂之。痰厥不醒，灌之取吐良。

卤水即盐卤水

卤水，味苦、咸，无毒。主大热，消渴，狂烦；除邪及下蛊毒，柔肌肤，去湿热，消痰，磨积块，洗涤垢腻，过服损人。

热汤

须百沸者佳。若半沸者饮之，反伤元气，及损脾胃。

热汤，味甘，平，无毒。助阳气，行经络，熨霍乱转筋入腹及客忤死。或云：热汤漱口损齿。目病人勿以热汤洗浴；冻僵人勿以热汤濯之，能脱指甲。铜罐煎汤饮，损人声音。患风冷气痹人，以汤淋脚至膝上，厚覆取汗周身。虽别有药，亦假阳气而行尔。四时暴泄痢，四肢冷，脐腹痛，深汤中坐，浸至腹上，频频摩之。生阳诸药，无速于此。虚寒人始坐汤中，必颤。仍常令人伺守之。凡伤风寒，或伤酒食，初起无药，便饮太和汤碗许，或酸齑汁亦可，以手揉肚，觉恍惚，再饮再揉。至无所容，探吐，汗出则已。孙真人治人患风疾数年，掘坑令坐坑内，解衣，以热汤淋之良久，以簟盖之，汗出而愈。此亦通经络之法也。时珍治寒湿，加艾煎汤；治风虚，加五枝煎汤淋洗，其效更速五枝，桃、柳、桑、柏、槐头是也。

附方：治中暑、昏迷欲死。以热汤徐徐灌之。小举其头，令汤入腹即苏。

生熟汤

以新汲水、百沸汤合一盏，和匀，故名生熟汤。今人谓之阴阳水。

生熟汤，味甘、咸，无毒。调中消食。凡痰疟及宿食毒恶之物，胪胀欲作霍乱者，即以盐投中，进一二升，令吐尽痰食便愈。凡霍乱及呕吐不能进药危笃者，先饮数口即定。上焦主纳，中焦腐化，下焦主出。三焦通利，阴阳调和，升降周流，则脏腑畅达。一失其道，二气淆乱，浊阴不降，清阳不升，故发为霍乱呕吐之病。今饮此汤辄定者，分其阴阳，使得其平也。凡人大醉及食瓜果过度者，以生熟汤浸身，则汤皆为酒及瓜味。

甑气水

甑气水，味淡。主长毛发。以物于炊饭时承取，沐头，令发长密、黑润。不能多得。朝朝梳摩小儿头，渐觉有益。

附方：治小儿诸疳遍身，或面上生疮，烂成孔臼，如大人广疮。用蒸米时甑篷四边滴下气水，以盘承取，扫疮上，大效。

炊汤水

炊汤水，经宿洗面，无颜色；洗身成癣。

浆水

浆，酢也。炊粟米热，投冷水中，浸五六日，味酢，生白花，色类浆，故名。若浸至败者，害人。

浆水，味甘、酸，微温，无毒。主调中引气，宣和强力，通关开胃止渴，霍乱泄利，消宿食。宜作粥，薄暮啜之，解烦去睡，调理脏腑。煎令酸，止呕哕，白人肤，体如缯帛。不可同李子食，令人霍乱吐利。孕妇勿食，令儿骨瘦，产后尤不可饮，令绝产。醉后饮之失音。

附方：滑胎、易产。酸浆水和水少许服之。面上黑子。每夜以暖浆水洗面，以布揩赤，用白檀香磨汁涂之。

齑水此乃作黄齑菜水也。

齑水，味酸、咸，无毒。主吐诸痰饮宿食，酸苦涌泄为阴也。

车辙中水辙乃车行迹也。

车辙中水，主疬疡风，五月五日取洗之，甚良。牛蹄迹中水亦可。

地浆水

掘地作坎，以水沃其中，搅之令浊，俄顷取之。

地浆水，气寒，无毒。主解中毒烦闷，霍乱，中暑中暍卒死者，非至阴之气不愈也。山中菌毒及枫树上菌，食之，令人笑不止，饮此水解之。坑宜墙阴坎口，取阴中之阴，泻阳中之阳也。

附方：治闭口椒毒，吐白沫，身冷欲死者，地浆水解之。中砒霜毒，地浆调铅粉服之，立解。

铜壶滴漏水

铜壶滴漏水，性滑。上可至巅，下可至泉，宜煎四末之药。

三家洗碗水

三家洗碗水，主恶疮久不瘥。煎沸，入盐洗之，不过三五度即效。

磨刀水

磨刀水，味咸，寒，无毒。利小便，消热肿。洗手则生癣。

附方：盘肠生产、肠干不上者，以磨刀水少润肠，用磁石煎汁一杯，温服，自然收上。

蛇咬毒攻入腹。以两刀于水中相摩，饮其汁。

筅帚水

筅帚水，味咸。嗽不止者，滴以饮之。

浸蓝水

浸蓝水，味辛、苦，寒，无毒。除热，解毒，杀虫。治误吞水蛭成积，胀痛黄瘦，饮之取下即愈。

染布水　疗咽喉病及噎疾，温服一钟良。昔有人因醉饮田中水，误吞水蛭，胸腹胀痛，面黄，遍医不效。因宿染店中，渴甚，误饮此水，大泻数行。平明视之，水蛭无数，愈。

猪槽中水

猪槽中水，主蛊毒，服一盏。又疗蛇咬疮，浸之效。

市门溺坑水

市门溺坑水，无毒。止消渴，服一盏，勿令知之，三度瘥。

阴地流泉水

阴地流泉水，饮之令人发疟瘴，又损脚令软。五六月勿饮。

泽中停水　内有鱼鳖精，令人生鳖瘕病。

洗儿汤

即小孩初生时浴水。

洗儿汤，主胎衣不下，服一盏，勿令知之。

名水类三十七种

菊潭水

在河南内乡县东，潭水源出石涧山，水傍生甘菊，极馨香，水味甚甘冽，昔潭傍有数十家，惟饮此水，寿至百岁之上。

菊潭水，味甘冽。饮之主诸风眩运，聪耳明目，清痰抑火。治头项急痛，及肝经不足受邪，久饮之轻身不饥，寿至百岁之上。

瞿塘水

在四川夔州府白帝城西。昔有人垂绳坠石探之，深八十四丈，为水程极险之处。中有滟滪堆，堆乃碎石积成，出水数十丈。又曰犹豫，言水势凶恶，舟子进退不决之义也。滟滪水平如席，舟楫始可行。若稍有泛涨，终莫能济。谚曰："滟滪如象，行人莫上；滟滪如马，行人莫下。滟滪大如鳖，瞿塘行舟绝；滟滪大如龟，瞿塘不可窥。"或堆顶盘涡，水势瀺潽而下，谓之"滟滪撒发"。

瞿塘水，味甘，性速。主传达下焦，及荡涤膈中邪气。清利头目，快决小便，通肾经，解烦渴，排痈肿，散结气。凡胸脘厄塞不爽者，宜饮之。

三峡水

在四川夔州府白帝城西，两山相夹，水激其中，谓之峡。有广溪峡，为上峡；明月峡，为中峡；仙山峡，为下峡。其水湍激奔流，狂澜莫遏。每一舟入峡数里，后舟方续发。水势怒急，恐猝相遇，不可解折也。帅司遣卒执旗，次第立山之上下。一舟平安，则簸旗以拓后船。峡中两岸，高崖峭壁，斧凿之痕皴皴然。天下危险之地，莫过于此。白居易诗：瞿塘天下险，夜上信难哉。岸似双屏合，天如匹练开。逆风惊浪起，拔签暗船来。欲识悉多少，高于滟滪堆。三峡水，味美宜烹，而上峡者为第一，中峡、下峡俱次之。昔人以为上峡水茗浮盎面，下峡水茗沉盎底，中峡水不浮不沉，界乎其中。试之果然。

三峡水，上峡水　味甘美，平和。主益元气，助精神，止烦渴，养脾胃，滋脉络，通肾脏。小水闭而能行，多而能止，尤宜烹茗。其味佳美殊胜。

中峡水　味甘，平。主解渴和中，益肌润肺。治时疾狂热烦闷。

下峡水　味甘，平。主调和脏腑，止渴生津，清肌肉中热，开胃进食。中、下二水烹茶，味稍减于上峡。

南泠水

在直隶扬州府南扬子江心，与镇江府分界。《水记》刘伯刍品之为第一。唐丁仙芝诗：桂楫中流望，空波两岸明。林开扬子驿，山出润州城。海气边阴净，江寒朔吹生。更闻枫叶下，淅沥度秋声。温庭筠《采茶录》云：李季节刺湖州，过维扬，逢陆鸿渐共食扬子驿。李谓：陆君善别茶，南泠在眼，盍试诸？即命卒渡江而汲。陆涤器以俟。俄，水至，陆以杓扬之，曰：非南泠，似临岸者。卒言：擢舟深入，见者累百，敢有绐乎？即倾之盆，过半，陆遽止，以杓扬之曰：自此乃南泠也！卒蹶然曰：某赍水近岸，舟荡泼其半，乃挹近岸水增之云。

南泠水，味甘美。为天下第一品。主补真元，散邪气，和血脉，解忧愁，蠲荡烦嚣，清除忿戾，清神思而益慧开心，爽肌骨而润泽颜色。炼丹丸久服，延年却病神仙。

蛤蟆碚水

在湖广夷陵州西三十里石鼻山。山高五百余仞，下瞰江流，中有巨石，横亘六十余丈，其下为蛤蟆碚。黄鲁直云：蛤蟆碚，泛舟远望，颐颔口吻甚类蛤蟆。寻泉入洞中，石气清寒，流泉出石，骨若虬龙。凡出蜀者，必酌此水以瀹茗。陆羽品之为第四。欧阳永叔诗云：石溜吐阴崖，泉声满空谷。能邀弄泉客，系舸留岩腹。阴精分月窟，水味标茶录。共约试春芽，旗枪几时绿。陆务观诗云：巴东峡里最初峡，天下泉中第四泉。

蛤蟆碚水，味甘冽。主养精神，和荣卫，悦泽肌肤，通调脏腑，除烦止渴，益智聪明。久饮令人荡去嚣氛，增添秀丽。

洞庭湖水

一名三江。《禹贡》谓之九江，在湖广岳州府城下。沅、渐、元、辰、叙、酉、澧、资、湘九江，皆会于此。孟浩然诗云：八月湖水平，涵虚混太清。气蒸云梦泽，波撼岳阳城。欲济无舟楫，端居耻圣明。坐观垂钓者，徒有羡鱼情。杜子美诗云：昔闻洞庭水，今上岳阳楼。吴楚东南坼，乾坤日夜浮。亲朋无一字，老病有孤舟。戎马关山北，凭轩涕泗流。张说诗云：枫岸纷纷落叶多，洞庭秋水晚来波。乘兴轻舟无远近，白云明月吊湘娥。李太白诗：洞庭西望楚江分，水尽南天不见云。日落长沙秋色远，不知何处吊湘君。荆江五六月间，其水暴涨，则逆泛洞庭。潇湘清流，为之改色。南至青草，旬日乃复。亦谓之西水。其水极冷，皆云岷峨雪消所致，岳人谓之翻流。又云水神朝元君。

洞庭湖水，味甘，平。主消积滞，推陈致新，止渴除烦，去胸中热满，利大小便，滋养脏腑，调和气血。五六月间湖水暴涨，水性极冷，盖因岷峨万山深处，积雪已消，流出所致。饮之能解热毒，消烦暑。不可多饮，伤脾胃。

鄱阳湖水

一名彭蠡，王勃《滕王阁赋》“响穷彭蠡之滨”是也。在江西南昌府东北百五十里。其水总纳十川，同凑一渎。隋范云有“混漾疑无际，飘飖似度空”之句。

鄱阳湖水，味甘，平。主荡涤胸中邪气，消除心上忧愁，滋肺金以助真元，伐心火而遏炽焰，止渴生津，资养脉络。

太湖水

一名震泽，一名具区，一名笠泽。在直隶苏州府西三十余里，浙江湖州府北十八里，其广三万六千顷，中有七十二峰，襟带苏、湖、常三府。北曰“百渎”，纳建康、常、润数郡之水。南曰“诸溇”，纳宣、歙、临安、苕、霅诸水。唐薛据《泊震泽诗》：日落草木阴，舟徒泊江汜。苍茫万象开，合沓闻风水。洄沿值渔翁，窈窕逢樵子。云开天宇净，月明照万里。

太湖水，味甘，平。主消烦益气，除热，利胸膈，止渴解表，和血脉，通二便，定惊痫，祛邪疟，宽胸中厄塞之气，泻肺家稠浊之痰。多得三吴灵秀，人久饮之，开心益智。

云梦泽水

在湖广云梦县南六十步，方九百里。

云梦泽水，味甘，平。主消渴，养所[1]，明目聪耳，除三焦热，荡脏腑中邪气壅塞不通。治燥气干涸，皮肤瘙痒。

练湖水

一名后湖。在直隶丹阳县北百二十步。其水味甘色白。彼地有曰曲阿，出名酒，皆以后湖水所酿，故醇冽也。唐李华有颂，其序略云：大江其区，惟润州薮曰练湖，幅员四十里，菰蒲菱芡，龟鱼螺鳖，厌饫江淮，膏润数州，其利甚溥。刘直指《观吴录》曰：练湖坐落丹阳，上受高丽、长山诸汉之水，泛滥为灾。始自先秦时，居民疏告官司，议将开姓田地，筑埂潴水，得免旱潦，故又名“开家湖”。周回四十余里，计亩一万三千有奇。晋陈敏据有江东，改名曲阿湖。南宋文帝游幸其上，饮此水而甘之，更名胜景湖。至宋建炎间值乱，练兵于此，遂易今名，载在《水经》志册。居五湖之一也。

练湖水，味甘冽。主生津止渴，润肺治咳，滋肾水，退虚热，明耳目，开心益智。久饮之，令人悦颜色、耐老。

蜜湖水

在江西安福县东南十五里。水味甘如蜜，中产莼丝鲫。

蜜湖水，味甘，平。主助脾胃，养肌肉，缓中益气，止呕逆。

蕉溪水

在江西大庾县西三十里。水味甘冽而佳。苏公有“蕉溪间试雨前茶”之句。

蕉溪水，味甘冽。主清心润肺，解热邪，开郁气，凉大肠，止吐衄，降三焦之火，养阴退阳。瀹茗饮之，令人逸兴遄飞，风生肘腋。

兰溪水

在湖广蕲水县西四十里。味极佳，陆羽《茶经》品为第三。宋郡守章《三泉记》曰：米芾书凤仙之阴，兰溪之阳，有泉山石罅。其在庭除者，为陆羽烹茶之水。其在凤山阴者，为逸少泽笔之井。兰溪品于《茶经》第三。藏诸水底，出则随溪。流无停积，故尝新洁。今之兰溪以驿东数里、南岳庙后有一潭，乳泉津津漫出是也。王元之《陆羽泉》诗云：甃石封苔几尺深，试尝茶味少知音。惟余夜半泉中月，留照先生一片心。逸少池诗云：兰清时雨和甘棠，石壁洄澜映塔光。陆羽茶泉金鼎冷，右军墨沼兔毫香。龙潭彻底明秋月，凤鼎当空背夕阳。乘醉绿杨春晓兴，玉壶井畔泛霞觞。

兰溪水，味甘冽。主清神益气，添文思，助豪兴，涵养情怀，伸舒郁滞。利耳目而破情开聪，启元阳而和心悦志。

隽水

在湖广江夏县东南二百里金城山下。水味甘美。《汉书》：隽，永也；又肥肉曰隽。以此名水者，取其味甘美而长也。

---

〔1〕所：疑为“肝”之误。

隽水，味甘美。主生精神，壮元气，利水道，止口渴。除烦躁而清凉气血，抑火热而洗刷涎潮。治劳瘵之疾，养不足之气。固大便，止吐衄，调脾胃，补命门。

无患溪水

在福建福清县，源出石竹山。相传林玄光修炼时，邑遭大疫，真人以药投水源，令病者沿流饮之，无不立愈。今有患者，亦往往祈祷，取此水煎药作汤饮之，多获效验。

无患溪水，味甘。治天行疫疠之气，头痛壮热如火，烦闷恶心，痢下腹痛，疟疾寒热，呕吐酸水痰涎，脚气攻冲，痞满不食，大小便不利。又治蛇虫咬螫，用此水煎药及饮之，并效。

箬溪水

在浙江湖州府城西里许五峰山下。土人取下箬水酿酒，味极美。白乐天诗：劳将下箬忘忧物，寄与江南爱酒翁。

箬溪水有上箬、下箬，惟下箬者佳　味甘冽。主养血脉，和脾胃，悦颜色，止烦渴，生津液，益智慧。酿酒味醇，多饮而不伤，少饮亦自酡然。

过龛潭水

在福建仙游县飞凤漈。去五里许，有飞凤山，其高百仞。十里之外有泉萦回，注而为漈。漈下里许，有石虚中如龛。龛下有潭，潭水深碧，中多虬螭，水流从龛顶而下。潭下之水不可吸，吸则害人，惟过龛者，其味顿殊。饮之发鬒，久可冲举。

过龛潭水，味甘。主补真元，益肾经，生血添精，乌须黑发。久饮之身轻，可以升举。潭下水有毒，不可吸。吸则害人，中多虬螭故也。

汨罗江水

在湖广湘阴县北七十里。汨水、罗水、相合而入洞庭。

汨罗江水，味甘。主清心利肺，止渴除烦，明目聪耳，荡涤尘襟，消磨俗累。

湘水

在湖广长沙府城西，环城而下。其水至清，深五六丈，下见底丁了。石子如樗蒲，白沙如霜雪，赤岸若朝霞。有潇水来合，故又曰潇湘。

湘水，味甘。主清金润肺，抑火宁心，止渴生津液退热，利二便，涤烦虑，养元神。

千秋水

在湖广郴州南万岁山下。《抱朴子》云：饮千秋之水不死。

千秋水，味甘。主补元气，壮精神。久饮之，令人轻身不老，延年神仙。

程乡水

在湖广兴宁县西北，水味甘美。刘杳云：桂阳程乡有千日酒，饮者至家而醉。即此水也。

程乡水，味甘。主和脾胃，壮筋骨，生津止渴，通脉调经。饮之令人酣然如醉。

曾青冈水

一名酃湖。在湖广衡阳县。其水周回二十里，深八尺，湛然绿色。土人取以酿酒，其味醇美。晋武帝平吴，始荐酃酒于太庙。《吴都赋》“接飞觞而酌酃渌”是也。

曾青冈水，味甘。主补中益气，润肺生津，和胃化痰涎，养血调经脉。酿酒味醇美，饮之祛百病。

彩水

出湖广当阳县南八十里紫盖山。其山道书谓三十二洞天，有南北二峰。顶上四垂若伞，林石皆绀色。下出彩水，厥味甘馨。每遇晦日，辄有金牛出饮，光照一山。

彩水，味甘馨。主生血脉，调荣卫。清痰下气，降火止渴。每月晦日及甲子庚申日五鼓时窃饮之，辟邪气，延年神仙。

洄溪水

在湖广江华县四山之间，乳窦松膏之所。汲饮者多寿。

洄溪水，味甘。主添精髓，坚筋骨。治痈疡，补阴血。久饮之，悦颜耐老，寿至期颐。

廉水

在四川彰明县北。平地出泉，饮之生廉逊。《宋书》范柏年，梓潼人。明帝语次，问卿乡土有贪泉否？柏年对曰：臣梁益间有廉逊水，不闻有贪泉。帝嘉之。

廉水，味甘冽。饮之令人除贪残，生兼介，兴谦卑逊让，去我慢贡高。

温水

在湖广蕲州东北六十里，当蕲春县介山下。凝冬之月，蒸气上腾，人皆沐浴于此，可以疗百病，愈诸疮。

温水，浴之，可以已诸疾，瘥疮疡。

温池水

在福建莆田县锦江口。汉时胡道人采药炼丹于此，丹成，神仙下降，教以度世之方。若所炼者，仅可延年耳，非太上之药也。于是道人尽弃丹药于池，移居哥州修真，而池水遂温。浴之者多登上寿。宋林大鼐《莆阳风物赋》云：浴桃源之汤者多年岁。

温池水，浴之登上寿，饮之亦可以治百病，轻身耐老。悦人面，不饥。

黄鸡滩水

在福建仙游县九鲤河之东，日雷轰漈。昔九仙畜黄鸡于此，以饮其水，故名。浴之可以已疮。

黄鸡滩水，浴之疗疮，饮之治时病狂邪，及疗蜈蚣咬毒。

味江水

在四川灌县青城长乐山下，味甘美。太初蜀王征西番，野人以壶浆为献，王使投入江中，三军饮之皆醉。

味江水，味甘。主解忧恼，祛烦闷，止泄痢，治劳伤。微似酒，令人酣。

梵音水

在四川边境黎州治内。昔唐三藏至此，持梵音而水涌出，故名。水色如米沈而味甘。

梵音水，色玉，味饴。主益元气，补劳伤。缓脾助胃，止渴生津，宁心定志，镇惊辟邪。

蒲涧水

在广东番禺县东北二十里，涧傍多生九节菖蒲，水极清冷，异于常流。味甘而香，又名甘溪涧。

蒲涧水，味甘。主开心益志，明耳目，安神魂，养老扶衰，壮筋骨，善记诵。

铁溪水

在贵州镇远府城东北铁山下。其水清冷可茗。

铁溪水，味甘冷。主润肺生津，安和脏腑，清声音，退火热。

汤水

在北直隶沙河县。《山海经》云：汤山之下，汤水出焉。此汤愈疾，为天下最。今人有病，浴之辄效。

汤水，浴之治百病，饮之暖脾胃。治泄利，四肢寒痹拘急，或纵缓不收，麻木疼痛。

阳河水

在北直蓟州城西五里。河水性暖，甚寒不冰。相去二十里，有曰“瀑水”。夏日往往有冰浮出。其阴阳寒热不同如此。

阳河水，浴之，已疮疥；饮之，治寒疾。

瀑水　热病发狂者，少少饮之，瘥。

凤河水

在北直隶东安县西北六十里。水性极热，虽隆冬冱寒亦不冰。

凤河水，浴之，治风寒湿痹；饮之，疗寒泄。

酸水

在山西交城县西北四十里少阳山下，其味微酸。

酸水，味酸，入肝经。养血明目，敛耗散之气。

苦水

在北直隶深泽县东南苦水村。昔汉光武经此患渴，遣人取水。人以恶水与之，光武泼其水曰：此处世吃苦水。至今水味皆苦。

苦水，味苦，不堪饮。入心经，泄逆气。

毒水类四种

乌脚溪水

在福建诏安石膝溪是也。涉其流者，两足皆黑，谓之乌脚瘴。沈存中《笔谈》载：漳州界有乌脚溪，涉者足皆如墨，饮之则病瘴。行人皆载水自随。梅龙图素多病，预忧瘴厉。至乌脚溪，使数人负荷，以物蒙身，恐为瘴水所沾。兢惕过甚，忽堕水中，自谓必死，然自此宿病尽除，无复昔之羸瘵，人皆以为异云。

乌脚溪水，有毒，不可饮，发瘴厉。涉其流者，足皆如墨，终身不瘥。

黑泉水

在湾甸州，去云南三千里。其地每至六月，瘴厉盛行时，其水泛涨。不惟水不可涉，即其地亦不可居。飞鸟过辄坠。夷人以竿挂布，浸而曝之，以拭盘盂，人食立死。

黑泉水，有大毒。误饮之，立死。

毒泉水

在云南边方，者乐甸长官司东二百里蒙乐山，一名无量山之顶。山极高，穷日之办，方陟其巅。泉水有毒，人畜饮之并死。

毒泉水，有大毒。误饮之，不分人畜并死。

石漆

附　在陕西延寿城中。有山泉出注于地，肥如肉汁，燃灯似油，极时，但不可食。

石漆，似油，但可燃灯，不堪饮。误饮之，令人喉咙焮涩，伤肺，坏音声。

备考食物本草纲目卷之二

水部二一类

名泉类一两直二省

北直诸泉二十八处

玉泉水

在顺天府城西三十里。山曰西山，巍峨巨势，争奇拥翠于皇都之右。每大雪初霁，千峰万壑，积素凝辉，宛然若画。泉当山顶，名为“玉泉”。水自石穴中出，鸣如杂珮，甘冽宜茗。

玉泉水，味甘冽。主解热，除烦躁，止渴，消宿酲。治霍乱转筋，热淋暑痢，小便不通，心腹冷痛，反胃呕逆，闭口椒毒，及鱼骨鲠。烹茗饮之，令人清肌爽骨，口颊生芳。

清泠泉水

在顺天府城西三十里觉山之顶。厥味清泠可爱。

清泠泉水，味甘冷。主润泽肌肤，充养毛发，悦颜色，解口渴，消烦祛暑，散热退肿。治身体游风白驳，以此水调药涂之。

卓锡泉水

在顺天府城西四十里瓮山之阳。泉傍有寺曰“碧云”。其水涌出，环绕寺内，殿庑厨室，高下毕达，巧出人工。味亦甘冽。

卓锡泉水，味甘冽。止消渴，解酒热，明目，洗目中膜翳。治反胃吐逆，消膈中痰饮，清烦热，降上焦火，宁嗽，润肺。

满泉水

在顺天府城北十里。有泉穴出，冬夏常满，故名。今人创亭其上，藤阴柳色，相为掩映。

满泉水，味甘。主清肌肉中热，解暑气，抑火邪，明目止痛。聪耳，治耳疼。解酒渴，消肿毒，润心肺，降痰腻稠浊，蠲咳嗽。

龙泉水

在良乡县西十五里。山有石龙，泉出龙口，涓涓不竭。

龙泉水，味甘。主肠风下血，清热消烦，天行疫疠，小儿狂啼，大人黄疸。洗目退赤，止渴，除躁闷，保肝，宁神定志。

九龙泉水

在昌平州东九十里翠屏山下。泉有九穴，凿石为龙，水从吻出。

九龙泉水，味甘。治酒积，压惊狂，祛邪疟鬼祟之病。治白虎历节风疡。

温泉水

在玉田县东北百里。水味甘美。

温泉水，味甘。主润肺止咳，疗胸中痰气呕逆。浴之已百病。

汤泉水

在遵化县西北四十里福泉山下。宽平约半亩许。泉水沸出，温可焊鸡。旁引为池，方平如鉴。武宗时，引入便房，裸浴颇适。王官人从驾，题云：绝塞穷冬冻异常，小池何事暖如汤。可怜一脉溶溶水，不为人间洗冷肠。

汤泉水，味甘。主脏寒下痢，寒湿疟疾，呕吐清涎。澡浴治诸病，愈疥癣。

蛰泉水

在滦州西二十里烽火山。水味甘冽。

蛰泉水，味甘。主抑火清热，润燥解渴，开郁气，除烦躁，治头目昏晕。

瀑泉水

在滦州大峰山。味甘冽而美。

瀑泉水，味甘冽。清肺润大肠，止渴，消烦暑，下痰利水，止咳。

圣泉水

在滦州吴家峪。味甘冽。

圣泉水，味甘冽。主咳嗽，寒热温疟，痰气攻冲，心腹疼痛下痢。

偏山泉水〔1〕

在滦州偏山。一名龙泉。味甘冽。

偏山泉水，味甘。治心胸蓄热咳嗽，下气定喘。

鸡距泉水

在保定府城西。泉水喷薄，状如鸡距，厥味甘冽。

鸡距泉水，味甘。主祛暑益气，除烦热，止渴。

大士井水

在定兴县南四十里固城镇。井水日夜泛溢，颇为民患。因建梵刹以镇之，其泉即止。元总管万户张柔浚井，获大士像、净水瓶。至今泉虽溢，不逾其限，故以名之。

大士井水，味甘。治寒热咳嗽，烦满口渴，咽痛舌肿。

坚功泉水

在庆都县西三里。水味甘冽。

---

〔1〕水：原脱，据目录补。本节各泉所缺“水”字，均据目录补出，不另注。

坚功泉水，味甘。主口渴喉肿，利水通淋。

涌鱼泉水

在庆都县西南。俗传午日鱼游甚伙，取之不竭。泉味清冽。

涌鱼泉水，味甘美。治疟疾寒热，解暑止渴，利水。

毛公井水

在沧州旧城东北隅。唐开元清池令毛公母老，苦水咸，不堪为养，遂穿得此井，得泉甚甘冽。

毛公井水，味甘。主生精补髓，消痰止渴，益老人。

白马泉水

在赞皇县东五马山。岩隙出泉，其味甘美。相传守建炎初，五马将军至此，患渴，忽所乘白马跑地泉出，至今不竭。

白马泉水，味甘。治渴，解热，生津益肾，润肺止嗽。

鸳鸯泉水

在南和县治南。泉水二道迸流而出。味甚清冽。

鸳鸯泉水，味甘。主渴。令人有子。夫妇相和。

瀑布泉水

在密云县东六十里。其声如雷，时吐云气。

瀑布泉水，味甘。治胸膈厄塞不通，反胃吐逆，痈疽初起。此水煎药煮粥甚良。又治喉痹不通，大小便闭关格之症，女人临产不快，胞衣不下，小儿痰热惊痫，狂叫不已。

斗泉水

在房山县南五十里两崖之间。绝顶有泉如斗，汩汩不穷。味甘而冽。

斗泉水，味甘。止渴除烦热，消痰润肺燥，抑火清金，平肝补胃，悦泽肌肤，滋养毛发，宽胸中虚痞，治足胫酸疼。

桃花泉水

在蓟州城南七十里桃花山之顶。水味清冷。

桃花泉水，味甘。主怡悦人面，润泽肌肉，解郁气，遣睡魔，开聪明，益智慧。

龙泉水

在平谷县东南十里，国初文皇驻跸于此，饮其水而甘之，因易以今名。词人骚客，题咏颇多。

龙泉水，味甘冽。主利肺生津，消渴除热，滑泽肌肤，悦颜和色，治咳喘，降逆气。又小便不利，黄疸腹胀，及邪祟瘴疟者，俱宜饮之。

圣泉水

在迁安县南十五里龙泉山。泉水清冽可爱。

圣泉水，味甘。主开胃止渴，霍乱，泄痢，心肝痛，疰忤鬼气，清热解肌，痰火积聚，泻肺逆，止咳喘，利肠胃。

扶苏泉水

在滦州城西三里。秦太子扶苏筑长城驻此饮之，故名。

扶苏泉水，味甘。治肺热吐血，咳逆上气，生津止渴。

甘泉水

在滦州城西三里。水味甘洌。

甘泉水，味甘。主缓脾益气，止渴生津，消暑热，利咽喉，利肺，除热下痰，止呕，清头目，逐风涎。

玉液泉水

在滦州城南。水清味甘，造酒极佳。

玉液泉水，味甘而淡。主益脾胃，凉心清肺，消痰涎，止咳嗽，宁神定志。

甘井水

在兴济县治西。井水甘洌。国朝张缙诗云：谁开古井驿亭中，百尺曾闻海眼通。六月行人汗如雨，辘轳清响下梧桐。

甘井水，味甘洌。主清暑热，解烦渴．面垢唇焦，脉伏欲死。止霍乱吐痢，腹中绞痛。益元气，去风毒面肿，腮颊疼痛。

南直诸泉一百十二处

梅花泉水

在南京城东青龙山嘉善寺。酌之甚甘洌。

梅花泉水，味甘。主清肌骨，润肺除热，滋脏腑，止渴生津液。解丹石毒，及天行热毒，消痈疽疡疹，痔瘘瘿瘤结核，去瘾疹。

一人泉水[1]

在南京城东北蒋山之麓。泉水仅容一人，挹之不竭。

一人泉水，味甘。主解酒醒脾，清心退热，止咳嗽，消烦渴，祛暑气，引凉飔。

田公泉水

在句容县茅山岩石之间。水味甘洌，饮之能荼三尸。

田公泉水，味甘。主补五脏，益精元，止渴生津，除烦退热，辟恶梦，斩三尸。修炼服之，延年却疾，身轻不饥，羽化神仙。

柳谷泉水

在句容县茅山伏龙风之东。唐顾况诗：崦合桃花本，窗鸣柳谷泉。

柳谷泉水，味甘。主荣养精神，冲和脏腑。久饮之，令人面色生春。

菖蒲潭水

在句容县茅山之阳。潭上多生九节菖蒲，服之可以长生。唐王建诗：江城柳色海门烟，欲到茅山始下船。知道君家当瀑布，菖蒲潭在草堂前。

---

〔1〕水：原脱，据目录补。本节各泉所缺“水”字，均据目录补出，不另注。

菖蒲泉水，味甘，主补心神，益精血，益智慧不忘，强健耐老，延年不饥。

感泉水

在溧水县东南䴙山，泉脉泓澄，四时不竭。

感泉水，味甘。治心火上炎，肺金受邪，鼻衄吐血，咳喘痰气。

珍珠泉水

在江浦县东北定山山谷中，广可三亩。其色深碧，鉴人毛发。沸急处成串如珠。国朝曹学佺诗云：只入岩峦迥，谁知泉水生。鉴人犹自媚，出洞始成声。好鸟沿崖映，繁花彻底明。石家金谷伎，见此倍盈盈。

珍珠泉水，味甘。主清心润肺，益气调荣，止渴生津，消烦涤暑。

汤泉水

在江浦县西南三十五里。水温有香气。梁昭明太子尝浴于此。

汤泉水，味甘淡。主入脾胃，利毛窍，泽肌肤。浴之可已诸病。

鹿跑泉水

在六合县东十五里昭山绝顶。水味甘冽。

鹿跑泉水，味甘。主抑火清热，利五脏六腑，止渴生津，治咳逆。

温泉水

在徽州府城西北黄山第四峰。泉广二丈，水热可以焊鸡。尝涌丹砂，水皆赤色。李白有《送人归黄山》诗云：黄山四千仞，三十二莲峰。丹星夹石柱，菡萏金芙蓉。伊昔升绝顶，下窥天目松。仙人炼玉处，羽客留余踪。亦闻温拍雪，独往今相逢。归休白鹅岭，渴饮丹砂井。风吹我时来，云车尔当整。

温泉水，味甘。主补脾胃，暖五脏，滑泽肌肤，滋润毛发，镇心养神，逐邪辟厉。

白水泉水

在歙县南二里。水色如练，流入兴唐寺。唐李白诗云：天台国清寺，天下称四绝。我来兴唐游，于中更无别。枿木划断云，高峰顶参雪。槛外一条溪，几回流碎月。水味甘馨，异于他处者。最宜烹茗。

白水泉水，味甘。主清三焦火热，滋两肾真阴，蠲咳消痰，生津止渴。

珠帘泉水

在休宁县西四十里白岳山之巅。洒洒落崖，喷沫如雨，寒气袭人，清沁肌骨，味甘宜瀹。

珠帘泉水，味甘。主润五脏六腑，利四肢百骸，消热除烦，升阴降火。

玉井水

在旌德县西五里正山。其水清冷澄澈，宜于烹瀹。

玉井水，味甘。主清冷脏腑燥热，滋润喉吻焦枯，沁彻胃肠，疏通肌表。

上下华池水

在青阳县九华山。味甚甘美，陈岩有“听钟吃饭东西寺，就水烹茶上下池”之句。

上下华池水，味甘。主补益元气，荣养精神。使津液涌自廉泉，制亢阳潜于至极。

双泉水

在青阳县东南七里龙安山。泉有二流，俱从石穴。味甘冽。

双泉水，味甘。主润肺经，降心火，退热清暑，消烦解酒，止渴生津。

真隐泉水

在青阳县东招隐山。泉从石罅流出，其味清甘。

真隐泉水，味甘。主清热，利脏腑，解暑氛，消酒积，生津止渴。

清泉水

在青阳县西十里石窦中。水味甘美，真德秀大书二字于石。

清泉水，味甘。主胸中烦热，利头目，止眩晕，消痰涎，生津液。

灵宝泉水

在铜陵县叶山大明院内，水出石穴中。昔传有龙在泉中，擘石而出。王介甫诗云：山腰水有千年润，石眼泉无一日干。天下苍生望霖雨，不知龙向此中蟠。盖荆公假此以寓意也。

灵宝泉水，味甘。主祛百邪，治寒热瘴疟，伤寒发热，口渴烦躁。

饮凤泉水

在铜陵县东七十里凤凰山。相传昔有凤凰翔饮于此，故名。

饮凤泉水，味甘。主补精神，益元气，生智慧明敏。士子久饮，令文涌波涛，花生彩笔。

丹井水

在石埭县陵阳山。峰高二百余丈。昔有仙陵阳子明修炼其间。上有丹台药灶，下有丹井。清泉一掬，甘冽异常。

丹井水，味甘。主补五脏六腑之气，养精神，悦颜色，久服延年。

盖山泉水

在石埭县南三十里，盖山之阳。前汉时，山下舒氏有妾采药。遇桃，分食之，及溪而浴，化为赤鲤。其母寻至溪边，但见赤鲤游泳，若相迎状，母谓人曰：某女平日好音乐，试以招之。乃弦歌水上，鲤果应节而跃。此《文选》所谓“盖山之泉，闻弦歌而应节”者也。

盖山泉水，味甘。主消宿酲，利小便，清热止渴，润肺生津。久饮之，令人变鲁钝为聪明，化顽愚为贤哲。

许由泉水

在石埭县。唐尧之世，许由尝隐酌于此。

许由泉水，味甘。主荡涤胸中邪秽，消除心里忧愁，止渴蠲烦，倍生逸兴。

仙姑井水

在建德县北印石山下。观者拍呼仙女，则水花涌出。

仙姑井水，味甘。主劳瘵虚热，中风瘫痪，黄疸，水胀鼓胀，膈噎反胃，偏头风病，目痛赤肿，以此水煎药并效。

桓温井水

在太平府东五里白苎山。晋桓温尝挟妓游其上，好为白苎之歌，故名。井在山椒。唐李白诗云：桓公名已旧，古井曾未竭。石磴冷苍苔，寒泉湛孤冽。秋来桐暂落，春至桃还发。路远人莫窥，谁能见清澈？

桓温井水，味甘。主清心润肺，益胃调中，解暑气，止烦渴。

喷雪泉水

在芜湖县东南之隐静山。泉如喷雪，味极清甘，迥异他水。

喷雪泉水，味甘。主清热止渴，润肺生津，解宿酲，治目赤肿痛。

雪峰泉水

在怀宁县东三里投子山。泉味甘冽。

雪峰泉水，味甘。主清心胸，涤烦暑，治火升咽喉肿闭及小儿丹瘤热毒。

云姑井水

在怀宁县东三里投子山。水味甘美。

云姑井水，味甘。主风邪中人，口眼㖞斜，半身不遂，及厉风鼻崩眉脱。

天池水

在桐城县大通客之顶，其水渊洄，不盈不涸。

天池水，味甘。主补精神，益元气，和中养胃，解暑除烦，止口渴，生津液。

张公井水

在桐城县符度山张公岩。水甘而冽。

张公井水，味甘。主清神思，辟倦魔，益元阳，解酒毒，和脾止渴。

白鹤泉水

在潜山县天柱山。味甘而冽。

白鹤泉水，味甘。主和脾益胃，养血调神，降火滋阴，生津润肺，久饮之多寿。

丹霞泉水

在潜山县天柱山。

丹霞泉水，味甘。主养心神，和血脉，通调经络，充实肌肤，久服延龄不老。

光明泉水

在潜山县灵仙观内。泉出枫腹中，点以明目。

光明泉水，味甘。主清心火，解肝热。点目，治目昏目赤疼，令光明倍增。

九龙井水

在潜山县万寿宫内。常有北风从井而出，不生蚊蚋。旱年杀犬投井中，即降雷雨，犬亦流出。

九龙井水，味冽而寒。主清凉脏腑，荡涤邪氛，辟厉气以复真元，祛亢阳而薪抽釜底。

飞龙泉水

在潜山县万寿宫内。泉如瀑布，味甚甘冽。

飞龙泉水，味甘。主清热除烦，荣养脏腑，润肺止渴，生津液。

梁公泉水

在潜山县万寿宫中。

梁公泉水，味甘。主大热咳嗽烦满，胃火齿痛，小儿丹疹赤疡。

七佛泉水

在潜山县皖山七佛寺浮图下。泉味甘美。

七佛泉水，味甘。主利胸膈，润肺经，去火热，生津液，清暑宁心。

摩围泉水

在潜山县皖山山谷寺后。黄鲁直尝读书于此。摩围即其别号也。王荆公六言诗云：水泠泠而北去，山靡靡而旁围。欲穷源而不得，竟怅望而空归。

摩围泉水，味甘。主清肌骨，利三焦，降火热以宁心，解炎氛而定志。

百药泉水

在太湖县北七十里百药山之绝巘。泉水寒冽，可愈诸疾。

百药泉水，味甘。主疗伤寒寒热邪气、疟痢诸疾，呕吐霍乱，劳瘵反胃臌膈，中风半身不遂，头痛目疼，及痈疽疔毒。

虎丘石井泉水[1]

在苏州府西北七里虎岳山剑池之傍。即张又新所品为天下第三泉者也。井面阔丈余，上有石辘轳。其穴嵌岩天成，四壁鳞皴，下连石底。泉出石脉中，味甘冽而美，陈张正见诗：沧波壮郁岛，洛邑镇崇芒。未若兹山丽，岧峣擅水乡。重岩标虎踞，九曲峻羊肠。溜深涧无底，风幽谷自凉。柙沈余玉气，剑隐绝星光。白云多异影，丹桂有丛香。远看银台竦，洞塔耀山庄。唐颜真卿诗云：不到东西寺，于今五十春。揭来从旧赏，林壑宛相亲。吴子多藏日，秦皇厌胜辰。剑池穿万仞，盘石坐千人。金气腾为虎，琴堂化若神。登坛仰生一，舍宅叹珣珉。中岭分双树，回峦绝四邻。客有神仙者，于兹雅丽陈。悠然千载后，知我挹光尘。张祐诗云：云树拥崔嵬，深行异俗埃。寺门山外入，石壁地中开。俯砌池光动，登楼海气来。伤心万年意，金玉葬寒灰。

虎丘石井泉水，味甘。主清心润肺，止渴生津，逐垢消痰，醒神遣睡。

憨憨泉水

在苏州府西北七里虎丘山云岩寺中，与试剑石相为左右。味甘冽。

憨憨泉水，味甘。主养精神，补五脏，除烦止渴，润肺生津。

白云泉水

在苏州府西北二十里天平山石罅中。出泉如线，味极清冽。唐白居易诗云：天平山上白云泉，云本无心水自闲。何必奔冲山下去，更添波浪向人间。

白云泉水，味甘。主抑心火，退肺热，解炎暑，止霍乱。治丹毒疮疹。

法雨泉水

在苏州府西四十里穹窿山。泉出岩穴间。味寸而冽。

法雨泉水，味甘。主降热火，清肺胃、利百脉，通毛窍，生津润液，止渴除烦。

---

〔1〕虎丘石井泉水：原作“石井泉”，据目录改。

峣峰泉水

在苏州府西南三十里峣峰山之巅。泉色如玉。味极甘冽。

峣峰泉水，味甘。主润肺燥作渴，泻心火上炎。瀹茗饮之，遣忧解闷。

天池水

在苏州府西北四十里华山之腰。山石峭拔，岩壑深秀，池水横浸，逾数十丈。晋大康中生千叶莲，服之羽化。大国朝高启诗云：骑马寻幽度岭迟，老僧不识使君谁。门开红叶林间寺，泉浸青山石上池。残果已收猿食少，枯松欲折鹤巢危。壁间不用题名字，无限苍苔没旧碑。

天池水，味甘。主补五脏，益精神，助气力，利三焦，添骨髓，久饮不饥，驻色，耐老延年，羽化登仙。

吴王井水

在苏州府西北五十里灵岩山顶。味极甘冽。唐吴邺有诗二绝云：古官十井曾平后，见说耕人又凿开。拾得金钗镌勅字，当时恩泽赐谁来？含青薜荔随金甃，碧砌磷磷生绿苔。莫言数尺无波水，曾与此花同照来。

吴王井水，味甘。主清心润肺，止渴生津，解酒除热，消痰治咳，和脏腑，利所表。

铜井泉水[1]

在苏州府西北六十里铜坑山。晋宋间凿坑，取水煎之，皆成铜，故名。上有岩洞，其悬溜汇而为池，味极甘冽，宜茗。

无碍泉水

在苏州府西南七十里洞庭西山。峰名缥缈，为七十二峰之一。峙三万六千顷其区之中。泉在峰之西北，莹洁甘凉，冬夏不涸。

无碍泉水，味甘。主益五脏，滋六腑，润肺清心，疏利肠胃，除烦涤垢，遣睡消魔。

毛公井水

在苏州府西南七十里缥缈峰之西北。水味甘冽。

毛公井水，味甘。主润燥除热，止渴生津，降肺胃火邪，利咽嗌阻滞。

仰天泉水

在苏州城西北四十里仰天坞中。石穴如仰盂，泉出其中，涓涓如玉，山僧汲以馈远。泉傍亦多名公题咏。

仰天泉水，味甘冷。主清心润肺，益智慧，除烦热，下逆气，消痰涎，滋养真元，调和百脉。

宝华泉水

在苏州城西北支硎山宝华峰之顶。泉出石隙中。甘冷家茗。

宝华泉水，味甘。主宁神定志，退惊邪恍惚，解暑热，久饮之，令人增寿算。

---

〔1〕铜井泉水：此泉水性味主治原缺。

雪井水

在常熟县西北虞山之麓。黄冠申元道师事徐神翁，得修炼术。将出游，请于师，师曰：逢虞则止，无雪则开。乃渡江结庵于虞山，恒患无水。一日天雪，独于庵前不积，遂浚而得泉。味甚甘冽。

雪井水，味甘。主清心降火，益胃调中，利三焦，润五脏，止燥渴，解炎氛。

第四泉水

又名甘泉。在吴江县甘泉桥下。泉甚深，味甚甘，色湛湛而寒碧。唐陆羽尝品为天下第四泉。

第四泉水，味甘。主清胃和中，滋荣脉络，益肺金。

寒穴水

一名通灵泉。在松江府东南九十里金山之北。宋景祐中，相国舒王诗云：神震列霜冰，高穴与云平。空山渟千秋，不出呜咽声。山风吹更寒，山月相与清。北客不到此，如何洗烦尘。毛滂铭云：泉之显晦，岂亦有数？生此寒穴，与世不遇。美不见录，为汲者惜。泉独知冽，不计不食。

寒穴水，味甘。主清三焦积热，治肺火咳嗽，滋润肺肾二经，止渴生津液。

五色泉水

在松江府西湖中。湖有漩涡甚急处是也。相传葛稚川炼丹湖上，丹成投水中，后常涌泉作五色。小舟经此，或为漩溺。没而出者。舐所濡，甘如饴。谓其下甚深，寒若冰雪。有橘商舣舟湖上，得一丹，置于舟次，左右则敧，中则平稳。因守洞庭，为风雨跃去。泉之东，有鹤唳滩。鹤饮此水，其声乃清。元陆鹏南诗云：唳鹤滩头水拍天，养鱼池上尽笼烟。眼前好景无人管，时有渔船拍[1]柳边。

五色泉水，味甘。主清凉肺腑，补益真阴，耐老延龄，悦颜驻色。鹤饮之，其声清远。

沸泉水

在常州府北七十里季子庙前。腾涌沸溢，昼夜不绝。

沸泉水，味甘。主胸膈厄塞不快，心腹膨胀。

慧山泉水

在无锡西五里慧山之阳。泉出石穴中，陆羽泉品为第二者也。独孤及《慧山寺新泉记》略云：此寺居西山之足，山小多泉，其高可凭而上。山下有灵池异华，载在方志。其泉伏涌潜泄，无沚无窦。始发袤丈之沼，疏为悬流，使瀑布下钟。甘溜湍激，若醴浓乳喷，及于禅床，周于僧房，灌注于德池，荧渟于法堂。唐张祐诗：旧宅人何在，空门客自过。泉声到池尽，山色上楼多。小洞穿斜竹，重阶夹瘦莎。殷勤望城市，云水暮钟和。宋苏轼诗云：兹山定空中，乳泉满其腹。过隙则发见，臭味同一族。浅深各有宜，方圆随所蓄。或为云汹涌，或作线断续。或鸣空洞内，杂佩间琴筑。或流苍石缝，宛转新凤蹙。饼罂走千里，真赝半相渎。贵人高宴罢，醉眼乱红绿。赤泥开方印，紫饼艳圆玉。倾瓯共叹赏，窃语笑僮仆。岂知泉上僧，盥洗自挹掬。

慧山泉水，味甘。主补五脏，益精神，调和荣卫，清凉肺腑，解郁闷，破忧思，散酒除渴，通灵发汗。久饮之，延年驻色，轻身不老。为天下第二泉。

窦乳泉水

在无锡县东四十里。水味甘冽。

---

〔1〕拍：疑当作“泊”。

窦乳泉水，味甘。主润肺除热，和中益气，降心火，止燥渴。

涤砚泉水

在无锡县东四十里。水清而冽。

涤砚泉水，味甘。主除脏腑燥热，解酒力，利小便，止渴生津。

玉乳泉水

在江阴县东二十五里定山之阳。泉水莹白甘美。

玉乳泉水，味甘。主补五脏六腑，荣养肌骨，升阴水以制火热，生津液，解肺渴。

贪泉水

在江阴县东二十七里贪山幽谷中。湛洁靓深，飞尘不到。饮之可以解郁。昔有樵夫见金宝于此掘取被覆压之患，故名“贪山”。

贪泉水，味甘。主清热止渴，抑火除烦，解郁消愤，下气宽膨。

於潜泉水

在宜兴县东南四十里湖没镇。窦穴阔二尺许，状如井。其源洑流潜通。味颇甘冽。唐修茶贡，此泉亦递进。

於潜泉水，味甘。主除脏腑大热，润肺生津，止渴。治咳嗽，清痰抑火。

珍珠泉水

在宜兴县西南阳羡山。水出古穴中，味特奇胜。唐开元间，桐庐锡神师筑庵隐迹，偶尝此泉，甚甘之，曰：以此水烹桐庐茶，不亦称乎？未几，有白蛇衔茶子置庵侧，自是种之滋蔓，味亦倍佳，因以入贡。郭三益诗云：“古木阴森梵帝家，寒泉一勺试新茶。官符星火催春焙，却使山僧怨白蛇。”

珍珠泉水，味甘。主清神思，补元气，止渴除热，消烦定喘，润燥滋阴。

金沙泉水

在宜兴县东南茶山。泉出石字中，味颇甘冽。水中砂色炯炯如金。唐张祐诗云：决水金沙静，梯云石壁虚。

金沙泉水，味甘。主清肺，滋肾源，益阴，养真髓，止渴生津，消痰蠲咳。

玉女潭水〔1〕

在宜兴县阳羡山，深广十余丈。旧传玉女修炼于此。唐权德舆称阳羡佳山水，以此为首。文待诏征明有记，其略云：潭在山半深谷中，渟膏湛碧，莹洁如玉，三面石壁，下插深渊。石梁亘其上，如楣而偃。石上微窍。遇日正中，流影穿漏，下射潭心，光景澄霁。信非人间所有。唐张祐诗云：古树千秋色，苍崖百尺阴。发寒泉气静，神骇玉光沈。上穴青冥小，中连碧海深。何当烟月〔2〕，一听夜龙吟。独孤及诗云：碧玉徒强名，冰壶难比德。惟当夕照心，可并瀹沦色。

玉女潭水，味甘。主补精神，壮筋骨，滋养脉络，荣华腠理。止烦渴，泽肌肤，驻景延年，轻身明目。

---

〔1〕玉女潭水：此前原书目录有“金牛潭水”，正文阙如。

〔2〕烟月：此后疑脱一字。

金山中泠泉水[1]

在镇江府西七里大江中金山下，昔人品为天下第一泉。江山秀丽，泉水灵奇，海宇之间，固难求匹。唐张祐诗云：一宿金山寺，微茫水国分。僧归夜船月，龙出晓堂云。树影中流见，钟声两岸闻。因悲在城市，终日醉醺醺。孙鲂诗云：万古波心寺，金山名日新。天多剩得月，地小不生尘。橹过妨僧定，涛惊溅佛身。谁言张处士，题后更无人。韩垂诗云：灵山一峰秀，岌然殊众山。盘根大江底，插影浮云间。雷电常间作，风雨时往还。象外悬清景，千载长跻攀。宋梅圣俞诗：吴客独来后，楚桡归夕曛。山形无地接，寺界与波分。巢鹘宁窥物，驯鸥自作群。老僧忘岁月，坐石看江云。李焘诗云：金山何处好，四顾不相连。窗迥前无地，波澄下有天。堂留三楚客，门泊五湖船。暝色关诗思，江笼两岸烟。

金山中泠泉水，味甘。主补五脏，安精神，润肺生津，填精固髓。久饮耐老延年，悦颜驻色。昔人品为天下第一水。

真珠泉水

在镇江府西南磨笄山后。泉水清冽。唐骆宾王诗云：共寻招隐寺，初识戴颙家。还依旧泉壑，因改昔烟霞。绿竹寒天笋，红蕉腊月花。金绳倘留客，为系日光斜。

真珠泉水，味甘。主除三焦积热，润肺上咳嗽，消痰涎，治燥渴。

鹿跑泉水

在镇江府西南十里招隐山，戴颙筑室之处。水味清冽。唐张祐诗云：千年戴颙宅，佛庙此崇修。古寺人名在，清泉鹿迹幽。竹光寒闭院，山影夜藏楼。未得高僧旨，烟霞空暂游。

鹿跑泉水，味甘。主解酒除热，利小便，助阳气，和中益胃，止口渴。

灵泉水

在镇江府西南二十里长山之巅。泉味甘冽。

灵泉水，味甘。主明目云翳，治风寒中人，燔热如火。疟疾往来潮热；反胃吐逆，呕血虚劳，泄痢腹痛，痰火咳嗽。

经山泉水

在丹阳县东北二十里。昔有异僧讲经于此。

经山泉水，味甘。主明目，治鼻中息肉，脑入风邪，臭涕流出，名鼻渊症。

白鹤泉水

在丹阳县东三十里绣球山顶。味甘而冽。

白鹤泉水，味甘。主清心润肺，抑火除热，解口渴，消痰喘。

浮槎泉水

在庐州府浮槎山之巅。味甘美。宋嘉祐中，郡守李不疑以遗欧阳修。修为作记，其略云：浮槎山上有泉，自前世论水者皆弗道，惟陆羽《茶经》云：山水上，江次之，井为下。山水又以乳泉石池漫流者上。然后益以羽为知水者。今浮槎山与龙池山，皆在庐州界中。较其水味，龙池不及浮槎远甚，而张又新《水记》以龙池为第十，浮槎之泉，反弃而不录，以此知其所失多矣。

---

〔1〕金山中泠泉水：原作“中泠泉”，据目录改。

浮槎泉水，味甘。主补精神，益脏腑，润肺热，止燥渴，生津液，化痰涎。

多智泉水

在庐州府三角山。泉清而冽，饮之能长人智慧。

多智泉水，味甘。主益精神，开心益智慧，令人诵记不忘。

虎跑泉水

在庐江县南七十里，光明寺侧。

虎跑泉水，味甘。主清心润肺，除热止渴，治气喘上逆，生津液。

太守泉水

在无为州景福寺后。米元章有“甘泉如慧山”之句。

太守泉水，味甘。主清肺胃火邪，治齿痛牙龈出血如线，止渴生津。

回翁泉水

在无为州西北五十里。昔吕洞宾卓剑而泉涌出，石底累累若贯珠。人有嬉笑其傍，泉辄加沸。又呼为笑泉。

回翁泉水，味甘。主消渴身热，咽干口燥，润肺生津，悦颜耐老。

双泉水

在无为州西九十里双井山。

双泉水，味甘。主清心抑火，润肠胃，利小便，解渴除烦，蠲咳嗽。

汤泉水

在巢县东北十里。泉自石穴间出，四时常热，抱疴来饮者多愈。唐罗隐诗：饮水鱼心知冷暖，濯缨人足识炎凉。

汤泉水，味甘。主脾胃虚寒泄痢，冬天咳嗽，偏正头风，心腹冷痛。

甘泉水

在巢县南乡。石刻有米芾大书“泉山”二字于此。

甘泉水，味甘。主除心胸大热，利五脏六腑，消痰治咳嗽，生津液。

杏花泉水

在巢县西南九十里王乔山金庭洞口。阮户部诗云：潇潇叶下晓风寒，日上金庭恰一竿。行遍杏花泉畔路，紫云深处见星坛。

杏花泉水，味甘。主风邪头痛，目赤昏障，去烦热。久饮之，悦颜色，泽肌肤。

紫微泉水

在巢县西南九十里王乔山紫微洞内，冬夏不竭。有唐杜子春等七人贞元廿一年磨崖。阮户部诗云：一溪流水过双池，池外三峰云四垂。行到唐人题字处，紫微岩下立多时。阮令尝取紫微水以瀹茗，作诗云：紫翠山围小洞天，洞中石下有寒泉。他年谁补图经阙，合在康王谷水前。

紫微泉水，味甘。主润肺，利胸膈，益五脏，消酒，去烦热，开郁痰，益智慧，通心窍，明耳目，悦颜色。久饮之，延年不饥。

龙池水

在六安州东五十里龙穴山之东南隅，池在一穴中，方五丈。张又新《烹茶水记》品此水为天下第十。

龙池水，味甘。主清诸经火热，补五脏六腑，荣养精神，滋充脉络，止渴生津，肥悦人面，久饮延年却疾，辟谷不饥。

水晶泉水

在六安州西南六十里齐头山。山高一千八百丈，层峰叠嶂，顶方四平，泉当其巅。唐中峰禅师结庵之处。有诗云：三尺茅檐耸翠岑，去城七十里崎嵚。谁同趣入忘宾主，我自独来空古今。雪涧有声泉眼活，云崖无路藓痕深。为言海上参玄者，庵主痴顽勿访寻。

水晶泉水，味甘。主补真元，益脏腑，明目聪耳，增慧开心，止渴生津，消痰解酒。

东泉水

在英山县东三里许。泉从平地涌出。

东泉水，味甘。主和中益胃，生津止渴，润五脏，去心经火热，治口舌生疮。

西泉水

在英山县西南三里许。从石中涌出。

西泉水，味甘。主明目，利口齿，降肝胆脾胃诸经之火。生津液，止燥渴。

龙洞泉水

在英山县广福山中。其洞深邃，悬泉下滴，终古不绝，滴成石窍如盂。水味甘冽可饮。

龙洞泉水，味甘。主润肺除热，生津止渴，补益精神，滑肌悦面。

灵泉水

在凤阳府西武店。泉味清冽。唐元桓有《灵泉赞》。

灵泉水，味甘。主和脾胃，润脏腑，止咳嗽，生津液，清热除烦，凉心解暑。

乳泉水

在凤阳府西北二十五里栖岩寺内。其味清美，亚于灵泉。

乳泉水，味甘。主润肺经燥热，降心肾火邪，壮筋骨，生精髓。

横涧泉水

在定远县西北七里横涧山。垒石为城，泉出石中，甘冽可饮。

横涧泉水，味甘。主消酒积热，润肠胃燥涸，生津止渴，消痰利肺。

胜汉泉水

在定远县西五十里。楚汉交兵之际，汉兵困竭，因大呼，得泉以济。又五里为楚泉，其流稍微。宋吕夷简有“地与分双派，天方斗二雄”之句。

胜汉泉水，味甘。主止渴生津，利耳目，强健骨力，安心神，降火消痰，补中益气。

楚泉水

在定远县西五十余里。水出石穴中。比之胜汉泉水，其流稍细。

楚泉水，味甘。主除大热，利肺气，清心，润喉吻，通小便，治淋沥。

圣水泉水

在虹县东北朱买臣祠东。泉甘而冽，虽旱不涸，饮之愈疾。曾有人于泉侧浣濯，一夕，泉傍之石，暴长几合，土民奔赴神祠，祈祷乃止。

圣水泉水，味甘。主伤寒邪热，狂乱烦闷不安，霍乱泄痢，目昏赤痛。

玻璃泉水

在盱眙县第一山下。有琢成龙虎泉，自其口喷出。

玻璃泉水，味甘。主消渴引饮，清心抑火，润肺生津，逐痰利便。

磬泉水

在盱眙县东南六十里都梁山。泉有七眼喷出。

磬泉水，味甘。主宁心志，解烦躁，醒酒，解渴除热，利水消痰。

丹泉水

在天长县南六十里道人山。昔有异人炼丹于此，故名。

丹泉水，味甘。主益精气，炼形神，悦颜色，泽肌肤，久饮抱一守真，延年辟谷。

咄泉水

在寿州安丰东北十里净界寺北百步。泉与地平，一无波浪，人至其傍，大叫则大涌，小叫则小涌，咄之则涌弥甚。

咄泉水，味甘。主伤风寒大热及惊痫邪气，心悸怔忡，消渴饮水。

九井泉水

在寿州南六十里。九井相连，若汲一井，八井皆动。

九井泉水，味甘。主滋肾经，制火邪，消痰蠲咳，利肺气，治痹痛。

枸杞井水

在淮安府城开元寺内。刘禹锡诗云：僧房药树依寒井，井有清泉药有灵。枝繁本是仙人杖，根老新成瑞犬形。

枸杞井水，味甘。主补五脏，益肾阴，明耳目，止腰膝疼痛，固精气。

羽泉水

在海州羽山。水恒清，牛羊不饮，乃殛鲧之处。

羽泉水，味甘。主利胸膈，消痰涎，益肾固齿牙，坚筋骨，止渴润燥。牛羊不饮，以无咸味也。

大明寺水

在扬州府蜀冈之侧。古有拆字谜即此。谜云：“一人堂堂，二曜同光。泉深尺一，点去冰傍。二人相连，不欠一边。三梁四柱，烈火烘然。除去双勾，两日不全。”解者以为一人堂堂是“大”字，二曜同光是“明”字，泉深尺一是“寺”字，点去冰傍是“水”字，二人相连是“天”字，不欠一边是“下”字，三梁四柱，烈火烘然是“无”字，除去双勾，两日不全是“比”字。乃“大明寺水天下无比”。按：此井在蜀冈之傍，冈有茶园，产茶甘如蒙顶。蒙顶在蜀，故以名冈，且井水之脉来自西川。相传有僧于蜀江洗钵，为浪所漂，从此井浮出，后游扬州获之。苏东坡有“蜀井由冰雪”及“剩觅蜀冈新井茶”之句。苏颖滨亦有诗云：信脚东游三十年，甘泉香稻忆归田。行逢蜀井恍如梦，试煮山茶意自便。

大明寺水，味甘，天下无比。主补益真元，清凉肺腑，润燥涸，除烦闷，生津液，止口渴，滑泽肌肤，和悦颜色。久饮之，轻身耐老，延年不饥。

斗宿泉水

在扬州府西三十五里甘泉山之顶，味甘如醴。山有七峰，联络如北斗。平地错落诸圆冈，凡二十有八，如列宿拱北，故名。

斗宿泉水，味甘。主补五脏六腑，治五劳七伤，寒热咳喘，肺火上升，鼻不通利，咽喉干燥，唇舌出血如丝，牙齿疼痛。

石井水

在高邮州土山之巅。大可五尺，深倍之。极其清冽，大旱不涸。山下人时见朱衣人，高冠巍巍，徘徊井侧。或云是石列仙之地。

石井水，味甘。主清心润肺，止渴生津，利肠胃之燥涩，解暑热之炎蒸。

卓锡泉水

在泰州城北二里开化院内。唐宝历中，王屋禅师自蜀中来，驻锡于此，云与扬州府治蜀冈水通。

卓锡泉水，味甘。主补五脏，益精神，止渴除热，消痰利气。

玉涓泉水

在如皋县中禅寺内。水味清冽，玉色涓涓。邑人王觌有"覆栏常浸桐阴冷，煮茗犹呈玉色寒"之句。

玉涓泉水，味甘。主安和脏腑，润肺清心，补阴精不足，泻阳火有余，止渴生津液，解暑除烦躁，消宿酒，化顽痰。

度军泉水

在如皋县治西十里许，地名"圣井栏"。泉邑浅而不竭，击其栏，则大溢出。昔岳武穆经略通泰，领兵过此，数千人饮之，泉亦如故，因名之曰"度军泉"。淮南王闻其异，命取栏置庭中。

度军泉水，味甘。主消烦热，助筋力，添精补髓，止渴生津，明耳目，仰火邪，解暑威，定喘息，及治咽喉肿痛，口舌生疮。

癸亥泉水

在萧县东南五十里。癸，水也；亥，亦水也。其畜为豕。泉下有猪龙潜伏，旱年祷之立应。

癸亥泉水，味甘。主仰心火，退热邪，治咳嗽，痰气上壅，咽喉疼痛；入肾经，补虚羸，腰脊酸疼，腿膝无力，遗精虚汗。

琉璃井水

在沛县泗水北岸。相传汉高祖时所浚，下广上狭，泉水甘冽。甃砖甚滑，光彩如琉璃。

琉璃井水，味甘。主洗涤胸膈中垢腻，除烦热，止口渴，生津液，化稠痰。

白龙泉水

在滁州城南十里琅琊山。王禹偁诗云：一鉴自泓澄，高原发地灵。老僧来洗钵，不畏白龙腥。

白龙泉水，味甘。主补养真阴，清凉肺腑，宁神益智，解渴生津。

石泓泉水

在滁州琅琊山醉翁亭之侧。水味甘如醍醐，莹如美玉。

石泓泉水，味甘。主补益真元，滋荣脏腑，冲和百脉，灌养三焦。

紫微泉水

旧名丰乐泉。在滁州南幽谷之傍。宋欧阳永叔建亭其上。公记略云：修既治滁之明年夏，始饮滁水而甘。问之滁人，得于州南百步之近，其上则丰山耸然而特立，下则幽谷窈然而深藏，中有清泉滃然而仰出。于是疏泉凿石而与滁人日游其间。复有诗云：经年种桃在幽谷，花开不暇把一卮。人生此事尚难必，况欲功名书鼎彝。元祐初，滁守陈知新乃改今名。通判吕元中记云：欧阳公既得酿泉，一日会客，有以新茶献者，公敕汲泉瀹之，汲者道仆覆水，伪汲他泉代，官知其非酿泉，诘问之，乃得是泉于幽谷山下，因名"丰乐泉"作亭其上，久而湮废。至今太守发得之，始改今名，由是紫微泉盛闻于天下。今帖所称酒名，岂非滁阳官酿耶?

紫微泉水，味甘。主润肺清心，明耳目，益智慧，生津止渴，利胸膈，通调脏腑，治脾胃火邪，口燥口苦。久饮悦颜色，耐老延年。

八角井水

在滁州仁义馆中。味甘可饮。《述异记》载：蒲人崔韬，过滁宿仁义馆，吏曰：是馆素不利宿者。韬不听。至夜阖户将宿，门欻开虎入，韬惊走避，窃窥之，虎忽褫皮，化一妇，貌殊丽，乃止室中。韬出问之，对曰：君幸无讶。妾家贫，父兄较猎未还，适闻兄至，愿荐枕席。潜被虎皮出，人莫知也。韬悦其容，忘所见，与之寝而潜以皮投井中，且故妇也，遂从之奔归，已生子。他日韬当之官宣城，道经滁，至馆笑谓曰：吾昔遇子于此，记否？同往井视皮，尚在。妇令人取出被身，复化为虎，咆哮而去。

八角井水，味甘。主清三焦火热，润五脏燥涩，治偏正头疼，风邪目痛，寒湿痿痹，拘挛筋急。又治痰痫怪异，惊悸恍惚，颠走狂乱，尸厥倒仆，涎潮迫塞，不知人事。此水与饮，或煎汤液用之。

平疴汤

在和州北四十里。能愈一切众疾。凡抱疴者，近远皆来浴之。梁昭明亦尝赴澡。又名"太子汤"。

平疴汤　但可浴之。治劳瘵羸疾，中风瘫痪，厉风恶疮，一切诸疾。

齐鲁诸泉二十九处

舜泉水〔1〕

在济南府历山下。虞舜耕获之处。

舜泉水，味甘。主解郁消忧除烦，止渴润肺生津，通利六腑。

甘露井水

在济南府历山下。水味甘冽，傍有石镌"天生自来泉"五字。

甘露井水，味甘。主伤寒大热发狂，清肺止渴，调中益气明目。

〔1〕水：原脱，据目录补。本节各泉所缺"水"字，均据目录补出，不另注。

趵突泉水

在济南府城西。水味甘冽，澎湃奔腾，平地涌起二丈余。

趵突泉水，味甘。主吐逆痰涎，哮喘气急，肺胃火邪上冲，喉痹乳蛾。

珍珠泉水[1]

在都司西北白云楼前。平地喷泉，错落如珠。

珍珠泉水，味甘。治阴虚火盛，盗汗发热遗精，梦与鬼交。

杜康泉水

在济南府虞舜庙西庑下。其水极轻，每一升仅十三铢。

杜康泉水，味甘。主消渴，其性轻扬，可以消风解肌，清热散毒。

百脉泉水

在章丘县。曾巩记云：历下诸泉，皆岱阴伏流所发，西则趵突为魁，东则百脉为冠。

百脉泉水，味甘。主解暑气，清火邪，止渴生津，通调经络。

净明泉水

在章丘县。其水至洁，可以祛翳。

净明泉水，味甘。主明目云翳，刮垢磨光，扫荡烟云，增辉日月。

圣井水

在章丘县南危山之巅。其水穿石而出，味甚甘冽。

圣井水，味甘。主癥瘕痞癖，邪气结硬。用此水煎药。

上方井水

在章丘县。其泉从石罅中流出，冬夏不竭。

上方井水，味甘。主清凉肺腑，洗涤垢腻，止渴除热，去中焦积聚。

晏婴井水

在禹城县中。水和胶入药方，亚于东阿矣。

晏婴井水，味甘。治血虚，吐血、唾血、咳血、咯血，女子经漏不止。

锡杖泉水

在临邑县东南方山灵岩寺。隋炀帝《酌泉诗》：梵宫既隐隐，灵岫亦沉沉。平郊送晚日，高峰落远阴。回幡飞曙岭，疏钟响昼林。蝉鸣秋气近，泉吐石溪深。极目禅枝地，发念菩提心。

锡杖泉水，味甘。主消烦止渴，解暑抑火，治丹瘤热毒，焮痛赤肿。

天神泉水

在泰安州泰山之崖，悬流百尺，望之如练。其味甘冽。

天神泉水，味甘。主风寒眩冒，邪气冲心，蛊毒恶气，呕吐痰涎。

铁佛泉水

在泰安州泰岳之间。自铁佛以下，其泉共二十有八，多由平地土石中涌出。或澎湃喷薄腾涌沸溢者，或一线激射，有如洒珠者。其来本自一源，其味亦俱清冽甘美，不甚相远。

---

〔1〕珍珠泉水：目录载其“在济南府”。

铁佛泉水，味甘。主补中益气，调胃固脾，利肺，通水道，治五淋。

石池水

在宁阳县西青石山。其山惟一大石，高四十余丈，周回三里。石池二所，东西行列，类于人功。冬夏澄清，初无耗溢。

石池水，味甘。主清冷脏腑燔焦，滋益天真精髓。虚劳尸疰者，饮之辄治。入肺调诸经，滋肾溉五脏，除烦躁，止热渴。

吕井水

在单县。其井有二，一在城南，一在城北，邑人惠冲之花圃云：金大定间，吕仙翁来游单父，与惠冲为友，徜徉圃中，因浚二井。水初苦涩，掷瓦砾其中，水遂甘冽。二井相去二里许，泉穴相通。北井沉物于中，即于南井浮出。

吕井水，味甘。主调中补精神，益元气，润肺生津止渴，治咳。久饮轻身耐老，悦颜色，泽肌肤。

浣笔泉水

在济宁州东门外，相传太白浣笔处。国朝嘉靖五年，主事白旆筑亭其上。昆山吴扩有诗云：良夜不能寐，闲过浣笔泉。独看池上月，空忆酒中仙。落魄何为者，高风万古传。临流重回首，哀雁下江南。

浣笔泉水，味甘。主解烦暑，生津液，润燥利肺，益智开心。

宣圣墨池水

在济宁州南六十里鲁桥闸下。其水色玄。

宣圣墨池水，味甘。主抑心火，清肺金，益精补髓，以其色黑而入肾也。

托基泉水

在济宁州。水味甘冽。

托基泉水，味甘。主止渴清暑热，降火却[1]，宁心神。

凤山泉水

在东平州东五十里。泰峰环抱，泉水清澈，四面流溢。骚人墨客，多所题咏。味之甘美，与他水不同。

凤山泉水，味甘。主利肺除热，止渴降火，消痰泄忿，下水通淋。

平河泉水

在东阿县南。泉涌地中，汇而为潭，深不可测，相传有龙蛰焉。嘉靖初，郎中杨旦饮其地，欲涸而观之。水决未半，风雨大作乃止。

平河泉水，味甘。主通利脏腑，消除烦渴，去胃火齿痛，口唇生疮。

琉璃井水

在东阿县南。方圆七十二眼，俱以琉璃甃之。相传庞涓所凿。水味甘冽。

琉璃井水，味甘。主伤寒大热发狂，寒热温疟，消渴引饮，烦闷不已。

弇山泉水

在莘县北十三里。后魏武昌二年，泉忽涌出乱石中。宋县令赵嵘建亭其上，复有序以纪之。

---

〔1〕却：疑为“邪”之误，或下有脱文。

弇山泉水，味甘。主吐血，凉心胃及大肠热，下血痔漏，止渴消酒。又治胸中烦热，咽干燥渴，下喘润心肺，消痰涎。

漱玉泉水

在临清州城中。泉味清冽。程篁墩诗云：鸡犬深深曲径通，行行何必问西东。玉泉杨柳交加处，木槿初开一树红。

漱玉泉水，味甘。主肺经火热，咳唾痰涎，烦渴津枯，引饮不休，滋肾水以制燔灼。

楼儿井水

在高唐州城内西南隈。水极清甘，夏月久贮不败。永乐间，朝廷驻跸，以此水上供，酌而甘之，御赐建亭其上。

楼儿井水，味甘。主清肌爽骨，润肺滋阴，止渴生津，消忧蠲愦。

范公泉水

在青州府直西门外。泉水甘冽如醴。以宋范仲淹尝知青州，故人以范公目之。环泉古木阴森，尘迹不到。幽人逋客，往往琴诗试茗其间。有亭覆于泉上，欧阳修、苏轼多所题咏。

范公泉水，味甘。主解炎氛，生窨气，清心胸而祛除烦躁，爽肌骨而振起精神。

香山泉水

在益都县东四十五里香山之巅，孤峰独耸。泉水自春以至严冬，涓涓不竭，味清而冽。

香山泉水，味甘。主止渴利肺气，去心家火热，疗舌痛咽疮。

百丈泉水

在临朐县东南沂山东百丈崖。壁立万仞，形如斧削。泉自山顶而下，洒若飞雨。亦曰"瀑布泉"，宛如庐峰之胜。尚书乔宇诗云：匡庐瀑布天下知，沂山隐在齐东陲。丹崖斗绝三百丈，宛如白龙身倒垂。层峦曲涧何逶迤，松萝荫湿苔藓滋。古今游人到绝少，谁复表此山川奇？平生溪山颇登涉，如此名泉初见之。徘徊尽日不忍去，似觉岩壑生春姿。

百丈泉水，味甘。主解忧郁，消恚怒，除烦躁，生津液，止渴利肺，抑火祛痰。

逄山泉水

在临朐县西二十五里逄山石窦间。泉水甘洁异常。宋末避兵者，多所获济。

逄山泉水，味甘。主凉心热，止肺渴，宁嗽消痰，滋阴益肾。

雩泉水

在诸城县南二十里常山之崖。泉水旋折如轮，清凉甘滑，冬夏若一。宋苏子瞻为县旱祷应焉，作亭其上，名之"雩泉"。又作"吁嗟之歌"以遗东武之民，使歌以祀神焉。

雩泉水，味甘。主解利伤寒热病，天行疫疠不正之气。治鬼疟湿痢，及偏头风痛。

中州泉水四十处

灵池水

在长葛县西四十里少陉山之麓。世传抱朴子习仙于此，亦名"葛仙池"。水味甘冽可饮，旱年祷之辄应。

灵池水，味甘。主补益三焦，调和脏腑，生津止渴，润肺清心。端午日正中时饮一杯，驱百邪，治百病。

涌泉水〔1〕

在禹州城西玲珑山。水味清冽。

涌泉水，味甘。主除热，养毛发，润颜色，滑泽肌肤，止渴治咳。

七女泉水

在禹州城东北七女冈下。水味清冽。

七女泉水，味甘。主霍乱烦满，心腹疼痛，客忤惊邪，止渴润燥。

七泉水

在林县东南。泉出平地，七穴并涌。

七泉水，味甘。治心胸燥热，烦渴不安，悦颜色，安神定志。

万飞泉水

在林县万泉山。泉水飞腾喷薄，响振山谷。

万飞泉水，味甘。主解忧郁忿怒，治胁痛烦闷，呕逆痰水，去宿垢，止口渴。

莹玉泉水

在林县西南玉泉山。泉洁如玉，味甘如饴。

莹玉泉水，味甘。主补元气，润华盖以灌溉诸经；益真阴，遏命门而滋培六腑。

滴乳泉水

在林县天平山。山势平坦，泉水沿石而下，若滴乳然。

滴乳泉水，味甘。主添精补髓，止渴生津，益寿耐老，怡颜黑发。

逗雪泉水

在林县天平山西。泉洁而寒。

逗雪泉水，味甘。主解暑清热毒，止渴除烦闷，治咳逆痰水。

甘露泉水

在林县天平山十八盘之左。泉水甘冽。行人方登十八盘，喘渴流汗，得之如饮甘露。

甘露泉水，味甘。主润肺，定喘急；止渴，清燥热；泻心火，消痞满。

石窦泉水

在林县天平山碧霄峰顶。泉味甘美。

石窦泉水，味甘。治胃火上升，咽喉肿胀，口臭齿痛，牙宣出血。

鉴泉水

在林县天平山。泉出石窦间，其清见毛发。

鉴泉水，味甘。主润肺止渴，解炎暑，治伤寒大热发狂，烦闷不安。

〔1〕水：原脱，据目录补。本节各泉所缺“水”字，均据目录补出，不另注。

金线泉水

在林县天平山。其流细垂如线。

金线泉水，味甘。主咳逆上气不安，痰因火升，胸膈痞塞不快。

珠帘泉水

在林县天平山。泉泻高崖，宛如珠帘之状。

珠帘泉水，味甘。治咽喉疼痛，口舌生疮。抑火升阴，养心济肾。

菩萨泉水

在林县天平山。水极甘冷。

菩萨泉水，味甘。主清心降火，治肺痿劳嗽，阴虚发热，咳唾脓血。

紫泉水

在武安县东南三十里玉赭山。泉侧有仙人王子乔洞，常产九节菖蒲。

紫泉水，味甘。主百病，耐老延年，悦颜色，乌须发，辟谷神仙。

滏口泉水

在涉县西一里。泉水清冷。

滏口泉水，味甘。治痰满痞塞，抑火止渴生津。

饧盆水

在淇县西北四十里石坎下。弯曲如盆，厥味如醴。饧盆水，味甘。主补中益气，止渴生津，润燥止咳，添精助髓。

卫风泉水

在淇县。民间引之溉稻，其米香洁，异于他稻。

卫风泉水，味甘。主助脾胃，补元气，止渴除烦。

涌金泉水

在辉县西北五里。泉涌出，日照如金。

涌金泉水，味甘。主消酒开胃，利小便，生津液，润五脏，悦颜色。

焦泉水

在辉县。泉方丈余，清水湛然，常无增减。山居者资以给饮。

焦泉水，味甘。主和中补脾，解炎滋肾，止渴除烦，消痰下气。

卓水泉水

在辉县西北。平地涌出。

卓水泉，味甘。治烦渴引饮不止，解暑益气，宣通脏腑壅滞，消心下痞。

五色泉水

在济源县。泉中砂石五色，故名。昔卢仝尝居泉傍，有诗云：买得一片田，济源花洞前。仝自号为玉川子，每汲此泉瀹茗，有玉川子饮茶歌。

五色泉水，味甘。治心血虚少，肺经燥涩，火旺上焦，咽喉口齿之症。

沙沟泉水

在洛阳县西南秦山下。水味甘美。

沙沟泉水，味甘。主四肢痛痹，经脉缓纵不仁，头风目痛。

碧玉泉水

在洛阳县东南玉泉山下。水如碧玉。

碧玉泉水，味甘。主生津液，益真阴，溉五脏之焦枯，清四肢之烦热。

龟泉水

在封丘县东中岳嵩山之顶。水味清冽。

龟泉水，味甘。主滋阴补肾，济壬癸以制阳光，假天一而生真水。

灵泉水

在灵宝县南五十里女郎山。唐李德裕有灵泉〔1〕。

灵泉水，味甘。主疟疾往来寒热，梦寐不宁，中恶邪鬼气，辟诸蛇虫。

清泠泉水

在南阳县东北丰山，神耕父处之。水味甘冽。神来时，有赤光笼罩。

清泠泉水，味甘。治伤风伤寒，时气头痛，发热恶寒，狂躁诸疾。

苍龙泉水

在镇平县境竹园内流出。水味清冽，灌溉甚广。

苍龙泉水，味甘。主补脾胃，清三焦，治酒疸发渴，通利五淋。

柳泉水

在镇平县遮山之阳，广五丈余。水味甘美。

柳泉水，味甘。主肺受火邪，喘咳痰嗽，大肠下血痔漏肛痛等症。

灵济泉水

在唐县南。世传灵济禅师，卓锡其地。

灵济泉水，味甘。主消渴，解烦暑，清君相五志之火邪，养十二经络之血气。

天池水

在内乡县东南五十里天池山顶。其水比于帝台浆更寒而冽。饮之者可以已心痛。

天池水，味甘。主消渴，清肺胃火热，已心痛，及四肢麻痹不仁。

流素泉水

在裕州泉白山顶。下流如素练。流素泉水，味甘。主三焦大热，肾脏干涸，津不到咽，唇口燥裂。

圣井水

在裕州境内。其地四面皆下，井居其上，独高仞余，泉常仰溢。

圣井水，味甘。主心腹痛，疰忤邪气，目赤疼，风湿痿痹，寒热鬼疟下痢。

舞泉水

在舞阳县东南。泉水沸腾若舞。

舞泉水，味甘。主心胸烦热，口燥咽干，舌卷唇焦，大渴引饮。

---

〔1〕唐李德裕有灵泉：此下疑有脱文。

莲花泉水

在西平县西北乐、秀二山之间。泉水涌作莲华之状。

莲花泉水，味甘。主益精元，固真气，生津液，滋肺金，养老扶衰，泽肌悦色。

金线泉水

在光州城南岸。宋赵抃诗：玉甃常浮灏气鲜，金线不滴路南泉。

金线泉水，味甘。主润肺生津，清热止渴。除烦躁，解炎蒸。

仙井水

在固始县西五十里仙井山。

仙井水，味甘。主明目，治心腹疼痛，喉痹烦热，痰气上升，腮颊肿胀。

温泉水

在商城县南三十里。浴之能已疡疾。不可饮。

温泉水，浴之已疡疾。不可饮。

玉龙泉水

在汝州城西南。其水莹洁。中秋之夕，阴云蔽月，俯观泉内，魄形自若。昔人有诗：我欲龙泉观夜月，崆峒烟雨阻人行。

玉龙泉水，味甘。治目昏翳，肺气不清，声音不出，润燥止渴。

石龙涡水

在汝州龙泉之侧。四壁千仞，散泉如雨。唐孟效有诗记之。

石龙涡水，味甘。主天行热病，狂躁口渴，明目，清心疮。

三晋诸泉二十五处

芹泉水

在寿阳县二十里。水味甘冽。

芹泉水，味甘。解暑热，治烦渴，益气调中，宁心增智，明耳目。

石瓮泉水

在平定州西北三十里。其深若井，其形如瓮，瓮端覆石。水味甘馨，遇旱祈祷，举杖挑石，石开即雨。

石瓮泉水，味甘。主洒润燥涸，滋灌真阴，制火邪之烁肺金，伐木旺而凌脾土。

妒女泉水

在平定州东九十里。色碧而味甘。妇人袨服靓妆过此，必兴雷雨。

妒女泉水，味甘。主解肌退热，明目除风，益肝胆，利胸膈，消痰涎。

龙跃泉水

在代州西。泉源涌沸，腾波奋发。以巨石投之，水辄喷起数丈。

龙跃泉水，味甘。主心烦气喘，痰涎呕哕，风寒疟疾，止渴生津。

豹突泉水

在雁门城北四十里。平地涌出，厥势雄猛，如豹之突。

豹突泉水，味甘。主润肺，治喘急喉痹，口舌生疮，及大肠痔漏、肛门下坠。

太华泉水

在五台县东北百四十里五台山顶。此山常有紫气，为仙人频来栖止，亦文殊所居之地。唐柳宗元曰：云代间有灵山焉，与竺乾、鹫岭角立相应。其泉亦自甘冽异常，饮之者延年不饥。

太华泉水，味甘。主润肺滋肾源，除烦止燥渴。泉之左右恒有飞仙止息。常有紫气浮空。服之者延年却病成仙。

三珠泉水

在五台县东北百四十里五台山。其水馨冽甘美，异于他水。其沸累累颗颗，圆净如珠。

三珠泉水，味甘。治丹疹热毒，解烦渴，祛炎暑，明耳目，益智慧。

白龙泉水

在岢岚州东二十时。其味甘美，冬温夏凉。

白龙泉水，味甘。主除烦热，止燥渴，清暑和脾，生津液，下逆气。

挝鼓泉水

在赵城县霍山绝顶。泉水涌出，其声如鼓。

挝鼓泉水，味甘。治目生蒙翳及目痛，鼻渊脑漏，耳中疼痛，聤耳汁出，口燥渴引饮。

淡泉水

在解州盐池之北。他水皆咸，此水味独甘冽，故又名“甘泉”，可汲而饮。盐池之水得此水点之，方能煎炙成卤。

淡泉水，味甘、淡。主助胃止渴生津液，和中补元阳，利窍发汗。

止渴泉水〔1〕

一名“天池”。在解州百梯山，山岭峭拔。喷薄汹涌，水花莹洁如雪。澄渟而为池，上有盎浆，名为“止渴”。

止渴泉水，味甘，主润肺经燥热，烦渴引饮不休。生津液，益真髓。上有盎浆，服之不死。

帝台浆

在解州。《山海经》曰：高前之山，其上有水，甚寒而清，谓之“帝台浆”。郭璞注云：今河东解县南坛道山有水潜出，渟而不流，即此处矣。

帝台浆，味甘。主补五脏，生津液，止肺渴，治羸瘵，久服延年不饥。

玉钩泉水

在解州东北二十里玉钩山。其山东西绵亘数里，状如玉钩，故以名泉。

玉钩泉水，味甘。主下气定喘，解渴除热，止吐衄血，消痰治咳。

---

〔1〕水：原脱，据目录补。本节各泉所缺“水”字，均据目录补出，不另注。

明月泉水

在隰州北十里。中有白石，光莹如月，故名。

明月泉水，味甘，主清脏腑，洗涤心胸，益智慧，令人记诵不忘。

涌泉水

在大同府城西北角。泉水清冽，一人汲之不溢，千人汲之不穷。

涌泉水，味甘。止渴利肺，清热蠲咳嗽，明目聪耳，益智慧。

神泉水

在怀仁县城北四十里。泉有二眼，其味甚甘。

神泉水，味甘。主除烦解热，润肺生津，止咳呕，疗疟痢寒热诸疾。

潜龙泉水

在浑源州北岳恒山之东南五十里。旱祷立应，兼能愈疾。

潜龙泉水，味甘。主利胸膈，化痰涎，明目去翳。养肝胆，止消渴。

一斗泉水

在广灵县西北十五里九层山。山有九层，泉出崖口，仅斗许。味甚甘冽，可供百余家。

一斗泉水，味甘。治心胸烦闷，大热燥渴，廉泉津液不至舌下为廉泉穴。抑火清胃。

瑞泉水

在广灵县西四十里。泉水湍瀑奔腾，声如唾玉。

瑞泉水，味甘。主润喉吻，清火热，消胸膈之稠痰，利膀胱之闷涩。

百谷泉水

在长子县西五十步。有泉二所，一玄一白，甘冽异常。相传为神农得嘉谷之处。故名。

百谷泉水，味甘。白者入肺经，止渴治咳逆，消痰涎；玄者入肾脏，滋阴退虚火，生精髓。

玉女泉水

在潞城县西北五里凤凰山顶。深仅五尺，未尝盈竭。泉内时有白气盛出，蒙覆其上则雨。土人谓之“玉女披衣”。

玉女泉水，味甘。主润心胸，清肌骨，消烦暑，止燥渴，益肾生津。

流玉泉水

在孝义县西七十里玉泉山。喷如漱玉，味极甘冽而美。

流玉泉水，味甘。主清肺热，治劳瘵骨蒸，咳吐脓血，阴虚午后发热，止口渴。

悬泉水

在介休县东南四十里徙谷南。四周皆山，中有石磊，横空数仞，周广三里。岩顶有泉，味极甘冽，倒流如瀑布。

悬泉水，味甘。主降逆气，泻心火，止渴生津，消痰润肺，治吐衄，定烦躁。

百聚泉水

在阳城县东二十五里。其泉鼎沸，百流喷腾。

百聚泉水，味甘。治伤寒热邪在内，狂妄不知人，及百合病。

濯缨泉水

在陵川县南山下。水味甘冽。

濯缨泉水，味甘。治邪气著人，如见鬼状，及一切癫痫之症。

备考食物本草纲目卷之三

水部三一类

名泉类二四省

秦陇诸泉六十五处

瀑布泉水

在镇安县西四十里，水甘冷。唐太宗御制诗：东望香炉山，西观瀑布水。飞流三千丈，崩岸数十里。

瀑布泉水，味甘，冷。主推荡陈垢，滋养真阴。治反胃噎膈，利大小便，通痰壅经络，攻注疼痛，腹中结滞。

天柱泉水〔1〕

在山阳县南八十里天柱山。其山壁立万仞，形如天柱。泉当绝顶，清冽可饮。宋邵康节先生隐于此，有诗曰：一簇烟岚锁乱云，孤高天柱好栖真。清泉数酌无余事，免向人间更问津。

天柱泉水，味甘冽。主清心润肺，止渴除烦。益智慧，生明敏，全真养性，补肾滋阴。久饮之，耐老身轻，童颜黑发，延年成仙。

太华泉水

在华阴县太华山之巅。其山削成而四方，高五千仞。远而望之，有若华状。山顶又有池，生千叶莲，服之羽化。泉水状若山雨，滂湃洪津，泛洒挂溜，直泻山下。服之者，延年成仙。

太华泉水，味甘冽。主润肺金。抑心火，补益真元，蠲除燥渴，乌须发，泽肌肤，驻景延年，身轻不老。久服之成仙。

雾谷〔2〕泉水

在华阴县太华峰之西雾露谷。后汉张超于此，能布五里之雾。泉在谷口，色如琼浆，味颇甘冽。

雾谷泉水，味甘。主明目，去目中翳膜；补肝胆，凉心热，止渴生津，消痰下气

---

〔1〕水：原脱，据目录补。本节各泉所缺“水”字，均据目录补出，不另注。

〔2〕谷：原无，据下文补。

定喘，通大小肠，益五脏，利百脉。

苦泉水

在同州洛水之南，泉味咸苦。羊饮之，肥而肉美。谚云：苦泉羊，洛水浆。

苦泉水，味咸苦，不堪烹瀹。羊饮之，其肉肥美。又宜于煎治瘿瘤、痰核、结块、降心火退热药中用之。

重泉水

在同州西北三十里，味甘而美。

重泉水，味甘美。主补中益气，养血脉，厚肠胃。彼地万余顷，皆瘠恶之土，悉赖此水，尽成膏腴。可令亩得十石。

甘泉水

在澄城县西匮谷中。其味澄洁甘美，堪造酒。

甘泉水，味甘。主解渴消暑，除烦躁，清肌骨，降火邪，退肺热，止咳嗽，酿酒味佳。

洗肠泉水

在澄城县西，相传晋佛图澄洗肠于此。

洗肠泉水，味甘。主天行不正之气，取此水饮之，兼洒。

御池泉水

在耀州西北七十里，其味甘馨。

御池泉水，味甘。主胸膈诸热，明目止渴，滋肾脏，伐火邪，益精气，安心神。

温泉水

在武功县太白山。其水沸涌如汤。

温泉水，不可饮，止堪澡浴，可治百病。世清则疾愈，世乱则无验。

平泉水

在永寿县北二十里。泉从平地涌出，味甚清冽。

平泉水，味甘冽。主清利头目，祛豁风痰，止渴消烦，滋阴抑火。

金泉水

在淳化县西三十里。泉涌数穴，清澈无底，味极甘冽而美。人来汲引，见有金光滉漾其中。

金泉水，味甘。主解热郁，行结气，逐风涎，通水道，除燥渴，利胸中厄塞痞闷，治上焦壅满稠痰，降心火，遏肺家受邪。

醴泉水

在洋县境内。其泉涌出，甘冽如醴。

醴泉水，味甘冽。主补五脏，养精神，悦颜色，生智慧，调经脉，止肺渴。

龙泉水

在西乡县南三十里。泉在石穴中涌出，随潮之进退，视其减溢。潮生则水浊，潮息则水清。

龙泉水，味甘、咸、淡不常。主滋养肾经，制伏心火。大抵通潮脉之水，不宜于烹瀹。

圣水

在宁羌州南三十里山崖之畔。一石悬如龙首，水从口吻滴沥而下。过客仰面就饮，味甚甘冽。

圣水，味甘冽。除心烦，凉肺热，止渴，治咳嗽，润燥，疗吐衄；滋养肾经，调伏相火。

三泉水

在沔县大安军东门外濒江石上，有泉如小车轮，品列鼎峙，故名三泉。唐苏颋诗云：三月松作花，春行日渐赊。竹障山鸟路，藤蔓野人家。透石飞梁下，寻云绝磴斜。此中谁与乐？挥涕语年华。

三泉水，味甘。主咳逆上气，喘急不安；解热渴，润肺燥，降心火，消痰涎。

热泉水

在沔县北平地方。泉源沸涌，冬夏汤汤。望之则白气浩然，能瘥百病。赴集者常有百数。

热泉水，不可饮，其下恐有硫黄。可浴之，治内外新久百病。

盘龙泉水

在略阳县西五里盘龙山之下。泉味清冽而美，屈曲萦纡，有若蟠龙之状，故以为名。

盘龙泉水，味甘。治肺热咳嗽，疟疾寒热，呕吐酸水，肝热泪出。

石泉水

在石泉县南五十步。其水清冽，四时不竭，县以泉名。

石泉水，味甘冽。治三焦积热，肺受火迫，咳唾痰血，声哑不清，喉中痰塞，胸满痞闷，阴火上升，一切亢极之症。

玉润泉水

在凤翔府城西北五里，水味甘冽。

玉润泉水，味甘。治火邪有余，口臭齿痛，痰气上攻，头目昏晕。

塔寺泉水

在凤翔府城东三里，水味甘冽。

塔寺泉水，味甘。主消渴烦满，身热咳喘，抑火降痰，润肺生津液。

灵泉水

在凤翔府东北十五里，水味甘冽。苏东坡诗云：金沙泉涌雪涛香，洒作醍醐大地凉。解妒九天河影白，遥通百谷海声长。僧来汲月归灵石，人到寻源宿上方。更续《茶经》校奇品，山瓢留待羽仙尝。

灵泉水，味甘冽。治伤寒温疫，大汗不解，大热狂躁，口渴烦满，疟疾暑痢，邪火炽盛，暴病闷乱，癫痫痰厥之候。

虎吼泉水

在凤翔府城西北二十里，水味甘美。

虎吼泉水，味甘。主肝气有余，易于恚怒，转筋霍乱，腹中疠痛，饮其水愈。

润德泉水

在岐山县西北十五里凤山周公庙之傍。时平则流，世乱则涸。

润德泉水，味甘。主补元气，治劳瘵，泄肺邪，通隧道，降痰火。

流玉涧水

在宝鸡县城南二里许。清流如玉，味甚甘洌。

流玉涧水，味甘。治脏腑积热，口干舌燥，咽喉肿痛，含水漱咽，大效。

九眼泉水

在宝鸡县城南二里。泉出九穴，味特殊胜。

九眼泉水，味甘洌。主润肺生津，止渴除热，宁心神，益智慧。

飞凤泉水

在扶风县城北五十里，明月山之西。

飞凤泉水，味甘。主助文思，壮吟怀，挥毫洒翰，能使笔走龙蛇。

蛰龙泉水

在扶风县城北五十里，明月山之东。

蛰龙泉水，味甘。主雄武略，鼓军忾，舞剑抡枪，能使声销罴虎。

温春泉水

在郿县东南五十里。泉水温暖，故以春名。

温春泉水，不可饮，止堪浴，以疗诸疾。泉清则愈，浊则不灵。

马迹泉水

在汧阳县东南二十里，上有人马足迹。

马迹泉水，味甘。主大渴身热，消烦祛暑，利肺经，止咳嗽，降心火，治鼻洪。

涌珠泉水

在汧阳县南三里，泉涌如珠。

涌珠泉水，味甘。主凉心经，治肝热目昏泪出，解渴除烦，消痈肿疮毒。

西岩泉水

在平凉府西崆峒山之西，泉味甘洌。

西岩泉水，味甘洌。治肺热燥渴，鼻衄吐血，惊狂烦闷不安，谵言妄语作乱。此水清凉，可以立解。又治丹石之毒。

琉璃泉水

在平凉府西三十里、崆峒山之西，水味甘洌。

琉璃泉水，味甘。主补元气，养心神，益智聪明，强阴制火，安和五内。

百泉水

在泾州城西三十五里。泉眼喷出，乱流难计。

百泉水，味甘。主燥渴，除肺热，退心火。治口舌生疮，咽喉疼痛。

玉井水

在临洮府城东二里，玉井峰之巅。井水如玉。

玉井水，味甘洌。治肺热咳嗽，肺痿肺痈，虚劳客热，痰唾稠浊。

龙纹泉水

在兰州允街谷泉眼之中。水纹作蛟龙状。或试挠破之，寻复成龙。将饮者皆退避而走。

龙纹泉水，味甘。主润心肺，治喉痹，降火邪，消痈毒，止口渴。

玉浆泉水

在巩昌府西鸟鼠山。其山绝壁千寻，由来乏水。周武帝时，豆卢绩为渭州刺史，有惠政，华夷悦服。马迹所践，忽飞泉涌出，民以玉浆称之。

玉浆泉水，味甘。主清心抑火，润肺生津。治咽嗌不利，胃中痰热，脏腑清浊混淆，大便滑泄，而小水禁锢不快。

洒玉泉水

在宁远县南玉泉山，流泉如洒玉。

洒玉泉水，味甘。主温疫，天行热病，肠风脏毒，下血血痢，心腹胀满，邪气结热，口渴咽干，黄疸，小便黄如金色。

九珠泉水

在西和县西北。其水夏凉冬温，味甘而四时不竭。

九珠泉水，味甘。主烦满口渴，咽肿疼痛，狂邪惊悸，大热；润肺止咳逆，消痰利胸膈；呕吐酸水，胃中火热，头疼齿痛。

通灵泉水

在西和县东南三百余里通灵山。四山环合，清泉自岩穴飞洒如玉绳。其味甘香而冽。

通灵泉水，味甘。主疟疾，往来寒热，心腹结聚疼痛；温疫时行，惊悸狂邪；妇人产难，及胞衣不下，产后儿枕疼痛；小儿惊风搐搦，痰涎满口，啼叫如见鬼祟。又治大人尸厥之症，并取此水，煎药煮粥，及喷屋四角，无不效验。

盐井水

在西和县南三十里，水与岸齐。味极甘美，饮之破气解郁闷。

盐井水，味甘美。主平肝邪太过，补脾土以滋肺金，伐有余之木，令恚怒之气消，忧郁之气解。其功向来未有知者。

丰水泉水

在西和县南百里仇池山。四面拱立峭绝，险固自然，有楼橹却敌形。绝顶平地，方二十余里。泉如湖水，可煮盐。杜甫诗云：万古仇池穴，潜通小有天。神鱼人不见，福地语空传。近接西南境，长怀九十泉。何时一茅屋，送老白云边。

丰水泉水，味甘咸。主解热清暑，消痰核，利胸膈；入肾经，治阴虚精少，自汗盗汗，腰膝酸疼无力，足胫软弱，不能行履。

玉绳泉水

在成县东南七里万丈潭之左。宋喻涉有“万丈潭边万丈山，山根一窦落飞泉”之句。

玉绳泉水，味甘。治烦渴，肺胃大热，心胸躁闷不安，引饮无度。

进玑泉水

在成县东南十里凤凰山之腰，味甘而冽。

进玑泉水，味甘。主清火热，解燥渴，润心肺，治吐衄血，益智慧，生津液。

饮军泉水

在秦州东四十里。唐尉迟敬德与番将金牙战，士卒疲渴。敬德马忽跑，泉水涌出，三军饮足，至今不竭。傍有鄂国公祠，宋游师雄饮之，赏其清冽，因与叶康直诗云：清泉一派古祠边，昨日亲烹小凤团。却恨竟陵无品目，烦君精鉴为尝看。

饮军泉水，味甘美。主清头目，解肺渴，润燥，凉心热。瀹茗饮之，利六腑，清肌骨，祛暑气。

清水泉水

在合水县西南一里。天雨滂沱，流而不浊，故曰清水。

清水泉水，味甘。主滋益水脏，灌溉真元，降三焦隐伏之火，从小便渗泄而出。

戛玉泉水

在合水县西南七十里，水味甘冽。石崖上刻有唐句云：山脉逗飞泉，泓澄傍岩石。乱垂寒玉筱，碎洒珍珠滴。清波涵万象，明镜泻天色。有时乘月来，赏咏还自适。东坡亦有"骊珠万颗溅清寒"之句。

戛玉泉水，味甘。主解炎蒸，止消渴，消痰利肺气，滋阴益肾经。治汗多为火热所迫，强脾土为木所乘。烹酌更佳。

金沙泉水

在宁州城南一里，其水涌沙如金。

金沙泉水，味甘。主利膀胱水道，热结下焦，小腹硬痛，沙淋石淋。

天泽泉水

在安塞县天泽山之巅，水味清冽。

天泽泉水，味甘。治肺热咳唾痰涎，阴虚盗汗，夜卧少寐，魂梦不宁，腰膝酸疼，腿足无力，心悸怔忡，恍惚健忘。

御甘泉水

在甘泉县南五里岩谷上。其水飞流激射，去地丈许，厥味甘美。隋炀帝游此，饮而嗜之，取入禁内，故县以泉名。

御甘泉水，味甘美。主肺热消渴，心火上炎，口舌生疮，咽喉疼痛，利头脑，明耳目，生津液，润枯槁，通闭，治淋，强阴益髓。

五龙泉水

在安定县东里许，平地石隙中涌出，其声雄吼，味特甘美。

五龙泉水，味甘。主润心肺，利六腑，解烦暑，治燥渴，行水除淋，清痰抑火。

漱玉泉水

在延长县东漱玉岩下，泉出如练。

漱玉泉水，味甘。治心胸烦躁不安、喉吻津液不至，祛暑益气，润肺清心。

一线泉水

在中部县西南。泉出石穴中，如垂一线，味极清冽。

一线泉水，味甘。主除热解烦，清暑润燥，止渴生津液，凉心利水脏。

滴珠泉水

在中部县西南里许。泉出石罅中，滴沥如珠，味甘而洌。

滴珠泉水，味甘洌。主补中益气，和血清神，解暑热，凉心肾。

姜女泉水

在宜君县南八十里。相传杞良之妻，寻夫至此，疲渴甚，仰天而哭，泉忽涌出，味甘而冽，故名。

姜女泉水，味甘。主解渴，灌溉丹田，清凉肺腑，消除大热，滋益真阴。

呜咽泉水

在绥德州城南三里。秦扶苏赐死之处。唐胡曾诗云：举国贤良尽泪垂，扶苏屈死戍边时。至今谷口泉呜咽，犹似当年恨李斯。

呜咽泉水，味甘。主咳嗽，咽喉痛，利水除热。士人饮之，生聪慧贤良。

金积泉水

在宁夏城南二百余里金积山之麓。山多积土，日照之，其色如金。泉自地涌如沸，清冽可饮。

金积泉水，味甘。治口渴，生津液，止吐血，下热痰，祛烦暑。面垢唇焦，脉伏欲死者，饮一杯愈。

酒泉水

一名金泉。在肃州卫，其色如金，厥味如酒。

酒泉水，味甘洌。主和脾胃，调血脉，养心神，走经络，止渴生津。

红泉水

在凉州卫，其水绀色。

红泉水，味甘冽。治霍乱呕逆，及膀胱奔豚气。调中利水，止渴除烦躁，通关开胃，手足转筋，心病鬼疰，明目定心。去小儿热，酒后面赤。治女人赤白带下，胎前腹中疼痛，产后儿枕痛。洗癣疥，灭疤痕。洒屋壁，祛蚊蚋。

咽瓠泉

在蓝田县北十七里。唐李荃遇骊山老母，授以《阴符经》。既毕，令荃携瓠汲泉，因而不见，故名。

咽瓠泉，味甘。主补元气，壮精神，除百病，消忧愤，服之既久成仙。

石门温泉水

在蓝田县西南四十里。此地雪落即融。唐时有异僧之云：必温泉也。已而掘之，果然。凡有病者，饮之辄愈。

石门温泉水，味甘。治心腹寒痛，伤寒寒热，疟痢泄泻，劳瘵膈气反胃，鼓胀黄疸，一切疯症。

冰井水

在蓝田县玉案山，他水流入辄成冰，经夏不消。长安不藏冰，但于此地求取。

冰井水，味甘。主解热毒，消丹瘤；治实火，眼目暴发肿痛。

飞泉水

在盩厔县东南五十里，泉味甚甘，饮者愈疾。

飞泉水，味甘。治天行时病，冬月正伤寒，春温夏热病，秋月暑湿疟痢，眼目赤肿，丹瘤疮疖。

浪井水

在三原县，不凿自成。王者道德，则水清冽而溢。

浪井水，味甘。主补益真元，消除烦渴，润肺生津。

泽多泉水

在渭南县西十里，水味甘冽。

泽多泉水，味甘。治五脏不足，益智慧。

三楚诸泉三十八处

桃花泉水[1]

在兴国州南十五里桃花尖下桃花寺中，甘美无比。里人用以造茶，味胜他处，今号曰“桃花绝品”。宋王琪诗云：梅雪既扫地，桃花露微红。风从北苑来，吹入茶坞中。

桃花泉水，味甘。主补益真元，荣养脏气，消暑解酒，止渴生津。

九真泉水

在汉阳县九真山九真庙侧，水味甘冽。

九真泉水，味甘。主滋荣脉络，利肺通淋，止咳嗽。

茶泉水

在蕲水县东凤栖山下。唐陆羽烹茶所汲，水味甘美。

茶泉水，味甘。主补精神，调和脏腑，生津液，解热渴，利水道，破五淋。

玉虹泉水

在罗田县东二里。宋何锡尔有“半岭泉鸣通古涧，千寻水泻接狂澜”之句。

玉虹泉水，味甘。主泻阳养阴，抑心滋肾，止咳逆，下痰。

雪岩井水

在罗田县东四十里雪岩之顶，井深数十丈，喷泉如雪。

雪岩井水，味甘。主脏腑大热，伤寒阳邪传里，发斑黄，狂乱，大渴烦闷。

宋玉泉水

在承天府学泮池侧。其泉清冷湛冽，异于他水。

宋玉泉水，味甘。主消痰涎，润肺燥，凉内热，止咳嗽，通利小便，清解炎暑。

五泉水

在京山县横岭下，泉有五穴，涌如鼎沸。

五泉水，味甘。主凉心益肾，润燥滋阴，止口渴，去目翳，消除烦热。

---

〔1〕水：原脱，据目录改。本节各泉所缺“水”字，均据目录补出，不另注。

新罗泉水

在京山县石人山下。昔有新罗僧修行于此。

新罗泉水，味甘。主除风寒入于脑府，眩晕时作。又治肺火上升，面红鼻赤。

白玉泉水

在京山县之宝香山顶，水味甘冽。

白玉泉水，味甘。主消酒热，治咳喘，润心肺，凉胸膈，止烦渴。

珍珠泉水

在京山县子陵洞中，水味甘冽。

珍珠泉水，味甘。主长毛发，滑肌肉，舒筋健骨，解百毒，退淫泆之火。

八角井水

在京山县西南八十里，梁高僧演教之所。其水甘冽澄澈，异于他处。

八角井水，味甘。治肺经火盛，咳嗽吐红，痰中有血丝、血屑。

蒙惠泉水

在荆门州西一里，蒙山之下。北曰"蒙"，其水常寒；南曰"惠"，其水常温。唐沈传师诗：京洛[1]马骎骎，尘劳日向深。蒙泉聊息驾，可以洗君心。

蒙惠泉水，味甘。主清心明目，降火除热。

惠泉　味甘。主润肺止渴。

珠玉泉水

在荆门州郏石山之麓。水二派：南出珠，北出玉。

珠玉泉水，味甘。主润肺生津止渴，益精神，悦颜色，泽肌肤。

玉泉水

在当阳县南三十里玉泉山。郭璞《游仙诗序》谓此泉潜行九万八千里，来自西域天竺，注震旦者也。

玉泉水,味甘。主行结气，开通郁滞，荡涤胸膈中邪气，止渴生津，治肺热。

温泉水

在应城县西南六十里京山之巅，深净如鉴。闻人声则汤发，可以焊鸡。李白诗云：神女没幽境，汤池流大川。阴阳结炎炭，造化开灵泉。地底烁朱火，沙傍歊素烟。沸珠濯明月，皎镜涵空天。气浮兰草满，色涨桃花然。散下楚王国，分浇宋玉田。独随朝宗愿，赴海输微涓。

温泉水，大抵热水不可饮，下有硫黄，只宜洗浴，以疗疮疥。

驴泉水

在随州北九十里驴泉山上。大旱不涸，山石卤润。牛马经过，贪其味甘，不能去。土人云：牛马解逸，即于此山寻之。

驴泉水，味甘微咸。主补脾益肾，抑火消痰。牛马饮之肥壮。

〔1〕洛：疑为"路"之误。

金沙泉水

在宜城县二里。其泉造酒甘美，世称“宜城春”，又称“竹叶春”。梁元帝诗：宜城醖酒今朝熟，停鞭系马暂栖宿。温庭筠诗：宜城酒熟花覆桥，沙晴绿鸭鸣咬咬。

金沙泉水，味甘。主补五脏，生津液，润肺，止口渴，和脾，利胸膈。

一碗泉水

在南漳县西三百里。石上有坎，水出坎中，仅容一碗。味甚清甘，取之不竭。

一碗泉水，味甘。主清心润肺，解渴，祛烦暑，除热，散酒势。

甘泉水

在枣阳县东北四十里。水出石穴中，味甘而冽。

甘泉水，味甘。主和中补脾，益元气，利诸经。止渴除烦，消痰降火。

灵泉水

在枣阳县南五十里古灵寺傍。其泉与西蜀相连。昔泉上浮一木鱼，刻云《西蜀某寺记》。

灵泉水，味甘。主风虚眩冒，咳逆痰涎，恶气攻冲，腹中疼痛。

竹泉水

在松滋县南，泉水清冽。宋至和初，苦竹寺僧浚井得笔。后黄庭坚谪黔过之，视笔曰：此吾蛤蟆碚所坠。固知此泉与之相通。其诗曰：松滋县南竹林寺，苦竹林中甘井泉。巴人漫说蛤蟆碚，试裹春茶来就煎。

竹泉水，味甘。主润五脏，悦颜色，益精神，荣肌肤，清泠肺腑，止渴生津。大略与蛤蟆碚水相同蛤蟆碚水见前名水类内。

永庆井水

在岳州府东山绝顶，其水清冽。

永庆井水，味甘。主解酒势及诸丹石药毒，止渴滋肺，生津。

云母井水

在华容县东三十里墨山下。泉出味甘而流长。地产云母。李华诗序云：“墙壁道路，炯如列星；井泉溪涧，色皆纯白”是也。

云母井水，味甘。主除邪气，安五脏，益精明目，止渴生津液。久饮之，轻身延年。

子真井水

在平江县梅仙山，梅子真隐处。水味甘冽。

子真井水，味甘。主凉心热，降肺火，益精，去目睛膜翳，止渴消暑。

碧泉水

在湘潭县西南七十里。唐天宝间，石穴中泉忽涌出，色如拖蓝。投物其中，色皆苍翠。宋胡安国创碧泉书院于此。

碧泉水，味甘。主补肾明目，醒酒，除大热，消烦躁，止口渴。

醴泉水

在醴陵县北五里陵上，泉涌如醴。其味极甘，因以名县。县西五里有凤凰山，与梧桐山对峙。古者云：凤凰非梧桐不栖，非醴泉不饮。故此三山相为左右。

醴泉水，味甘。主补精神，滋荣五脏六腑，增智慧，令人强记不忘。

小沩泉水

在醴泉县东二十里小沩山。众峰环绕，湍流中溅。

小沩泉水，味甘。主清心抑火，养胃和中，止渴除烦，消痰利气。

芗泉水

在湘乡县城中。泉香如椒、兰，酿酒殊胜。若参以他水，其味辄变。

芗泉水，味甘。主和脾益胃，补助真元，润涸生津，除烦退热。酿酒味极甘馨，久贮不败。

洣泉水

在酃县境内。泉不常见，遇邑政清明，年谷丰稔，其泉澌然如米泔瀑涌，饮之可以愈百病。

洣泉水，味甘。主补五脏，养精神，疗百病，悦颜色。久饮之，延年不饥。

碧云泉水

在桂阳州治圃中，水味甘冽宜茗。

碧云泉水，味甘。主清神思，遣睡魔，益气调中，生津止渴。

龙山泉水

在宝庆府城东八十里龙山顶上，泉如潮涌。

龙山泉水，味甘。主解酒热，润心胸，治喘咳痰涎，咽喉疼痛。

如意泉水

在零陵县福田山塔下，水味甘冽。

如意泉水，味甘。主润五脏，利六腑，止渴，滋养肌肤，和悦面容。

七胜泉水

在道州东郭，石穴出水。

七胜泉水，味甘。主灭除五志之火，滋充两肾之阴，解酒热，消烦躁。

愈泉水

在彬州城中，泉水清冷甘美。有患疾者，饮之立愈，故名。

愈泉水，味甘。主伤寒伤风，天行时病，疟痢霍乱，咳嗽目痛，劳瘵鼓膈，中风瘫痪，手足痿痹，厉风鼻崩、眉脱。

剑泉水

在彬州城内康泰坊。泉自石罅中跃沙而出。浮休居士张舜民刻铭其上。

剑泉水，味甘。主祛邪气，解酒消风，除热止渴，明目，生津液。

圆泉水

在彬州南灵寿山石室下。陆羽《茶经》品为第十八水。

圆泉水，味甘。主润肺止渴，荣肌肤，发腠理，滋益华池，开明智府。

崔婆井水

在常德府城西三十里。宋时有道士张虚白尝饮酒姥崔氏，不责以偿，经年无厌。乃问所欲，答以

“江水远，不便于汲”。道士遂指舍傍隙地，堪为掘井。不数尺，得泉甘冽，异于常水。

崔婆井水，味甘。主养精神，滋五脏，充百脉，利三焦。久饮令人肥白悦泽，延年不老。

莱公泉水

在常德府城北六十里甘泉寺中。宋寇准南迁日，题于东楹曰：平仲酌泉，经此回望，北阙黯然。未几，丁谓又过之，题于西楹曰：谓之酌泉，礼佛而去。后范讽留诗于寺曰：平仲酌泉回北望，谓之礼佛向南行。烟岚翠锁门前路，转使高僧厌宠荣。

莱公泉水，味甘。主益肾明目，开心，通神明，增智慧，消酒除热，五脏烦热，脾火燔灼，多食易饥，四鼓[1]瘦削，补阴。

西江泉水七十三处

洪崖井水

在南昌府西四十里西山翠岩应圣宫之间。飞流悬注，其深无底。僧善权诗：水发香城源，度涧随曲折。奔流两崖腹，汹涌双石阙。怒翻银汉浪，冷下太古雪。跳波落丹水，势尽声自歇。散漫归平川，与世濯烦热。飞梁瞰灵磨，洞视竦毛发。连峰翳层阴，老木森羽节。洪崖古仙子，炼秀捣残月。丹成已蝉蜕，井旧见遗烈。我亦小道山，浮杯爱清绝。攀松一舒啸，灵风披林千。尚想骑雪精，重来饮芳洁。

洪崖井水，味甘。主除烦热，降肺火，凉心清胃，治咳消痰，明耳目，利小便，益智调中，宁神定志。又治惊痫、邪气狂妄之症，此水饮之。或以送下诸丸丹及煎治汤液。

孝感泉水[2]

在丰城县西南八十里道人山。宋绍兴中，少卿曹戬避地寓此，其母喜茗饮，山初无井，戬乃斋戒吁天，斸地才尺，而清泉涌溢，味甚甘冽。

孝感泉水，味甘。主清心止渴，润肺生津，益气和中，延年养老。

圣井水

在进贤县南廿里麻姑山麻姑观之东。冬夏如一，味甘而冽。每风月澄静之夕，辄有步虚及钟磬声。

圣井水，味甘。主清肝经风热，明目去翳，目眵泪出，止渴除烦。

温泉水

在奉新县西八十里九仙山。其水一温一沸，涌出道间，往来皆得浴焉。

温泉水，不可饮，止堪澡洗。治一切寒湿痿痹之症及疮疡疥癣。

〔1〕鼓：疑为“肢”之误。
〔2〕水：原脱，据目录改。本节各泉所缺“水”字，均据目录补出，不另注。

分水泉水

在靖安县东北七十里之梅崖。

分水泉水，味甘。主风邪入于肝经，筋脉不遂，头眩目昏，耳鸣火旺。

双井水

在宁州三十里外，黄山谷所居之地。土人汲以造茶，为草茶第一。鲁直送双井茶与苏子瞻诗云：人间风日不到处，天上玉堂森宝书。想见东坡旧居士，挥毫百斛泻明珠。我家江南摘云腴，落硙霏霏雪不如。为君唤起黄州梦，独载扁舟向五湖。

双井水，味甘。主清神思，益五脏，利百脉，通闭塞，开窍，除淋，消烦止渴。

喷雪泉水

在高安县西北六十里。吕仙翁游憩时，以剑插地，而泉喷出。

喷雪泉水，味甘。主凉心经积热，滋津液久枯，治头目昏眩，痰壅咳逆。

真君井水

在上高县西九十里万松山法忍寺。寺初无井水，以行汲为病。旌阳许真君过之，拔剑插于千山之间，水泉涌出，味极甘洌。

真君井水，味甘。主润肺清心，益阴补肾，祛百疾，固真元。久饮之，延年。

五色泉水

在新昌县西十里净慧院。土人取而酌之，五色鲜莹。

五色泉水，味甘。主消烦渴，补五脏，养精神，悦颜色。久饮不饥、辟谷。

聪颖泉水

在新昌县北五十里吉祥山，味甘洌。相传久饮令人颖慧。

聪颖泉水，味甘。主清热止渴，润肺滋阴，益智慧，开迷懵。

西峰井水

在饶州府南百里。唐西峰禅师以锡杖插地而成此井。味甚甘洌，虽大旱不竭。

西峰井水，味甘。主洗涤胸膈垢腻，消胃中痰涎，利耳目，除烦热，消痰嗽。

乳泉水

在乐平县西四十里石研山。色白味甘如乳。

乳泉水，味甘。主补中助胃，益血添精，宁心志，止烦渴，消痰涎，降逆气。

马祖泉水

在安仁县东马祖岩。其水从山腰直下，飞泻百余丈。

马祖泉水，味甘。主消渴大热，养气和中，荡去胃中宿垢痰涎，补益心经神衰血耗。

谷帘泉水

在星子县西三十五里。瀑广如帘，布岩而下者三十余派。陆羽《茶经》品为第一。味极甘美而馨。

谷帘泉水，味甘。主润肺清心，补中益气，安和四体，总理百骸，止渴生津，涤烦消垢。久饮之，悦颜色，乌髭须，黑发鬓，延年辟谷。陆鸿渐品为第一。

瀑布泉水

在星子县西十五里匡庐山开先寺之侧。桑乔山疏云：瀑布源出汉阳，方冬泉脉微弱，循崖而流，涓涓然如一线。春夏泛滥，直落霄汉间，如垂匹练。日光灼之，灿烂作黄金色。倏忽为惊风所掣，则中断不下。久之，忽飘入云际，如飞球卷雪、迸珠散玉，顷刻万状，殆难以名言也。庐山之南，瀑布以十数，皆待积雨方见，惟开先之瀑不穷，挂流三四百丈，望之如悬索。水之所注处，石悉成井，深幽不可测。

瀑布泉水，味甘。主补精神，益脏腑，润燥止渴，降气消痰，清利头目，泽滑肌肤。久久饮之，返老还童，变白为黑。

温泉水

在建昌县黄龙山下。其水四时常暖，以生物投之即熟。白居易诗：一眼汤泉流向东，浸泥浇草暖无穷。骊山温水因何事，流入金铺玉甃中。

温泉水，暖脾胃，和血脉。不宜常饮，止可洗浴，治诸疮疥。

神泉水

在九江府南二十五里锦绣峰下。道士皇甫坦斸庵侧，应手出泉，味甚甘冽。

神泉水，味甘。主消渴身热，烦满口渴，利胸膈，化痰涎。久饮明目轻身。

甘泉水

在德化县南甘泉驿之傍。泉极甘冷，饮之有余香。

甘泉水，味甘。主清心补脾，润燥滋化源，益肾强阴，固虚理羸弱。

天池水

在九江府西南五十里山谷中，四时湛碧，澄泓不竭。

天池水，味甘。主润肺经火燥，滋肠胃焦枯，治老人痰咳虚嗽。

乌石泉水

在德安县北八里乌石山之半。味甚甘冽，行者利之。

乌石泉水，味甘。主和中降火，解暑消烦，明耳目，利胸胃。

黄浆泉水

在彭泽县东南四十里黄浆山之顶。泉水莹洁，隆冬不涸。宋黄鹏举诗云：清泉彻底莹无泥，唤作黄浆恐未宜。若见洞仙还寄语，佳名当换碧琉璃。

黄浆泉水，味甘。主清心润肺，解暑消酒。令人身轻不饥，肌肉悦泽，明目益精，利小便，除淋闭，湿热黄疸，小腹满痛。

玉壶泉水

在彭泽县南四十里壁山。下有玉壶洞，泉流不竭，味极甘冽。宋时县僚祈雨山中，见石壁有题诗云：洞前流水碧如苔，洞口桃花扑面开。转头望断意不断，长啸一声须再来。墨迹未干，亟追之不得。

玉壶泉水，味甘。主补五脏，安精神，益气除热，解渴消暑，去酒积。

生生泉水

在广信府城察院堂西。皇明余姚翁大立记云：嘉靖丙午，予以刑部郎中，审录江西。逾年五月至广信，即御史台居之。将复命，从史皆病疫。台中有怪物，状类狗而大。每夜分即来，来即餐厨具去。缭垣无窦，扃户皆弗启也。时信城大疫，民间鸣金伐鼓驱疫鬼，声彻昏晓。从史闻之，皆恐恐畏死，泣且告予。予乃肃衣冠，藏灯密室待之，夜分果来，命隶人遮击，击数百乃死，疫者疑稍解。忽梦神人语曰：君从者病，惟天乙生能治之，明日且至。明日为六月朔也。予蚤起戒门者曰：有称天乙生者至，毋留门。日晡无报至者。予循除散步，且疑且思。忽堂之西偏，有地津津然。以物发视，至尺许，清泉涌出。窦从乾方来，若喷沫状，饮之寒且甘。予喜曰：天乙生水，神人告我哉！遂命疫者，人饮数瓢即愈，既而城中疫者群饮之，无不愈。乃命工采石甃为井，而名曰“生生”。

生生泉水，味甘。主伤寒寒热，头目疼，骨节痛，烦渴大热，疫疠时行，四时不正之气，着人成病，及疟痢霍乱，痰厥迷闷。

岩山泉水

在广信府北岩山石壑中。味甘而冽。

岩山泉水，味甘。主润肺经火燥，止口渴，解暑热，消酒积。

一滴泉水

在广信府西南数里南岩石穴中。朱晦翁诗：南岩兜率境，形胜自天成。崖雨前楹下，山云后殿生。泉堪清病目，井可濯尘缨。五级峰头立，何须步玉京。

一滴泉水，味甘。主消宿酒，除烦渴，治头风颠倒昏眩，耳鸣目痛。

天井水

在广信府铜山之顶。井广丈余，上有倒悬石，可四五丈，如莲花覆盖。其水碧色，莫测浅深，春夏不增减。天欲雨，井中即有白雾上腾。

天井水，味甘。主润肺渴，生津液，凉心肾，治血枯，除烦热，狂闷不安。

冰壶泉水

在铅山县南六十步教场山下，泉水清冽。

冰壶泉水，味甘。主清心胸，退实热，益气除烦满，明目，利小便。

石井水

在铅山县东北四里资圣院之后，周回六丈，深二三丈，有岩去水二丈，三面回抱，瞰于井上，石文隐起，错镂垂下，如莲花倒生。县多胆水，味涩，此水独甘。其流昼夜涓涓不息。

石井水，味甘。主明目，利耳窍，清心益肾，润肺生津液，除热止咳。

石龙泉水

在抚州府西南三十里。泉上有石如龙形，头尾鳞甲皆具。泉水澄澈甘美。谢竹友有“揭来龙泉上，杖屦随沙鸥”之句。

石龙泉水，味甘。主益肝明目，止目泪，除风，荣养阴血，黑发乌须。

马蹄泉水

在抚州府西四十里龙会山，有四穴如马蹄，水清冽。

马蹄泉水，味甘。主清胸膈，涤胃腑，利小便，治淋沥，止渴除热。

崇仁泉水

在崇仁县西四十里崇仁山绝顶。泉水冬夏不竭。吴曾诗云：有泉何自来，但觉声涓涓。萦纡若蛇走，往注山腹田。

崇仁泉水，味甘。主利头目，润心肺，定喘急，消痰涎，荡去膈中垢腻。

伯清泉水

在金溪县东二里。泉出石穴中，味甘而冽。

伯清泉水，味甘。主滋润肺经燥热，清凉脏腑燔炽，生津止渴，补髓填精。

石眼泉水

在金溪县东二里。水从石罅流出，味极清甘，冬夏如一。

石眼泉水，味甘。主除劳热咳嗽，涕唾稠黏，肺痈肺痿，云门、中府隐隐作痛。

月窦泉水

在金溪县南四里翠云山。有岩洞，正圆如月。泉出其中，味特甘美。陆梭山诗云：玉兔爰作泉，饮之化为石。规圆立山趾，万古终不息。应厌旧经躔，盈虚多阙夕。自从寄兹踪，表表无晦蚀。光彩虽轮埋，体素得不易。神物岂终潜，早晚照九域。

月窦泉水，味甘。主滋阴益血，润肺生津，解暑除烦，消痰止渴。

跃马泉水

在金溪县翠云山。泉水涓涓，清甘味胜。曾艇斋诗云：山灵从何来，崩腾跃万马。初疑夫差军，水犀光照夜。又疑于与战，声撼武安瓦。森然毛骨竦，舌拄不能下。对此神骖姿，可以一战霸。

跃马泉水，味甘。主除呕吐霍乱，痢下里急，窘迫不快，寒热鬼疰。

试茗泉水

在金溪县翠云山。味清冽而甘，颇为诸泉之胜。王安石诗云：此泉地何偏，陆羽未曾闻。坻沙光散射，窦乳甘潜泄。灵山不可见，嘉草何由啜。但有梦中人，相随掬明月。

试茗泉水，味甘。主清心家火热，消膈上稠痰；止渴解酒，祛炎[1]润肺。

玉斧泉水

在金溪县南涂黄岭下。宋提刑邹极置别墅于其傍。时有道人，自称姓吕，来辄索酒。饮酣假枕，公以珊瑚枕与之，戏掷地而碎，袖往井中浣濯复完。随于井上书“玉斧泉”三字。人于井上顿足，则起二泡，合成“吕”字。又传洞宾于郝壁间，画一圆圈，径不满寸，楼阁女乐皆具焉。洞宾跃入，图亦渐褪。夫人急以衣裾印之，遂成一图，子孙世藏于家。

玉斧泉水，味甘。主润肺止渴，除热保神。久饮辟谷，不饥延年。

鳌头泉水

在金溪县治前鳌头山。其山下瞰溪流，如灵鳌赴海之状。泉当山之腰，涓流不穷，味甘而冽。

鳌头泉水，味甘。主清心益胃，利五脏，调诸气，降各经火邪。

玉女盆水

在建昌府东十里芙蓉山之顶。上有磐石，周回十数尺，盆深仅尺。泉涌味甘，寒暑不竭。

玉女盆水，味甘，主补五脏六腑，益精神血脉，润燥生津，利痰治咳。

〔1〕炎：似当作“痰”。

丹泉水

在建昌府西三谷石穴内，丹砂中流出。

丹泉水，味甘。主镇心神，除惊狂，凉烦热，悦颜耐老。久饮，返迈成童。

神功泉水

在建昌府麻姑山三峡桥。泉出石隙中，味极甘冽。取以酿酒，即麻姑酒也。故老相传：先年泉出如酒，色微红，饮之醉人，想为诸仙丹液。后人以秽器取之，色变味淡。然比他水，尤胜绝。

神功泉水，味甘。主补五脏六腑，荣养肌肉血脉，生精神，治五劳七伤。久饮，轻身不老，延年辟谷，役使鬼神，飞行羽化。

乳泉水

在广昌县西北七十里圣栖岩。泉水甘冽，宜于烹瀹。古诗云：妙哉双古乳，玉液清涓涓。攀萝蹑石磴，一饮消烦煎。

乳泉水，味甘。主润肺除热，生津止渴，益精神，通脉络，利耳目，悦颜色。

灵泉水

在广昌县东北二十里宝陀岩。疫者得杯勺辄愈。国朝冢宰何文渊诗云：仙人西方来，手持白玉斧。劈开苍石岩，云烟互吞吐。高空千余丈，深阔三十步。四时总是秋，六月不知暑。清泉缭石涧，香风绕窗户。云移树影斜，花落鸡唱午。龙归月正圆，犬吠天欲曙。山摇觉撞钟，林响初击鼓。天台与蓬岛，未必能胜此。来游住三日，酷爱神仙府。题诗镌石壁，记我为岩主。

灵泉水，味甘。主清心火，除肝经风热，明目退翳，治温疫头疼大热。

佛面泉水

在广昌县德兴里。从石壁中涌出，洁白如乳，泡沫皆肖佛面。

佛面泉水，味甘。主清肺除热，益五脏，消宿酒，解暑毒，生津液，消烦渴。

鸣玉泉水

在金溪县翠云山。泉声淙淙如鸣珮，味甘冽。谢迈诗云：山路秋阳何赫赫，山亭凄凉多秋色。岂惟醉耳玉琮琤，照眼寒光如练白。旧闻瀑布垂云间，恍疑银河堕天阙。西望香炉不得往，个中元有小庐山。

鸣玉泉水，味甘。主凉心膈，益肌肉，保肺气，去面上皯黯，好颜色。

黄蜂泉水

在金溪县西三十里。宽不盈亩，而泉脉星灿，多于蜂房，味甘宜饮。

黄蜂泉水，味甘。主益脾胃，养肝血，止呕逆，明目，去目中障翳。

府治泉水

在吉安府治垣壁中石隙流出。其源来自安福，味极甘美，宜于烹瀹，为郡中第一。元时监郡者增培府治基址，泉逐涸焉。国初莫已知为守，夷平之．泉涌如喷珠。

府治泉水，味甘。主补益精神，滋荣脏腑，除燥热，止烦渴。

东坡井水

在庐陵县米巷。相传东坡游清都，曰：此地好开井。市人随指处浚凿，得泉甚甘冽。

东坡井水，味甘。主清胸膈，凉三焦，降有余之火邪，滋不足之真水。

观山泉水

在泰和县观山。从石穴中涌出，冬夏不竭，味甚甘冷。黄鲁直有“观山平尺夜泉寒”之句。

观山泉水，味甘。主清肺除热，利窍通淋，开心益智，止渴生津液。

玉溪泉水

在泰和县西五十里传担山绝顶。凡四十八窍而合为一者，又名六八泉。味极清冽。

玉溪泉水，味甘。治伤寒瘟疫大热，口渴烦闷，胸膈痞满，噫气吞酸。

圣岭泉水

在永丰南二十里圣岭之巅。深阔丈余，大旱不涸，每风雨晦冥，见有金鸭出没其中。

圣岭泉水，味甘。主五脏邪气，肠胃痼热，心胸浮热，消渴，利小便。

醴泉水

在永丰县南百六十里，宋杨仙师所居之地。土人艰于行汲，师以柱杖卓地，水涌出如醴。

醴泉水，味甘。主补中益气，安和脏腑，悦颜耐老，延年不饥。

龙洞泉水

在龙泉县西北五十里蓬莱岭。泉水直垂百仞，味极甘冽。

龙洞泉水，吐甘。主治中风风邪，头目脑角痛，手足拘急不能动。

聪明泉水

在永新县二十里外义山下。水出石中，甘冽宜茗。宋刘沅诗云：义山之下有灵泉，泉号聪明自古传。四百年中三出相，不才何幸继前贤。

聪明泉水，味甘。主补元气，滋肾阴，开达心孔，益人智慧。

浆山泉水

在永宁县西三十里浆山之顶，味甚甘冽。

浆山泉水，味甘。主和脾胃，补不足，除热止渴，利肺宁志，扶衰养老。

仙井水

在永宁县南郑溪。相传此地苦无井，是吕仙经此，取碗覆米于地，指曰：七日后当得泉。如期启碗，上陷而水涌，味甚甘。

仙井水，味甘。主消烦热，益精神，多睡而能醒，少睡而能寐。

醴乳泉水

在新喻县西三十里。黄山谷尝过此，饮而甘之：曰：惜张又新、陆鸿渐辈不及知也！因题其傍石柱曰“醴乳”。

醴乳泉水，味甘。主补益精神，滋充百脉，安五脏，利三焦。

白乳泉水

在峡江县南四十里玉笥山。

白乳泉水，主养老人血液衰，大便秘涩，上冲胃脘，食不纳。

宜春泉水

在宜春县侧。从地涌出，夏凉冬温，澄碧如鉴，莹媚如春。味极甘冽，饮之宜人，故以名县。

宜春泉水，味甘。主和脾胃，润三焦，益五脏，悦颜色，延年耐老，清热止口渴，明目利小便，滑泽肌肤，返白还黑。

磐石泉水

在宜春县江心，有石如枰，大可五尺，平坦可甃。游者每至此，酌水为乐。宋黄叔万诗云：离火自天烁，温泉由地生。我来须晓汲，聊用濯尘缨。

磐石泉水，味甘。主消烦渴，清暑热，润肺生津，蠲痰止咳。

神泉水

在分宜县南二里钤冈。泉水可以愈疾。唐张景修有“江抱罗村盘玉带，地开石井涌银涛”之句。

神泉水，味甘。主辟厉气，治伤寒时疫，噎膈反胃，霍乱吐逆。

廉泉水

在赣县东南隅光孝寺。宋元嘉中，一夕忽涌地为泉，时以归功太守，故名。苏子瞻诗云：水性故自清，不清或挠之。君看此廉泉，五色烂摩尼。廉者为我廉，何以此名为。又云：赣水雨已涌，廉泉春未流。同烹贡茗雪，一洗瘴茅秋。

廉泉水，味甘。主清凉脏腑，荡涤垢腻，止口渴，祛炎暑，消烦煎。

甘酸泉水

在雩都县东紫阳观内。泉水甘酸，间日易味。甘日汲以酿酒，特美。宋洪迈四言诗云：毖彼甘泉，出自东方。发源雩山，钟于紫阳。冰清玉洁，派深流长。君子至止，鉴亦有光。挹之不竭，漱玉流芳。

甘酸泉水，主养脾胃，充肌肉，益肝胆，荣筋脉、爪甲，黑须发，取以酿酒最佳。

葛仙泉水

在兴国县西北二里，治平观外。井深三十余尺，底有巨石，泉从窍中涌出，味特甘美殊胜。

葛仙泉水，味甘。主益精神，补五脏，滋荣血脉，却疾延年。

玉珠泉水

在兴国县东十五里灵山之麓。其味清冽，冬夏如一。

玉珠泉水，味甘。主润肺，消烦热，滋阴退虚火，生津液，解暑渴。

仁峰泉水

在会昌县西百里仁峰石室内。冬夏不涸，饮之可以愈疾。

仁峰泉水，味甘。主治风邪中人，偏枯瘫痪，口眼歪斜，四肢不举，伤寒时气，疟痢吐下。

陆公泉水

在瑞金县西南一里。宋大观中，县尹陆蕴，搜寻胜迹，得宋人陆藻“轩前山色依然绿，溜下泉声漱玉寒”之句，因于石窦间浚得此水，故以其姓名泉也。

陆公泉水，味甘。主凉三焦火热，润肺经燥涸，生津液，止烦渴。

飞锡泉水

在瑞金县北二十五里灵应山寺。初艰于汲水，有禅僧飞锡东行，泉如云涌。

飞锡泉水，味甘。主补元气，明耳目，益精髓，壮筋骨，泽肌肤，悦颜色。

石龟泉水

在南安府城西北隈宝界寺法堂之后。初掘井及泉，下有石龟，水从龟自而出，烹瀹最佳。

石龟泉水，味甘。主滋肾益阴，明目补精，消烦热，退虚火。

上徙泉水

在南安府东南二里东山。苦于汲，有僧性定者，以符咒之曰：泉且上来，与老僧徙钵。逾时，香积傍石窦出泉，甚甘冽。

上徙泉水，味甘。主和气血，充肠胃，调脉络，止渴生津，消烦清暑。

点石泉水

在南安府庾岭上。唐六祖大鉴禅师，自黄梅传衣钵回曹溪，五百僧争之，追至大庾岭，久立告渴，祖拈锡杖点石，泉涌清冷甘美，众骇而退。

点石泉水，味甘。主清心润肺，利六腑，明耳目，止渴生液。

九眼泉水

在南安府治之东。相去七十步，井深而水冽。石其底，如盘而九窍，涓涓无已，春夏不穷。

九眼泉水，味甘。主消痰涎，定喘急，去垢腻，涤邪秽，清热解暑。

玉字井水

在大庚县东南隅玉字街。味甚甘美。

玉字井水，味甘。主除热明目，清痰抑火，解酒毒，止消渴。

巴蜀诸泉三十五处

三昧泉水

在彭县西三十里至德山。泉自石窦喷冽，方大如斗，不竭不溢。相传即知玄国师先人面疮之处。至今疾者浇之多效。附《水忏序》：昔唐懿宗朝，有悟达国师知玄者，未显时，尝与一僧邂逅于京师，忘其所寓之地。其僧乃患迦摩罗疾，众皆恶之，独知玄与之为邻，时时顾问，略无厌色。因分袂，其僧感其风义，祝之曰：子向后有难，可往西蜀彭州茶陇相寻，山有二松为志。后悟达国师居安国寺，道德昭著，懿宗亲临法席，赐沉香为法座，恩渥甚厚。自尔忽生人面疮于膝上，眉目口齿俱备，每以饮食喂之，则开口吞啖，与人无异。遍召名医，皆拱手默默。因记昔日同住僧之语，竟入山相寻，值天色已晚，彷徨四顾，乃见二松于烟云间，信期约之不诬。即趋其所，崇楼广殿，金碧交辉。其僧立于门首，顾接甚欢，因留宿，遂以所苦告之。彼云：无伤也。岩下有泉，明旦濯之即愈。诘明，童子引至泉所，方掬水间，其人面疮遂大呼：未可洗。公识达深远，考究古今，曾读《西汉书》袁盎、晁错传否？曰：曾读。既曾读之，宁不知袁盎杀晁错乎？公即袁盎，吾即晁错也。错腰斩东市，其冤为何如哉？累世求报于公，而公十世为高僧，戒律精严，报不得其便。今汝受人主宠遇过奢，名利心起，于德有损，故能害之。今蒙迦诺迦尊者洗我以三昧法水，自此以往，不复与汝为冤矣。悟达闻之凛然，魂不住体，连忙掬水洗之，其痛彻髓，绝而复苏。觉来其疮不见，乃知圣贤溷迹，非凡情所测。再欲瞻敬，回顾寺宇，不可复见。因卓庵其所，遂成招提。迨我宋朝至道中，赐名“至德禅寺”。悟达当时感其殊异，深思积世之冤，非遇圣人，何由得释！因述为忏法，朝夕礼诵，后传布天下。今之忏文三卷者，乃斯文也。盖取三昧水洗冤业为义，命之曰“水忏”。此悟达感迦诺迦之异应，正名立义，报本而为之云耳。

三昧泉水，味甘。主治一切痼疾，医药难痊，冤愆沉著之病，浇洗奇恶诸疮。

牛跑泉水

在灌县青城山老君观内。味甚甘美。昔老子与天皇真人会真之所。老子所骑青牛跑地出泉也。

牛跑泉水，味甘。主润燥生津，益精补肾。久饮延年，辟谷不饥。

林泉水

在新津县南里许修觉寺，左右各有一井。春夏汲东，秋冬汲西，味斯甘冽殊胜，反之便不佳矣。

林泉水，味甘。主清心火，治肺热，益胃气，除烦解暑，利窍通淋。

丽甘泉水

在仁寿县南一里丽甘山下，是十二玉女故迹。以玉女美丽，泉水味甘，合而名其山。

丽甘泉水，味甘。主补五脏六腑，退三焦火热，润喉吻，益智慧。

灵泉水

在仁寿县灵泉院中。一名谭子池。宋进士郭质藩诗述之甚悉：灵泉在山头，酌之不盈卮。试询陵阳叟，云何谭子池？一叟为我言，郡有谭叔皮。在唐开元末，生儿名阿宜。坠地解言笑，九岁森髯髭。不食且不饮，超然忘渴饥。十五锐行走，敻若神驹驰。二十入山林，人莫知所之。父母念不泯，乡人为立祠。大历元年春，此儿忽来归。头簪凤凰冠，身着霓裳衣。再拜向父母，一吐心中词：儿乃仙子流，尘市不可羁。乡人意虽厚，立祠将焉为。妖魅一朝据，作祟无休期。急为告乡人，毁之勿迟迟。祠下多金藏，不知使何时。尽取济不给，幸勿藏于私。言讫即辞去，仙袂风披披。于焉撤祠宇，突兀成平夷。果获千黄金，贫匮得所资。金尽泉继涌，湛若青琉璃。不满亦不涸，旱涝恒若斯。祷之立有应，翕如埙协篪。由来羽化人，出处同郁仪。去今数百载，迹在名还垂。

灵泉水，味甘。主伤寒邪热，烦躁不安，发狂奔走，逾垣上屋，饮数杯愈。又治目赤疼痛，昏蒙障膜，及肺燥口渴。

旌阳井水

在德阳县东关内。晋太康初，许真君逊为旌阳令，浴丹于此。其水清澈，暑月饮之最宜。关倚江岸，涨减不崩。

旌阳井水，味甘。主消肺渴，滑肌肤，好颜色，祛炎暑，久饮延年驻景。

神泉水

在安县西三十里。泉有十四穴，甘香异常，饮之能瘥痼疾。

神泉水，味甘。主中风痿痹，筋挛腕急，厉风手足废坏，膨胀吐血劳瘵，时行目痛，焮赤发肿。

灵液水

一名天池。在江油县天池山，山高九十二丈，池在其巅，周回二十三步，味极清冽，春夏如一。

灵液水，味甘。主补肺金足，肾脏亏乏，阴火上腾，身热骨细。

甘泉水

在石泉县北二里。极清澈甘美。

甘泉水，味甘。主清三焦，补五脏，益精气，除大热，和中止渴。

卓锡泉水

在阆中县伞盖山，高僧罗什住此。初苦无水，僧以杖扣岩，泉水涌出。

卓锡泉水，味甘。主解暑气，去丹瘤热毒，润肺燥，止口渴。

鳖灵泉水

在阆中县东北十里鳖灵山之顶。味甚清冽。

鳖灵泉水，味甘。主好色人阴虚肾竭，精流不禁，白浊遗溺。

君子泉水

在巴州东四十里。从岩石中流出，味甚甘冽。

君子泉水，味甘。饮之，令人在朝有忠直之猷，在野有隐逸之志。虽庸众饮之，亦可少祛俗虑。

报国灵泉水

在剑州剑阁之侧。唐僖宗巡幸至此，有疾饮之即愈，故名。《剑南诗稿》有“滴沥珠玑翠壁间，昔年曾得奉龙颜”之句。

报国灵泉水，味甘。主风寒邪气，头痛烦满，暑气侵著成疟。

苏公泉水

在潼川州东三里普惠寺中。味甘而洁。昔老苏好饮此水，故名。

苏公泉水，味甘。主消烦热，润枯槁，生津液，解口渴，升阴降阳，燮理元气。

飞龙泉水

在盐亭县负戴山。水色清冷，味极甘冽，有璚浆之美誉。

飞龙泉水，味甘。主补五脏六腑，益精神，止渴生津，除烦解暑。

破石井水

在安岳县西。乃一巨石，破而得水，味甚甘冽。

破石井水，味甘。主清暑邪，解酒毒及丹疹赤斑，一切热毒。

金钗泉水

在江津县西周溪上砂碛中。浅水一泓，周五六尺，有金钗影映于水际。《异物志》云：在昔天旱，水泉皆涸，有周姓妇孝其姑。姑病渴，思得甘泉。其妇彷徨，至周阳山下，遇一叟，曰：能与吾钗，则泉可得。妇拔钗授之，坠于地而泉出。

金钗泉水，味甘。主益老人，添津液，助血气，止口渴，消烦热。

玉版泉水

在铜梁县南十五里巴岳山上。味甘冽而不穷。相传昔人斫井得玉版。

玉版泉水，味甘。主滋养血气，充调脉络，止消渴，定痰喘。

孔子泉水

在巫山县东北三百步石穴中流出。清冷甘美，迥异他水。其傍居民童子，率能书王梅溪诗：巫山孔子泉，可饮仍可祈。泉傍人几家，聪慧多奇儿。

孔子泉水，味甘，治烦渴，心火上炎。久饮令人开心益智，聪慧能诗书。

喷雾泉水

在梁山县东二十里蟠龙山。山下有二石龙，首尾相蟠，泉出其傍。悬岩二百余丈，喷薄如雾。张无尽留题云：水味甘腴，偏宜煮茗，非陆羽莫能辨。范石湖以为天下瀑布第一。古诗有云：人言此地无六月，呼取大斗酌甘洁。一顾令君尘累祛，再顾令君消内热。昔人极言泉之佳美，已见于辞矣。

喷雾泉水，味甘。主润肺燥，抑心火，益精元，荣血脉，止渴生津，消烦退热。

寒泉水

在梁山县西十里许西龙镇。味甘而冽。

寒泉水，味甘。主清凉脏腑，滋灌三焦，生津液以制亢阳，助真阴而消烦热。

甘和泉水

在开县西北里许盛山莲台之傍。味甘色白，宜茗。

甘和泉水，味甘。主益脾胃，固真元生津液，止口渴，治口淡怔忡。

安乐泉水

在叙州府南门外一里。宋黄山谷品其水为第一，又作《泉颂》。引云：锁江安乐泉，为僰道第一。姚君玉取以酿酒，甚清而可口，饮之令人安乐，故为作颂：姚子雪曲，杯色争玉。得汤郁郁，白云生谷。清而不薄，厚而不浊。甘而不哕，辛而不螫。

安乐泉水，味甘。主补五脏，安精神，生津液，填骨髓，久饮令人四体安和，忘忧喜乐。

滴乳泉水

在泸州城西真如寺。石崖中流出，味甚甘。黄山谷大书“滴乳泉”三字。其集中亦云：泸州大云寺西偏崖石上，有甘泉滴沥而下。一州泉味皆不及乜。

滴乳泉水，味甘。主补益脏腑，充实三焦，荣血分，滋阴水。

三泉水

在泸州宝山嵌岩间。昔王大过凿山浚泉，泉味甘冽，榜以兹名。

三泉水，味甘。主润肺宁心，安神益气，助精髓，生津液，除烦暑，解口渴。

酿泉水

在嘉定州城东东岩之半。味甘冽宜酿。苏子瞻有“一时付与东岩酒”之句。

酿泉水，味甘。主悦神怡志，健胃和中，酿酝用之，甘香妙胜他水数倍。少饮便觉微晕生春，精神健旺，固西川佳水也。

醴泉水

在眉州城西八里醴泉山八角井中。甘香如醴。

醴泉水，味甘。主清泠内热，滋润燥涸，益精神，和荣卫，止渴生津液，延年，养老人。

老翁泉水

在眉州蟆颐山东二十里。苏明允《嘉祐集》云：十数年前月夜，有一老翁，苍头白发，偃息泉上，就之则隐而入于泉。洵甃以石，建亭覆之，而为之铭曰：山起东北，翼为南西。涓涓斯泉，溢溢以弥。敛以为井，可饮万夫。里无斯人，将此为谁？山空寂寥，或啸而嘻。更千万年，自洁自好。谁其知之，乃讫遇我。惟我与尔，将遂不泯。无竭无浊，以永千祀。梅圣俞寄苏明允诗：泉上有老人，隐见不可常。苏子居其间，饮水乐未央。渊中必有鱼，与子自徜徉。渊中苟无鱼，子特玩沧浪。日月不知老，家有雏凤凰。百鸟戢羽翼，不滞彼泉傍。

老翁泉水，味甘。主补元气，益精神，调胃和中，消烦止渴，润肺燥，蠲痰饮，悦颜色，返老成童。久饮之，寿过期颐之外。

天池水

在奉节县巫山之间。浸可千顷。杜甫诗云：天池马不到，岚壁鸟才通。百顷青云杪，层波白石中。郁纡腾秀气，萧瑟浸寒空。直对巫山出，兼疑夏禹功。鱼龙开辟有，菱芡古今同。飘零神女雨，续断楚王风。闻道奔雷黑，初看浴日红。九秋惊雁序，万里狎渔翁。更是无人处，诛茅任薄躬。

天池水，味甘。主补五脏六腑，养肝明目，上焦虚热，眩冒时作。治山岚邪疟，鬼疰蛊气。久饮之，延年不饥，轻身羽化。

玉坎泉[1]水

在青神县中岩。黄山谷铭之，有“蜀中百泉，莫与比甘”之句。

玉坎泉水，味甘。主补胃和中，宁心润肺，止烦渴，祛炎暑。

虎劈泉水

在大邑县西八十里凤凰山。唐契觉道人结庵于此。有虎为之劈地而泉出，澄洁甘冷，异于他水。

虎劈泉水，味甘。主邪祟为病，鬼疰沉著，心腹痛，乍寒乍热，山岚疟疾，小儿惊啼，癫痫痉痓，大人痛风，周身走注。

甘露井水

在雅州蒙山。山有五顶，其最高者名上清峰，井居其巅，水极甘冽，饮之可以疗疾。

甘露井水，味甘。主治伤风伤寒，头痛发热燥渴，烦闷狂乱。

永泉水

在四川边境松潘卫东南五里金蓬山。国朝正统初，都督李安，以剑砍岩而得二水，亦名文武水。

永泉水，味甘。主清热润肺，解暑气，消酒渴，明目益肝，补肾虚，利腰膝。

玻璃泉水

在四川边境漳腊卫城下。岩石空洞，泉出其傍。冬夏渊然，味甘而冽。

玻璃泉水，味甘。主清心抑火，明目云翳，止咳嗽，消烦渴。

温泉水

在四川边境越嶲卫东百二十里。泉水四时皆暖，可以疗疾。

温泉水，止可澡浴，治寒湿痹痛，四肢筋挛缓纵，及疮疥诸癣。不宜饮。

〔1〕坎泉：原作“泉坎”，据下文乙转。

备考食物本草纲目卷之四

水部四一类

各泉类三六省西南诸边

两浙诸泉七十处

青衣泉水[1]

在杭州府城吴山紫阳庵之后、青衣洞口。昔有人至此，遇一青衣，问之不答。良久入洞，逐之不见，泉得以名。水出石罅中，清鉴毛发，甘洌宜茗。

青衣泉水，味甘。主清热解郁，润肺抑火，明耳目，止渴生津液。

吴山井水

在杭州府吴山之北，周回四丈。吴越时，韶国师所凿。泓澄甘洁，大旱不涸，异于他水。

吴山井水，味甘。主清心降火，解热毒斑疹，丹瘤赤肿，消暑气，除酒热。

沁雪泉水

在杭州府石佛山。水出石中，甘寒宜茗。方思道题名。

沁雪泉水，味甘。主补肾除热润肺燥，止咳嗽，定喘急，治消渴。

仆夫泉水

在杭州府孤山岩穴间。宋智圆禅师所居之地。以仆夫艺竹，得于丛之中，因名。水味甘洌。

仆夫泉水，味甘。主清烦热，开郁闷闭结，利小便，通五淋。

闲泉水

在杭州府孤山之巅。宋智圆禅师有“闲泉澄极顶”之句。

闲泉水，味甘。主降三焦火热，凉大肠，治脏毒下血色黯，止渴生津。

六一泉水

在杭州府孤山之顶。讲堂之后，甚白而甘。苏子瞻以六一居士欧阳修与僧惠勤善，故名，更为铭。

---

〔1〕水：原脱，据目录改。本节各泉如缺“水”字，均据目录补出，不另注。

六一泉水，味甘。主润肺燥，凉心热，疏腠理，解肌发轻汗，清暑气。

冷泉水

在杭州府飞来峰石人岭下。流入西湖，味极甘。宋高宗南渡时，取以制曲酿酒，色红而气香。

冷泉水，味甘。主补脾胃，益心肾，使水火相交，阴阳既济，止渴，生津液。

茯苓泉水

在杭州府灵隐山。泉傍古松婆娑，泉出石隙中，味特甘香，饮之令人多寿。

茯苓泉水，味甘。主补元气，益脾胃，生精补髓，利水通淋。久饮令人寿考，轻身不饥。

乳窦泉水

在杭州府上天竺寺南乳窦峰。下有空岩，悬乳如脂，甘和可啖。

乳窦泉水，味甘。主补五脏润燥，生精益髓，明目去翳，开瞽还瞳。

大悲泉水

在杭州府天竺寺讲堂下。水味甘冽。

大悲泉水，味甘。主抑火清心，消痰润肺，生津液，止烦渴。

参寥泉水

在杭州府西湖之北、宝云山智果寺中。苏子瞻记略云：仆在黄州，梦参寥子赋诗有“寒食清明都过了，石泉槐火一时新”之句。后七年守钱塘，而参寥子卜居智果院。有泉出石缝，甘冷宜茶。寒食之明日，仆自孤山来，谒参寥子，汲泉钻火烹茶，而所梦兆于七年之前，因名参寥泉。

参寥泉水，味甘。主清心润肺，调胃益脾，助元阳，滋精髓，止渴，除烦躁。

圆照泉水

在杭州府南屏山永明院之西隅。味甘冷，大旱不竭。

圆照泉水，味甘。主抑有余火邪上冲，头目不利，咽喉窒塞，口疮糜烂。

颖川泉水

在杭州府九曜山之麓。味甘冽。

颖川泉水，味甘。治心腹邪气，霍乱吐下，四时疟病鬼疰。

筲箕泉水

在杭州府赤山之崖。味甘宜茶。

筲箕泉水，味甘。主清热润肺，益脾和胃，消酒食积，解丹石毒。

定光泉水

在杭州府法相寺中。寺僧法真者，生有异相，耳长九寸。后唐同光二年至此，依石为室，禅定其中。乏水给饮，卓锡岩际，清流迸出。吴越王方斋僧，永明禅师告王曰：长耳和尚，乃定光佛应身。王即趣驾参礼。和尚默然，但云：永明饶舌。少顷跏趺而化。至今真身尚存。

定光泉水，味甘。主消渴烦躁大热，气逆咳嗽，痰火上升。治劳瘵吐衄，阴虚发热，午后增剧，肢体羸细无力，腰脊酸疼。

虎跑泉水

在杭州府清波门外西南十里大慈山定慧寺中。国初金华宋景濂序云：唐元和十四年，性空大师栖禅其中。寻以无水将他之，忽神人跪告：自师驻锡，我等徼惠，奈何弃去？南岳有童子泉，当遣二童移来。翌日，乃见二虎跑山出泉，甘冽胜常。师因留，乃建寺于此。客欲观泉者，僧为举梵呗，泉即鼎沸而出，若联珠然，已而微作涌势。宋苏轼诗云：亭亭石塔东峰上，此老初来百神仰。虎移泉眼趁行脚，龙作浪花供抚掌。至今游人盥濯罢，卧听空阶环珮响。信知此来如此泉，莫作人间去来想。

虎跑泉水，味甘。主清心润肺，退虚烦劳热，止消渴，生津液，益老人。

梅花泉水

在杭州府武林山。泉从地涌，作梅花瓣，若可掇拾。清冽宜饮。

梅花泉水，味甘。主清肌骨，润膈，通幽门，净洁胃中垢腻，止口渴。

灵泉水

在海宁县东六十里菩提山菩提寺之西。初苦无水，有德行僧居此，俄而水从窦出，味甚甘美。

灵泉水，味甘。主解渴生津，除烦消暑，和脾益气，泄酒毒，祛痰热。

乌龙井水

在海宁县东南七十里。深广不逾四尺，冬夏不竭。胡隆成诗云：乌龙井中黑云起，电掣雷轰走神鬼。乌龙卷涛天上来，却向人间作风雨。大风吹海海水浑，大雨洗出珊瑚根。须臾云散星明朗，黄河直接瑶天门。

乌龙井水，味甘。主治疟疾鬼疰狂蛊，寒热心腹痛邪气；妇人产难不下，饮一杯即出。

丹泉水

在余杭县天柱山，味甘冽异常。元张光弼诗云：百年能得几回来，更酌丹泉饮一杯。莫送鱼龙归大海，海中波浪是尘埃。

丹泉水，味甘。主补中益五脏，利六腑，清头目，利九窍，止口渴。

偃松泉水

在余杭县西北径山之阳。泉上有偃松，其荫四垂。松下石泓，激泉成沸。水色乳味甘，宜烹茶。

偃松泉水，味甘。主补元气，滋荣脏腑，好颜色，泽肌肤。久饮之，延年不饥。

洼泉水

在於潜县双溪之侧。味极甘洁。苏子瞻尝酌以试茶。上有亭，曰“荐菊”，盖取子瞻诗“一盏寒泉荐秋菊”之句也。

洼泉水，味甘。主清胸膈，润肺燥，调元气，益精神，除热消烦，生津止渴。

丁东洞水

在於潜县西五十里鹫峰山。洞中泉水涓涓，味甘宜饮。古诗云：渴乌滴尽三更雨，铁骑敲残六月风。汤饼困来茶未熟，为师摇梦作丁东。

丁东洞水，味甘。主凉心肺大热，烦渴引饮，三焦火盛，小便滴沥，溺血淋闭。

石柱泉水

在於潜县西石柱山。水出石窍，深窅叵测，涓涓不穷，春冬若一，味冽而清，宜于烹瀹。

石柱泉水，味甘。主清泠三焦大热，五志君相七火有余。

幽澜泉水

在嘉善县东景德寺。清泓无滓，品居惠山泉之次。相传昔有僧夜坐，忽一女子过之，容色甚丽。僧叱之曰：窗外谁家女？女应声曰：堂中何处僧？僧起逐之，女投入地，掘得此泉，因以“幽澜”名焉。

幽澜泉水，味甘。主润肺除热，蠲咳消痰。治丹石药毒及一切食毒。

虎跃泉水

在归安县道场山。水出石缝中，味甘不竭。苏子瞻诗有“山僧不放山泉出，屋底清流照瑶席”之句。

虎跃泉水，味甘。主痰满胸膈，痞急饱闷作疼，咽喉阻塞不利。

金井泉水

在归安县西北二十里卞山金井洞。洞顶出泉，清冽无比。

金井泉水，味甘。主荡邪热，清肺经，消痰涎，蠲咳嗽，止渴生津液，除烦躁。

玉窦泉水

在归安县西南七十里。水出石罅，味甘宜茗。

玉窦泉水，味甘。主润肺除热，降三焦火，滋肾经，添精补髓。

金沙泉水

在归安县西北四十里明月峡。山中产茶异品，泉在沙中不常出，惟将造茶，太守具仪致祭，顷即清溢。供御者毕，泉即微减。供堂者毕，泉即半减。太守造毕即涸。或还旆愆期，则有风雷毒蛇之变。

金沙泉水，味甘。主清神益气，补胃和中，利肺生津液，消烦止燥渴。

石壶泉水

在德清县东南一里乾元山元峰观内。泉从石穴流出，涓涓不断，冬夏如一，味甘而清。

石壶泉水，味甘。主解丹石药毒，消渴烦躁，大热咽干津涸。

半月泉水

在德清县东北三里百寮山。山有巨石，直下如削，不可攀跻。晋咸和间，梵僧名昙者，过其地，指山石曰：是中有泉。乃卓庵其处，凿石罅如半月，果得泉，清凉甘美，因名“半月泉”。宋吕祖谦《募修半月泉疏》略云：断崖吐月，才出半规。古甃涵星，尚怀全璧。久矣！宝奁之废；时哉！玉斧之修。护此寒清，祓其氛翳。名高诗社，再传和仲之符；价重帝城，复置文饶之递。苏子瞻诗云：请得一日假，来游半月泉。何人施大手？擘破水中天。

半月泉水，味甘。主补肾滋阴，明目去内障，除心经烦热，止消渴。

佛眼泉水

在萧山县西十里城山石上。深不盈尺，围不逾杯，清洁甘美，冬夏不竭。

佛眼泉水，味甘。主清泠脏腑大热，扫目中云翳，生津润燥。

香泉水

在萧山县西南数里狮子山之顶。广四尺，深尺许，清泠不涸。刘伯温诗有“逝川无停波，急弦有哀音”之句。

香泉水，味甘。主清心胃火邪，润大小肠，利胸膈，化顽结痰涎。

冠山泉水

在萧山县西十七里冠山之巅。味甘冽宜茗。

冠山泉水，味甘。主益胃腑，利小肠，泻痞满，除诸热，和脾止渴。

龙泉水

在余姚县灵绪山之半。从石隙中出，味甘宜饮。

龙泉水，味甘。主解酒及热毒，丹石药发毒，消积血，通利大小肠。

华清泉水

在余姚县东北严子陵故里、客星山之半。昔有人得一鳗于泉，持归。脔而烹之，俄而失鳗。后数日见其游泳于泉，而有脔痕，疑其为龙云。

华清泉水，味甘。主祛鬼疰邪疟。中有龙物，水之深洞幽奥叵测，不可久饮。

姜女泉水

在余姚县西五十里姜山。味甘洁，有木叶荫覆之。去叶，其水便浑浊。

姜女泉水，味甘。主火气上升，肺经受邪，咳嗽吐衄，热狂烦闷。

净凝寺池水

在余姚县西五十里姜女泉之傍。广不及丈，旱不涸，雨不盈。寺之烹饮，皆取给焉。池中草常芜没，僧稍芟治，泉即竭，祈祷久之，乃如故。

净凝寺池水，味甘。主清心润肺，抑火除热，生津液，止燥渴。

一滴泉水

在新昌县西十五里南岩山滴水岩。岩下清泉一滴，烈日冻雨，皆无盈缩。其味清甘，甲于众泉。

一滴泉水，味甘。主治目生障翳，用点两眦甚良。又止渴，治咽痛。

洼樽泉水

在奉化县二十里新岭山。岭狭而长，凡七十二曲，有天然石磴，泉出甚冽。杯饮只给一人，行者以次取饮不竭。

洼樽泉水，味甘。主清肌热，润肺生津液，止烦渴，抑胃火，宁嗽消痰。

白鹿泉水

在象山县象山之半。水味甘洁无比，时有白鹿来饮，逐之即不见，因创亭其侧，曰“白鹿饮泉亭”。

白鹿泉水，味甘。主补五脏，益真气，止渴润肺生津，解诸草药毒。

凤跃泉水

在象山县西北凤跃山之顶。味甘可饮。

凤跃泉水，味甘。主保肺气，滋肾阴，生津液，止烦渴，益智慧，开心明目。

滴滴泉水

在黄岩县西北瑞岩山，澄泓甘洁，宜茗。

滴滴泉水，味甘。主抑火清心，利痰宁肺，治咳嗽，益肝经衰弱，明目。

锡杖泉水

在天台县天台山国清寺中。普明禅师止寺之半岩，艰于得水，以杖扣石而清泉涌出，味极甘美。

锡杖泉水，味甘。主利肺气，调荣卫，和脉络，止渴生津，除烦消暑。

瀑布泉水

在天台县天台山之瀑布岩，飞流千丈。陆羽品为天下第十七水。余姚虞洪入山采茗，遇一道士牵三青羊，引洪至瀑布岩，曰：吾丹丘子也。闻子善具饮，常思见惠。山中有大茗，可以相给。

瀑布泉水，味甘。主补益五脏六腑，助精神，扶衰老，生津止渴。久饮延年不饥，轻身羽化。陆鸿渐品为天下第十七水。

老松泉水

在永嘉县治东华盖山。昔人于松根得泉，甘而且冷，谢灵运与从弟书云“地无佳井，赖有山泉”者，此也。

老松泉水，味甘。主补脾胃，助元气，利水道，生津液，止消渴，久饮轻身耐老，童颜黑发。

饮鹤泉水

在永嘉县西瓯浦山。味甚甘冽，恒有白鹤来饮。

饮鹤泉水，味甘。主清神益气，补元阳，和胃助脾，止泄。久饮之，好颜色，滑肌肤，还老成童，变白返黑，延年轻身。

玉乳泉水

在永嘉县西瓯浦山。水出石坎中，味甘冽。

玉乳泉水，味甘。主补五脏，助元气，养老扶衰，生津液，解口渴。

大罗泉水

在永嘉西南大罗山。水出石穴中，清冷甘洁。

大罗泉水，味甘。主消渴益气，止小便，疗口疮，治女月闭不行。

沐箫泉水

在乐清县西白鹤山。水出石中，味甘而冽。相传为子晋吹箫之处。

沐箫泉水，味甘。治耳聋，滴少许入耳中。又磨刀剑，令不锈也。

屑玉泉水

在乐清县白石山，从石缝流出，味甘冽。

屑玉泉水，味甘。主润胸膈，化痰涎。治虚羸少气，补不足。久饮不饥健行。

龙须泉水

在乐清县盘谷山。甘洁可饮。

龙须泉水，味甘。治诸骨鲠，安神定志，益精气，利小便，辟不祥。

雁荡湖水

一名龙湫。在乐清县雁荡山。山跨乐清、平阳二县，上有飞泉，如倾万斛，水从天而下。顶上有湖，方十余里，水常不涸。雁之春归者，留宿于此。宋沈括《笔谈》云：雁荡山，天下奇秀。自下望之，高若峭壁；从上观之，适与地平。其山高一万八千丈，湖当绝巘，水之清莹甘冽，自与尘浊之地者迥别。古诗有“天台雁荡天下奇，有生不往将安之？”唐僧贯休诗云：雁荡经行云漠漠，龙湫宴坐雨蒙蒙。

雁荡湖水，味甘。主益精神，补元气，扶衰振弱，滋肾宁心，解暑消酒，生津止渴。

剑锋泉水

在乐清县雁荡山马鞍岭谷中。泉出石罅，直上指二尺，形如立剑。自远望之，则光明莹洁而摇动。

剑峰泉水，味甘主消渴大热烦闷，狂躁不安，润肺凉心，抑火清胃。

龙鼻水

在乐清县雁荡山之东谷，有冈如龙形，鼻端有孔，泉从孔涌出，味甘宜茗。又可点目去翳。

龙鼻水，味甘。主润脏腑，清三焦大热，点去目中花翳，解烦渴。

漱玉泉水

在平阳县西南五十里盖竹山。水出石中，味甘而冽。

漱玉泉水，味甘。主清神宁志，治虚劳，滑肠利窍，通血脉。

水仙泉水

在缙云县仙都山。水出石罅中，大旱不涸。

水仙泉水，味甘。主目盲白翳，利大小便，止赤白下痢，消燥渴。

马蹄泉水

在松阳县东横山。泉水涌出石坎。唐戴叔伦诗：偶入横山寺，溪流景最幽。露涵松翠滴，风涌浪花浮。老衲供茶碗，斜阳送客舟。自缘归思促，不得更迟留。

马蹄泉水，味甘。主补五脏，利六腑，泻三焦火热，治咽喉疼痛。

炼丹泉水

在松阳县上方山，泉出岩中，大旱不涸。相传唐进士毛文龙好黄老，隐此炼丹。沈晦诗云：学道空山岁月深，丹成初试马蹄金。犹余一勺丹泉井，洗尽人间名利心。

炼丹泉水，味甘。主补中益气，养精神，悦颜色，生津液，止消渴。久饮延年耐老。

灵泉洞水

在遂昌县东数里飞鹤山。洞可伛偻而入，中有鸣泉淙淙。徐贯有“止水半潭清似靛”之句。

灵泉洞水，味甘。主清心经火热，滋肺脏燥涸，润肠胃，解暑氛，治消渴，下气消积块。久饮延年不饥，滑泽肌肤。

玉壶湖水

在金华县长山之巅。山高一千余丈，上有双峦，曰“玉壶”、曰“金盆”。壶中有湖，名“徐公湖[1]”，周回四百八十步。有徐公者至此，逢二人共博，自称赤松子、安期生，酌湖水为乐以饮之。徐公醉卧，及醒，不见二人，而宿莽攒聚身上，因名“徐公湖”。湖水清莹无滓，甘冽胜于他水。

---

〔1〕湖：原作“壶”，据下文改。

玉壶湖水，味甘。主补精神，益荣卫，润肺宁心，保神定志，开智慧，好颜色，延年耐老，轻身不饥。

天池泉水

在兰溪县洞岩山飞来峰下。清鉴毫发。元于石诗云：万叠岚光冷滴衣，清泉白石锁烟扉。半山落日樵相语，一径寒松僧独归。叶坠误惊幽鸟去，林空不碍断云飞。层岩峭壁疑无路，忽有钟声出翠微。又有二绝云：四山回合向幽泉，古木苍藤路曲盘。一局残棋双鹤去，石屏空倚白云寒。断崖怒涌四时雪，虚壁寒凝六月霜。倚树老僧闲洗钵，碧桃花落洞泉香。

天池泉水，味甘。主补中益精，强阴助肾，令人好颜色，延年不饥、辟谷。

白云泉水

在东阳县甑山。泉从石壁中出。

白云泉水，味甘。主清心明目，润肺热，止烦渴，抑遏炎暑，祛涤邪秽。

泠然泉水

在东阳县东南夏山。山高七百丈，泉在山巅，冬夏泠然。

泠然泉水，味甘。主大热，烦躁不安，上焦火邪太盛，口疮耳痛。

石盆水

在东阳县大盆山。有石如盆，径二尺，深尺许，其水清甘常满。

石盆水，味甘。主利五脏，润肺下气，止呕止渴，治咳消痰。

飞来泉水

在浦江宝掌山飞来峰下。泉水甘冽。有宝掌和尚，西域人，生于周末。来游东土，至此岩下，饮泉栖息诵偈，有“行尽支那四百州，此中偏称道人游”之句。晏坐凡十七年。一日屈指，已一千七十二岁，语其徒惠云曰：吾将谢世矣！端坐而化。

飞来泉水，味甘。主消渴病，解天行时疫及一切热毒。久饮驻色延年。

梅花泉水

在浦江县更明山。有老梅横蹲其上，水之澄泓净洁，共此铁干银葩为双绝云。汲取者络绎，颇为此地之胜。

梅花泉水，味甘。主清神益思，明目聪耳，开心孔，除健忘。

九峰泉水

在汤溪县九峰山。水从绝顶凌空而下。朱约诗云：亭亭九瓣拥青莲，中有飞来一道泉。瑶草不知春几度，碧桃已老岁三千。岩前月冷猿空啸，洞里云深鹿自眠。莫道葛洪仙去远，至今丹灶尚依然。

九峰泉水，味甘。主止渴生津，消烦去热，润肠抑火，解暑清肌。

江郎池水

在江山县南五十里江郎山顶。人迹罕至。池中每生碧莲、金鲫。水味甘冽而寒。

江郎池水，味甘。主清心益脾胃，止吐血、衄血，治口渴。煮茗不宜，恐中产鱼味腥也。

梅芬泉水

在江山县里外西山之麓。水味甘冷。

梅芬泉水，味甘。主利窍明目，清心抑火，荣肝胆，黑发鬓，补五脏，生精神，止渴除热，扶衰益老人，治心腹痛邪气下。在建德县北三里乌龙山之巅，水味极甘冷。宋赵抃有“泉石淙淙泻百寻”之句。

闽福诸泉七十五处

苔泉水[1]

在侯官县治山北麓。俗呼龙腰水，味甘而冽。

苔泉水，味甘。主补五脏六腑，清三焦火热，生津液，解暑气。

圣泉水

在侯官县东山之麓。唐僧怀一卜居于此，苦于远汲，忽二禽噪于地，因凿之，泉即汹涌而出，味亦甚甘。

圣泉水，味甘。主养精神，和荣卫，润肺，止烦躁，解渴，生津液，明耳目，疗诸疾。

神移泉水

在侯官县东山之麓。唐僧守正庵居，去泉颇远。一夕泉忽移于其侧，明僧惟岳诗云：岩头瀑布泻寒烟，舟底澄清浸月圆。性水真空同法界，神从何处更移泉。

神移泉水，味甘。主润肺除热，补中益胃，荡涤六腑邪气，清利头目。

涌泉水

在侯官县东鼓山小顶峰下。平地有一窦，泉从涌出。明王禹偁有“飞泉摇古藤”之句。

涌泉水，味甘。主抑火清心，利窍消痰，止咳嗽，解热毒，祛暑气。

罗汉泉水

在候官县鼓山石门岩下。

罗汉泉水，味甘。主润肺生津，除热止渴，明目。治偏正头风痛，鼻气不利。

甘泉水

在候官县东南甘泉山。从石中涌出，不盈不涸，色白而味甘。

甘泉水，味甘。主润肺滋肾，益精补髓，和脾胃，生津止渴。

蓝泉水

在候官县天乙岩西南。水自石穴中出，色白而味甚甘。泉傍多生蓝草。

蓝泉水，味甘。主消渴，解热毒。治伤寒邪热狂闷，及腹胁癥瘕癖块。

安德泉水

在候官县古灵山。泉自绝巘而下，悬崖千尺，如匡庐瀑布。

安德泉水，味甘。主去壅滞，利肺气，吐痰，泄逆上火邪，止渴生津。

〔1〕水：原脱，据目录补。本节各泉所缺“水”字，均据目录补出，不另注。

鹿乳泉水

在候官县群鹿山。水出石缝中。

鹿乳泉水，味甘。主助阳益胃，添精益血，补中强五脏，解渴，生津液。

应潮泉水

在福州府去城二百里，雪峰之巅。泉广二三尺，深仅咫。进退盈缩，与潮候相应，味亦颇甘。

应潮泉水，味甘。治女人月候不行，室女血枯成痨，男子精衰，面色痿瘁。

温泉水

在福州府雪山鳌峰岭下。僧可遵诗有“直待众生尘垢尽，我方清冷混常流”之句。宋李纲诗云：温冷泉源各自流，天教施浴雪峰陬。众生尘垢何时尽，日日人间几度秋。又诗：玉池金屋浴兰芳，千古华清第一汤。何似此泉浇病叟，不妨更入荔枝乡。

温泉水，浴之，治内外诸疾，滑肌体，悦颜色，不可饮。大抵水之热者，不宜烹瀹也。

不溢泉水

在候官县北升山下玄妙寺中。

不溢泉水，味甘。主润心肺，除寒热，奔豚，五癃邪气，止渴生津。

水帘泉水

在候官县凤凰山。

水帘泉水，味甘。主安五脏，补绝伤，轻身益气。久饮利人，耐老延年。

四明泉水

在长乐县西北四明山岩壑中。泉味如蜜。

四明泉水，味甘。主解酒毒酒渴，消渴，利五脏，益血润毛发。

石涧泉水

在长乐县东南溪湄山。水出石缝中，味甘而冽。

石涧泉水，味甘。主止消渴，开胃解酒毒，压丹石毒，明目利水。

珠湖水

在长乐县溪湄山顶。周回四五亩，水味清冷，冬夏不为盈缩。相传水中有巨蚌，剖之有珠。

珠湖水，味甘。主女人虚劳下血，压丹石毒，除烦热。

玉泉水

在连江县西玉泉山。泉出两峰之间，色澄味甘。隋大业元年，建寺于山麓。寺僧百余饮此泉，语音铿然，眸子碧色，至老不衰。虽有沉疴者，亦皆霍然而起。

玉泉水，味甘。主补中，益五脏，养精神元气，润肺，悦颜色，明目，延年不老。

童仙泉水

在连江县香炉山。深尺余，不滥不竭。相传有青衣童子拨草取水，乘云登炉峰而去，山人因此得泉。

童仙泉水，味甘。主和脏腑，益元气，止渴生津，消痰治咳嗽。

石井水

在罗源县西四明山。其山屹然如削，高列四峰，井在峰巅。水甘如蜜，挠之亦不浑浊。

石井水，味甘。主补脾胃，固元气，滋荣脏腑。止烦消渴，散灌诸经，生津助液。

玉洞水

在永福县东方广岩下。两石相倚，上合下开，状若郭门，水从门内涌出，色莹白如玉，味甘洁如饴。古诗有"百尺寒泉漱玉鸣"之句。

玉洞水，味甘。主补精神，益荣卫，清心肺二经之火邪，添肾与命门之真液。

海眼泉水

在福宁州南洪山石洞口。泉出石窍，清澈一泓，洞内有篆文六字，出于天成，人莫能识。宋韩伯修诗云：壁立东南第一峰，问知名是葛仙翁。丹砂灶边云头近，玉井泉流海眼通。六字籀文天篆刻，数间洞室石幈幪。我来整屐层巅上，无数群峰立下风。

海眼泉水，味甘。主滋阴益血，润肺宁心，调中消酒渴，润毛发，明目，去云膜。

滴水洞水

在福宁州东百里太姥山。山高五千余丈，洞在石天门上，泉流不竭，甘冽无比。

滴水洞水，味甘。主清心肺，长毛发，消暑气，止口渴，通小便癃闭。

丹井水

在福宁州太姥山滴水洞下。相传黄帝时容成先生在此修炼，尝苦乏水。忽一夕裂成是井，有虎守洞，有猿候火。及丹成，猴、虎各食其余。虎变黑，猿变白，皆得长生不死，至今犹有见之者。

丹井水，味甘。主补精神，益元气，悦颜色，止消渴。久饮延年辟谷。

龙湫水

在宁德县西白鹤山。水甚甘冽。

龙湫水，味甘。治大便下血及癫痫病。又治妇人乳汁不通。

定泉水

在宁德县西白鹤山。泉深二尺，旱涝不增减。宋高颐诗云：方师凿破天地髓，碧龙吹出冰霜寒。一泓清澈绝泥滓，万窍号动无波澜。倒海翻江俱是幻，贮风留月得真观。我来酌饮冷彻骨，飘飘此身在霄汉。此泉源流本曹溪，名之以"定"实亦宜。莫言蜿蜒姿尚乏，虫行蛭动皆可疑，咫尺中间涵世界，寂然心印本无碍。不与儿童搅水浑，留照须眉常自在。

定泉水，味甘。主心胸烦热不安，肺燥口渴，降三焦火，止吐衄血。

黯井水

在宁德县西南漈岭之半。泉味甘美，四时不竭。宋枢密曹辅为县尉时，创憩亭于此，思欲引泉他峰以饮行人。才一动念，泉脉即时涌出，因甃为井。初名"应泉"，又名"曹公泉"。

黯井水，味甘。主补益五脏六腑，灌溉百脉诸经。止渴除烦，消痰祛暑。

石瓮水

在宁德县北七十里霍童山。石瓮中贮水，色白味佳。瓮之东北，有仙坛仙竹。

石瓮水，味甘。主消渴大热，解丹石毒，除酒积，止吐衄血。

甘露池水

在宁德县北七十里霍童山。山去平地七里，池在其巅。池水甘冽，饮之可以延年。

甘露池水，味甘。主补元气，益脏腑，养精神，悦颜色，久饮延年不饥。

铜冠泉水

在福安县东北铜冠山下。泉清，可以治疫疠。

铜冠泉水，味甘。主伤风大热，头目痛，身痛，四时温疫邪厉之气。

梅峰井水

在莆田县西北梅山光孝寺。其水甘冽。林大鼐赋云“饮梅山之井者无废疾”，即此。

梅峰井水，味甘。主补益精神，培养元气，壮筋骨，填脑髓，祛夙疾，保长年。

智泉水

在莆田县大象山弥陀岩后。泉从石罅细流，声淙淙而味清冽。

智泉水，味甘。主小肠热，膀胱有火，尿血赤淋，滴沥涩痛。

天泉水

在莆田县大象山之顶。水味清冽。

天泉水，味甘。主胸中热，解结散郁，补中益气，除腹中邪气。

瑞泉水

在莆田县凤凰山金仙院。无际禅师居此，专诵《法华经》，恒苦水远。一日，房前石忽自裂，清泉涌出。

瑞泉水，味甘。主口渴烦躁大热，轻身益气力血脉，填精助肾。

淘金井水

在莆田县九华山。深才二尺，泉甘而冽，终岁不竭。相传有陈仙于此淘金，故名。

淘金井水，味甘。主清肺抑火，止渴解暑，利小便，通五淋。

天然井水

在莆田县香山之岩。方广丈余，泉极清冽。

天然井水，味甘。主邪气咳逆，明目，轻身不饥，益气资智。治反胃噎膈。

灵惠井水

在莆田县东南二十里。环境斥卤，而此井居其间，独甘冽。

灵惠井水，味甘。治风痹筋骨不仁。久服强志不饥，轻身延年。

锡杖泉水

在仙游县西北七十里九座山栖真岩下。初苦无水，有高僧住此，以锡杖扣石而泉出。

锡杖泉水，味甘。主养精神，悦颜色，和脏腑，调荣卫。又治热渴躁闷。

仙泉水

在仙游县何岭之傍。泉出石罅中，昔九仙飞升处。宋人有诗云：何岭巍峨欲接天，清泉直泻白云边。桃花不点寻常路，从此依稀度九仙。

仙泉水，味甘。治风寒邪气，热传在里，烦躁大渴，狂乱不宁，目中昏翳。

雷擘泉水

在仙游县东北八十里寻阳山之巅。初有泉源，以岩石障蔽不通。一夕雷擘成罅，泉流始达，味甘而清。宋郑樵诗云：西风泄泄白云间，一片寒泉挂此山。倚杖岩头秋独望，依稀烟陇是人间。

雷擘泉水，味甘。主惊痫邪气，大热狂渴，心神昏冒，不[1]。

藜杖泉水

在晋江县东北清源山紫泽洞前。泉水出自平石之上，深不逾尺，大旱不竭。相传有异人握藜杖戳之而泉出。

藜杖泉水，味甘。主润肺生津，除热止渴，益元气，补精神，久饮延年。

乳泉水

在晋江县东北清源山紫泽洞前藜杖泉之侧。宋元祐间潜江令张总谪居于此，尝取以炼药，逾年不坏，以为慧山泉殊不及。上下洞之间有清源泉，甘洁无比。

乳泉水，味甘。主补益五脏六腑，滋养血气精神，止渴抑火。

漱玉泉水

在晋江县清源山之梅岩。两石对峙，泉出石罅。

漱玉泉水，味甘。主清心火，滋肺金，止消渴，除烦躁，保肝明目。

黄精泉水

在惠安县西大帽山绝顶。泉仅尺许，傍产黄精、磁石。

黄精泉水，味甘。主补绝伤，虚劳羸弱，阴血亏损，补肾明目。

端午泉水

在德化县西五华山。唐咸通间，无晦禅师所凿。每五月之朔，泉水溢至石栏，凡五日为度。

端午泉水，味甘。主修炼丹丸药饵用之。洗疮疥，治蛇虫毒。饮之辟鬼邪。

九仙石井水

在德化县九仙山顶。广不逾尺，其味甘寒，酌之不竭。

九仙石井水，味甘。主脏腑大热，三焦火盛，目睛肿赤疼痛。

天庆观井水

在漳州府城西北隅紫芝山。漳南水土不佳，仕宦初至者，饮之辄病，惟此水甘美，可辟瘴厉。仕宦将至，土人汲此泉数罂，驰往迓之。古诗有“井水清冷消瘴厉”之句。

天庆观井水，味甘。治痰火上攻，头眩目晕，山岚邪气，寒热交作。

玄玉泉水

在龙溪县南岩山普陀岩下。泉如玄玉，味极清冷。

玄玉泉水，味甘。主润肺，生津止渴，滋肾养阴，消痰下气。

一勺泉水

在龙溪县鹤鸣山虚白岩下。水出石穴中，深不盈尺。清冽甘美，可供一人之饮。

---

〔1〕不：此下有脱文。

一勺泉水，味甘。主风狂，忧愁不乐，安心神，消痰，退虚热劳瘵荏苒之症。

云洞泉水

在龙溪县鹤鸣山云洞之下。泉出石壁，味甘而冽。

云洞泉水，味甘。主水谷不调，赤白久痢，胃火齿痛，咳逆上气。

水晶泉水

在漳浦县西南三十里梁山水晶坪。山产水晶，泉如瀑布。宋蔡希遽诗云：会稽之南罗浮北，中有大罗神仙宅。瀑流千丈挂长虹，泻下银河数千尺。

水晶泉水，味甘。主客热，利小便，一切丹石药毒，女人带下诸疾。

石屋泉水

在诏安县东五十里渐山之岐。有巨石如室，泉出其中，味甚清冽，冬夏涓涓不息。

石屋泉水，味甘。主安和五脏六腑，除胸中热，止尿血，治梦遗。

甘井水

在诏安县甘山。四面海，此水独甘。

甘井水，味甘。主缓脾胃，益精气，利五脏。治胃中虚热，反胃吐逆。

玉乳泉水

在宁化县北五十里凤凰山上。一窟如洼樽，水出其中，满而不溢。病者饮之瘥。

玉乳泉水，味甘。主清心抑火，润肺生津，除热益脾胃，止口渴。

小石泉水

在归化县北圣水岩下。深尺许，终岁不盈，百千人饮之不竭。或浣濯于中，即有雷鸣。

小石泉水，味甘。治虚劳，润肠胃，消痰涎，泽肌肤，悦颜色。

白鹤甘泉水

在瓯宁县东白鹤山。泉出山巅，味甘而冽。病者饮之旋愈。

白鹤甘泉水，味甘。治喉痹不通，除肝邪，利五脏，明目退翳。

凤凰泉水

一名龙焙泉，一名御泉。在瓯宁县东数里凤凰山顶。宋时供御茶，则取此水濯之。

凤凰泉水，味甘。主压丹石毒，去暴热，明目，利水，去下淋。

醴甘泉水

在瓯宁县盖仙山之顶。泉出甘美，宋汪藻诗云：一派灵源浚已长，色浓如醴味甘香。石龙洞里无尘染，留与仙家作玉浆。

醴甘泉水，味甘。主补五脏六腑，益精填髓，止渴生津，长年不饥。

宝华泉水

在将乐县天阶山宝华洞内。泉出石穴中，寒而味冽。明督学王世懋有“芙蓉片片滴璚浆”之句。

宝华泉水，味甘。主清心益肺，解暑，除烦渴，利窍明目，益气和中。

玉华泉水

在将乐县天阶山玉华洞中。水清而美。

玉华泉水，味甘。主补五脏虚劳，益阳气，润毛发，止消渴。

吕峰泉水

在沙县吕峰山顶。泉极清澈，宜茗。

吕峰泉水，味甘。主补虚劳，益腰脚，强志，益气，治赤淋，通五癃。

龙门泉水

在尤溪县龙门山绝顶。泉出石穴中，清泠可爱。

龙门泉水，味甘。主下气，润心肺燥热，通大肠闭结，止渴生津。

天湖水

在尤溪县北莲华峰顶。水色绀碧，不知泉脉所自，亢旱不绝。宋时每见五色云，间有并蒂莲，则岁大稔。

天湖水，味甘。主强志不饥，轻身明目。治小儿丹瘤热毒。

甘乳泉水

在永安县南甘乳岩。岩下有洞，洞中一石突出如莲华。泉自石中迸起，滴巨石上如甘乳。人或以秽器承之，泉脉即断。

甘乳泉水，味甘。治虚劳肾损，午后大热，肌骨中热，咳嗽唾痰，女子乏乳。

凌虚泉水

在大田县西北灵惠岩。拔地千丈，众峰森列如笋。泉出石罅间，随饮者多寡为盈缩。

凌虚泉水，味甘。主治诸风头痛，骨节烦疼，解口渴，清暑气。

玉醴泉水

在大田县太玄岩。水出崖根石穴中。

玉醴泉水，味甘。治心肺不足，气少不能布息生津液，止口渴。

大沩泉水

在邵武县熙春、西塔两山之间。唐末僧大沩驻锡于此，清泉涌出，味甘而冽。

大沩泉水，味甘。主调胃气，理五脏，小儿阴癞卵肿，尸疰鬼疰。

石穴水

在邵武县东百五十里七台山之狮子台上百花洞边。水出清冷，旱年洒田中则雨，病者饮数瓢即愈。

石穴水，味甘。治伤寒温热病，壮热如火，头痛如破，烦渴引饮。

碎玉泉水

在宁泰县东宝盖岩。泉出石穴中。宋蒋之奇诗云：断崖天削成，云萝可攀拿。忽然至其上，金碧藏谽谺。挥手挹天浆，引吭吸阳华。僧有定慧者，相此山水佳。卜居不复出，焚香拥袈裟。嗟予但企仰，涉世空喧哗。安得寄遁此，可以忘幽遐。

碎玉泉水，味甘。主利百脉，益五脏，止消渴，除烦热，压丹石毒。

甘露泉水

在泰宁县甘露岩石穴中，滴泉如甘露。梁淮诗云：久闻胜地到无由，今日追随雪涌头。石髓香生甘露乳，岩檐影落梵王楼。人愁石径苍苔滑，鸟语山岚碧树稠。一缕炉烟飞不到，共谈清话到茶瓯。

甘露泉水，味甘。主热中消渴，利小便，益气补中，降胃火。

石斗泉水

在光泽县北会仙岩。石穴方形如斗，泉出其中，味甚甘冽。

石斗泉水，味甘。治肠胃结热。服丹石人饮之佳，止渴生津液，滋润肺金，制伏心火。治目睛障翳，肝肾不足，养血补精。

东粤诸泉共二十八处

越台井水

在广州府番禺山西歌舞冈。深百余尺，味甚甘冽。为昔赵佗所凿。佗登山饮酒，投杯于井，浮出石门，舟人得之。宋番禺令丁伯桂伐石开九窍以覆其上。又名“玉龙井”。

越台井水 味甘。主凉心益肾，解渴除烦，养阴退阳，消小儿丹毒。

安期井水

在广州府东北十五里白云山下。《番禺记》云：初，安期生隐此，乏水。忽有九童子见，须臾泉涌。又名九龙泉。水味甘冽无比，烹瀹有金石气。

安期井水，味甘。主补精神，益脏腑，调荣卫，壮脉络。久饮辟谷不饥，延年神仙。

贪泉水

一名石门水。在广州府西北二十里石门山。旧云：登大庾岭则清秽之气分，饮石门水则洁白之质变。晋吴隐之为广州刺史，《酌贪泉诗》云：古人云此水，一酌怀千金。试使夷齐饮，终当不变心。

贪泉水，味甘。主益脾胃，润肺与大肠，除内热，通幽门。古有“令人贪”之语，是盖不然。以其味甘，恋而不肯置也。

回苏井水

在顺德县西北八十里。冬温夏凉，饮之可以已病。

回苏井水，味甘。主心腹胀满疼痛，饮食不消，伤寒疟痢诸疾。

云母井水

在增城县南凤台山下。唐何泰居此。有女年十四五，一夕梦神人，教以食云母法，逐汲此水饵之，步履如飞，后乃辟谷。则天后遣使召赴阙，中路失之，不知所在。景德间白日上升。

云母井水，味甘。主润肺，除热燥，补益心神。久饮延年，不饥神仙。

天井水

在新会县西北六十里昆仑山之顶。味极甘冽。

天井水，味甘。令人肥健悦泽，益气强志，治女子血枯月闭。

定心泉水

在清远县东三十里峡山狮子台下。有藏法师以乏泉为虑。一日，忽有老人指石曰：但定其心，何虑无泉。后果凿石得水。

定心泉水，味甘。主辟时疫，压丹石，去暴热，明目利水，解口渴，除烦热。

贤令井水

在阳山县北二里贤令山岩下。味极甘冽。唐韩愈被谪于此，有“试酌一泓清”之句。

贤令井水，味甘。主消渴身热，润津利肺，止咳嗽，定喘治悸。

卓锡泉水

在南雄府大庾岭东北。相传六祖以杖点石而泉出，味甚甘冽。宋张士逊诗云：灵踪遗几载，卓锡在高岑。妙法归何地？清泉流至今。苔花生细细，云叶映沈沈。桂魄皎清夜，分明六祖心。

卓锡泉水，味甘。主和悦心神，补益脏腑，明目，能夜视，止渴消暑。

玉井水

在曲江县西三里芙蓉山之巅。味甚甘冽。井泥可疗小儿头疮。

玉井水，味甘。主解丹石毒，清暑气，消烦除热，润肺燥，止咳嗽。

蔚巅泉水

在乐昌县西九十里蔚岭。其山高入云汉，泉在其巅。世传六祖自黄梅归，卓锡而泉出，味极甘冽。

蔚巅泉水，味甘。主利益五脏，安养六腑，填精髓，补虚劳。

八泉水

在翁源县东百五十里翁山之顶。泉有八穴，曰“涌”，曰“甘”，曰“温”，曰“香”，曰“震”，曰“龙”，曰“玉”，曰“乳”，皆美泉也。

八泉水，味甘。主补精神，治疾病。

涌泉　吐痰清热。

甘泉　补益脾元。

温泉　宁心定志。

香泉　辟祟祛邪。

震泉　扶阳，助生发之气。

龙泉　明目，利肝胆之经。

玉泉　润肺生津。

乳泉　填精补髓。

石洞泉水

在翁源县东南七十里白石岩洞中。味极香冽。

石洞泉水，味甘。主阴虚元气不足，每季夏之月，困乏无力。

汤雪泉水

在博泉县北二十里象山佛迹院中。汤泉在东，雪泉在西，相去步武。东泉热甚，不堪触指。以西泉解之，才适沐浴。

汤泉水，不可饮，止堪浴疮疥。

雪泉水　甘寒。润肺除烦热，解暑气。

锡杖泉水

在博罗县西北五十里罗浮山小石楼下。梁大同中，景泰禅师驻锡于此。其徒以无水难之，师笑不答，因卓锡，泉涌而出，味甘殊胜。苏子瞻云：予饮江淮水，弥年觉水腥。以此知江甘于井。来岭外，自扬子江始饮江水。至南康，水益甘。入清远峡，味亦益胜。今饮景泰禅师锡杖泉。则清远峡水，又在下矣。

锡杖泉水，味甘。主补五脏六腑，除三焦大热，止烦渴，生津液，去头风，消痰结。

金鸡泉水

在长乐县城西二里。相传邑人于此见金鸡，掘地得泉，可以蠲疾。

金鸡泉水，味甘。主伤寒温疫时气，头风目泪，手足痿痹，骨节酸疼。

曾氏忠孝泉水

在程乡县城西一里。南汉时县令曾芳，以仁爱为政。囚民苦瘴，给药愈之，而来者接踵。乃以大囊药投井中，令民汲水饮之皆愈。宋皇祐间，狄青征侬智高经此，军士疾厉，祷井水溢，饮之尽愈。旋师奏凯，首以为言。仕宗降制，封芳为忠孝公。又赐飞白书“曾氏忠孝泉”五字，以表扬其美。

曾氏忠孝泉水，味甘。治伤寒热病，疫疠天行，暑湿中人成病，解消渴，下丹毒。

扣石泉水

在潮阳县西二十五里灵山下。唐僧大颠结庵于此，以杖扣石而出泉，味甘冽，异于他水。

扣石泉水，味甘。主润肺经，清心胸，除烦热燥渴，定喘悸怔忡。

龙盘泉水

在封川县东一里，东山之左。水常清溢，味甘殊胜。

龙盘泉水，味甘。主五邪惊啼悲伤，疗蚁瘘，利水通淋，明目，止风泪。

凤泉水

在化州治西一里。水从石罅流出，味极甘冽。

凤泉水，味甘，治心中悸惕不安，生智慧，不忘。久饮令人多寿。

莱泉水

在海康县西馆中。寇莱公以司户谪官于此，喜饮此泉，故名。

莱泉水，味甘。主润肺除热，止渴宁烦躁，利大小肠，通五淋。

双泉水

在琼州府治之北。东坡谓其泉相去而异味，名之曰“泂酌”。

双泉水，味甘。主益气调中，消烦止嗽，保肺定心，解利痰热，解酒毒，降火邪。

和靖泉水

在琼州府东北潭龙岭下。宋时有名衲和靖卓锡于此，甘泉忽自流出。苏子瞻诗云：稍喜海南州，自古无战场。飞泉泻万仞，无肉亦何伤。

和靖泉水，味甘。主烦满，心腹结气，狂邪恍惚，消渴身热，益胃通淋。

玉龙泉水

在琼州府西南二十里。水自石窦流出，寒冽异常，其味甘洁。喷涌之势，如飞珠洒玉，大旱不减。

玉龙泉水，味甘。主热狂烦闷，肺气上逆，燥渴不止，利小便。

惠通泉水

在琼州府城东五十里。味极甘冽。苏子瞻记略云：三山庵之下出泉，味类惠山泉。僧惟德以水饷，且求名。名之曰“惠通”，以其与惠山泉通也。

惠通泉水，味甘。主补益脏腑，滋润三焦，除骨节中热，治虚劳咳嗽。

澹庵泉水

在临高县。宋胡铨于绍兴十八年谪吉阳军过此，遇旱，觅得此泉，甘而且冽，故以名之。

澹庵泉水，味甘。主喘咳下气，安和五脏六腑，除胸中热，久饮不饥。

乳泉井水

在儋州城东南朝天宫中，井水甘冽。苏长公饮而喜之，因名。又为作赋：吾谪官儋耳，卜居城南。邻于司命之宫，百井皆咸。而醪醴湩乳，独发于宫中。给吾饮食酒茗之用，盖沛然而无穷。吾尝中夜而起，挈瓶而东。有落月以相随，无一人而我同。汲者不动，夜气方归。锵琼珮之落谷，滟玉池之生肥。吾一咽而遄返，惧守神之呵讥。却五味而谢六尘，悟一真而失百非。虽飞仙之有药，中无主而何依。渺乔松之安在，犹想像于庶几。又诗云：无事此静坐，一日似两日。若活七十年，便是百四十。黄金几时成，白发日夜出，开眼三十秋。速如驹过隙。是故东坡老，贵汝一念息。时来登此轩，目送过客席。家山归未能，题诗寄屋壁。

乳泉井水，味甘。主润肺补五脏，安精神，生津液，填骨[1]。

绿珠井水

在博白县双角山下。梁氏女绿珠，生长于此。石崇为采访使，以珠三斛易之。今井尚清冽，汲饮之者，令人颜色秀美，生子女亦有丽容。

绿珠井水，味甘。主益颜色，泽肌肤，令人美丽俊好。

西粤诸泉十四处

石盆泉水[2]

在桂林府隐山之冈。盆色如玉，泉味如醴，香甘可爱。

石盆泉水，味甘。主劳瘵发热，咳嗽、肌体羸瘦。

新泉水

在桂林府斗鸡山筑岩洞前，味甚甘冽。

新泉水，味甘。主泄利口淡，怔忡耳鸣，饮食无味。

滴玉泉水

在桂林府龙隐岩。方信孺古风有“春波饱微绿，斗柄涵空明。乳泉助茗碗，中有冰雪清”之句。

滴玉泉水，味甘。主补润五脏，益气力。治消渴，心胸烦躁不安。

---

〔1〕骨：此下疑脱“髓”字。

〔2〕水：原脱，据目录补。本节诸泉所缺“水”字，均据目录补出，不另注。

漓水泉水

在桂林府漓江，与湘水同源。缭绕桂城东北，南流至斗鸡山，东过将军桥，泉在桥下，甘冽宜茗。

漓水泉水，味甘。治心胸烦热，肺气上逆，消渴虚劳，梦交精泄。

承裕泉水

在灵川县北二十里唐家铺。色如碧玉，甘冽异常。昔为唐承裕宅。五季时承裕自中原避地于此，后入宋仕。

承裕泉水，味甘。主补劳，润心肺，止渴，治肺痿心热，消痰，治吐衄。

玉髓泉水

在全州西三里磐石庙下。水自石罅流出，味甘而美。

玉髓泉水，味甘。主滋肾经，益精髓，保肺气，降火热，除烦，止消渴，解酒毒。

丹砂井水

在永宁州东百寿岩下。饮之者多寿。昔东郭先生廖扶冢一族数百口，饮此井水，皆百余岁。

丹砂井水，味甘。主补益心神、五脏，止渴润肺。久饮之，不饥延年。

冰井水

在梧州府城东冰井寺内。水澄澈不涸，味甘且冷。唐元结刻铭其上。

冰井水，味甘。主消渴，身热烦躁满闷，胸膈痰涎，遍体丹毒。

注玉泉水

在藤县西南，泉色如玉，味极甘美。宋秦观诗云：云蒸昆山液，月浸蓝田英，临风咽沆瀣，满腹珠玑鸣。

注玉泉水，味甘。主润五脏，益精神，消烦热，解燥渴，止遗精溺浊，梦与鬼交。

桂山泉水

在藤县二里。色莹洁而味甘寒。古诗云：明蟾窥玉甃，老兔遗香酥。化为银河水，一沃炎海枯。

桂山泉水，味甘。主明目，辟邪气，益智慧，令人不忘，止渴，生津液。

葛仙井水

在岑溪县东。味极甘冽。昔勾漏令葛洪修炼于此。后人有诗云：古洞门深百尺宽，石岩题咏暗苔斑。细寻仙令烧丹去，满地流泉浸月寒。

葛仙井水，味甘。主补五脏六腑，通利十二经络，滋荣益胃，延年神仙。

古漏泉水

在宾州西四十里古漏山。甘冽可饮。

古漏泉水，味甘。主润肺除热，止渴生津，和胃气，利小便。

龙泉水

在宜州南二里。其水重于他水。黄鲁直编管宜州，试之，果然。

龙泉水，味甘。主痰积大肠及胃中垢腻，下痢里急窘痛。

古辣泉水

在横州北八十里。土人以泉酿酒，既熟，不煮，但埋土中。日足取出，色微红而味甚甘。可以致远，虽曝烈日中不变。

古辣泉水，味甘。主散风寒暑湿之邪，辟邪祟。治疟疾，往来寒热。

滇南泉水十五处

冷泉水

在昆明县商山下，其水饮之，可以已风。

冷泉水，味甘。主消渴，伐肝气，滋肺经。治诸风邪中人，手足痿痹，及厉风皮肤臭烂。

甘泉水

在曲靖军民府亦佐县治西矣层山上，泉水甘冽，居人利汲。夷语以水为“矣”，故名其山。

甘泉水，味甘。主补五脏不足，治口渴身热，咽喉烦燥，胃火齿痛。

玉洁井水

在临安府东门外。味极甘冽，宜饮。

玉洁井水，味甘。主消渴，丹毒，烦热风疹，补益和五脏，解酒热。

白沙井水

在临安府白鹤铺前。味极甘，土人以为第一泉。

白沙井水，味甘。主补其精神，滋养脏腑，消渴身热，生津润肺。

温玉泉水

在元江军民府西北十五里。泉自石窦迸出。其色清碧可饮。

温玉泉水，味甘。主去头风，利五脏，止渴，除热，疗咳唾脓血。

响石泉水

在楚雄府城西鸣凤山巅响石寺中。泉有二穴，味极甘美。

响石泉水，味甘。主养肾气，去内热，解酒毒。治霍乱，疗淋沥，肛门瘀热。

龙泉水

在广通县东北蟠龙山。味甘冽。

龙泉水，味甘。主明目，补中不足，止渴，除烦热，安心神，定悸。

醉翁泉水

在大姚县治之东。泉水清冽，人饮之，酣然而醉。

醉翁泉水，味甘。主心中郁闷不乐，脾气结而不舒，止渴消忧。

香泉水

在和曲州城南三里。至春则生香气。土人每以二三月内具酒殽致祭，然后汲之，和酒而饮，能愈诸疾。

香泉水，味甘香。主心腹结气作痛，霍乱吐逆不食，止渴，除烦热。

石马泉水

在大理府治后。味甚甘冽。其源来自西天竺。每日午照井，中有石宛如马形可见。

石马泉水，味甘。主润补肺经，清心制火热，止渴生津液。

法明寺井水

在保山县法明寺内。味极甘美，烹茶不翳。

法明寺井水，味甘。主清心，调劳益胃，明耳目，去内烦，生智不忘。

玄珠井水

在蒙化府城东玄珠山玄珠观内。此水饮之，可以已疾。

玄珠井水，味甘。主中风寒湿气，手足痿痹不仁，痰厥头痛。

一碗泉水

在鹤庆府东南七十里大成坡顶。深仅丈许，大旱不涸，味极甘美。相传南诏蒙氏过此，三军无水渴甚，拔剑插地，泉随涌出，至今行人资焉。

一碗泉水，味甘。主润肺生津，除淋闭，消痰，治喘急，上气。

苦泉水

在丽江军民府东二十里东山下。泉味微苦，饮之愈疾。

苦泉水，味甘微苦。主心腹痛，风寒客邪，四肢游风身热，鬼疰邪疟。

赤崖泉水

在北胜州西北三里赤石崖之半。泉味如醴。每春仲，居人郊游，争掬饮之。布谷一鸣，其味即变。俗谓之吃春水。

赤崖泉水，味甘。主升阳，助生发之气，解恚怒气郁，胸腹两胁胀痛。

黔地诸泉十处

百刻泉水

在贵州平坝城西五里。水自石罅迸出，汇而为池。每昼夜进退盈缩者百次。杨用修诗：眷兹觱沸流，肇彼混沌年。盈涸在顷刻，消息同坤乾。尘刹变潮汐，亿垓无贸迁。岷觞衍游圣，坳舟喻思玄。迷踪鬼方雾，蕴真罗甸烟。讵逢陆羽品，那遇桑钦传。

百刻泉水，味甘。主调利气息，升降阴阳，止渴除烦，和脾益胃。

嘉客泉水

在平坝卫西南十里。副使焦希程记略云：平坝之西，有泉涌焉。湛然甘冽，可鉴可酌，冬温而夏清。客至语笑，明珠翠玉累累而沸，风恬日霁，晶莹射目。客语在左则左应，在右则右应，众寡亦如之。否，则已，殆如酬酢，因名之曰“嘉客泉”。

嘉客泉水，味甘。主五心烦热，利水通淋，止口渴，解酒力。又能怡神悦性，益智延年。

既济泉水

在镇宁州治东，火烘坡在其北。其地极热，此水独寒。味甘美，宜烹茗。

既济泉水，味甘。主寒热邪气，心肾不交，精流不已，消渴善饥。

尾洒井水

在安南卫南闉。杨升庵谓其“水清甘可烹”。

尾洒井水，味甘。主凉心肺，止燥渴，解内热，明目去翳膜。

天池水

在都匀府平浪长官司西南六十里凯阳山顶。其山险峻，周围十里，高四十丈。四壁斗绝，独一径尺许，仅可侧身而陟。池水清泠可茗。

天池水，味甘。主补五脏，益精神，止渴生津液，和中助元气。

马蹄井水

在黄平州东四十里马鬃岭之阳。石窍深入，形如马蹄。相传唐永一将军追苗贼至此，军渴，马足忽陷，清泉涌出，味甘而冽。

马蹄井水，味甘。主解渴除热，清心益肾，利肺消痰，生津止咳。

味泉水[1]

在镇远府治西。味极甘冽。

味泉水，味甘。主腹胀浮肿心痛，乳难喉痹，利大小便。

甘梗泉水

在平头著可长官司石崖中。一源涌出，清浊分流，有如泾渭之状。相传出于万山之底。

甘梗泉水，味甘。主清头目，利咽嗌，养肺补神，宁心定喘，诸泉中之最有益者也。

煮泉小品附：摘要

山下出泉曰“蒙”。蒙，稺也。物稺则天全，水稺则味全，故鸿渐曰：山水上。其曰乳泉，石池漫流者，蒙之谓也。其曰瀑，涌湍激漱，则非蒙矣。故戒人勿饮。

源泉必重，而泉之佳者尤重。余杭徐隐翁尝为予言：以凤凰山泉较阿姥墩百花泉，便不及五钱。可见仙源之胜矣。

山厚者泉厚，山奇者泉奇，山清者泉清，山幽者泉幽，皆佳品也。不厚则薄，不奇则蠢，不清则浊，不幽则喧，必无佳泉。

山不亭处，水必不亭。若亭，即无源者矣，旱必易涸。石，山骨也；流，水行也。山宣气以产万物，气宣则脉长，故曰山水上。又曰：山泉者，引地气也。

泉非石出者，必不佳。故《梦辞》云：饮石泉兮荫松柏。皇甫曾“送陆羽”诗：

---

〔1〕味泉水：原书脱“水”字，据目录补。此后原书目录中有“龙泉水”“云舍泉水”二名，正文阙如。

幽期山寺远，野饭石泉清。梅尧臣"碧霄峰茗"诗：烹处石泉佳。又云：小石冷泉留早味。诚可谓赏鉴矣。

泉往往有伏流沙土中者，挹之不竭，即可食。不然，则渗潴之潦耳，虽清勿饮。

流远则味淡，须深潭渟畜，以复其味，乃可食。

泉不流者，食之有害。《博物志》：山居之民多瘿肿疾，由于饮泉之不流者。

泉涌出曰濆。在在所称珍珠泉者，皆气盛而脉涌耳，切不可饮，取以酿酒或有力。

泉有或涌而忽涸者，气之鬼神也。如刘禹锡诗"沸井今无涌"是也。否则徒泉喝水，果有幻术耶？

泉悬出曰沃，暴溜曰暴，皆不可饮。而庐山水帘，洪州天台瀑布，皆入水品，与陆《经》背矣。故张曲江"庐山瀑布诗"：吾闻山下蒙，今乃林峦表。物性有诡激，坤元曷纷矫。默然置此去，变化谁能了？则识者固不食也。然瀑布实山居之珠箔锦幕也。以供耳目，谁曰不宜？

清，朗也，静也，澄水之貌；寒，洌也，冻也，覆冰之貌。不难于清而难于寒。其濑峻流驶而清，岩奥阴积而寒者，亦非佳品。

石少土多，沙腻泥凝者，必不清寒。

蒙之象曰果行，井之象曰寒泉。不果则气滞而光不澄，不寒则性燥而味必涩。

冰，坚水也。穷谷阴气所聚，不泄则结而为伏阴也。在地英明者惟水，而冰则精而且冷，是故清寒之极也。谢康乐诗：凿冰煮朝餐。《拾遗记》：蓬莱山冰水，饮者千岁。

下有石硫黄者，发为温泉，在在有之。又有共出一壑，半温半冷者，亦在在有之，皆非食品。特新安黄山朱砂汤泉可食。《图经》云：黄山旧名黟山。东峰下有朱砂汤泉，可点茗。春色微红，此则自然之丹液也。《拾遗记》：蓬莱山沸水，饮者千岁。此又仙饮。

有黄金处水必清，有明珠处水必媚。有孑鲋处水必腥腐，有蛟龙处水必洞黑，美恶不可不辨。上清寒。

甘，美也；香，芳也。《尚书》稼穑作甘，黍甘为香。黍惟甘香，故能养人；泉惟甘香，故亦能养人。然甘易而香难，未有香而不甘者也。

味美者曰甘泉，气芳者曰香泉，所在间有之。

泉上有恶木，则叶滋根润，皆能损其甘香。甚者能酿毒液，尤宜去之。

甜水，以甘称也。《拾遗记》：员峤山北，甜水绕之，味甜如蜜。《十洲记》：元洲玄涧，水如蜜浆，饮之，与天地相毕。又曰：生洲之水，味如饴酪。

水中有丹者，不惟其味异常，而能延年却疾。须名山大川，诸仙翁修炼之所有之。葛玄少时，为临沅令。此县廖氏家世寿，疑其井水殊赤。乃试掘井左右，得古人埋丹砂数十斛。西湖葛井，乃稚川炼所，在马家园后。淘井出石匣，中有丹数枚，如芡实。啖之无味，弃之。有施渔翁者，拾一粒食之，寿一百六岁。此丹水尤不易得。凡不净之器，切不可汲。上甘香。

茶，南方嘉木，日用之不可少者。品固有美恶，若不得其水，且煮之不得其宜，虽佳弗佳也。

鸿渐有云：烹茶于所产处，无不佳，盖水土之宜也。此诚妙论，况旋摘旋瀹，两及其新邪？故《茶谱》亦云“蒙之中顶茶，若获一两，以本处水煎服，即能祛宿疾”是也。今武林诸泉，惟龙泓入品，而茶亦惟龙泓山为最。盖兹山深厚高大，佳丽秀越，为两山之主，故其泉清寒甘香，雅宜煮茶。虞伯生诗：但见瓢中清，翠影落群岫。烹煎黄金芽，不取谷雨后。姚公绶诗：品尝顾渚风斯下，零落《茶经》奈尔何。则风味可知矣，又况为葛仙翁炼丹之所哉？又，其上为老龙泓，寒碧倍之。其地产茶，为南北山绝品。鸿渐第钱塘、天竺、灵隐者为下品，当未识此耳。而郡志亦只称宝云、香林、白云诸茶，皆未若龙泓之清馥隽永也。余尝一一试之，求其茶、泉双绝，两浙罕伍云。

龙泓，今称龙井，因其深也。郡志称有龙居之，非也。盖武林之山，皆发源天目，以龙飞凤之谶。故西湖之山，多以龙名，非真有龙居之也。有龙则泉不可食矣。泓上之阁，亟宜去之。浣花诸池，尤所当浚。

鸿渐品茶又云：杭州下而临安、於潜，生于天目山，与舒州同，固次品也。叶清臣则云：茂钱塘者，以径山稀。今天目远胜径山，而泉亦天渊也。洞霄次径山。

严子濑，一名七里滩。盖砂石上曰濑、曰滩也，总谓之浙江。但潮汐不及，而且深澄，故入陆品耳。余尝清秋泊钓台下，取囊中武夷、金华二茶试之，固一水也，武夷则黄而燥洌，金华则碧而清香，乃知择水当择茶也。鸿渐以婺州为次，而清臣以白乳为武夷之右，今优劣顿反矣。意者所谓离其处水，功其半者耶？上宜茶。

露者，阳气胜而所散也。色浓为甘露，凝如脂，美如饴。一名膏，一名天酒。《十洲记》：皇帝宝露。《洞冥记》：五色露，皆灵露也。《庄子》曰：姑射山神人不食五谷，吸风饮露。《山海经》：仙丘绛露，仙人常饮之。《博物志》：沃渚之野，民饮甘露。《拾遗记》：含明之国，承露而饮。《神异经》：西北海外人，长二千里，日饮天酒五斗。《楚辞》：朝饮木兰之坠露，是露可饮也。

雪者，天地之积寒也。《氾胜书》：雪为五谷之精。《拾遗记》：穆王东至大掝之谷，西王母来进嵰州甜雪。是灵雪也。陶谷取雪水烹团茶，而丁谓《煎茶诗》：痛惜藏书箧，坚留待雪天。李虚已《建茶呈学士诗》：试将梁苑雪，煎动建溪春。是雪尤宜茶饮也。处士列诸末品，何邪？意者以其味之燥乎？若言太冷，则不然矣！

雨者，阴阳之和，天地之施。水从云下，辅时生义者也。和风顺雨，明云甘雨。《拾遗记》“香云遍润，则成香雨”——皆灵雨也，固可食。若夫龙所行者，暴而霪者，旱而冻者，腥而墨者，及檐溜者，皆不可食。

《文子》曰：水之道，上天为雨露，下地为江河。均一水也。故特表灵品。上灵水。

醴，异泉也。一宿酒曰醴，泉味甜如酒也。圣王在上，德普天地，刑赏得宜，则醴泉出，食之令人寿考。

玉泉，玉石之精液也。《山海经》：密山出丹，水中多玉膏。其源沸汤，黄帝是食。《十洲记》：瀛州玉石高千丈，出泉如酒，味甘，名玉醴泉，食之长生。又方丈洲有玉石泉，昆仑山有玉水。《尹子》曰：凡水方折者有玉，食之延年。

乳泉：石钟乳，山骨之膏髓也。其泉色白而体重，极甘而香，若甘露也。

朱砂泉：下产朱砂，其色红，其性温，食之不饥延年、却疾。

云母泉：下产云母，明而泽，可炼为膏。泉滑而甘。

茯苓泉：山有古松者，多产茯苓。《神仙传》：松脂沦入地中，千岁为茯苓也。其泉或赤或白，而甘香倍常。又，术泉亦如之，非若枸杞、兰、菊之产于泉上者也。上异泉。

江，公也，众水共入其中也。水共则味杂，故鸿渐曰：江水中，其曰取去人远者，盖去人远则澄深而无荡漾之漓耳。

泉自谷而溪、而江、而海，力以渐而弱，气以渐而薄，味以渐而咸，故曰“水曰润下，润下作咸”。旨哉！又《十洲记》：扶桑碧海，水既不咸苦，正作碧色，甘香味美，此固神仙之所食也。

潮汐近地，必无佳泉，盖斥卤诱之也。天下潮汐，惟武林最盛，故无佳泉。西湖山中则有之。

杨子，固江也。其南泠则夹石停渊，特入首品。余尝试之，诚与山泉无异。若吴淞江，则水之最下者也，亦复入品，甚不可解。上江水。

井水味滞，故鸿渐品之为下。其曰取汲多者，盖汲多则气通而流活耳。终非佳品，勿食可也。

市廛民居之井，烟爨稠密，汙秽渗漏，特潢潦耳。在郊原者，庶几色绿。味咸者，其源通海，尤为下品。

井有异常者，若火井、粉井、云井、风井、盐井、胶井，不可枚举。而冰井则又纯阴之寒冱也，皆宜知之。上井水。

凡临佳泉，不可容易漱濯。犯者每为山灵所憎。

泉坎须越月淘之，革故鼎新，妙运当然也。

山木固欲其秀而荫，若丛恶则伤泉。今虽未能使瑶草琪花披拂其上，而修竹幽兰，自不可少。

作屋覆泉，不惟杀尽风景，亦且阳气不入，能致阴损。戒之戒之！若其小者，作竹罩以笼之，防其不洁之侵，胜屋多矣。

泉中有虾、蟹、孑虫，极能腥味，亟宜淘净之。僧家以罗滤水而饮，虽恐伤生，亦恐其不洁也。包幼嗣《净律院》诗：滤水浇新长。马戴《禅院》诗：滤泉侵月起。僧简长诗：花壶滤水添。是也。于鹄《过张老园林》诗：滤水夜浇花。则不惟僧家戒律为然，而修道者亦所当尔也。

泉稍远而欲其自入于山厨，可接竹引之，承之以奇石，贮之以净缸，其声尤琤琮可爱。骆宾王诗：刳木取泉遥。亦接竹之意。

去泉再远者，不能自汲，须遣诚实山童取之，以免石头城下之伪。苏子瞻爱玉女河水，付僧调水符取之，亦惜其不得枕流焉耳。故曾茶山《谢送惠山泉》诗：旧时水递费经营。

移水取石子置瓶中，既可以养味，又可以澄水，令之不淆。黄鲁直《惠山泉》诗“锡谷寒泉撱石俱”是也。

择水中洁净白石，带泉煮之尤妙。

山居之人，固当惜水，况挂泉更不易得，尤当惜之，亦作福事也。章孝标《松泉诗》：“注瓶云母滑，漱齿茯苓香。野客偷煎茗，山僧惜净床。”夫言偷则诚贵矣，言惜则不贱用矣，安得斯客斯僧也，而与之为邻耶！

山居有泉数处，若冷泉、午月泉、一勺泉，皆可入品，其视虎丘石水，殆主仆矣。惜未为名流所赏也，泉亦有幸、有不幸邪？要之，隐于小山僻野，故不彰耳。竟陵子可作，便当煮一杯水，相与荫青松、坐白石，而仰视浮云之飞也。上绪谈。

跋（附）：

子艺作《泉品》，品天下之泉也。予问之曰：尽乎？子艺曰：未也。夫泉之名，有甘有醴，有冷有温，有廉有让，有君子焉，皆荣也。有广有贪，有柳有愚，在狂国有狂，在安丰军有咄，在日南有淫，虽孔子亦不饮者有盗，皆辱也。予闻之曰：有是哉，亦存乎其人尔。天下之泉一也，惟和士饮之则为甘，祥士饮之则为醴，清士饮之则为冷，厚士饮之则为温。饮之于伯夷则为廉，饮之于虞舜则为让，饮之于孔门诸贤则为君子。使泉虽恶，亦不得而污之也。恶乎辱！泉遇伯封可名为贪，遇宋人可名为愚，遇谢奕可名为狂，遇楚项羽可名为咄，遇郑卫之俗，可名为淫。其遇跖也，又不得不名为盗。使泉虽美，亦不得而自濯也。恶乎荣！子艺曰：噫！予品泉矣，子将兼品其人乎？予山中泉数种，请附其语于集，且以贻同志者，毋混饮以辱吾泉！

余杭蒋灼题

诸水有毒

水府龙宫，不可触犯。水有赤脉，不可断之。井中沸溢，不可饮。古井、眢井不可入，有毒杀人。古井不可塞，令人盲聋。阴地流泉有毒。二八月行人饮之，成瘴疟，损脚力。泽中停水，五六月人饮之，成瘕病。沙河中水，令人瘖，不可饮。两山夹水，其人多瘿。流水有声，其人多瘿。花瓶中水，饮之杀人，腊梅尤甚。炊汤洗面，令人无颜色；洗体，令人成癣；洗脚，令疼痛生疮。铜器上汗，入食中，令人生疽、发恶疮。冷水沐头，热泔沐头，并成头风。女人尤忌之。水经宿，面上有五色者，有毒，不可洗手。时病后浴冷水，损心胞。盛暑浴冷水，成伤寒。汗后入冷水，成骨痹。顾闵远行，汗后渡水，遂成骨痹痿躄，数年而死也。产后洗浴，成痉风，多死。酒中饮冷水，成手颤。酒后饮茶水，成酒癖。饮水便卧，成水癖。小儿就瓢及瓶饮水，令语讷。夏月远行，勿以冷水濯足。冬月涉水踏雪，勿以热汤濯足。

上水日常所用，人多忽之，殊不知天之生人，水谷以养之。故曰“水去则荣散，谷消则卫亡”。仲景曰：水入于经，其血乃成；谷入于卫，脉道乃行。水之于人，不亦重乎？考[1]人之形体有厚薄，年寿有长短，多由于水土禀受滋养之不同。验之南北水土人物可见矣。

---

〔1〕考：原作“攷”，当为“考”的异体字“攷”之形误。

备考食物本草纲目卷之五

谷　部七类

稻　类三种

粳米

一名秔，与粳同。粳乃稻谷之总名也，有早、中、晚三收。黏者为糯，不黏者为粳。糯者，柔懦也；粳者，刚硬也。粳米，即今人常食之米，虽有赤、白、小、大几种，同一类也。淮、泗之间最多。襄、洛土粳米，亦坚实而香。南方多收火稻，最补益人。诸处虽多粳米，恒能充饥，而无滋养之功。李时珍曰：粳有水、旱二稻。南方土下涂泥多，宜水稻。北方地平，惟泽土宜旱稻。西南夷亦有烧山地为畬田种旱稻者，谓之火米。古者惟下种成畦，故祭祀谓稻为嘉蔬，今人皆拔秧栽插矣。其种近百，各各不同，俱随土地所宜也。其谷之光、芒、长、短、大、细，百不同也。其米之赤、白、紫、乌、坚、松、香、否，不同也。其性之温、凉、寒、热，亦因土产形色而异也。真腊有水稻，高丈许，随水而长。南方有一岁再熟之稻。苏颂之香粳，长白如玉，可充御贡。皆粳之稍异者也。粳稻六七月收者为早粳，得土气多，止可充食。赤者益脾，而白者益胃。八九月收者为迟粳，十月收者为晚粳，得金气多，其色白入肺而解热也。故张仲景白虎汤中用之，以味甘为阳明之经，色白为西方之象，而气寒入手太阴也。少阴症桃花汤，用之以补正气；竹叶石膏汤，用之以益不足。

粳米，味甘，平，无毒。主益气，止烦，止渴，止泄痢。温中，和胃气，长肌肉。壮筋骨，益肠胃，通血脉，和五脏，益精强志，聪耳明目。合芡实煮粥食之更佳。小儿初生，煮粥汁如乳，量与食，开胃、助谷神。常食干粳饭，令人不噎。新米乍食，动风气。陈者下气，病人尤宜。不可和苍耳食，令人卒心痛，急烧仓米灰和蜜浆服之，不尔即死。粳有早、中、晚三收，以晚白米为第一。各处所产，种类甚多，气味不能无少异，而亦不大相远也。天生五谷，所以养人，得之则生，不得则死。惟此谷得天地中和之气，同造化生育之功。故非他物可比。入药之功在所略耳。

光粳米　甘，平。其粒粗大性坚，助胃益精。

白粳米　甘，微寒，性稍软。收成偏晚。米中推为第一。

黄茎籼　甘，平，气香。收成稍歉。养荣卫，健脾和中。煎汤可以止痢。

天落黄　甘，平，性软。收成颇丰。益胃与上同功，陈者养胃不滞。

红莲米　色赤，甘，平，气香，性软。健胃和脾，大益人元气，米中佳品。

淅二泔 淘米第二次水，清而可用，故曰淅二泔。味甘，寒，无毒。清热，止烦渴，利小便，凉血。

炒米汤 益胃除湿。不去火毒，令人作渴。

粳谷奴谷穗煤黑者 治走马喉痹，烧研，酒服方寸匕，立效。

禾秆 解砒毒，烧灰，新汲水淋汁滤清，冷服一碗，毒当下出。

附方：治米瘕[1]，嗜吃生米。久亦毙人。用白米五合，鸡屎一升，同炒焦为末。水一升，顿服。少时吐出瘕，如研米汁，或白沫淡水，乃愈也。

自汗不止。粳米粉绢包，频频扑之。

小儿初生无皮，色赤，但有红筋[2]，乃受胎未足也。用早白米粉扑之，肌肤自生。

吐血衄血不止。俱以陈米泔，温服一钟，日三次。仍以真麻油或萝卜汁滴入鼻孔。

赤鼻酒风脸。米泔水每日食后饮之。外以硫黄入大菜头内，煨研，涂之。

糯米

一名稻米。又名稌米。其性温，故可为酒。酒为阳，故多热。西域天竺土溽热，糯岁四熟，亦可验矣。糯稻，南方水田多种之。其性黏，可以酿酒，可以为粢，可以蒸糕，可以熬饧，可以炒食。其类亦多，其谷壳有红、白二色，或有毛，或无毛。其米亦有赤、白二色，赤者酒多糟少。古人酿酒多用秫。秫乃糯粟，见本条。

糯米，味甘，温。无毒。主温中，令人多热，大便坚。行荣卫中血积，解芫青、斑蝥毒。益气止泄。止霍乱后吐逆不止，以一合研水服之。以骆驼脂作煎饼食，主痔疾。作糜一斗食，主消渴。李时珍又谓之暖脾胃，止虚寒泄痢，缩小便，收自汗，发痘疮。久食令人身软，缓人筋也。小猫、犬食之，亦脚屈不能行。马食之，足重。孕妇杂肉食之，令子不利。合酒食之，醉难醒。糯性黏滞难化，小儿、病人不宜食。糯米性温，酿酒则热，熬饧尤甚，故脾肺虚者宜之。若素有痰热风病，及脾病不能转输，食之最能发病成积。或谓其性寒，糯米造酒最宜，岂得寒乎？农家于冬月用作糍，喂牛免冻伤，是则糯米之性热而不寒明矣。

糯米泔 味甘，凉，无毒。主益气，止烦渴霍乱，解毒。食鸭肉不消者，顿饮一盏，即消。

糯稻花 阴干，入擦牙、乌须方用。

糯稻秆 味辛、甘，热，无毒。治黄疸如金，煮汁浸之；仍以谷芒炒黄为末，酒服。烧灰，治坠扑伤损。烧灰浸水饮，止消渴。淋汁，浸肠痔。挼穰藉靴鞋，暖足，去寒湿气。湖南李从事坠马伤损，用糯稻秆烧灰，以新熟酒连糟入盐和，淋取汁，淋痛处，立瘥也。一人壁[3]虱入耳，头痛不可忍，百药不效。用稻秆灰煎汁灌入，即死而出也。

糯谷芒 治黄病，为末，酒服。又解蛊毒，煎汁饮。

糯米糠 主齿黄，烧取白灰，旦旦擦之。

附方：治鼻衄不止，服药不应。用糯米微炒黄，为末。新汲水调下二钱。仍吹少

〔1〕瘕：刘衡如考作“癥”。

〔2〕筋：刘衡如考作“肉”。

〔3〕壁：原作“鳖”，据《本草纲目》改。

许入鼻中。

治噤口痢。用糯谷一升爆出白花，去壳，用姜汁拌湿再炒，为末。每服白汤下一匙，三服即止。

竹刺入肉。用糯米三升，于端午前四十九日，以冷水浸之。一日两换水，轻轻淘转，勿令搅碎。至端午日取出阴干，绢袋盛，挂通风处。每用旋取，炒黑为末，冷水调如膏药，贴一夜，刺出在药内也。木刺入肉亦同。一切痈肿金疮贴之俱效。

治邪狗咬。糯米一合，斑蝥七个同炒，斑蝥黄去之；再入七个，再炒黄去之；又入七个，待米出烟，去斑蝥为末。油调傅之，小便利，下恶物，为愈。

籼米

音仙。种自占城国来，又名占米，似粳而粒小。始自闽人得种于占城国。宋真宗遣使就闽，取三万斛，分给诸道为种，故今各处皆有之。高仰处俱可种，其熟最早，六七月可收。品类亦多，有赤、白二色，与粳米大同小异。

籼米，味甘，温，无毒。主温中益气，养胃和脾，除湿止泄。

米粃即细糠　味甘，平，无毒。主通肠开胃，下气，磨积块。作糗食，不饥，充滑肤体，可以颐养。

舂杵头细糠　味辛、甘、热。主卒噎，刮取含之。烧研，水服方寸匕，令妇人易产。

稷粟类十七种

稷米

一名穄，音祭。一名粢，音咨。稷米出粟处，皆能种之。今人不甚珍此，惟祠事用之。农家惟以备他谷之不熟，则为粮耳。稷与黍，一类二种也。黏者为黍，不黏者为稷。稷可作饭，黍可酿酒。犹稻之有粳与糯也。

稷米，味甘，寒，无毒。主益气，补不足。治热，压丹石毒，解苦瓠毒。作饭食，安中利胃宜脾。凉血解暑。泛胜之云：烧黍稷则瓠死，此物性相制也。《淮南万毕术》云：祀家之黍啖儿，令不思母。此亦有所厌耶？

根　主心气痛，难产。稷熟最早，作饭疏爽香美，为五谷之长而属土，故祠谷神者以稷配社。五谷不可遍祭，祭其长以该之也。上古以厉山氏之子为稷主，至成汤始易以后稷，皆有功于农事者云。

附方：治痈宜发背。粢米粉熬黑，以鸡子白和涂绢帛上，剪孔贴之，干则易，神效。

辟除瘟疫，令不相染。以穄米粉服之。

黍米

黍乃稷之黏者。汴、洛、河、陕间皆种之。黍有赤、白、黄、黑数种。白者亚于糯，赤者最黏，可蒸食。俱可作饧。菰叶裹成粽食，今人谓之角黍。

黍米，味甘，温，无毒。主益气，补中。久食令人多热，烦。发故疾，昏五脏。令人多睡，缓人筋骨。小儿不宜多食，令久不能行。小猫、犬食之，其脚局屈。合葵菜、牛肉，生虫，成病。烧灰和油，涂杖疮，止痛。嚼浓汁，涂小儿鹅口疮。

丹黍米 即赤黍米也。味甘，微寒，无毒。北人以之酿酒作糕。治咳逆上气，霍乱，止泄利，除热，止烦渴。治鳖瘕，以新丹黍米淘泔汁，生服一升，不过二三度愈。不可合蜜及葵菜同食。

丹黍穰、茎并根 味辛，热，有小毒。煮汁饮之，解苦瓠毒。浴身，去浮肿。和小豆煮汁服，下小便。烧灰酒服方寸匕，治妊娠尿血。人家取其茎穗作提拂扫地。用败者煮汤浴身，去浮肿。

附方：治男子阴易。黍米二两，煮薄粥，和酒饮，发汗至足即愈。

治心痛久不愈。黍米淘汁服之。

治闪挫脱臼。用黍米粉、铁浆粉各半斤，葱一斤，同炒存性，研末。以醋调服三次后，水调入少醋贴之。大效。

治小儿鹅口疮，不乳者，丹黍米嚼汁涂之。

解酒不醉。取赤黍渍以狐血，阴干。酒饮时，取一丸置舌下含之，令人不醉。

令妇人不妒。赤黍同米仁为丸。服之。

蜀黍

一名蜀秫，一名芦粟。种始自蜀，故谓之蜀黍。北地种之，以备缺粮，余及牛马。谷之最长者，南人呼为芦穄。蜀黍宜下地。春月布种，秋月收之。茎高丈许，状似芦荻而内实。叶亦似芦。穗大如帚。粒大如椒，红黑色。米[1]性坚实，黏者可和糯秫酒作饵，不黏者可以作糕煮粥。可以济荒，可以养蓄。梢可作帚，茎可织箔席、编篱供爨，最有利于民者。今人祭祀用以代稷者，误也。其谷壳浸水色红，可以红酒。《博物志》云：地种蜀黍，年久多蛇。

蜀黍米，味甘、涩，温，无毒。主温中，涩肠胃，止霍乱。黏者与黍米功同。

根 煮汁服，利小便，止喘满，烧灰酒服，治难产有效。

玉蜀黍

一名玉高粱。种出西土。其苗叶俱以蜀黍而肥矮，亦似薏苡。苗高三四尺。六七月开花成穗如秕麦状。苗心别出一苞，如棕鱼形，苞上出白须垂垂。久则苞拆子出，颗颗攒簇。子亦大如棕子，黄白色。可炸炒食之。炒拆白花，如炒拆糯谷之状。

玉蜀黍米，味甘，平，无毒。主调中开胃。

根、叶 治小便淋沥砂石，痛不可忍，煎汤频饮。

粱

粱者，良也，谷之良者也。粱即粟也。考之《周礼》，九谷、六谷之名，有粱无粟。自汉以后，始以大而毛长者为粱，细而毛短者为粟。今则通呼为粟，而粱之名反隐矣。今世俗称粟中之大穗长芒，粗粒而有红毛、白毛、黄毛之品者，即粱也。黄白青赤，亦随色命名耳。粱虽粟类，细论则别。黄粱出蜀、汉、商、浙间，穗大毛长，谷、米俱粗于白粱，而收子少，不耐水旱。食之香美，胜于诸粱。白粱穗大毛多且长，而谷粗扁长，不似粟圆也。米亦白而大，食之香美，亚于黄

---

〔1〕米：原误作“未”，据《本草纲目》改。

粱。青粱谷穗有毛而粒青，米亦微青而细于黄、白粱，其粒似青稞而少粗，早熟而收薄。夏月食之，极为清凉。但味短色恶，不如黄、白粱，故人少种之。作饧清白，胜于余米。今汴、洛、河、陕间多种白粱，而青、黄稀有，因其损地力而收获少也。

黄粱米，味甘，平，无毒。益气，和中，止泄痢。去客风顽痹，止霍乱，利小便，除烦热。青、白二色，性皆微凉，惟此甘平，岂非得中和之正气多耶?

白粱米 味甘，微寒，无毒。主除热，益气，缓筋骨。凡患胃虚并呕吐食及水者，以米汁二合，姜汁一合，和服之，佳。炊饭食之，和中，止烦渴。

青粱米 味甘，微寒，无毒。主胃痹，热中消渴，止泄痢，利小便，益气补中，轻身长年。煮粥食之，健脾，治泄精。今粟中有大而青黑色者是也。其谷芒多米少，禀受金水之气，其性最凉，而宜病人。又可辟谷，以纯苦酒浸三日，百蒸百晒，藏之。远行，日一飧之，可度十日。

附方：治霍乱大渴不止，多饮则杀人。黄粱米五升，水一斗，煮清三升，稍稍饮之。

治小儿鼻干无涕，脑热也。用黄米粉、生矾末，每以一钱，水调贴囟上，日二次。

治小儿赤瘤、丹毒。用土番黄米粉，和鸡子白傅之，即瘥。

治小儿遍身生疮，面如火烧。以黄粱米研粉，用蜜水调之，以瘥为度。

治霍乱不止。用白粱米五合，水一升，和煮粥食。

治手足生疣。取白粱米粉，铁铫炒赤研末，以众人唾和之，厚一寸，涂上即消。

治脾虚泄痢。用青粱米半升，神曲一合，日日煮粥食，即愈。

治老人血淋。用车前子五合，绵裹煮汁，入青粱米四合，煮汁常食。

治中一切毒药及鸩毒，烦懑不止。用甘草三两，水五升，煮二升，去滓，入青粱粉一两，白蜜三两，煎食。

粟

一名籼粟。黏者为秫，不黏者为粟。故呼此为籼粟，以别秫而配籼，北人谓之小米。粟，即粱也。穗大而毛长粒粗者为粱，穗小而毛短粒细者为粟。成熟有早晚，大抵早粟皮薄米实，晚粟皮厚米少。

粟米，味咸，微寒，无毒。主养肾气，去脾胃中热，益气。陈者，苦，寒。治胃热消渴，利小便，止痢，压丹石毒。水煮服，治热腹痛及鼻衄。为粉，和水滤汁，解诸毒，治霍乱及转筋入腹，又治卒被鬼打。解小麦毒，发热。治反胃热痢。煮粥食，益丹田，补虚损，开肠胃。不可与杏仁同食，令人吐泻。雁食粟，翼[1]重不能飞。

粟泔汁 治霍乱卒热，心烦渴，饮之立瘥。

臭泔 止消渴，尤良。

酸泔及淀 洗皮肤瘙疥，杀虫。饮之主五痔。和臭樗皮煎服，治小儿疳痢。

粟糠 主痔漏脱肛，和诸药薰之。

粟奴即粟苗成穗时生黑煤者 主利小肠，除烦懑。

附方：治杂物眯目不出。用生粟米七粒，嚼烂取汁，洗之即出。

〔1〕翼：原作“足”，据刘衡如考校改。

治汤火灼伤。用粟米炒焦投水，澄取汁，煎稠如糖。频傅之，能止痛，灭瘢痕。

治熊虎爪伤。嚼粟涂之。

治鼻衄不止。粟米粉，水煮服之。

治小儿丹毒，嚼粟米傅之。

治反胃吐食，脾胃气弱，食不消化，汤饮不下。用粟米半升杵粉，水丸梧子大七枚煮熟，入少盐，空心和汁吞下。或云：纳醋吞之，得下便已。

治胃热消渴。以陈粟米炊饭，干食之，良。

秫

音术。一名糯粟。似黍米而粒小，可作酒。即粱米、粟米之黏者。有赤、白、黄三色，皆可酿酒、熬糖、作糍糕食之。

秫米，味甘，微寒，无毒。主寒热，利大肠，疗漆疮。治筋骨挛急，杀疮疥毒热。生捣，和鸡子白，傅毒肿，良。犬咬及冻疮，并嚼傅之。又治阳盛阴虚，夜不得眠，及食鹅鸭成癥。宋元嘉中，有人食鸭成癖。医以秫米粉调水服之。须臾烦躁，吐出一鸭雏而瘥也。秫米性太黏滞，易成黄积病，小儿不宜多食。

根 煮汤，洗风。

附方：治赤痢不止。秫米一把，鲫鱼一个，煮粥食之。

治筋骨挛急。用秫米一石，曲三斗，地黄一斤，茵陈蒿炙黄半斤，一依酿酒法服之，良。

治肺疟寒热，痰聚胸中，病至令人心寒，寒甚乃热，善惊如有所见。常山三钱，甘草五分，秫米三十五粒，水煎。未发时，分作三次服。

治妊娠下水，黄色如胶，或如豆汁。秫米、黄芪各一两，水七升，煎三升，分三服。

䅟子

音衫，又音惨，不黏之称也。一名龙爪粟，一名鸭脚稗，像其岐穗之形也。生水田中及下湿地。叶似稻，但差短。梢头结穗，仿佛稗子穗。其子如黍粒大，茶褐色。捣米、煮粥、炊饭、磨粉皆宜。李时珍曰：䅟子，山东、河南亦五月种之。苗如茭黍，八九月抽茎，有三棱，如水中藨草之茎。开细花，簇簇结穗如粟穗，而分数岐，如鹰爪之状。内有细子如黍粒而细，赤色。其稃甚薄，其味粗涩。

䅟子米，味甘，涩，无毒。主补中益气，厚肠胃，济饥。

稗子

音败。稗子处处野生，最能乱苗。其茎叶穗粒并如黍稷。一斗可得米三升。故曰：五谷不熟，不如稊稗。稊苗似稗而穗如粟，有紫毛，即乌禾也。稗有水、旱二种。水稗生田中。旱稗苗叶似䅟子，色深绿，根下叶带紫色。梢头出扁穗，结子如黍粒，茶褐色，味微苦，性温。以煮粥、炊饭、磨面食之皆可。

稗子米，味辛、甘、苦，微寒，无毒。作饭食，益气宜脾，故曹植有“芳菰精稗”之称。

根、苗 治金疮及伤损，血出不已。捣傅或研末掺之即止。

狼尾米

狼尾，其穗象形。生泽地。茎叶穗粒并如粟，而穗色紫黄，有毛。荒年亦可采食。

狼尾米，味甘，平，无毒。作饭食之，令人不饥。又一种名蒯草，苗似茅，可以织席，可以绞索。子亦堪食，如粳米。

东廧

音墙。生河西。苗似蓬，子似葵。九月、十月熟，可为饭食。河西人语曰：贷我东廧，偿尔田粱。又一种粱禾，蔓生，其子如葵子，其米粉之如面，可作饘粥。六月种，九月收，牛食之尤肥。此亦一谷，似东廧者也。

东廧米，味甘，平，无毒。主益气轻身，久服不饥。坚筋骨，能步行。

菰米

一名茭米，即今茭白。生湖泊。结子如米，罕或有之，又名雕苽。苽，茭草也。其中生菌如瓜形，可食，故谓之苽。其米须霜雕时采之，故谓之雕苽。菰生水中，叶如蒲苇。其苗有茎梗者，谓之菰蒋草。至秋结实，乃雕苽米也，古人以为美馔。今饥岁，人犹采以当粮。李时珍曰：雕苽九月抽茎，开花如苇芀。结实长寸许，霜后采之，大如茅针，皮黑褐色。其米甚白而滑腻，作饭香脆。杜甫诗"波漂菰米沉云黑"者，此也。又曹子建"七启"云："芳菰精稗"，谓二草之实，可以为饭也。故收采入此。其茭笋、菰根，别见菜部。

菰米，味甘，寒，无毒。止渴，解烦热，调肠胃。

蓬草子

有黄蓬，有黍蓬。黍蓬，即青科。黄蓬草生湖泽中，叶如菰蒲，秋月结实成穗，子细如菰米。饥年人采食之，须浸洗曝舂，乃不苦涩。青科西南夷人种之，叶如茭黍，秋月结实成穗，有子如赤黍而细，其稃甚薄，曝舂炊食。又粟类有七棱青科、八棱青科，麦类有青稞、黄稞，皆非此类，乃物异名同也。其飞蓬乃藜蒿之类，末大本小，风易拔之，故号飞蓬。子如灰藋菜子，亦可济荒。又《魏略》云：鲍出遇饥岁，采蓬实，日得数斗，为母作食。《西京杂记》云：宫中正月上辰，出池边盥濯，食蓬饵，以祓邪气。此皆不知所采乃何蓬也？大抵三种蓬子，亦不甚相远。

蓬草子米，味酸、涩，平，无毒。作饭食之，益饥，无异粳米。乃俭年物也。

岗草米

岗，音网。岗草生水田中，苗似小麦而小。四月成熟，可以作饭，充饥。

岗草米，味甘，寒，无毒。作饭，去热，利肠胃，益气力。久食，不饥[1]。

蒒草米

一名自然谷。东海洲上有草名曰蒒。有实，食之如大麦。七月熟，民敛获，至冬乃讫。蒒实如球子，八月收之。彼民常食，中国未曾见也。按：《方孝孺集》有"海米行"，盖亦蒒草之类也。其诗云：海边有草名海米，大非蓬蒿小非荠。妇女携篮昼作群，采摘仍于海中洗。归来涤釜烧松枝，煮米为饭充朝饥。莫辞苦涩咽不下，性命聊假须臾时。

蒒草米，味甘，平，无毒。食之，不饥轻身。补虚羸损乏，温肠胃，止呕逆，久食健人。

〔1〕饥：原脱，据《证类本草》补。

薏苡仁

薏苡各处种之，二三月宿根自生。叶如初生芭茅[1]。五六月抽茎开花结实。有二种：一种黏牙者，尖而壳薄，即薏苡也。其米白色如糯米，可作粥饭及磨面食，亦可同米酿酒。一种圆而壳厚坚硬者，即菩提子也。其米少，即粳糯也。但可穿作念经数珠。其根并白色，大如匙柄，纠结而味甘也。

薏苡仁，味甘，寒，无毒。主筋急拘挛，不可屈伸，久风湿痹，下气。久服，轻身益气。除筋骨中邪气不仁，利肠胃，消水肿，令人能食。炊饭作面食，主不饥。煮饮，止消渴，杀蛔虫。治肺痿肺气，积脓血，咳嗽涕唾，上气。煎服，破毒肿。治脚气，健脾益胃，补肺清热。辛稼轩患疝，重坠大如杯[2]。一道人教以薏苡仁用东壁黄土炒过，水煮为膏服，数服即消。程沙随病此，稼轩授之亦效。《济生方》治肺损咯血，以猪肺煮熟，切片，蘸薏苡仁末，空心食之。薏苡补肺，猪肺引经也。赵君猷言屡用有效。

根　味甘，微寒，无毒。下三虫。煮汁糜甚香，去蛔虫，大效。又能堕胎。及治卒心腹烦满，胸胁痛，剉煮浓汁，服三升乃定。捣汁和酒服，治黄疸。

叶　作饮气香，益中空膈。暑月煎饮，暖胃益气血。初生小儿浴之，无病。

附方：治久患风挛痹痛，补正气，利肠胃，消水肿，除胸中邪气，治筋急拘挛。薏苡仁为末，同粳米煮粥，食之。

治砂石热淋，痛不可忍。用薏苡仁，子、叶、根皆可用，水煎热饮。夏月冷饮。以通为度。

治消渴饮水。用薏苡仁作粥，食之。

治风湿身疼，日晡剧者。麻黄三两，杏仁二十枚，甘草、薏苡仁各一两，水四升，煮二升，分三次服。

治水肿喘急。用郁李仁二两研，以水滤汁，煮薏苡仁饭，日日食之。

治肺痿咳唾脓血。薏苡仁十两杵粉，水三升，煎一升，酒少许，服之。

肺痈咳唾，心胸甲错者。以淳酒煮薏苡仁令浓，微温顿服。肺有血，当吐出愈。

治肺痈咯血。米仁三合捣烂，水二大盏，煎一盏，入酒少许，分二服。

治痈疽不溃。薏苡仁一枚，吞之，大效。治喉肿作疼。吞米仁一二枚，良。

罂子粟

一名御米。其实状如罂子，其米如粟，可以供御，故有诸名。罂粟花有四叶，红白色，上有浅红晕子。其囊形如髇头箭，中有细米。罂粟处处有之，人多莳以为饰。花有红、白二种。微腥气。其实形如瓶，有米粒极细。圃人隔年粪地，九月布子，涉冬至春，始生苗，极繁茂。不尔则不生，生亦不茂。俟瓶焦黄，乃采之。其花亦有千叶者。一罂凡数千万粒，大小如葶苈子而色白。李时珍曰：罂粟秋种冬生，嫩苗作蔬食甚佳。叶如白苣，三四月抽薹结青苞，花开则苞脱。花凡四瓣，大如仰盏，罂在花中，须蕊裹之。花开三日即谢，而罂在茎头，长一二寸，大如马兜铃，上有盖，下

〔1〕茅：原作“蕉”，《本草纲目》作“茅”，据本品形态，似“茅”为是，因据《本草纲目》改。
〔2〕杯：原作“升”，据《本草纲目》改。

有蒂，宛然如酒罂。中有白米极细，可煮粥和饭食。水研滤浆，同绿豆粉作腐食尤佳。亦可取油。其壳入药甚多。江东人呼千叶者为丽春花。或谓是罂粟别种，盖亦不然。其花变态，本自不常。有白者、红者、紫者、粉红者、杏黄者、半红者、半紫者、半白者。艳丽可爱，故曰丽春，又曰赛牡丹，曰锦被花。

罂粟米　味甘，平，无毒。行风气，逐邪热，疗反胃胸中痰滞。丹石发动，不下食，和竹沥煮粥食，极佳。治泻利，润燥。不可多食，能动膀胱气。

壳　味酸、涩，微寒，无毒。止泻痢，固脱肛，治遗精久咳，敛肺涩肠，止心腹筋骨诸痛。东垣曰：收敛固气。能入肾，故治骨病尤宜。丹溪曰：今人虚劳咳嗽，多用粟壳止劫；及湿热泄痢者，用之止涩。其治病之功虽急，杀人如剑，宜深戒之。又曰：治嗽多用粟壳，不必疑[1]，但要先去病根，此乃收后药也。治痢亦同。凡痢须先散邪行滞，岂可遽投粟壳、龙骨之药，以闭塞肠胃？邪气得补而愈甚，所以变症作而淹延不已也。

嫩苗　味平，平，无毒。作蔬食，除热润燥，开胃厚肠。

阿芙蓉　一名鸦片，即罂粟花之津液也。罂粟结青苞时，午后以大针刺其外面青皮，勿损里面硬皮，或三五处，次早津出，以竹刀刮，收入瓷器，阴干用之。故今市者犹有苞片在内　味酸、涩，温，微毒。治泻痢脱肛不止，能涩丈夫精气。

附方：罂粟粥，治反胃吐食。白罂粟米三合，人参末三钱，生山药五寸细切研。三物以水二升三合，煮取六合，入生姜汁及盐花少许，和匀分服。

治久痢不止。罂粟壳醋炙为末，蜜丸弹子大。每服一丸，水一盏，姜三片，煎八分，温服。又方：粟壳十两去膜，分作三分，一分醋炒，一分蜜炒，一分生用。并为末，蜜丸芡子大。每服三十丸，米汤下。

治久嗽不止，谷气素壮人用之即效。粟壳去筋，蜜炙为末。每服五分，蜜汤下。

治久痢。阿芙蓉小豆许，空心温水化下。若渴，饮蜜[2]水解之。

麦　类七种

小麦

大小麦秋种冬长，春秀夏实，具四时中和之气，故为五谷之贵。地暖处亦可春种，至夏便收。然比秋种者四气不足，故有毒。李时珍曰：北人种麦漫撒，南人种麦撮撒。北麦皮薄面多，南麦反此。收麦以蚕沙和之，辟蠹。或立秋前以苍耳剉碎，日[3]晒收，亦不蛀。秋后则虫已生矣。盖麦性恶湿，故久雨水潦，即多不熟也。

小麦，味甘，微寒，无毒。新麦性热，陈麦平和。除客热，止烦渴咽燥，利小

〔1〕疑：原误作“宜”，据《本草纲目》改。
〔2〕蜜：原作“为”，文义不通，据《本草纲目》改。
〔3〕日：《本草纲目》作“同”，义长。

便，养肝气，止漏血唾血。令女人易孕。养心气，心病宜食之。煎汤饮，治暴淋。熬末服，杀肠中蛔虫。陈者煎汤饮，止虚汗。烧存性，油调，涂诸疮汤火伤灼。

浮麦即水淘浮起者，焙用　味甘、咸，寒，无毒。主益气除热，止自汗盗汗。治大人小儿骨蒸虚热，妇人劳热。

面　味甘，温，有微毒。不能消热止烦，主补虚。久食，实人肤体，厚肠胃，强气力。养气，补不足，助五脏。水调服，治人中暑，马病肺热。傅痈肿损伤，散血止痛。东南卑湿，麦受其气，有毒。吞汉椒，食萝卜可解。江南麦花夜放，故发病；江北麦花昼发，故宜人。

麦麸　主时疾热疮，汤火疮烂，扑损伤折瘀血，醋炒傅贴之。醋蒸，熨手足风湿痹痛，寒湿脚气，互易至汗出，并良。末服，止虚汗。凡人身体疼痛及疮疡肿烂沾渍，或小儿暑月出痘疮，溃烂不能着席睡卧者，并用夹褥盛麸缝合藉卧，性凉而软，诚妙法也。

麦粉　乃麸皮洗筋澄出浆粉。今人浆衣多用之。味甘，凉，无毒。主补中，益气脉，和五脏，调经络。炒一合，汤服，断下痢。醋熬成膏，消一切痈肿、汤火伤。

面筋　味甘，凉，无毒。主解热和中，劳热人宜煮食之。宽中益气。乃是麸皮水中揉洗而成者。为素食要物，煮食甚凉。今人多以油炒，则性热矣。

麦麸　即糗也。以麦蒸磨成屑。味甘，微寒，无毒。主消渴，止烦。

麦苗　味辛，寒，无毒。主消酒毒暴热，酒疸目黄，并捣烂绞汁，日饮之。又解蛊毒，煮汁服。除烦闷，解时疾狂热，退胸膈热，利小肠。作齑食，甚益颜色。

麦奴麦穗将熟时，上有黑霉者也　主天行热毒。解丹石毒。治阳毒温毒，热极发狂大渴。

麦秆　烧灰，入去疣痣、蚀恶肉膏中用。

附方：治消渴。小麦作饭及粥食。

治老人小便五淋。小麦一升，通草二两，水三升，煮一升，饮之即愈。

治项下瘿气。用小麦一升，醋一升渍之，晒干为末。以海藻磨末三两，和匀。酒服方寸匕，日三。

治白癜风。用小麦摊石上，烧铁物压出油。搽之甚效。

治小便尿血。用麸皮炒香，以肥猪肉蘸食之。

治中暍卒死。井水和面一大抄，服之。

治吐血。用飞面略炒，以京墨汁或藕节汁，调服二钱。

治衄血，口耳鼻皆出者。白面入盐少许，冷水调服三钱。

治咽喉肿痛，卒不下食。白面和醋，涂喉外肿处。

治妇人乳痈。白面半斤炒黄，醋煮为糊，涂之即消。

治折伤。白面、栀子仁同捣，水调傅之即散。

治小儿口疮。寒食面、硝石水调，涂足心，男左女右。

大麦

麦之苗粒比他麦皆大，故名。与小麦主治不甚相远。大麦亦有黏者，名糯麦，可以酿酒、作糖。

大麦，味咸、甘，温、微寒，无毒。主消渴除热，益气调中。补虚劳，壮血脉，益颜色，实五脏，化谷食，止泄，不动风气。久食，令人肥白，滑肌肤。

面 胜于小麦面，无燥热。平胃止渴，消食疗胀满。久食，头发不白，和针砂、没石子等，染发黑色。又能宽胸下气，凉血，消积进食。大麦性平凉滑腻。有人患缠喉风，食不能下。用此面作稀糊，令咽以助胃气而平。三伏中，朝廷作麨，以赐臣下。亦取其性凉，清暑热而益脾胃也。麨，以麦蒸磨成粉。大麦作饭食，甚有益。煮粥食甚滑。磨面作酱极甘美。沈石田诗有“葱汤麦饭两相宜，葱养丹田麦养脾”之句，盖指大麦而言也。丹溪曰：初熟时，人因缺谷，多炒而食之。有火，能生热病。一云：久食、多食，能消肾，戒之。

大麦苗 治诸黄，利小便，杵汁日服之。冬月手足皴瘃皴，音侵。皮裂也。瘃，音祝。冻疮也，煮汁洗之。

大麦奴 解热疾，消药毒。

附方：治刀枪砍戳，腹破肠出。用小麦五升，水九升，煮取四升，绵滤取汁。待极冷，令患人卧席上，含汁喷之，肠渐入，噀其背。勿令病人知，及多人见，傍人语，即肠不入也。乃抬席四角轻摇，使肠自入。十日内，但略食美物。慎勿惊动，动即杀人。

穬麦

音矿。西川人种食之。山东、河北人正月种之，名春穬。形状与大麦相似。

穬麦，味甘，微寒，无毒。主轻身除热。久服，令人多力健行。作蘖温中消食。补中，不动风气。作饼食，良。

雀麦

一名燕麦，处处有之，生故墟野林下。苗叶似小麦而弱，其实似穬麦而细。苗与麦同，但穗细长而疏。唐刘梦得所谓“菟葵燕麦，动摇春风”者也。雀麦，舂去皮，作面蒸食，及作饼食，皆可救荒。今人于正二月间，以初生青叶杵汁，和米粉作饼，蒸食。色青翠，味香美，甚佳。

雀麦，味甘，平，无毒。主充饥滑肠。

苗 味甘，平，无毒。主女人产不出，煮汁饮之。

附方：治胎死腹中，及胞衣不下。用雀麦一把，水五升，煮二升，温服神效。

馁麦

俗呼累麦。先小麦而熟。乡人炒熟磨粉，汤拌食之。味甘，气甚香美。磨至无粗末，可存，故名累麦。

馁麦，味甘，平，无毒。主益气，健胃，充饥。

荞麦

南北皆有。立秋前后下种，八九月收刈，性最畏霜。苗高一二尺，赤茎绿叶，开小白花，繁密粲粲，结实累累。北方多种，磨而为面，作煎饼，配蒜食。或作汤饼，谓之河漏，以供常食。滑细如粉，亚于麦面。南方一种，但作粉饵食，乃农家居冬谷也。

荞麦，味甘，平，无毒。主实肠胃，益气力，续精神，能炼五脏滓秽。作饭食，压丹石毒，甚良。以醋调粉，涂小儿丹毒赤肿热疮。降气宽肠，磨积滞，消热肿风痛，除白浊白带，脾积泄泻。以砂糖水调炒面二钱服，治痢疾。炒焦，热水冲服，治绞肠痧痛。久食，动风，令人头眩。和猪肉食，令人患热风，须眉脱落。

叶 作茹食，下气，利耳目。多食，即微泄。

秸 烧灰淋汁取碱熬干，同石灰等分，窨收。能烂痈疽，蚀恶肉，去靥痣，最良。穰作荐，辟壁[1]虱。

附方：治水肿喘满。生大戟一钱，荞麦面二钱，水和作饼，炙熟为末。空心茶服，以大小便利为度。

治男子白浊，女人带下。用荞麦炒焦为末，鸡子白和丸梧桐子大。每服五十丸，盐汤下，日三。

治噤口痢疾。荞麦面每服二钱，砂糖水调下。

治痈疽发背，及一切肿毒。荞麦面、硫黄各二两，为末，井花水和作饼，晒收。每用一饼，磨水傅之。痛则令不痛，不痛则令痛，即愈。

治汤火伤，用荞麦面炒黄研末，水和傅之。

治蛇盘瘰疬，围接项上。用荞麦炒去壳，海藻、白僵蚕炒去丝等分，为末。白梅浸汤，取肉减半，和丸绿豆大。每服六七十丸，食后、临卧米饮下，日五服。其毒当从大便泄去。若与淡菜连服尤妙。忌豆腐、鸡、羊肉、酒、面。

治痘疮溃烂。荞麦粉频傅之。

治痘黑凹陷不起。荞麦面煮食之，即发。

治绞肠痧。荞麦面一撮炒，水烹服。

苦荞麦

苦荞出南方，春社前后种之。茎青多枝，叶似荞麦而尖，开花带绿色，结实亦似荞麦，稍尖而棱角不峭。其味苦恶，农家磨捣为粉，蒸使气馏，滴去黄汁，乃可作为糕饵食之。谷之下者，聊济荒尔。

苦荞麦，味甘、苦、温，有小毒。多食伤胃，发风动气，能发诸病，黄疾人尤当禁之。

麻　类三种

胡麻

一名巨胜。古者中国止有大麻，其实为蕡。汉使张骞始自大宛得油麻种来，故名胡麻，以别大麻也。昔在胡地甚大，自入中国渐小。其茎方者名巨胜，圆者名胡麻。又云：结实作角八棱者名巨胜，六棱、四棱者为胡麻。或云：本生胡中，形体类麻，故名胡麻。八谷之中最为大胜，故名巨胜。胡麻即脂麻也。有迟、早二种，黑、白、赤三色，其茎皆方。秋开白花，亦有带紫艳者。节节结角，长者寸许。有四棱、六棱者，房小而子少；七棱、八棱者，房大而子多。胡麻夫妇同种即生而茂盛。《本事》诗云：胡麻好种无人种，正是归时君不归。汉明帝永平十五年中，剡县有刘晨、

〔1〕壁：原作“鳖”，据《本草纲目》改。

阮肇二人，入天台山采药，迷失道路。忽逢一溪，过之，偶遇二女，以刘、阮姓名呼之。故唐诗有云：御羹和石髓，香饭有胡麻。

胡麻，味甘，平，无毒。主伤中虚羸，补五内，益气力，长肌肉，填髓脑。久服，轻身不老。坚筋骨，明耳目，耐饥渴，延年。疗金疮止痛，及伤寒温疟大吐后，虚热羸困。润养五脏，补肺气，止心惊，利大小肠，耐寒暑，逐风湿气、游风、头风，催生落胞，产后羸困。细研涂发令长。白蜜蒸饵，治百病。炒食，不生风。病风人久食，则步履端正，语言不謇。生嚼涂小儿头疮，煎汤浴恶疮、妇人阴疮。

白油麻即脂麻　味甘，寒，无毒。治虚劳，滑肠胃，行风气，通血脉，去头上浮风，润肌肉。食后生啖一合，终身勿辍。又与乳母服之，孩子永不生病。客热，可作饮汁服之。生嚼，傅小儿头上诸疮，良。仙方蒸以辟谷。脂麻云即胡麻。本生大宛，五谷之长也。服之不息，可以知万物，通神明，与世常存。《参同契》亦云：巨胜可延年，还丹入口。按苏东坡与程正辅书云：凡痔疾，宜断酒肉与盐酪、酱菜、厚味及粳米饭。唯宜食淡面一味，及以九蒸胡麻即黑脂麻，同去皮茯苓，入少白蜜，为面食之。日久气力不衰，百病自去，而痔渐退。此乃长生要诀，但易知而难行尔。据此说，则胡麻为脂麻尤可凭矣。近人以脂麻擂烂去滓，入绿豆粉作腐食。其性平润，最益老人。

麻姑饼此乃榨去油麻滓也　荒岁人亦食之。可以养鱼肥田。

青蘘即胡麻叶也　味甘，寒，无毒。主五脏邪气，风寒湿痹，益气，补脑髓，坚筋骨。久服，耳目聪明，不饥不老，延年。作汤沐头，去风，润滑皮肤，益血色。治崩中血凝注者，生捣一升，热汤绞汁半升服，立愈。

胡麻花　生秃发，润大肠。人身上肉丁，擦之即愈。七月采最上标头者，取汁溲面食，至韧滑。

附方：服食胡麻法：用胡麻三斗，淘净甑蒸，令气遍。日干，以水淘去沫再蒸，如此九度。以汤脱去皮，簸净，炒香为末，白蜜或枣膏丸弹子大。每温酒化下一丸，日三服。忌毒鱼、狗肉、生菜。服至百日，能除一切痼疾，一年身面光泽不饥，二年白发返黑，三年齿落更生，四年水火不能害，五年行及奔马，久服成仙。

治腰脚疼痛。用新胡麻一升，炒香杵末。温酒、蜜汤皆可下。日服一合，服至一斗永瘥。

治风寒中人。用脂麻炒焦，乘热擂酒饮之，暖卧取汗良。

治中暑卒死。用炒黑脂麻摊冷为末，新汲水调服三钱。

治入水肢节肿痛。生胡麻捣涂之。

解下小儿胎毒。初生时，嚼生脂麻，绵包，与儿吮咂，其毒自下。

治疔肿恶疮。用胡麻烧灰，针砂等分，为末。醋和傅之，日三。

治小儿瘰疬。脂麻、连翘等分，为末。频频食之。

治小便尿血。胡麻三升杵末，以东流水二升浸一宿，平旦绞汁，顿热服。

治乳疮肿痛。用脂麻炒焦，研末。以灯窝油涂调。

治汤火伤。胡麻生研如泥，涂之。

治妇人阴户生疮作痒。胡麻嚼烂傅之，良。

治牙齿痛肿。胡麻水煮汁，含漱吐之。

大麻

一名火麻，一名黄麻。花名麻勃，子名麻蕡。大麻处处种之，剥麻收子。有雌有雄：雄者为枲，雌者为苴。大科如脂麻。叶狭而长，状如益母草叶，一枝七叶或九叶。五六月开细黄花成穗，随即结实，大如胡荽子，可取油。剥其皮，绩以为布。其秸白而有棱，轻虚可为烛心。麻子放勃时，拔去雄者。若未放勃，先拔之，则不成子也。

麻蕡即大麻子连壳者　味辛，平，有毒。主五劳七伤。多服，令人见鬼狂走。利五脏，下血破积，止痹散脓。久服，通神明，轻身。要见鬼者，取生麻子、菖蒲、鬼臼等分，杵丸弹子大。每朝向日服一丸。满百日即见鬼也。

麻仁麻子去壳曰仁　味甘，平，无毒。主补中益气。久服，肥健不老，神仙。治中风汗出，逐水气，利小便，破积血，复血脉，乳妇产后余疾。沐发，长润。炒香，浸小便，绞汁服之，令人心欢。妇人倒产，吞二七枚即正。润五脏，利大肠热结燥。男子多食，滑精气，痿阳气。妇人多食，即发带疾。

麻勃即麻花　味辛，温，无毒。治一百二十种恶风，黑色遍身苦痒，逐诸风恶血，治女人经候不通。术家合人参服之，逆知未来事。

麻叶　味辛，有毒。捣汁服五合，下蛔虫；捣烂傅蝎毒，俱效。浸汤沐发长润，令白发不生。

附方：服食麻仁法：麻子仁一升，白羊脂七两，蜜蜡五两，白蜜一合，和杵蒸食之，不饥耐老。

大麻仁酒治骨髓风毒疼痛，不可运动。用大麻仁水浸，取沉者一升曝干，于银锅中旋旋慢炒香熟，入木臼中捣至万杵，待细如白粉即止，分为十贴。每月一贴，取家酿无灰酒一大碗，同麻粉，用柳槌蘸入砂盆中擂之，滤去壳，煎至减半。空腹温服一贴。轻者四五贴见效，重者不出十贴，必失所苦，效不可言。

麻仁粥治风水腹大，腰脐重痛，不可转动。用麻子半升，研碎，水滤取汁，入粳米二合，煮稀粥，下葱、椒、盐、豉。空心食。又可治老人风痹，及五淋涩痛，大便不通。俱用此方。

治产后秘涩。许学士云：产后汗多则大便秘，难于用药，惟麻仁粥最稳。不惟产后可服，凡老人诸虚风秘〔1〕，皆得力也。用大麻子仁、紫苏子各二合，洗净，以水研细，滤取汁，分二次煮粥啜之。

苘麻

苘，音顷。又作䔛。即今之白麻也。多生卑湿处，人亦种以打绳、绩布、作履。苗高五六尺，叶大似桐叶，团而有尖。六七月开黄花，结实如半磨形，有齿，嫩青，老黑，中子扁黑，状如秋葵子。其茎轻虚洁白，可蘸硫黄作焠灯，引火甚速。其嫩子，小儿亦食之。今人制笔，中杂以麻，即苘麻也。

苘麻实　味苦，平，无毒。治赤白冷热痢，炒研为末，蜜汤服一钱。痈肿无头者，

---

〔1〕秘：原作“痹”，据《本草纲目》改。

吞一枚。治眼翳瘀血及倒睫拳毛。

菽豆类十四种

大豆

一名菽。今处处种之。宜于高阜之地，有黑、白、黄、褐、青、斑数色。黑者名乌豆，可入药及充食，作豉；黄者可作腐，榨油，造酱；余但可作腐及炒食而已。皆以夏至前后下种，苗高三四尺，叶团有尖，秋开小白花成丛，结荚长寸余，经霜乃枯。

黑大豆　味甘，平，无毒。生研，涂痈肿。煮汁饮，杀鬼毒，止痛。逐水胀，除胃中热痹，伤中淋露，下[1]瘀血，散五脏结积内寒。杀乌头毒。炒为屑，止腹胀消谷。煎浓汁，解矾石、砒石、甘遂、天雄、附子、射罔、巴豆、芫青、斑蝥、百药之毒。炒黑，热投酒中饮之，治风痹瘫缓口禁，产后头风。食罢生吞半两，明目镇心，温补。久服，好颜色，变白不老。忌与猪肉同食。小儿以炒豆、猪肉同食，必壅气致死。十岁小儿便不畏也。仙方服之，可以辟谷度饥。每食后磨拭吞三十粒，令人长生。初服时似身重，一年以后，便觉身轻。黑豆入盐煮，常时食之，能补肾，盖豆乃肾之谷，其形类肾，而又黑色通肾，引之以盐，所以妙也。李时珍谓，黑豆古方称大解百药毒。每试之，大不然。又加甘草，其验乃奇。如此之事，不可不知。

大豆皮　生用，疗痘疮目翳。嚼烂，傅小儿尿灰疮。

大豆花　主目盲翳膜。

大豆叶　治蛇咬，捣傅之，频易取瘥。昔相国张方蔚庄内有鼠狼穴，养四子为蛇所吞。鼠狼牝牡情切，乃于穴外扒土壅穴。俟蛇出头，度其回转不便，当腰咬断而劈腹，衔出四子，尚有气。置于穴外，衔豆叶嚼而傅之，皆活。后人以豆叶治蛇咬，盖本于此。

附方：治目翳内瘴，视物不见。用黑豆每月初一以淡盐下一粒，初二初三逐日增一粒，至十五日十五粒，十六日亦十五粒，十七日十四粒，十八、十九逐日减一粒，至月晦仍归一粒。若月小，十六日便服十四粒，十七十三粒，连服三月，反瞽还明，其应如响。

黄山谷救荒法：黑豆、贯众各一升，煮熟去众，晒干。每日空心啖五七粒。食百木枝叶皆有味，可饱也。王氏《农书》云：辟谷之方，见于石刻。水旱虫荒，国有代有，甚则怀金立鹄，易子炊骸。为民父母者，不可不知此法也。昔晋惠帝永宁二年，黄门侍郎刘景先表奏：臣遇太白山隐氏，传济饥辟谷仙方。臣家大小七十余口，更不食别物。若不如斯，臣一家甘受刑戮。其方用大豆五斗淘净，蒸三遍去皮。用大麻子三斗浸一宿，亦蒸三遍，令口开取仁。各捣为末，和捣作团如拳大。入甑内蒸，从戌至子时止，寅时出甑，午时晒干为末。干服之，以饱为度。不得食一切物。第一顿得七日不饥，第二顿得四十九日不饥，第三顿三百日不饥，第四顿得二千四百日不饥，

〔1〕下：原误作“止”，据《本草纲目》改。

更不必服，永不饥也。不问老少，但依法服食，令人强壮，容貌红白，永不憔悴。口渴，即研大麻子汤饮之，转更滋润脏腑。若欲仍用饮食，以葵子三合研末，煎汤冷服取下，药如金色，任吃诸物，并无所损。前知随州朱颂教民用之有验，序其首尾，勒石于汉阳大别山太平兴国寺。

服食大豆，令人长肌肤，益颜色，填骨髓，加气力，补虚能食，不过两剂。大豆五升，如作酱法，取豆黄捣末，以猪肪炼膏和丸梧子大。每服五十丸至百丸，温酒下。神验秘方也。

豆淋酒法：治产后百病或血热，产后余血水气，或中风困笃，或背强口噤，或但烦热瘈疭口渴，或身头皆肿，或身痒呕逆直视，或手足顽痹，头旋眼眩，此皆虚热中风也。用大豆三升熬熟，至微烟出，入瓶中，以酒五升沃之，经一日以上。服酒一升，温覆令少汗出，身润即愈。口噤者，加独活半斤，微微捶破，同沃之。产后宜常服，以防风邪。又治男子中风，口眼㖞斜，亦用此方。

治卒暴中风，四肢挛急不能行。取大豆三升，淘净湿蒸，以醋二升，倾入瓶中，铺于地上，设席豆上，令病人卧之。仍重盖五六层衣，豆冷渐渐却衣。仍令一人于被内引挽挛急处。更蒸豆再作，并饮荆沥汤。如此三日夜即瘥。

治中风入脏，以大豆一斗，水五斗，煮取一斗二升，去滓。入美酒一斗五升，煎至九升。旦服，以汗出为愈。

治中风不语，及喉痹失音。用大豆煮汁，煎稠如饴，含之，并饮其汁。

治阴毒、伤寒危笃者，用黑豆炒干投酒，热饮或灌之。吐则复饮，汁出为度。

解巴豆毒，下痢不止。大豆一升煮汁，饮之。又可解砒石毒、河豚毒。

治腰胁卒痛，大豆炒二升，酒三升，煮二升，顿服。

治卒然腰痛。大豆六升，水拌湿，炒热，布裹熨之，冷即易。乃张文仲所处方也。

治身面浮肿。用黑豆一升，水五升，煮汁三升，入酒五升，更煮三升，分三次温服。又方：用黑豆炒干，为末。每服二钱，米饮下。建炎初，吴内翰女孙忽发肿凸，得此方，服之立效。

治水肿。用大豆一斗，水一斗，煮取八升，去豆，入薄酒八升，再煎取八升服之。水当从小便中出。经效方也。

黄大豆

大豆有黑、青、黄、斑数色，惟黑者入药，而黄、白豆炒食作腐，造酱榨油，盛为时用，不可不知别其性味也。黄豆苗高一二尺，叶似黑豆叶而大，结角比黑豆角稍肥大，其叶嫩时可食。

黄大豆，味甘，温，无毒。主宽中下气，利大肠，消水胀肿毒。研末，熟水和，涂豆后痈。

豆萁 烧灰，入点痣，去恶肉药。

赤豆

处处有之。于夏至后下种，苗科高尺许，枝叶似豇豆，叶微圆峭而小。至秋开花，似豇豆花而小淡，银褐色，有腐气。结荚长二三寸，比绿豆荚稍大，皮色微白带红。二青二黄时即收之。可同米粉作粽、蒸糕及团子、馄饨馅并良也。

赤豆，味甘，平，无毒。主下水肿，排痈肿脓血。消热毒，止泄，利小便，去胀满，除消渴，下乳汁。久食，虚人，令枯瘦。解小麦毒。和鲤鱼煮食，愈脚气水肿。痢后，气满不能食者，宜煮食之。不可同鱼鲊食。共工氏有不才子，以冬至死为疫鬼，而畏赤豆，故于是日作赤豆粥以厌之。

叶 去烦热，止小便数。

腐婢 即赤豆花，状似栀子，气作臭腐，故名。味辛，平，无毒。主痎[1]疟，寒热邪也。止消渴。病酒头痛。

附方：治水肿。用赤豆半升，大蒜一颗，生姜五钱，商陆根一条，并研碎，同水煮烂，去药，空心食豆，旋旋啜汁令尽，肿立消也。又方：治水肿从脚起，入腹则杀人。赤豆一斗，煮极烂，取汁五升，温渍足膝。若已入腹，但食赤豆，勿杂食他物，亦愈。又方：治水肿。以东行花桑枝烧灰一升，淋汁，煮赤豆一升，以代饭，食之，甚效。又方：治水鼓腹大，动摇有声，皮肤黑者。用赤豆三升，白茅根一握，水煮食豆，以消尽腹中水为度。

辟禳瘟疫。元旦及元宵，以赤豆二七枚，投井中，辟瘟疫甚效。又方：正月七日，新布囊盛赤豆置井中，三日取出，男吞七枚，女吞十四枚，竟年无病也。又于正旦，面东，以齑水吞赤豆三七枚，一年无诸疾。又七月立秋日，面西，以井华水吞赤豆七枚，一秋不犯痢疾。治下部卒痛，如鸟啄之状。用赤豆、大豆各一升，蒸熟，作二囊，更互坐之，即止。

治热毒下血，或因食热物发作。赤豆末，水服方寸匕。

治痔疾血出。赤豆二升，苦酒五升，煮熟日中晒至酒尽乃止，为末。酒服一钱，日三。

治舌上出血如簪孔。赤豆一升，杵碎，水三升和，绞汁服。

治热淋血淋。用赤豆三合，炒为末，煨葱一茎，擂酒调服二钱。

治小儿鹅口重舌。赤豆末，醋和涂之。

治丹毒如火。赤豆末和鸡子白时时涂之。

治腮颊热肿。赤豆末和蜜涂之一夜即消。或加芙蓉叶末尤妙。

治风瘙瘾疹。赤豆、荆芥穗等分，为末，鸡子白调涂。

治胞衣不下。赤豆，男七粒，女十四粒，东流水下。

治乳汁不行，赤豆煮汁饮之。

治妊娠经水时来，名曰漏胎；或因房室，名曰伤胎。用赤豆芽为末，温酒服方寸匕，日三，得效乃止。

治小儿遗尿，赤豆叶捣汁服之。

绿豆

处处种之。三四月下种，苗高尺许，叶小而有毛，至秋开小花，荚如赤豆荚。粒粗而色鲜者，

[1] 痎：《证类本草》作“痃”。

为官绿；皮薄而粉多，粒小而色深者，为油绿；早种者呼为摘绿，可频摘也；迟种呼为拔绿，一拔而已。北人用之甚广，可作豆粥、豆饭、豆酒、炒食、麸食，磨而为面，澄滤取粉，可以作饵顿糕，荡皮搓索，为食中佳品。以水浸湿生白芽，又为菜中清洁之味，牛马之食亦多赖之。真济世之长谷也。

绿豆，味甘，寒，无毒。煮食，消肿下气，压热解毒。生研绞汁服，治丹毒，烦热风疹，药石发动，热气奔豚。厚肠胃。作枕，明目，治头风头痛。除吐逆。常食之，补益元气，和调五脏，安精神，行十二经脉，去浮风，润皮肤。煮汁，止消渴，解一切药草、牛马、金石诸毒。不可与鲤鱼同食，令人肝黄成渴病。李时珍曰：绿豆肉平皮寒，解金石、砒霜、草木一切诸毒，宜连皮生研水服。一人服附子酒多，头肿如斗，唇裂血流。急求绿豆、黑豆各数合嚼食，并煎汤饮之，乃解也。

绿豆粉俗称真粉　味甘，凉、平，无毒。解诸热，益气，解酒食诸毒，治发背痈疽疮肿，及汤火伤灼，痘疮不结痂，湿烂腥臭者，干扑之，良。治霍乱转筋，解菰菌、砒毒，及诸药毒死，心头尚温者。俱用新汲水调灌，即活。李时珍曰：绿豆消肿治痘之功虽同赤豆，而压热解毒之力过之。且益气，厚肠胃，通经脉，无久服枯人之患。但以作凉粉，造豆酒，或偏于冷，或偏于热，能致人病，皆人所为，非豆之咎也。豆粉须以绿色黏腻者为真。外科治痈疽有内托护心散，极言其神效，须一日至三日进十数服，可免毒气内攻脏腑。

绿豆磨末　用之盥涤，去头面手指垢腻胜于皂荚诸物。

绿豆皮　味甘，寒，无毒。解热毒，退目翳。

绿豆荚　治赤痢经年不愈，蒸食之，良。

绿豆花　解酒毒。

绿豆芽　味甘，平，无毒。解酒毒热毒，利三焦。受湿郁而生，颇发疮动气，与绿豆之性稍有不同。

绿豆叶　治霍乱吐下，绞汁和醋少许，温服。

附方：防痘入目。用绿豆七粒，令儿自投井中，频视七遍，乃还。

饮烧酒太过欲死。用真粉荡皮，食之即解。

护心散，凡有疽疾，一日至三日之内，宜连进十余服，方免变症，使毒气出外。服之稍迟，毒气内攻，渐生呕吐，或鼻生疮菌，不食即危矣。四五日后，亦宜间服之。用真绿豆粉一两，乳香五钱，灯心同研和匀，以生甘草浓煎汤调下一钱，时时呷之。若毒气冲心，有呕逆之症，大宜服此。盖绿豆压热下气，消肿解毒。服至一两，则香彻疮孔中，真圣药也。

解鸩酒毒。绿豆粉三合，水调服。

解砒石毒。绿豆粉、寒水石等分，以蓝根汁调服三五钱。

解诸药毒已死，但心头温者。用绿豆粉水调服。

治官刑打伤。绿豆粉炒研，以鸡子白和涂之。

治外肾生疮。绿豆粉、曲蟮屎和涂之。

治打扑伤。用绿豆粉炒紫色，新汲水调傅伤处，外以杉木皮缚定，其效如神。此汀州陈氏梦传之方。

治一切肿毒初起。用绿豆粉炒黑，醋调傅之。

治痘目翳。绿豆皮、白菊花、谷精草等末，每用[1]一钱，以干柿饼一枚，粟米泔一盏，同煮干。食柿。日三服，半月见效。

白豆

一名饭豆。其苗嫩者可作菜食，生食亦妙。浙东一种味甚胜，用以作酱、作腐极佳。北方水白豆，相似而不及也。白豆即饭豆也，粥饭皆可拌食。其色白，亦有土黄色者，大如绿豆而长。四五月种之。苗似赤豆而略尖，可食。

白豆，味甘，平，无毒。补五脏，调中，助十二经脉。暖肠胃，杀鬼气。肾之谷，肾病宜食之。

叶 煮食，利五脏，下气。

稆豆

音吕。稆豆生田野，小而黑。小科粒细，霜后乃熟。亦堪作酱。

稆豆，味甘，温，无毒。去贼风风痹，妇人产后冷血，炒令焦黑，极热投酒中，渐渐饮之。

豌豆

一名胡豆。其苗柔弱宛宛，故得豌名。种出胡戎，嫩时青色，老则斑麻，故又有胡、戎、青、斑、麻累诸名。今北土甚多，八九月下种，苗生柔弱如蔓，有须。叶似蒺藜叶，两两对生，嫩时可食。三四月开小花如蛾形，淡紫色。结荚长寸许，子圆如药丸，亦似甘草子。出胡地者大如杏仁。煮、炒皆佳。磨粉面甚白细腻。百谷之中，最为先登。又有野豌豆，粒小不堪，其苗可茹，名翘摇[2]，见菜部。

豌豆，味甘，平，无毒。淡煮食之，治消渴，除吐逆，止泄痢澼下。调荣卫，益中平气，下乳汁。煮饮，杀鬼毒心病，解乳石毒发。研末，涂痈肿痘疮。作澡豆，去鼾䵟，令人面光泽。李时珍曰：豌豆属土，故其所主病多系脾胃。元时饮膳，每用此豆捣去皮，同羊肉治食，云补中益气。今为日用之物。

蚕豆

豆荚宛如老蚕，故名。又谓其蚕时始熟，故名。张骞使外国，得此种来。今南土多种之，蜀中尤多。八月下种，冬生嫩苗可茹。方茎中空。叶状如匙头，本圆末尖，面绿背白，柔厚，一枝三叶。二月开花如蛾状，紫白色，又如豇豆花。结角连缀如大豆，颇似蚕形。蜀人收其子以备荒歉。

蚕豆，味甘、咸、辛，平，无毒。主快胃，和脏腑。炒食、煮食、用以点茶，无不宜者。一女子误吞针入腹，诸医不能治。一人教令煮蚕豆同韭菜食之，针自大便同出。此亦可验其性之利脏腑也。

荚壳 烧灰，涂天泡疮神效。

苗 味苦、微甘，温。主酒醉不醒，油盐炒熟，煮汤灌之，良。

---

〔1〕用：原脱，据《本草纲目》补。

〔2〕翘摇：原互乙，据《本草纲目》改。

豇豆

处处三四月种之。一种蔓长丈余，一种蔓短。其叶俱本大末尖，嫩时可茹。其花有红、白二色。荚有白、红、紫、赤、斑驳数色。长者至二尺如带，名裙带豆，嫩时充蔬菜，老则收子；短者不及尺，名戳豇，荚壳不可食，其子更香美，和饭中极佳。此豆可菜、可果、可谷，备用最多，乃豆中之上品也。

豇豆，味甘、咸，平，无毒。主理中益气，补肾健胃，和五脏，调荣卫，生精髓，止消渴，吐逆泄痢，小便数，解鼠莽毒。李时珍曰：豇豆开花结荚，必两两并垂，有习坎之义。豆子微曲，如人肾形，所谓豆为肾谷者，宜以此当之。昔卢廉夫教人补肾气，每日空心煮豇豆，入少盐食之，盖得此理。与诸疾无禁，但水肿忌补肾，不宜食耳。《袖珍方》云：中鼠莽毒者，以豇豆煮汁饮即解。欲试者，先刈鼠莽苗，以汁泼之，便根烂不生。此则物理自然也。

扁豆

人家种之于篱垣。又名沿篱豆。二月下种，蔓生延缠。叶大如杯，团而有尖。其花状如小蛾，有翅尾形。其荚凡十余样，或长或团，或如衫袖，或如龙爪、虎爪，或如猪耳、刀镰，种种不同，皆累累成枝。白露后实更繁衍，嫩时可充蔬食茶料，老则收子煮食，味极香美。子有黑、白、赤、斑四色。一种荚硬不堪食。其豆子粗圆而色白者可入药。

扁豆，味甘，微温，无毒。主补五脏，止呕逆。久服，头不白。解一切草木毒，生嚼及煮汁饮，取效。行风气，治女子带下，解酒毒、河豚鱼毒。止泄痢，消暑，暖脾胃，除湿热，止消渴。研末和醋服之，疗霍乱吐痢不止。李时珍曰：硬壳白扁豆，其子充实。其性温平，得乎中和，脾之谷也。入太阴气分，通利三焦，能化清降浊，故专治中宫之病，消暑除湿而解毒也。其软壳及黑鹊色者，其性微凉，但可供食，亦调脾胃。

花　干末，米饮服之，治女子赤白带下。作馄饨食，治泄痢。擂水饮，解中一切药毒垂死。功同扁豆。

叶　主霍乱吐痢不止，吐痢后转筋，生捣一把，入少醋绞汁服，立瘥。醋炙研服，治瘕疾。杵傅蛇咬。

藤　治霍乱，同芦蕣即芦柴外落下老壳、人参、仓米等分，煎服。

毛豆

南人多种之。亦黄大豆之属。夏初便可食，荚尚秕。秋深子绽，实多煮食作果，油盐椒酒炙之，作蔬更佳。或剥子加盐水淖滚，起，铺铁筛内，下以炭火炙干，名青豆，因其色青翠可爱，点茶、入果盒俱佳。

毛豆，味甘，平，无毒。杀鬼气，止痛，逐水。除胃热，下瘀血，解药毒。多食滑脾。以荚壳上有毛，故名毛豆。

刀豆

一名挟剑豆。以荚形命名也。《酉阳杂俎》云：乐浪有挟剑豆，荚生而横斜，如人挟剑。即此豆也。今人多种之。三月下种，蔓生一二丈，叶如豇豆叶而稍长大，五六七月开紫花如蛾形。结荚，长者近尺，微似皂荚，扁而剑脊，三棱宛然。嫩时煮食、酱食、蜜煎皆佳。老则收子，子大如拇指，淡红色。同猪、鸡等肉煮食，尤美。

刀豆，味甘，平，无毒。主温中下气，利肠胃，止呃逆，益肾补元。刀豆旧本失载，惟近时小书载其暖而补元阳也。又有人病后呃逆不止，声闻邻家。或令取刀豆子烧存性，白汤调服二钱即止。此亦取其下气归元，而逆自止也。

刀豆皮弦 烧存性，治噤口痢如神。

黎豆

一名狸豆，一名虎豆。生于原野，山人亦有种之者。三月下种生蔓。其叶如豇豆叶，但文理偏斜。六七月开花成簇，紫色，状如扁豆花。一枝结荚十余，长三四寸，大如拇指，有白茸毛。老则黑而露筋，宛如干熊指爪之状。其子大如刀豆子，淡紫色，有斑点如狸文。煮去黑汁，同猪、鸡肉再煮食，味乃佳。

黎豆，味甘、微苦，温，有小毒。主温中益气，多食令人闷。

蟹眼豆

楚中多种之。粒小宛如蟹眼，故名。

蟹眼豆，味甘，平，无毒。益脾胃，和脏腑。拌米中作饭充饥，备荒之物也。

腌造类四种

陈廪米

即粳米久入仓廒陈赤者。以廪军人，故曰廪尔。方中多用之。人以作酢，胜于新粳米也。廪米，吴人以粟为良，汉地以粳为善。亦犹吴纻郑缟，贵远贱近之意。确论其功，粟当居前。廪米，北人多用粟，南人多用粳及籼，并水浸蒸晒为之，亦有火烧过治成者。入仓陈久，皆气过色变，故古人谓之红粟红腐，陈陈相因也。

陈廪米，味咸、酸，温，无毒。主下气，除烦渴，调胃止泄。补五脏，涩肠胃。暖脾，去惫气，宜作汤食。炊饭食，止痢，补中益气，坚筋骨，通血脉，起阳道。以饭和酢捣封毒肿恶疮，立瘥。北人以饭置瓮中，水浸令酸，食之，暖五脏六腑之气。研米服，去卒心痛，宽中消食。多食易饥。陈廪米煮汁不浑，初时气味俱尽，故冲淡可以养胃。古人多以煮汁煎药，亦取其调肠胃、利小便、去湿热之功也。《千金方》治洞注下利，炒此米研末饮服者，亦取此义。不可同马肉食，发痼疾。

红曲

红曲本草不载，法出近世，亦奇术也。其法：白粳米一石五斗，水淘浸一宿，作饭。分作十五处，入曲母三斤，搓揉令匀，并作一处，以帛密覆。热即去帛摊开，觉温急堆起，又密覆。次日日中又作三堆，过一时分作五堆，再一时合作一堆，又过一时分作十五堆，稍温又作一堆，如此数次。第三日，用大桶盛新汲水，以竹箩盛曲作五六分，蘸湿完又作一堆，如前法作一次。第四日，如前又蘸。若曲半沉半浮，再依前法作一次，又蘸。若尽浮则成矣，取出日干收之。其米过心者谓之生黄，入酒及鲊醢中，鲜红可爱。未过心者不甚佳美也。

红曲，味甘，温，无毒。主消食活血，健脾燥胃，治赤白痢下水谷。酿酒，破血行药势，东山岚瘴气，治打扑伤损，女人血气痛，及产后恶血不尽，擂酒饮之，良。李时珍曰：人之水谷入于胃，受中焦湿热熏蒸，游溢精气，自化为红，散布脏腑经络，是为荣血，此造化自然之微妙也。造红曲者，以白米饭受湿热郁蒸变而为红，即成真色，久亦不渝，此乃人窥造化之巧者也。故红曲有治脾胃荣血之功，得同气相求之理。

蘖米

此是以米作蘖，非别米名也。凡谷皆可生者，是矣。有粟、黍、谷、麦、豆诸蘖，皆水浸胀，候生芽曝干去须，取其中米，磨粉食之。味愈甘美，功主消导。

稻蘖一名谷芽。今人每于初夏作谷芽饼食，甚佳　味甘，温，无毒。主快脾开胃，下气和中，消食化积。

粟蘖一名粟芽　味苦，温，无毒。主寒中下气，除热除烦，消宿食开胃。为末和脂傅面，令皮肤悦泽。

麦蘖一名麦芽　味咸，温，无毒。主消食和中，破冷气，去心腹胀满，开胃，止霍乱，除烦闷消痰饮，破癥结，能催生落胎。补脾胃虚，宽肠下气，腹鸣者用之。消化一切米、面、诸果食积。已上诸蘖，虽有消导之能，多食不免克伐之患。观造饧[1]者用之，可以类推矣。但有积者能消化，无积而久服，则消人元气也，不可不知。若久服者，须同白术诸药兼用[2]，则无害也矣。

酒曲

一名酒母。有麦、面、米造者不一，皆酒、醋所须。俱能消导，功不甚远。造大小麦曲法：用大麦或小麦连皮，井水淘净，晒干，六月六日磨碎，以淘麦水和作块，楮叶包扎悬风处，七十日可用矣。造面曲法：三伏时，用白面五斤，绿豆五升，以蓼汁煮烂，辣蓼末五两，杏仁泥十两，和踏成饼，楮叶裹悬风处，候生黄收之。造白曲法：用面五斤，糯米粉一斗，水拌微湿，筛过踏饼，楮叶包挂风处，五十日成矣。造米曲法：用糯米粉一斗，自然蓼汁和作圆丸，楮叶包挂风处，七七日晒收。已上诸曲造酒，性醇和而养脾胃，各地有入毒草而成者，不及焉。

小麦曲，味甘，温，无毒。消谷止痢，平胃气，消食痔。治小儿食痫，霍乱，心膈气痰逆。除烦，破癥结，除肠胃中塞，不下食。落胎，并下鬼胎。止河鱼之疾。

大麦曲　味之温，无毒。消食和中，下生胎，破血。取五升，以水一斗煮三沸，分五服。其子如糜，令母肥盛。

面曲、米曲　味甘，温，无毒。消食积、酒积、糯米积，研末酒服立愈。余功同小麦曲。

---

〔1〕饧：原作“锡”，据《本草纲目》改。
〔2〕用：原作“消”，刘衡如考校作“用”。

炊蒸类十九种

饭

饭食，诸谷皆可为之，各随米性，详见本条。然更有诸饭可以治疾，不可类从者，应当别出。大抵皆取粳、籼、粟米者尔。

新炊饭，治人尿床，以热饭一盏，倾尿床处，拌与食之，勿令病者知。又乘热傅肿毒，良。

寒食饭清明节前二日，谓之寒食，祀先余饭　主灭瘢痕及杂疮，研末傅之。烧灰酒服，治食本米成积，黄瘦。用此饭烧研，治伤寒食复，米饮服二三钱，效。

祀灶饭　主卒噎，取一粒食之，即下。烧研，搽鼻中疮。

盆边零饭　主鼻中生疮，烧研傅之。

齿中残饭　主蝎咬毒病，傅之即止。

飧饭飧，音孙。即水饭也　热食，解渴除烦。

荷叶烧饭　主厚脾胃，通三焦，资助生发之气。枳术丸，用荷叶裹烧饭为丸。盖荷之为物，色青中空，象乎震卦风木。在人为足少阳胆同手少阳三焦，为生化万物之根蒂。用此物以成其化，胃气何由不上升乎？更以烧饭和药，与白术协力，滋养谷气，令胃厚不致再伤，其利广矣大矣。荷叶烧饭，乃用新荷叶煮汤，入粳、秫造饭，气味俱全也。

青精干饳石饭

饳，音信。饳之为言飧也，谓以酒、蜜、药草辈溲而曝之也。亦作迅。凡内外诸书并无此字，惟施于此饭之名耳。又名乌饭。其法：取南烛茎叶捣碎，渍汁浸粳米，九浸九蒸九曝，米粒紧小，黑如瑿珠，袋盛，可以适远方也。此饭乃仙家服食之法，而今之释家多于四月八日造之，以供佛耳。

青精干石饳饭，味甘，平，无毒。日进一合，不饥，益颜色，坚筋骨，能行。益肠胃，补髓，灭三虫，久服变白却老。

粥

一名糜。煮米为糜，使糜烂也。厚曰饘，薄曰酏[1]。诸谷作粥，详见本条。更有药物、果品作粥。能治诸病，略具于后。

小麦粥，止消渴烦热。

寒食粥用杏仁和诸花作之　主咳嗽，下血气，调中。

糯米、秫米、黍米粥　味甘，温，无毒。主益气，治脾胃虚寒，泄痢吐逆，小儿痘疮白色。

粳米、籼米、粟米、粱米粥　味甘，温、平，无毒。主利小便，止烦渴，养脾胃。按：罗天益《宝鉴》云，粳、粟米粥，气薄味淡，阳中之阴也。所以淡渗下行，能利小便。一人病淋，素不服药。医令专啖粟米粥，绝去他味。旬余减，月余痊。此五谷治病之理也。又张耒《粥记》云：每晨起，食粥一大碗。空腹胃虚，谷气便作，所补不细。又极柔腻，

〔1〕酏：原作“饨”，无薄粥义，据《本草纲目》改。

与肠胃相得，最为饮食之良。妙[1]齐和尚说：山中僧，每将旦一粥，甚系利害。如不食，则终日脏腑燥涸。盖粥能畅胃气，生津液也。大抵养生求安乐，亦无深远难知之事，不过寝食之间尔。故作此劝人，每日食粥，勿大笑也。又苏轼贴云：夜饥甚。吴子野劝食白粥，云能推陈致新，利膈益胃。粥既快美，粥后一觉，妙不可言也。此皆著粥之有益如此。

赤豆粥 利小便，消水肿脚气，辟邪厉。

绿豆粥 解热毒，止烦渴。

御米粥即罂粟粥 治反胃，利大肠。

薏苡仁粥 除湿热，利肠胃。

莲子粉粥 健脾胃，止泄痢。

芡实粉粥 固精气，明耳目。

菱实粉粥 益肠胃，解内热。

栗子粥 益肠胃，补肾气，益腰脚。

薯蓣粥即山药粥 补肾精，固肠胃。

芋粥 宽肠胃，令人不饥。

百合粥 润肺调中。

萝卜粥 消食利膈。

菠菜粥 和中润燥。

茯苓粉粥 清上实下。

松子仁粥 润心肺，调大肠。

胡麻粥、麻仁粥 并润肠治痹。

苏子粥 下气利膈。

竹叶汤粥 止渴清心。

麨

尺沼切。一名糗。河东人以麦为之，北人以粟为之，东人以粳米为之，炒干饭磨成也。粗者为干糗粮。

米麦麨，味甘、苦，微寒，无毒。主寒中，除热渴，消石气。和水服，解烦热，止泄，实大肠。

炒米汤 止烦渴。

糕

一名糍。糕以黍、糯合粳米粉蒸成，状如凝膏也。单糯粉作者曰粢。米粉合豆末、糖、蜜蒸成者曰饵。

糕，味甘，温，无毒。

粳糕 养胃厚肠，益气和中。

粢糕 益气暖中，缩小便，坚大便。粳米糕易消导。粢糕最难克化，损脾，或成积，

〔1〕妙：原书此前无“良”字，此后有“诀”字。刘衡如据张耒《柯山集》考得“良”字属上句，“妙”字属下句。

小儿尤宜禁之。

粽

一句角黍，俗作粽[1]。古人以菰芦叶裹黍米煮成，尖角，如棕榈叶，故曰粽，日角黍。近世多用糯米矣。今俗五月五日以为节物相馈送。或言为祭屈原，作此投江，以饲蛟龙也。

粽，味甘，温，无毒。五月五日取粽尖，和截疟药，良。

寒具

一名环饼，一名馓。冬春可留数月，及寒食禁烟用之，故名寒具。环饼，象环钏形也。馓，易消散也。吴俗释道修斋，用面做环状，油内煎熟，名曰馓子，供养上真。或以糯粉和面，入少盐，牵索纽捻成环钏之形，油煎食之。刘禹锡《寒具诗》云：纤手搓成玉数寻，碧油煎出嫩黄深。夜来春睡无轻重，压褊佳人缠臂金。

寒具，味甘、咸，无毒。利大小便，润肠，温中益气。

蒸饼

饼者，并也。溲面使合并也。有蒸饼、汤饼[2]、胡饼、索饼、酥饼之属，皆随形命名也。小麦面修治食品甚多，惟蒸饼其来最古，是酵槽发成单面所造。中纳以果、菜、糖、蜜诸物，为日用供啖佳品。

蒸饼，味甘，平，无毒。消食，养脾胃，温中化滞，益气和血，止汗，利三焦，通水道。按：《爱竹谈薮》云，宋宁宗为郡王时，病淋，日夜凡三百起。国医罔措，或举孙琳治之。琳用蒸饼、大蒜、淡豆豉三物捣丸。令以温水下三十丸。曰：今日进三服，病当减三之一，明日亦然，三日病除。已而果然。赐以千缗。或问其说。琳曰：小儿何缘有淋，只是水道不利，三物皆能通利故尔。若琳者，其可与语医矣。

馒头

诸葛武侯任孟获，或曰蛮方多邪术祷神，假阴兵以助之，故彼俗杀人，以其头祭神。而武侯由此，惟用羊、豕炙，裹面以象人头祀神，故谓之馒头自此始。小麦面和以村醪澄底浓厚者为之，谓之笼炊，轻松适口。今世宾筵所不可缺。

馒头，味甘、辛。主益脾胃，和脏腑。烧灰存性，消面积。

馄饨

以水和面作皮，包菜、肉、糖、蜜等馅，汤炊煮熟，象混沌不正之义。今俗祀先者多用之。

馄饨，味甘。五月五日吞五枚，压鬼邪。六月六日以茄作馅食之，疗百疾。

饦饹

以面团煮熟食之，曰面饦饹。

饦饹，味甘。食之，养胃充饥，易于消化，多食不伤。

油堆

上元日，以糯米粉捻成饼，馅以糖、果诸特，沸油煎熟，食之甚美。

油堆，味甘。灯夕食之，令人一岁无病。家道宽舒。

---

〔1〕粽：本条药名原用繁体字，今简化为古时俗字“粽”，故有此说。

〔2〕饼：原脱，刘衡如据《释名·释饮食》饼条补。

巧果

民间于七夕日，以白面、水溲糖拌，各成一片，然后相合卷束，薄切柳叶形，沸油煎熟，纹理间黄、白缕缕相错，或成花朵，馈献延宾，奇巧可爱。

巧果，味甘。七夕，与茶叶置器中，露一宿，以邀牛、女。次蚤食之，破人昏懞，益人巧慧。

蜂糕

民俗于重九日，以麦面和以酒酵，杂以百果，笼甑蒸炊，切开，蜂窠宛然，食之以助登高之兴。

蜂糕，味甘、辛。九月九日取糕角半两，阴干。寒食饭二百粒，豆豉一百粒，独蒜一枚，恒山一两，水二盏，浸一夜。五更煎至一盏服下，治山岚瘴疟，当下利为愈。

豆腐

其法始于汉淮南王刘安。凡黑豆、黄豆及白豆、豌、绿豆之类，皆可为之。造法：水浸硙碎，滤去滓，煎成，以盐卤汁或山矾叶，或酸浆、醋淀就釜收入。又有入缸内，以石膏末收者。大抵得咸、苦、酸、辛之物，皆可收敛尔。其面上凝结者，揭取晾干，名豆腐皮，入馔甚佳也。

豆腐，味甘、咸，寒，有小毒。主宽中益气，和脾胃，消胀满，下大肠浊气，清热散血。有人好食豆腐中毒，医不能治。作腐家言：莱菔入汤中则腐不成。遂以莱菔汤下药而愈。大抵暑月恐有人汗，尤宜慎之。凡人客寓或宦邸，初到地方，水土不服。先食豆腐，则渐渐调妥。

附方：烧酒过多，遍身红紫欲死，心头尚温。用热豆腐切片，满身贴之，贴冷即换，苏省乃止。

杖疮青肿，以豆腐切片贴之，频易。一法：以烧酒煮贴之，看豆腐色红即易，不红乃已。

麻腐

以芝麻捣烂去滓，入绿豆、真粉煮熟，入瓦缶中，俟冷凝结如膏，油、盐、椒、姜、蔬菜调煮，为素品中佳馔。

麻腐，味甘，平。利肠胃，解热毒，滋益精髓，最利老人。

粉皮

以绿豆、真粉水调，稠薄得所，每用少许入锡镟内，隔沸汤旋转，少顷便成，以供素馔，或同青菜、姜、笋、酱、油共煮，极为妙品。

粉皮，味甘，滑。清热解毒，调和五脏，安养精神，润泽肌肤。性稍寒凉，脾泄者勿食。

索粉

以绿豆粉搓线下汤煮熟，味美而滑。

索粉，味甘，凉，无毒。滋脏腑，益肠胃，凉血，解诸毒，凉大肠，止下血。

豆炙

以绿豆水浸去壳，和水磨细，煎成饼饵。椒、盐、油炒食之。

豆炙，味甘，平，无毒。主益元气，利三焦，和脾胃，解利诸[1]热，通小便。

---

〔1〕诸：原作“谓”，据文义改。

备考食物本草纲目卷之六

菜部一二类

荤辛类二十九种

韭

韭字象叶出地上形。一种而久生，故谓之韭。一岁三四割，其根不伤，至冬壅培之，先春复生，信乎久生者也。韭丛生丰本，长叶青翠。可以根分，可以子种。叶高三寸便剪，收子者只可一剪。八月开花成丛，收取腌藏供馔，谓之长生韭。言剪而复生，久而不乏也。九月收子，其子黑色而扁，须风处阴干，勿令浥郁。北人至冬移根于土窖中，培以马屎，暖则即长，高可尺许，不见风日，其叶黄嫩，谓之韭黄，豪贵皆珍之。韭之为菜，可生可热，可菹可久，乃菜中最有益者也。郑玄言：政道得则[1]阴物变为阳，故葱变为韭，可验葱冷而韭温也。

韭，味辛、微酸，温、涩，无毒。主归心，安五脏六腑，除胃中热，利病人，可久食。归肾壮阳，止泄精，暖腰膝，治吐血唾血，衄血尿血，妇人经脉逆行，打扑损伤，及膈噎病。捣汁澄清，和童便饮之，能消散胃脘瘀血。煮鲫鱼食，断卒下痢。生捣汁服，治胸痹骨痛不可触者。煮食，充肺气，除心腹痼冷痃癖，治肥人中风失音。又解药毒，疗狂犬咬人，亦涂诸蛇虺、蝎虿、恶毒虫。炸热，以盐、醋空心吃十顿，治胸膈噎气。春食香，夏食臭，冬食动宿饮，五月食昏人乏力。不可与牛肉同食。昔人正月节食五辛以辟厉气，谓韭、薤、葱、蒜、姜也。春日献韭，元日荐辛，以其助发生而辟邪秽也。

花 食之动风。

根 治诸癣。

子 治梦中泄精，溺血[2]。暖腰膝，祛鬼交，补肝及命门，治小便频数，遗尿，女人白淫、白带。研末，治白痢，白糖拌；赤痢，黑糖拌。陈米饮下，神效。

附方：有一贫叟病噎膈，食入即吐，胸中刺痛。或令取韭汁，入盐梅、卤汁少许，细呷，得入渐加。忽吐调涎数升而愈。

治产后血晕。用韭菜切入瓶中，沃以沸醋，令气入鼻中即苏。

---

〔1〕则：原作“利”，据《证类本草》改。

〔2〕血：《证类本草》作“白”。

治衄血不止。韭根、葱根同捣枣大，塞入鼻中，频易，两三度即止。

治人被鬼，梦中魇死。勿以火照之，但痛啮大拇指甲际而唾其面则活。取韭捣汁，吹入鼻中。冬月则用韭根。

山韭

山中往往有之，而人多不识。其性亦与家韭相类，但根白，叶如灯心苗耳。金幼孜《北征录》云：北边云台戍[1]地，多野韭、沙葱，人家采而食之。即此也。又有野生水涯，叶如韭而细长，可食。观此，则知野韭又有山、水二种，气味或不相远也。

山韭，味咸，寒，涩，无毒。治小便数，去烦热，治毛发。肾之菜也，肾病宜食之。陈直《奉亲养老书》有藿菜羹藿，音育。即山韭也。其方治老人脾胃气弱，饮食不强。用藿菜四两，鲫鱼肉五两，煮羹，下五味并少面食。每三五日一作之。云大补益。

孝文韭　味辛，温，无毒。主腹内冷胀满，泄痢肠澼，温中补虚，令人能行。生塞北山谷，状如韭，人多食之，云是后魏孝文帝所种。又有诸葛韭，孔明所种。此韭更长，彼人食之。李时珍曰：此亦山韭也，但因人命名耳。

葱

葱凡四种：冬葱即冻葱也，夏衰冬盛，茎叶俱软美，山南、江左有之；汉葱茎实硬实而味薄，冬即叶枯；胡葱茎叶粗短[2]，根若金灯；茖葱生于山谷。又有一种楼葱，亦冬葱类，即龙爪葱，每茎上出岐，如龙爪状。冬葱又名太官葱，谓其茎柔细而香，可以经冬，太官上供宜之。汉葱又名木葱，以其形粗硬也。冬葱无子。汉葱春末开花成丛，青白色。其子味辛色黑，有皱纹，作三瓣状。收取阴干，勿令浥郁，可栽可种。

葱茎白　味辛，平，无毒。作汤，治伤寒寒热，中风面目浮肿。入手太阴肺经，能出汗。又入足阳明胃经，治伤寒骨肉疼痛，喉痹不通，安胎。归目，益目睛，除肝中邪气，安中利五脏，杀百药毒，通大小肠。疗霍乱转筋，奔豚气、脚气，心腹痛，目眩，心迷闷。通关节，止衄血，利二便。治阳明下痢、下血。达表和里，除风湿，身痛麻痹，虫积心痛，止大人阳脱，阴毒腹痛，小儿盘肠内钓，妇人妊娠溺血，通乳汁，散乳痈，利耳鸣。涂猘犬咬伤，制蚯蚓毒，杀一切鱼、肉毒。生葱不可与蜜同食，能杀人。多食昏神。只调和食品可也。

葱叶　煨研，傅金疮水入皲肿。盐研，傅蛇、虫伤及中射工、溪毒。又主水病足肿，利五脏，益目精，发黄疸。

葱汁　味辛，温，滑，无毒。主溺血。饮之。解藜芦及桂毒。散瘀血，止衄止痛，治头痛耳聋，消痔漏。能消玉[3]为水，化五石。仙方所用。

葱须　主通气，疗饱食房劳所伤，血渗入大肠，便血肠澼成痔。研末，每服二钱，温酒下。

---

〔1〕戍：原作“戎”，刘衡如考校作“戍”。

〔2〕短：原作“硬”，据《类证本草》改。

〔3〕玉：刘衡如据《类证》薤条引陶弘景说改作“桂”，与《抱朴子·内篇》“桂可以葱涕合蒸作水”文合。

葱花 主心脾痛如刀刺，同吴茱萸水煎服，效。

葱实 味辛，大温，无毒。主明目，补中气不足，温中益精，宜肺，归头。

附方：《张氏经验方》：金疮折伤血出，用葱白连叶煨热，捣烂傅之，冷即再易。石城尉戴尧臣，试马损大指，血出淋漓。余用此方，再易而痛止，翌日洗面，不见痕迹。宋推官、鲍县尹皆得此方。每有杀伤气未绝者，亟用之，活人甚众。

煨葱治打扑损，见刘禹锡《传信方》，其法：以葱入灰火煨热，剥皮，其间有涕，便将罨损处，仍多煨，续续频易热者。昔李抱真作判官时，其军将以球杖相格，因伤抱真拇指，并爪甲劈裂。遂索金创药裹之，强索酒饮，而面色愈忍愈青，痛苦不胜。有军吏言此方，遂用之。三易，面色红活，须臾云已不痛。凡十数度用无葱并涕缠裹其指，遂毕席笑语。

凡人头目重闷疼痛，用葱插入鼻内并耳内，气通即便清爽也。

自缢死者。葱心刺耳鼻中，有血出即苏。

治伤寒头痛如破者。连须葱白半斤，生姜二两，水煮温服。

治伤寒因交接劳复，腹痛卵肿。用葱白捣烂，苦酒一盏，和服之。

治妊娠伤寒，赤斑变黑，尿血者。以葱白一把，水三升，煮熟服汁，食葱令尽，取汗。

治妊娠五六月胎动困笃难救者。葱白一大握，水三升，煎一升，去滓顿服。

治胎动下血，腰[1]痛抢心。用葱白煮浓汁饮之，未死即安，已死即出。未效再服。一方加川芎。一方用银器同米煮粥及羹食。

治卒中邪恶，及寝卧奄忽而死。急取葱心黄刺入鼻孔中，男左女右，入三四寸，鼻、目血出即活。或刺入耳中五寸，以鼻中血出为验，如无血出死也。

治小儿无故猝死。取葱白纳入下部，及两鼻孔中，气通喷嚏即活。

治小儿盘肠内钓腹痛。用葱汤洗儿腹，仍以炒葱捣贴脐上。良久，尿出痛止。

治阴毒腹痛，厥逆唇青卵缩，六脉欲绝者。用葱一束，去根及青，留白二寸，烘热安脐上，以熨斗火熨之，葱坏则易。良久热气透入，手足温有汗即瘥，乃服四逆汤。若熨而手足不温，不可治。

治脱阳危症。凡人大吐大泄之后，四肢厥冷，不省人事，或与女子交后，小腹肾痛，外肾搐缩，冷汗出，厥逆，须臾不救。先以葱白炒热熨脐，后以葱白三七茎擂烂，用酒煮灌之，阳气即回。此华佗方也。

治急心痛，牙关紧欲绝。以老葱白五茎去皮须，捣膏，以匙送入咽中，灌以麻油四两，但得下咽即苏。少顷，虫积皆化黄水而下。

治小腹闭胀，水道不利，不急治杀人。用葱白三升，剉炒帕盛，二个更互熨之腹小，气透即通也。

治乳痈初起。葱汁一升，顿服即散。

治疔肿恶疮。刺破，以老葱、生蜜杵贴两时，疔出，以醋汤洗之，神效。

〔1〕腰：原作“病”，据《证类本草》改。

治人身忽肉出如锥，痛痒不一，名血壅，不治必死。以葱烧灰淋洗，饮豉汤数盏，自安。

茖葱

茖，音格。茖葱生山谷，细茎大叶。食之香美于常葱。茖葱，野葱也。山原平地皆有之。生沙地者名沙葱，生水泽者名水葱，野人皆食之。开白花，结子如小葱头。世俗不察胡葱即蒜葱，误指此为胡葱。详见胡葱下。佛家以茖葱为五荤之一。

茖葱，味辛，微温，无毒。除瘴气恶毒。久食，强志益胆气。主诸恶蛓、狐尿刺毒，山溪中沙虱、射工等毒。煮汁浸，或捣傅，大效。

子 治泄精。

胡葱

其种来自胡地，故名。状似大蒜，乃人种莳，不比茖葱野生。八月下种，五月收取，叶似葱而根似蒜，其味如薤，不甚臭。江西有水晶葱，蒜根葱叶[1]，盖其类也。

胡葱，味辛，温，无毒。主温中下气，消谷能食，杀虫，利五脏不足气。疗肿毒。久食，伤神损性，令人多忘，昏目，绝血脉，发痼疾。患胡臭、䘌齿人，食之转甚。孙真人曰：四月勿食葫葱，令人气喘多惊。

子 治中诸肉毒[2]，吐血不止，萎黄瘁者，以一斤水煮半升，冷服。

薤

音械。八月栽根，正月分莳，宜肥壤。数株一本，则茂而根大。叶状似韭。韭叶中实而扁，有剑脊；薤叶中空，似细葱叶而有棱，气亦如葱。二月开紫白细花。根如小蒜，一本数颗，相依而生。五月叶青则掘之，否则肉不满也。其根煮食、糟藏、醋浸皆宜。故《内则》云：切葱、薤实诸醯以柔之。白乐天诗云：酥暖薤白酒，谓以酥炒薤白投酒中也。一种水晶葱，葱叶蒜根，与薤相似，不臭，亦其类也。又有一种野薤，俗名天薤。生麦原中，叶似薤而小，味益辛，亦可供食，但不多有。即《尔雅》山薤是也。

薤白 味辛、苦，温，无毒。入手阳明经。主金疮疮败。轻身，不饥耐老。归骨，除寒热，去水气，温中散结气，利病人。诸疮中风寒，水气肿痛，捣涂之。煮食，耐寒，调中补不足，止久痢冷泻，肥健人。治泄痢下重，能泄下焦阳明气滞。治少阴病厥逆泄痢，及胸痹刺痛，散血下气，安胎。利产妇。治女人带下赤白，骨鲠在咽不去者，食之即下。有赤、白二种，白者补益，赤者疗金疮。与蜜同捣涂汤火伤，效甚速。不可与牛肉同食，令人作癥瘕。安陆郭坦兄，得天行病后，遂能大餐，每日食至一斛。五年，家贫行乞。一日大饥，至一园，食薤一畦，大蒜一畦。便闷极卧地，吐一物如龙[3]，渐渐缩小。有人撮饭于上，即消成水，而病寻瘳也。按：此亦薤散结、蒜消癥之验也。薤叶光滑，露亦难伫。《千金》治肺气喘急方中用之，亦取其滑泄之义。

附方：治卒中邪恶，奄忽而死，或平居寝卧魇死。以薤汁灌入鼻中，便苏。

治霍乱干呕，腹中大痛饮死。取薤一把，水三升，煎取一半服之，不过三次即已。

〔1〕叶：原脱，据《本草纲目》补。

〔2〕肉毒：原作“毒肉”，今据《本草纲目》乙正。

〔3〕龙：原作“笼”，据刘衡如考校改。

治奔豚气痛。薤白捣汁饮之，大效。

治赤痢不止。薤白同黄檗煮汁服之，即愈。

治赤白痢下。薤白一握，同米煮粥，日食之。

治小儿疳痢。薤白生捣如泥，以粳米粉和蜜作饼，炙熟与食。

治产后诸痢。多煮薤白食，仍以羊脂同炒食之。

治胎动不安，腹内冷痛。薤白一升，当归四两，水五升，煮二升，分三服。

治诸鱼骨鲠。薤白嚼柔，以绳系中，吞到鲠处，引之即出。

治虎犬咬伤。薤白捣汁饮之，并涂之。日三次，瘥乃止。

治小儿误吞钱物。薤白煮熟食之，即出。

蒜

一名小蒜。中国初惟有此，后因汉人得葫蒜于西域，遂呼此为小蒜以别之。蒜为五荤之一。五荤即五辛，谓其辛臭昏神伐性也。练形家以小蒜、大蒜、韭、芸薹、胡荽为五荤，道家以韭、薤、蒜、芸薹、胡荽为五荤，佛家以大蒜、小蒜、兴渠、慈葱、茖葱为五荤。兴渠，即阿魏也。虽各不同，然皆辛熏之物，生食增恚，熟食发淫，有损性灵，故绝之也。李时珍曰：家蒜有二种：根茎俱小而瓣少，辣甚者，蒜也，小蒜也；根茎俱大而瓣多，辛而带苦者，葫也，大蒜也。按：《尔雅正义》云，帝登蒚山，遭莸芋毒，将死，得蒜啮食乃解，遂收植之。能杀腥膻虫鱼之毒。

蒜，味辛，温，有小毒。归脾肾，止霍乱，腹中不安，消谷，理胃温中，除邪痹毒气。主溪毒，下气。治蛊毒，傅蛇、虫、沙虱疮，疗疔肿甚良。

蒜叶　主心烦痛，解诸毒，小儿丹疹。李道念病已五年，丞相褚澄诊之。曰：非冷非热，当是食鸡子过多也。取蒜一升煮食，吐出一物涎裹，视之乃鸡雏，翅足俱全。澄曰：未尽也。更吐之，凡十二枚而愈。华佗见一人病噎，食不得下，令取饼店家蒜齑汁二升饮之，立吐一蛇。病者悬蛇于车，造佗家，见壁北悬蛇数十，乃知其奇。又《奇疾方》云：人头面上有光，他人手近之如火炽者，此中蛊也。用蒜汁半两，和酒服之，当吐出如蛇状。观此，则蒜乃吐蛊要药，而后人鲜有知者。

山蒜

山蒜、泽蒜、石蒜，同一物也。但分生于山、泽、石间不同耳。人间栽莳小蒜，始自三种移收[1]，故犹有泽蒜之称。今京口有蒜山，产蒜是也。处处有之，不独江南。

山蒜，味辛，温，无毒。治积块及妇人血瘕，用苦醋磨服[2]大效。

泽蒜、石蒜　并温补下气，滑水源。

葫

一名大蒜。今人谓葫为大蒜，蒜为小蒜，以其气类相似也。强骞使西域，始得大蒜、葫荽。则小蒜乃中土旧有，而大蒜出胡地，故有胡名。大、小二蒜，皆八月种。春食苗，夏初食薹，五月食根，秋月收种。北人不可一日无者也。

葫，味辛，温，有毒。主归五脏，散痈肿䘌疮，除风邪，杀毒气。下气，消谷，

〔1〕收：《本草纲目》作“成”。

〔2〕服：原作“傅”，据《证类本草》改。

化肉。去水恶瘴[1]气，除风湿，破冷气，烂痃癖，伏邪恶，宣通温补，疗疮癣，杀鬼去痛。健脾胃，治肾气，止霍乱转筋腹痛，除邪祟，解温疫，疗劳疟冷风，傅风损冷痛，恶疮、蛇虫蛊毒、溪毒、沙虱，并捣贴之，熟醋浸经年者良。温水捣烂服，治中暑不醒。捣贴足心，治鼻衄不止。和豆豉丸服，治暴下血，通水道。捣汁饮，治吐血心痛。煮汁饮，治角弓反张。同鲫鱼丸，治膈气。同蛤粉丸，治水肿。同黄丹[2]丸，治痢疟、孕痢。同乳香丸，治腹痛。捣膏敷脐，能达下焦消水，利大小便。贴足心，能引热下行，治泄泻暴痢及干湿霍乱，止衄血。纳肛中，能通幽门，治关膈不通。多食损人目。李时珍曰：葫蒜之气薰烈，能通五脏，达诸窍，去寒湿，辟邪恶，消痈肿，化癥积肉食，此其功也。故王祯称之云：味久不变，可以资生，可以致远，化臭腐为神奇，调鼎俎，代醯酱。携之旅涂，则炎风瘴雨不能加，食餲腊毒不能害。夏月食之解暑气。北方食肉面尤不可无。乃《食经》之上品，日用之多助者也。盖不知其辛能散气，热能助火，伤肺损目，昏神伐性之害，荏苒受之而不悟也。尝有一妇，衄血一昼夜不止，诸治不效。时珍令以蒜傅足心，即时血止，真奇方也。又叶石林《避暑录》云：一仆暑月驰马，忽仆地欲绝。同舍[3]王相教用大蒜及道上热土各一握研烂，以新汲水一盏和取汁，抉齿灌之，少顷即苏。相传徐州市门，忽有版书此方，咸以为神仙救人云。昔有患痃癖者，梦神教每日食大蒜三颗。初服遂至瞑眩吐逆，下部如火。后有人教取数片，合皮截却两头吞之，名曰内灸，果获大效也。李绛《兵部手集方》云：毒疮肿毒，号叫卧眠不得，人不能别者。取独头蒜两颗捣烂，麻油和，厚傅疮上，干即易之。屡用救人，无不神效。卢坦侍郎肩上疮作，连心痛闷，用此便瘥。又李仆射患脑痈久不瘥。卢与此方亦瘥。又葛洪《肘后方》云：凡背肿，取独颗蒜横截一分，安肿头上，炷艾如梧桐子大，灸蒜百壮，不觉渐消，多灸为善。勿令太热，若觉痛即擎起蒜。蒜焦更换新者，勿令损皮肉。洪尝苦小腹下患一大肿，灸之亦瘥。数用灸人，无不应效。又江宁府紫极宫刻石记其事云：但是发背及痈疽、恶疮、肿核初起，皆可灸之，不记壮数。惟要痛者灸至不痛，不痛者灸至痛极而止。疣赘之类灸之，亦便成痂自脱，其效如神。乃知方书无空言者，但人不能以意详慎，则不能尽应耳。按：李迅《论蒜钱灸法》云，痈疽之法，着灸胜于用药。缘热毒中鬲，上下不通。必得毒气发泄，然后解散。凡初发一日之内，便用大独头蒜切小如钱厚，贴顶上灸之。三壮一易，大概以百壮为率。一使疮不开大，二使内肉不坏，三使疮口易合，一举而三得之。但头及项以上，切不可用此，恐引气上，更生大祸也。又史源记蒜灸之功云：母氏背胛[4]作痒，有赤晕半寸，白粒如黍，灸二七壮，其赤随消。信宿，有赤流下长二寸。举家归咎于灸。外医用膏护之，日增一晕，二十二日，横斜约六七寸，痛楚不胜。或言一尼病此，得灸而愈。予奔问之。尼云：剧时昏不知人，但闻范奉议坐守灸八百余壮方苏，约艾一筛。予亟归，以炷如银杏大，灸十数，殊不

[1] 瘴：原作“痒”，据《证类本草》改。
[2] 丹：原误作“疸”，据《本草纲目》改。
[3] 舍：原误作“食”，刘衡如校作“舍”，据改。
[4] 胛：原作“脾”，刘衡如校作“胛”，因据改。

觉；乃灸四旁赤处，皆痛。每一壮烬则赤随缩入，三十余壮，赤晕收退。盖灸迟则初发处肉已坏，故不痛，直待灸到好肉方痛也。至夜则火焮满背，疮高阜而热，夜得安寝矣。至晓如覆一瓯，高三四寸，上有百数小窍，色正黑，调理而安。盖高阜者，毒外出也。小窍多，毒不聚也。色正黑，皮肉坏也。非艾火出其毒于坏肉之里，则内逼五脏而危矣。庸医傅贴凉冷消散之剂，何可信哉?

附方：治鼓胀。用大蒜入自死黑鱼肚内，湿纸包，火内煨熟，同食之。忌用椒、盐、葱、酱，多食自愈。此方试过，非浪谬也。灸法治发背。凡觉背上肿硬疼痛，用湿纸贴寻疮头。用大蒜十颗，淡豉半合，乳香一钱，细研。随疮头大小，用竹片作圈围定，填药于内，二分厚，着艾灸之。痛灸至痒，痒灸至痛，以百壮为率。与蒜钱灸法同功。

治疗肿恶毒。用门臼[1]灰一撮罗细，以独蒜或折蒜薹染灰擦疮口，候疮自然出少汗[2]，再擦，少顷即消散也。虽发背痈肿，亦可擦之。

治关格胀满，大小便不通。独蒜烧熟去皮，绵裹纳谷道，气立通也。

治干湿霍乱转筋。大蒜捣涂足心，立愈。

治水气肿满。大蒜、田螺、车前子等分，熬膏摊贴脐中，水从便漩而下，数日即愈。象山民人患水肿，一卜士传此，用之得效。

治禁口痢。用大蒜捣贴两足心。又可罨脐内。

治妇人阴肿作痒。蒜汤洗之，效乃止。

治闭口椒毒，气闭欲绝者。煮蒜食之，即愈。

治鱼骨鲠。独蒜塞鼻中，自出。

五辛菜

元旦及立春，以葱、蒜、韭、蓼、蒿、芥辛嫩之菜，杂和食之。取迎新之义，谓之五辛盘。杜甫诗所谓"春日春盘细生菜"是矣。

五辛菜，味辛，温，无毒。岁朝食之，助发五脏气。常食，温中去恶气，消食下气。热病后食，多损气。

芸薹

一名寒菜，一名油菜，俗名塌科菜。收子榨油，其用颇广。九十月下种，生叶形色微似白菜。冬、春菜薹心为茹，三月则老不可食。开小黄花，四瓣，如芥花。结荚收子，亦如芥子，灰赤色。炒过榨油黄色，燃灯甚明，食之不及麻油。近人因油利，种者亦广云。

芸薹，味辛，温，无毒。治风游丹肿，乳痈。破癥瘕结血。治产后血风及瘀血。煮食治腰脚痹。捣叶傅女人吹奶。治瘭疽、豌豆疮，散血消肿。伏蓬砂。芸薹破血，产妇宜食之。孙思邈曰：贞观七年三月，予在内江县饮多，至夜觉四体骨肉疼痛。至晓头痛，额角有丹如弹丸，肿痛。至午通肿，目不能开。经日几毙。予思本草薹菜治风游丹肿，遂取叶捣傅，随手即消，其验如神也。亦可捣汁服之。

---

〔1〕门臼：原作"臼门"，据《本草纲目》乙正。

〔2〕汗：《本草纲目》作"汁"。

子　味辛，温，无毒。主梦中泄精，与鬼交。取油傅头，令发长黑。行滞血，破冷气，消肿散结，治产难，产后心腹诸疾，赤丹热肿，金疮血痔。《妇人方》《治产难歌》曰：黄金花结粟米实，细研酒下十五粒。重丹功效妙如神，难产之时能救急。

附方：治手足瘭疽，此疽喜着手足肩背，累累如赤豆，剥之汁出。用芸薹菜煮汁服一升，并食干熟菜数顿，少与盐、酱。冬月用子研水服。

治血痢腹痛，日夜不止。以芸薹叶捣汁二合，入蜜一合，温服。

芸薹散治产后恶露不下，血结冲心。用芸薹子炒，当归、桂心、赤芍药等分。每酒服二钱，逐下恶物。

治产后血晕。芸薹子、生地黄等分，每三钱，姜七片，酒、水各半盏，童便半盏，煎七分，温服即苏。

治肠风脏毒下血。芸薹子生用，甘草炙、为末。每服三钱，水煎饮。

治偏头痛。芸薹子一分，大黄三分，为末，吹入鼻中，即愈。

治折伤骨节。用芸薹子一两，黄米炒二合，龙骨少许，为末，醋调成膏，摊纸上贴之。

治小儿天钓。芸薹子、生乌头去皮尖各二钱，为末。每用一钱，水调涂顶上。

菘菜

菘，即今人呼为白菜者。有二种：一种茎圆厚微青，一种茎扁薄而白。其叶皆淡青白色。燕、赵、辽阳、扬州所种者，最肥大而厚，一本有重十余斤者。南方之菘畦内过冬，北方者多入窖内。燕京圃人又以马粪入窖壅培，不见风日，长出苗叶皆嫩黄色，脆美无滓，谓之黄芽菜，豪贵以为嘉品。盖亦仿韭黄之法也。菘子如芸薹子而色灰黑，八月以后种之。二月开黄花，如芥花，四瓣。三月结角，亦如芥。其菜作菹食尤良，不宜蒸晒。

菘菜，味甘，温，有小毒，又云：无毒。主通利肠胃，除胸中烦，解酒渴。消食下气，治瘴气，止热气嗽。冬汁尤佳。和中，利大小便。

子　味甘，平，无毒。作油，涂头长发，涂刀剑不锈。

芥菜

气味辛烈，菜中之介然者，食之有刚介之象，故字从介。李时珍曰：芥有数种：青芥，又名刺芥，似白菘，有柔毛。有大芥，亦名皱叶芥，大叶皱纹，色尤深绿，味更辛辣。有马芥，叶如青芥。有花芥，叶多缺刻，如萝卜英。有紫芥，茎叶皆紫如苏。有石芥，茎干低小。皆以八九月下种。冬月食者，俗呼腊菜；春月食者，俗呼春菜；四月食者，谓之夏芥。芥心嫩薹，谓之芥蓝，瀹食脆美。其花三月开，黄色四出。结荚一二寸，子大如苏子，而色紫味辛，研末泡过为芥酱，以侑肉食，辛香可爱。刘恂《岭南异物志》云：南土芥高五六尺，子大如鸡子，此又芥之异者也。

芥菜，味辛，温，无毒。主归鼻，除肾经邪气，利九窍，明耳目，安中。久食温中。止咳嗽上气，除冷气。去头面风，通肺豁痰，利膈开胃。大叶者良。细叶有毛者害人。同兔肉食，成恶病。同鲫鱼食，发水肿。有疮疡、痔疾、便血者忌之。芥性辛热而散，故能通肺开胃，利气豁痰。久食则积温成热，辛散太盛，耗人真元，肝木受病，昏人眼目，发人疮痔。而《别录》谓其明耳目者，盖知暂时之快，而不知积久之害也。《素问》云：辛走气，气病无多食辛。多则肉胝而唇褰。此类是矣。陆佃云：望梅生津，食芥堕泪，五液之自外至也。慕而涎垂，愧而汗出，五液之自内生也。

子　味辛，热，无毒。主归鼻，去一切邪恶疰气，喉痹。疰气发无常处，及射工毒，丸服之，或捣末醋和涂之，随手有验。治风毒肿及麻痹，醋研傅之。扑损瘀血，腰痛肾冷，和生姜研涂贴之。又治心痛，酒调服之。研末作酱食，香美，通利五脏。研末水调，涂顶囟，止衄血。服之，又主温中散寒，豁痰利窍，治胃寒吐食，肺寒咳嗽，风冷气痛，口噤唇紧，消散痈肿瘀血。芥子功与菜同。其味辛，其气散，故能利九窍，通经络，治口噤、耳聋、鼻衄之证，消散瘀血、痈肿、痛痹之邪。其性热而温中，故又能利气豁痰，治嗽止吐，主心腹诸痛。白芥子辛烈更甚，治病尤良。芥菜嫩心，生切入瓮，泼以滚醋、酱油等料，汁过半指，封固候冷听用。味极香烈，辣窜爽口，为食品之一助。或以嫩芥切寸许榨干，用椒、盐、茴香拌和，入瓮泥口待用。气香味美。惟有目疾、痰嗽、疮疥等症者，忌之。

附方：治伤寒无汗。水调芥子末填脐内，以热物隔衣熨之，取汗出妙。

治身体麻木。芥菜子末，醋调涂之。

治牙龈溃烂出臭水者。芥菜秆烧存性，研末，频傅之即愈。

治飞丝入目。青芥菜汁点之，如神。

治漆咬。芥菜煎汤洗之。

治喉痹。芥子末水和傅喉下。干即易之。又方：用芥子研末，醋调取汁，点入喉内。待喉内鸣，却用陈麻骨烧烟吸入，立愈。

治雀目不见。真紫芥菜子炒黑为末，用羊肝一具，分作八服。每用芥末三钱，捻肝上，笋箨裹定，煮熟冷食，以汁送下。

治妇人经闭不行，至一年者，脐腹痛，腰腿沉重，寒热往来。用芥子二两，为末。每用二钱，空心酒下。

治阴症伤寒，腹痛厥逆。芥子研末，水调贴脐上。

治瘰疬，芥子末醋和贴之。

白芥

一名胡芥，一名蜀芥。其种来自胡戎而盛于蜀，故名。白芥处处可种，但人知莳之者少尔。以八九月下种，冬生可食。至春深茎高二三尺，叶青白色，茎易起而中空，性脆，最畏狂风大雪，须谨护之，乃免折损。三月开黄花，香郁。结角如芥角，其子大如粱米，黄白色。又有一种茎大而中实者尤高，其子亦大。此菜虽是芥类，迥然别种也。

白芥，味辛，温，无毒。主冷气，安五脏，功与芥同。

子　味辛，温，无毒。主发汗，主胸膈痰冷，上气，面目黄赤。又醋研，傅射工毒。熨[1]恶气遁尸飞尸，及暴风毒肿流四肢疼痛。烧烟及服，辟邪魅。又入镇宅方用。咳嗽，胸胁支满上气，多唾者，每用温酒吞下七粒。利气豁痰，除寒暖中，散肿止痛。治喘嗽反胃，痹木脚气，筋骨腰节诸痛。痰在胁下及皮里膜外，非白芥子不能达。

附方：防痘入目中。用白芥子末，水调涂足心，引毒归下，令疮疹不入目。

治胸胁痰饮，皮白或肿而不红作痛。白芥子五钱，白术一两，为末，枣肉和捣，丸梧子大，每白汤下五十丸。

---

〔1〕熨：《本草纲目》作“御”。

芜菁

一名蔓菁。南北皆有，北土尤多。四时常有。春食苗，夏食心，亦谓之薹子，秋食茎，冬食根。河朔多种，以备饥岁。菜中之最有益者惟此尔。其子夏秋熟时采之。又曰：叶是蔓菁，根是芦菔。李时珍曰：《别录》以芜菁、芦菔同条，遂致诸说猜度。或以三物为一种，或谓二物全别，或谓在南为莱菔，在北为蔓菁，殊无定见。今按二物根、叶、花、子都别，非一类也。蔓菁是芥属，根长而白，其味辛苦而短，茎粗叶大而厚阔。夏初起薹，其黄花，四出如芥。其子均圆，如芥子而紫赤色。芦卜是菘属，根圆，亦有长者，有红白二色。其味辛甘，叶不甚大而糙，亦有花叶者。夏初起薹，开淡紫花。结角如虫状，腹大尾尖，子似胡卢巴，不均不圆，黄赤色。如此分之，自明白矣。其蔓菁六月种者，根大而叶蠹；八月种者，叶美而根小；惟七月初种者，根叶俱良。今燕京人以瓶腌藏，谓之闭瓮菜。

芜菁根叶 味苦，温，无毒。主利五脏，轻身益气，可长食之。常食通中，令人肥健。消食，下气治嗽，止消渴，去心腹冷痛，及热毒风肿，乳痈妒乳寒热。

子 味苦、辛，平，无毒。主明目，疗黄疸，利小便。水煮汁服，治癥瘕积聚。少少饮汁，治霍乱心腹胀。末服之，主目暗。为油入面膏，去黑皯皱纹。和油傅蜘蛛咬。压油涂头，能变蒜发。入丸药服，令人肥健。尤宜妇人。李时珍曰：蔓菁子可升可降，能汗能吐，能下能利小便，又能明目解毒，其功甚伟，而世罕知用之，何哉？夏月采子，炒过榨油，同麻油炼熟一色无异，西人多用之。点灯甚明，但烟亦损目。北魏吴[1]珽囚地窖中，因芜菁子油伤明，即此也。

花 味辛，平，无毒。主虚劳眼暗。久服长生，可夜读书。三月三日采花，阴干为末。每服二钱，空心井华水下。

附方：预防疫病。立春后遇庚子日，温蔓菁汁，合家大小并服之，不拘多少，一年不犯瘟疫。

治鼻中出血不止。蔓菁生捣汁饮，立瘥。

治一切肿毒。生蔓菁根一把，入盐花少许，同捣封之，大效。

治青盲不见。蔓菁子六升，蒸透，即以釜中滚汤淋之，乃曝干。如是三次，杵末。每日酒下方寸匕。

治乳痈。蔓菁根并叶去土，不用水洗，以盐和捣涂之。热即换，不过三五次即瘥。冬月只用根，极效。

治疝肿如斗。蔓菁根捣封之，大效。

治游丝入目。蔓菁菜捣烂帕包，滴汁三两点，即出也。

治狗咬。用蔓菁根捣汁服之。

治黄疸如金。生蔓菁子末，服方寸匕，日三。

莱菔

即萝卜。天下通有之。六月下种，秋采苗，冬掘根。春末抽高薹，开小花紫碧色。夏初结角。其子大如大麻子，圆长不等，黄赤色。五月亦可再种。其叶有大者如芜菁，细者如花芥，皆有细柔毛。其根有红、白二色，其状有长、圆二类。大抵生沙壤者脆而甘，生瘠地者坚而辣。根、叶皆可

〔1〕吴：《本草纲目》作“祖”。

生可熟，可菹可酱，可豉可醋，可糖可腊，可饭，乃蔬中之最有利益者，而古人不深详之。岂因其贱而忽之耶？抑未谙其利耶？

莱菔，味：根辛、甘；叶辛、苦，温，无毒。散服及炮煮服食，大下气，消谷和中，去痰癖，肥健人；生捣汁服，止消渴，利关节，理颜色，练五脏恶气，制面毒，行风气，去邪热气。利五脏，轻身，令人白净肌细。消痰止咳，治肺痿吐血，温中补不足。同羊肉、银鱼煮食，治劳瘦咳嗽。同猪肉食，益人。生捣服，治噤口痢。又治吐血衄血。宽胸膈，利大小便。生食，止渴宽中；煮食，化痰消导。杀鱼腥气，治豆腐积。主吞酸，化积滞，解酒毒，散瘀血，甚效。末服，治五淋；丸服，治白浊；煎汤，洗脚气；饮汁，治下痢及失音，并烟熏欲死；生捣，涂打扑汤火伤。莱菔尤能制面毒。昔有婆罗门僧东来，见食麦面者，惊云：此大热，何以食之?又见食中有萝卜，乃云：赖有此以解其性。自此相传，食面必啖萝卜。捣烂制面，作馎饦食之最佳，饱食亦不发热。酥煎食之，下气。凡人饮食过度，生嚼咽之便消。江东居民言种芋三十亩，计省米三十斛；种萝卜三十亩，计益米三十斛。则知萝卜果能消食也。服地黄、何首乌人食莱菔，则令人髭发白。世皆以为此物味辛，下气速也。然生姜、芥子更辛，何止能散而已。盖莱菔辛而又甘，故能散缓，而又下气速也。所以散气用生姜，下气用莱菔。按：《洞微志》云，齐州有人病狂，言梦中见红裳女子引入宫殿中，小姑令歌，每日遂歌云，五灵楼阁晓玲珑，天府由来是此中。惆怅闷怀言不尽，一丸萝卜火吾宫。有一道士云：此犯大麦毒也。少女心神，小姑脾神。医经言萝卜制面毒，故曰火吾宫。火者，毁也。遂以药并萝卜治之果愈。又按：张杲《医说》云，饶民李七病鼻衄甚危，医以萝卜、自然汁和无灰酒饮之即止。盖血随气运，气滞故血妄行，萝卜下气而酒导之故也。又云：有人好食豆腐中毒，医治不效。忽见卖豆腐人言其妻误以萝卜汤入锅中，遂致不成。其人心悟，乃以萝卜汤饮之而瘳。物理之妙如此。又《延寿书》载李师逃难入石窟中，贼以烟熏之垂死，摸得萝卜菜一束，嚼汁咽下即苏。此法备急，不可不知。多食莱菔动气，惟生姜能制其毒。

子　味辛、甘，平，无毒。研汁服，吐风痰。同醋研，消肿毒。下气定喘治痰，消食除胀利大小便，止气痛，下痢后重，发疮疹。丹溪曰：莱菔子治痰，有推墙倒壁之功。李时珍曰：莱菔子之功，长于利气。生能升，熟能降。升则吐风痰，散风寒，发疮疹；降则定痰喘咳嗽，调下痢后重，止内痛，皆是利气之效。予曾用，果有殊绩。

花　用糟下酒藏，食之甚美，明目。

附方：治食物作酸。萝卜生嚼数片，或生菜嚼之亦佳。干者、熟者、盐腌者，皆不效。

治反胃。萝卜蜜煎浸，细细嚼咽良。

治肺痿咳血。萝卜和羊肉或鲫鱼，煮熟频食。

治鼻中衄血不止。萝卜捣汁半盏，入酒少许热服，并以汁注鼻中皆良。或以酒煎沸，入萝卜再煎，饮之。

治噤口痢。萝卜捣汁一小盏，蜜一盏，水一盏，同煎。早一服，午一服。如无萝卜，以子擂汁亦可。一方：只用萝卜菜煎汤，日日饮之。又方：用萝卜片，不拘新旧，染蜜噙之，咽汁。味淡再换。觉思食，以肉煮粥与食，不可过多。

治大便下血。大萝卜皮烧存性，荷叶烧存性，蒲黄生用，等分为末。每用一钱，米饮下。又方：蜜炙萝卜，任意食之。昔一妇人服此有效。

治伤酒下血。用萝卜二十枚，留青叶寸余，以井水入罐中，煮十分烂，入淡醋，空心任意食之。

治肛门脱出。捣生萝卜，填脐中束之。觉有疮，即除。大效。

治小便白浊。生莱菔剜空留盖，入吴茱萸填满，盖定签住，糯米饭上蒸熟，去茱萸，止食莱菔。日日食之，以效为度。

瞑眩膏治砂石淋，痛不可忍。用莱菔切片，蜜浸少时炙干，数次，不可过焦。细嚼盐汤下，日三服。

治偏正头疼。生莱菔汁一蚬壳，仰卧，随左右注鼻中，神效。王荆公病此，有道人病与之同。传得是方，移时遂愈也。以此治人，不可胜数。

治哮喘遇厚味即发者。莱菔子淘净，蒸熟晒研，姜汁浸蒸饼，丸绿豆大。每服三十丸，以口津咽下。

治年久头风。莱菔子、生姜等分，捣取汁，入麝香少许，滴入鼻中，立止。

治牙齿疼痛。莱菔子十四粒生研，以人乳和之。左疼点右鼻，右疼点左鼻。

治小儿盘肠气痛。用莱菔子炒黄研末，乳香汤下半钱。

生姜

姜宜原隰沙地。四月取母姜种之。五[1]月生苗如初生嫩芦，而叶稍阔如竹叶，对生，叶亦辛香。秋社前后新芽顿长，如列指状，采食无筋，谓之子姜。秋分后者次之，霜后则老矣。性恶湿洳而畏日，故秋热则无姜。

生姜，味辛，温，无毒。久服去臭气，通神明。归五脏，除风邪寒热，伤寒头痛鼻塞，咳逆上气，止呕吐，去痰下气。去水气满，疗咳嗽时疾。和半夏，主心下急痛。和杏仁作煎，下急痛气实，心胸壅隔，冷热气，神效。捣汁和蜜服，治中热呕逆不能下食。散烦闷，开胃气。汁作煎服，下一切结实，冲胸膈恶气，神效。破血调中，去冷气。

汁　解药毒，除壮热，治痰喘胀满，冷痢腹痛，转筋心满，去胸中臭气、狐臭，杀腹内长虫。益脾胃，散风寒。解菌蕈诸物毒。生用发散，熟用和中。解食野禽中毒成喉痹。浸汁，点赤眼。捣汁和黄明胶熬，贴风湿痛甚妙。孙真人曰：八九月多食姜，至春多患眼，损寿减筋力。孕妇食之，令儿多指。李时珍曰：食姜久，积热患目。予屡试有准。凡病痔人多食兼酒，立发甚速。痈疮人多食，即生恶肉。此皆昔人所未言者也。《相感志》云：糟姜瓶内入蝉蜕，虽老姜无筋。亦物性有所伏耶？生姜之用有四：制半夏、厚朴之毒，一也；发散风寒，二也；与枣同用，辛温益脾胃元气，温中去湿，三也；与芍药同用，温经散寒，四也。姜为呕家圣药，盖辛以散之。呕乃气逆不散。夜间勿食生姜。夜气收敛，反开发之，则违天道矣。俗言“上床萝卜下床姜”，姜能开胃，萝卜消食也。姜辛而不荤，去邪辟恶，生啖熟食，醋、酱、糟、盐，蜜煎调和，无不宜之。可蔬可和，可果可药，其利溥矣。凡早行山行，宜含一块，不犯雾露清湿之气，

〔1〕五：原误作“而”，据《本草纲目》改。

及山岚不正之邪。按：《心法附余》云，凡中风、中暑、中气、中毒、中恶、干霍乱、一切卒暴之病，用姜汁与童尿服，立可解散。盖姜能开痰下气，童尿降火也。崔元亮《集验方》载敕赐姜茶治痢方：以生姜切细，和好茶一两碗，任意呷之，便瘥。若是热痢，留姜皮；寒痢，去皮，大妙。姜能助阳，茶能助阴，二物皆消散恶气，调和阴阳，且解湿热及酒食暑气之毒，不问赤白通宜用之。苏东坡治文潞公有效。

姜皮 辛，凉，无毒。消浮肿腹胀痞满，和脾胃，去翳。

姜叶 味辛，温，无毒。治食鲙成癥，捣汁饮，即消。

附方：治产后肉线。一妇产后用力，至出肉线长三四尺，触之痛引心腹欲绝。一道人令买老姜连皮三斤捣烂，入麻油二斤拌匀炒干。先以熟绢五尺，折作方结。令人轻轻盛起肉线，使之屈曲作三团，纳入产户。乃以绢袋盛姜，就近薰之，冷则更换。熏一日夜缩入大半，二日尽入也。云此乃魏夫人秘传怪病方也。但不可使线断，断则不可治之矣。

一人毛窍节次血出不止，皮胀如鼓，须臾目、鼻、口被气胀合，此名脉溢。生姜、自然汁和水各半盏服，即安并夏子益《奇疾方》。

同蒿

同蒿八九月下种，冬春采食肥茎。花、叶微似白蒿，其味辛甘，作蒿气。四月起薹，高二尺余。开深黄色花，状如单瓣菊花。一花结子近百成球，如地菘及苦荬子，最易繁茂。

同蒿，味辛，平，无毒。主安心气，养脾胃，消痰饮，利肠胃。多食动风气，薰人心，令人气满。

邪蒿

根、茎似青蒿而细软。三四月生苗，叶似青蒿，纹理带邪，色浅不臭。根、叶皆可茹。

邪蒿，味辛，温、平，无毒。主胸膈中臭烂恶邪气，利肠胃，通血脉，续不足气。煮熟和酱、醋食，治五脏恶邪气厌谷者。治脾胃肠澼，大渴热中，暴疾恶疮。不可与胡荽同食，令人汗气臭。

胡荽

一名香荽，一名胡菜，一名原荽。张骞使西域始得种归，故名胡荽。今俗呼为蒝荽，蒝乃茎叶布散之貌。石勒讳胡，故并、汾人呼为香荽。今处处种之。八月下种，晦日尤良。初生柔茎圆叶，叶有花岐，根软而白。冬春采之，香美可食，亦可作菹。道家五荤之一。立夏后开细花成簇，如芹菜花，淡紫色。五月收子，子大如麻子，亦辛香。王祯《农书》云：胡荽于蔬菜中，子、叶皆可用，生、熟俱可食，甚者有益于世者，宜肥地种之。

胡荽，味辛，温，无毒。主消谷，治五脏，补不足，利大小肠，通小腹气，拔四肢热，止头痛。疗痧疹、豌豆疮不出，作酒喷之，立出。通心窍，补筋脉，令人能食。治肠风，用热饼裹食，甚良。合诸菜食，气香，令人口爽，辟飞尸、鬼疰、蛊毒。辟鱼、肉毒。胡臭、口臭、䘌齿及脚气、金疮人，皆不可食，病更加甚。久食令人多忘。根，发痼疾。不可与邪蒿同食，令人汗臭难瘥[1]。凡服一切补药及药中有白术、牡丹者，不可食此。李时珍曰：胡荽辛温香窜，内通心脾，外达四肢，能辟一切

〔1〕瘥：原作“产”，据《证类本草》改。

不正之气。故痘疮出不爽快者，能发之。诸疮皆属心火，营血内摄[1]于脾，心脾之气，得芳香则运行，得臭恶则壅滞故尔。按：《直指方》云，痘疹不快，宜用胡荽酒喷之，以辟恶气。床帐上下左右皆宜挂之，以御汗气、胡臭、天癸、淫泆之气。一应秽恶，所不可无。若儿虚弱，及天时阴寒，用此最妙。如儿壮实，及春夏晴暖、阳气发越之时，加以酒曲助虐，以火益火，胃中热炽，毒血聚畜，则变成黑陷矣，不可不慎。

子　味辛、酸，平，无毒。主消谷能食。蛊毒五痔，及食肉中毒，吐下血，煮汁冷服。又以油煎，涂小儿秃疮。发痘疹，杀鱼腥。

胡萝卜

元时始自胡地来，气味微似萝卜，故名。今处处莳之。八月下种，生苗如邪蒿，肥茎有白毛，辛臭如蒿，不可食。冬月掘根，生、熟皆可啖，兼果、蔬之用。根有黄、赤二种，微带蒿气，长五六寸，大者盈握。三四月茎高二三尺，开碎白花．攒簇如伞状，似蛇床花。子亦如蛇床子，稍长而有毛，褐色，又如莳萝子，亦可调和食料。

胡萝卜，味甘、辛，微温，无毒。主下气补中，利胸膈肠胃，安五脏，令人健食，有益无损。

子　主久痢。

水蕲

一名芹菜。有水芹、旱芹。水芹生江湖陂泽之涯；旱芹生平地，有赤、白二种。二月生苗，其叶对节而生，似芎䓖。其茎有节棱而中空，其气芬芳。五月开细白花，如蛇床花，楚人采以济饥，其利不小。诗云：觱沸槛泉，言采其芹。杜甫诗云：饭煮青泥坊底芹。又云：香芹碧涧羹。皆美芹之功。而列子言乡豪尝芹，蜇口惨腹，盖未得食芹之法耳。水芹生黑滑地，食之不如高田者宜人，置酒酱中香美。高田者[2]皆有虫子在叶间，视之不见，食之令人为患。

水蕲，味甘，平，无毒。主女子赤沃，止血养精，保血脉，益气，令人肥健嗜食。去伏热，治石杀毒[3]，捣汁服。饮汁，去小儿暴热，大人酒后热，鼻塞身热，去头中风热，利口齿，利大小肠。治烦渴，崩中带下，五种黄病。和醋食，损齿。赤芹害人，不可食。有鳖瘕不可食。张仲景曰：春秋二时，龙带精入芹菜中。人误食之为病，面青手青，腹满如妊，痛不可忍，作[4]蛟龙病。俱[5]服硬饧二三升，日三度。吐出如[6]蜥蜴便瘥。李时珍曰：芹菜生水涯，蛟龙虽云变化莫测，其精那得入此？大抵是蜥蜴、虺蛇之类，春夏之交，遗精于此故尔。且蛇喜嗜芹，尤为可证。

堇

音勤。堇菜野生，非人所种。叶似蕺菜，花紫色。蒸汋食之，甘滑适口。李时珍曰：此旱芹也。其性滑利。故洪舜俞赋云：烈有椒、桂，滑有堇、榆。一种黄花者，有毒杀人，即毛芹也。

---

〔1〕摄：原作“间”，据《本草纲目》改。
〔2〕高田者：《本草纲目》后有“名白芹，余田者”六字。
〔3〕治石杀毒：《证类本草》作“杀石药毒”。
〔4〕作：《金匮要略》作“名”，义长。
〔5〕俱：《外台秘要》作“宜”。
〔6〕如：原脱，据《金匮要略》补。

堇菜 味甘，寒，无毒。捣汁，洗马毒疮，并服之。又涂蛇蝎毒及痈肿。久食，除心下烦热。主寒热，鼠瘘瘰疬，生疮结核，聚气，下瘀血，止霍乱。又生捣汁半升服，能杀鬼毒，即吐出。

紫堇

即赤芹，生水滨。叶形如赤芍药，青色，长三寸许，叶上黄斑，味苦涩。其汁可以煮雌、制汞、伏朱砂、擒三黄。号为起贫草。又《土宿真君本草》云：赤芹，生阴崖陂泽近水石间，状类赤芍药。其叶深绿而背甚赤，茎叶似荞麦，花红可爱，结实亦如貔荞麦。其根似蜘蛛，嚼之极酸苦涩。江淮人三四月采苗，当蔬食之。南方颇少，太行、王屋诸山最多也。

紫堇，味酸，平，微毒。治大人、小儿脱肛。

马蕲

音芹。马蕲与芹同类而异种，处处卑湿地有之。三四月生苗，一本丛出如蒿，白毛蒙茸，嫩时可茹。叶似水芹而微小，似芎䓖叶而色深。五六月开碎花，攒簇如蛇床及莳萝花，青白色。结实亦似莳萝子，但色黑而重尔。其根白色，长者尺许，气亦香而坚硬，难食。

马蕲，味甘、辛，温，无毒。主益脾胃，利胸膈，去冷气，作茹食。

子 味甘、辛，温，无毒。主心腹胀满，开胃下气消食，调味用之。炒研醋服，治卒心痛，令人得睡，温中暖脾，治反胃。

罗勒

处处有之。有三种：一种似紫苏叶，一种叶大，二十步内即闻香；一种堪作生菜。冬月用干者。子可安入目中去翳，少顷湿胀，与物俱出也。李时珍曰：香菜须三月枣叶生时种之乃生，否则不生。常以鱼腥水、米泔水、泥沟水浇之，则香而茂。不宜粪水。《臞仙神隐书》言：园边水侧宜广种之，饥年亦可济用。其子大如蚤，褐色而不光，七月收之。

罗勒，味辛，温，微毒。主调中消食，去恶气，消水气，宜生食。疗齿根烂疮，为灰[1]用之甚良。啘呕之患者，取汁服半合，冬月用干者煮汁。其根烧灰，傅小儿黄烂疮。主辟飞尸、鬼疰、蛊毒。《饮膳正要》谓其与诸菜同食，味辛香能辟腥气。但不可多食，壅关节，涩营卫。令人血脉不行。又动风，发脚气。

子 治目翳及尘物入目，以三五颗安目中，少顷当湿胀，与物俱出。又主风赤眵泪。李时珍曰：按《普济方》云，昔庐州知录彭大辨在临安，暴得赤眼后生翳。一僧用兰香子洗晒，每纳一粒入眦内，闭目少顷，连膜而出也。一方为末点之。予尝取子试之水中，亦胀大。盖此子得湿即胀，故能染惹眵泪浮膜尔。然目中不可着一尘，而此子可纳三五颗亦不妨碍，盖一异也。

白花菜

三月种之。柔茎延蔓，一枝五叶，叶大如拇指。秋间开小白花，长蕊。结小角，长二三寸。其子黑色而细，状如初眠蚕沙，不光泽。菜气膻臭，惟宜盐菹食之。一种黄花者，名黄花菜，形状相同，但黄花也。

白花菜，味苦、辛，微毒。主下气。煎水洗痔，捣烂敷风湿痹痛，擂酒饮止疟。多食，动风气，滞脏腑，令人胃中闷满，伤脾。

---

〔1〕灰：原作“使”，据《证类本草》改。

蔊菜

音罕。蔊菜生南地，田园间小草也。冬月布地丛生，长二三寸，柔梗细叶。三月开细花，黄色。结细角长一二分，角内有细子。野人连根、叶拔而食之，味极辛辣，呼为辣米菜。沙地生者尤伶仃。故洪舜俞《老圃赋》云：蔊有拂土之风。林洪《山家清供》云：朱文公饮后，辄以蔊菜供蔬品。盖盱江、建阳、严陵人皆喜食之也。

蔊菜，味辛、温，无毒。去冷气，腹内久寒，饮食不消，令人能食。利胸膈，豁冷痰，心腹痛。蔊菜细切，以生蜜洗拌或略汋食之，爽口消食。多食，发痼疾，生热。

草豉

生巴西诸国。草似韭状，豉出花中，彼人食之。

草豉，味辛，平，无毒。主恶气，调中，益五脏，开胃，令人能食。

柔滑类一二十三种

菠薐菜

一名菠菜。其种出自西国。有僧将其子来，云本是颇陵国之种，语讹为菠薐耳。菠薐八月、九月种者，可备冬食；正月、二月种者，可备春蔬。其茎柔脆中空，其叶绿腻柔厚，直出一尖，旁出两尖，似鼓子花叶之状而长大。其根长数寸，大如桔梗而色赤，味更甘美。四月起薹尺许。有雄雌。就茎开碎红花，丛簇不显。雌者结实，有刺，状如蒺藜子。种时须砑开，易浸胀。必过月朔乃生，亦一异也。

菠薐菜及根 味甘，冷，滑，无毒。主利五脏，通肠胃热，解酒毒。服丹石人食之佳。通血脉，开胸膈，下气调中，止渴润燥。不可与䱇鱼同食，发霍乱。北人食肉、面，食之即平；南人食鱼、鳖、水米，食之即冷，故多食冷大小肠也。凡人久病，大便涩滞不通及痔漏之人，宜常食菠薐、葵菜之类，滑以养窍，自然通利。而无枯涸之害也。

蕹菜

蕹，去声。蕹与壅同。此菜惟以壅成，故谓之蕹。出山野间，北地有之，南方不产。今金陵及江夏人亦多莳之。性宜湿地，畏霜雪。九月藏入土窖中，三四月取出，壅以粪土，即节节生芽，一本可成一畦也。干柔如蔓而中空，叶似菠薐及錾头形。味短，须同猪肉煮，令肉色紫乃佳。南人编苇为筏，作小孔，浮水上。种子于水中，则如萍根浮水面，及长成茎叶，皆出于苇筏孔中，随水上下，南方之奇蔬也。则此菜水、陆皆可生之也。能杀诸药毒。

蕹菜，味甘，平，无毒。主解胡蔓草毒，即野葛毒，煮食之。亦生捣服。取汁和酒服，治产难。南人先食蕹菜，后食野葛，二物相伏，自然无苦。取汁滴野葛苗，即萎死。魏武帝啖野葛至一尺，应先是食此菜而无害也。

菾菜

菾，音甜。一名莙荙菜，即今以作鲊蒸者。正二月下种，宿根亦自生。其叶青白色，似白菘菜叶而短，茎亦相类，但差小耳。生、熟皆可食，微作土气。四月开细白花。结实状如茱萸梂而轻虚，土黄色，肉有细子。根白色。

菾菜，味苦、甘，大寒、滑，无毒。主时行壮热，解风热毒，捣汁饮之便瘥。夏月以菜作粥食，解热，止热毒痢。捣烂，傅灸疮，止痛易瘥。捣汁服，主冷热痢。又止血生肌，及诸禽兽伤，傅之立愈。煎汤饮，开胃，通心膈，宜妇人。补中下气，理脾气，去头风，利五脏。能动气，不可多食。

根 味甘，平，无毒。主通经脉，下气，开胸膈。

子 煮半生，捣汁服，治小儿热。醋浸揩面，去滓，润泽有光。

茎 灰淋汁洗衣，白如玉色。

甜菜

处处种之。五月六月生长，色青。叶形圆厚光滑，味不甚美。菜之下品。

甜菜，味甘，平，无毒。润肠和胃。多食令人泄泻。

蹋菜

南土有之。生于岁暮。其叶蹋地不起，味极肥美。交春气热则老而无味矣。

蹋菜，味甘，平，无毒。滑肠疏肝，利五脏。此菜生于冬。冬季阳气藏腹，故食之。虽寒不妨。

东风菜

此菜先春而生，故有东风之号。生岭南平泽。茎高二三尺，叶似杏叶而长，极厚软，上有细毛，煮食甚美。

东风菜，味甘，寒，无毒。主风毒壅热，头痛目眩，肝热眼赤，堪入羹臛食。

藏菜

处处种之。长于秋末冬初，而盛于冬仲。茎白者圆浑如箭干，茎青者扁而更香美。人家每于冬至前后腌藏入瓮，以备冬春之需。

藏菜，味甘，平，无毒。和脾胃，利脏腑。煮食、腌食，虽多而不伤，以其预得阳和温暖之气也。或蒸作干茹，更良。

荠菜

一名护生草。其茎硬有毛者，名菥蓂，味不甚佳。并以冬至后生苗，二三月起茎五六寸。开细白花，整整如一。结荚如小萍，而有三角。荚内细子，如葶苈子。其子名蒫，四月收之。师旷云：岁饮甘，甘草先生，荠是也。释家取其茎作挑灯杖，可辟蚊、蛾，谓之护生草，云能护众生也。

荠菜，味甘，温，无毒。主利肝和中，利五脏。

根 治目痛。明目益胃。

根、叶 烧灰，治赤白痢极效。

蒫实

音嵯。亦名菥蓂子。四月八日收之，良。饥岁采子，水调成块，煮粥、作饼甚黏滑。味甘，平，无毒。主明目，目痛，青盲不见物，补五脏不足。治腹胀，去风毒邪气，治壅去翳，解热毒。久服，视物鲜明。

花 布席下，辟虫。又辟蚊、蛾。阴干研末，枣汤日服二钱，治久痢。

菥蓂

荠于菥蓂一物也，但分大、小二种耳。小者为荠，大者为菥蓂，菥蓂有毛。其子功用相同。或言葶苈与菥蓂同类，但菥蓂味甘花白，葶苈味苦花黄为异耳。

菥蓂，味甘，平，无毒。主和中益气，利肝明目。

子 味辛、甘，微温，无毒。主明目，目痛泪出，除痹，补五脏，益精光。久服轻身不老，疗心腹腰痛，治肝家积聚，眼目赤肿。

繁缕

一名鹅肠菜，一名滋草。此草茎蔓甚繁，中有一缕，故名。俗呼鹅儿肠菜，象形也。易于滋长，故又曰滋草。繁缕五月五日日中采，干用。或云：即是鸡肠也。多生湿地坑渠之侧。流俗通谓鸡肠，雅士总名繁缕。繁缕即鹅肠，非鸡肠也。下湿地极多。正月生苗，叶大如指头。细茎引蔓，断之中空，有一缕如丝，作蔬甘脆，三月以后渐老。开细瓣白花。结小实大如稗粒，中有细子如葶苈子。或谓黄花者为繁缕，白花者为鸡肠。亦不然。二物盖相似。但鹅肠味甘，茎空有缕，花白色；鸡肠味微苦，咀之涎滑，茎中无缕，色微紫，花亦紫色，以此为别。

繁缕，味酸，平，无毒。主积年恶疮、痔不愈。破血，下乳汁，产妇宜食之。产后腹有块痛，以酒炒绞汁温服。又暴干为末，醋糊和丸，空腹胀五十丸，取下恶血。作菜食，益人。须五月五日者乃验。能去恶血。不可久食，恐血尽。不可同鉏、鲊食，发消渴，令人多忘。

附方：治丈夫玉茎溃烂，痛不可忍，久不瘥者。以五月五日繁缕烧焦五分，入新出蚯蚓屎二分，入少水，和研作饼，贴之。干即易。禁酒、面、五辛及热物。甚效。

鸡肠菜

人家园庭亦有此草。小儿取挼汁以捋蜘蛛网，至黏，可掇蝉。鸡肠生下湿地。三月生苗，叶似鹅肠而色微深。茎带紫，中不空，无缕。四月有小茎，开五出小紫花。结小实，中有细子。其苗作蔬，不如鹅肠。生嚼涎滑，故可掇蝉。鹅肠生嚼无涎，亦自可辨。

鸡肠菜，味辛、苦，平，无毒。主毒肿，止小便利。疗蠼螋溺疮。主遗溺，洗手足伤水烂。五月五日作灰和盐，疗一切疮及风丹遍身痒疮；亦可捣封，日五六易之。作菜食，益人，去脂膏毒气。又烧傅疳䘌。取汁和蜜服，疗小儿赤白痢，甚良。研末或烧灰。揩齿，去宣露。

苜蓿

如灰藋头而高大。长安中乃有苜蓿园。北人甚重之。江南不甚食之，以无味故也。陕西甚多，用饲牛马，嫩时人兼食之。有宿根，刈讫食之。李时珍曰：苜蓿原出大宛，汉使张骞带归中国。然今处处田野有之，陕、陇人亦有种者，年年自生。刈苗作蔬，一年可三刈。二月生苗，一科数十茎，茎颇似灰藋。一枝三叶，叶似决明叶，而小如指顶，绿色碧艳。入夏及秋，开细黄花。结小荚圆扁，旋转有刺，数荚累累，老则黑色。内有米如穄米，可为饭，亦可酿酒。

苜蓿，味苦，平、涩，无毒。主安中利人，可久食，利五脏，轻身健人，洗去脾胃间邪热气，通小肠诸恶热毒，煮和酱食，亦可作羹。利大小肠。干食益人。

根 味寒，无毒。主热病烦满，目黄赤、小便黄，酒疸，捣服一升，令人吐痢即愈。捣汁煎饮，治沙石淋痛。苜蓿不可同蜜食，令人下利。

苋菜

苋凡六种：赤苋、白苋、人苋、紫苋、五色苋、马苋也。人、白二苋，可入药用。赤苋味辛，别有功用。人苋、白苋俱大寒，亦谓之糠苋，又谓之胡苋，或谓之细苋，其实一也。但大者为白苋，小者为人苋耳。其子霜后方熟，细而色黑。紫苋茎叶通紫，吴人用染爪者，诸苋中惟此无毒，不寒。赤苋亦谓之花苋，茎叶深赤，根茎亦可糟藏，食之甚美。五色苋今亦稀有。细苋俗谓之野苋，猪好食之，又名猪苋。李时珍曰：苋并三月撒种。六月以后不堪食。老则抽茎如人长，开细花成穗。穗中细子，扁而光黑，与青葙子、鸡冠子无别，九月收之。细苋即野苋也，北人呼为糠苋，柔茎细叶，生即结子，味比家苋更胜。俗呼青葙苗为鸡冠苋，亦可食者。

苋菜，味甘，冷，无毒。

白苋 补气除热，通九窍。

赤苋 主赤痢，射工、沙虱。

紫苋 杀虫毒，治气痢。

六苋 并利大小肠，治初痢，滑胎。苋动气，令人烦闷，冷中损腹。不可与鳖同食，生鳖瘕。五月五日收苋菜，和马齿苋为细末，等分，与妊娠人常服，令易产也。

苋实 味甘，寒，无毒。主青盲，明目，除邪，利大小便，去寒热。久服益气力，不饥轻身。治白翳，杀蛔虫，益精，肝风客热，翳目黑花。

根 主阴下冷痛，入肠[1]则肿满杀人，捣烂傅之。

马齿苋

一名长命草。其叶似马齿，而性滑利，故名。俗呼大叶者为豚[2]耳草，小叶者谓鼠齿苋，又名九头狮子草。其性耐久难燥，故有长命之称。马齿苋虽名苋类，而苗、叶与苋都不相似。一名五行草，以其叶青、梗赤、花黄、根白、子黑也。李时珍曰：马齿苋处处园野生之。柔茎布地，叶细对生。六七月开细花，结小尖实，实中细子如葶苈子状。人多采苗煮晒为蔬。一种水马苋，生水中，形状相类，亦可沩食。见王西楼《野菜谱》。

马齿苋，味酸，寒，无毒。主诸肿瘘疣目，捣揩之。破痃癖，止消渴，能肥肠，令人不思食。治女人赤白下。饮汁，治反胃诸淋，金疮流血，破血癖癥瘕，小儿尤良。用汁治紧唇面疱，解马汗、射工毒，涂之瘥。作膏，涂湿癣、白秃、杖疮。又主三十六种风。煮粥，止痢及疳痢，治腹[3]痛。服之长年不白。治痈疮，杀诸虫。生捣汁服，当利下恶物，去白虫。和梳垢，封疔肿。又烧灰和陈醋滓，先灸后封之，即根出。散血消肿，利肠滑胎，解毒通淋，治产后虚汗。此菜感阴气之多而生，食之宜和以蒜。马苋节叶间有水银者佳。

子 主明目。

附方：多年恶疮，百方不瘥，或痛焮不已者。并捣烂马齿览傅上，不过三两遍。此方出于武元衡相国。武在四川，自苦胫疮焮痒不可忍，百医无效。及到京，有厅吏上此方，用之便瘥也。

---

〔1〕肠：《本草纲目》作“腹”。

〔2〕豚：原作“豘”，同“豚”。下同。

〔3〕腹：原作“肠”，据《证类本草》改。

治妇人产后血痢，小便不通，脐腹大痛。马齿苋生杵汁三合，煎沸入蜜一合，和服。

治疔疮肿毒。马苋二分，石灰三分，共为末，鸡子白和傅之，立效。

治三十六种厉风。马苋一石，水二石，煮取汁，入蜜蜡三两，重煎成膏，涂之。

禳解疫气。六月六日采马齿苋，晒干。元旦煮熟，同盐、醋食之，一岁平安。

治疬子颈未穿者。用马齿苋同青黛捣涂，良。

治臁疮。用干马苋研末，蜜调傅疮上，一宿虫出愈。

治小便淋沥。马苋汁服之。

治脱肛肿痛。马苋煎汤洗之。

治痔疾。马齿苋煮食之，以汤熏洗。一月内外，孔闭即愈矣。

治中蛊毒饮死。马苋捣汁饮之。

治杂物眯目。用东墙上马苋烧研，点内眦即出也。

苦菜

一名苦苣，一名荼。春初生苗，有赤茎、白茎二种。其茎中空而脆，折之有白汁。胐[1]叶似花萝卜菜叶而色绿带碧，上叶抱茎，梢叶[2]似鹤嘴，每叶分叉，撺挺如穿叶状。开黄花，如初绽野菊。一花结子一丛，如茼蒿子及鹤[3]虱子，花罢则收敛，子上有白毛茸茸，随风飘扬，落处即生。蚕蛾出时，不可折取，令蛾子青烂。蚕妇亦忌食之。

苦菜，味苦，寒，无毒。主五脏邪气，厌谷胃痹。久服安心益气，聪察少卧，轻身耐老。耐饥寒，豪气不老，强力。虽冷甚益人。又治肠澼渴热，中疾恶疮。调十二经脉，霍乱后胃气烦逆。捣汁饮，除面目及舌下黄。其白汁，涂疔肿，拔根。滴疮上，立溃。点瘊子，自落。傅蛇咬。明目，主诸痢，血淋痔瘘。野苣不可共蜜食，令人作内[4]痔。脾胃虚寒人不可食。凡病痔者，宜用苦苣菜，或鲜或干，煮至熟烂，连汤置器中，横安一板坐之，先薰后洗，冷即止。日洗数次，屡用有效。

根　主治赤白痢及骨蒸，并煮服之。治血淋，利小便。

花及子　味甘，平，无毒。去中热，安心神。黄疸疾，连花、子研细二钱，水煎服，日二次，良。

附方：治对口恶疮。野苦苣擂汁一钟，入姜汁一匙，和酒服，以渣傅。一二次即愈。

治喉痹肿痛。用野苦荬擂汁半盏，又用灯心以汤浸，捻汁半盏，和匀服。

白苣

一名生菜。处处有之。似莴苣而叶色白，折之有白汁。正二月下种。四月开黄花如苦荬，结子亦同。八月、十月可再种。故谚云：生菜不离园。白苣、苦苣、莴苣俱不可煮烹，皆宜生挼去汁，

〔1〕胐：刘衡如考作“胼”，通“骈”。

〔2〕叶：原作“菜”，据张绍棠本《本草纲目》改。

〔3〕鹤：原作“鹳”，据刘衡如考订改。

〔4〕内：原作“肉”，据《金匮要略》改。

盐、醋拌食，通可，故曰生菜。而白苣稍美，故独得专称也。按：《合璧事类》云，苣有数种，色白者为白苣，色紫者为紫苣，味苦者苦苣。

白苣菜　味苦，寒，无毒。补筋骨，利五脏，开胸膈拥气，通经脉，止脾气，令人齿白，聪明少睡，可煮食之。解热毒、酒毒，止消渴，利大小肠。产后不可食，令人寒中，小肠痛。患冷人食之即腹冷。不可共酪食，生虫䘌。

莴苣

莴苣菜自呙国来，故名。今处处有之。正二月下种，最宜肥地。叶似白苣而尖，色稍青，折之有白汁粘手。四月抽薹，高三四尺。剥皮生食，味如胡瓜。糟食亦良。江南人盐晒压实，以备方物，谓之莴苣笋也。亦堪点茶，不使茶味变易。

莴苣菜　味苦，冷，微毒。利五脏，通经脉，开胸膈，功同白苣。利气，坚筋骨，去口气，白齿牙，明眼目。通乳汁，利小便，杀虫、蛇毒。久食昏人目。患冷人不宜食。莴苣有毒，百虫不敢近。蛇虺触之，则目瞑不见物。人中其毒，以姜汁解之。

子　下乳汁，通小便，治阴肿、痔漏下血、伤损作痛。

附方：治乳汁不通。莴苣菜煎酒服之。

治小便不通及尿血。俱用莴苣菜捣傅脐上，大效。

治百虫入耳。莴苣捣汁滴入，自出也。

治阴囊胀大如斗。莴苣子一合捣末，水煎服。

治闪挫腰痛。用白莴苣子炒三两，白粟米炒一撮，乳香、没药、乌梅肉各半两，为末，练蜜丸弹子大。每嚼一丸，热酒下。

治黄疸如金。莴苣子一合研，水煎服。

水苦荬

一名谢婆菜。生宜州溪涧侧。叶似苦荬，厚而光泽。根似白术而软。二、八、九月采其根食之。

水苦荬根　味微苦、辛，寒，无毒。主风热上壅，咽喉肿痛，及项上风疬，以酒磨服。

翻白草

一名鸡腿根，一名天藕。翻白以叶之形名，鸡腿、天藕，以根之味名也。高七八寸。叶硬而厚，有锯齿，背白，似地榆而细长。开黄花。根如指大，长三寸许，皮赤肉白，两头尖峭。生食、煮熟皆宜。李时珍曰：鸡腿儿生近泽田地，高不盈尺。春生弱茎，一茎三叶，尖长而厚，有皱纹锯齿，面青背白。四月开小黄花。结子如胡荽子，中有细子。其根状如小白术头，剥去赤皮，其内白色如鸡肉，食之有腻粉。小儿生食之，荒年人掘以和饭食。

翻白草根　味甘、微苦，平。无毒。主吐血下血崩中，疟疾痈疮。

附方：治疔毒不拘已成未成。用翻白草十科，酒煎服，出汗即愈。

治臁疮溃烂。端午日午时取翻白草，洗收。每用一握，煎汤盆盛，围住熏洗，效。

治女子崩中下血，用鸡腿根一两捣碎，酒二盏，煎一盏服，大效。

治吐血不止。翻白草每用五七科㕮咀，水二钟，煎一钟，空心服即愈。

仙人杖草

仙人杖草有三物同名：一种是菜类，一种是枯死竹笋之色黑者，枸杞一名仙人杖是也。此仙人杖乃作菜茹者。李时珍曰：别有仙人草，生阶除间，高二三寸。又有仙人掌草，生于石壁上。皆与此名同物异，不可不审。

仙人杖草，味甘，小温，无毒。作茹食，去痃癖，除风冷。久服长生，坚筋骨，令人不老。

蒲公英

一名金簪草，一名黄花地丁。花如金簪头，独脚如丁，故名。生平泽田园中。茎、叶似苦苣，断之有白汁，堪生啖。花如单菊而大，四月、五月采之。蒲公英处处有之。春初生苗，叶如苦苣，有细刺。中心抽一茎，茎端出一花，色黄如金钱。俗讹为仆公罂是也。蒲公英即今地丁也。四时常有花，花罢飞絮，絮中有子，落处即生。所以庭院间皆有者，因风而来。地丁江之南北颇多，他处亦有之，岭南绝无。小科布地，四散而生，茎、叶、花、絮并似苦苣，但差小耳。嫩苗可食。

蒲公英，味甘，平，无毒。主妇人乳痈、水肿，煮汁饮[1]及封之，立消。解食毒，散滞气，化热毒，消恶肿、结核、疔肿。掺牙，乌须发，壮筋骨。白汁：涂恶刺、狐尿刺疮，即愈。此草属土，开黄花，味甘。解食毒，散滞气，可入阳明、太阴经。化热毒，消肿核，有奇功。同忍冬藤煎汤，入少酒佐服，治乳痈，服罢欲睡，是其功也。睡觉微汗，病即安矣。治恶刺方，出孙思邈《千金方》。其序云：邈以贞观五年七月十五日夜，以左手中指背触着庭木，至晓遂患痛不可忍。经十日，痛日深，疮日高大。常闻长者论有此方，遂用治之，痛即止，疮即瘥，未十日而平复如故。

附方：还少丹，昔日越王曾遇异人得此方，极能固齿牙，壮筋骨，生肾水。凡年未及八十者，服之须发返黑，齿落更生。年少服之，至老不衰。得遇此者，夙有仙缘，当珍重之，不可轻也。用蒲公英一斤，连根带叶洗净，勿令见天日，阴干，入斗内。盐一两，香附五钱，二味为细末，入蒲公英内淹一宿，分为二十团，用皮纸三四层裹扎定，用六一泥即蚯蚓屎如法固济，入灶内焙干，乃以武火煅通红为度，冷定取出，去泥为末。早晚擦牙漱之，吐、咽任便，久久方效。

治乳痈。用蒲公英一两，忍冬藤二两，捣烂，水二钟，煎一钟，食前服。睡觉病即去矣。

黄瓜菜

一名黄花菜。其花黄，其气如瓜，故名。野生田泽。形似油菜，但味少苦。取为羹茹，甚香美。此菜二月生苗，田野遍有，小科如荠。三、四、五月开黄花，花与茎、叶同地丁，但差小耳。一科数花，结细子，不似地丁之花成絮也。野人茹之，亦采以饲鹅儿。

黄瓜菜，味甘、微苦，微寒，无毒。通结气，利肠胃。

生瓜菜

生资州平田阴畦间。春生苗，长三四寸，作丛生。叶青而圆，似白苋菜。夏开紫白花，结细实，黑色。其味作生瓜气，故以为名。

生瓜菜，味甘，微寒，无毒。主走注攻头面四肢，及阳毒伤寒，壮热头痛，心神烦躁，利胸膈，捣汁饮之。又生捣贴肿。

附方：治女人赤白带下，孕妇亦可服生瓜菜，捣绞汁三合，和鸡子白二枚，先温令热，乃下苋汁，微温顿饮之，不过二次愈。

〔1〕水肿，煮汁饮：刘衡如考作“水煮汁饮”。

阴肿痛，以生瓜菜捣傅之，良。
治风齿肿痛，生瓜菜一把，嚼汁渍之，立效。
治缠腰火丹，两边相凑即损人。用生瓜菜汁涂之。

备考食物本草纲目卷之七

菜部二四类

柔滑类二三十八种

落葵

一名承露。叶冷滑如葵，故得葵名；其叶最能承露，故得露名。三月种之，嫩苗可食。五月蔓延，其叶似杏叶而肥厚软滑，作蔬、和肉皆宜。八九月开细紫花，累累结实，大如五味子，熟则紫黑色。揉取汁，红如胭脂，女人饰面、点唇及染布物，谓之胡燕脂，亦曰染绛子，但久则色易变耳。吴人称为紫草，即此是矣。

落葵，味酸，寒，滑，无毒。主滑中，散热。利大小肠。被狗咬，食之终身不瘥。

子　主悦泽人面，可作面脂，鲜华美丽。女人以渍粉傅面，为假色。

蕺菜

一名鱼腥草。以其叶有腥气，故名。生湿地山谷阴处，亦能蔓生。叶似荞麦而肥，茎紫赤色。山南、江左人好生食之。关中谓之菹菜。越王勾践尝粪口臭，食此以解秽气。鱼腥草即紫蕺。叶似荇，其状三角，一边红，一边青。可以养猪。

蕺菜，味辛，微温，有小毒。主蛷螋尿疮。淡竹筒内煨熟，捣傅恶疮、白秃。散热毒痈肿，疮痔脱肛，断痁疾，解硇毒。多食，令人气喘。不利人脚。小儿食之，便觉脚痛。素有脚疾人食之，一世不愈。

附方：治发背焮肿作痛。用蕺菜捣汁涂之，留孔以泄热毒，冷即易之。

治小儿脱肛。鱼腥草擂如泥，先以朴硝水洗过，用芭蕉叶托住药坐之，自入也。

治虫牙作痛。用鱼腥草、花椒、菜子油等分，捣匀，入泥少许，和作小丸如豆大。随痛左右塞耳内，两边轮换，不可一齐用，恐闭耳气。塞一日夜，取看有细虫为效。

治痁疾。紫蕺一握，捣烂绢包，周身摩擦，得睡有汗即愈。临发作前一时作之。

治蛇咬虫伤。用鱼腥草、皱面草、槐树叶、决明草，一处捣烂，傅之甚效。

蕨萁

处处山中有之。二三月生芽，拳曲状如小儿拳。长则展开如凤尾，高三四尺。其茎嫩时采取，以灰汤煮去涎滑，晒干作蔬，味甘滑，亦可醋食。其根紫色，皮内有白粉，捣烂再三洗澄，取粉作粔籹，荡皮作线食之，色淡紫，而甚滑美。野人饥年掘取，治造不精，聊以救荒，味即不佳耳。诗云：陟彼南山，言采其蕨。陆玑谓其可以供祭。然则蕨之为用，不独救荒而已。一种紫萁，似蕨有花而味苦，谓之迷蕨，初生亦可食。《尔雅》谓之月尔，《三苍》谓之紫蕨。郭璞云：花繁曰尔。紫蕨拳曲繁盛，故有月尔之名。

蕨萁，味甘，寒、滑，无毒。去暴热，利水道，令人睡，补五脏不足，气壅经络筋骨间，毒气。

根 烧灰油调，傅蛇、蛸伤蛸，音萧，虫名）。不可久食，令人目暗、发落。小儿食之，脚弱不能行。久食成瘕。多食消阳气，故令人睡，弱人脚。四皓食芝而寿，夷齐食蕨而殂，固非良物。干宝《搜神记》云：郄鉴镇丹徒，二月出猎。有甲士折蕨一枝，食之，觉心中淡淡成疾。后吐出一小蛇，悬屋前，渐干成蕨。遂明此物不可生食也。李时珍曰：蕨之无益，为其性冷而滑，能利水道，泄阳气，降而不升，耗人真元也。四皓采芝而心逸，夷齐采蕨而心忧，其寿其夭，于蕨何与焉？昔人之言，可谓迂矣。然饥人濒死，赖蕨延活，又不无济世之功。

水蕨

似蕨，生水中。《吕氏春秋》云：菜之美者，有云梦之萱，即此菜也。萱，音岂。

水蕨，味甘、苦，寒，无毒。主腹中痞积，淡煮食，一二日即下恶物。忌杂食一月余乃佳。

薇

薇似藿，乃菜之微者也。又微贱所食，因谓之薇。故《诗》以“采薇”赋戍役。薇生水旁，叶似萍，蒸食利人。夷、齐食之三年，颜色不异。武王诫之，不食而死。李时珍曰：薇生麦田中，原泽亦有，故《诗》云：山有蕨薇。非水草也。即今野豌豆，蜀人谓之巢菜。蔓生，茎、叶气味皆似豌豆。其藿作蔬、入羹皆宜。《诗》云：采薇采薇，薇亦柔止。《礼记》云：芼豕以薇。皆此物也。

薇，味甘，寒，无毒。主久食不饥，调中，利大小肠，利水道，下浮肿，润大肠。

翘摇

翘摇言其茎叶柔婉，有翘然飘摇之状，故名。苏东坡云：菜之美者，蜀乡之巢。故人巢元修嗜之，因谓之元修菜。陆放翁诗序云：蜀蔬有两巢，大巢即豌豆之不实者，小巢生稻田中，吴地亦多，一名漂摇草，一名野蚕豆。以油炒之，缀以米糁，名草花，食之佳，作羹尤美。

翘摇，味辛，平，无毒。主破血，止血生肌。捣汁服之，疗五种黄病，以瘥为度。利五脏，明耳目，去热风，令人轻健，长食不厌，甚益人。止热疟，活血平胃。煮食佳，生食令人吐水。

鹿藿

此草所在有之。苗似豌豆，而引蔓长粗。人采为菜。李时珍曰：鹿藿即野绿豆，多生麦地田野中。苗叶似绿豆而小，引蔓生，生、熟皆可食。三月开淡粉紫花，结小荚。其子大如椒子，黑色。可煮食，或磨面作饼蒸食。

鹿藿，味甘，平，无毒。主蛊毒，女子腰腹痛不乐，肠痈瘰疬，疬疡气。止头痛。

灰藋

此菜茎菜上有细灰如沙，而枝叶翘趯，故名。梁间文帝《劝医文》作灰藋菜，俗讹为灰条菜。灰藋处处原野有之。四月生苗，茎有紫红线棱。叶尖有刻，面青背白。茎心、嫩叶背面皆有白灰。为蔬亦佳。五月渐老，高者数尺，堪为拄杖。七八月开细白花。结实簇簇如球，中有细子，蒸曝取仁，可炊饭及磨粉食。《救荒本草》云：结子成穗者味甘，散穗者味苦，生墙下、树下者不可食。

灰藋，味甘，平，无毒。主恶疮，虫、蚕、蜘蛛等咬，捣烂和油傅之。亦可煮食。作汤，浴疥癣风瘙。烧灰纳齿孔中，杀虫䘌。含漱，去疳疮。以灰淋汁，蚀瘜肉，除白癜风、黑子、面皯。着肉作疮。

子仁 味甘，平，无毒。炊饭磨面食，杀三虫。

藜

处处有之。即灰藋之红心者，茎、叶稍大。河朔人名落藜，南人名胭脂菜，亦曰鹤顶草，皆因形色名也。嫩时亦可食，故昔人谓藜藿与膏粱不同。老则茎可为杖。《诗》云：南山有台，北山有莱。莱即藜也，初生可食。

藜，味甘，平，微毒。主杀虫。煎汤，洗虫咬，漱齿䘌。捣烂，涂诸虫伤，去癜风。

茎 烧灰，和荻灰、蒿灰等分，水和，蒸取汁煎膏。点疣赘、黑子，蚀恶肉。

秦荻藜

秦山有草，名曰藜，如荻，可以为菹。此即秦荻藜也。盖亦藜类，其名亦由此得之。秦荻藜生下湿地，所在有之。人所啖者。此物于菜中最香美。

秦荻藜，味辛，温，无毒。主心腹冷胀，下气消食。和酱、醋食之。破气甚良。又末之和酒服，疗心痛悒悒、塞满气。

子 治肿毒，捣末和醋封之，日三易。

醍醐菜

形似牛皮蔓，掐之有乳汁出。

醍醐菜，味甘，温，无毒。主月水不利，捣叶绞汁，和酒煎服一盏。

茅膏菜

生茅中，高一尺。有毛如油腻，粘人手，子作角生。

茅膏菜，味甘，平，无毒。煮服，主赤白久痢。

鸡侯菜

生岭南，似艾，二月生苗，宜鸡羹食之，故名。

鸡侯菜，味辛，温，无毒。久食，温中益气。

孟娘菜

生四明诸山。冬、夏常有。叶似升麻，方茎。山人采茹之。

孟娘菜，味苦，小温，无毒。主妇人血结，羸瘦；男子阴囊痒湿，强阳道。令人健行，不睡，补虚。去痔漏、瘰疬、瘿瘤。

优殿

生安南。人种为茹。《南方草木状》云：合浦有优殿，人种之。以豆酱食之，芳香好味。

优殿，味辛，温，无毒。温中，去恶气，消食。

芋

一名土芝，一名蹲鸱。今处处有之。闽、蜀、淮、楚尤多植之。种类虽多，大抵性效相近。蜀川出者，形圆而大，状若蹲鸱，谓之芋魁。彼人种以当粮食而度饥年。江西、闽中出者，形长而大。其细者如卵，生于魁旁，食之尤美。凡食芋并须栽莳者。其野芋有大毒，能杀人，不可食。江浙、二川者最大而长。京洛者差圆小，然味佳，他处不及也。当心出苗者为芋头，四边附之而生者为芋子，八九月以后掘食之。李时珍曰：芋属虽多，有水旱二种：旱芋山地可种，水芋水田莳之。叶皆相似，但水芋味胜。茎亦可食。芋不开花，时或七八月间有开者，抽茎生花黄色，旁有一长萼护之，如半边莲花之状也。芋凡十四种：君子芋，魁大如斗；赤鹯芋，即连禅芋，魁大子少；百果芋，魁大子繁，亩收百斛；青边芋、旁巨芋、车毂芋三种，并魁大子少，叶长丈余；长味芋，味美，茎亦可食；鸡子芋，色黄；九面芋，大而不美；青芋、曹芋、象芋，皆不可食，惟茎可作菹；旱芋，九月熟；蔓芋，缘枝生，大者如二三升也。

芋头 味辛，平，滑，有小毒。主宽肠胃，充肌肤，滑中[1]。冷啖，疗烦热，止渴。令人肥白，开胃通肠闭。破宿血，去死肌。产妇食之，破血；饮汁，止血渴。和鱼煮食，甚下气，调中补虚。芋，白色者无味，紫色者破气。煮汁啖之，止渴。十月后晒干收之，冬月食不发病。他时月不可食。又和鲫鱼、鲤鱼作羹良。久食，令人虚劳无力。又煮汁洗垢腻衣，白如玉也。杜甫诗：园收芋栗未全贫。芋，生则有毒，味莶不可食。多食难克化，滞气困脾。然必以姜同煮过，换水再煮，方可食。

茎叶 味辛，冷、滑，无毒。主除烦止泻，疗妊妇心烦迷闷，胎动不安。又盐研，傅蛇虫咬，并痈肿毒痛，及罯毒箭。

梗 擦蜂螫尤良。

汁 涂蜘蛛伤。处士刘汤隐居王屋山，曾见一大蜂误兜蜘网。蜘缚之，为蜂所螫，坠地，俄顷蜘腹胀欲裂，徐徐行入草中，咬开芋梗，以伤就咬处磨之，良久腹渐消轻躁如故。自后有被蜂螫者，用芋梗傅之，即愈。

野芋 形叶与芋相似。芋种三年不采成梠芋梠，音吕，并能杀人。误食之烦闷垂死者，惟以土浆及粪汁、大豆汁饮之，则活矣。

土芋

蔓生，叶如豆，其根圆如卵。南人名香芋，北人名土豆。

土芋，味甘、辛，寒，有小毒。生研水服，当吐出恶物便止。煮熟食之，甘美不饥，厚人肠胃，去热嗽。

薯蓣

一名山药。因唐代宗名预，避讳改为薯药。又因宋英宗讳署，改为山药——尽失当日本名。恐岁久以山药为别物，故详著之。薯蓣生嵩高山谷。二月、八月采根曝干。近来处处有之。人多掘取食之以充粮。南康间最大而美，服食亦用之。李时珍曰：薯蓣入药，野生者为胜；若供馔，则家种者为良。四月生苗延蔓，紫茎绿叶。叶有三尖，似白牵牛叶而更光润。五六月开花成穗，淡红色。结荚成簇，荚凡三棱合成，坚而无仁。其子别结于一旁，状似雷丸，大小不一，皮色土黄而肉白，

〔1〕中：原误作“口”，据《证类本草》改。

煮食甘滑，与其根同。王旻《山居录》云：曾得山芋子如荆棘子者，食之更愈于根。即此也。霜后收子留种，或春月采根截种，皆生。

薯蓣，味甘，温、平，无毒。主伤中，补虚羸，除寒热邪气，补中，益气力，长肌肉，强阴。久服，耳目聪明，轻身不饥延年。去头面游风，头风眼眩，下气，止腰痛，治虚劳羸瘦，充五脏，除烦热。补五劳七伤，去冷风，镇心神，安魂魄，补心气不足，开达心孔，多记事。强筋骨，主泄精健忘。益肾气，健脾胃，止泄痢，化痰涎，润皮毛。生捣贴肿硬毒，能消散。凡患人体虚羸者，宜加而用之。利丈夫，助阴力。熟煮和蜜，或为汤煎，或为粉，并佳。干之入药更妙。惟和面作馎饦则动气，为不能制面毒也。又食薯蓣可以辟雾露。

附方：治噤口痢。用山药半生半炒，为末。每服二钱，米饮下。

零余子

大者如鸡子，小者如弹丸，在叶下生。晒干功用强于薯蓣。薯蓣有数种，此其一也。此即山药藤上所结子也。长圆不一，皮黄肉白。煮熟去皮食之，胜于山药，美于芋子。霜后收之。坠落在地者，亦易生根。

零余子，味甘，温，无毒。主补虚损，强腰脚，益肾，食之不饥。

甘薯

出交广南方。民家以二月种，十月收之。其根似芋，亦有巨魁。大者如鹅卵，小者如鸡、鸭卵。剥去紫皮，肌肉正白如肌[1]。南人用当米谷、果肉[2]，蒸炙皆香美。初时甚甜，经久得风稍淡也。又《草木状》云：甘薯，薯蓣之类，或云芋类也。根、叶亦如芋。根大如茶瓯，蒸煮食之，味同薯蓣，性不甚冷。珠崖之不业耕者惟种此，蒸切晒收，以充粮糗，名薯粮。海中之人多寿，亦由不食五谷，而食甘薯故也。

甘薯，味甘，平，无毒。补虚乏，益气力，健脾胃，强肾阴，功同薯蓣。

百合

一名䪁,音藩。一名强瞿。一名蒜脑薯。百合之根，以众瓣合成。或云专治百合病，故名，亦通。其根如大蒜，其味如山薯，故俗称蒜脑薯。顾野王亦云：䪁乃百合蒜也。此物花、叶、根皆四向，故曰强瞿。凡物旁生谓之瞿，义出《韩诗外传》。百合近道处处有之。根如葫蒜，数十片相累。人亦蒸煮食之，乃云是蚯蚓相缠结变作之物。亦堪服食。李时珍曰：百合一茎直上，四向生叶。叶似短竹叶，不似柳叶。五六月茎端开大白花，长五寸，六出，红蕊四垂向下，色亦不红。红者叶似柳，乃山丹也。百合结实略似马兜龄，其内子亦似之。其瓣种之，如种蒜。深山中者，宿根年年自生。未必尽是蚯蚓化成也。蚯蚓多处，不闻尽有百合。其说恐亦浪传耳。

百合，味甘，平，无毒。主邪气腹胀心痛，利大小便，补中益气。除浮肿胪胀，痞满寒热，通身疼痛，及乳难喉痹，止涕泪。百邪鬼魅，涕泣不止，除心下急满痛，治脚气热咳。安心定胆益志，养五脏，治颠邪狂叫惊悸，产后血狂血晕，杀蛊毒气，胁痈乳痈发背诸疮肿。治百合病，温肺止嗽。心下急黄，宜蜜蒸食之。

花　治小儿天泡湿疮，暴干研末，菜油涂之，良。

〔1〕肌：刘衡如考作“脂肪”。
〔2〕肉：《本草纲目》作“食”，义长。

子 酒炒微赤，研末汤服，治肠风下血。

附方：治肺病吐血。新百合捣汁，和水饮之。亦可煮食，良。

治百合病，用百合知母汤。此症乃伤寒变病。百脉一宗，举体受邪，行、住、坐、卧不定，如有鬼神状。已发汗者，用百合七枚，以泉水浸一宿，明旦更以泉水二升[1]，煮取一升，却以知母三两，同泉水二升煮一升，同百合汁再煮取一升半，分服。百合鸡子汤治百合病已经吐后者。用百合七枚，泉水浸一宿，明旦更以泉水二升，煮一升，入鸡子黄一个服。百合代赭汤，治百合病已经下后者。用百合七枚，如前法浸煮取汁，却以代赭一两、滑石三两、水二升，煮取一升，同百合汁再煮取一升半，分再服。百合地黄汤，治百合病未经汗吐下者。如前法，入生地黄汁一升，同煎取一升半，分再服。

罗汉菜

产江西南昌府西山。叶如豆苗，正月采食。又生湖广黄安县三角山。昔有异僧种之而去，采宜净食，杂以荤腻，其味顿殊。

罗汉菜，味甘，无毒。主益胃，养精神，悦颜色，利小便。

刘隐菜

产直隶绩溪县北六十里大嶅山。其菜如玉。世传刘叟修隐于此，食玉菜仙去。故后人呼为刘隐菜。

刘隐菜，味甘，无毒。主补精神，生津液。久食神仙。

山丹

百合红花者名山丹。其根食之，味稍劣，不及白花者。山丹根似百合，小而瓣少，茎亦短小，其叶狭长而尖，颇似柳叶，与百合迥别。四月开红花，六瓣不四垂，亦结小子。燕、齐人采其花跗未开者，干而货之，名红花菜。卷丹茎叶虽同而稍长大。其花六瓣四垂，大于山丹。四月结子在枝叶间，入秋开花在颠顶，诚一异也。其根有瓣似百合，不堪食，别一种也。

山丹根 味甘，凉，无毒。主疮肿、惊邪，女子崩中。

花 主活血。

蕊 傅疔疮恶肿。

草石蚕

一名土蛹，一名甘露子。蚕、蛹皆以根形而名，甘露以根味而名。生郊野麦地中。叶如薄荷，少狭而尖，文微皱，欠光泽。根白色，状如蚕。四月采根，水瀹和盐为菜茹之。李时珍曰：草石蚕即今甘露子也。荆湘、江淮以南野中有之，人亦栽莳。二月生苗，长者近尺，方茎对节，狭叶有齿，并如鸡苏，但叶皱有毛耳。四月开小花成穗，一如紫苏花穗。结子如荆芥子。其根连珠，状如老蚕。五月掘根蒸煮食之，味如百合。或以萝卜卤及盐菹水收之，则不黑。亦可酱渍、蜜藏。既可为菜，又可充果。

草石蚕，味甘，平，无毒。和五脏，下气，清神。浸酒，除风破血。煮食，治溪毒。焙干，主走注风，散血止痛。其节亦可捣末酒服。不宜生食及多食，生寸白虫。与诸鱼同食，令人吐。

---

〔1〕二升：原脱，据《金匮要略》补。

豆芽菜

夏秋间用绿豆浸三日，芽长寸许，为蔬品洁净之美物。

豆芽菜，味甘，凉。主解毒，清脏腑积热，利肠胃。脾胃虚寒之人不宜久食。

萱草

一名忘忧愁，一名疗愁，一名丹棘，一名鹿葱，一名宜男。萱本作谖。谖，忘也。《诗》云：焉得谖草，言树之背。谓忧思不能自遣，故欲树此草玩味以忘忧也。吴人谓之疗愁。董子云：欲忘人之忧，则赠之丹棘，一名忘忧故也。其苗烹食，气味如葱，而鹿食九种解毒之草，萱乃其一，故又名鹿葱。周处《风土记》云：怀妊妇人佩其花则生男，故名宜男。李九华《延寿书》云：取苗为蔬，食之动风，令人昏然如醉，因名忘忧。李时珍曰：萱宜下湿地，冬月丛生，叶如蒲蒜，翠而柔弱，新旧相代，四时青翠。五月抽茎，开花六出四垂，朝开暮蔫，至秋深乃尽。其花有红、黄、紫三色，结实三角，内有子，大如梧子，黑而光泽。其根与麦门冬相似，最易繁衍。今人采其花跗，干而货之，为蔬馔中上品。

萱苗花 甘，凉，无毒。煮食，治小[1]便赤涩，身体烦热，除酒疸，消食，利湿热。作菹，利胸膈，安五脏，令人好欢乐无忧，轻身明目。

根 治沙淋，下水气。酒疸黄色遍身考，捣汁服。大热衄血，研汁一大盏，和生姜汁半盏，细呷之。吹乳、乳痈肿痛，擂酒服，以滓封之。

油菜

处处有之。冬种春长，味胜他菜。二月、三月抽嫩心，开黄花。取其薹作菹，更佳。春暮夏初结角，内子黑色，榨油以供世用。

油菜，味甘，平，无毒。主滑胃，通结气，利大小便。

白菜

江南、北皆有之。吴中称为水白菜。茎扁阔而色雪白，叶青多细白茎，叶端有齿缺如紫苏。冬种春长，高一二尺，亦开黄花，味极美。至春尽则老，不堪食矣。

白菜，味甘，温，无毒。主通利肠胃，除胸烦，解酒毒。

槜菜

槜，音痴。非人所莳者。每种白菜变成此种，形类略同。茎带青色不扁，叶边虽有刻缺而不细，易起薹，味下劣，不堪啖。

槜菜，味甘，平，无毒。主利二便。无他长，蔬中下贱之物。

黄芽菜

产燕地。根似莱菔。和荤素诸物煮食，极佳。移种别处，则形味俱变矣。

黄芽菜，味甘，平，无毒。主益元，补胃，悦颜色。

莫菜

生水浸湿地。茎大如箸，赤节，节生一叶，似柳叶而厚且长，有毛刺，可为羹。始生时又可生食。

莫菜，味酸，滑。去皮肤风热。

藕丝菜

一名鸡头菜，一名茷菜，即芡茎。

---

〔1〕小：原误作“心”，据《本草纲目》改。

藕丝菜，味咸、甘，平，无毒。止烦渴，除虚热，生、熟皆宜。

根　主小腹结气痛，煮食之良。

金针菜

产北地。微似黄花菜，长寸余，直而锐，故以金针名之。和蔬煮羹，味美而嫩。

金针菜，味甘，无毒。主利肠胃，滑二便，去火除热。

菰笋

一名茭白。江湖陂泽中皆有之。生水中。叶如蒲苇辈，刈以秣马甚肥。春末、秋仲二时生白茅如笋，即菰菜也，又谓之茭白。生、熟皆可啖。晋张翰思吴中莼菰即此。

菰笋，味甘，冷，滑，无毒。利五脏邪气，酒皻面赤，白癞疬疡，目赤热毒风气，卒心痛，可盐、醋煮食之。又去烦热止渴，除目黄，利大小便。同鲫鱼作羹食，开胃口，解酒毒，压丹石毒发。

菰手　菰生水中，久则根盘而厚，夏月生菌堪啖，名菰菜。三年者，中心生白薹如藕状，似小儿臂而白软，中有黑脉堪啖者，名菰手也。菰手小者擘之，内有黑灰如墨者，名乌郁，人亦食之。味甘，冷，滑，无毒。治心胸中浮热风气，滋人齿。煮食止渴，及小儿水痢。不可同蜜食，发痼疾。

菰根　味甘，大寒，无毒。治肠胃痛热，消渴，止小便利，捣汁饮之。烧灰和鸡子白，涂火烫[1]。

叶　利五脏。

竹筍[2]

筍，从竹、从旬，谐声也。旬内为筍，旬外为竹，故字从旬。俗作笋者，非。诸家惟以苦竹筍为最贵。然苦竹有二种：一种出江西者，本极粗大，筍味殊苦，不可啖；一种出江浙及近道者，肉厚而叶长阔，筍味微苦，俗呼甜苦筍，食品所宜。宋僧赞宁云：竹筍凡六十余种，其所产之地，发筍之时，各各不同。其筍亦有可食、不可食者。大抵北土鲜竹，惟秦、蜀、吴、楚以南则多有之。竹有雌雄，但看根上第一枝双生者，必雌也，乃有筍。土人于竹根行鞭时掘取嫩者，谓之鞭筍。江南、湖南人冬月掘大竹根下未出土者为冬筍，又谓之苞筍。并可鲜食，为珍品。其他则南人淡干者为玉版筍，盐曝者为盐筍，并可为蔬食也。凡食筍者譬如治药，得法则益人，反是则有损。采之宜避风日，见风则本坚，入水则肉硬，脱壳煮则失味，生着刃则失柔。煮之宜久，生必损人。苦筍宜久煮，干筍宜取汁为羹茹。蒸之最美，煨之亦佳。味莶者戟人咽，先以灰汤煮过，再煮乃良。或以薄荷数片同煮，亦去莶味。《诗》云：其蔌伊何，惟筍及蒲。《礼》云：加豆之实，筍菹鱼醢。则筍之为蔬，尚之久矣。赞宁《筍谱》云：筍虽甘美，而滑利大肠、无益于脾，俗谓之刮肠篦。惟生姜及麻油能解其毒。人以麻滓沃竹丛，则次年凋疏可验矣。其蕲州丛竹、毛斑竹，匡庐扁竹、沣州方竹、岭南篃竹、筹竹、月竹诸筍，皆苦韧不堪食也。淡筍、甘筍、苦筍、冬筍、鞭筍皆可久食。其他杂竹筍，性味不一，不宜多食。

诸竹筍　味甘，微寒，无毒。治消渴，利水道，益气，可久食。利膈下气，化热消痰，爽胃。

---

〔1〕烫：原作“荡”，不通，据文义改。

〔2〕筍：今通作“笋”，李时珍谓“俗作笋者，非”。故此处仍用“筍”字。

苦竹笋 味苦、甘，寒。治不睡，去面目并舌上热黄，消渴，明目，解酒毒，除热气，健人。理心烦闷，益气力，利水道，下气化痰，理风热脚气，治出汗中风失音。干者烧研入盐，擦牙疳。

篁竹笋 治消渴风热，益气力，发气胀。

淡竹笋 味甘，寒。主消痰，除热狂壮热，头痛头风，并妊妇头旋，颠仆惊悸，温疫迷闷，小儿惊痫天吊。

冬笋、笙笋 味甘，寒。治小儿痘疹不出，煮粥食之，解毒。加笋尖于发痘药煎，有发生之义。淡竹笋及[1]中母笋虽美，然发胸闷脚气。

箭竹笋 新者可食，陈者不宜。诸竹笋多食皆动气发冷癥，惟苦竹笋主逆气，不发疾。汪颖曰：笋与竹沥功近。有人素患痰病，食笋而愈也。吴瑞曰：淡笋、甘笋、苦笋、冬笋、鞭笋皆可久食，其他杂竹笋，性味不一，不宜多食。寇宗奭曰：笋难化，不益人，脾病不宜食之。一小儿食干笋三寸许，噎于喉中，壮热喘粗如惊。服惊药不效，后吐出笋，诸症乃定。其难化也如此。时珍曰：常见俗医治痘[2]，往往劝饮笋汤，云能发痘。盖不知痘疮不宜滑利，而笋有刮肠之名，而暗受其害者，不知若干人也。戒之哉！戒之哉！

潭笋 即冬笋治例见上。

青笋 味甘。止肺痿，吐血鼻衄。治五痔，并妊娠。

猫笋 味甘，温。色黄，味带莶涩，不及乍者。不宜多食，滑肠胃。

钢铁头笋出苏州吴江县界。笋壳如铁色，肉焦黄色，味亦劣，不堪多食。

桃竹笋南人谓之黄笋。灰汁煮之可食，不尔戟人喉。其竹始[3]生，丑类非一。皮滑而黄，犀纹瘦骨。四寸有节，可以为席 味苦，有小毒。六畜疮中蛆，捣碎纳之，蛆尽出。

芦笋

诸处有之。惟浙江天目山所产为佳品。春月彼人掘土取之，俗呼泥黄。肉厚而嫩，绝胜他种。

芦笋，味甘，无毒。凉心经，止吐衄血，抑火除烦，利大小肠，通调脏腑。

蒲笋

生下湿地，处处有之。产秦、陇中者，肥白而美，名擅宇内。

蒲笋，味甘，平，无毒。主补五脏，和胃气，止消渴不止，下痢，咳嗽，肺气喘息，不眠。

蓏菜类十八种

茄

一名落苏，一名昆仑瓜，一名草鳖甲。苏颂曰：茄子处处有之。其类有数种：紫茄、黄茄，

〔1〕及：原作“即”，据《证类本草》改。
〔2〕痘：原作“病”，据《证类本草》改。
〔3〕始：《本草纲目》作“丛”。

南北通有；白茄、青水茄，惟北土有之。江南一种藤茄，作蔓生，皮薄似壶卢。寇宗奭曰：新罗国出一种茄，形如鸡子，淡光微紫色，蒂长味甘。今中国已遍有之。时珍曰：茄种宜于九月黄熟时收取，洗净曝干，至二月下种移栽。株高二三尺，叶大如掌。自夏至秋，开紫花，五瓣相连，五棱如缕，黄蕊绿蒂，蒂包其茄。茄中有瓤，瓤中有子，子如脂麻。其茄有团如栝楼者，长七八寸者。有青茄、紫茄、白茄。白茄亦名银茄，更胜青者。诸茄至老皆黄，苏颂以黄茄为一种，似未深究也。王祯《农书》：一种白色茄，形大而坚实。一种番茄，白而扁，甘脆不涩，生熟可食。一种紫茄，色紫，蒂长味甘。一种水茄，形长味甘，可以止渴。《洪容斋随笔》云：浙西常茄皆皮紫，其白者为水茄；江西常茄皆皮白，其紫者为水茄。亦一异也。刘恂《岭表录》云：交岭茄树，经冬不凋，有二三年渐成大树者，其实如瓜也。茄叶摘布路上，以灰围之，则子必繁，谓之嫁茄。

茄子，味甘，寒，无毒。治寒热、五脏劳，及温病传尸劳气。醋摩，傅肿毒。老裂者烧灰，治乳裂。散血止痛，消肿宽肠。凡久冷人不可多食，损人动气，发疮及痼疾。李鹏飞曰：秋后食多损目。时珍曰：按《生生编》云，茄性寒利，多食则腹痛下利，女人能伤子宫也。寇宗奭曰：蔬圃中惟此无益。《开宝本草》并无主治，止说损人。后人虽有处治之法，终与正文相失。圃人又下于暖处，厚加粪壤，遂于小满前后求贵价以售。既不以时，损人益多。“不时不食”，乌可忽也。朱丹溪谓：茄属土，故甘而喜降。大肠易动者忌之。老实治乳头裂，茄根煮汤治冻疮，折蒂烧灰治口疮，俱获奇效，皆甘以缓火之意也。段成式《酉阳杂俎》言茄厚肠胃，动气发疾。盖不知茄之性滑，不厚肠胃也。

茄蒂 烧灰，米饮服二钱，治肠风下血不止，及血痔。又傅口齿疮䘌。生切擦癜风。

茄花 治金疮，牙痛。

茄根及枯茎叶 治冻疮皲裂，煮汤浸之良。散血消肿，治血淋下血，血痢阴挺，齿䘌口蕈。

苦茄子苦茄子野生岭南，树小有刺 醋摩，涂痈肿。

根 亦可作汤浴，又治山岚瘴气。

附方：治腹内鳖瘕。用陈酱茄子烧存性，入麝香少许，轻粉一分，脂调贴之。

治妇人血黄。用黄茄子竹刀切开，阴干为末。每服二钱，酒下。

治肠风下血。经霜茄连蒂烧存性为末，每曰空心温酒服二钱匕。

治疝气偏坠。用双蒂茄子悬于房门上，出入用眼视之。茄蔫所患亦蔫，茄干亦干矣。又法：用双茄悬门上，每日抱儿视之，二三次钉针于上，十余日消矣。

治喉痹肿痛。糟茄或酱茄，细嚼咽汁。

治跌扑重伤，散血止痛。重阳日收老茄子百枚，去蒂四破切之，硝石十二两捣碎。以不津器先铺茄子一重，乃下硝石一重，如此间铺令尽，以纸数层密封，安置净处，上下以新砖承覆，勿犯地气。至正月后取出，去纸两重，日中曝之。逐日如此。至二三月，度茄已烂，开瓶倾出，滤去滓，别入新器中。以薄绵盖头，又曝，至成膏乃可用。每以酒调半匙，空腹饮之，日再。恶血散则痛止而愈矣。若膏久干硬，则以饭饮化开用之。

治发背用前方。以酒服半匙，更以膏涂疮口四围，觉冷如冰，疮干便瘥。有根在内者，亦可消。

治肿毒。生茄子一个，切去二分，剜去内肉二分，如罐子形，合于疮上即消也。如已出脓，再用取瘥。

治齿痛。用隔年糟茄子，烧灰频频干擦，立效。

治女人乳头燥裂。秋月冷茄子裂开者，阴干烧存性研末，水调涂。

治血淋疼痛。茄叶薰干为末，每服二钱，温酒或盐汤下。隔年者尤佳。

治久痢不止。茄根烧灰，石榴皮等分为末，以沙糖水服之。

治牙疼。秋茄花烧研涂痛处，立止。

壶卢

一名瓠瓜，一名匏瓜。壶，酒器也。卢，饭器也。此物各象其形，又可为酒饭之器，因以名之。俗作葫芦者，非矣。葫乃蒜名，芦乃苇属也。其圆者曰匏，亦曰瓢，因其可以浮水如泡、如漂也。凡蓏属皆得称瓜，故曰瓠瓜、匏瓜。古人壶、瓠、匏三名皆可通称。初无分别。李时珍曰：壶卢以正二月下种，生苗引蔓延缘。其叶似冬瓜叶而稍团，有柔毛，嫩时可食。故《诗》云：幡幡瓠叶，采之烹之。五六月开白花，结实白色，大小长短，各有种色。瓤中之子，齿列而长，谓之瓠犀。窃谓壶匏之属，既可烹晒，又可为器。大者可为瓮盎，小者可为瓢樽，为要[1]舟可以浮水，为笙可以奏乐，肤瓢可以养豕，犀瓣可以浇灼，其利溥矣。

壶卢，味甘，平，滑，无毒。治消渴恶疮，鼻口中肉烂痛。利水道，消热，服丹石人宜之。除烦，治心热，利小肠，润心肺，治石淋。多食令人吐利。患脚气人不可食。有一种细腰者不可食。

叶 味甘，平，无毒。为茹耐饥。

藤、须、花 主解毒。

子 治齿断或肿或露，齿摇疼痛，用八两同牛膝四两，每服五钱，煎水含漱，日三四次。

附方：治腹胀黄疸。用亚腰壶卢连子烧存性，每服一个，食前温酒下。如不饮酒者，白汤下。大效。

预解胎毒。七八月，或三伏日，或中秋日，剪壶卢须如环子脚者，阴干，于除夜煎汤浴小儿，可免出痘。

苦瓠

即苦壶卢。有原种是甘，忽变苦味如胆不可食。云是人家不知种法，以鸡屎壅之，及尿其根，辄变味也。古云："畜瓠之家不烧穰，种瓜之家不焚漆"，物性相畏也。凡中苦瓠毒者，以黍穰灰汁解之。

苦瓠，味苦，寒，有毒。治大水，面目四肢浮肿，下水，令人吐，利石淋。煎汁渍阴，疗小便不通。滴鼻中，出黄水，去伤冷鼻塞，黄疸。吐蛔虫，治痈疽恶疮，疥癣龋齿有虫䘌者。又可制汞。

附方：治急黄病。苦瓠一枚，开孔，以水煮之，搅取汁，滴入鼻中。去黄水。

治黄疸肿满。苦壶卢瓤如大枣许，以童便二合，浸之一时，取两酸枣大，纳两鼻中，深吸气，待黄水出愈。又方：用瓠穰炒黄为末，每服五分，日一服，十日愈。

---

〔1〕要：刘衡如谓此字当删。

治大水胀满，头面洪大。用莹净好苦瓠白瓤，捻如豆粒，以面裹煮一沸[1]，空心服七枚。至午当出水一斗。二日水自出不止，大瘦乃瘥。二年内忌咸物。又方：用苦瓠瓤一两，微炒为末，每日米饮服一钱。

治目中弩肉血翳。秋间取小柄壶卢，或小药壶卢，阴干，于紧小处锯断，内挖一小孔如眼孔大。遇有此病，将眼皮上下用手挣开，将壶卢孔合定。初虽甚痛苦，然瘀肉、血翳皆渐下，不伤睛也。

治死胎不下。苦壶卢烧存性，研末。每服一钱，空心热酒下。

治臌胀神方：用三五年陈壶卢瓢一个，以糯米一斗作酒，待热，以瓢于炭火上炙热，入酒浸之。如此三五次。将瓢烧存性，研末。每服三钱，酒下，大效。

治头面及项下或腋间生出瘿瘤。用长柄壶卢烧存性，研末。搽之，以消为度。一府校老妪，右腋生一瘤，渐长至尺许，其状如长瓠子，久而溃烂。一方士教以此法，用之，遂出水，消尽而愈。

冬瓜

冬瓜以冬月熟也，故名。今处处园圃有之。三月生苗引蔓，大叶团而有尖，茎叶皆有刺毛。六七月开黄花，结实大者径尺余，长三四尺，嫩时绿色有毛，老则苍色有粉，其皮全[2]厚，其肉肥白。其瓤谓之瓜练，白虚如絮，可以浣练衣服。其子谓之瓜犀，生瓤中成列。霜后取之，其肉可煮为茹，可蜜为果。其子仁亦可食。盖兼蔬、果之用。凡收瓜忌酒、漆、麝香及糯米，触之必烂。

冬瓜，味甘，温，无毒。主小腹水胀，利小便，止渴。益气耐老，除心胸满，去头面热，利大小肠，压丹石毒。消热毒痈肿。切片摩痱子，甚良。捣汁服，止消渴烦闷，解毒。热者食之佳，冷者食之瘦人。煮食炼五脏，为其下气也。欲得体瘦轻健者，食之。若要肥胖，则勿食也。凡患发背及一切痈疽者，削一大块置疮上，热则易之，分散热毒气甚良。久病阴虚者忌之。丹溪谓其性走而急也。孙真人言：九月勿食，令人反胃。须被霜食之乃佳，取瓜一颗和桐叶与猪食之，一冬更不要与诸物食，自然不饥，长三四倍也。

瓜练瓤也　味甘，平，无毒。绞汁服，止烦躁热渴，利小肠，治五淋，压丹石毒。洗面澡身，去䵟䵳，令人悦泽白皙。

瓜子　味甘，平，无毒。令人悦泽好颜色，益气不饥。久服，轻身耐老。除烦满不乐，可作面脂，去皮肤风及黑䵟，润肌肤。治肠痈。

瓜皮　可作丸服，亦入面脂。主驴马汗[3]入疮肿痛，阴干为末涂之。又主折伤损痛。

瓜叶　治肿毒，杀蜂，疗蜂叮。主消渴，疟疾寒热。又焙研，傅多年恶疮。

瓜藤　烧灰，可出绣黥。煎汤，洗黑䵟并疮疥。捣汁服，解木耳毒。煎水，洗脱肛。烧灰，可淬铜、铁，伏砒石。

附方：治消渴不止。冬瓜去皮，每食后吃二三两，五七度良。又方：治消渴用冬瓜一枚削皮，埋湿地中，一月取出，破开取清水日饮之。或烧熟绞汁饮之。

---

〔1〕沸：原作“夜”，今据《证类本草》改。

〔2〕全：《本草纲目》作“坚”。

〔3〕汗：原脱，据《本草纲目》补。

治小儿魃病。此症乃小儿二三岁未断乳时，母复再孕，令儿寒热羸瘦，吐食膨胀，面青发竖，或有至死者是也。用冬瓜、扁蓄各四两，煎汤浴之。

治水病危急。冬瓜不拘多少，任意吃之，神效无比。

又治十种水气，浮肿喘满。用大冬瓜一枚，切盖去瓤，以赤小豆填满，盖合签定，以纸筋泥固济，日干。用糯砻糠两大箩，入瓜在内，煨至火尽，取出切片，同豆焙干为末，水糊丸梧子大。每服七十丸，煎冬瓜子汤下，日三服，小便利为度。

治食鱼中毒。冬瓜汁饮之，良。

治男子白浊，女人白带。陈冬瓜仁炒为末，每日空心米饮下五钱。

治多年损伤不瘥者。瓜子末，温酒服之。

治损腰作痛。冬瓜皮烧研，酒服一钱。

南瓜

南瓜种出南番，转入闽、浙，今燕京诸处亦有之矣。三月下种，宜沙沃地。四月生苗，引蔓甚繁，一蔓可延十余丈，节节有根，近地即着。其茎中空。其叶状如蜀葵而大如荷叶。八九月开黄花，如西瓜花。结瓜正圆，大如西瓜，皮上有棱如甜瓜。一本可结数十颗，其色或绿或黄或红。经霜收置暖处，可留至春。其子如冬瓜子。其肉厚色黄，不可生食，惟去皮穰瀹食，味如山药。同猪肉煮食更良，亦可蜜煎。又有一种阴瓜，出自浙口，宜阴地种之。秋熟色黄如金，皮肤稍厚，可藏至春，食之如新。疑此即南瓜也。

南瓜，味甘，温，无毒。主补中益气。多食发脚气、黄疸。不可同羊肉食，令人气壅。

越瓜

一名梢瓜，一名菜瓜。生越中，大者色正白。越人当果食之，亦可糟藏。越瓜南北皆有。二三月下种生苗，就地引蔓，青叶黄花，并如冬瓜花叶而小。夏秋之间结瓜，有青、白二色，大如瓠子。一种长者至二尺许。其子状如胡瓜子，大如麦粒。其瓜生食，可充果、蔬，酱、豉、糖、醋藏浸皆宜，亦可作菹。

越瓜，味甘，寒，无毒。主利肠胃，止烦渴，利小便，去烦热，解酒毒，宣泄热气。和饭作鲊，久食益肠胃。烧灰，傅口吻疮及阴茎热疮。生食多冷中动气，令人心痛，脐下癥结，发诸疮。又令人虚弱不能行，不益小儿。天行病后不可食。又不得同乳酪及鲊食。空心食，令人胃脘痛。萧子真云：越瓜能暗人耳目。观驴马食之即眼烂，可知矣。

胡瓜

一名黄瓜。张骞使西域得种，故名胡瓜。北人避石勒讳，改呼黄瓜。今处处有之。正二月下种，三月生苗引蔓。叶如冬瓜叶，亦有毛。四五月开黄花，结瓜二三寸，长者至尺许，青色，皮下有痞瘰如疣子，至老则黄赤色。其子与菜瓜子同。一种五月种者，霜时结瓜，白色而短，生熟并可食，兼蔬蓏之用，糟酱不及越瓜也。

胡瓜，味甘，寒，有小毒。主清热解渴，利水道。不可多食，动寒热，多疟疾，积瘀热，发疰气，令人虚热上逆少气，损阴血，发疮疥脚气，虚肿百病。天行病后，不可食之。小儿切忌，滑中生疳虫。不可同醋食。

叶 味苦，平，有小毒。主小儿闪癖，一岁用一叶，生挼搅汁服，得吐、下良。

根 捣傅狐刺毒肿。

附方：治水鼓，四肢浮肿。用胡瓜一个破开，连子以醋煮一半、水煮一半[1]至烂，空心俱食之，须臾下水也。

治汤火伤。五月五日，掐黄瓜入瓶内，封挂檐下，取水刷之，良。

丝瓜

一名天丝瓜，一名天罗，一名布瓜，一名蛮瓜。此瓜老则筋丝罗织，故有丝罗之名。始自南方来，故曰蛮瓜。唐宋以来未闻，今南北皆有之，以为常蔬。二月下种，生苗引蔓，延树竹，或作棚架。其叶大如蜀葵而多丫，尖有细毛刺，取汁可染绿。其茎有棱。六七月开黄花，五出，微似胡瓜花，蕊瓣俱黄。其瓜大寸许，长一二尺，甚则三四尺，深绿色，有皱点，瓜头如鳖首。嫩时去皮，可烹可曝，点茶充蔬。老则大如杵，筋络缠纽如织成，经霜乃枯。惟可藉靴履，涤釜器，故村人呼为罗瓜。内有隔，子在隔中，状如栝楼子，黑色而扁。其花苞及嫩叶、卷须，皆可食也。

丝瓜，味甘，平，无毒。主痘疮不快，枯者烧存性，入朱砂研末，蜜水调服，甚妙。同鸡、鸭、猪、鱼烹食佳，除热利肠。老者烧存性服，去风化痰，凉血解毒，杀虫，通经络，行血脉，下乳汁，治大小便下血，痔漏崩中，黄积，疝痛卵肿，血气作痛，痈疽疮肿，齿䘌，痘疹胎毒。暖胃补阳，固气和胎。李时珍曰：丝瓜老者，筋络贯串，房隔联属。故能通人脉络脏腑，而去风解毒，消肿化痰，祛痛杀虫，及治诸血病也。

子 苦者，气寒有毒。主大水，面目四肢浮肿，下水。令人吐。甜者，无毒。除烦止渴，治心热，利水道，调心肺，治石淋，吐蛔虫，压丹石。若患脚气、虚胀，冷气人食之，病增。

叶 主癣疮，频挼掺之。疗痈疽疔肿卵。

藤根 治齿䘌脑漏，杀虫解毒。

附方：治痘不起发，或未出者，多者令少，少者令稀。用老丝瓜近蒂三寸连皮烧存性，研末，砂糖调服。

治痈疽不敛，疮口太深。用丝瓜捣汁频抹之。

治玉茎疮溃。丝瓜连子捣汁，和五倍子末，频搽之。

治下血危笃不可救者。丝瓜一条烧存性，槐花减半，为末。每空心米饮服二钱，即愈。

治喉痹肿痛。天罗瓜研汁灌之。

治咽喉骨鲠。七月七日，取丝瓜根阴干，烧存性。每服二钱，以原鲠物煮汤服之，立效。

治痔漏脱肛。丝瓜烧灰、多年石灰、雄黄各五钱，为末，以猪胆、鸡子清及香油和调贴之。

治水鼓腹胀。老丝瓜去皮一条剪碎，巴豆十四粒同炒，豆黄去豆，以瓜同陈仓米再炒熟，去瓜，磨米为末，糊丸梧子大。每服百丸，白汤送下。

治肺经火热，面部疳疮。用丝瓜、牙皂等分，烧灰，油调搽。

---

〔1〕水煮一半：原脱，据《证类本草》补。

治冻疮。老丝瓜烧存性，和腊猪脂涂之。

治下血不止。老丝瓜烧灰，棕榈烧灰等分，淡盐汤下。

治乳汁不通。丝瓜连子烧存性研，酒服二钱，被覆取汗即通。

治小肠疝气，疼痛冲心。连蒂老丝瓜烧存性，研末。每服三钱，热酒调下。甚者不过二三次。

治偏坠。丝瓜棚上初结者，不要采下，留好，待瓜结尽叶落取下，烧存性为末，练蜜调成膏。每晚好酒服一匙。如在左左睡，右右睡。

治老人痰火。丝瓜烧存性为末，枣肉和丸弹子大。每服一丸，温酒化下。

预解痘毒。五六月取丝瓜蔓上卷须，阴干，至正月初一子时，用二两半煎汤，父母只令一人知，温浴小儿身面上下，以去胎毒，永不出痘。纵出，亦稀少而顺也。

治诸疮久溃。丝瓜老根熬水扫之，大凉即愈。

治咽喉肿痛。丝瓜根以瓦瓶盛水浸，饮之。

治脑漏，鼻中时时流出臭水，脑痛，名控脑砂，有虫食脑中也。用丝瓜藤近根三五尺，烧存性。每服一钱，温酒下，以愈为度。

治腰痛。丝瓜根烧存性，为末，每温酒服二钱。

治风癣虫癣。每日清晨，采露水丝瓜叶七片，逐片擦七下，如神。忌鸡、鱼发物。

治刀疮。用古石灰、新石灰、韭菜根、丝瓜根叶要丝瓜子内初出土始生两瓣如匙形时者各等分，捣一千下作饼，阴干，临时研掺之。止血定痛生肌，如神效。此方乃侍御苏梅峰验过传来。

治疔疮。丝瓜叶、葱白、韭菜等分，同捣取汁。以热酒和服，以滓贴腋下。病在左手贴左腋，右手贴右腋。在脚贴胯，左右如之。在中贴心脐。用帛缚住。候肉下红线处皆白，则散矣。

护圣瓜

产浙江天台县天台山。山高一万八千丈，周亘八百里，山有八重，四面如一。当斗牛之分，上应台星。两崖之间，中有石桥横亘。自下视之，桥在半天，长七丈，北阔二尺，南阔七尺，龙形龟背，莓苔甚滑，瓜生于桥边石罅中，有花虬时盘纠，至实落供大士乃去。

护圣瓜，味甘，平，无毒。主益精神，悦颜色。久食，不饥延年神仙。

阳坡瓜

产直隶宣城县水东山之坞。其地为朝旭所照，故号为阳坡。瓜味极甘美，他处皆不及。杜少陵诗：阳坡好种瓜。

阳坡瓜，味甘，寒，无毒。主益肺经，止咳嗽，调胃清暑，利水除热。

木瓜

出南直青阳县南山之坞。土人俟木瓜始生时，镞纸为花薄其上，夜露日曝，及瓜成，色红而花纹如本有也。

木瓜，味酸，无毒。主养筋脉，益肝血，理脚气，止足膝痛。

义塘瓜

产河南睢州北七十里义塘村。瓜大如拳，破之黛色，味甘如蜜，顷岁入贡。或以其子莳他处，辄变而稍大，味亦顿减。

义塘瓜，味甘，寒，无毒。主解热燥，止烦渴，解暑利胃。

苦瓜

一名锦荔枝，一名癞葡萄。原出南番，今闽、广皆种之。五月下子，生苗引蔓，茎叶卷须，并如葡萄而小。七八月开小黄花，五瓣如碗形。结瓜长者四五寸，短者二三寸，青色，皮上痱瘟如癞及荔枝壳状，熟则黄色裂，内有红瓤裹子。瓤味甘可食。其子形扁如瓜子，亦有痱瘟。南人以青皮煮肉及盐酱充蔬。答剌国一等瓜，皮若荔枝，未剖时甚臭如烂蒜，剖开如囊，味如酥，香甜可口。疑此即苦瓜也。

苦瓜，味苦，寒，无毒。除邪热，解劳乏，清心明目。

子　益气壮阳。

王瓜

一名土瓜。三月生苗，其蔓多须，嫩时可茹。其叶圆如马蹄而有尖，面青背淡，涩而不光。六七月开五出小黄花成簇，结子累累，熟时有红、黄二色。皮亦粗涩。根不似葛，但如栝楼根之小者，澄粉甚白腻。须深掘二三尺，乃得正根。江西人栽之沃土，取根作蔬食，味如山药。

王瓜，味苦，寒，无毒。主消渴内痹，瘀血月闭，寒热酸疼，益气，疗耳聋，疗诸邪气热结，鼠瘘，散痈肿留血，妇人带下不通。下乳汁。止小便数不禁。逐四肢骨节中水，治马骨刺人疮，天行热疾，酒黄病，壮热心烦闷热劳，排脓，消扑损瘀血，破癥癖，落胎。主蛊毒，小儿闪癖，痞满，痎疟。并取根及叶捣汁，少少服，当吐下，利大小便。治面黑面疮。

附方：治黄疸变黑，医不能治。用王瓜根捣汁，平旦温服一小升，午刻黄水当从小便出。不出再服，以利为度。

酱瓜

处处有之。宜于沙壤山坡。二月下种，就地延蔓而生，六七月结瓜如枕，熟则内练倒烂，皮色青绿，用宜带生剖开，腌晒酱藏，以供蔬茹。

酱瓜，味甘，微寒，无毒。开胃益脾，和中下气。

生瓜

处处蔓生。或深青色，或白色。长可二尺，外微有棱线。六七月盛极，可腌、晒作菹。

生瓜，味甘，微寒，无毒。主涤胃消渴，清暑益气。

扁蒲

南北俱有。春月下种，就地牵藤。四月间夜开白花，结实蒂小末大，长一二尺，嫩时青色，老时则色白无味，不堪生啖，止可油酱烹食。

扁蒲，味甘，平，滑，有小毒，以其夜华也。主利大肠，润泽肌体。不可多食，能发疱疥、泄泻。

石瓜

产西番芒布部落。瓜坚如石，能已心痛。

石瓜，味酸、苦、涩，无毒。主利气，散滞血，疗心痛，解热郁。

水菜类十种

紫菜

生南海中，附石。正青色，取而干之则紫色。李时珍曰：闽、越海边悉有之，大叶而薄。彼人挼成饼状，晒干货之，其色正紫，亦石衣之属也。

紫菜，味甘，寒，无毒。治热气烦塞咽喉，煮汁饮之。病瘿[1]瘤结气者，宜食之。多食令人腹痛发气，吐白沫。饮热醋少许，即消。其中有小螺蛳，误食损人，须拣出。凡海菜皆然。

石莼

出南海，附石而生。茎长二三寸，色青而涎滑如脂，又光莹如水晶。茎间有桠，桠中生花，形圆如豆。叶大于钱，卷而不舒，如慈菇叶。姜、豉烹之甚美。张翰莼鲈之思，即此是矣。

石莼，味甘，平，无毒。主下水，利小便，风秘不通，五膈气，平脐下结气，煮汁饮之。胡人用治疳疾。

石花菜

一名璚枝。生南海砂石间。高二三寸，状如珊瑚，有红、白二色，枝上有细齿。以沸汤泡去砂屑，沃以共姜、醋，食之甚脆。其根埋沙中，可再生枝也。一般稍粗似鸡爪者，谓之鸡脚菜，味更佳。二物久浸皆化成胶冻也。今人以石花菜洗去沙，入锅中，和以少水，煮数沸，带热擂数十转，便烊如膏糊，加以砂仁、椒、姜等末，取出贮盆内，稍冷凝结如琥珀，如玛瑙，谓之琼脂。或酱或糟，冰姿可爱。

石花菜，味甘、咸，大寒，滑，无毒。去上焦浮热，发下部虚寒。孕妇不宜多食。

鹿角菜

生东南海中石崖间。长三四寸，大如铁线，分丫如鹿角状，紫黄色。土人采曝，货为海错。以水洗醋拌，则胀起如新，味极滑美。若久浸或以沸汤泡，则化如胶状。女人用以梳发，黏而不乱。

鹿角菜，味甘，大寒，滑，无毒。主下热风气，疗小儿骨蒸劳。服丹石人食之，能下石力。解面热。丈夫不可久食，发痼疾，损腰肾经络血气，令人脚冷痹痛，少颜色。

龙须菜

生东南海边石上。丛生无枝，叶状如柳，根须长者尺余，白色。以醋浸食之，和肉蒸食亦佳。一名石发，即此是矣。

龙须菜，味甘，寒，无毒。主瘿结热气，利小便。

苔菜

生海中。浮波面如溪泽萍藻之类，其形缕缕如线，交互织成大片。人取盐、醋拌食，以作蔬品，味亦清鲜，少助樽俎。

苔菜，味咸，寒。消瘿瘤结块，下气消痰。不可多食，恐致伤脾。

〔1〕瘿：原作“瘘”，据《证类本草》改。

裙带菜

生东海。形如带，长数寸，其色青。酱、醋烹调，亦堪作菹。

裙带菜，味咸，寒。主妇人赤白带下，男子精泄梦遗。

睡菜

一名瞑菜。夏生池沼间。叶类慈菇，根如藕条。南海人食之，令人思睡，呼为瞑菜。睡菜五六月生田塘中。土人采根为盐菹，食之好睡。《洞冥记》有却睡草，食之令人不睡，与此相反也。按苦菜、龙葵皆能使人不睡。却睡之类即此。

睡菜，味甘，寒，无毒。主心膈邪热，不得眠。

昆布

生南海。叶如手，紫赤色，大如薄苇。人取醋拌食之以作菹。

昆布，味咸，寒，无毒。主十二种水肿，瘿瘤聚结气，瘘疮。

海藻

生东海。叶如鸡苏，茎如箸，长四五尺。海人以绳系腰，浸水下，刈得之，挼去腥气，米面糁蒸为茹。荆扬人饥荒以当谷食，亦干之作菜，以齑臛啖之，尤美。

海藻，味咸，寒，无毒。主瘿瘤气，项下结核，散结气痈肿，癥瘕坚气，腹中上下鸣。下十二水肿，疗皮间积聚暴㿉，留气结热，利小便。

芝栭类十六种

芝

芝，瑞草也。生于刚处曰菌，生于柔处曰芝。昔四皓采芝，群仙服食，则芝亦菌属可食者，故采入菜部。李时珍曰：芝类甚多，不可不审。《神农本草经》云：山川云雨、四时五行、阴阳昼夜之精，以生五色神芝，为圣王休祥。《瑞应图》云：芝草常以六月生，春青夏紫，秋白冬黑。葛洪《抱朴子》云：芝有石芝、木芝、肉芝、菌芝，凡数百种也。石芝石象，生于海隅[1]石山岛屿之涯。肉芝状如肉，附于大石，头尾具[2]有，乃生物也。赤者如珊瑚，白者如截肪，黑者如泽漆，青者如翠羽，黄者如紫金，皆光明洞彻如坚冰也。大者十余斤，小者三四斤。凡求芝草，入名山，必以三月、九月，乃山开出神药之月。必以天[3]辅时，出三奇吉门。到山须六阴之日，明堂之时。带灵贫宝符，牵白犬[4]，抱白鸡，包白盐一斗，及开山符檄，着大石上。执吴唐草一把入山，山神喜，必得见芝。须禹步往采。以王相专和、支干相生之日，刻以骨刀，阴干为末服，乃有功效。若人不至精久斋，行秽德薄，又不晓入山之术，虽得其图，鬼神不以与，人终不可得见也。曰菌芝，生深山之中，大木之下[5]，泉水之侧。其状或如宫室，如龙虎，如车马，如形鸟，五色无常。凡

〔1〕隅：原作“禹”，刘衡如考较作“隅”，今正。
〔2〕具：原作“异”，据《本草纲目》改。
〔3〕天：原作“三”，刘衡如据《抱朴子》改，今从之。
〔4〕犬：原作“大”，据《抱朴子》改。
〔5〕下：原作“上”，据《抱朴子》改。

百二十种，自有图也。曰木威喜芝，乃松脂沦地，千年化为茯苓，万岁其上生小木，状似莲花，夜视有光，持之甚滑，烧之不焦，带之辟兵，服之神仙。曰飞节芝，生千岁老松上，皮中有脂，状如龙[1]形，服之长生。曰木渠芝，寄生大木上，状如莲花，九茎一丛，味甘而辛。曰黄檗芝，生于千岁黄檗根下，有细根如缕，服之地仙。曰建木芝，生于都广，其皮如缨蛇[2]，其实如鸾鸟[3]。曰参成芝，赤色有光，扣其枝叶，如金石之音。曰樊桃芝，其木如升龙[4]，其花叶[5]如丹萝，其实如翠鸟，并可服食。曰千岁芝，生枯木下，根如坐人，刻之有血，血涂二足，可行水隐形，延年却疾。已上皆木芝也。曰独摇芝，无风自动，其茎大如手指，根有大魁如斗，周旋有细子十二枚绕之，相去丈许，生高山深谷，服之神仙。曰牛角芝，生虎寿山及吴陵上，状似葱而特出如牛角，长三四尺，青色。曰龙仙芝，似升龙相负之形。曰紫珠芝，茎黄叶赤，实如李而紫色。曰白符芝，似梅，大雪而花，季冬而实。曰朱草芝，九曲三叶，叶有实也。其茎如针。曰五德芝，状似楼殿，五色各具，方茎紫气。已以上皆草芝也。有百二十种，人得服之神仙。曰玉脂[6]芝，生于有玉之山，状似鸟兽，色无常彩，多似山水苍玉，亦如鲜明水晶。曰七明[7]九光芝，生于临水石崖之间，状如盘碗，有茎蒂[8]连缀之[9]。此芝叶有七孔，夜见其光，食至七枚，七孔洞彻，一名萤火芝。曰石蜜芝，生少室石户中石上，不易得者。曰石[10]桂芝，生石穴中，似桂树，乃石也。光明味辛。曰石脑芝，石中黄，皆石芝类也。千岁燕、千岁蝙蝠、千岁龟、万岁蟾蜍、山[11]中见小人，皆肉芝类也。凡百二十种。又按《采芝图》云：凤凰芝，生名山金玉间，服食一年，与凤凰俱也。曰燕胎芝，形如葵，紫色，燕象。曰黑云芝，生山谷之阴，黑盖赤理黑茎，味咸苦。又有五色龙芝、五方芝、天芝、地芝、人芝、山芝、土芝、石芝、金芝、水芝、火芝、雷芝、甘露芝、青云芝、白虎芝、车马芝、太一芝等芝，名状不一。何《本草》止以六芝标名？以上数百种悉归遗漏，兹特具载，以备世之哲人、高士欲求仙延寿之一助云。

青芝一名龙芝　味酸，平，无毒。主明目，补肝气，安精魂，宽容仁恕。久食，轻身不老，延年神仙，不忘强志，养筋。

赤芝一名丹芝　味苦，平，无毒。益心气，补中，智慧，明敏。久食，轻身不老，延年神仙。

黄芝一名金芝　味甘，平，无毒。主心腹五邪，益脾气，安神，忠信和乐。久食，轻身不老，延年神仙。

白芝一名玉芝　味辛，平，无毒。主咳逆上气，益肺气，通利口鼻，强志意，决断勇悍，安魄。久食，轻身不老，延年神仙。

---

〔1〕龙：原作“飞”，据《抱朴子》改。

〔2〕蛇：原脱，据《抱朴子》补。

〔3〕鸟：原脱，据《抱朴子》补。

〔4〕升龙：原作“笼”，据《抱朴子》改。

〔5〕叶：原脱，据《抱朴子》补。

〔6〕脂：原作“暗”，刘衡如据《抱朴子》改，今从之。

〔7〕明：原作“孔”，据《抱朴子》改。

〔8〕蒂：原作“叶”，据《抱朴子》改。

〔9〕连缀之：原脱，据《抱朴子》补。

〔10〕石：原脱，据《抱朴子》补。

〔11〕山：原作“出”，据《本草纲目》改。

黑芝一名玄芝　味咸，平，无毒。治癃闭，利水道，益肾气，通九窍，聪敏英察。久食，轻身不老，延年神仙。

紫芝一名木芝　味甘，温，无毒。通耳聋，利关节，保神，益精气，坚筋骨，好颜色。久服，轻身不老，延年神仙。

木耳

一名木檽，音而。一名木菌，音窘。一名木坳，音纵。一名树鸡，一名木蛾。木耳生于朽木之上，无枝叶，乃湿热余气所生。桑、槐、楮、榆、柳，此为五木耳。软者并堪啖。楮耳人常食，槐耳疗痔。煮浆粥安诸木上，以草覆之，即生。木耳各木皆生，其良毒亦必随木性，不可不审。然今货者，亦多杂木，惟桑、柳、楮、榆之耳为多云。

木耳，味甘，平，有小毒。主益气不饥，轻身强志，断谷治痔。生古槐、桑树上者良，柘木者次之。其余树上多动风气，发痼疾，令人肋下急，损经络背膊，闷人。木耳，恶蛇、虫从下过者，有毒。枫木上生者，有大毒，误食之，令人笑不止。采归色变者有毒，夜视有光者有毒，欲烂不生虫者有毒。人或犯其毒者，并生捣冬瓜蔓即藤也汁解之。张仲景云：木耳赤色及仰生者，并不可食。按：《生生编》云，柳蛾补胃，木耳衰精。言老柳之蛾能补胃理气。木耳乃朽木所生，得一阴之气，故有衰精冷肾之害也。

桑耳　味甘，平，有毒。黑者，主女子漏下赤白，血病癥瘕积聚，阴痛，阴阳寒热，无子。疗月水不调。其黄熟陈白者，止久泄，益气不饥。其金色者，治癖饮积聚，腹痛金疮。治女子崩中带下，月闭血凝，产后血凝，男子痃癖。止血衄，肠风泻血，妇人心腹痛。利五脏，宣肠胃气，排毒气，压丹石人热发，和葱、豉作羹食。

槐耳　味苦、辛，平，无毒。治五痔脱肛，下血心痛，妇人阴中疮痛。治风破血，益力。

榆耳　主令人不饥。

柳耳　主补胃理气。

柘耳　治肺痈咳嗽，脓血腥臭。不问脓成未成，用一两研末，同百齿霜二钱，糊丸梧子大，米饮下三十丸，效甚捷。

杨栌耳　味甘，平，无毒。主老血结块，破血止血，煮服之。

附方：一人患痔，诸药不效。用木耳煮羹食之而愈。

治女子崩中下血。桑耳炒黑为末，酒服方寸匕，日三服，取效。

治血崩。木耳不拘多寡，炒见烟为末。每服二钱一分，发灰三分，日服出汗。

治鼻衄。用桑树耳炒焦为末，塞鼻中效。

治痔疾。桑耳作羹，空心饱食，三日一作。待患处痛如鸟啄，取大、小豆各一升合捣，作两囊，蒸之极热，更互坐之，即瘥。

治小便血淋疼痛。桑耳、槲白皮各二钱，水煎服。

治血痢。木耳灰五钱酒服。或以木耳煮熟，盐、醋食之，以汁送下。

凡有官府杖责，用木耳灰于未打时酒下三钱，不致命。

治瘰疬溃烂，日久不愈。桑耳五钱，水红豆一两，百草霜三钱，青苔二钱，冰片一分，为末，鸡子白调傅，以车前、艾叶、桑皮煎汤洗之。

治脏毒下血。槐树上木耳灰，干漆灰减兰，每一钱，温酒下。

去面上黑斑。桑耳焙研，每食后热汤下一钱，一日三服，取效。

治咽喉痹痛。端午日，收桑树上木耳白如鱼鳞者，临时捣碎，绵包弹子大，蜜汤浸，含之立效。

杉菌

生老杉木上。

杉菌，味甘、辛，无毒。主心脾气疼，及暴心痛。

香蕈

蕈生桐、柳、枳椇木上。紫色者名香蕈，白色者名玉蕈，皆因湿气熏蒸而成。生山僻处者，有毒杀人。香蕈生深山烂枫木上。小于菌而薄，黄黑色，味甚香美，最为佳品。蕈品不一。宋人陈仁玉著《蕈谱》甚详。今录其略于此云：芝、蕈，皆气茁也。自商山茹芝，而五台天花，亦甲群汇。仙居介乎天台、括苍之间，丛山入天，仙灵所宫，爰产异蕈。林居岩栖者，左右芼之，乃藜苋之至腴。近或以羞王公，登玉食矣。一曰合蕈，又名台蕈，生台之韦羌山。寒极雪收，春气欲动，土松芽活，此蕈候也。其质外褐色，肌理玉洁，芳香韵味，一发釜鬲，闻于百步。山人曝干以售，香味减于生者。他山虽产，其柄高而香劣，不及矣。二曰稠膏蕈，生孟溪诸山。秋中雨零浸，酿山膏木腴，发为蕈花。生绝顶树杪，初如蕊珠，圆莹类轻酥滴乳，浅黄白色，味尤甘。已乃张伞大若掌，味顿渝矣。春时亦生而膏液少。食之之法，下鼎似沸，漉起参和众味，而特全于酒。切勿搅动，则涎腥不可食矣。亦可蒸熟致远。三曰松蕈，生松阴，采无时。凡物松出，无不可爱者。四曰麦蕈，生溪边沙壤中。味殊美，绝类蘑菰。五曰玉蕈，初寒时生，洁皙可爱。作羹微韧，俗名寒蒲蕈。六曰黄蕈，丛生山中。黄色，俗名黄缵蕈，又名黄豚。七曰紫蕈，赭紫色，产山中，为下品。八曰四季蕈，生林木中，味甘而肌理粗峭。九曰鹅膏蕈，生高山中，状类鹅子，久而伞开，味殊甘滑，不减稠膏。然与杜蕈相乱，不可不慎。杜蕈，土蕈也。

香蕈，味甘，平，无毒。主益气不饥，治风破血。

松蕈 治溲浊不禁，食之有效。

葛花菜

一名葛乳。诸名山皆有之，惟太和山采取，云乃葛之精华也。秋霜浮空，如芝、蕈涌生地上，其色赤脆，盖蕈类也。

葛花菜，味苦、甘，无毒。主醒神，治酒积。

天花蕈

一名天花菜。出山西五台山。形如松花而大，香气如蕈，白色，食之甚美。李时珍曰：五台多蛇，蕈感其气而生，故味美而益，其价颇珍。《酉阳杂俎》云：代北有树鸡，如杯棬，俗呼胡孙眼，其此类与？

天花蕈，味甘，平，无毒。主益气，杀虫。

蘑菰蕈

出山东、淮北诸处。埋桑、楮诸木于土中，浇以米泔，待菰生采之。长二三寸，本小末大，白色柔软，其中空虚，状如未开玉簪花。俗名鸡腿蘑菰，谓其味如鸡也。一种状如羊肚，有蜂窠眼者，名羊肚菜。

蘑菰蕈，味甘，寒，无毒。益肠胃，化痰理气。能发痼疾，不可多食。

鸡㙡

音纵，一名鸡菌。其味似鸡，故以名之。出云南。生沙地间丁蕈也。高脚伞头。土人采烘寄远，以充方物。烹鲜、煮肉皆宜。气味皆似香蕈，而不及其风韵也。又广西横州出雷菌，遇雷过即生，须疾采之，稍迟则腐或老，故名。作羹甚美，亦如鸡㙡之属。此数种价甚珍贵。

鸡㙡，味甘，平，无毒。主益胃清神，治痔。

鞓蕈

鞓，音怛。产自北虏，马市贸入中原。大如盘，色白，伞头有柄，味极肥鲜。和鸡、鱼诸肉烹煮，无不相宜。虽微带膻气，而他种终不能及。

鞓蕈，味甘，平，无毒。主益脾胃，润五脏，利大小肠。产沃野之地，得牛羊余气所生。茹素之人，不宜入口。

舵菜

此即海舶舵上所生菌也。亦不多得。

舵菜，味咸、甘，寒，无毒。治瘿瘤结气，痰饮。

土菌

一名杜蕈。地生者为菌，木生者为檽。江东人呼为蕈也。山间茅草中久阴湿便生。极多。其良毒不可不审。村鄙之夫，贪图微利，入市售人；孟浪之徒，不察美恶，往往被其害命。愿吾辈博识之士，转相传戒，则其功大矣。

土菌，冬春无毒，春秋有毒。有蛇、虫从下过也。菌子有数般：槐树上者良，野田中者有毒杀人，夜中有光者、欲烂无虫者、煮之不熟者，煮讫照人无影者、上有毛下无纹者、仰卷赤色者，并有毒杀人。中其毒者，地浆及粪汁解之。凡煮菌，投以姜屑、饭粒，若色黑者杀人，否则无毒。按：《菌谱》云，杜菌生土中，与山中鹅膏蕈相乱。俗言毒蠚之气所成，食之杀人。凡中其毒者，必笑不止。解之以苦茗、白矾，勺新水并咽之，无不立愈。《茆亭客话》云：唐贞观元年，田家子于墙隅得菌百十，烹食之。二人食多立死，三人食少胀乱，得甘草汤解之。后掘墙隅，见土虺蛇，子母六七条。热气与毒气相感如此。又按：杨士瀛《直指方》云，广南人杀毒蛇，覆之以草，以水洒之，数日菌生。采干为末，入酒毒人。遇再饮酒，毒发立死。又南夷以胡蔓草毒人至死，悬尸〔1〕于树，汁滴地上，生菌子收之，名菌药，毒人至烈。此皆不可不知，故并记之。

附方：治疗肿。黑牯牛抛粪石上，待生菌子，焙干，豨莶草等分为末。以竹筒去两头，紧缚，合住疗上。用水和末一〔2〕钱，入筒内，少顷沸起，则根拔出。未出，再作二三次。

竹蓐

一名竹肉，一名竹菰，一名竹蕈。慈竹林夏月逢雨，滴汁着地生蓐。似鹿角，白色，可食。陈藏器曰：竹肉生苦竹枝上。如鸡子，似肉脔，有大毒。以灰汁煮三度炼讫，然后依常菜茹食之。

---

〔1〕尸：原作“户”，据文义改。

〔2〕一：原作“以”，据《本草纲目》改。

炼不熟者，戟人喉出血，手爪尽脱。应别有功，人未尽识之。李时珍曰：此即竹菰也。生朽竹根节上，状如木耳，红色。《酉阳杂俎》云：江淮有竹肉，大如弹丸，味如白树鸡。惟苦竹生者有毒耳。

竹蓐，味甘、咸，寒，无毒。主一切赤白痢，和姜、酱食之。

苦竹肉 灰汁练过食，杀三虫毒邪气，破老血。

雚菌

雚，音桓。当作萑，乃芦苇之属，此菌生于其下，故名也。出渤海芦苇泽中碱卤地，自然有此菌尔。其菌色白轻虚，表里相似，与众菌不同。疗蛔有效。今出沧州。秋雨以时即有，天旱久霖即稀。日干者良。

雚菌，味咸，平，有小毒。治心痛，温中，去长虫、白癣、蛲虫、蛇螫毒、癥瘕诸虫。疽蜗，去蛔虫寸白，恶疮。除腹内冷痛，治白秃。

附方：治蛔虫攻心如刺，吐清汁者。萑菌一两杵末，羊肉臛和食之，日一顿，大效。

地耳

一名地踏菰。亦石耳之属，生于地者也。状如木耳。春夏生雨中，雨后即早采之，见日即不堪用也。

地耳，味甘，寒，无毒。主明目益气，令人有子。

石耳

生天台、四明、河南、宣州、黄山、巴西、边徼诸山石崖上，远望如烟。庐山亦多，状如地耳。山僧采曝馈远。洗去沙土，作茹胜于木耳，佳品也。

石耳，味甘，平，无毒。主久食益颜色，至老不改，令人不饥，大小便少，明目益精。

木肉

《稽神录》云：有人于江西建昌府芙蓉山中伐木，木中得肉可五斤。食之，其味肥美，如豚肉。

木肉，味甘，平，无毒。主益筋骨，养血气。久食，不饥悦颜，耐老轻身。

上诸菜，皆地产阴物，所以养阴，固宜食之。丹溪云：司疏泄者，菜也。谓之蔬，有疏通之义焉。食之，则肠胃宣畅，而无壅滞之患。先儒曰：人若咬得菜根，则百事可做。故食菜既足以养身，又有以养德也。

备考食物本草纲目卷之八

果部一二类

五果类十四种

李

一名嘉庆子。梵书名李曰居陵迦。其类甚多。京口有麦李，麦秀时熟，小而肥甜。姑孰有南居李，解核如杏子形者。又有绿李、黄李、紫李、牛李、水李，并甘美堪食。独有野李，味苦，止取核仁入药用。李时珍曰：李，绿叶白花，树能耐久，其种近百。其子大者如杯如卵，小者如弹如樱。其味有甘、酸、苦、涩数种。其色有青、绿、朱、紫、黄、赤、缥绮、胭脂、青皮、紫灰之殊。其形有牛心、马肝、柰李、杏李、水李[1]、离核、合核、无核、匾缝之异。其产有武陵、房陵诸李。早则麦李、御李，四月熟。迟则晚李、冬李，十月、十一月熟。又有季春李，冬花春实也。北方一种御黄李，形大而肉厚核小，甘香而美。江南建宁一种均亭李，紫而肥大，味甘如蜜。有擘李，热则自裂。有糕李，肥黏如糕。皆李之嘉美者也。今人用盐曝、糖藏、蜜煎为果，惟曝干白李有益。其法：夏李色黄时摘之，以盐挼去汁，合盐晒，剥去核复晒干，荐酒、作饤皆佳。

李实 味苦、酸，微温，无毒。去骨节间劳热。肝病宜食之。曝食，去痼热，调中。不可多食，令人发热。临水食之，令人发痰疟。不可同雀肉食。合蜜食，损五脏。不沉水者有毒，不可食。

核仁 味苦，平，无毒。主僵扑踒折，瘀血骨痛。令人好颜色。治女子少腹肿满，利小肠，下水气，除浮肿。治面鼾黑子。

根白皮取东行者 大寒，无毒。治消渴，止心烦逆奔豚气。治小儿暴热，解丹毒。煎水含漱，治齿痛。煎汁饮，主赤白痢。炙黄煎汤，日再饮之，治女人卒赤白。

花 为末洗面，令人面泽，去粉滓鼾。

叶 治小儿壮热。痁疾惊痫，煎汤浴之，良。

〔1〕李：原作“今”，据《本草纲目》改。

徐李 生太山之阴。树如李而小，其实青色无核，熟则采食之。李时珍曰：此即无核李也。唐崔奉国家有之。乃异种也。今附录于此。味甘。久食，主轻身益气延年。

附方：治蝎子咬。苦李仁嚼涂之，良。

治女人面生黑皯。用李核仁去皮细研，以鸡子白和如饧，临晚涂之。至旦以浆水洗去，后涂胡粉。不过五六日，效。

治小儿丹毒，从两股走及阴头。用李根烧为末，以田中流水和涂之。

治喉痹。无药处，以皂荚末吹鼻取嚏，仍以李树近根皮，磨水涂喉外，良。

治女人面黑粉滓。用李花、梨花、樱桃花、白葵花、白莲花、红莲花、旋覆花、川椒各六钱，桃花、木瓜花、丁香、沉香、青木香、钟乳粉各三钱，玉屑二钱，珍珠五分，黄豆七合，共为细末瓶收。每日盥洗手面，百日光洁如玉也。

杏

一名甜梅。今处处有之。有数种：黄而圆者名金杏，相传种出自济南郡之分流山，彼人谓之汉帝杏，言汉武帝上苑之种也。今近汴皆种之，熟最早。其扁而青黄者名木杏，味酢不及之。李时珍曰：诸杏，叶皆圆而有尖，二月开红花，亦有千叶者，不结实。甘而有沙者为沙杏，黄而带酢者为梅杏，青而带黄者为奈杏。其金杏大如梨，黄如橘。《西京杂记》载蓬莱杏花五色，盖异种也。北方肉杏甚佳，赤大而扁，谓之金刚拳。凡杏熟时，榨浓汁，涂盘中晒干，以手摩刮收之。可和水调麨食，亦五果为助之善也。

杏实 味酸，热，有小毒。曝脯食，去冷热毒。心之果，心病宜食之。生食多，伤筋骨。杏之类梅者味酢，类桃者味甘。凡杏性多热。多食，致疮疖膈热，动宿疾，令人目盲、须眉落。生痰热，昏精神。产妇尤忌之。

仁 味甘、苦，温、冷利，有小毒。三咳逆上气雷鸣，喉痹，下气，产乳金疮，寒心奔豚。惊痫，心下烦热，风气往来，时行头痛，解肌，消心下急满痛，杀狗毒，解锡毒。治腹痹不通，发汗，主温病脚气，咳嗽上气喘促。入天门冬煎，润心肺。和酪作汤，润声气。除肺热，治上焦风燥，利胸膈气逆，润大肠气秘。杀虫，治诸疮疥，消肿，去头面诸风气痤疱。凡索面、豆粉近杏仁则烂。顷一官兵食粉成积，医师以积气丸、杏仁相半研为丸，熟水下，数服愈。《野人闲话》云：翰林学士辛士逊，在青城山道院中，梦皇姑谓曰，可服杏仁，令汝聪明，老而健壮，心力不倦。求其方则用杏仁一味，每盥漱毕，以七枚纳口中，良久脱去皮，细嚼和津液顿咽。日日食之，一年必精神抖擞，轻健非常。杏核内双仁者杀人。

花 主补不足，女子伤中，寒热痹厥逆。

叶 主卒肿满，身面洪大，煮浓汁热渍，亦少少服之。

枝 治堕伤，取一握，水一升煮减半，入酒三合和匀，分服大效。

根 治食杏仁多，致迷乱将死，切碎煎汤服，即解。

附方：治喉痹及卒哑。杏仁去皮熬黄三分，和桂末一分，研泥，裹含之，咽汁。

治左瘫右痪，半身偏枯不遂，失音不语。生吞杏仁七枚，不去皮尖，逐日加至七七枚，周而复始。食后仍饮竹沥，以瘥为度。

治头面诸风，眼瞤口斜。杏仁研，水煮沐头，良。

治破伤风，角弓反张。杏仁杵碎，蒸令气溜，绞汁服一大盏，兼摩疮上良。

治小便不通。杏仁十四粒，去皮尖，炒黄研细，米饮服之。

治血崩不止。诸药不效，服此立止。用杏仁上黄皮，烧存性，为末。每三钱，空心酒下。

谷道有虫生疮，痛痒不一。杏仁杵膏，频傅之。

治女人玉户生疮。杏仁烧黑研膏，傅之。

治目生翳障。杏仁半升，面包煨熟，去面研烂，去油。每用少许，入铜绿少许，研匀点之。

治小儿脐烂成风。杏仁去皮研傅良。

治白癜风。每早嚼杏仁十四枚，揩令赤色。夜卧再用。

治箭镝中入肉中，或在咽膈诸隐处。杵杏仁傅之，即出。

治五劳七伤，一切虚损、咳逆诸症。杏仁一斗二升，童便煮七次，以蜜四两拌匀，再以童便五升，于碗内重蒸，取出日晒夜露数日，任意嚼食即愈。

治面生黑痣。杏仁烧黑研膏，擦破，日日涂之。

治狗咬不愈。捣烂杏仁涂之。

治食戌肉太多，心下坚张，口干发热妄[1]语。杏仁一升去皮尖，水二升煎沸，去滓取汁分二服，下肉为度。

妇人无子。二月丁亥日，取杏花、桃花阴干为末。戊子日和井华水服方寸匕，日三服。

治粉滓面皯。杏花、桃花各一升，东流水浸七日，洗面三七遍，极妙。

巴旦杏

一名八担杏。出回回旧地，今关西诸土亦有。树如杏而叶差小，实亦尖小而肉薄。其核如梅核，壳薄而仁甘美。点茶食之，味如榛子。西人以充方物。

巴旦杏，味甘，平、温，无毒。止咳下气，消心腹逆闷。

梅

梅，杏类也。树、叶皆略相似。先众木而花。其实酢，曝干为脯，入羹臛齑中。范成大《梅谱》云：江梅，野生者，不经栽接，花小而香，子小而硬。消梅，实圆松脆，多液无滓，生啖最佳，不入煎造。绿萼梅，枝跗皆绿。重叶梅，花叶重叠，结实多双。红梅，花色如杏。杏梅，色淡红，实扁而斑，味全似杏。鸳鸯梅，即多叶红梅也，一蒂双实。梅实采半黄者，以烟熏之为乌梅；青者盐腌为白梅。亦可蜜煎、糖藏，以充果饤。熟者笮汁晒收为梅酱。乌梅、白梅可以入药，可以适口。梅酱夏月调水解暑济渴，能杀水中虫毒。今之梅林，莫盛于吴洞庭、具区之间，玄墓、邓尉之下。每遇腊尽春初，清香数百里。曳屐者，裹粮以游，呼卢浮白，吟咏著述，动以经旬而不能返，颇为吴中之胜。此中最佳者，地曰观淳，尤称妙绝。结实形大如杯，正圆如弹，青同翡翠，洁比无瑕。嚼之则津液倍生，坠地则殆无完璧，大江南北为第一云。

〔1〕妄：原作“安”，据《本草纲目》改。

梅实 味酸，平，无毒。生食之，止渴。多食，损齿伤筋，蚀脾胃，令人发膈上痰热。服黄精人忌食之。食梅齿齼者，嚼胡桃肉解之。

乌梅 造法：取青梅篮盛，于灶突上熏黑。若以稻灰淋汁润湿蒸过，则肥泽不蠹。味酸，温，干涩，无毒。主下气，除热烦满，安心，止肢体痛，偏枯不仁，死肌，去青黑痣，蚀恶肉，去痹，利筋脉，止下痢，好唾口干。水渍汁饮，治伤寒烦热，止渴调中，去痰治疟瘴，止吐逆霍乱，除冷热痢。治虚热骨蒸，消酒毒，令人得睡。和建茶、干姜为丸服，止休息痢，大验。敛肺涩肠，止久嗽，反胃噎膈，蛔厥吐利，消肿涌痰。杀虫，解鱼毒、马汗毒、硫黄毒。

白梅 即霜梅。又名盐梅。《书》曰："若作和羹，尔惟盐梅"者是也。造法：取大青梅以盐汁渍之，日晒夜渍，十日成矣。久乃上霜。味酸、咸，平，无毒。主和药点痣，蚀恶肉。刺在肉中者，嚼傅之即出。治刀箭伤，止血，研烂傅之。乳痈肿毒，杵烂贴之。治中风惊痫，喉痹痰厥僵扑，牙关紧闭者，取梅肉揩擦牙龈，涎出即开。又治泻痢烦渴，霍乱吐下，下血血崩，功同乌梅。

核仁 味酸，平，无毒。主明目，益气，不饥。除烦热。

花 味酸，涩，无毒。梅花汤：用半开花，溶蜡封花口，投蜜罐中，过时以一两朵同蜜一匙以沸汤点服。又梅花粥法：用落英入熟米粥再煮食之。故杨诚斋有"蜜点梅花带露餐"及"脱蕊收将熬粥吃"之句，皆取其助雅致、清神思而已。

叶 味酸，平，无毒。主休息痢及霍乱，煮浓汁饮之。清水揉梅叶，洗蕉葛衣，经夏不脆，有验。夏衣生霉点，梅叶煎汤洗之即去，甚妙。

根 主风痹。初生小儿，取根同桃、李根煮汤浴之，无疮热之患。煎汤饮，治霍乱，止休息痢。梅根出土者杀人。

附方：治喉痹乳蛾。冰梅丸：用青梅二十个，盐十二两，腌五日，取梅汁，入明矾三两，桔梗、白芷、防风各二两，猪牙皂荚三十条，俱为细末，拌汁和梅入瓶收之。每用一个，噙咽津液。凡中风牙关不开，用此擦之尤妙。

治久痢不止。乌梅二十个，水一盏，煎六分服。又方：乌梅、白梅各七个捣烂，入麝少许，丸梧子大。每二三十丸，白汤下，日三。

治大便下血，及女子血崩，小便尿血。用乌梅肉烧存性为末，醋煮，米糊丸梧子大。每空心米饮下二十丸，日三。

治霍乱吐痢。盐梅煎汤，细细饮之。

治蛔虫上行，出于口鼻。用乌梅煎汤，频饮并含。

治膈气，喉中如有一核噎住者，名梅核膈。取半青半黄梅子，每个用盐一两腌一日夜，晒干又浸又晒，至卤尽乃止。后将每每二个用铜青钱三个夹住，麻线缚定。入磁罐内封埋地下，百日取出。每用一枚，含之咽汁，入喉即消，其妙绝伦。

杨起《简便方》云：起臂生一疽，脓溃百日方愈。中有恶肉，突出如蚕豆大，月余不消，医治不效。因阅《本草》得一方：用乌梅肉烧存性研，傅恶肉上。试之。一日夜去其大半，再上一日而平。乃知世有奇方如此。遂留心搜刻诸方，始基于此方也。

榔梅

出均州太和山。相传真武折梅枝插于榔树。誓曰：吾道若成，花开果结。后果如其言。今树尚在五龙宫北，木榔梅实，杏形桃核。道士每岁采而蜜煎，以充贡献焉。榔乃榆树也。

榔梅实　味甘、酸，平，无毒。生津止渴，清神下气，消酒。

桃

桃品甚多，易于栽种，且早结实。五年宜以刀劙其皮，出其脂液，则多延数年。其花有红、紫、白、千叶、单瓣之殊，其实有红桃、绯桃、碧桃、缃桃、白桃、乌桃、金桃、银桃、胭脂桃，皆以色名者也。有绵桃、油桃、方桃、扁桃、偏核桃、脱核桃、毛桃、李光桃、半斤桃，皆以形名者也。有五月早桃、十月冬桃、秋桃、霜桃，皆以时名者也。并可供食。惟山中毛桃小而多毛，核黏味恶。其仁充满多脂，可入药用。冬桃，一名西王母挑，一名仙人桃，即昆仑桃，形如栝楼，表里皆赤，得霜始熟。方桃形微方。扁桃出南番，形扁肉涩，核壮如盒，其仁甘美。番人珍之，名波淡树，树甚高大。偏核桃出波斯国，形薄而尖，头偏，状如半月，其仁酷似新罗桃[1]子，可食，性热。元朝御库蟠桃，核大如碗，以为神异。汉明帝时，常山献巨核桃，霜下始花，隆暑方熟。《玄中记》载积石之桃，大如斗斛器。九疑有桃核，半扇可容米一升。及蜀后王有桃核杯，半扇容水五升，良久如酒味可饮。此皆桃之极大者。昔人谓桃为仙果，殆此类欤？生桃切片瀹过，曝干为脯，可充果食。又桃酢法：取烂桃纳瓮中，盖口七日，漉去皮核，密封二七日酢成，香美可食。《种树书》云：柿接桃则为金桃，李接桃则为李桃，梅接桃则脆。桃树生虫，煮猪头汁浇之即止。皆物性之微妙也。

桃实　味辛、酸、甘，热，微毒。作脯食，益颜色。肺之果，肺病宜食之。食桃饱，入水浴，令人成淋及寒热病。生桃多食，令人发热膨胀，发丹石毒，及生痈疖，有损无益，五果列桃为下以此。桃与鳖同食，患心痛。服术人忌食之。

冬桃　食之解劳热。

桃核仁　味苦、甘，平，无毒。主瘀血血闭，癥瘕邪气，杀小虫，止咳逆上气，消心下坚硬，除卒暴击血，通月水，止心腹痛，治血结、血秘、血燥，通润大便，破蓄血，杀三虫。每夜嚼一枚和蜜，涂手、面良。主血滞风痹骨蒸，肝疟寒热，鬼疰疼痛，产后血病。

桃毛　味辛，平，微毒。主破血闭，下血瘕，寒热积聚，无子，带下诸疾。疗崩中，破癖气，治恶鬼邪气。

桃枭　一名桃奴。此是桃实着树经冬不落者，正月采之。味苦，微温，有小毒。主杀百鬼精物，五毒不祥。疗中恶腹痛，治肺气腰痛，破血，疗心痛，酒磨暖服之。治吐血诸药不效，烧存性，研末，米汤调服，立效。又治小儿虚汗，妇人妊娠下血，破伏梁结气，止邪疟。烧烟熏痔疮。烧黑油调，傅小儿头上肥疮软疖。

花　味苦，平，无毒。杀疰恶鬼，令人好颜色，悦泽人面，除水气，破石淋，利大小便，下三虫，消肿满，下恶气。治心腹痛及秃疮。利宿水痰饮积滞，治风狂。研

〔1〕桃：《本草纲目》金陵本作“松”。

末，傅头上[1]肥疮，手足瘑疮。

叶 味苦，平，无毒。除尸虫，出疮中小虫。治恶气，小儿寒热客忤，疗伤寒、时气、风痹无汗，治头风，通大小便，止霍乱腹痛。

茎及根白皮 味苦，平，无毒。除邪鬼中恶腹痛，去胃中热，治疰忤心腹痛，解蛊毒，辟疫疠，疗黄疸身目如金，杀诸疮虫。

桃胶 桃茂盛时，以刀割树皮，久则胶溢出，采收，以桑灰汤浸过，曝干用。如服食，当依本方修炼乃妙。味苦，平，无毒。炼服，保中不饥，忍风寒，下石淋，破血，治中恶疰忤，主恶鬼邪气，和血益气，治下痢，止痛。

桃符 主中恶，精魅邪气，水煮汁服之。

桃橛 音掘，即杙也。人多钉于地上，以镇家宅，三载者良。治卒心腹痛，鬼疰，破血，辟邪恶气胀满，煮汁服之，与桃符同功。

附方：治人好魇寐。桃仁炒去皮尖三七枚，临卧时，以小便向东服之。

妇人产难。用桃仁一个劈开，一片书“可”字，一片书“出”字，吞之即生。

治尸疰鬼疰，乃五尸之一，又挟鬼邪为祟。其病变动有三十六种至九十九种。大略使人寒热淋沥，沉沉默默，不知所苦而无处不恶。积月累年，以至于死，死后复传傍人。急以桃仁五十枚研泥，水煮取四升，服之取吐，尸虫乃出。不尽，三四日再吐。又方：用桃仁一两去皮尖杵泥，水一升半煮汁，入米作粥，每旦空心食之。

治卒心痛。桃仁七枚去皮尖研泥，水服之。

治血崩不止者。桃核烧存性研细，酒服方寸匕。

治产后百病。桃仁一千二百枚，去皮尖及双仁者，熬捣极细，以清酒一斗半，研如粥，纳小瓶中，面封，入汤中煮一伏时。每服一匙，温酒和服，日再。

治产后阴肿，桃仁烧研傅之；妇人阴痒，桃仁研泥，塞之。

治男子玉茎肿作痒。桃仁炒为末。酒服方寸匕。

辟除瘴厉。桃仁一斤，吴茱萸、青盐各四两，同炒熟，密封一七，取出拣去茱、盐，将桃仁去皮尖，每嚼一二十枚。山居尤宜之。

治产后秘涩，大小便不通。用桃花、葵子、滑石、槟榔等分，为末。每空心葱白汤服二钱。

治腰痛。三月三日，取桃花一斗一升，井华水三斗，曲六升，米六斗，炊熟，如常酿酒。每日空心任意饮之。

治大肠闭结，干粪不出，胀痛呻吟。用毛桃花一两新鲜者，和面二两，作馄饨煮熟，空心食之。日午腹鸣如雷，当下恶物也。

治面生粉刺瘟子如米粉。桃花、丹砂等分，为末。每服一钱，井水下，日三服。二十日小便当出黑汁，面色莹白也。三月三日收桃花，七月七日收鸡血，和涂面上。三二日后脱下，则光华颜色也。

〔1〕上：原作“下”，刘衡如校考为“上”，今从之。

治疗肠沙。桃叶水煎服。

治女人阴中生疮，如虫咬痒痛者。桃叶捣烂，绵裹纳之。

治黄疸。晴明时清晨，勿令鸡、犬、妇人见，取东引桃根细如箸若钗股者一握，切细。以水一大盏，煎八分，空心服。三五日后，其黄自退。百日平复。

治食桃太多成病。桃枭烧灰二钱，水服取吐即愈。

炼服桃胶法：取胶十斤，绢袋盛，于栎木灰汁五斗中，煮三五沸，取挂高处，候干再煮，如此三度。曝干研筛，蜜和丸梧子大，每空心酒下二十丸。久服轻身不老，百病涓消，数月断谷，久则晦夜有光如月。其妙不可尽述。

栗

梵书名笃迦。栗处处有之，而兖州、宣州者最盛。木高二三丈，叶极类栎。四月开花青黄色，长条似胡桃花。实有房汇[1]，大者若拳，中子三四；小者若桃李，中子惟一二。将熟则罅拆子出。但可种成，不可移栽。《事类合璧》云：栗木高二三丈，苞生多刺如猬毛，每枝不下四五个，苞有青、黄、赤三色。中子或单或双，或三或四。其壳生黄熟紫，壳内有膜裹，至九月霜降乃熟。其苞自裂而子坠者，乃可久藏，苞未裂者易腐也。其花作条，大如箸头，长四五寸，可以点灯。栗之大者为板栗，中心扁子为栗楔。稍小者为山栗。山栗之圆而末尖者为锥栗。圆小如橡子者为莘栗。小如指顶者为茅栗。栗欲干收，莫如曝之。欲生收，莫如润沙藏之，至夏初尚如新也。刘恂《岭表录》云：广中无栗，惟勤[2]州山中有石栗，一年方熟，圆如弹子，皮厚而味如胡桃。得非栗乃水果，不宜于炎方耶?

栗实　味咸，温，无毒。主益气，厚肠胃，补肾气，令人耐饥。生食，治腰脚不遂。疗筋骨断碎，肿痛瘀血，生嚼涂之，立效。吴栗虽大味短，不如北栗。凡栗日曝干食，即下气补益；不尔犹有木气，不补益也。火煨去汗，亦杀木气。生食则发气。蒸炒熟食则壅气。凡患风水人不宜食，味咸生水也。栗作粉食，胜于菱、芡；但以饲小儿，令齿不生。小儿不可多食。生则难化，熟则滞气，膈食生虫，往往致病。孙真人曰：栗，肾之果也。肾病宜食之。陶弘景曰：相传有人患腰脚弱，往栗树下任意食之，如是者数日，便能步履。此是补肾之义，然应生啖。若服饵则宜蒸曝之。寇宗奭曰：栗之补肾，为其味咸，又滞其气也。李时珍曰：栗于五谷属水。水潦之年则栗不熟，类相应也。有人内寒，暴泄如注，令食煨栗二三十枚，顿愈。肾主大便，栗能通肾，于此可验。《经验方》治肾虚腰脚无力，以袋盛生栗悬干。每旦吃十余颗，次吃猪肾粥助之，久必强健。盖风干之栗，胜于日曝，而火煨油炒，胜于煮蒸。仍须细嚼，连液吞咽，则有益。若顿食至饱，反致伤脾矣。苏子由诗云：老去自添腰脚病，山翁服栗旧传方。客来为说晨兴晚，三咽徐收白玉浆。此得食栗之诀也。王祯《农书》云：《史记》载秦饥，应侯请发五苑枣栗，则《本草》栗厚肠胃、补肾气、令人耐饥之说，殆非虚语矣。

〔1〕汇：《本草纲目》作“猬”。

〔2〕勤：原作“靳”，据刘衡如考校改。

栗楔 音屑。一球三颗，其中扁者栗楔也。主筋骨风痛。活血尤效。每日生食七枚，破冷痃癖。又生嚼，罯恶刺，出箭头，傅瘰疬肿毒痛。

栗荴 音孚。栗内薄皮也。味甘，平，涩，无毒。捣散，和蜜涂面，令光急去皱纹。

栗壳 栗之黑壳也。气味同荴。主反胃消渴，煮汁饮之，又止泻血。

毛球 栗外刺包也。煮汁，洗火丹毒肿。

花 治瘰疬。

树皮 治丹毒五色无常。剥皮有刺者，煎水洗之。

根 治偏肾气，酒煎服之。

附方：治骨鲠在咽。用栗子内薄皮烧存性，研末，吹入咽中即下。钓鲠丸：用栗子肉上皮半两为末，鲇鱼肝一个，乳香二钱半，同捣，丸梧子大。看鲠远近，以线系绵裹一丸，水润吞之，提线钓出也。

治小儿疳疮。生嚼栗子傅之。芦刺入肉方同上。

治被马咬。独颗栗子烧研傅之。野兽爪伤方同上。

治小儿口中生疮。大栗煮熟，日日与之食，甚效。

治衄血不止。宣州大栗七枚刺破，连皮烧存性，出火毒，入麝香少许研匀。每服二钱，温水下。或用栗子壳炭研末，粥饮下。

治刀斧伤。大栗子打烂傅之。

治老人肾虚腰痛。用栗子同牡狗腰子、葱、盐煮食，一月即瘥。

治小儿脚弱无力，三四岁尚不能行步。日以生栗与食。

治跌扑斗殴伤。生嚼栗子涂之，良。

治栗子颈。用栗蓬内隔断薄衣嚼傅之。

治膈气。用栗子黑壳煅，同舂米槌上糠，等分，蜜丸桐子大。每空心下三十丸。

治眼赤疼痛，火气上升，白睛上血丝。用栗子七个，同黑鱼煮作羹食，佳。

治瘰疬久不愈。采栗花同贝母为末，每日酒下一钱。

天师栗

天师栗，惟西蜀青城山中有之，他处无有也。云张真人学道于此所遗，故名。似栗而味美，惟独房若橡为异耳。今武当山所卖娑罗子，恐即此物也。

天师栗，味甘，温，无毒。久食，已风挛。

枣

近北州郡皆出枣，惟青州之种特佳。晋州、绛州者虽大，而不及青州肉厚也。江南出者，坚燥少脂。今园圃种莳者，其种甚多。美者有水菱枣、御枣之类，南人煮而曝干，皮薄而皱，味更甘于他枣，谓之天蒸枣。羊角枣长三寸。密云所出小枣，脆润核细，味亦甘美，皆可充果食。作干枣法：须治净地，铺菰箔之类承枣，日晒夜露，择去胖烂，曝干收之。切而晒干者为枣脯。煮熟榨出者为枣膏。蒸熟者为胶枣，加以糖、蜜拌蒸则更甜；以麻油叶同蒸，则色更润泽。捣胶枣[1]晒干者

〔1〕胶枣：原互乙，据刘衡如考证改。

为枣油，其法：取红软干枣入釜，以水仅淹平，煮沸漉出，砂盆研细，生布绞取汁，涂盘上晒干，其形如油，以手摩刮为末收之。每以一匙，投汤碗中，酸甜味足，即成美浆，用和米麨，最止饥渴、益脾胃也。

生枣　味甘、辛，热，无毒。多食令人寒热，腹胀滑肠，损脾元。羸瘦人尤不可食。

大枣即晒干大枣也　味甘，平，无毒。主心腹邪气，安中，养脾气，平胃气，通九窍，助十二经，补少气、少津液、身中不足，大惊，四肢重，和百药。久服轻身延年。有齿病、疳病、虫䘌人不宜食，中满者不宜食。小儿不宜多食。又忌与葱同食，令人五脏不和。与鱼同食，令人腰腹痛。李时珍曰：今人蒸枣多用糖、蜜拌过，久食最损脾、助湿热也。又啖枣多，令人齿黄生虫。枣为脾之果，脾病宜食之。若无故频食。则生虫损齿，贻害多矣。

核仁三年者佳　主腹痛邪气，恶气卒疰忤。

核　烧研，掺胫疮良。

叶　味甘，温，微毒。覆麻黄，能令出汗。和葛粉，揩热痱疮，良。

木心　味甘，涩、温，有小毒。治中蛊腹痛，面目青黄，淋露骨立。剉取一斛，水淹三寸，煮至二斗澄清，煎五升。旦服五合，取吐即愈。又煎红水服之，能通经脉。

根　治小儿赤丹从脚趺起，煎汤频浴之。

皮　同老桑树皮，并取北向者，等分，烧研。每用一合，井水煎，澄清，洗目。一月三洗，昏者复明。忌荤、酒、房事。

附方：调和胃气。以干枣肉烘燥为末，量多少入生姜末，白汤点服，良。

天枣

产南直棣萧县东南二十五里，其树枝干蟠屈，每正二月之交，开小花，结实如酸枣，可食。每年四月初七，全树皆熟，初八日遂空，亦一异也。

天枣，味酸、甘，平，无毒。主益肝，养筋骨，补脾胃，生津液，滋肾经。

乐氏枣

生山东青州府。长肥香细，多膏味美，为天下第一。相传乐毅破齐时，从燕地赍枣于此植之，后得其种，故名。

乐氏枣，味甘，温，无毒。主补元气，益中州，生津液，止燥渴。

仲思枣

北齐时有仙人仲思得此枣种之，因以为名。形如大枣，长二寸，正紫色，细文小核，味甘。今亦少有。隋时信都郡献仲思枣，长四寸，围五寸，肉肥核小有味，胜于青州枣，亦名仙枣。有西王母枣、谷城紫枣，皆此类也。

仲思枣，味甘，温，无毒。主补虚益气，润五脏，好颜色。

南枣

产浙之浦江县。大于拇指，味甘而肉厚，核小而肌细。今人通称南枣。枣类极多，独擅他种，人亦甚重之。凡聘姻奠雁及申献吉礼者，无不用之，诚果中之佳品，补益之奇珍。

南枣，味甘，温，无毒。主补中益气，养精神，和胃弱，通调血脉，安和脏腑，止脾虚泻痢，伤寒阴邪沉困。久食延年不饥。欲试真伪，摇之有声，淅淅然是也。

红枣

出北地。较黑枣差小，皮色正赤，内肉微红，肌理粗而带松，投水多浮水面，味亦甘美。

红枣，味甘，平，无毒。主补脾胃，益元气，生津液，令人不饱。小儿痘后，宜多食之。

山果类三十三种

梨

梨处处有之，而种类殊别。宣城出者曰乳梨，皮厚而肉实，其味极美。一曰鹅梨者，南北州郡皆有，皮薄而浆多，味差短，其香则过之。其余水梨、消梨、紫糜梨、赤梨、青梨、茅梨、甘棠梨、御儿梨之类甚多。一种桑梨，惟堪蜜煮食之，止口干，生食不益人，冷中。又有紫花梨，疗心热。唐武宗有此疾，百药不效。青城山邢道人以此梨进，绞汁服之，帝疾遂愈。复求之，不可得。常山郡忽有一株，因缄封以进。帝多食之，解烦躁殊效。岁久木枯，不复有种，今人不得而用之矣。李时珍曰：梨树高二三丈，尖叶光腻有细齿，二月开白花六出。上巳无风则结实必佳。故古语云：上巳有风梨有蠹，中秋无月蚌无胎。梨核每颗有十余子，种之惟一二子生梨，余皆生杜，此亦一异也。杜即棠梨也。梨品甚多，必须棠梨、桑树接过者，则结子早而佳。梨有青、黄、红、紫四色。乳梨即雪梨，鹅梨即绵梨，消梨即香水梨也。俱为上品，可以治病。其他青皮、早谷、半斤、沙糜诸梨，皆粗涩不堪，止可蒸煮及切烘为脯尔。一种醋梨，易水煮熟，则甜美不损人也。昔人言好梨，多产于北土，南方惟宣城者为胜。又魏文帝诏云：真定御梨大如拳，甘如蜜，脆如菱，可以解烦释悁。《三秦记》云：含消梨大如五升器，坠地则破，须以囊承取之。汉武帝尝种于上苑。此又梨之奇品也。《物类相感志》言：梨与萝卜间相间收藏，或削梨蒂插[1]于萝卜上藏之，皆可经年不烂。今北人每于树上包裹，过冬乃摘，亦妙。

梨实 味甘，微酸，寒，无毒。治热嗽，止渴，客热，中风不语。治伤寒热发，解丹石热气、惊邪。利大小便，除贼风，止心烦气喘热狂。润肺凉心，消痰降火，解疮毒，酒毒。卒暗风不语者，生捣汁频服。胸中痞塞热结者，宜多食之。作浆，吐风痰。切片贴汤火伤，止痛不烂。多食令人寒中。金疮、乳妇尤不可食。孙光宪《北梦琐言》云：有一朝士见奉御梁新，诊之，曰：风疾已深，请速归去。复见鄜州马医赵鄂诊之，言与梁同，但请多吃消梨，咀龁不及，绞汁而饮。到家旬日，惟吃消梨，顿爽也。李时珍曰：《别录》著梨，止言其害，不著其功。盖古人论病多主风寒，用药皆是桂、附，故不知梨有治风热、润肺凉心、消痰降火、解毒之功也。今人痰病、火

〔1〕插：原作“种”，今据《物类相感志》改。

病，十居六七。梨之有益，盖不为少，但不宜过食尔。按：《类编》云，一士人状若有疾，厌厌无聊，往谒杨吉老诊之。杨曰，君热证已极，气血消烁，此去三年，当以疽死。士人不乐而去，闻茅山有道士医术通神，而不欲自鸣。乃衣仆衣，诣山拜之，愿执薪水之役。道士留置弟子中。久之以实白道士。道士诊之，笑曰，汝便下山，但一日吃好梨一颗。如生梨已尽，则取干者泡汤，食滓饮汁，一年自平。士人如其戒，经一岁复见吉老。见其颜貌腴泽，脉息和平，惊曰，君必遇异人，不然岂有痊理？士人备告吉老。吉老具衣冠望茅山设拜，自咎其学之未至。此与《琐言》之说仿佛。观夫二条，则梨之功岂小补哉？然惟乳梨、鹅梨、消梨可食，余梨则亦不能去病也。

花　去面黑粉滓。

叶　捣汁服，解菌毒。治小儿疝。

附方：治消渴饮水。用香水梨，或鹅梨，或江南雪梨皆可，取汁以蜜汤熬成瓶收。不拘时以白汤调服。

治反胃吐食，药物不下。用大雪梨一个，以丁香十五粒刺入梨内，湿纸包四五重，煨熟食之。

治痰火咳嗽，年久不愈。用好梨去核，捣汁一碗，入椒四十粒，煎一沸去滓，纳黑饧一两，细细含咽即愈。又方：用梨一颗，刺五十孔，每孔纳椒一粒，面裹灰火煨熟，停冷去椒食之。又方：用梨去核纳酥、蜜各一两，面裹烧熟，冷食。又方：以梨切片，酥煎食之。又方：捣汁一升，入酥、蜜各一两，地黄汁一升，煎成含咽。

治赤眼肿痛。鹅梨一枚捣汁，黄连末半两，腻粉一字，和匀，绵裹浸梨汁中，日日点之。

治中风失音。生梨捣汁一盏饮之，日再服。

鹿梨

一名山梨。江宁府信州一种小梨名鹿梨，叶如茶，根如小拇指。彼人取皮治疮，八月采之。李时珍曰：山梨，即野梨也，处处有之。梨大如杏，可食。其木文细密，赤者文急，白者文缓。按：陆玑云，鹿梨，齐郡尧山、鲁国、河内皆有，人亦种之。实似梨而酢，亦有美脆味甘者。

鹿梨，味酸、涩，寒，无毒。煨食治痢。

棠梨

《尔雅》云：杜，甘棠也。赤者曰杜，白者曰棠。或云：牝者杜，牡曰棠。或云：涩者杜，甘者棠。杜者涩也；棠者糖也。末说近是。李时珍曰：棠梨，野梨也。处处山林有之。树似梨而小，叶似苍术叶，亦有团者，三叉者，叶边皆有锯齿，色颇黪白。二月开白花，结实如小楝子大，霜后可食。其树接梨甚嘉。有甘、酢，赤、白二种。按陆玑《诗疏》云：白棠，甘棠也，子多甘美而滑。赤棠，子涩而酢，木理亦赤，可作弓材。《救荒本草》云：其叶味微苦，嫩时熼熟，水浸淘净，油、盐调食，或蒸晒代茶。其花亦可熼食，或晒干磨面作烧饼食以济饥。又《丹铅录》言：尹伯奇采楟花以济饥。楟即山梨，乃今棠梨也。

棠梨实　味酸、甘、涩，寒，无毒。烧食，止滑痢。

枝叶　治霍乱吐泻不止，转筋腹痛，取一握，同木瓜二两煎汁，细呷之。

海红

一名海棠梨，今通称棠蒸梨。状如木瓜而小，二月开红花，实至八月乃熟。盛于蜀中。其出江南者名南海棠，大抵相类，而花差小。棠性多类梨。其核生者长慢，数十[1]年乃花。以枝接梨及木瓜者易茂。其根色黄而盘劲，且木坚而多节，外白中赤。其枝叶密而条畅。其叶类杜，大者缥绿色，小者浅紫色。二月开阴花五出，初如胭脂点点然，开则渐成缬晕，落则有若宿妆淡粉。其蒂长寸余，淡紫色，或三萼、五萼成丛。其蕊如金粟，中有紫须。其实状如梨，大如樱桃，味甘、酸，至秋可食。

海红，味酸、甘，平，无毒。食之，能治泄痢。

木瓜

木瓜处处有之，而宣城者为佳。木状如柰。春末开花，深红色。其实大者如瓜，小者如拳，上黄似着粉。宣人种莳尤谨，遍满山谷。始实成则镞纸花粘于上，夜露日烘，渐变红，花[2]文如生。本州以充土贡，故有宣城花木瓜之称。榠楂酷类木瓜，但看蒂间别有重蒂如乳者为木瓜，无者为榠楂也。李时珍曰：木瓜可种可接，可以枝压。其叶光而厚，其实如小瓜而有鼻。津润味不大者为木瓜。圆小于木瓜，味木而酢涩者为木桃。似木瓜而无鼻，大于木桃，味涩者为木李。鼻乃花脱处，非脐蒂也。木瓜性脆，可蜜渍之为果。去子蒸烂，捣泥入蜜与姜作煎，冬月饮尤佳。木桃、木李性坚，可蜜煎及作糕食。

木瓜，味酸，温，无毒。治湿痹脚气，霍乱大吐下，转筋不止。治脚气冲心，取嫩者一颗，去子煎服。又强筋骨，下冷气，止呕逆，心膈痰唾，消食，止水利后渴不止，作饮服之。止吐泻奔豚，及水肿冷热痢，心腹痛。调荣卫，助谷气。去湿和胃，滋脾益肺，治腹胀善噫，心下烦痞。木瓜最疗转筋。如转筋时，但呼其名及书上作“木瓜”字皆愈，此理亦不可解。木瓜得木之正，酸能入肝，故益筋与血。病腰肾脚膝无力，皆不可缺也。人以铅霜或胡粉涂之，则失酢味，且无渣，盖受金之制也。罗天益《宝鉴》云：太保刘仲海日食蜜煎木瓜三五枚，同伴数人皆病淋疾，以问天益。天益云：此食酸所致也，但夺食则已。阴之所生，本在五味；阴之所营，伤在五味。太过皆能伤人，不独酸也。俗言梨百损一益，楙百益一损楙，音茂。即木瓜也。故《诗》云：投我以木瓜，取其有益也。

木瓜核　主霍乱烦躁气急，每嚼七粒，温水咽之。

枝叶皮根　并酸，涩，温，无毒。煮汁饮，并止霍乱吐下转筋，疗脚气。

枝　作杖，利筋脉。

根叶　煮汤淋足胫[3]，可以已蹶。

木材　作桶濯足，甚益人。

花　治面黑粉滓。

---

〔1〕数十：刘衡如考作“十数”。

〔2〕花：下衍“色其”二字，据《证类本草》删。

〔3〕胫：原脱，据《证类本草》补。

附方：治霍乱转筋。用木瓜一两，酒一升，煎服。不饮酒者，水煎服，再煎汤以青布浸裹其足。

治脐下绞痛。用木瓜三片，桑叶七片，大枣三枚，水三升，煮半升，顿服即愈。

治翻花痔。木瓜为末，以鳝鱼身上涎调，贴之，以纸护住。

楂子

楂，音渣。一名木桃。乃木瓜之酢涩者，小于木瓜，色微黄，蒂、核皆粗，核中之子小圆也。按：王祯《农书》云，楂似小梨，西川、唐、邓间多种之。味劣于梨与木瓜，而入蜜汤，则香美过之。《庄子》云：楂、梨、橘、柚，皆可于口。《淮南子》云：树楂、梨、橘，食之则美，嗅之则香。皆指此也。

楂子，味酸、涩，平，无毒。主断痢，去恶心咽酸，止酒痰黄水。煮汁饮，治霍乱转筋，功与木瓜相近。多食伤气，损齿及筋。

榠楂

音冥渣。一名木李。乃木瓜之大而黄色无重蒂者也。楂子乃木瓜之短小而味酢涩者也。榅桲则楂类之生于北土者也。三物与木瓜皆是一类各种，故其形状功用不甚相远，但木瓜得木之正气为可贵耳。

榠楂，味酸，平，无毒。主解酒去痰。食之，去恶心，止心中酸水。煨食，止痢。煮汁服，治霍乱转筋。浸油梳头，治发白、发赤。其气辛香，置衣箱中辟蠹。

榅桲

音温孛。生北土，似楂子而小。今关陕有之，沙苑出者更佳。其实大抵类楂，肤慢而多毛，味尤甘。其气芬馥，置衣笥中亦香。食之须净去浮毛，不尔损人肺。花白色，最多生虫，鲜有不蛀者。李时珍曰：榅桲盖榠楂之类生于北土者，故其形状功用皆相仿佛。

榅桲，味酸、甘，微温，无毒。主温中，下气消食，除心间酸水，去臭，辟衣鱼。去胸膈积食，止渴除烦。将卧时，啖一两枚，生、熟皆宜。又主水泻肠虚烦热，散酒气，并宜生食。不宜多食，能发毒热，秘大小肠，聚胸中痰，壅涩血脉。不宜与车螯同食，发疝气。

山楂

音渣。一名棠梂。味似楂子，故亦名楂。世俗皆作查字，误矣。查音槎，乃水中浮木，与楂何关？李时珍曰：山楂树高数尺，叶有五尖，丫间有刺。三月开五出小白花。实有赤、黄二色，肥者如小林檎，小者如指头，九月乃熟，小儿采而卖之。闽人取熟者去皮核，捣和糖、蜜，作为楂糕，以充果物。其核状如牵牛子，黑色甚坚。一种大者，山人呼为羊杌子。树高丈余，花叶皆同，但实稍大而色黄绿，皮涩肉虚为异尔。初甚酸涩，经霜乃可食。功效大略相同。

山楂，味酸，冷，无毒。主消食积，补脾，治小肠疝气，发小儿疮疹。健胃，行结气。治妇人产后儿枕痛，恶露不尽，煎汁入砂糖服之，立效。化饮食，消内积癥瘕，痰饮痞满吞酸，滞血痛胀。化血块气块，活血。煮汁服，止水痢。沐头洗身，治疮痒。洗漆疮，多瘥。生食多令人嘈烦易饥，损齿，齿龋人尤不宜也。李时珍曰：凡脾弱食物不克化，胸腹酸刺胀闷者，于每食后嚼二三枚，绝佳。但不可多用，恐反克伐也。按，《物类相感志》言，煮老鸡、硬肉，入山楂数颗即易烂。则其消内积之功，益可推矣。珍邻家一小儿，因食积黄肿，腹胀如鼓。偶往羊杋树下，取食之至饱。归而大吐痰水，其病遂愈。羊杋乃山楂同类，其功效亦相同。博识之士，不可不知。

核 吞之，化食磨积，治㿗疝。

根 消积，治反胃。

茎叶 煮汁，洗漆疮。

庵罗果

一名庵摩罗迦果，皆梵音，华言清净是也。其树生若林檎而极大。西洛甚多，梨之类也。状亦似梨，先诸梨熟，七夕前后已堪啖。色黄如鹅梨，才熟便松软。今准提大士右第五手所执罗迦果，即此是也。李时珍曰：按，《一统志》云，庵罗果俗名香盖，乃果中极品。种出西域，亦柰类也。叶似茶叶。实似北梨，五六月熟，多食亦无害。今安南诸番有之。

庵罗果，味甘，温，无毒。食之止渴。又主妇人经脉不通，丈夫营卫中血脉不行。久食，令人不饥。凡天行病及食饱后，俱不可食。同大蒜、辛物食，令人患黄病。

叶 煎汤服，已渴疾。

柰

一名频婆，梵音。今北人亦呼之，犹云端好也。江南虽有，而北国最丰。李时珍曰：柰与林檎，一类二种也。树、实皆似林檎而大，西土最多，可栽可压。有白、赤、青三色。白者为紫柰，赤者为丹柰，青者为绿柰，皆夏熟。凉州有冬柰，冬熟，子带碧色。孔氏《六帖》言：凉州白柰，大如兔头。《西京杂记》言：上林苑紫柰，大如升，核紫花青。其汁如漆，着衣不可浣，名脂衣柰。此皆异种也。西土多柰，家家收切，暴干为脯，数十百斛，以为蓄积，谓之频婆粮。

柰，味甘，寒，无毒。主补中焦诸不足气，和脾。治卒食饱气壅不通者，捣汁服。益心气，耐饥，生津止渴。多食[1]令人肺胀，有病人尤甚。

林檎

一名文林郎果。此果味甘，能来众禽于林，故名林檎。又唐高宗时，李谨得五色林檎以贡，帝大悦，赐谨为文林郎，人因呼之曰文林郎果。今处处有之。树似柰，皆二月开粉红花。子亦如柰而差圆。六月、七月熟。亦有甘、酢二种：甘者早熟而味脆美；酢者差晚，须烂熟乃堪啖。李时珍曰：林檎即柰之小而圆者。其味酢者，即楸子也。其类有金林檎、红林檎、水林檎、蜜林檎、黑林檎，皆以色味立名。色似紫柰，有冬月再实者。林檎熟时，晒干研末点汤甚美，谓之林檎麨。林檎树生毛虫，埋蚕蛾于下，或以洗鱼水浇之即止。皆物性之妙也。

林檎，味酸、甘，温，无毒。主下气消痰，治霍乱腹痛。消渴者，宜食之。疗水谷痢、泄精，小儿闪癖。多食发热及生疮疖，闭百脉。

东行根 治白虫、蛔虫，消渴好睡。

---

〔1〕食：原误作“人”，据《本草纲目》改。

柹[1]

俗作柿，非也。柹南北皆有，其种亦多。红柹所在皆有。黄柹生汴、洛诸州。朱柹出华山，似红柹而圆小，皮薄可爱，味更甘珍。椑柹色青，可生啖。诸柹食之皆美而益人。又有一种小柹，俗呼为牛奶柹。世传柹有七绝：一多寿，二多阴，三无鸟巢，四无虫蠹，五霜叶可玩，六嘉宾，七落叶肥滑，可以临书也。李时珍曰：柹高树大叶，圆而光泽。四月开小花，黄白色。结实青绿色，八九月乃熟。生柹置器中自红者谓之烘柹，日干者谓之白柹；火干者谓之乌柹，水浸藏者谓之醂柹。其核形扁，状如木鳖子仁而硬坚。其根甚固，谓之柹盘。

烘柹 烘柹，非谓火烘也。即青绿之柹，收置器中，自然红熟如烘成，涩味尽去，其甘如蜜。味甘，寒、涩，无毒。主通耳鼻气，治肠胃不足，解酒毒，压胃间热，止口干。生柹性冷，不可同蟹食，令人腹痛作泻。一人食蟹，多食红柹，至夜大吐，继之以血，昏不省人。一道者云：惟木香可解。乃磨汁灌之，即渐苏醒而愈也。

白柹、柹霜 白柹，即干柹生霜者。去皮捻扁，日晒夜露至干，内瓮中，待生白霜乃取出。今人谓之柹饼，亦曰柹脯，又曰柹花。其霜谓之柹霜。味甘，平，涩，无毒。主补虚劳不足，消腹中宿血，涩中厚肠，健脾胃气。消痰止渴，治吐血，润心肺，疗肺痿心热咳嗽，润声喉，杀虫，温补。多食，去面䵟。治反胃咯血，血淋肠澼，痔漏下血。

霜 清上焦心肺热，生津止渴，化痰宁嗽，治咽喉口舌疮痛。

乌柹火熏干者 味甘，温，无毒。主杀虫，疗金疮、火疮，生肉止痛。治狗啮疮，断下痢。服药口苦及呕逆者，食少许即止。

醂柹 音览。醂，藏柹也。水收、盐浸之外，又有以熟柹用灰汁澡三四度，令汁尽着器中，经十余日即可食。主涩下焦，健脾胃，消宿血。

柹糕用糯米同干柹捣粉，蒸食之 与小儿食，治秋痢，下血。

柹蒂 煮汁服，治咳逆哕气。

木皮 治下血。晒焙研末，米饮服二钱。汤火疮，烧灰，油调傅。

根 治血崩、血痢、下血。

附方：解桐油毒。干柹饼食之，即愈。

治小儿秋痢。以粳米煮粥，熟时入干柹末，再煮两三沸食之。乳母亦食之。

治小便血淋。用干柹三枚烧存性，研末，陈米饮服。又方用白柹、乌豆、盐花煎汤，入墨汁服之。

治小便热淋涩痛。干柹、灯心等分，水煎饮之，良。

治脾虚泄痢，食不消化。用干柹三斤，酥一斤，蜜半斤，以酥、蜜煎匀，下柹煮十余沸，用不津器贮之。每日空心食三五枚，良。

治咳出血丝血屑。用青州大柹饼，饭上蒸熟批开。每用一枚，掺青黛一钱，卧时食之。

〔1〕柹：今通用“柿”字。下文有“俗作柿”，故保留原字。

治妇人产后气乱烦心。用干柹切碎，水煮汁呷之。

治小儿痘疮入目。白柹日日食之良。

治臁疮久烂不痊。用柹霜、柹蒂等分烧研，傅之立效。

治面生黑点。干柹日日食之。

治耳聋。干柹三枚细切，以粳米三合，豆豉少许煮粥，日日空心食之。

治咳逆不止。用柹蒂、丁香各二钱，生姜五片，水煎服。治虚人咳逆，加人参一钱。因胃寒，加良姜、甘草各等分。因气，加青皮、陈皮、半夏。

椑柹

椑，音卑。一名漆柹。出宣歙、荆襄、闽广诸州。柹大如杏，惟堪生啖，不可为干也。他柹至熟则黄赤，惟此虽熟亦青。捣碎浸汁谓之柹漆，可以染罾、扇。

椑柹，味甘，寒，涩，无毒。主压丹石药发热，利水，解酒毒，去胃中热，止烦渴，润心肺。久食，令人寒中。不可与蟹同食。

君迁子

一名牛奶柹。生南海。树高丈余。子中有汁，如乳汁甜美。《吴都赋》："平仲君迁"是也。李时珍曰：君迁即梬枣，其木类柹而叶长。但结实小而长，状如牛奶，干熟则紫黑色。一种小圆如指顶大者，名丁香柹，味尤美。《广志》云：梬枣，小柹也。肌细而厚，少核，可以供御。

君迁子，味甘、涩，平，无毒。止消渴，去烦热，令人润泽，轻健，镇心，悦人颜色。

安石榴

一名若榴，一名丹若。汉张骞出使西域，得安石国榴种以归，故名安石榴。《酉阳杂俎》言榴甜者名天浆。道家书谓榴为三尸酒，言三尸虫得此果则醉也。故范成大诗云：玉池咽清肥，三彭迹如扫。安石榴本生西域，今处处有之。木不甚高大，枝柯附干，自地便生作丛。种极易息，折其条盘土中便生也。花有黄、赤二色。实有甘、酢二种。又一种山石榴，形颇类而小，不作房，青、齐间甚多，蜜渍以当果甚美。李时珍曰：榴五月开花，有红、黄、白三色。单叶者结实。千叶者不结实，或结亦无子也。实有甜、酸、苦三种。河阴石榴名三十八者，其中只有三十八子也。又南中有四季榴，四时开花，秋月结实，实方绽，随复开花。有火石榴，赤色如火。海石榴，高一二尺即结实。皆异种也。按：《事类合璧》云，榴大如杯，赤色有黑斑点，皮中如[1]蜂窠，有黄膜隔之，子形如人齿，淡红色，亦有洁白如雪者。潘岳赋云：榴者，天下之奇树，九州之名果。千房同膜，千子如一。御饥疗渴，解酲止醉。

安石榴，味甘、酸，温，涩，无毒。甘者治咽喉燥渴，理乳石毒，制三尸虫。酸者治赤白痢腹痛，连子捣汁，顿服一枚。又止泻痢，崩中漏下。俱不可多食，损人肺，损人齿，令黑。凡服食药物人忌之。丹溪曰：榴者留也。其汁酸性滞，恋膈[2]成痰。

〔1〕如：原作"有"，据《本草纲目》改。

〔2〕膈：原脱，据《本草衍义补遗》补。

酸榴皮 止下痢漏精。治筋骨风，腰脚不遂，行步挛急疼痛，涩肠。取汁点目，止泪下。煎服，下蛔虫。止泻痢，下血脱肛，崩中带下之疾。

东行根 主蛔虫、寸白。青者，入染须用。治口齿病。止涩泻痢、带下，功与皮同。

花 阴干为末，和铁丹服，一年变白发如漆。铁丹，飞铁为丹也，亦铁粉之属。千叶者治心热吐血。又研末吹鼻，止衄血立效。亦傅金疮出血。

附方：治滑肠久痢，黑神散，用酸石榴一个煅尽烟，出火毒一夜，研末，仍以酸榴一块煎汤服，神效无比。

治衄血不止。酸石榴花三钱，黄蜀葵花一钱，为末。每服一钱，水一盏，煎服。

橘

江浙、荆襄、湖岭皆有之。木高一二丈，刺出茎间。夏初生白花，六七月成实，至冬黄熟。内瓣甘润香美，为果中之贵品者也。《事类合璧》云：橘树高丈许，枝多生刺。其叶两头尖，绿色光面，大寸余，长二寸许。四月着小花，色白甚香。结实至冬黄熟，大者如杯，包中有瓣，瓣中有核也。宋韩彦直著《橘谱》三卷甚详，其略云：柑、橘出苏州、台州，西出荆州，南出闽、广、抚州，皆不如温州者为上也。柑品有八，橘品十有四，多是接成。惟种成者，气味尤胜。黄橘扁小而多香雾，乃橘之上品也。朱橘小而色赤如火。绿橘[1]绀碧可爱，不待霜后，色味已佳，隆冬采之，生意如新。乳橘状似乳柑，皮坚瓤多，味绝酸芳。塌橘状大而扁，外绿心红，瓣巨多液，经春乃甘美。包橘外薄内盈，其脉瓣隔皮可数。绵橘微小，极软美可爱，而不多结。沙橘细小甘美。油橘皮似油饰，中坚外黑，乃橘之下品也。早黄橘秋半已丹。冻橘八月开花，冬结春采。穿心橘实大皮光，而心虚可穿。荔枝橘出横阳，肤理皱密如荔子也。俗传橘下埋鼠，则结实加倍。故《物类相感志》云：橘见尸而实繁。《涅槃经》云：如橘见鼠，其果实多。《周礼》言橘逾淮而北[2]，变为枳，地气使然也。

橘实 味甘、酸，温，无毒。甘者润肺。酸者止消渴，开胃，除胸中膈气。皆不可多食，能恋膈生痰，滞肺气。忌同蟹食，令人患软痈。

黄橘皮 味苦、辛，温，无毒。主胸中瘕热逆气，利水谷。下气，治呕咳，治气冲胸中，吐逆霍乱，疗脾不能消谷，止泄，除膀胱留热停水，五[3]淋，利小便，去寸白虫。清痰涎，治上气咳嗽，开胃，主气痢，破癥瘕痃癖。疗呕哕反胃嘈杂，时吐清水，痰痞痎疟，大肠秘涩，妇人乳痈。久服去臭，下气通神。入食料，解鱼腥毒。

青橘皮 味苦、辛，温，无毒。主气滞，下食，破积结及膈气，去下焦诸湿，治左胁肝经积气，小腹疝痛，消乳肿，疏肝胆，泻肺气。

橘瓤上筋膜 治口渴、吐酒。炒熟煎汤饮，甚效。

橘核 味苦，平，无毒。治腰痛，膀胱气痛，肾冷，炒研，每温酒服一钱，或酒煎服之。治酒皻风鼻赤。炒研，每服一钱，胡桃肉一个，擂酒服，以知为度。

---

〔1〕橘：原作“色”，据《说郛》改。

〔2〕北：原作“白”，据《周礼·考工记》改。

〔3〕五：原误作“起”，据刘衡如考校改。

橘叶　味苦，平，无毒。导胸膈逆气，入厥阴，行肝气，消肿散毒，乳痈胁痛，用之行经。

附方：治卒然心痛，或途中旅次，不便用药。只以橘皮去白，煎汤饮之，甚良。

治嵌甲作痛，不能行履者。浓煎陈皮汤浸良久，甲肉自离，轻手剪去，以虎骨末傅之，即安。

治肾经气滞腰痛。橘核、杜仲各一两炒，研末。每服二钱，盐酒下。

治肺痈。绿橘叶洗，捣绞汁一盏服之。吐出脓血即愈。

柑

柑，南方果也，而闽、广、温、台、苏、抚、荆州为盛，川蜀虽有不及之。其树无异于橘，但刺少耳。柑皮比橘色黄而稍厚，理稍粗而味不苦。橘可久留，柑易腐败。柑树畏冰雪，橘树略可。此柑、橘之异也。韩彦直《橘谱》云：乳柑，出温州诸邑，惟泥山者为最，以其味似乳酪故名。彼人呼为真柑，似以它柑为假矣。其木婆娑，其叶纤长，其花香韵，其实圆正，肤理如泽蜡，其大六七寸，其皮薄而味珍，脉不粘瓣，实不留滓[1]，一颗仅二三核，亦有全无者，擘之香雾噀人，为柑中绝品也。生枝柑，形不圆，色青肤粗，味带微酸，留之枝间，可耐久也。俟味变甘，乃带叶折，故名。海红柑，树小而颗极大，有围及尺者，皮厚色红，可久藏，今狮头柑亦似其类也。洞庭柑，种出洞庭山，皮细味美，其熟最早也。甜柑，类洞庭而大，每颗必八瓣，不待霜而黄也。木柑，类洞庭，肤粗顽，瓣大而少液，故谓之木也。朱柑，类洞庭而大，色绝嫣红，其味酸，人不重之。馒头柑，近蒂起如馒头尖，味香美也。

柑，味甘，大寒，无毒。利肠胃中热毒，解丹石，止暴渴，利小便。

皮　味辛、甘，寒，无毒。主下气调中。解酒毒及酒渴，去白，焙，研末，点汤入盐饮之。治产后肌浮，为末酒服。伤寒饮食劳复者，浓煎汁服。

山柑皮　治咽喉痛效。

核　作涂面药。

叶　治聤耳流水或脓血。取嫩头七个，入水数滴，杵取汁，滴入耳孔中，即愈。

附方：治妇人难产。柑瓤阴干，烧存性，研末，温酒服二钱。

橙

橙产南土，其实似柚而香，叶有两刻缺如两段，亦有一种气臭者。柚乃柑属之大者，早黄难留；橙乃橘属之大者，晚熟耐久。皆有大小二种。橙树高枝，叶不甚类橘，亦有刺。其实大者如碗，经霜早熟，色黄皮厚，蹙衄如沸，香气馥郁。可以和菹醢，可以为酱齑，可以为蜜煎，可以糖制为橙丁，可以蜜制为橙膏。嗅之则香，食之则美，诚佳果也。或合汤待宾。宿酒未醒者，食之即解。

橙实　味酸，寒，无毒。行风气，疗瘰疬瘿气，杀鱼、蟹毒。洗去酸水，切，和盐蜜，煎成贮食，止恶心，去胃中浮风恶气。多食伤肝气，发虚热。与猿肉同食，发头旋恶心。猿，乃水獭之属也。

〔1〕滓：原作“津”，据《本草纲目》改。

橙皮 味苦、辛，温，无毒。作酱、醋香美，散肠胃恶气，消食下气，去胃中浮风气，和盐贮食，止恶心，解酒病。糖作橙丁，甘美，消痰下气，利膈宽中，解酒。

核 主面皯粉刺，湿研，夜夜涂之。

附方：治闪挫腰痛不可忍。用橙核三钱炒研，酒下即愈。

柚

音又。皮厚味甘，不似橘皮薄。味辛而苦。其肉亦如橘，有甘有酸，酸者名壶柑。今人谓橙为柚，非矣。《楚辞》云：果之美者，江浦之橘，云梦之柚。郭璞云：柚出江南，似橙而实酢，大如橘。李时珍曰：柚，树、叶皆似橙。其实有大、小二种：小者如柑如橙；大者如瓜如升，有围及尺余者，亦橙之类也。今人呼为朱栾，形色圆正，都类柑、橙。但皮厚而粗，其味甘，其气臭，其瓣坚而酸恶不可食，其花甚香。南人种其核，长成以接柑、橘，云甚良也。盖橙乃橘属，故其皮皱厚而香，味苦而辛；柚乃柑属，故其皮粗厚而臭，味甘而辛。如此分柚与橙、橘自明矣。广南臭柚大如瓜，可食，其皮甚厚，染墨打碑，可代毡刷，且不损纸也。《列子》云：吴越之间有木焉，其名为櫾。碧树而冬青，实丹而味酸。食其皮汁，已愤厥之疾。渡淮而北，化而为枳。此言地气之不同如此。

柚，味酸，寒，无毒。主消食，解酒毒，治饮酒人口气，去肠胃中恶气，疗妊妇不思食，口淡。

皮 味甘、辛，平，无毒。主下气，消食快膈，散愤懑之气，化痰。

叶 治头风痛，同葱白捣，贴太阳穴。

花 蒸麻油作香泽面脂，长发润燥。

枸橼

音矩员。一名佛手柑。生岭南，柑、橘之属也。今闽、广、江南皆有之。形长如小瓜状，其皮若橙而光泽可爱，肉甚厚，白如萝卜而松虚。虽味短而香芬大胜，置衣笥中，则数日香不歇。寄至北方，人甚贵重。李时珍曰：枸橼产闽广间。木似朱栾而叶尖长，枝间有刺。植之近水乃生。其实状如人手，有指，俗呼为佛手柑。有长一尺四五寸者。皮如橙柚而厚，皱而光泽。其色如瓜，生绿熟黄。味甘带辛，清香袭人。南人雕镂花鸟，作蜜煎果食。置之几案，可供玩赏。

枸橼，味辛、甘，无毒。主下气，除心头痰水。煮酒饮，治痰气咳嗽。煎汤，治心下气痛。

金橘

一名金柑。生吴粤、江浙、川广间。其树似橘，不甚高大。五月开白花结实，秋冬黄熟，大者径寸，小者如指头，形长而皮坚，肌理细莹，生则深绿色，熟乃黄如金。其味酸甘，而芳香可爱，糖造、蜜煎皆佳。按：《魏王花木志》云，蜀之成都、临邛、江源诸处，有金柑。似橘而非，若柚而香。夏冬花实常相继，或如弹丸，或如樱桃，通岁食之。又刘恂《岭表录》云：山橘子大如土瓜，次如弹丸，小树绿叶，夏结冬熟[1]，金色薄皮而味酸，偏能破气。容、广人连枝藏之，入脍醋尤加香美。韩彦直《橘谱》云：金柑出江西，北人不识。景祐中始至汴都，因温成皇后嗜之，价遂

〔1〕熟：原误作“实”，据《本草纲目》改。

贵重。藏绿豆中可经时不变。又有山金柑，一名山金橘，俗名金豆。木高尺许，实如樱桃，内止一核。俱可蜜渍，香味清美。已上诸说，皆指今之金橘，但有一类数种之异耳。

金橘，味酸、甘，温，无毒。主下气快膈，止渴解酲，辟臭。

皮 尤佳。

枇杷

襄、汉、吴、蜀、闽、岭、江西南、湖南北皆有之。木高丈余，肥枝长叶，大如驴耳，背有黄毛，阴密婆娑可爱，四时不凋。盛冬开白花，至三四月成实作球，生大如弹丸，熟时色如黄杏，微有毛，皮肉甚薄，核大如茅栗。杨万里诗云：大叶耸长耳，一枝堪满盘。荔枝分与核，金橘却无酸。又古诗：摘尽枇杷一树金。

枇杷，味甘、酸，平，无毒。止渴下气，利肺气，止吐逆，凉上焦热，润五脏。多食发痰热，伤脾。同炙肉及热面食，令人患黄病。

叶 味苦，平，无毒。主卒啘不止，下气，煮汁服。嚼汁咽，亦瘥。治呕哕不止，妇人产后口干。又主渴疾，治肺气热嗽，及肺风疮，胸面上疮。和胃降气，清热解暑毒，疗脚气。

花 治头风，鼻流清涕。辛夷等分，研末，酒服二钱，日二服。

杨梅

生江南、岭南山谷。树若荔枝树，而叶细阴青。子形似水杨子，而生青熟红，肉在核上，无皮壳。五月采之。南人腌藏为果，寄至北方。李时珍曰：杨梅树叶如龙眼及紫瑞香，冬月不凋。二月开花结实，形如楮实子。五月熟，有红、白、紫三种，红胜于白，紫胜于红，颗大而核细，盐藏、蜜渍、糖收皆佳。东方朔《林邑记》云：邑有杨梅，其大如杯碗，青时极酸，熟则如蜜。用以酿酒，号为梅香酎，甚珍重之。赞宁《物类相感志》云：桑上接杨梅则不酸。杨梅树生癞，以甘草钉钉之则无。皆物理之妙也。

杨梅，味酸、甘，温，无毒。止渴，和五脏，能涤肠胃，除烦愦恶气。烧灰服，断下痢。盐藏食，去痰止呕哕，消食下酒。常含一枚，咽汁，利五脏下气。干作屑，临饮酒时服方寸匕，止吐酒。

核仁 治脚气。李时珍曰：按，王性之[1]《挥尘录》云，会稽杨梅为天下冠。童贯苦脚气，或云杨梅仁可治之。郡守王嶷馈五十石，贯用之而愈。取仁法：以柿漆拌核曝之，则自裂出也。

树皮及根 煎汤，洗恶疮疥癣。煎水，漱牙痛。服之，解砒毒。烧灰油调，涂汤火伤。

附方：治中砒毒，心腹绞痛，欲吐不吐，面青肢冷。用杨梅树皮煎汤二三碗，服之即愈。

樱桃

一名莺桃，一名含桃。《礼记》“仲春，天子以含桃荐宗庙”即此。故王维诗云：才是寝园

〔1〕性之：刘衡如谓当作“明清”。

春荐后，非干御苑鸟衔残。樱桃处处有之，而洛中者最胜。其木多阴，先百果熟，故古人多珍贵之。其实熟时待深红色者，谓之朱樱。紫色，皮里有细黄点者，谓之紫樱，味最甘美。又有正黄明者，谓之蜡樱；小而红者，谓之樱珠，味皆不及。极大者，有若弹丸，核细而肉厚，尤难得。李时珍曰：樱桃树不甚高。春初开白花，繁英如雪。叶团，有尖及细齿。结子一枝数十颗，三月熟时须守护，否则鸟食无遗也。盐藏、蜜煎皆可，或同蜜捣作糕食，唐人以酪荐食之。林洪《山家清供》云：樱桃经雨则虫自内生，人莫之见。用水浸良久，则虫皆出，乃可食也。试之果然。

樱桃，味甘，热，涩，无毒。主调中，益脾气，令人好颜色，美志。止泄精、水谷痢。食多发热。有暗风人不可食，食之立发。又能伤筋骨，败血气。寇宗奭曰：小儿食之过多，无不作热。此果三月尽、四月初熟，得正阳之气，先诸果而成，故性热也。朱丹溪曰：樱桃属火，性大热而发湿。旧有热病及喘嗽者，得之立病，且有死者也。李时珍曰：按，张子和《儒门事亲》云，舞水一富家有二子，好食紫樱，每日啖一二升。半月后，长者发肺痿，幼者发肺痈，相继而死。呜呼!百果之生，所以养人，非欲害人。富贵之家，纵其嗜欲取死，是何天耶命耶？邵尧夫诗云："爽口物多终作疾，快心事过必为殃"，真格言哉。观此，则寇、朱二氏之言，益可证矣。王维诗云：饱食不须愁内热，大官还有蔗浆寒。盖谓寒物同食，犹可解其热也。

叶　味甘，平，无毒。治蛇咬，捣汁饮，并傅之。又煮老鹅，用数片投釜中，易烂。

花　治面黑粉滓。

枝　治雀卵斑鼾，同紫萍、牙皂、白梅肉研和，日用洗面。

东行根　煮汁服，立下寸白虫。

银杏

一名白果，一名鸭脚子。原生江南，叶似鸭掌，因名鸭脚。宋初始入贡，改呼银杏，因其形似小杏而核色白也。今名白果。梅尧臣诗：鸭脚类绿李，其名因叶高。欧阳修诗：绛囊初入贡，银杏贵中州。是矣。银杏生江南。树高二三丈。叶薄纵理，俨如鸭掌形，有刻缺，面绿背淡。二月开花成簇，青白色，二更开花，随即谢落，人罕见之。一枝结子百十，状如楝子，经霜乃熟，烂去肉取核为果。其核两头尖，三棱为雄，二棱为雌。其仁嫩时绿色，久则黄。须雌雄同种，其树相望，乃结实；或雌树临水亦可；或凿一孔，内雄木一块泥之亦结。阴阳相感之妙如此。其树耐久，肌理白腻。术家取刻符印，云能召使鬼神。

银杏，味甘、苦，平，涩，有小毒。生食引疳解酒。熟食益人，温肺益气，定喘嗽，缩小便，止白浊。生食降痰，消毒杀虫。嚼浆涂鼻面手足皶疱鼾黯皴皱，及疥癣疳䘌阴虱。同鳗鲡鱼食，患软风。昔有饥者，以白果代饭食饱，次日皆死也。《三元延寿书》亦云：白果食满千个者死。小儿尤不可多食，多食立死。或遇其毒，连饮冷白酒几盏，吐出则生，不吐则死。

附方：治小便白浊。用生白果十枚，擂水饮，日一服，取效乃止。

治赤白带下，下元虚惫。白果、莲肉、红米各半两，胡椒一钱半，为末。用乌骨鸡一只，去肠盛药，瓦器煮烂，空心食之。

治阴虱作痒，阴毛际肉中生虫如虱，或红或白，痒不可忍者。生白果嚼细，频频擦之。

治手足皴裂。生白果嚼烂，夜夜涂之。

治狗咬，白果生嚼涂之。

治水疔暗疔，水疔色黄，麻木不痛；暗疔疮凸色红，使人昏狂。并先刺四畔，后用银杏去壳浸油中年久者，捣盦之。

胡桃

一名羌桃，一名核桃。此果本出羌胡，汉时张骞使西域始得种还，植之秦中，渐及东土，故名之。今陕、洛间甚多。大株厚叶多阴。实亦有房，秋冬熟时采之。李时珍曰：胡桃树高丈许。春初生叶，长四五寸，微似大青叶，两两相对，颇作恶气。三月开花如栗花，穗苍黄色。结实至秋如青桃状，熟时沤烂皮肉，取核为果。刘恂《岭表录》云：南方有山胡桃，底平如槟榔，皮厚而大坚，多肉少穰。其壳甚厚，须锥之方破。然则南方亦有，但不佳耳。今按胡桃出闽广者，大而壳厚，味涩，或肉嵌穰隔间，徒具美观，短于适口。产荆襄者，小而壳薄，味甘，内肉细腻，脱穰充果最佳。

胡桃，味甘，平、温，无毒。食之令人肥健，润肌，黑须发。多食利小便，去五痔。捣和胡粉，拔白须发，内孔中，则生黑毛。烧存性，和松脂研，傅瘰疬疮。又食之令人能食，通润血脉，骨肉细腻。补气养血，润燥化痰，益命门，利三焦，温肺润肠，治虚寒喘嗽，腰脚重痛，心腹疝痛，血痢肠风，散肿毒，发痘疮，制铜毒。同破故纸蜜丸服，补下焦。治损伤、石淋。食酸齿齼者，细嚼胡桃解之。小儿痧疹后不可食，须忌半年。犯之刮肠，痢不止。多食动痰饮，令人恶心、吐水、吐食物。又动风，脱人眉。同酒食多，令人咯血。

油胡桃　味辛，热，有毒。主杀虫攻毒，治痈肿、疠风、疥癣、杨梅、白秃诸疮，润须发。

胡桃青皮　味苦，涩，无毒。主染髭及帛，皆黑。

木皮　主水痢。春月斫皮汁，沐头至黑。煎水，可染褐。

壳　烧存性，入下血、崩中药。

附方：服胡桃法，凡服胡桃不得并食，须渐渐食之。初日服一颗，每五日加一颗，至二十颗止，周而复始。常服令人能食，肌肉细腻光润，须发黑泽，血脉流通，延年不老。

治石淋疼痛，便中有石子者。胡桃肉一升，细米煮浆粥一升，相和顿服即瘥。

治小儿误吞铜钱。多食胡桃，自化出也。胡桃与铜钱共食，即成粉，可证矣。

治女子血崩不止。用胡桃肉十五个，灯上烧存性，研作一服，空心温酒服下，神效。

治一切痈肿，背痈、附骨疽未成脓者。胡桃肉十个煨熟去壳，槐花一两，研末杵匀，热酒调服。

治白癜风。用胡桃壳外青皮一枚，硫黄一皂荚子大，研匀。日日傅之。

榛

榛树低小如荆，产闽广间，丛生。冬末开花如栎花，成条下垂，长二三寸。二月生叶如初生樱桃叶，多皱纹而有细齿及尖，其实作苞，三五相粘，一苞一实。实如栎实，下壮上锐，生青熟褐，其壳厚而坚，其实白而圆，大如杏仁，亦有皮尖。然多空者，故谚云十榛九空。按：陆玑《诗疏》云，榛有两种，一种大小枝叶皮树皆如栗，而子小，形如橡子，味亦如栗，枝茎可以为烛，《诗》所谓“树之榛、栗”者也。一种高丈余，枝叶如木[1]蓼，子作胡桃味，辽、代、上党甚多，久留亦易油坏者也。

榛，味甘，平，无毒。主益气力，实肠胃，令人不饥健行。

阿月浑子

一名胡榛子，一名无名子。生西国诸番，与胡榛子同树。一岁胡榛子，二岁阿月浑子也。按：徐表《南州记》云，无名木生岭南山谷，其实状若榛子，号无名子，波斯家呼为阿月浑子也。

阿月浑子，味辛，温，无毒。治诸痢，去冷气，令人肥健，治腰冷阴，肾虚痿弱，房中术多用之。

槠子

生江南。皮、树如栗，冬月不凋，子小于橡子。有苦、甜二种，治作粉食、糕食，甚佳。李时珍曰：槠子处处山谷有之。其木大者数抱，高二三丈。叶长大如栗，叶梢尖而厚坚光泽，锯齿峭利，凌冬不凋。三四月开白花成穗，如栗花。结实大如槲子，外有小苞，霜后苞裂子坠。子圆褐而有尖，大如菩提子。内仁如杏仁，生食苦涩，煮、炒乃带甘，亦可磨粉。甜槠子粒小，木文细白，俗名面槠。苦槠子粒大，木文粗赤，俗名血槠。其色黑者名铁槠。按：《山海经》云，前山有木，其名曰槠。郭璞注曰：槠子似柞子，可食，冬月采之。木作屋柱、棺材，难腐也。

槠子，味甘、苦，涩，平，无毒。食之不饥，令人健行，止泄痢，破恶血，止渴。

皮、叶 煮汁饮，治产妇血。

嫩叶 贴臁疮，一日三换，良。

钩栗

即甜槠子。生江南山谷。木大数围，冬月不凋，其子似栗而圆小。又有雀子，相似而圆黑者。

钩栗，味甘，平，无毒。食之不饥，厚肠胃，令人肥健。

橡实

一名橡斗子，一名柞子，即栎木子也。所在山谷皆有。木坚而不堪充材，亦木之性也。为炭则他木皆不及。李时珍曰：栎有二种，一种不结实者，其名曰棫；一种结实者，其名曰栩，其实为橡。二者树小则耸枝，大则偃蹇。其叶如槠叶，而文理皆斜勾。四五月开花如栗花，黄色。结实如荔枝核而有尖。其蒂有斗，包其半截。其仁如老莲肉，山人俭岁采以为饭，或捣浸取粉食，丰年可以肥猪。北人亦种之。其木高二三丈，坚实而重，有斑纹点点。大者可为柱栋，小者可为薪炭。其嫩叶可煎饮代茶。

橡实，味苦，微温，无毒。主下痢，厚肠胃，肥健人。淘去涩味，蒸熟食之，可以济饥。孙思邈曰：橡子非果非谷而最益人，服食未能断谷，啖之尤佳。无气而受

---

〔1〕木：原作“水”，据刘衡如考证改。

气，无味而受味，消食止痢，令人强健不极。李时珍曰：木实为果，橡盖果也。俭岁，人皆取以御饥。昔挚虞入南山，饥甚拾橡实而食；唐杜甫客秦州，采橡、栗自给，是矣。

斗壳　味涩，温，无毒。止肠风下痢，崩中带下。并可染皂及染须发。

木皮　味苦，平，无毒。治恶疮，因风犯露致肿者，煎汁日洗，令脓血尽乃止。又止痢，消瘰疬。

附方：治下痢脱肛。橡斗子烧存性，研末，用猪脂和傅。

槲实

槲，处处山林有之。木高丈余，与栎相类亦有斗。其木虽坚而不堪充材，止宜作柴为炭。李时珍曰：槲有二种，一种丛生小者名枹，一种高者名大叶栎。树、叶俱似栗，长大粗厚，冬月凋落。三四月开花亦如栗，八九月结实似橡子而稍短小，其蒂亦有斗。其实僵涩味恶，荒岁人亦食之。其木理粗，不及橡木，所谓“樗栎之材”者指此。

槲实，味苦、涩，平，无毒。蒸煮作粉，涩肠止痢，功同橡子。有小便淋沥者，不宜食之。

备考食物本草纲目卷之九

果部二四类

夷果类连附三十九种

荔枝

一名丹荔，一名离枝。李时珍曰：司马相如《上林赋》作离枝。又按：白居易云，若离本枝，一日色变，三日味变。则离枝之名，或取此义。荔枝生岭南及巴中。今闽之泉、福、漳州、兴化军，蜀之嘉、蜀、渝、涪州，及两广州郡皆有之。其品以闽中为第一，蜀州次之，岭南为下。其木高二三丈，自径尺至于合抱。类桂木、冬青之属，绿叶蓬蓬，四时荣茂不凋。其木性至坚韧，其花青白。结子喜双实，状如初生松球。壳有皱纹如罗，初青渐红。肉色淡白如肪玉，味甘而多汁。夏至将中，则子翕然俱赤，乃可食也。大树下子至百斛，五六月盛熟时，彼方皆燕会其下以为玩赏，极量取啖，虽多亦不伤人，少过则饮蜜浆便解。荔枝始传于汉世，初惟出岭南，后出蜀中。故左思《蜀都赋》云：旁挺龙目，侧生荔枝。白居易论之甚详。今闽中四郡所出特奇，蔡襄谱其种类至三十余品，肌肉甚厚，甘香莹白，非广、蜀之比也。福唐岁贡白曝荔枝、蜜煎荔枝，俱为上方珍果。白曝须嘉实乃堪，其市货者，多用杂色荔枝入盐、梅曝成，皮色深红，味亦少酸，殊失本真。经曝则可经岁，商贩流布，偏及华夏，味犹不歇。百果之盛，皆不及此。李时珍曰：荔枝炎方之果。其木耐久。其实生时肉白，干时肉红。日晒火烘，卤浸蜜煎，皆可致远。成朵晒干者谓之荔锦。白乐天《荔枝图序》云：荔枝生巴、峡间。树形团团如帷盖，叶如冬青。花如橘而春荣，实如丹而夏热。朵如蒲桃，核如枇杷。壳如红缯，膜如紫绡。瓤肉洁白如冰雪，浆液甘酸如醴酪。大略如彼，其实过之。若离本枝，一日而色变，二日而香变，三日而味变，四五日外，色香味尽去矣。又蔡襄《荔枝谱》云：广、蜀所出，早熟而肉薄，味甘酸，不及闽中下等者。闽中惟四郡有之，福州最多，兴化最奇，漳、泉次之。福州延亘原野，一家甚至万株。兴化上品，大径寸余，香气清远，色紫壳薄，瓤厚膜红，核如丁香母。剥之如水晶，食之如绛雪。荔枝以甘为味，虽百千树莫有同者，过甘与淡，皆失于中。若夫皮厚尖斜，肌理黄色，附核而赤，食之有渣，食已而涩，虽无酢味，亦自下等矣。最忌麝香，触之，花、实尽落也。又《夷坚志》云：莆田荔枝，名品皆出天成，虽以其核种之，亦失本体，形状百出，不可以理求也。荔枝熟时人未采，则百虫不敢近。人才采之，乌鸟、蝙蝠之类，无不伤残之也。故采荔枝者，必以日中而众采之。

荔枝，味甘，平，无毒。止渴，益人颜色，通神益智。治头重心躁，背膊老闷，瘰疬瘤赘，赤肿疔肿，发小儿痘疮。食荔枝过多，饮蜜浆一杯即解。李时珍曰：荔枝气味纯阳，鲜者多食，即龈肿口痛，或衄血也。病齿䘌及火病人尤忌之。

核 味甘，温、涩，无毒。治心痛、小肠气痛，妇人血气刺痛，以一枚煨存性，研末，酒调服。

壳 治痘出不爽快，煎汤饮之。又解荔枝热，浸水饮之。

花及皮、根 主喉痹肿痛，用水煮汁，细细含咽，取瘥止。

附方：治痘不起发。荔枝肉浸酒饮，并食之。忌生冷。

治疔疮恶肿。用荔枝五个或三个，不用双数，以狗粪中米淘净为末，与糯米粥同研成膏，摊纸上贴之。留一孔出毒气。又方用荔枝肉、白霜梅各三枚，捣作饼子。贴于疮上，根即出也。

治呃逆不止。用荔枝七个，连皮核烧存性，为末。白汤调下，立止。

治疝气如斗。荔枝核、青橘皮、茴香各等分，炒研。酒服二钱，日三次。

治妇人血气刺疼，心痛，腹胁腰背痛。用荔枝核烧存性半两，香附子炒一两，为末。每服二钱，盐汤、米饮任下。名蠲痛散。

《物类相感志》云：食荔枝多则醉，以壳浸水饮之即解。此即食物不消，还以本物消之之意。

治赤白痢。荔枝壳、橡斗壳、石榴皮、甘草各炒，煎服。

龙眼

一名圆眼。今闽、广、蜀道出荔枝处皆有之。木高二三丈，似荔枝而枝叶微小，凌冬不凋。春末夏初，开细白花。七月实熟，壳青黄色，文作鳞甲。形圆，大如弹丸。核若无患子而不坚，肉薄于荔枝，白而有浆，其甘如蜜。其宜甚繁，每枝三二十颗，作穗如蒲桃。

龙眼，味甘，平，无毒。主五脏邪气，安志厌食，除蛊毒，去三虫。久服强魂聪明，轻身不老，通神明，开胃益脾，补虚长智。生者沸汤瀹过食，不动脾。李时珍曰：食品以荔枝为贵，而资益则龙眼为良。盖荔枝性热，而龙眼和平也。治思虑劳伤心脾，有归脾汤用之，取甘味归脾，能益人智之义。

核 治胡臭。用六枚，同胡椒二七枚研，遇汗出即擦之。

龙荔

龙荔出岭南。状如小荔枝，而肉味如龙眼，其木之身、叶亦似二果，故名曰龙荔。二月开小白花，与荔枝同时熟，不可生啖，惟堪蒸食。

龙荔，味甘，热，有小毒。生食令人发痫，或见鬼物。

橄榄

一名忠果，一名谏果。初食其味苦涩，久之方回甘味。王元之作诗，比之忠言逆耳，世乱乃思之，故人名为谏果。橄榄生岭南。树似木槵子树而高，端直可爱。结子形如生诃子，无棱瓣，八月、九月采之。又有一种波斯橄榄，生邕州。色类相似，但核作两瓣，蜜渍食之。按：《南州异物志》云，闽、广诸郡及缘海浦屿间皆有之。树高丈余，叶似榉柳。二月开花，八月成实，状如长枣，两头尖，青色。核亦两头尖而有棱，核内有三窍，窍中有仁，可食。今人戏以核于灯上烧之，发焰宛似兰花，而奇巧更胜。又按：《岭表录异》云，橄榄树枝皆高耸。其子深秋方熟，南人重之，生咀嚼之，味虽苦涩，而芬香胜于含鸡舌香也。有野生者，子繁而树峻，不可梯缘，但刻根下方寸许，纳盐入内，一夕子皆自落，木亦无损。其枝节间有脂液如桃胶，南人采取和皮、叶煎汁，熬如黑饧，谓之榄糖，用泥船隙，牢如胶漆，着水益干也。李时珍曰：橄榄树高，将熟时以木钉钉之，或纳盐少许于皮内，其实一夕自落，亦物理之妙也。其子生食甚佳，蜜渍、盐藏皆可致远。其木枝状如黑胶者，土人采取，爇之清烈，谓之榄香。又有绿榄，色绿；乌榄，色青黑，肉烂而甘。取肉捶碎干放，自有霜如白盐，谓之榄酱。青榄核内仁干小，惟乌榄仁最肥大，有文层叠如海螵蛸状而味甘美，谓之榄仁。又有一种方榄，出广西两江峒中，似橄榄而有三角或四角，即是波斯橄榄之类也。

橄榄，味酸、涩、甘，温，无毒。生食、煮饮，并消酒毒，解䱀鲐鱼毒。嚼汁咽之，治鱼骨鲠。又主生津液，止烦渴，治咽喉痛。咀嚼咽汁，能解一切鱼、鳖毒。丹溪曰：味涩而甘，醉饱宜之。然性热，多致上壅发闷。李时珍曰：橄榄盐过则不苦涩，同栗子食甚香。按：《延寿书》云，凡食橄榄必去两头，其性热也。过白露摘食，庶不病痁。䱀鲐鱼，即河豚也。人误食其肝及子，必迷闷至死，惟橄榄及木煮汁能解之。其木作舟楫，拨着鱼皆浮出，故知物有相畏如此者。按：《名医录》云，吴江一富人，食鳜鱼被鲠，横在胸中，不上不下，痛声动邻里，半月余几死。忽遇渔人张九，令取橄榄与食。时无此果，以核研末，急流水调服，骨遂下而愈。张九云：我父老相传，橄榄木作取鱼棹篦，鱼触着即浮出，所以知鱼畏橄榄也。今人煮河豚、团鱼，皆用橄榄，乃知橄榄能治一切鱼、鳖之毒也。

榄仁　味甘，平，无毒。主唇吻燥痛，研烂傅之。

核　味甘、涩，温，无毒。磨汁服，治诸鱼骨鲠，及食鲙成积，又治小儿痘疮倒黡。烧研傅之。

附方：治下部疳疮。橄榄烧存性，研末，油调傅之。或加冰片、孩儿茶等分。

木威子

木威子生岭南山谷。树高丈余，叶似楝叶，子如橄榄而坚。亦似枣，削去皮可为粽食。

木威子，味酸、辛，无毒。治心中恶水，水气。

庵摩勒

一名庵摩落迦果，一名余甘子。庵摩一名，皆梵音。其味初食苦涩，良久更甘，故名余甘。今两广诸郡及西川、戎、泸、蛮界山谷皆有之。木高一二丈，枝条甚软。叶青细密，朝开暮敛如夜合，而叶微小，春生冬凋[1]。三月有花，着条而生，如粟粒，微黄。随即结实作莛，每条三两子，至冬而熟，如李子状，青白色，连核作五六瓣，干即并核皆裂，俗作果子啖之。李时珍曰：余甘，泉州山中有之。状如川楝子，味类橄榄，亦可蜜渍、盐藏，以充方物致远。

庵摩勒，味甘，寒，无毒。主风虚热气，补益强气。合铁粉一斤用，变白不老。取子压汁，和油涂头，生发去风痒，令发生如漆黑也。又主丹石伤肺，上气咳嗽。久

〔1〕凋：原作“雕”，据文义改。

服轻身，延年长生。服乳石人，宜常食之。为末点汤服，解金石毒，解硫黄毒。

毗梨勒

毗梨勒出西域及南海诸国，岭南交、爱等州。树似胡桃，子形亦似胡桃。核似诃梨勒，而圆短无棱，用亦同法。番人以此作浆，甚热[1]。

毗梨勒，味苦，寒，无毒。主风虚热气，功同庵摩勒。又暖肠腹，去一切冷气。作浆染须发，变黑色。

附方：治大风发脱。用毗梨勒烧灰，频擦之效。

五敛子

五敛子出岭南及闽中，闽人呼为阳桃。其大如拳，其色青黄润绿，形甚诡异，状如田家碌碡，上有五棱如刻，起作剑脊形。皮肉脆软，其味初酸久甘，其核如柰。五月熟，一树可得数石，十月再熟。以蜜渍之，甘酢而美，俗亦晒干以充果食。又有三廉子，盖亦此类也。《异物志》云：三廉出熙安诸郡。南人呼棱为廉，虽名三廉，或有五六棱者。食之多汁，味甘且酸，尤宜与众果参食。

五敛子，味酸、甘，涩，平，无毒。主风热，生津止渴。

五子实

五子树今潮州有之。其实大如梨而内有五核，故名。

五子实，味甘，温，无毒。主霍乱金疮，宜食之。

榧实

榧生深山中。其木似桐而叶似杉，有牝牡，牡者华而牝者实。冬月开黄圆花，结实大小如枣。其核长如橄榄核，有尖者、不尖者，无棱而壳薄，黄色。其仁可生啖，亦可焙收。以小而心实者为佳，一树才及数十斛。

榧实，味甘，平，涩，无毒。治五痔，去三虫蛊毒，鬼疰恶毒。消谷，助筋骨，行荣卫，明目轻身。令人能食。不可同鹅肉食，生断节风，又上壅人。丹溪曰：榧子，肺家果也。火炒食之，香酥甘美。但多食则引火入肺，大肠受伤尔。榧子杀腹间大小虫，小儿黄瘦有虫积者宜食之。苏东坡诗云："驱除三彭虫，已我心腹疾"是矣。《物类相感志》云：框煮素羹，味更甜美。榧子同甘蔗食，其渣自软。猪脂炒榧，黑皮自脱。又云：榧子皮反绿豆，能杀人也。

榧华　味苦。治水气，去赤虫，令人好色，不可久服。

附方：治好食茶叶，面黄生虫。每日食榧子七枚，自愈。

海松子

出新罗国，香美殊胜，番人当果食之。中原虽有，小而不及塞上者佳好也。松子有南松、北松。华阴松形小壳薄，有斑极香；新罗者，肉甚香美。李时珍曰：海松子，出辽东及云南，其树与中国松树同，惟五叶一丛者，球内结子，大如巴豆而有三棱，一头尖尔。久收亦油。中国松子大如

[1] 热：原误作"熟"，据《类证本草》改。

柏子，只可入药，不堪果食。

海松子，味甘，小温，无毒。治骨节风，头眩，去死肌，变白，散水气，润五脏，不饥。逐风痹寒气，虚羸少气，补不足，润皮肤。久服，轻身延年不老。润肺，治燥结咳嗽。食胡羊肉不可食松子。李时珍曰：服食家用松子皆海松子。曰：中国松子，肌细力薄，只可入药耳。按：《列仙传》云，偓佺好食松实，体毛数寸，走及奔马。又犊子少在黑山食松子、茯苓，寿数百岁。又赤松子好食松实、天门冬、石脂，齿落更生，发落更出，莫知所终。皆指此松子也。

附方：服食松子法。七月取松实，过时即落难收也。去壳，捣如膏收贮。每服鸡子大，酒调下，日三服。百日轻身，二百日行五百里、绝谷，久服通仙。

治大便虚秘。松子仁、柏子仁、麻子仁等分，研细服。

槟榔

李时珍曰：宾与郎乃贵客之称。《南方草木状》言：贵胜族客，必先呈此果。若邂逅不设，用相嫌恨。则槟榔名义，盖取于此。

槟榔树初生若笋竿积硬，引茎直上。茎干颇似桄榔、椰子而有节，旁无枝柯，条从心生。端顶有叶如甘蕉，条派开破，风至则如羽扇扫天之状。三月叶中肿起一房，因自拆裂，出穗凡数百颗，大如桃李。又生刺，重累于下，以护卫其实。五月成熟，剥去其皮，煮其肉而干之。皮皆筋丝，与大腹皮同也。岭南人啖之以当果食，言南方地湿，不食此无以祛瘴疠也。生食其味苦涩，得扶留藤与瓦屋[1]子灰同咀嚼之，则柔滑甘美也。喻益期云：槟榔，子既非常，木亦特异。大者二围，高者九丈。叶丛树端，房结叶下。华秀房中，子结房外。其擢穗似黍，其缀实似谷。其皮似桐而厚，其节似竹而穊。其内空，其外劲。其屈如伏虹，其伸如缒绳。本不大，末不小。上不倾，下不斜。调直亭亭，千百如一。步其林则廖朗，庇其阴则萧条。信可长吟远想。但性不耐霜，不得北植。必当遐树海南，疗然万里。弗遇长者之目，令人恨深也。

槟榔，味苦、辛，温，涩，无毒。主消谷逐水，除痰澼，杀三虫、伏尸、寸白；除一切风，下一切气，通关节，利九窍，除烦，破癥结；奔豚膀胱诸气，五膈气，风冷气，脚气，水肿，心痛，积聚；泻痢后重，心腹诸痛，大小便气秘，痰气喘急，疗诸疟，御瘴疠。李时珍曰：槟榔生食，必以扶留藤、蚶子灰相合嚼之，吐去红水一口，乃滑美不涩，下气消食。此三物相去甚远，为物各异，而相成相合如此，亦为异矣。俗谓“槟榔为命赖扶留”。以此能伤真气，不可多食。按：罗大经《鹤林玉露》云，岭南人以槟榔代茶御瘴，其功有四，一曰醒能使之醉，盖食之久，则熏然颊赤，若饮酒然，苏东坡所谓“红潮登颊醉槟榔”是也；二曰醉能使之醒，盖酒后嚼之，则宽痰下气，余酲顿解，朱晦庵所谓“槟榔收得为祛痰”是也；三曰饥能使之饱；四曰饱能使之饥。盖空腹食之，则充然气盛如饱；饱后食之，则饮食快然易消。又且赋性疏通而不泄气，禀味严正而更有余甘，有是德故有是功也。又按：吴兴章杰《瘴说》云，岭表之俗，多食槟榔，日至十数。夫瘴疠之作，率因饮食过度，气痞积结，而槟

〔1〕瓦屋：原互乙，据《本草纲目》正。

榔最能下气消食去痰，故人忸于近利，而暗于远患也。夫峤南地热，四时出汗，人多黄瘠，食之则脏气疏泄，一旦病瘴，不敢发散攻下，岂尽气候所致，槟榔盖亦为患，殆未思尔。又东阳卢和云：闽广人常服槟榔，云能祛瘴。有瘴服之可也，无瘴而服之，宁不损正气而有开门延寇之祸乎？南人喜食此果，故备考诸说以见其功过焉。又朱晦庵《槟榔》诗云：忆昔南游日，初尝面发红。药囊知有用，茗碗讵能同？蠲疾收时效，修真录异功。三彭如不避，糜烂七非中。亦与其治疾杀虫之功，而不满其代茶之俗也。

附方：治蛔虫攻痛。用槟榔二两，酒二盏，煎一盏，匀二次服。

大腹子

一名大腹槟榔，一名猪槟榔。出岭表、滇南，即槟榔中一科腹大形扁而味涩者是矣。彼中啖之，以扶留藤、蚶子壳灰拌和食之，以辟除瘴疠。

大腹子，味辛、涩，温，无毒。与槟榔同功。

大腹皮　味辛，微温，无毒。治冷热气攻心腹，大肠蛊毒，痰膈醋心，下一切气，止霍乱，通大小肠，健脾开胃，除逆气，消肌肤中水气浮肿，脚气壅逆，瘴疠痞满不舒，胎孕恶阻胀闷。

椰子

一名越王头。按：稽含《南方草木状》云，枉传林邑王与越王有怨，使刺客乘其醉，取其首，悬于树，化为椰子，其核犹有两眼，故俗谓之越王头。而其浆犹如酒也。此说虽谬，而俗传以为口实。南人称其君长为“爷”，则椰名盖取于爷义也。椰子岭南州郡皆有之。木似桄榔无枝条，高丈余。叶在木末如束蒲。其实大如瓠，垂于枝间，如挂物然。实外有粗皮，如棕色。皮内有坚壳，圆而微长。壳内有肤，白如猪肤，厚半寸许，味如胡桃。肤内裹浆四五合如乳，饮之冷而动气醺人。壳可为器。肉可糖煎寄远，作果甚佳。寇宗奭曰：椰子开之，有汁白色如乳，如酒极香，别是一种气味，强名为酒。中有白瓤[1]，形圆如栝楼，上起细垅，亦白色而微虚，其纹若妇人裙褶，味亦如汁。与着壳一重白肉，皆可糖煎为果。其壳可以为酒器，如酒中有毒，则酒沸起，或裂破。今人或漆或镶，即失用椰子之义。李时珍曰：椰子乃果中之大者。其树初栽时，用盐置根下则易发。木至斗大方结实，大者五六围，高三四丈，木似桄榔、槟榔之属，通身无枝。其叶在木顶，长四五尺，直耸指天，状如棕榈，势如凤尾。二月着花成穗，出于叶间，长二三尺，大如五斗器。仍连着实，一穗数枚，小者如栝楼，大者如寒瓜，长七八寸，径四五寸，悬着树端。六七月熟，有粗皮包之。皮内有核，圆而黑润，甚坚硬，厚二三分。壳内有白肉瓤如凝雪，味甘美如牛乳。瓤肉空处，有浆数合，钻蒂倾出，清美如酒。若久者，则混浊不佳矣。其壳磨光，有斑缬点纹，横破之可作壶爵，纵破之可作瓢杓也。又《唐史》言番人以其花造酒，饮之亦醉也。类书有青田核、树头酒、严树酒，皆椰酒、椰花之类，并附于后。

椰子瓤　味甘，平，无毒。主益气，治风。食之不饥，令人面泽。

椰子浆　味甘，温，无毒。止消渴，治吐血水肿，去风热。丹溪曰：椰子生海南

[1] 瓤：原作“瓠”，今据《本草衍义》改。

极热之地，土人赖此解夏月毒渴。天之生物，各因其材也。

椰子皮 味苦，平，无毒。止血，疗鼻衄，吐逆霍乱，煮汁饮之。治卒心痛，烧存性，研，以新汲水服一盏。

椰子壳 为酒器，酒有毒则沸起。又治杨梅疮筋骨痛。烧存性，临时炒热，以滚酒泡服二三钱，暖覆取汗，其痛即止。

附录

青田核

崔豹《古今注》云：乌孙国有青田核，状如桃核，不知其树。核大如数斗，剖之盛水，则变成酒味，甚醇美。饮尽随即注水，随尽随成。但不可久，久则苦涩尔。谓之青田酒，汉末蜀王刘璋曾得之。

树头酒

《寰宇志》[1]云：缅甸在滇南，有树类[2]棕，高五六丈，结实如椰子。土人以罐盛曲，悬于实下，划其实，汁流于罐中以成酒，名树头酒。或不用曲，惟取汁熬为白糖。其树即贝树也，缅人取其叶写书。

严树酒

《一统志》云：琼州有严树，捣其皮叶，浸以清水，和以粳酿，或入石榴花叶，数日成酒，能醉人。又《梁书》云：顿逊国有酒树，似安石榴，取花汁贮杯中，数日成酒。盖此类也。

无漏子

一名千年枣，一名金果。生波斯国，状如枣。《岭表录异》云：广州有一种波斯枣，木无旁枝，直耸三四丈，至巅四向，其生十余枝，叶如棕榈，彼土人呼为海棕木。三五年一着子，每朵约三二十颗，都类北方青枣。舶商携至中原，色类砂糖，皮肉软烂，味极甘，似北地天蒸枣，而其核全别，两头不尖，双卷而圆，如小块紫矿，种之不生，盖蒸熟者也。《酉阳杂俎》云：波斯枣生波斯国，彼人呼为窟莽。树长四五丈，围五六尺。叶似土藤，不凋。二月生花，状如蕉[3]花。有两甲[4]，渐渐开罅，中有十余房。子长二寸，黄白色，状如楝子，有核。六七月熟则紫[5]黑，状类干枣，食之味甘如饴也。又《辍耕录》云：四川成都有金果树六株，相传汉时物也。高五六十丈，围三四寻，挺直如矢，木无枝柯。顶上有叶如棕榈，皮如龙鳞，叶如凤尾，实如枣而大。每岁仲冬，有司具祭收采，令医工以刀剥去青皮，石灰汤瀹过，入冷熟蜜浸换四次，瓶封进献。不如此法，则生涩不可食。番人名为苦鲁麻，即此物也。

---

〔1〕《寰宇志》：刘衡如考此下引文出《大明一统志》。
〔2〕类：原误作“头”，据刘衡如考校改。
〔3〕蕉：原作“蒸”，据《酉阳杂俎》改。
〔4〕甲：原作“脚”，据《酉阳杂俎》改。
〔5〕紫：原作“子”，据《酉阳杂俎》改。

无漏子，味甘，温，无毒。补中益气，除痰嗽，补虚损，好颜色，令人肥健。

桄榔子

桄榔木，岭南二广州郡皆有之，人家亦植之庭院间。其木似栟榈而坚硬，斫其内取面，大者至数石，食之不饥。其皮至柔，坚韧可以作绠。其子作穗生木端，不拘时月采之。《广志》云：桄榔木大者四五围，高五六丈，拱直无旁枝。巅顶生叶数十，破似棕叶，其木肌坚，斫入数寸，得粉赤黄色，可食。又《海槎录》云：桄榔木身直如杉，又如棕榈、椰子、槟榔、波斯枣诸树而稍异，有节似大竹。树杪挺出数枝，开花成穗，绿色。结子如青珠，每条不下百颗，一树近百余条，团团悬挂若伞，极其可爱。木性最重，色类花梨而多纹。番舶用代铁枪，锋芒甚利。

桄榔子，味苦，平，无毒。主破宿血。

桄榔面　味甘，平，无毒。作饼炙食腴美，令人不饥，补益虚羸损乏，腰酸无力。久服轻身辟谷。

莎木面

莎，音梭。按：《蜀记》云，莎木生南中八郡。树高十余丈，阔四五围。峰头生叶，两边行列如飞鸟翼。皮中有白面石许，捣筛作饼，或磨屑作饭食之，彼人呼为莎面，轻滑美好，胜于桄榔面也。

莎木面，味甘，平、温，无毒。主补益虚冷，消食、久食不饥，长生。

菠萝蜜

菠萝蜜，梵语也。因此果味甘，故借名之。生交趾、南番诸国，今岭南、滇南亦有之。树高五六丈，形类冬青而黑润倍之。叶极光净，冬夏不凋。树至斗大方结实，不花而实，出于枝间，多者十数枚，少者五六枚，大如冬瓜，外有厚皮裹之，若栗球，上有软刺礧砢。五六月熟时，颗重五六斤，剥去外皮壳，内肉层叠如橘囊，食之味至甘美如蜜，香气满室。一实凡数百核，核大如枣。其中仁如栗黄，煮炒食之甚佳。果中之大者，惟此与椰子而已。

菠萝蜜，味甘、香、微酸，平，无毒。止渴解烦，醒酒益气，令人悦泽。

核中仁　补中益气，令人不饥轻健。

无花果

无花果出扬州及云南，今吴、楚、闽、越人家，亦或折枝插成。枝柯如枇杷树，三月发叶如花构叶。五月内不花而实，实出枝间，状如木馒头，其内虚软。采以盐渍，压实令扁，日干充果食。熟则紫色软烂，甘味如柿而无核也。按：《方舆志》云，广西优昙钵不花而实，状如枇杷。又《酉阳杂俎》云：阿驵出波斯，拂林人呼为底珍树。长丈余，枝叶繁茂，有丫如蓖麻，无花而实，色赤类椑柿，一月而熟，味亦如柿。二书所说，皆即此果也。又有文光果、天仙果、古度子，皆无花之果，并附于后。

无花果，味甘，平，无毒。开胃，止泄痢。治五痔，咽喉痛。

叶　味甘，微辛，平，有小毒。治五痔肿痛，煎汤频熏洗之。

附录

文光果

出景州。形如无花果。肉味如栗。五月成熟。

天仙果

出四川。树高八九尺，叶似荔枝而小，无花而实，子如樱桃，累累缀枝间，六七月熟，其味至甘。宋祁《方物赞》云：有子孙枝，不花而实。薄言来之，味埒蜂蜜。

古度子

出交广诸州。树叶如栗，不花而实，枝柯间生子，大如石榴及楂子而色赤，味酸，煮以为粽食之。若数日不煮，则化作飞蚁，穿皮飞去也。

阿勒勃[1]

阿勒勃生拂林国。状似皂荚而圆长，味甘好吃。李时珍曰：此即波斯皂荚也。按：段成式《酉阳杂俎》云，波斯皂荚，彼人呼为忽野檐，拂林人呼为阿梨去伐[2]。树长三四丈，围四五尺。叶似枸橼而短小，经寒不凋。不花而实，荚长二尺，中有隔。隔内各有一子，大如指头，赤色至坚硬，中黑如墨，味甘如饴。

阿勒勃，味甘，寒，无毒。主心膈间热，骨蒸寒热，杀三虫。炙黄入药，治热病，下痰，通经络，疗小儿疳气。

附录

罗望子

按：《桂海志》云，罗望子出广西。壳长数寸，如肥皂及刀豆，色正丹，内有二三子，甚甘美。彼中煨食之，以充果饵。

沙棠果

按：《吕氏春秋》云，果之美者，沙棠之实。今岭外宁乡、泷水、罗浮山中皆有之。木状如棠，黄花赤实，其味如李而无核。

沙棠果，味甘，平，无毒。食之，却水病。

棎子

音蟾，棎子似梨，生江南，左思《吴都赋》：“棎、留御霜”是也。李时珍曰：棎、留，二果名。按：《荆阳异物志》云，棎子树，南越、丹阳诸郡山中皆有之。其实如梨，冬熟味酢。留子树生交广、武平、兴古诸郡山中。三月着花，结实如梨，七八月熟，色黄，味甘、酢，而核甚坚。

棎子，味甘、涩，平，无毒。生食之，止水痢。熟和蜜食之，治嗽。

麂目

出交趾、九真、武平、兴古诸处。树高大似棠梨，叶似楮而皮白，二月生花，仍连着子，大者

〔1〕勒勃：原作“勃勒”，据《证类本草》改。下同。

〔2〕去伐：原脱，据《酉阳杂俎》补。

如木瓜，小者如梅李。七八月熟，色黄味酸，以蜜渍食之佳。

鹿目，味酸、甘，寒，无毒。多食生痰。

都桷子

桷，音角。一名构子。按：《魏王花木志》云，都桷树出九真、交趾，野生。二三月开花，赤色。子似木瓜，八九月熟，里民取食之，味酢，以盐、酸沤食，或蜜藏皆可。

都桷子，味酸、涩，平，无毒。益气止泄，安神温肠，治痔。解酒，止烦渴。久服无损。

都念子

一名倒捻子。生岭南。隋炀帝时进百株，植于西苑。树高丈余，叶如白杨，枝[1]柯长细。花心金色，花赤如蜀葵。子如小枣，蜜渍食之，甘美益人。《岭表录异》云：倒捻子窠丛不大，叶如苦李。花似蜀葵，小而深紫，南中妇女多用染色。子如软柿，外紫内赤，无核，头上有四叶如柿蒂。食之必捻其蒂，故谓之倒捻子，今人讹而为都念子也。味甚甘美。

都念子，味甘、酸，温，无毒。治痰嗽哕气，暖腹脏，益肌肉。

都咸子

都咸子生广南山谷。其树如李，子大如指。取子及皮、叶曝干，作饮极香美也。《南方草木状》云：都咸树出日南。三月生花，仍连着实，大如指，长三寸，七八月熟，其色正黑。

都咸子，味甘，平，无毒。火干作饮，止渴润肺，去烦除痰。煎服之，去伤寒清涕，咳逆上气。

摩厨子

摩厨子生西域及南海并斯调国。子如瓜，可为茹。其汁香美，如中国用油。陈祈畅《异物志赞》云：木有摩厨，生自斯调。厥汁肥润，其泽如膏。馨香馥郁，可以煎熬。彼州之人，以为嘉肴。摩厨二月开花，四五月结实，如瓜状。又有齐墩果、德庆果，亦其类也。并附后。

摩厨子，味甘，香，平，无毒。主益气，润五脏，安神养血生肌。久服令人肥泽轻身。

附录

齐墩果

《酉阳杂俎》云：齐墩树生波斯及拂林国。高二三丈，皮青白，花似柚极香。子似阳桃，五六月熟，西域人压为油以煎饼果，如中国之用巨胜也。

德庆果

《一统志》云：广之德庆州出之。其树冬荣，子大如杯，炙而食之，味如猪肉也。

韶子

韶子生岭南。叶如栗，赤色。子亦如栗，有棘刺。破其皮，内有肉如猪肪，着核不离，味甘、

〔1〕枝：原作“株”，据《本草纲目》改。

酢，核如荔枝。又有山韶子，夏熟，色正红，肉如荔枝；藤韶子，秋熟，大如凫卵柿[1]。

韶子，味甘，温，无毒。主暴痢，心腹冷气。

马槟榔

马槟榔生滇南金齿、沅江诸夷地，蔓生。结实大如葡萄，紫色味甘。内有核，颇似大枫子而壳稍薄，团长斜扁不等。核内有仁，亦甜。

马槟榔实及核仁 味甘，寒，无毒。难产，临时细嚼数枚，井华水送下，须臾立产。再以四枚去壳，两手各握二枚，恶水自下也。欲断产者，常嚼二枚，水下。久则子宫冷，自不孕矣。又伤寒热病，食数枚，冷水下。恶疮肿毒，内食一枚，冷水下；外嚼涂之，即无所伤。凡嚼之者，以冷水一口咽下，其甜如蜜，亦不伤人也。

枳椇

音止矩。一名木蜜，一名鸡距子。树高大如白杨，枝柯不直。子着枝端，啖之甘美如饴，八九月熟，江南特美之，谓之木蜜。能败酒味，若以其木为柱，则屋中之酒皆薄也。昔有南人修舍用此木，误落一片入酒瓮中，酒化为水。陈藏器曰：木蜜树生南方，人呼白石木，枝、叶俱甜。嫩叶可生啖，味如蜜。老枝细破，煎汁成蜜，倍甜，止渴解烦也。李时珍曰：枳椇木高三四丈，叶圆大如桑柘，夏月开花。枝头结实，如鸡爪形，长寸许，扭曲，开作二三岐，俨若鸡之足距。嫩时青色，经霜乃黄，嚼之味甘如蜜。每开岐尽处，结一二小子，状如蔓荆子，内有扁核色赤，如酸枣仁。飞鸟喜巢其上，故宋玉赋云：枳枸来巢。《曲礼》云：妇人之贽，椇、榛、脯修。即此也。盐藏荷裹，可以备冬储。

枳椇，味甘，平，无毒。主头风，小腹拘急。止渴除烦，去膈上热，润五脏，利大小便，解酒毒，止呕逆，辟虫毒。丹溪曰：一男子年三十余，因饮酒发热，又兼房劳虚乏。乃服补气血之药，加葛根以解酒毒。微汗出，人反懈怠，热如故。此乃气血虚，不禁葛根之散也。必须鸡距子解其毒，遂煎药中加而用之，乃愈。东坡《眉山集》云：揭颖臣病消渴，日饮水数斗，饭亦倍常，小便频数。服消渴药逾年，疾日甚，自度必死。予令延蜀医张肱诊之。笑曰：君几误死。乃取麝香当门子以酒濡润，作十许丸，用枳椇子煎汤吞之，遂愈。问其故。肱曰：消渴消中，皆脾弱肾败，土不制水而成斯疾。今颖臣脾脉极热而肾气不衰，当由果实、酒物过度，积热在脾，所以食多而饮水。水饮既多，溺不得不多，非消非渴也。麝香能制酒果花木；枳椇亦胜酒，屋外有此木，屋内酿酒多不佳。故以此二物为药，以去其酒果之毒也。

附方：治腋下狐臭。枳椇树上凿孔，取汁一二碗，用青木香、东桃、西柳、七姓妇人乳，一处煎一二沸。就热，于五月五日鸡鸣时洗了，将水放在十字路口，速回勿顾，即愈。只是他人先遇者，必缠去也。

治死胎不出。用枳椇树上叶十四片，水、酒各一盏，煎八分服，效。

治人面目卒得赤黑丹如疥状，不急治，延及遍身则死。枳椇树东行根一段，煎汁服，立效。

〔1〕卵柿：原脱，据《桂海虞衡志》补。

治鼻孔生疮。吃木蜜子极妙。

异果类二十二种

津符子

产缅甸州。孙思邈《千金方》云：味苦，平，滑。多食令人口爽，不知五味。

津符子，味苦，平，滑。主益心血，养肺金，止渴生津液。多食口爽，失滋味。又治泄痢不止，安和五脏。久食轻身，明目。

附方：治男子妇人虚劳咳嗽，吐唾脓血，肺痈肺痿，声哑欲死之症。每日啖津符子十枚，一月勿间断即愈。极验。

必思答

忽思慧[1]《饮膳正要》云：味甘，无毒。调中顺气。出回回田地。

必思答，味甘，无毒。主调中顺气，滋肺金，定喘急。久食利人。

附方：治三日疟，百药不效。用必思答三枚，酒一盏，煎去半。饮之，即止。

治难产不下，及子死腹中，或胞衣不出。必思答七枚，酒煎，服之即下。

甘剑子

范成大《桂海志》云：状似巴榄子仁，附肉有白靥，不可食，发人病。北人呼为海胡桃。

甘剑子，味甘，气烈。治脾胃虚寒，食少泄利。不可多食，发宿病。

附方：治痢疾久不止，形体尫羸，泄下虚脱，百方不效。用甘剑子七个连壳煅为末，空心酒下，主服即止。再用调理药。

扬摇子

沈莹《异物志》云：生闽越。其子生树皮中，身体有脊，形甚异而味甘无奇，色青，长五寸。

扬摇子，味甘，温，无毒。主和中益气，润肌肤，好颜色，通百脉，强筋骨。

海梧子

嵇含《草木状》云：出林邑。树似梧桐，色白。叶似青桐。其子如大栗，肥甘可食。

海梧子，味甘，平，无毒。肥美适口，利大小肠，益志慧，开心，明耳目。

附方：治心下怔忡，夜多恶梦，易于忘失。每日空心食海梧子十数枚，月余自愈。

治疝气，囊大如斗。用海梧子七个烧灰，服之效。

木竹子

《桂海志》云：皮色形状全似大枇杷，肉味甘美，秋冬实熟。出广西。

木竹子，味甘，平。主清热，利百脉，通调水脏，止渴生津，解暑消酒。治吐

〔1〕忽思慧：原误作“忽必烈”，据《饮膳正要》改。

逆不食，关格闭拒不通，脾虚下陷，肛门坠脱，不饮。清热，凉大肠，去积血，利耳目，治咳逆上气。

橹罟子

《桂海志》云：大如半升碗，数十房攒聚成球，每房有缝[1]。冬生青，至夏红破，味甘。出广西。

橹罟子，味甘。主补脾胃，固元气，制伏亢阳，扶持衰土，清神益血，宽痞消痰，能消酒毒，止酒后发渴，利头目，开心益智。

附方：治妇人不孕。用橹罟子入好酒内浸三日，日日饮之。百日后当怀胎。

治目生障翳，渐渐昏暗，视物不明。用橹罟子浸白蜜内，每日连蜜啖一颗，一月即退。

罗晃子

《桂海志》云：状如橄榄，其皮七重。出广西。《海槎录》云：横州出九层皮果。至九层方见肉也。夏熟，味如栗。

罗晃子，味甘，温。治脏腑生虫，及小儿食泥土腹痛，癖块结硬。养肝胆，明目去翳，止咳退热，解利风邪，消烦降火。

附方：治翻胃吐食，食下即出，或朝食暮吐，暮食朝吐。用罗晃子七枚煅存性。每日酒调下方寸匕，服完为度。

治腹中蛔虫上攻，心下大痛欲死，面有白斑。用罗晃子、牵牛子各七枚，水煎服，虫自下。

治疝痛极凶者。用罗晃子七个，酒煎服，大效。

㮙子

《南州记》云：出九真、交趾。树生，子如桃实，长寸余。二月开花，连着子，五月熟，色黄。盐藏食之，味酸似梅。

㮙子，味酸，平、凉。主清心润肺，止渴生津，制亢极之阳光，解炎蒸之暑气，又降三焦实火，治鼻中出血，及胃火牙宣。

附方：治齿痛及牙龈出血不止。用㮙子核连仁烧存性，为末掺之，大效。

夫编子

《南州记》云：树生交趾山谷。三月开花，仍连着子，五六月熟。入鸡、鱼、猪、鸭羹中，味美，亦可盐藏。

夫编子，味甘。主宁心志，养血脉，解暑渴，利水道，生津液，咳嗽上气喘急，止渴除烦，清热润肺，滋命门，益五脏。

附方：治骨蒸劳热，四肢瘦削如枯柴。用夫编子同白鸭煮烂，不用盐、酱。日日啖之，吃鸭三头，见效。

---

〔1〕缝：原作“绛”，据《桂海虞衡志》改。

白缘子

刘欣期《交州记》云：出交趾。树高丈余，其味甘美如胡桃。

白缘子，味甘，平。主润肺，止渴，清热。祛风暑湿气，治疮痈。治山岚瘴气所侵，变成痎疟，寒热往来，头痛痰逆。

附方：治寒湿邪气，足膝屈弱，不能步履。用白缘子一斤，舂烂浸酒。日饮一次，月余即愈。

系弥子

郭义恭《广志》云：状圆而细，赤如软枣。其味初苦后甘，可食。

系弥子，味苦、甘，平，无毒。主益五脏，悦泽人面，去头面诸风。

附方：治产后痢疾不止。用系弥子一合，酒、水各一盏，煎八分，空心服，极效。

人面子

《草木状》云：出南海。树似含桃，子如桃实，无味，以蜜渍可食。其核正如人面，可玩。祝穆《方舆胜览》云：人面子出广中。大如梅李。春花、夏实，至秋方熟。蜜煎甘酸可食。其核两边似人面，耳、目、口、鼻，无不具足。

人面子，味甘，平，无毒。主醒酒解毒，治风毒着人，遍身疙瘩成疮，或痛或痒，食之即愈。

附方：治难产不下。产母手握人面子一枚，单日右手握，双日左手握，即下。

治小儿惊痫邪气，目上视，手足搐搦，角弓反张。用人面子核烧灰，服之，大效。

四味果

段成式《酉阳杂俎》云：出祁连山。木生如枣，剖以竹刀则甘，铁刀则苦，木刀则酸，芦刀则辛。行旅得之，能止饥渴。

四味果，味甘、苦、酸、辛，无毒。主明目养肝，宁神定志，和胃进食，下气止咳。

附方：治肾虚腰痛，不能反侧。用四味果同狗腰子煮熟同食，每日一次。一月愈。

黄皮果

《海槎录》云：出广西横州。状如楝子及小枣而味酸。

黄皮果，味酸，平，无毒。主呕逆痰水，胸膈满痛，蛔虫上攻，心下痛。

千岁子

《草木志》云：出交趾。蔓生。子在根下，须绿色，交加如织。一苞恒二百余颗，皮壳青黄色。壳中有肉如栗，味亦如之。干则壳、肉相离，撼之有声。《桂海志》云：状似青黄李，味甘。

千岁子，味甘，平。主和中益胃，利肺除热，止渴解酒，凉暑气。

附方：治小便秘塞不通。用千岁子十数枚，打碎，水煎汁饮下，即通。

治发背恶疮。用千岁子不拘多少，舂烂如泥，以醋调涂之，三次见效。

侯骚子

《酉阳杂俎》云：蔓生。子大如鸡卵，既甘且冷，消酒轻身。王太仆曾献之。

侯骚子，味甘，寒，无毒。食之不饥，延年强健，消酒除湿，治黄疸，小便不利，色黄如金，口渴烦热，齿痛牙宣，出血不止。

附方：治小儿重舌木舌。用侯骚子核烧灰掺之，或用蜜调涂之，极妙。

治乳痈发背，一切无名肿毒。用侯骚子煎汤饮之，再捣涂之，大效。

治鬼邪着人。以侯骚子七个，桃、柳枝各五个，悬患人床前即去。

酒杯藤子

崔豹《古今注》云：出西域。藤大如臂。花坚硬，可以酌酒，文章映澈。实大如指，味如豆蔻，食之消酒。张骞得其种于大宛。

酒杯藤子，味甘、辛，平，无毒。消食下气，消酒止渴，辟邪疟，消痈肿，杀蛔虫。治尸疰劳瘵，虫蛊瘰疬，瘿瘤结核，痈疽溃烂。

附方：治食伤诸果成积。用酒杯藤子烧灰糖拌，服下五七钱，大效。

治饮酒过量，沉醉不醒，或积久成病。用酒杯藤子煎服，极验。

蕑子

蕑，音间。贾思勰《齐民要术》云：藤生交趾、合浦。缘树木，正二月花，四五月熟，实[1]如梨，赤如鸡冠，核如鱼鳞。味甘。

蕑子，味甘，平，无毒。主中恶气，飞尸邪蛊，心腹卒痛，狂邪鬼神，鬼疫温疟，梦寐邪恶气，心神颠倒不宁，昏冒如痴。

附方：治惊痫恍惚，语言不伦，歌笑不彻。用蕑子核七枚烧末，入朱砂少许，姜汤下方寸匕。

山枣

《寰宇志》云：出广西肇庆府。叶似梅，果似荔枝，九月熟，可食。

山枣，味甘，温，无毒。主和脾胃，补元气，益血壮神。

隈支

宋祁《益州方物图》云：生邛州山谷中。树高丈余，枝修而弱。开白花。实大若雀卵，状似荔枝，肉黄肤甘。

隈支，味甘，无毒。治七种疝气，及一切疮疡疥癣。

九层皮果

出横州。其味如栗，夏月熟，人啖之，剥皮九层，方见肉也。

九层皮果，味甘。治小儿初生无皮，烧灰傅之。

---

〔1〕实：原脱，据《齐民要术》补。

蓏果类七种。在木曰果，在地曰蓏。

甜瓜

瓜类不同，其用有二：供果者为果瓜，甜瓜、西瓜是也；供菜者为菜瓜，胡瓜、越瓜是也。甜瓜，北土、中州种莳甚多。二三月下种，延蔓而生，叶大数寸，五六月花开黄色，六七月瓜熟。其类最繁，有团有长，有尖有扁。大或径尺，小或一捻。其棱或有或无，其色或青或绿，或黄斑、糁斑，或白路、黄路。其瓤或白或红，其子或黄或赤，或白或黑。按：王祯《农书》云，瓜品甚多，不可枚举。以状得名，则有龙肝、虎掌、兔头、狸首、羊髓、蜜筒之称；以色得名，则有乌瓜、白团、黄甂、白甂、小青、大斑之别。然其味，不出乎甘香而已。《广志》惟以辽东、敦煌、庐江之瓜为胜。然瓜州之大瓜，阳城之御瓜，西蜀之温瓜，永嘉之寒瓜，未可以优劣论也。甘肃甜瓜，皮、瓤皆甘，胜糖蜜，其皮曝干犹美。浙中一种阴瓜，种于阴处，熟则色黄如金，肤皮稍厚，藏之至春，食之如新。此皆种艺之功，不必拘以土地也。甜瓜子曝裂取仁，可充果食。凡瓜最畏麝香，触之甚至一蒂不收。

甜瓜瓤 味甘，寒滑，有小毒。止渴，除烦热，利小便，通三焦间壅塞气，治口鼻疮。暑月食之，永不中暑。孙思邈曰：多食，发黄疸，令人虚羸多忘，解药力。病后食多，或反胃。脚气人食之，患永不除也。多食瓜作胀者，食盐花即化，或入水自渍，便消。张华《博物志》言：人以冷水渍至膝，可顿啖瓜至数十枚；渍至项，其啖转多，水皆作瓜气也。则水渍消瓜，亦物性也。瓜最忌麝与酒，凡食瓜过多，但饮酒及水，服麝香，尤胜于食盐、渍水也。寇宗奭曰：甜瓜虽解暑气，而性冷，消损阳气，多食未有不下利者。贫下多食，深秋作痢，最为难治。惟以皮，蜜浸收之良，皮亦可作羹食物。李时珍曰：瓜性最寒，曝而食之尤冷。故《稽圣赋》云：瓜寒于曝，油冷于煎，此物性之异也。王冀《洛都赋》云：瓜则消暑荡悁，解渴疗饥。又《奇效良方》云：昔有男子病脓血恶痢，痛不可忍。以水浸甜瓜食数枚，即愈。此亦消暑之验也。

瓜子仁 味甘，寒，无毒。主腹内结聚，破溃脓血，最为肠胃内壅要药。止月经太过，研去油，服。清肺润肠，和中止渴。炒食，补中宜人。

瓜蒂 味苦，寒，有毒。治大水，身面四肢浮肿，下水，杀蛊毒，咳逆上气，及食诸果，病在胸腹中，皆吐下之。去鼻中息肉，疗黄疸。吐风热痰涎，治风眩头痛，癫痫喉痹，头目有湿气。得麝香、细辛，治鼻不闻香臭。

蔓 治女人月经断绝，同使君子各半两，甘草六钱，为末，每服酒下二钱。

花 治心痛咳逆。

叶 主人无发，捣汁涂之即生。

附方：治肠痈症，小腹肿痛，小便似淋，或大便难涩下脓。用甜瓜子一合，当归炒一两，蛇蜕一条，㕮咀。每服四钱，水一盏半，煎一盏，食前服，利下恶物为愈。

治黄疸。甜瓜蒂为末，吹鼻中，流出黄水为妙。

西瓜

一名寒瓜。契丹破回纥，始得此种。以牛粪覆而种之。结实如斗大，而圆如匏，色如青玉，子如金色，或黑麻色。北地多有之。今南方亦有，味稍不及。二月下种，蔓生，花、叶皆如甜瓜。七八月熟，有围及径尺者，长至二尺者。其棱或有或无，其色或青或绿，其瓤或白或红，红者味尤胜。其子或黄或红，或黑或白，白者味更劣。其味有甘、有淡、有酸，酸者为下。其瓜子曝裂取仁，生食、炒熟俱佳。皮不堪啖，亦可蜜煎、酱藏。一种杨溪瓜，秋生冬熟，形略长扁而大，瓤色如胭脂，味胜。可留至次年，云是异人所遗之种也。

西瓜，味甘，寒，无毒。主消烦止渴，解暑热，疗喉痹，宽中下气，利小水，治血痢，解酒毒。含汁，治口疮。《延寿书》：北人禀厚，食之犹惯；南人禀薄，多食易致霍乱。西瓜性寒解热，有天生白虎汤之号。然亦不宜多食。李时珍曰：西瓜、甜瓜，皆属生冷。世俗以为醍醐灌顶，甘露洒心，取其一时之快，不知其伤脾助湿之害也。《真西山卫生歌》云：瓜桃生冷宜少飧，免致秋来成疟痢。是矣。又李鹏飞《延寿书》云：防州太守陈逢原，避暑食瓜过多，至秋忽腰腿痛，不能举动。遇商助教疗之，乃愈。此皆食瓜之患也。又洪忠宣《松漠纪闻》言：有人苦目病。或令以西瓜切片曝干，日日服之，遂愈。由其性冷降火故也。《相感志》云：食西瓜后食其子，即不噫瓜气。以瓜划破，曝日中，少顷食，即冷如冰也。得酒气，近糯米，即易烂。猫踏之，即易沙。西瓜水，消一切人、畜毛发。牛、马鬃制巾帽，犯之即烂。

皮 味甘，凉，无毒。主口、舌、唇内生疮，烧研噙之。

仁 与甜瓜仁同。

附方：食瓜过多成病。瓜皮煎汤解之。

金鹅蛋

瓜色淡黄，形同鹅卵，故名。南土甚多。二月下种，盛夏乃熟。皮薄肌细，子小如麦粒，味甘美，但瓜气太重。

金鹅蛋，味甘，微寒，无毒。解暑消渴，下三焦火，清胃爽脾。多食令人泄泻。

葡萄

一名蒲桃。李时珍曰：葡萄折藤压之，最易生。春月萌苞生叶，颇似栝楼叶而有五尖。生须延蔓，引数十丈。三月开小花成穗，黄白色，仍连着实，星编珠聚，七八月熟，有紫、白二色。西人及太原、平阳皆作葡萄干，货之四方。蜀中有绿葡萄，熟时色绿。云南所出者，大如枣，味尤长。西边有琐琐葡萄，大如五味子而无核。按：《物类相感志》云，甘草作钉，钉葡萄，立死。以麝香入葡萄皮内，则葡萄尽作香气。其爱憎异于他草如此。又言：其藤穿过枣树，则实味更美也。《三元延寿书》言：葡萄架下不可饮酒，恐虫屎伤人。《史记》云：大宛以葡萄酿酒，富人藏酒万余石，久者十数年不坏。张骞使西域，得其种还，中国始有，盖北果之最珍者。今[1]太原尚作此酒寄远也。其根、茎中空相通，暮溉其根，而晨朝水浸子中矣。

〔1〕今：原误作“命”，据《本草纲目》改。

葡萄，味甘、平、涩，无毒。主筋骨湿痹，益气倍力强志，令人肥健，耐饥忍风寒，轻身不老延年。逐水利小便。时气痘疮不出，食之，或研酒饮，甚效。丹溪曰：东南人食之多病热，西北人食之无恙。盖能下走渗道，西北人禀气厚故耳。魏文帝诏群臣曰：葡萄当夏末涉秋，尚有余暑，醉酒宿酲，掩露而食。甘而不饴，酸而不酢，冷而不寒，味长汁多，除烦解渴。又酿为酒，甘于曲蘖，善醉而易醒。他方之果，宁有匹之者乎？

根及藤、叶 煮汁饮，止呕哕及霍乱后恶心，孕妇子上冲心，饮之即安。治腰脚肢腿痛，煎汤淋洗之良。又饮其汁，利小便，通小肠，消肿满。

蘡薁

音婴郁。野生林墅间，亦可插植。蔓、叶、花、实，与葡萄无异。其实小而圆，色不甚紫也。《诗》云：六月食薁，即此。

蘡薁，味甘、酸，平，无毒。止烦渴，悦颜色，益气力。

猕猴桃

一名阳桃。生山谷中。藤着树生，叶圆有毛。其实形似鸡卵，经霜始甘美可食。皮堪作纸。猕猴喜食之。今陕西永兴军南山甚多。枝条柔弱，高二三丈，多附木而生。其子十月烂熟，色淡绿。

猕猴桃，味酸、甘，寒，无毒。止暴渴，解烦热，压丹石，下淋石热壅。调中下气，主骨节风，瘫缓不随。长年食之太过，令人脏寒作泄。

藤中汁 和生姜汁服之，治反胃。

枝叶 主杀虫。煮汁饲狗，疗瘑疥。

甘蔗

音柘。李时珍曰：蔗皆畦种，丛生，最困地力。茎似竹而内实，大者围数寸，长六七尺，根下节密，以渐而疏。抽叶如芦叶而大，长三四尺，扶疏四垂。八九月收茎，可留过春，充果食。按：王灼《糖霜谱》云，蔗有四色，曰杜蔗，即竹蔗也，绿嫩薄皮，味极醇厚，专用作霜；曰西蔗，作霜色浅；曰苏蔗，亦名蜡蔗，即荻蔗也，亦可作沙糖；曰红蔗，亦名紫蔗，即昆仑蔗也，止可生啖，不堪作糖。凡蔗榨浆饮固佳，又不若咀嚼之，味尤为隽永也。

甘蔗，味甘、平、涩，无毒。主下气和中，助脾气，利大肠，消痰止渴，除心胸烦热，解酒毒。止呕哕反胃，宽胸膈。共酒食，生痰。多食，发虚热，动衄血。《相感志[1]》云：同榧子食，则渣软。李时珍曰：蔗，脾之果也。其浆甘寒，能泻火热。煎炼成糖，则甘温而助湿热。蔗浆消渴解酒，自古称之。故《汉书·郊祀歌》云：百味[2]旨酒布兰生，泰和蔗浆折朝酲。唐王维《樱桃》诗云："饱食不须愁内热，大官还有蔗浆寒"是矣。而前人乃谓共酒食生痰者，岂不知其有解酒除热之功耶？又谓沙糖能解酒毒，则不知既经煎炼，便能助酒为热，与生浆之性异矣。按晁氏《客话》

[1] 志：原作"相"，今据《本草纲目》引书改。

[2] 味：刘衡如考作"末"。

云：甘草遇火则热，麻油遇火则冷，甘蔗煎糖则热，水成汤则冷。此物性之异，卫生者不可不知。又《野史》云：卢绛中病痁疾疲瘵，忽梦白衣妇人云，食蔗可愈。及旦买蔗数挺食之，翌日疾愈。此亦助中和脾之验欤?

甘蔗渣 烧存性，研末，乌桕油调，涂小儿头疮白秃，频涂取瘥。烧烟勿令入人目，能使暗明。

附方：治反胃。用甘蔗汁七升，生姜汁一升，和匀，日日细呷之。

治小儿口疮。用甘蔗皮烧研，傅之。

水果类五种

莲藕

其根藕，其实莲，其茎花叶荷。一名菡萏，一名芙蕖。诸处湖泽陂池皆有之。以莲子种者生迟，藕芽种者最易发。清明后起茎，生叶。六月、七月开花，花有红、白、粉红三色。花心有黄须，蕊长寸余。须内即莲也。花褪，莲房成菂，菂在房，如蜂子在窠之状。六七月采嫩者，生食脆美。至秋房枯子黑，其坚如石，谓之石莲子。八九月收之，斫去黑壳，货之四方，谓之莲肉。冬月至春掘藕食之，藕白有孔有丝，大者如肱臂，长六七尺，凡五六节。大抵野生及红花者，莲多藕劣；种植及白花者，莲少藕佳也。其花白者香，红者艳，千叶者不结实。别有合欢（并头者），有夜舒荷（夜布昼卷）、睡莲（花夜入水）、金莲（花黄）、碧连（花碧），绣莲（花如绣），皆是异种，故不述。《相感志》云：荷梗塞穴鼠自去，煎汤洗镴垢自新。物性然也。

莲实一名菂 味甘、平、涩，无毒。主补中养神，益气力，除百疾。久服，轻身耐老，不饥延年。补益十二经脉血气，安靖上下君相火邪。交心肾，厚肠胃，固精气，强筋骨，补虚损，利耳目，除寒湿，止脾泄久痢，赤白浊，女人带下崩中诸血病。多食，令人欢喜。捣碎和米作粥饭食，令人强健。生食过多，微动气。蒸食甚良。大便燥涩者，不可食。莲实，诸鸟、猿猴取得不食，藏之石室内。人得三百年者，食之，永不老也。又雁食之，粪于田野山岩之中，不逢阴雨，经久不坏。人得之，每旦空腹食十枚，身轻能登高涉险也。李时珍曰：莲产于污泥，而不为泥染；居于水中，而不为水没。根茎花实，凡品难同；清净济用，群美兼得。自蒻蔤而节节生茎，生叶，生花，生藕；由菡萏而生蕊，生莲，生菂，生薏。其莲菂则始而黄，黄而青，青而绿，绿而黑，中含白肉，内隐青心。石莲坚刚，可历永久。薏藏生意，藕复萌芽，展转生生，造化不息。故释氏用为引譬，妙理俱存；医家取为服食，百病可却。盖莲之味甘气温而性啬，禀清芬之气，得稼穑之味，乃脾之果也。脾者黄宫，所以交媾水、火，会合金、木者也。土为元气之母，母气既和，津液相成，神乃自生，久视耐老，此其权舆也。昔人治心肾不交，劳伤白浊，有清心莲子饮；补心肾，益精血，有瑞莲丸，皆得此理。

藕 味甘，平，无毒。主热渴，散留血，生肌。久服令人心欢，止怒止泄，消食解酒毒，及病后干渴。捣汁服，止闷除烦开胃，治霍乱，破产后血闷[1]。捣膏，罨金疮并伤折，止暴痛。蒸食，甚补五脏，实下焦，开胃口。同蜜食，令人腹脏肥，不生诸虫，亦可休粮。汁解蟹毒。捣浸澄粉服食，轻身益年。《相感志》云：藕以盐水浸食，则不损口；同油煠面米果食，则无渣。煮忌铁器。宋时太官作血䘓音勘，血羹也。庖人削藕皮误落血中，遂散涣不凝。故知其有破血之功，用而辄效也。李时珍曰：白花藕大而孔扁者，生食味甘，煮食不美；红花及野藕，生食味涩，蒸煮则佳。夫藕生于卑污，而洁白自若。质柔而穿坚，居下而有节。孔窍玲珑，丝纶内隐。生于嫩蒻，而发为茎、叶、花、实，又复生芽，以续生生之脉。四时可食，令人心欢，可谓灵根矣。

藕蔤藕节上发茎，五六月嫩时，采为蔬茹　味甘，平，无毒。生食，止霍乱后虚渴烦闷不能食，解酒食毒。功与藕同。

藕节　味涩，平，无毒。捣汁饮，治吐血不止，及口鼻出血，消瘀血，解热毒。产后血闷，和地黄研汁，入热酒、小便饮。又止咳血唾血，血淋溺血，下血血痢血崩。李时珍曰：一男子病血淋，痛胀祈死。予以藕汁调发灰，每服二钱，服三日而血止痛除。又按：赵溍《养疴漫笔》云，宋孝宗患痢，众医不效。高宗偶见一小药肆，召而问之。其人问得病之由，乃食湖蟹所致，遂诊视，曰：此寒痢也。乃用新采藕节捣烂，热酒调下，数服即愈。高宗大喜，就以捣金杵臼赐之，人遂称为金杵臼严防御家，可谓不世之遇也。大抵藕能消瘀血，而又解蟹毒故也。

莲薏即莲子中青心也　味苦，寒，无毒。主血渴，产后渴，生研末，米饮服二钱。止霍乱，清心去热。食莲子不去心，令人作吐。

莲蕊须　味甘、涩，温，无毒。主清心通肾，固精气，乌须发，悦颜色，益血，止血崩、吐血。

莲花　味苦、甘，温，无毒。主镇心益色，驻颜身轻。

莲房　味苦、涩，温，无毒。主破血，治血胀腹痛，及产后胎衣不下，酒煮服之。水煮服之，解野菌毒。止血崩、下血、溺血。

荷叶及蒂　味苦，平，无毒。止渴，落胞破血，治产后口干，心肺躁烦。蒂名荷鼻，安胎，去恶血，留好血，止血痢，杀蕈毒。生发元气，裨助脾胃，涩精滑，散瘀血，消水肿痈肿，发痘疮。治吐血、咯血、衄血、下血、溺血、血淋、崩中、产后恶血、损伤败血。

附方：治尘芒入目。藕汁滴入目中，即出也。

治鼻衄不止。藕节捣汁饮，并滴入鼻孔。

治脱肛。贴水荷叶焙研，酒服二钱，仍以荷叶盛末，令患者坐之。

治产后血崩。莲蓬五个，香附二两，各烧存性，为末。每服二钱，米饮下。

治胞衣不出，荷叶炒为末，沸汤下方寸匕。

〔1〕闷：原作“闳”，据《证类本草》改。

芰实

一名菱。三角、四角者为芰，两角者为菱。有湖泺处则有之。菱落泥中，最易生发。有野菱、家菱，皆三月生蔓延引。叶浮水上，扁而有尖，光面如镜。叶下之茎有股如虾股，一茎一叶，两两相差，如蝶翅状。五六月开小白花，背日而生，昼合宵炕，随月转移。其实有数种：或三角、四角、两角、无角。野菱自生湖中，叶、实俱小。其角劲直刺人，其色嫩青老黑。嫩时剥食甘美，老则蒸煮食之。野人剁米为饭为粥，为糕为果，皆可代粮。其茎亦可曝收，和米作饭以度荒歉，盖泽农有利之物也。家菱种于陂塘，叶、实俱大，角软而脆，亦有两角弯卷如弓形者，其色有青、有红、有紫，嫩时剥食，皮脆肉美，盖佳果也。老则壳黑而硬，坠入江中，谓之乌菱。冬月取之，风干为果，生、熟皆佳。夏月以粪水浇其叶，则实更肥美。《酉阳杂俎》云：苏州折腰菱，多两角。荆州郢城菱，三角无刺。汉武帝昆明池有浮根菱，叶没水下，根[1]出水上。或云：玄都有鸡翔菱，碧色，状如鸡飞，仙人凫伯子常食之。

芰实，味甘，寒，无毒。主安中补五脏，不饥轻身。解丹石毒，解暑，解伤寒积热。止消渴，解酒毒、射罔毒。蒸曝，和蜜饵之，断谷长生。捣烂澄粉食，补中延年。菱花开背日，芡花开向日，故菱寒而芡暖。食菱多，损脾腹胀泄泻，可暖姜酒服之即消。

水红菱　两角，色红而鲜，盛于五六月。嫩时充果最佳。味甘，寒，无毒。消渴清暑，解酒止烦。过食伤脾，令人泄痢。

雁来红　四角，色红而大，八月雁来时成熟，故名。味甘，寒，无毒。止渴解酒，益气补中。

沙角菱　家种者两角，光滑柔软。野生者四角，尖锐刺人。其色俱青，盛于霜降前后，老时蒸煮食之。味甘，香，冷，无毒。主补中不饥，曝干磨屑，可和米作饭。

馄饨菱　象形命名。两角、四角间而有之，色青且大，蒸食甚美。味甘，平，无毒。主补五脏，令人不饥，悦颜色，利大小肠。

风菱　一名折腰菱。形如弓，两角弯卷。今人俟其老时，去壳风干，谓之菱米。以充果品。款宾馈遗重之。味甘，平，无毒。主安中，补脏腑。久食，不饥延年。

乌菱　两角，形与折腰菱相似略小，色黑如煤炭，内肉虽白，微带青黑。冬尽时，泥污中掘起，颇有䲂气。熟食甚香美。味甘，平，无毒。功与风菱同。

乌菱花　味涩。入染须发方。

乌菱壳　染须发，止泄痢。

芡实

一名鸡头。处处有之，生水泽中。其叶俗名鸡头盘，花下结实。其茎嫩者名为□，亦名䓆菜，人采为蔬茹。采子去皮，捣仁为粉，蒸熯作饼，可以代粮。李时珍曰：芡茎三月生叶贴水，大[2]于

---

〔1〕根：原作"菱"，今据《酉阳杂俎》改。

〔2〕水，大：原脱，据《本草纲目》补。

荷叶，皱纹如縠，蹙衄如沸，面青背紫，茎、叶皆有刺。其茎长至丈余，中亦有孔有丝，嫩者剥皮可食。五六月生紫花，花开向日结苞，外有青刺，如猬刺、栗球之形。花在苞顶，亦如鸡喙及猬喙。剥开内有斑驳软肉裹子，累累如珠玑。壳内白米，状如鱼目。七月、八月泽农广收，烂[1]取芡子，藏至困石，以备荒歉。其根状如三棱，煮食如芋。

芡实，味甘，平，涩，无毒。主湿痹，腰脊膝痛，补中，除暴疾，益精气，强志，令耳目聪明。久服，轻身不饥，耐老神仙。开胃助气，止渴益肾，治小便不禁，遗精白浊带下。作粉食，甚益人。仙方取此合莲实饵之，能使华液流通，转相灌溉。其功胜于乳石。故又称之为水流黄。小儿不宜多食，不益脾胃，兼难克化。

乌芋

一名凫茨，一名荸荠，一名地栗。生浅水田中。其苗三四月出土，一茎直上，无枝叶，状如龙须。肥田栽者，粗近葱、蒲，高二三尺[2]。其根白蒻，秋后结颗，大如山楂、栗子，而脐有聚毛，累累下生入泥底。野生者，黑而小，食之多滓。种出者，紫而大，食之多液。吴人以沃壤种之，三月下种，霜后苗枯，冬春掘收为果，生食、煮食皆良。荸荠性能毁铜，铜器中贮荸荠，其器便坏。

乌芋，味甘，微寒，无毒。主消渴痹热，温中益气，下丹石。开胃下食，疗五种膈气，消宿食，饭后宜食之。治误吞铜物。主血痢、下血、血崩，辟蛊毒。作粉食，明耳目，消黄疸，厚肠胃，不饥。不可多食，令人腹胀气满。

慈姑

慈姑，一根岁生十二子，如慈母之乳诸子，故以名之。今作茨菰者，误矣。苗名剪刀草，槎丫草，燕尾草，并以叶形名也。剪刀草，生江湖及汴洛近水河沟砂碛中。叶如剪刀形。茎干似嫩蒲，其色深青绿。每丛十余茎，内抽出一两茎，上分枝，开小白花，四瓣，蕊深黄色。根大者如杏，小者如栗，色白而莹滑。冬春采之，即慈姑也。煮熟味甘甜，时人以充果饵。福州别有一种，小异，三月开花，四月采根。李时珍曰：慈姑生浅水中，人亦种之。三月生苗，青茎中空，其外有棱。叶如燕尾，前尖后岐。霜后叶枯，根乃练结，冬及春初，掘以为果。须灰汤煮熟，去皮食，乃不麻涩戟人咽也。嫩茎亦可熯食。

慈姑，味甘，微寒，无毒。主百毒，产后血闷，攻心欲死，产难胞衣不出，捣汁食之。不可多食，发虚热，及肠风痔漏，崩中带下，疮疖。又令人发脚气瘫缓风，损齿失颜色，皮肉干燥。孕妇不可食。

叶 治诸恶疮肿，小儿游瘤丹毒，捣烂涂之，即便消退。又治蛇、虫咬，捣封之。调蚌粉，涂瘙痱。

---

〔1〕烂：原作“滥”，据《本草纲目》改。

〔2〕尺：原作“丈”，据《本草纲目》改。

附录：灵床上果子

即先亡座上祭果也。

灵床上果子，人睡卧中谵语，食之即止。

诸果有毒

凡果未成核者，食之令人发痈疖及寒热。

凡果落地有恶虫缘过者，食之令人犯九漏。

凡果双仁者，有毒杀人。

凡瓜双蒂者，有毒杀人。沉水者，杀人。

凡果忽有异常者，根下必有毒蛇，食之杀人。

上诸果皆地产阴物，虽各有阴阳寒热之分，大率言之，阴物所以养阴，人病多属阴虚，宜食。

食[1]生冷，或成湿热，干则硬燥难化而成积聚，小儿尤忌。故火熟先君子，果熟后君子之说。古人致谨，良有以也。

---

〔1〕食：原作“实”，据文义改。

备考食物本草纲目卷之十

鳞　部二类

鱼　类五十二种

鲤鱼

鲤鳞有十字文理，故名鲤。虽困死，鳞不反白。鲤鱼处处有之。其胁鳞一道，从头至尾，无大小，皆三十六鳞，每鳞有小黑点。诸鱼惟此最佳，故为食品上味。陶弘景曰：鲤为诸鱼之长，形既可爱，又能神变，乃至飞越江湖，所以仙人琴高乘之。山涧之水有此，不可食。

鲤鱼，味甘，平，无毒。煮食，治咳逆上气，黄疸，止渴，水肿脚满，下气，怀孕身肿，及胎气不安，下水气，利小便。作鲙，温补，去冷气，痃癖气块，横关伏梁，结在心腹。烧末，能发汗，定气喘咳嗽，下乳汁，消肿。米饮调服，治大人小儿暴痢。用童便浸煨，止反胃及恶风入腹。寇宗奭曰：鲤，至阴之物，其鳞三十六，阴极则阳复，故《素问》言鱼热中。《脉诀》言热则生风，食之多能动风热。风家食之，贻害无穷。李时珍曰：按，丹溪朱氏言，诸鱼在水，无一息之停，皆能动风动火，不独鲤也。鲤脊上两筋及黑血有毒，溪涧中者毒在脑，俱不可食。凡炙鲤鱼，不可令烟入目，损目光，三日内必验也。天行病后，下痢及宿癥，俱不可食。服天门冬、朱砂人不可食。不可合犬肉及葵菜食。

鲊　味咸，平，无毒。主杀虫。不可合豆[1]藿食，乃成消渴。

胆　味苦，寒，无毒。主目热赤痛，青盲，明目。久服强悍，益志气。点眼，除赤肿翳痛。涂小儿热肿。点雀目、燥痛即明。滴鼻，治聋。

脂　食之，治小儿惊忤诸痫。

脑髓　治诸痫。煮粥食，治暴聋。和胆等分，点目眦，治青盲。

血　治小儿火疮，丹肿疮毒，涂之立瘥。

肠　治小儿肌疮。聤耳有虫，同醋捣烂，帛裹塞之。痔瘘有虫，切断炙熟，帛裹坐之。俱以虫尽为度。

子　合猪肝食，害人。

---

〔1〕豆：原脱，据《本草纲目》补。

目 主刺疮伤风、伤水作肿，烧灰傅之，汁出即愈。

齿 治石淋。

骨 治女子赤白带下，阴疮，鱼鲠不出。

皮 治瘾疹。烧灰水服，治鱼鲠六七日不出者。

鳞 治产妇滞血腹痛。烧灰酒服。又治吐血，崩中漏下，带下痔漏，鱼鲠。

附方：治水肿及妊娠肿满。用大鲤鱼一尾，醋三升，煮干食。又方用鲤鱼一尾，赤小豆一升，水二斗，煮食饮汁，一顿服尽，当下利，即瘥。

治咽喉痹痛者。用鲤鱼胆二十枚，和灶底土以涂咽外，立效。

治目睛生晕，不间久新。鲤鱼长一尺二寸者，取胆滴汁铜镜上，阴干，竹刀刮下，每点少许。

治鱼骨鲠。鲤脊三十六鳞，炒研，水服之，骨自出也。

鲊鱼

一名鲢鱼，处处有之。状如鳙，而头小形扁，细鳞肥腹。其色最白，故《西征赋》云：华鲂跃鳞，素鲊鱼扬鬐[1]。失水易死，盖弱鱼也。鲊鱼音序。

鲊鱼，味甘，温，无毒。主温中益气。多食令人热中，发渴，又发疮疥。

鳙鱼

一名鳒鱼。今俗称曰皂鲢，又呼为皂包头，即此鱼也。其鱼目旁有骨，名乙，《礼记》云"食鱼去乙"是矣。李时珍曰：鳙鱼处处江湖有之，状似鲢而色黑。其头最大，有至四五十斤者。味亚于鲢。鲢之美在腹，鳙之美在头。或以鲊鱼鳙为一物，误矣。首之大小，色之黑白，大不相侔。《山海经》云：鳒鱼似鲤，大首，食之已疣，是也。鳙音庸，鳒音羞。

鳙鱼，味甘，温，无毒。主暖胃益人。食之已疣。多食，动风热，发疮疥。藏器谓其只可供食，别无功用。

鳟鱼

一名鮅鱼，一名赤眼鱼。处处有之。状似鲜[2]而小，赤脉贯瞳，身圆而长，鳞细于□，青质赤章。好食螺、蚌，善于遁网者也。

鳟鱼，味甘，温，无毒。主暖胃和中。多食，动风热，发疥癣。

鲩鱼

一名□鱼。鲩、□俱音混。形长身圆，肉厚而松，状类青鱼。有青鲩、白鲩二色。白者味胜，商人多鲃之。今浙湖地曰林坪，多养畜以为生息。

鲩鱼，味甘，温，无毒。主暖胃和中。不可多食，能发诸疮。

胆 味苦，寒，无毒。腊月收取阴干。治喉痹飞尸，水和搅服。一切骨鲠、竹木刺在喉中，以酒化二枚，温呷取吐。

青鱼

青亦作鲭，以色名也。生江湖间，南方多有，北地时或有之，取无时。似鲩而背正青色。南

[1] 鬐：原作"鬠"，据《本草纲目》改。

[2] 鲜：即鲩鱼。

人多以作鲊，古人所谓五侯鲭即此。其头中枕骨，蒸令气通，曝干状如琥珀。荆楚人煮拍作酒器、梳、篦甚佳。

青鱼，味甘，平，无毒。同韭白煮，治脚气脚弱，烦闷，益气力。

鲊 与服石人相反。不可合胡荽、葵菜同食。

枕骨 水磨服，治心腹卒气痛，平水气。作饮器[1]，解蛊毒。

眼睛汁 注目中，能夜视。

胆 味苦，寒，无毒。腊月收取阴干。点暗目，消赤目肿痛。涂热疮，吐喉痹痰涎及鱼骨鲠，疗恶疮。

附方：治乳蛾喉痹。青鱼胆含咽。

治赤目障翳。青鱼胆频频点之。又鱼胆丸，治一切障翳。用青鱼胆、鲤鱼胆、羊胆、牛胆各半两，熊胆二钱半，石决明一两，麝香少许，为末，丸如梧子大。每空心茶下十丸。

竹鱼

出桂林，湘、漓诸江中。状如青鱼，大而少骨刺。色如竹色，青翠可爱，鳞下间以朱点。味如鳜鱼，为广南珍品。

竹鱼，味甘，平，无毒。主和中益气，治湿气。

鲻鱼

鲻鱼生江河浅水，身圆头扁，性好食泥。李时珍曰：鲻鱼生东海，略似鲭鱼，更觉细长。鳞有黑斑点点。其子满腹，有黄脂，味美，獭喜食之。吴越人以为佳品，腌为鲞腊。

鲻鱼，味甘，平，无毒。主开胃，利五脏，令人肥健。与百药无忌。

白鱼

一名鲚鱼。生江湖中。色白头昂，大者长六七尺。李时珍曰：白鱼形窄，腹扁，鳞细，头尾俱向上，肉中有细刺。夏至后皆浮水，捕者乘其候多获之，故人谓之时里白。武王白鱼入舟即此。鲜者作羹，颇为美味，腌腊糟藏更佳。

白鱼，味甘，平，无毒。主开胃下气，去水气，令人肥健。助脾气，调五脏，理十二经络，舒展不相及气。治肝气不足，补肝明目，助血脉。灸疮不发者，作鲙食之良。患疮疖人食之，发脓。鲜者宜和豉作羹，虽不发病，多食亦泥人。经宿者勿食，令人腹冷。炙食，亦少动气。或腌，或糟藏，皆可食。多食生痰。与枣同食，患腰痛。

鲮鱼

鲮鱼生江湖中。体圆厚而长，似鳡鱼而腹稍起，扁额长喙，口在颔下，细鳞腹白，背微黄色。亦能啖鱼。大者二三十斤。

鲮鱼，味甘，平，无毒。主补五脏，益筋骨，和脾胃。多食宜人，作鲊尤宜，曝干香美，亦不发病。

鳡鱼

鳡，音感。一名鲌鱼。生江湖中。体似鯮而腹平，头似鲩而口大，颊似鲇而色黄，鳞似鳟而稍

[1] 器：原作“气”，据《本草纲目》改。

细。大者三四十斤。啖鱼最毒，池中有此，不能畜鱼。

鱤鱼，味甘，平，无毒。食之已呕，暖中益胃。

石首鱼

一名黄鱼。出水能鸣，夜视有光，头中有石如棋子。一种野鸭，头中有石，云是此鱼所化。李时珍曰：石首生东南中。其形如白[1]鱼，扁身弱骨，细鳞黄色如金。离水日久，金色尽退。首有白石二枚，莹洁如玉，玲珑尖峭，有似人工雕琢者。至秋化为冠凫，即野鸭有冠者也。腹中白鳔可作胶，用以粘接器皿杂物，牢固如漆，为世用甚普。《临海异物志》云：小者名踏水，其次名春来。田九成《游览志》云：每岁四月，来自海洋，绵亘数里，其声如雷。海人以竹筒探水底，闻其声乃下网，截流取之。泼以淡水，皆圉圉无力。初水来者甚佳，二水、三水来者，鱼渐小而味亦减。海舶中重载坚冰，使其凝冻，恒如严冬气候。不然，则易败腐而难致远也。

石首鱼，味甘，平，无毒。合莼菜作羹，开胃益气。

头中石　治石淋，小便不通。解砒霜毒，野菌毒，蛊毒。俱烧灰服，或水磨服。

白鲞　有腌曝者，亦有淡晒者，诸鱼薨干皆为鲞。其美不及石首，故独得专称。以白者为佳，故呼白鲞。若露风则变红色，失味也。炙食，能消瓜成水。治暴下痢，及卒腹胀，不消。消宿肉，主中恶。鲜者不及。李时珍曰：陆文量《菽园杂记》云，痢疾最忌油腻、生冷，惟白鲞宜食。此说与本草治下痢相合。盖鲞饮咸水而性不热，且无脂不腻，故无热中之患，而消食理肠胃也。

鮸鱼

鮸鱼生东海。形似石首，但头小而色青白，肉松而腥气更重。味之下者。

鮸鱼　味甘，平，无毒。食之补中益气。不宜多食，发疮疥，动脾湿，足膝不利。

勒鱼

鱼腹有硬刺勒人，故名。出东海中，以四月、五月至，渔人设网候之，听水中有声，则鱼至矣。有一次、二次、三次乃止。状如鲥鱼，小首细鳞，腹下有硬刺，如鲥腹之刺。头上有骨，合之如鹤喙形。鱼目比之他鱼最大，目傍有骨，宛似鼠状。干者谓之勒鲞，吴人嗜之。甜瓜生者，用勒鲞骨插上一夜便熟。石首骨亦然。

勒鱼，味甘，平，无毒。主开胃暖中。作鲞尤良。

鳃　治疟疾。以一寸入七宝饮，酒水各半煎，露一宵服。

鲚鱼

鲚，音济。一名鮆鱼，一名鮤鱼。鲚生江湖中，常以三月始出。状狭而长，薄如削木片，亦如长薄尖刀。细鳞白色。吻上有二硬须，腮下有长鬣如麦芒。腹下有硬角刺，快利若刀。腹后近尾有短鬣，肉中多细刺。煎、炙或作鲊、鳙食皆美，烹煮不如。《淮南子》云：鮆鱼饮而不食，鳣鲔食而不饮。又《异物志》云：鳠鱼，即鲚鱼。初夏从海中溯流而上。长尺余，腹下如刀，肉中细骨如毛。云是鳠鸟所化，故腹内尚有鸟肾二枚。其鸟白色如鹭，群飞。至夏，鸟藏鱼出，变化无疑。然今鲚鱼亦自生子，未必尽是鸟化也。常鲚，四时皆有，出诸湖中，巨细不一。然大者不逾四五寸，小者如针芒。味短。湖鲚，时或有之，产洞庭、鄱阳、具区诸大湖中。光白如银，形长尺许。味略鲜美。江鲚，每岁清明前，来自长江大海接畛之处。味鲜而美。渔人捕得以充时物，颇珍贵之。

〔1〕白：原作“敏”，据《本草纲目》改。

鲚鱼，味甘，温，无毒。助火生痰，发疥。不可多食。

江鲚 味甘，温，无毒。主开胃爽脾。鲜而不腥，鱼中佳品。多食亦能助火生痰，发疮。

湖鲚 味甘，温，无毒。虽有适口之用，而无资养之功。有湿病疮疥勿食。

墨头鱼

四川嘉州出之。状类□子，长者及尺。其头黑如墨，头上有白子二枚。又名北斗鱼。常以二三月出，渔人以火夜照叉之。

墨头鱼，味甘，平，无毒。主悦颜色，益智慧。

鲥鱼

初夏时有，余月则无，故名。按：孙愐云，今江中皆有，而江东独盛。故应天府以充御贡。每四月海中溯上，人甚珍之。惟蜀人呼为瘟鱼，畏而不食。李时珍曰：鲥形秀而扁，微似鲂而长，白色如银，肉中多细刺如毛，其子甚细腻。故何景明称其银鳞细骨，彭渊材恨其美而多刺也。大者长四五尺，腹下有三角硬鳞如甲，其肪亦在鳞甲中，自甚惜之。其性浮游，渔人以丝网沉水数寸取之，一丝挂鳞，即不复动。才出水即死，最易馁败。故袁达《禽虫述》云：鲥鱼挂网而不动，护其鳞也。不宜烹煮，惟以笋、苋、芹、荻之属，连鳞蒸食乃佳，亦可糟藏之。其鳞与他鱼不同，石灰水浸过，晒干层层起之，以作女人花钿甚良。

鲥鱼，味甘，平，无毒。主补虚劳，发疳痼，不宜多食。蒸下油，以瓶盛埋土中，取涂汤火伤，甚效。

嘉鱼

一名丙穴鱼。左思《蜀都赋》云：嘉鱼出于丙穴。谓鱼以丙日出穴。或云穴向丙耳。嘉，美也。杜甫诗云："鱼知丙穴由来美"，是矣。按：《益州记》云，嘉鱼，蜀郡处处有之。状似鲤而鳞细如鳟，肉肥而美。大者五六斤。食乳泉，出丙穴，二三月随水出穴，八九月逆水入穴。《夔州志》云：嘉鱼春社前出，秋社后归。首有黑点，长身细鳞，肉白如玉。味颇咸，食盐泉故也。《虞衡志》云：嘉鱼，状如鲥而多脂，味极美，梧州人以为鲊饷远。《岭表录异[1]》云：苍梧戎城[2]县江水日[3]出嘉鱼，似鳟而肥美，众鱼莫及。每炙食以芭蕉隔火，恐脂滴火中也。又可为脡。

嘉鱼，味甘，温，无毒。食之，令人肥健悦泽。治肾虚消渴，劳瘦虚损。此鱼食乳水，功用同乳，能久食之，力强于乳。

鲳鱼

鲳鱼，生南海。身正圆，无硬骨。游于水，群鱼随之，食其涎沫，有类于娼，故名。李时珍曰：鲳鱼，闽、浙、广南海中，四、五月出之。形似鳊鱼，脑上突起，连背身圆，肉厚，白如鳜肉，只有一脊骨。治之以葱、姜，缶之以粳米，其骨亦软而可食。

鲳鱼，味甘，平，无毒。令人肥健，益气力。

腹中子 有毒，令人痢下。

---

〔1〕异：原脱，据《本草纲目》引用书目改。

〔2〕城：原脱，据刘衡如考校改。

〔3〕日：刘衡如考作"口"。

鲫鱼

一名鲋鱼。所在池泽有之。形似小鲤，色黑而体促，肚大而脊隆。大者至一二斤。喜偎泥，不食杂物，故能补胃。春月肉厚子多，其味尤美。郦道元《水经注》云：蕲州、广济、青林湖鲫鱼大二尺，食之肥美，辟寒暑。东方朔《神异经》云：南方湖中多鲫鱼，长数尺，食之宜暑而辟风寒。《吕氏春秋》云：鱼之美者，有洞庭之鲋。观此，则鲫为佳品，自古尚矣。

鲫鱼，味甘，温，无毒。合五味煮食，主温中下气，补虚羸，止下痢肠痔。夏月热痢有益，冬月不宜。合莼菜作羹，主胃弱不下食，调中益五脏。合茭白作羹，主丹石发热。不宜和蒜食，能助热。同沙糖食，生疳虫。同芥菜食，成肿疾。同猪肝、鸡肉、雉肉、鹿肉、猴肉食，生痈疽。同麦门冬食，害人。丹溪曰：诸鱼属火，独鲫属土，有调胃实肠之功。若多食，亦能动火。又鲫鱼合小豆煮汁服，消水肿。炙油涂妇人阴疳诸疮，杀虫止痛。开腹纳以白矾，烧研饮服，治肠风血痢。纳以硫黄煅研，或酿五倍子煅研，酒服，并治下血。酿茗叶煨服，治消渴。酿胡蒜煨研饮服，治膈气。酿盐花烧研，掺齿疼。酿当归烧研，揩牙乌髭止血。酿砒烧研，治急疳。酿白盐烧研，治骨疽。酿附子炙焦，同油涂头疮白秃。生捣，涂恶核肿毒不散及瘑疮。同小豆捣，涂丹毒。烧灰和酱汁，涂诸疮久不瘥者。以猪脂煎灰服，治肠痈。

鲙　治久痢赤白，肠澼痔疾，大人小儿丹毒风眩。温脾胃，去寒结气。又治脚风及上气。

鲊　治瘑疮，批片贴之，或同桃叶捣傅，杀其虫。

头　治小儿头疮口疮，重舌目翳。烧研饮服，疗咳嗽，治下痢。酒服，治脱肛及女人阴脱，仍以油调搽之。酱汁和涂，治面上黄水疮。

子　主调中，益肝气。

骨　治䘌疮。烧灰傅之。

胆汁　涂疳疮、阴蚀疮，杀虫止痛。点喉中，治骨鲠、竹刺不出。

脑　治耳聋。以竹筒蒸过，滴之。

附方：治男妇劳瘦，发热咳嗽，汤药不愈者。取活鲫一尾，刮去鳞肠，将蓖麻子去壳，如病人年纪，一岁一粒，纳鱼腹中，外以湿草纸包五十重，柴火中煨，令极熟。临卧食之，必尽。连进三尾，奏功甚速。

治妇人血崩。用鲫鱼一个，长五寸者，去肠，入血竭、乳香在内，炭火中煅存性，研末。每服热酒下三钱。

治小儿齁喘。活鲫鱼七个，以器盛，令儿自便尿养之。待红，煨熟食，甚效。一女年十岁，用此永不发也。

治小儿丹毒，从髀起流下，阴头赤肿出血。用鲫鱼肉切五合，赤小豆末二合，捣匀，入水和，傅之。

治小儿辣秃疮。用鲫鱼烧灰，酱汁和涂。

鲂鱼

一名鳑鲏鱼。形类鲫鱼而小，扁身缩首，颇似竹篦。处处湖泽有之。冬间煮食味美，夏、秋微有土气，味稍不及。云是栉化，恐无是理。惟鼢鼠化鲊，鲊化鼢鼠，镏绩《霏雪录》中尝书之。李时珍亦云曾亲见之。生生化化之理，犹可征信。至于无情而化有情，安足诬也。

鲊鱼，味甘，平，无毒。益脾胃。此鱼属土，虽多食，不伤人。

鲂鱼

鲂，音房。一名鳊鱼。鲂，方也；鳊，扁也。其状方，其身扁也。李时珍曰：鲂鱼处处有之，汉沔尤多。小头缩项，穹脊阔腹，扁身细鳞，其色青白。腹内有肪，味最腴美。其性宜活水。故《诗》云：岂其食鱼，必河之鲂。俚语云：伊洛鲤鲂，美如牛羊。又有一种火烧鳊，头尾俱似鲂，而脊骨更隆，上有赤□连尾，如蝙蝠之翼，黑质赤章，色如烟熏，故名。其大有至二三十斤者。

鲂鱼，味甘，温，无毒。主调胃气，利五脏。和芥食之，能助肺气，去胃中风，消谷。作鲙食之，助脾气，令人能食。作羹臛食，宜人，功同鲫同。疳痢人勿食。

鲈鱼

一名四鳃鱼。出吴中，淞江尤盛。四五月方出，长仅数寸，状微似鳜而色白，有黑点，巨口细鳞，有四鳃。杨诚斋诗颇尽其状，云：鲈出鲈乡芦叶前，垂虹亭下不论钱。买来玉尺如何短，铸出银梭直是圆。白质黑章三四点，细鳞巨口一双鲜。春风已有真风味，想得秋风更迥然。《南郡记》云：吴人献鲈鲙于隋炀帝。帝曰：金齑玉脍，东南佳味矣。昔张翰思莼鲈之美，假官而归。故诗有“鲈鱼正美不归去，空戴南冠学楚囚”句。

鲈鱼，味甘，平，有小毒。主补五脏，益筋骨，和肠胃，治水气。多食宜人，作鲊尤良。曝干甚香美。益肝肾，安胎补中。作鲙尤佳。多食亦能发痃癖疮肿，不可同乳酪食。肝不可食，剥人面皮。中其毒者，芦根汁解之。沈存中《笔谈》云：“淞江细鲈羹，吴田香粳饭，令人努力加餐”。即此是矣。

鳜鱼

鳜，居卫切。一名罽鱼，一名石桂鱼，一名水豚。生江湖中。扁形阔腹，大口细鳞，首尾短促不舒，难以屈曲，有黑斑采斑，色明者为雄，稍晦者为雌，背[1]有鬐□刺人。厚皮紧肉，肉中无细刺。有肚能嚼，亦啖小鱼。夏月居石穴，冬月偎泥槑，鱼之沉下者也。小者味佳，至三五斤者不美。李鹏飞《延寿书》云：鳜，鬐刺凡十二，以应十二月。误鲠害人，惟橄榄核磨水可解，盖鱼畏橄榄故也。昔有仙人刘凭，常食石桂鱼。桂、鳜同音。当即是此。

鳜鱼，味甘，平，无毒。主腹内恶血，去腹内小虫，益气力，令人肥健。补虚劳，益胃固脾。治肠风泻血。李时珍曰：按，张杲《医说》云，越州邵氏女年十八，病劳瘵累年，偶食鳜鱼羹，遂愈。观此，正与补虚劳益胃之说相符，则仙人刘凭，隐士张志和之嗜此鱼，非无谓也。古诗“桃花落尽鳜鱼肥”。按此则鳜鱼之美，更在春暮乎？

附方：治骨鲠竹木刺入咽喉，不拘久近，或入脏腑，痛刺黄瘦甚者，服之皆出。腊月收鳜鱼胆，悬北檐下令干。每用一皂子许[2]煎酒温呷。得吐，则鲠随涎出；未吐再服，以吐为度。酒随量饮，无不出者。鲤、鲩、鲫胆皆可。

---

〔1〕背：《本草纲目》作“皆”。

〔2〕许：原脱，据刘衡如考校补。

鲨鱼

一名鮀鱼，一名沙沟鱼，一名吹沙鱼。生南方溪涧中。大者长四五寸。其头尾一般大，头状似鳟，体圆似鳝，厚肉重唇。细鳞，黄白色，有黑斑点文，背有鬐刺甚硬，其尾不岐。居沙沟中，吹沙而游，咂沙而食。小时即有子，味颇美。俗呼为阿[1]浪鱼。

鲨鱼，味甘，平，无毒。主暖中益气。

杜父鱼

一名渡父鱼，一名船碇鱼。生溪涧中。长二三寸，状如吹沙而短，其尾岐，大头阔口，其色黄黑有斑，脊背上有鬐刺，螫人。见人则以喙插入泥土中，如船碇也。

杜父鱼 味甘，温，无毒。治小儿差颓。用此鱼擘开口，咬之七下即消。差颓，阴核大小也。

石斑鱼

一名石矾鱼，一名高鱼。生南方溪涧水石处。长数寸，白鳞黑斑。浮游水面，闻人声则划然深入。《临海水土记》云：长者尺余，其斑如虎文，而性淫，春月与蛇医交牝，故其子有毒。《南方异物志》云：高鱼似鳟，有雌无雄，二、三月与蜥蜴交于水上，其胎毒人。《酉阳杂俎》云：石斑与蛇交。南方有土蜂，土人杀此鱼摽树上，引鸟食之，蜂窠皆尽也。石斑鱼毒，鱼尾草汁可解之。

石斑鱼，味甘，平，有毒。不益人。

子及肠 令人吐泻。

石鲅鱼

生南方溪涧中。长一寸，背里腹下赤。南人以作鲊，云甚美。

石鲅鱼，味甘，平，有小毒。主诸疮疥癣。

黄鲴鱼

鲴，音固。 一名黄骨鱼。生江湖中小鱼也。状似白鱼，而头尾不昂，扁身细鳞，白色，阔而不逾寸，长不近尺。肠腹多脂，可作鲊菹，煎炙甚美。

黄鲴鱼，味甘，温，无毒。白汁煮饮，止胃寒泄痢。

油 涂疮癣有虫。燃灯，昏人目。

鲦鱼

一名白鲦。生江湖中小鱼也。长仅数寸，形狭而扁，状如柳叶，鳞细而整，洁白可爱。性好群游。《荀子》曰：鲦，浮阳之鱼也，最宜鲊菹食之。

鲦鱼，味甘，温，无毒。煮食已忧，暖胃，止冷泻。

鲙残鱼

一名王余鱼。《博物志》云是吴王阖闾江行，食鱼鲙，弃其残余于水，化为此鱼，故名。今出苏、松、浙江。大者长四五寸，身圆如箸，洁白如银，无鳞。若已鲙之鱼，但目有两黑点耳。彼人尤重小者，曝干以货四方。清明前有子，食之甚美；清明后子出而瘦，但可作鲊腊。

鲙残鱼，味甘，平，无毒。作羹食，宽中健胃，利气和中。鲜者多食，亦能动湿。干者尤良。

〔1〕阿：刘衡如考作“呵”。

鱵鱼

鱵，音针。一名姜公鱼，一名铜涚鱼，一名针嘴鱼。此鱼喙有一针，故有诸名。俗云子牙钓针所化，亦傅会也。生江湖中。大小形状并同鲙残，但喙尖有一细黑骨如针为异耳。《东山经》云：沢水北注于湖，中多鱵鱼，状如鯈，其喙如针。即此。又一种出诸溪河，长一二寸。

鱵鱼，味甘，平，无毒。食之治疫。

鱊鱼

鱊，音聿。作腊，名蛾毛鋋。李时珍曰：按，段公路《北户录》云，广之恩州出蛾毛鋋，用盐藏之，其细如毛，其味绝美。郭义恭所谓“武阳小鱼大如针，一斤千头，蜀人以为酱”者也。又《一统志》云：广东阳江县出之，即鱊鱼儿也。然今兴国州诸处亦有之，彼人呼为春鱼。春月自岩穴中随水流出，状似初化鱼苗。土人取收，曝干为鋋，以充苞苴。食以姜、醋，味同虾米。或云即鲤鱼苗也。

鱊鱼，味甘，平，无毒。主和中益气，令人喜悦。

金鱼

李时珍曰：金鱼有鲤、鲫、鳅、鳘数种，鳅、鳘尤难得，独金鲫耐久，前古罕知。惟《博物志》[1]云：出邛劝[2]婆塞江，脑中有金。盖亦讹传。《述异记》载：晋桓冲游庐山，见湖中有赤鳞鱼。即此也。自宋始有畜者，今则处处人家养玩矣。春末生子于草上，好自吞啖，亦易化生。初出黑色，久乃变红。又或变白者，名银鱼。亦有红、白、黑斑相间无常者。其肉味短而韧。《物类相感志》云：金鱼食橄榄渣、肥皂水即死。又有丹鱼，按：《抱朴子》云，丹水出京兆上洛县冢岭山，入于汮水。中出丹鱼。先夏至十日[3]，夜伺之。鱼浮水侧，必有赤光上照若火。割血涂足，可以履冰。其即金鱼之类乎。

金鱼，味甘、咸，平，无毒。治久痢，及涂火疮。

土鲋鱼

鲋，音簿。处处溪河有之。长三四寸。头扁口阔，腹大，青黑色，有斑点。目傍有肉，身肉亦厚。冬月最多。姜、葱烹食，为佳品。

土鲋鱼，味甘，温，无毒。其性属土，补脾胃，益元气，养荣血。多食亦不伤人。

鰧鱼

鰧，音滕。李时珍曰：按，《山海经》云，洛水多鰧鱼。状如鳜，居于逵，逵乃水中穴道。苍文赤尾，食之不痈，可以已瘘。

鰧鱼，味甘，平，无毒。可以已瘘。其他功用，与鳜鱼同。

黄鲿鱼

生诸溪泽中。身扁，白色，长四五寸，略似白鱼。俗呼窍嘴黄鲿。

黄鲿鱼，味甘、淡，平，无毒。脾家之鱼，不可多食，亦能损脾泄痢。

鲃鮹鱼

生小泽中。长二三寸，身扁，色白，骨硬而无味。鱼之下品。

---

〔1〕《博物志》：刘衡如考谓此当作《北户录》。

〔2〕劝：刘衡如考作“邛”。

〔3〕日：原脱，据刘衡如考证补。

鲃鮹鱼，味淡，平，无毒。不益人。食之发疮疥，多食伤脾胃。

横贯鱼

生江湖中。颇类白鱼，但头尖身浑，大者长数寸。性悍而有力，跳掷横斜，极善遁网者也。

横贯鱼，味甘，平，无毒。肥健人，去水气。多食生痰。腌藏糟菹，堪供日用常品。

鲹鲦鱼

生河泽中。扁身锐首，长五六寸，性善跳跃。味少。鱼之下者。

鲹鲦鱼，味甘、淡，平，无毒。不益人。较之鲃鮹鱼差胜。聊充日用，不可多食。

红料鱼

生江湖中。形类横贯，尾赤肉厚，充庖甚佳。

红料鱼，味甘，温，无毒。暖脾益胃。腌藏尤美。亦不可多食，恐助火生痰。

石鲫

生溪涧池泽中。长五六寸，有斑点，身圆厚。

石鲫，味甘，平，无毒。安胃和中，利小便，解热毒。腌食更佳。

银鱼

生江湖中。色白如银，身无骨，长二三寸，圆细如灯芯者，乃为真也。味极鲜好，可以供上客佐樽酌。土人曝而货之四方，尤为珍美。但不可失风露水，恐致变坏也。

银鱼，味甘，平，无毒。宽中健胃，利水润肺止咳。作干，食之补脾。

水晶鱼

一名鱸鱼。出吴浙太湖及诸湖中。颇似鲙残，长四五寸，大者及尺，无骨无鳞，圆浑如箸。初出水时，莹洁如水晶，久则稍晦。然光白无疵，终属可爱，姜葱烹煮，甚为佳品。

水晶鱼，味甘，平，无毒。主疏利肠胃，消痰润肺。不可多食，动湿生疮。

鼠头鱼

一名鸡鱼。四五月有之。长四五寸，头类鼠头，身圆肉厚，鳞细有斑点。

鼠头鱼，味甘、淡，平，无毒。利五脏，能助湿热发疮疥。不宜过食。

糊团鱼

生诸河中。长寸许，色白细小，无鳞无骨。土人曝而货之。味亦下劣。

糊团鱼，味淡，平，无毒。和脾胃，利小便。不可多食，动风助火。

鲟子鱼

生江海交畛之处。形躯大小与鲚鱼相似，但首俯背驼。每四五月浮出，腹内有子。煎炙作菹，极佳。

鲟子鱼，味甘、咸，微寒。无毒。主益胃润肠。多食泄泻发疥。

虾虎鱼

出吴淞江湖间。形类土鲋鱼，善啖鱼虾。

虾虎鱼，味甘，温，无毒。食之主益阳道，健筋骨，行血脉，消谷肉。多食生痰助火。

鲶丝鱼

在诸溪河中。长五六寸，黄褐色，无鳞阔口，口有细齿如锯。腮下有硬刺，骨亦硬。善吞小鱼，肉薄味短。

鲶丝鱼，味甘，平，无毒。主益脾胃，和五脏，发小儿痘疮。多食生疥。

附录

鼍

生南海地泽。皮可冒鼓。性至难死，沸汤沃口，入腹良久乃剥之。鼍性嗜睡，恒闭目。力至猛，能攻江岸。人于穴中掘之，百人掘，须百人牵之；一人掘，亦一人牵之。不然，终不可出。今江湖极多。形似壁虎、穿山甲辈，而长一二丈，背尾俱有鳞甲。夜则鸣吼，舟人畏之。李时珍曰：鼍穴极深，渔人以篾缆系饵探之，候其吞钩，徐徐引出。性能横飞，不能上腾。其声如鼓，夜鸣应更，谓之鼍鼓，亦曰鼍更。俚人听之以占雨。其枕莹净，胜于鱼枕。生卵甚多至百，亦自食之。南人珍其肉，以为嫁娶之敬。陆佃云：鼍身具十二生肖肉，惟蛇肉在尾最毒也。

鼍肉 味甘，有小毒。主少气吸吸，足不立地，及湿气邪气，诸蛊[1]，腹内癥瘕，恶疮。多食发冷气痼[2]疾。梁周兴嗣嗜此肉，后为鼍所喷，便生恶疮。此物有灵，不食更佳。其涎最毒。

甲 味酸，微温，有毒。主心腹癥瘕，伏坚积聚，寒热，女子小腹阴中相引痛，崩中下血五色，及疮疥死肌。五邪涕泣时惊，腰中重痛，小儿气癃眦溃。小腹气疼及惊恐。除血积，妇人带下，百邪魍魉。疗牙齿疳䘌宣露。杀虫，治瘰疬瘘疮，风顽瘙疥恶疮。炙烧，酒浸服之，功同鳖甲。治阴疟。

脂 主摩风及恶疮。

肝 治五尸病，用一具炙熟，同蒜齑食。

鲮鲤

一名穿山甲。生湖广、岭南，及金、商、均、房诸州，深山大谷中皆有之。形似鼍而短小，又似鲤而有四足，黑色，能陆能水。日中出岸，张开鳞甲如死状，诱蚁入甲，即闭而入水，开甲蚁皆浮出，因接而食之。李时珍曰：鲮鲤状如鼍而小，背如鲤而阔，首如鼠而无牙，腹无鳞而有毛，长舌尖喙，尾与身等。尾鳞尖厚，有三角，腹内脏腑俱全，而胃独大，常吐舌诱蚁食之。曾剖其胃，约蚁升许也。

鲮鲤，味咸，微寒，有小毒。主五邪惊啼悲伤，烧灰，酒服方寸匕。又治小儿惊邪，妇人鬼魅悲泣，及疥癣痔漏。疗蚁瘘疮癞，及诸疰疾，烧灰傅恶疮。又治山岚瘴疟、痎疟，寒热风痹，强直疼痛。通经脉，下乳汁，消痈肿，排脓血，通窍杀虫。此物食蚁，故治蚁漏。按：刘伯温《多能鄙事》云，凡油笼渗漏，剥穿山甲里面肉靥投入，自至漏处补住。又《永州记》云：此物不可于堤岸上杀之，恐血入土，则堤岸渗漏。观此二说，是山可使穿，堤可使漏，而又能至渗处，其性之走窜可知矣。谚曰：穿山甲，王不

〔1〕蛊：原作“虫”，据《证类本草》改。
〔2〕痼：原作“痏”，据《证类本草》改。

留，妇人食了乳长流。亦言其迅速也。

附方：乳汁不通，泉涌散，用穿山甲煅存性，研末。方寸匕，日二服，外以油梳梳乳即通。

治便毒便痈。穿山甲半两，猪苓二钱，并以醋炙研末。酒服二钱，外仍以穿山甲和麻油、轻粉涂之。

治肿毒初起。入穿山甲于砻糠火灰中炮焦，为末。入麝香少许。每服二钱半，温酒下。

治妇人阴癞硬如卵状。随病之左右，取穿山甲之左右边五钱，以沙炒焦黄，为末。每服二钱，酒下。

蛤蚧

生岭南山谷，及城墙或大树间。形如壁虎，身长四五寸，尾与身等。最惜其尾，见人取之，多自啮断其尾而去。药力在尾，尾不全者不效。按：《岭表录异》云，蛤蚧首如蛤蟆，背有如蚕子细鳞，土黄色，身短尾长。多巢于榕木及城楼间，雌雄相随，旦暮则鸣。或云鸣一声是一年者。俚人采鬻，云治肺疾。李时珍曰：按，段公路《北户录》云，蛤蚧首如蟾蜍，背浅绿色，上有黄斑点，如古绵纹，长尺许，尾短，其声最大，多居木窍间，亦壁虎、蜥蜴之类也。又顾玠《海槎录》云：广西横州甚多蛤蚧，牝牡上下，相呼，累日，情洽乃交，两相抱负，自堕于地。人往捕之，亦不知觉，以手分擘，虽死不开。乃用熟稿草细缠，蒸过曝干售之，炼为房中之药甚效。

蛤蚧，味咸，平，有小毒。主久咳嗽，肺劳传尸，杀鬼物邪气，下淋沥，通水道及月经。疗咳血咯血，肺痿肺痈，消渴。治折伤，助阳道。李时珍曰：补可去弱，人参、羊肉之类。蛤蚧补肺气，定喘止渴，功同人参；益阴助阳扶羸，功同羊肉。近世治劳损痿弱消渴，皆用之。俱取其滋补也。刘纯云：气液衰、精血竭者，宜用之。何大英云：定喘止嗽，莫佳于此。

无鳞鱼类六十一种〔1〕

鳢鱼

一名玄鳢，即今之乌鱼也。首有七星，夜朝北斗，有自然之礼，故谓之鳢。又与蛇通气，色黑，北方之鱼也，处处有之。形长体圆，头尾相等，细鳞玄色，有斑点花文，颇类蝮蛇，有舌有齿有肚，背腹有鬣连尾，尾无岐。形状可憎，气息腥恶，食品所卑。南人有珍之者，北人尤绝之。道家指为水厌，斋箓所忌。

鳢鱼，味甘，寒，无毒。疗五痔，治湿痹，面目浮肿，下大水。利大小便，壅塞气，又主妊娠有水气。作鲙与风气、脚气人食，甚良。不可多食，能发痼疾。有疮者不可食，令人瘢白。

〔1〕六十一种：原无此四字，据原书目录补。

肠及肝 治败疮中生虫。

肠 以五味炙香，贴痔瘘及蛀骭疮，引虫尽为度。

胆 诸鱼胆苦，惟此胆甘可食。治喉痹将死者，点入少许即瘥。病深者水调灌之。

附方：治十种水气垂死。黑鱼一斤重者，煮汁和冬瓜、葱白作羹食。

浴儿稀痘法。除夕黄昏时，用大乌鱼一尾，小者二、三尾，煮汤浴儿，遍身七窍俱到，不可嫌腥，以清水洗去也。或以为谬，留一手足不洗，遇出痘时，则未洗处偏多也。此乃异人所传，宝之宝之。

鳗鲡鱼

所在有之。似鳝而腹大，青黄色。云是蛟蜃之属，或云黑鱼背上出鳗鲡，故其体花纹酷肖之。善攻江岸，人甚畏焉。李时珍曰：鳗鲡状如蛇，背有肉□连尾，无鳞有舌，腹白。大者长数尺，脂膏最多。背有黄脉者，名金丝鳗鲡。此鱼善穿深穴，非若蛟蜃之攻岸也。或云鲇亦产鳗，或云鳗与蛇通。

鳗鲡鱼，味甘，平，有毒。治五痔疮瘘，杀诸虫恶疮，女人阴疮虫痒。治传尸疰气劳损，暖腰膝，起阳。疗湿脚气，腰肾间湿风痹，常如水洗，以五味煮食，甚补益。患诸疮瘘疬疡风人，宜常食之。治小儿疳劳，及虫心痛。妇人带下，疗一切风瘙如虫行，又压诸草石药毒，不能为害。小者可食，重四五斤及水行昂头者不可食。尝见舟人食之，七口皆死。腹下有黑斑者，毒甚。与银杏同食，患风软。背有白点者，无腮者，俱不可食。妊娠食之，令胎有疾。鱼虽有毒，以五味煮羹，能补虚损，及久病劳瘵。有人病瘵，相传死者数人，取病者置棺中，弃于江以绝害。流至金山，渔人引视之，乃一女子，犹活。取置渔舍，每以鳗鲡食之，遂愈。因为渔人之妻。张鼎云：烧烟熏蚊，令化为水。熏毡及屋舍竹木器皿，断蛀虫。置骨于衣箱书箧中，断诸蠹。

膏 治诸瘘，耳中虫痛。曝干微炙，取油涂白驳风，即时色转，五七度便瘥。

骨及头 炙研入药，治疳痢肠风崩带。烧灰傅疮之恶者。烧烟熏痔瘘，杀诸虫。

血 治疮疹入眼生翳，以少许点之。

附方：治骨蒸劳瘦[1]。用鳗鲡二斤，治净，酒二盏，煮熟，入陈醋食之。

治白癜风生头面上，浸淫渐长似癣者。刮令燥痛，炙热脂搽之，不过三度即瘥。

海鳗鲡

生东海中，类鳗鲡而大，功用相同。

海鳗鲡，味甘，平，无毒。治皮肤恶疮疥、疳䘌、痔瘘。李九华谓其暖而不补。

江鳗鲡

生长江。他处鳗鲡，食品中以活者为美，惟此不论，以其离水便死。形略大，味差短。烹治以葱、姜汁，酱。最忌花椒等物。

江鳗鲡，味甘，平，无毒。主补虚羸，去劳热，杀虫，益血。

鳝鱼

一名黄鳝。生水岸湿窟中。似鳗鲡而细长，亦似蛇而无鳞，有青、黄二色。李时珍曰：黄质

〔1〕瘦：原作“熟”，据《证类本草》改。

黑章，体多涎沫，大者长二三尺，夏出冬蛰。一种蛇变者名蛇鳝，有毒害人。南人鬻鳝肆中，以缸贮水，畜数百头。夜以灯照之，其蛇化者，必项下有白点，通身浮水上，即弃之。或以蒜瓣投于缸中，则群鳝跳掷不已，亦物性相制也。或云鳝[1]是荇芩根所化。又云死人发所化。今其腹中自有子，不必尽量变化也。

鳝鱼，味甘，大温，无毒。主补中益血，疗渖唇。补虚损，妇人产后恶露淋沥，血气不调，羸瘦，止血，除腹中冷气肠鸣，及湿痹气。逐十二风邪。患湿风、恶气人，作臛空腹饱食，暖卧取汗出如胶，从腰脚中出，候汗干，暖五枝汤浴之，避风，三五日一作，甚妙。专贴一切冷漏、痔瘘、臁疮引虫。多食发诸疮，亦损人寿。大者有毒，能杀人。不可同犬肉食。

血 主涂癣及瘘。疗口眼㖞斜，同麝香少许，左㖞涂右，右㖞涂左，正即洗去。治耳痛，滴数点人耳[2]。治鼻衄，滴数点入鼻。治疹后生翳，点少许入目。治赤疵，同蒜汁、墨汁频涂之。又涂赤游风。

头 味甘，平，无毒。烧服，止痢，主消渴，去冷气，除痞癥，食不消。同蛇头、地龙头烧灰酒服，治小肠痈。百虫入耳，烧研，绵裹塞之，立出。

皮 主妇人乳核硬疼，烧灰空心温酒服之。

附方：治臁疮蛀烂。用黄鳝鱼数条打死，香油抹腹，蟠疮上系定，顷则痛不可忍，然后取下，看腹有针眼，皆虫也。未尽更作，后以人胫骨灰油调搽之。

鳍鱼

一名泥鳅。李时珍曰：海鳍生海中，江鳍生江中，皆极大。泥鳍生湖池，最小，长三四寸。沉于泥中，状似鳝而小，锐首肉身，青黑色，无鳞，以涎自染，滑疾难握。与他鱼牝牡，故《庄子》云：鳍与鱼游。生沙中者，微有文采，闽、广人劙去脊骨，作臛食甚美。《物类相感志》云：灯心煮鳍甚妙。

鳍鱼，味甘，平，无毒。主暖中益气，醒酒，解消渴。同米粉煮羹食，调中收痔。

附方：治喉中物鲠。用活鳅线缚其头，以尾先入喉中，牵拽出之。

鳣鱼

一名着甲鱼，一名蜡鱼，一名玉版鱼。陈藏器曰：鳣长二三丈，纯灰色，体有三行甲。逆上龙门，能化为龙也。李时珍曰：鳣出江淮、黄河、辽海深水处，无鳞大鱼也。其状似鲟，其色灰白，其背有骨甲三行，其鼻长有须，其口近颔下，其尾岐。其出也，以三月，逆水而生。其居也，在矶石湍流之间。其食也，张口接物听其自入，食而不饮，蟹鱼多误入[3]之。昔人所谓“鳣鲔岫居”，世俗所谓“鲟鳇鱼吃自来食”是矣。其行也，在水底，去地数寸。渔人以小钩近千，沉而取之，一钩着身，动而护痛，诸钩皆着。船游数日，待其困惫，方敢掣取。其小者近百斤，大者长二三丈，至一二千斤。其气甚腥。其脂与肉层层相间，肉色白，脂色黄如蜡。其脊骨及鼻，并鬐与鳃，皆脆软可食。其肚及子盐藏亦佳。其鳔亦可作胶。其肉骨煮炙及作鲊皆美。《翰墨大全》云：江淮人以鲟鳇鱼作鲊名片酱，亦名玉版鲊也。

〔1〕鳝：原作“鲰”，据《本草纲目》改。
〔2〕耳：原作“鼻”，据《本草纲目》改。
〔3〕入：原作“食”，据《本草纲目》改。

鳣鱼，味甘，平，有小毒。主利五脏，肥美人。多食，难克化。

肝 主恶血疥癣。勿以盐炙食。和荞麦食，令人失音。

鲟鱼

生江中。背如龙，长一二丈。李时珍曰：鲟鱼出江淮、黄河、辽海深水处，亦鳣属也。岫居，长者丈余。至春始出而浮阳，见日则目眩。其状如鳣，而背上无甲。其色青碧，腹下色白。其鼻长与身等，口在颔下，食而不饮。颊下有青斑纹，如梅花状。尾岐如丙。肉色纯白，亚于鳣，鬐骨不脆。罗愿云：鲟状如鬵鼎，上大下小，大头哆口，似铁兜鍪。其鳔亦可作胶，如鲟鳒也。亦能化龙。

鲟鱼，味甘，平，无毒。主补虚益气，令人肥健。煮汁饮，治血淋。

鼻肉即脆骨 主补虚，下气。

子状如小豆 食之肥美，杀腹内小虫。俱不可多食，久食，发一切疮疥，动风气，令人心痛、腰痛。服丹石人忌之。勿与干笋同食，发瘫痪风。小儿食之，成咳嗽及癥瘕。作鲊虽珍，亦不益人。

牛鱼

生东海。其头似牛。李时珍曰：按，《一统志》云，牛鱼出女直混同江。大者长丈余，重三百斤。无鳞骨，其肉脂相间，食之味长。又《异物志》云，南海有牛鱼，一名引鱼。重三四百斤，状如鳢，无鳞骨，背有斑纹，腹下青色。知海潮。肉味颇长。

牛鱼，无毒。主六畜疫疾。作干脯为末，以水和灌鼻，即出黄涕。亦可置病牛处，令气相熏。

鮠鱼

即今所称白戟鱼。生江淮间。身无鳞，亦鲟属也。头尾身鬐俱似鲟状，惟鼻短尔。口亦在颔下，骨不柔脆，腹似鲇鱼，背有肉鬐。南人甚珍贵之。

鮠鱼，味甘，平，无毒。主开胃，下膀胱水。

鳒鱼

一名鲇鱼。身无鳞，大首偃额，大口大腹，鮠身鳢尾，有肯有胃有须。生流水者，色青白；生止水者，色青黄。大者亦至三四十斤，俱是大口大腹。凡食鲇、鮠，先割翅下悬之，则涎自流尽，不粘滑也。

鳒鱼，味甘，温，无毒。主百病。作臛，补人。疗水肿，利小便。治口眼㖞斜，活鲇切尾尖，朝吻贴之即正。又五痔下血肛痛，同葱煮食之。赤目、赤须、无腮者，并杀人。不可合牛肝食，令人患风噎。不可合野猪肉食，令人吐泻。不可合鹿肉食，令人筋甲缩。

涎 治三消渴疾，和黄连末为丸，每服五七丸，日三服，乌梅汤下。

目 治刺伤中水作痛，烧灰涂之。

肝 治骨鲠。

鳑鱼

一名人鱼，一名孩儿鱼。陶弘景曰：人鱼，荆州临沮青溪多有之。似鳑而有四足，声如小儿。其膏然之不消耗，秦始皇骊山冢中所用人鱼[1]膏是也。寇宗奭曰：鳑鱼形微似獭，四足，腹重坠如

〔1〕鱼：原脱，据刘衡如考补。

囊，身微紫色，无鳞，与鲇、鮠相类。尝剖视之，中有小蟹、小鱼、小石数枚也。李时珍曰：孩儿鱼有二种，生江湖中，形色皆如鲇、鮠，腹下翅形似足，其腮颊轧轧，音如儿啼，即鳑鱼也；一种生溪涧中，形声皆同，但能上树，乃鲵鱼也。《北山经》云：决水多人鱼。状如鳀，四足，音如小儿。食之无瘕[1]疾。又云：休水北注于洛，中多鳑鱼。状如蟄蜼而长距，足白而对。食之无蛊疾，可以御兵。按此二说，前与陶合，后与寇合，盖一物也。今渔人网得，以为不利，即惊异而弃之，盖不知其可食如此也。徐铉《稽神录》云：谢仲玉见妇人出没水中，腰已下皆鱼，乃人鱼也。又《徂异记》云：查道奉使高丽，见海沙中一妇人，肘后有红鬣。问之。曰：人鱼也。此二种，乃名同物异，非鲵鳑也。

鳑鱼，味甘，有毒。食之疗瘕疾，无蛊疾。

鲵鱼

生山溪中。似鲇，有四足，长尾，能上树。大旱则含水上山，以草叶覆身，张口，鸟来饮水，因吸食之。声如小儿啼。李时珍曰：鲵鱼似鲇，四脚，前脚似猴，后脚似狗，声如儿啼，大者长八九尺。《山海经》云：决水有人鱼，状如鳑，食之已疫疾。《蜀志》云：雅州西山溪谷出魶鱼，似鲇有足，能缘木，声如小儿，可食。《酉阳杂俎》云：峡中人食鲵鱼，缚树上，鞭至白汁出如构汁，方可治食，不尔，有毒也。

鲵鱼，味甘，有毒。食之已疫疾。

黄颡鱼

李时珍曰：黄颡，无鳞鱼也。身尾俱似小鲇，腹下黄，背上青黄，腮下有二横骨，两须，有胃。群游作声如"轧轧"。性最难死。陆玑云：鱼身无鳞，颊骨正黄。鱼之有力能飞跃者。其胆春夏近上，秋冬近下[2]。亦一异也。

黄颡鱼，味甘，平，无毒。能醒酒祛风，消水肿，利小便。烧灰，治瘰疬久溃不收敛，及诸恶疮。

涎翅下取之　治消渴。

颊骨　治喉痹肿痛，烧研茶服三钱。

附方：治水肿。黄颡三尾，绿豆一合，大蒜三瓣，水煮烂。去鱼食豆，以汁调商陆末一钱服。其水化为清气而消。诀云：三头黄颡两须鱼，绿豆同煎一合余。白煮作羹成顿服，却教水肿自消除。

河豚

一名嗔鱼，一名吹肚鱼，一名气包鱼。江、淮、河、海皆有之。腹白，背有赤道如印，目能开阖。触物即嗔怒，腹胀如气球浮起，故人以物撩而取之。李时珍曰：河豚，今吴越最多，状如蝌蚪，大者尺余，背色青白，有黄缕。又无鳞无腮无胆，腹下白而不光。率以三头相从为一部。彼人春月甚珍贵之，尤重其腹腴，呼为西施乳。严有翼《艺苑雌黄》云：河豚，水族之奇味，世传其杀人。余守丹阳宣城，见土人户户食之。但用菘菜、蒌蒿、荻芽三物煮之，亦未见死者。南人言鱼之无鳞、无腮、无胆，有声，目有睫者，皆有毒。河豚备此数者，故人畏之。然有二种，其色淡黑有文点者，名斑鱼，毒最甚。或云三月后则为斑鱼，不可食也。河豚鱼虽小，而獭及大鱼不敢啖之。

[1] 瘕：刘衡如考作"痴"。
[2] 春夏近上，秋冬近下：刘衡如考作"春夏近下，秋冬近上"。

则不惟毒人，又能毒物也。

河豚，味甘，温，大毒。主补虚，去湿气，理腰脚，去痔疾，杀虫。伏硇砂。味虽珍美，修治失法，食之杀人。厚生者宜远之。海中者大毒，江中者次之。煮之不可近锅，当以物悬[1]之。李时珍曰：煮忌煤炲落中。与荆芥、菊花、桔梗、甘草、附子、乌头相反。宜荻笋、蒌蒿、秃菜。畏橄榄、甘蔗、芦根、粪汁。按：陶九成《辍耕录》，凡食河豚，一日内不可服汤药，恐犯荆芥，二物大相反。亦恶乌头、附子之属。余在江阴，亲见一儒者因此丧命。河豚子必不可食，曾以水浸之，一夜大如芡实也。

肝及子 有大毒。主疥癣虫疮，同蜈蚣烧研，香油调搽之。陈藏器曰：入口烂舌，入腹烂肠，无药可解。惟橄榄木、鱼茗木、芦根、乌茝草根煮汁可解。李时珍曰：吴人言其血有毒，脂令舌麻，子令腹胀，睛令目花，有"油麻子胀眼睛花"之语。而江阴人盐其子，糟其白，埋过治食，此俚言所谓"舍命吃河豚"者耶。粪清水亦可解其毒。

海豚鱼

生江中者名江豚。海豚生海中[2]，候风潮出没。形如豚，鼻在脑上作声，喷水直上，百数为群。其子如蠡鱼子，数万随母而行。人取子系水中，其母自来就而取之。江豚生江中，状如海豚而小，出没水中，舟人候之占风。其中有油[3]脂，点灯照樗蒲即明，照读书工作即暗，俗言懒妇所化也。李时珍曰：其状大如数百斤猪，形色青黑如鲇鱼，有两乳，有雌雄，类人。数枚同行，一浮一没，谓之拜风。其骨硬，其肉肥，不中食。其膏最多，和石灰艌船良。

海豚鱼，味咸，腥。治飞尸蛊毒，瘴疟。作脯食之。

脂 摩恶疮、疥癣、痔瘘，犬马瘑疥，杀虫。

比目鱼

一名鳎鱼，一名鞋底鱼。生海中。状如牛脾，及女人鞋底，细鳞紫白色，两片相合乃得行。其合处半边平而无鳞，口近颔下。

比目鱼，味甘，平，无毒。主补虚益气力。多食动气。

鮹鱼

出江湖。形似马鞭尾，有两岐如鞭鞘，故名。

鮹鱼，味甘，平，无毒。治五痔下血，瘀血在腹。

鲛鱼

一名沙鱼。出南海。形似鳖，无脚有尾。圆广尺余，尾亦长尺许，背皮粗错。沙鱼有二种，大而长喙如锯者，曰胡沙，性善而肉美；小而皮粗者，曰白沙，肉强而有小毒。彼人皆盐作修脯。其皮刮治去沙，剪作脍，为食品美食，最益人。其皮可饰刀靶。李时珍曰：古曰鲛，今曰沙，是一类而有数种也。东南近海诸郡皆有之，形并似鱼，青目赤颊，背上有鬣，腹下有翅，味并肥美，南人珍之。大者尾长数尺，能伤人。皮皆有沙，如真珠斑。其背有珠文如鹿而坚强者，曰鹿沙，亦曰白沙，云能变鹿也。背有斑纹如虎而坚强者，曰虎沙，亦曰胡沙，云虎鱼所化也。鼻前有物如斧斤，

〔1〕悬：原作"县"，据文义改。
〔2〕海豚生海中：原脱，据《本草纲目》补。
〔3〕油：原作"曲"，据刘衡如考改。

能击物坏舟者曰锯沙。长丈许，腹有两洞，腹贮水养子，一腹容二子，子朝从中口出，暮还入腹。鳞皮有珠，可饰刀剑，治骨角。陈藏器曰：其鱼状貌非一，皆皮上有沙，堪揩木，如木贼也。小者子随母行，惊即从口入母鱼腹中。

鲛鱼，味甘，平，无毒。作鲙，补五脏，功亚于鲫，亦可作鳙、鲊。甚益人。

皮 味甘、咸，平，无毒。主心气鬼疰，蛊毒吐血，虫气蛊疰。烧灰水服，主食鱼中毒，解河豚毒，治食鱼鲙成积不消。

胆 治喉痹，和白矾灰为丸，绵裹，纳喉中，吐去恶涎，即愈。

乌贼鱼

其性嗜乌，每自浮海上，飞乌见之，以为死而啄之，乃卷取入水而食之，因名乌贼，言为乌之贼害也。乌贼鱼，近海州郡皆有之。形若革囊，口在腹下，八足聚生于口傍。其背上只有一骨，厚三四分，状如小舟，形轻虚而白。又有两须如带，甚长，遇风波起处，即以须下矴，或粘石如缆。腹中血及胆正如墨，可以书字，但逾年则迹灭，惟存空纸尔。李时珍曰：乌贼无鳞有须，黑皮白肉，大者如蒲扇。炸熟以姜、醋食，脆美。背骨名海螵蛸，形似樗蒲子而长，两头尖，色白，脆如通草，重重有纹，以指甲可刮为末，人亦镂之为钿饰。海人云：是秦王东游，弃算袋于海，化为此鱼，故形犹似之，墨尚在腹也。

乌贼鱼，味酸，平，无毒。益气强志，通月水。能动风气，不可久食。

骨名海螵蛸　味咸，微温，无毒。主女子赤白漏下，经闭，阴蚀肿痛，寒热癥瘕，无子。惊气入腹，腹痛环脐，丈夫阴中肿痛，令人有子。疗血崩，杀虫。治妇人血瘕，大人小儿下痢。治眼中热泪，及一切浮翳，研末和蜜点之。久服益精，主女子血枯病，伤肝唾血下血，治疟消瘿。研末，傅小儿疳疮、痘疮臭烂，丈夫阴疮，汤火伤，跌伤出血。烧存性，酒服，治妇人小[1]户嫁痛。同鸡子黄，涂小儿重舌鹅口。同蒲黄末，傅舌肿，血出如泉。同槐花末吹鼻，止衄血。同银朱吹鼻，治喉痹。同白矾末吹鼻，治蝎螫疼痛。同麝香吹耳，治聤耳有脓及耳聋。

血 治耳聋。

腹中墨 治血刺心痛。

附方：治骨鲠。用海螵蛸、陈橘红焙，等分为末，寒食面和饧，丸芡子大。每用一丸，含化咽汁。

龙头鱼

生海中。长尺余，首如龙形。味短。

龙头鱼，味甘、咸。主利肠胃。不可多食，发疥。

绷鱼

处处有之。形似河豚而小，背青有斑纹，无鳞，尾不岐，腹白，有刺戟入手。亦善嗔，嗔则腹胀大，圆紧如泡，仰浮水面。

绷鱼，味甘，平，无毒。主补中益气。不可多食，久食发疮疥诸癣。有目疾者不可食之。

---

〔1〕小：原作“水”，据刘衡如考改。

肝 味甘，补肝益筋。

五色鱼

生江西信丰县城奉真观右凰凰井中。浙江杭州府城，吴山北，吴山井中亦产此鱼。身有五彩斑文，味美可食。

五色鱼，味甘，无毒。主益胃气，养精神，悦颜耐老，生津补脾。

耳鱼

生浙江会稽县越城山盘石穴中。如鳗而有鳞，两耳甚大，尾有刀迹。相传为唐寇黄巢所刺。人捕而取之，了无惊猜。

耳鱼，味腥，无毒。主温中益血，消瘿瘤，解诸毒，清脏腑邪热。

鲖鱼

生直隶宁国县东岸溪涧中。长二三寸，细鳞。味极甘美。其性甚黠，人难捕捉，惟暮春时，腹中孕子，则目昧不见，才能网之。

鲖鱼，味甘，无毒。主补五脏六腑，益精气，令人有子，延年却疾。

明府鱼

色朱，腰有痕如束带。奴鱼、婢鱼（生直隶和州濉湖中。濉湖，古历阳之地，源出桑山，即《淮南子》所载历阳之郡，一夕反而为湖者也。昔有书生过历阳，一妪待之甚厚。生谓妪曰：此县门前石龟眼见血，地当陷为湖。妪数往视龟，门吏叩之，具以告，吏笑之，因以朱点龟眼。妪再至，遂走上西山，反顾城，已陷为湖矣。今湖中所产诸鱼，其名盖本诸此）。

明府鱼，味甘，无毒。主除目中花翳，解热祛邪。

奴鱼、婢鱼 主益筋骨，助气力。

苦鱼

生浙江遂昌县匡山之溪。匡山之巅，四面峭壁拔起，崖崿皆苍石，下多白云，上多北风，植物之味皆苦。鱼生溪中，身有斑纹而小，状如吹沙，味苦而辛。章三益先生结庐其间，曰苦斋，名虽苦，而意甚甘之。

苦鱼，味苦、辛，无毒。主平肝，降逆气，补心血，益脾肺，生津开慧。

鰔鱼

生直隶宿松县西南八十里鰔湖中。湖水广阔，鱼极大且佳。

鰔鱼，味甘，无毒。主养阴补血，滋腰肾，除燥热，生津止渴，益智慧。

抱石鱼

生江西龙泉县南遂水中，其鱼抱石而生。

抱石鱼，味甘，无毒。主清邪热，祛暑气，益胃调中，消痞满。

莼丝鲫

生江西安福县东南十五里蜜湖中。水味如蜜，鱼亦甚佳。

莼丝鲫，味甘，无毒。主补脾胃，去风湿邪气，益肝胆，明目，退昏花，生津液。

石花鱼

出山西保德州，游泳水石间，食石之花，人捕食之，肥美双绝。

石花鱼，味甘，无毒。主抑火邪，清利咽嗌之气，治头目昏眩。

重唇鱼

出湖广石门县东阳山下，东阳水中。鱼口两层，故名。其味鲜美，为此地珍品。

重唇鱼，味甘，无毒。治十年腰脊疼痛，腿膝酸麻，不能行动。

双鳞鱼

出湖广石门县东阳山下，东阳水中。鱼身鳞甲每有两重。味肥而美，颇为彼中珍贵。

双鳞鱼，味甘，无毒。主益肾精，生血，利筋脉，和胃气，去风湿痰涎。

羊头鱼

产四川云阳县巴乡村溪中。鱼似羊头，多肉少骨，美于他鱼。

羊头鱼，味甘，无毒。主补中益气，厚肠胃，除风热，消痰涎，利肺气。

鬼头鱼

生广东韶州府乐昌荥溪中。味极香美，形状狞恶，故名。

鬼头鱼，味甘。主瘕癖蛊毒，下痢，伤寒后余热不解，温疟风疟。

瓌鱼

生广东南海中。大如指，长七八寸。惟脊骨美滑肥脆，宜于作羹。

瓌鱼，味甘，无毒。治风湿邪气，头目不利，四肢痿痹作痛。

君鱼

生南海中。长一寸，背骨如笔管，大者如刀。每遇诸小鱼及鼋，腹皆破之。

君鱼，味甘，无毒。主男子白浊，小便淋沥，女人经闭癥。

鹿子鱼

生南海中。身有鹿斑，赤黄色。每春、夏跃出洲渚，化而为鹿。曾有人拾得一鱼，头已化鹿，尾犹是鱼，已化未化。肉极腥臭，不可向口。

鹿子鱼，味腥臭，不可食，惟可治风。

羊肝鱼

生东洋海中。形斑头大，尾有星。老则化而为蛇。

羊肝鱼，有毒。误食害人。

鲶鱼

生广东琼州府城东峻灵潭中。鱼色白而身短促不舒，大者长二尺。作脍食之，味甚香美。

鲶鱼，味甘，无毒。主滑利肌肉，通小便，治膀胱结热，黄疸水鼓。

公鱼

生滇南洱水中。长三寸许，味甚佳。

公鱼，味甘，无毒。主妇人劳损，崩漏下血。小儿痰热风痫，丹毒。

油鱼

生云南大理府邓川州南廿里油鱼穴中。长仅二三寸，中秋则肥美，其味更胜于公鱼。

油鱼，味甘，无毒。主补益元气，和养脏腑，治泄痢久不得瘥。又治吐血，女子崩中。

飞鱼

生陕西鄠县南廿五里，牛首山下涝水中。状似鲋鱼，食之味美。可以已痔疾、血痢，开胃，化痰涎。

飞鱼，味甘，无毒。主痔漏下血，大肠火热，血痢，去瘀血，治腹痛。

鲃鱼

生西南夷孟良府界内，小孟贡江中，去云南省城八千余里。此鱼食之，日御百女，故夷性极淫，无论贵贱，有数妾而不相妒忌。故彼中有八百大甸宣慰使司，其酋长有妻妾八百人。

鲃鱼，味甘，性热，有小毒。主壮阳道，坚长玉茎，温中补衰，延龄广胤。中原之地，禀性寡薄，虽或遇之，不可过食。

五味鱼

生陕西鄠县西三里溪坡中，五味具焉。

五味鱼，主补五脏，益气力，养精神，悦颜色，定咳喘，消痰涎稠浊。

子鱼

产闽之莆田县通应港。鱼身长七八寸，阔二三寸。其味绝佳，名著天下。王荆公诗："长鱼俎上通三印"，盖亦误认也。《遁斋闲览》云：莆阳通应子鱼名播海内。盖其地有通印庙，庙前有港，港中鱼最多，故世传为通印子鱼。今人必求其大可容印者，乃谓之通印子鱼。非也。秦桧夫人尝入禁中，显仁太后赐馔，因言近日子鱼绝小。夫人对曰：妾家颇有之，当以百尾进。比归告桧，桧咎其失言，恐朝廷因此一物，察其所受四方供进，富于帝厨也。乃与馆客谋之，进青鱼百尾。显仁抚掌大笑曰：我道这婆子村，果然。盖青鱼类子鱼，而味不相若，特差大耳。

子鱼，味甘，无毒。主宽中健胃，利五脏。作鲙食之，助脾气，令人能食，益筋骨。作羹臛，肥健人，益气力，温中下气。

章鱼

一名章举。章鱼、石距二物，似乌贼而差大，味更珍好，食品所重。李时珍曰：章鱼生南海。形如乌贼而大，八足，身上有肉。闽、越人多捕鲜者，姜、醋食之，味如水母。韩退之所谓"章举马甲柱，斗以怪自呈"者也。石距亦其类，身小而足长，入盐烧食，极美。

章鱼，味甘、咸，寒，无毒。主养血益气。

柔鱼

生海中。与乌贼鱼相似，但无骨尔。越人重之。

柔鱼，味甘，平，无毒。食之益脾滋肾，利血脉。

海鹞鱼

一名邵阳鱼。生东海。形似鹞，有肉翅，能飞上石头。齿如石版。尾有大毒，逢物以尾拨而食之，其尾刺人，甚者至死。候人尿处叮之，令人阴头肿痛，拔去乃愈。海人被刺毒者，以扈鱼竹及海獭皮解之。又有鼠尾鱼、地青鱼，并生南海，总有肉翅，刺在尾中，食肉去刺。李时珍曰：海鹞鱼，海中颇多，江湖亦时有之。状如盘及荷叶，大者围七八尺。无足无鳞，背青腹白。口在腹下，目在额上。尾长有节，螫人甚毒。皮色肉味，俱同鲇鱼。肉内皆骨，节节联比，脆软可食，吴人腊之。《岭表录异》云：鸡子鱼嘴形如鹞，肉翅无鳞，色类鲇鱼，尾尖而长。有风涛即乘风飞于海上。此亦海鹞之类也。又《魏武食制》云：蕃蹋鱼，大者如箕，尾长数尺。蕃蹋，即海鹞也。

海鹞鱼，味甘、咸，平，无毒。不益人。男子白浊膏淋，玉茎涩痛，可以治之。

齿 无毒。治瘴疟，烧黑研末，酒服二钱匕。

尾 有毒。治齿痛。

文鳐鱼

一名飞鱼。生南海。大者长尺许，有翅与尾齐，群飞海上。海人候之，当有大风。《吴都赋》云："文鳐夜飞而触网"是矣。按：《西山经》云，观水西注于流沙，多文鳐鱼。状如鲤，鸟翼鱼身，苍文白首赤喙。常以夜飞，从西海游于东海。其音如鸾鸡。其味甘，食之已狂。见则大穰，《林邑记》云：飞鱼身圆，大者丈余，翅如胡蝉，出入群飞。游翔翳荟，沉则泳于海底。又《一统志》云：陕西鄠县涝水出飞鱼，状如鲋，食之已痔疾是也。

文鳐鱼，味甘、酸，无毒。主妇人难产，烧黑研末，酒服一钱。临月带之，令人易产。又能已狂、已痔。

鱼虎

生南海。头如虎。背皮如猬有刺，着人如蛇咬。亦有变为虎者。李时珍曰：按，《倦游录》云，海中泡鱼大如斗，身有刺如猬，能化为豪猪。此即鱼虎也。《述异记》云：老则变为鲛鱼。

鱼虎，有毒。不可食。

鱼师

李时珍曰：陈藏器诸鱼注云，鱼师大者有毒，杀人。今无识者。《山海经》云：历之水有师鱼，食之杀人。其即此欤？

鱼师，有毒。能杀人，不可食。

海蛇〔1〕

音作。一名tv水母。商人讹为海蜇，非也。蛇生东海。状如血衃。大者如床，小者如斗。无眼、口、腹、胃，以虾为目，虾动蛇沉。李时珍曰：水母形浑然凝结，其色红紫，无口、眼。腹下有物如悬絮，群虾附之，咂其涎沫，浮汎如飞。为潮所拥，则虾去而蛇不得归。人因割取之，浸以石灰、矾水，去其血汁，其色遂白。其最厚者，谓之蛇头，味更胜。生、熟皆可食。沈石田有诗，颇尽其状：生以虾为目，来从水母宫。堆盘凝冻结，停箸便消融。莹洁玻璃白，斑斓玛瑙红。酒边尝此味，牙颊响秋风。

海蛇，味咸，温，无毒。主妇人劳损，积血带下；小儿风疾丹毒，汤火伤。疗河鱼之疾，消毛发成癥。

虾

江湖出者，大而色白；溪池出者，小而色青。皆磔须钺鼻，背有断节，尾有硬鳞，多足而好跃。其肠属脑，其子在腹外。凡有数种：米虾、糠虾，以精粗名也；青虾、白虾，以色名也；梅虾，以梅雨时有也；泥虾、海虾，以出产名也。岭南有天虾，其虫大如蚁，秋社后，群堕水中化为虾，人以作鲊食。江阴有银钩虾，色白如银。又有鹰爪虾，大如鹰爪。皆味之鲜美，人所珍贵者也。凡虾蒸曝去壳，谓之虾米，拌以姜、醋，食品所宜。

虾，味甘，温，有小毒。主五野鸡病，小儿赤白游肿，捣碎傅之。作羹，治鳖瘕，托痘疮，下乳汁。法制，壮阳道；煮汁，吐风痰；捣膏，傅虫疽。生水田及沟渠

〔1〕海蛇：原作"蛇海"，据《本草纲目》改。

者有毒，鲊内者尤有毒。以热饭盛密器中作鲊食，毒人至死。无须及腹下通黑，并煮之色白者，并不可食。小儿及鸡、狗食之，脚屈弱。猫食之，腰屈曲。有病人多食之，动风发疮。

海虾

海中大红虾长二尺余，头可作杯，须可作簪。其肉可为鲙，甚美。刘恂《岭表录异》云：海虾皮壳嫩红色，前足有钳者，其色朱，最大者长七八尺至一丈也。闽中有五色虾，亦长尺余。彼人两两干之，谓之对虾，以充上馔。

海虾，味甘，平，有小毒。作鲊，主飞尸蛔虫，口中甘䘌，龋齿头疮，去疥癣风瘙身痒，治山蚊子入人肉，初食疮发则愈。

鲍鱼

即今之干鱼也。淡压为腊者，曰淡鱼。盐渍成者，曰腌鱼。石首鱼曝干者，为白鲞。湖广汉阳、武昌多鱼，土人剖之，不用盐，曝干作淡鱼，载至江西卖之。饶、信人饮食祭庙，无此则非盛礼，虽臭腐可恶，而更以为奇，此风俗之尚。不若吴中以白鲞、干鱼、风鱼、熏鱼等类，同鸡、猪肉及竹笋共烹食之，味甚鲜美。

鲍鱼，味辛、臭，温，无毒。主坠堕腿蹶踠折，瘀血，血痹在四肢不散者。女子崩中血不止。煮汁，治女子血枯病伤肝，利肠。同麻仁、葱、豉煮羹，通乳汁。

头　煮汁，治眯目；烧灰，疗疔肿瘟气。

鲍鱼　味咸，温，无毒。治小儿头疮出脓水，以麻油煎熟，取油频涂。

鱁鮧

音逐夷。汉武逐夷至海上，见渔人造鱼肠于坑中，取而食之，遂命此名，言因逐夷而得是矣。沈括《笔谈》云：鱁鮧，乌贼鱼肠也。孙愐《唐韵》云：盐藏鱼肠也。《南史》云：齐明帝嗜鱁鮧，以蜜渍之，一食数升。又鱼白亦名鱁鮧。今人以鳔煮冻作膏，切片以姜、醋食之，呼为鱼膏者是也。宋齐丘化书云：鳔即诸鱼之白脬，其中空如泡，故曰鳔。可治为胶，诸鳔皆可为胶，而海鱼多以石首鳔作之，谓之江鳔，粘物甚固。

鱁鮧鳔　味甘，平，无毒。治竹木入肉，经久不出者，取白傅疮上，四边肉烂即出。止折伤血出不止。烧灰，傅阴疮、瘘疮、月蚀疮。

鳔胶　味甘、咸，平，无毒。烧存性，治妇人产难，产后风搐，破伤风痓，止呕血，散瘀血，消肿痛，伏硇砂。

附方：治产后血晕。鱼胶烧存性，酒和童便调服三五钱。

鱼鲙

一名鱼生。刽切而成，故谓之鲙。凡诸鱼之鲜活者，薄切，洗净血腥，沃以蒜齑、姜、醋、五味食之。

鱼鲙，味甘，温，无毒。主补中，去冷气湿痹，除膀胱水，腹内伏梁气块，冷痃结癖疝气，喉中气结，心下酸水，开胃口，利大小肠，补腰脚，起阳道。

鲫鱼鲙　主久痢肠澼痔疾，大人小儿丹毒风眩，并宜与蒜齑食之，以菰菜为羹，谓之金羹玉脍。开胃口，利大小肠。以蔓青煮去腥。凡物脑能消毒，所以食脍必鱼头羹也。近夜勿食，不消成积。勿饮冷水，生虫。时行病后食之，胃弱。不宜同乳酪食，令人霍乱。又不可同瓜食。李时珍曰：按，《食治》云，凡杀物命，既亏仁爱，且肉未停冷，动性犹在，旋烹不熟，食犹害人。况鱼鲙肉生，损人尤甚。为癥瘕，为痼疾，为奇病，不可不知。昔有食鱼生而生病者，用药下出，已变虫形，脍缕尚存。有食鳖肉而成积者，用药下出，已成动物。皆可验也。汪颖云：鱼鲙辛辣，有劫病之功，予在苍梧见一妇人，病吞酸，诸药不效，偶食鱼鲙，其疾遂愈，盖此意也。

鱼鲊

鲊，酝也。以盐糁酝酿藏贮而成也。诸鱼皆可为之。

鱼鲊，味咸，平，无毒。治癣疮，和柳叶捣碎，炙热傅之。凡鲊皆发疮疥。鲊内有发，害人。鲊不熟者，损人脾胃。诸鲊皆不可合生胡荽、葵菜、豆藿、麦酱、蜂蜜食，令人消渴及霍乱。凡诸无鳞鱼鲊食之，尤不益人。

诸鱼有毒

鱼目有睫，杀人。目能开合，杀人。逆鳃，杀人。脑中白连珠，杀人。无鳃，杀人。二目不同，杀人。连鳞者，杀人。白鬐，杀人。腹中丹字，杀人。

上鱼、虾等类日用所需，偶或中毒，以生芦根、马鞭草取汁，大豆、陈皮、大黄煮汁，并解之。《素问》曰：鱼热中。丹溪曰：鱼在水，无一息之停，食之动火。孟子曰：舍鱼而能取熊掌，良有以也。食者节焉，自无口腹之虑，而灾及其身者矣。

备考食物本草纲目卷之十一

介 部二类

龟鳖类十九种

水龟

甲虫三百六十，而神龟为之长。龟形象离，其神在坎。上隆而文以法天，下平而理以法地。背阴向阳，蛇头龙颈，外骨内肉，肠属于首，能运任脉。广肩大腰，卵生思抱，其息以耳。雌雄尾交，亦与蛇匹。以春夏出蛰脱甲，秋冬藏穴[1]导引，故灵而多寿。《南越志》云：神龟大甲而色如金，上甲两边如锯齿，爪至利，能缘树食蝉。《抱朴子》云：千岁灵龟，五色具焉，如玉如石。变化莫测，或大或小，或游于莲叶之上，或伏于蓍丛之下。张世南《质龟论》云：龟老则神，年至八百，反大如钱。夏则游于香荷，冬则藏于藕节。其息有黑气如煤烟在荷心，状甚分明。人见此气，勿辄惊动，但潜含油管噀之，即不能遁形矣。或云：龟闻铁声则伏，被蚊嚼则死。香油抹眼，则入水不沉。老桑煮之则易烂。皆物理制伏之妙也。龟有龟王、龟相、龟将之名，皆视其腹背左右之文以别之。龟之直中文，名曰千里。其首之横文第一级左右有斜理，皆接乎千里者，即龟王也。他龟即无此矣。言占事，帝王用王，文用相，武月将，各依等级。其说与《逸礼》所载天子一尺二寸，诸侯八寸，大夫六寸，士庶四寸之说相合，亦甚有理。若天神龟、宝龟，世所难得，则入药亦当依此用之可也。

龟肉 味甘、酸，温，无毒。一云：味甘、咸，平。食之，令人轻身不饥，益气资智，能食。酿酒，主大风缓急，四肢拘挛，或久瘫缓不收，皆瘥。煮食，除湿痹风痹，身肿踒折。治筋骨疼痛，及一二十年寒嗽。止泻血血痢。

龟甲 治漏下赤白，破癥瘕痎疟，五痔阴蚀，湿痹，四肢重弱，小儿囟不合。久服，轻身不饥。惊恚气，心腹痛，不可久立，骨中寒热，伤寒劳役，或肌体寒热欲死，以作汤，良。烧灰，治小儿头疮难燥，女子阴疮。

壳[2] 主久嗽，断疟。

壳[3] 炙末酒服，主风脚弱。

---

〔1〕穴：原作“六”，据刘衡如校改。

〔2〕壳：刘衡如考作“溺”。

〔3〕壳：原缺，据《本草纲目》补。

版 治血麻痹。烧灰，治脱肛。

下甲 补阴，主阴血不足，去瘀血，止血痢，续筋骨，治劳倦，四肢无力。治腰脚酸痛，补心肾，益大肠，止久痢久泄，主难产，消痈肿。烧灰，傅臁疮。龟肉作羹臛，虽云大补，而多神灵，不可轻杀。人曾食之，则蔡卜不灵，勿食为良。孙真人曰：六甲日、十二月俱不可食，损人神。不可合猪肉，菰米、瓜、苋食，害人。李时珍曰：龟、鹿皆灵而有寿。龟首常藏向腹，能通任脉，故取其补心肾血虚，皆以养阴也；鹿鼻常反向尾，能通督脉，故取其补精气、命门，皆以养阳也。乃物理之玄微，神功之能事，格物者不可不知。

龟血 味咸，寒，无毒。涂脱肛。治打扑伤损，和酒饮之。

龟胆 味苦，寒，无毒。主痘后目肿，经月不开，取汁点之，良。

龟溺 置龟荷叶上，以镜照之，其尿自遗。滴耳，治聋。点舌下，治大人小儿中风，惊邪不语。摩胸背，治小儿龟胸、龟背。李时珍曰：按，《岣嵝神书》言，龟尿磨瓷器，能令软；磨墨书石，能入数分。即此而推，故能治以上诸病。《风土记》云：江南五月五日，煮肥龟入盐豉蒜蓼食之，名曰菹龟。取阴内阳外之义也。

秦龟

生秦地山中，或云生海水中。按：《山海经》，蠵龟生深泽中。观此，则秦龟是山龟，蠵龟是泽龟。盖一种二类，故其功用相同。

秦龟肉 补阴益血。

头 阴干炙研服，令人长远入山不迷。

甲 除湿痹气身重，四肢关节不可动摇。顽风冷痹，关节气壅，妇人赤白带下，破积癥，补心。治鼠瘘。

蠵龟

蠵，音夷。蠵龟生于海边，山居水食，玳瑁之属。非若山龟不能入水也。《临海水土记》云：其形如龟鳖身，其甲黄点有光。广七八寸，长三二尺。彼人以乱玳瑁。肉味如鼋可食。卵大如鸭卵，正圆，生食美于鸟卵。《酉阳杂俎》云：系臂状如龟，生南海。捕者必先祭后取之。

蠵龟肉 味甘，平，无毒。主去风热，利胃肠。

血 味咸，平。治毒箭伤。中刀箭闷绝者，刺饮便安。

龟筒 味甘、咸，平，无毒。治血疾，及中刀箭毒。煎汁饮，解药毒蛊毒。

瑇〔1〕瑁

一作玳瑁。生海洋深处。状如龟鼋而壳稍长，背有甲十二片，黑白斑文相错而成。其裙边缺如锯齿，无足而有四□，前长后短，皆有鳞，斑纹如甲。海人养以盐水，饲以小鱼。又顾玠《海槎录》云：大者难得，小者时时有之。但老者甲厚而色明，小者甲薄而色黯。世言鞭血成斑，谬矣。取时必倒悬其身，用滚醋泼之，则甲逐片应手落下。《南方异物志》云：其身、首似龟，嘴如鹦鹉。大者如籧篨，背上有鳞大如扇，取下乃鳞大如扇，取下乃见其文。煮柔作器，治以鲛鱼皮，莹以枯木叶，即光辉矣。

---

〔1〕瑇：今通作“玳”。

瑇瑁肉　味甘，平，无毒。治诸风毒，逐邪热，去胸膈风热，行气血，镇心神，利大小肠，通妇人经脉。

血　解诸药毒，刺饮之。

甲　味甘，寒，无毒。主解岭南百药毒。破癥结，消痈毒，止惊痫。疗心风，解烦热，行气血，利大小肠，功与肉同。磨汁服，解蛊毒。生佩之，辟蛊毒。煮服，解痘毒，镇心神，急惊客忤，伤寒热结狂言。

附方：治痘疮黑陷，乃心热血凝也。用生玳瑁、生犀角，同磨汁一合，入猪心血少许，紫草汤五匙。和匀温服，即时红润起发。

绿毛龟

生南阳之内乡及唐县，今惟蕲州以充方物。养鬻者取自溪涧，蓄水缸中，饲以鱼虾，冬则除水。久久生毛，长四五寸。毛中有金线，脊骨有三棱，底甲如象牙色，其大如五铢钱者，为真。他龟久养亦生毛，但大而无金线，底色黄黑为异耳。《南齐书》载“永明中有献青毛神龟”，即此也。又《录异记》云：唐玄宗时，方士献径寸小龟，金色可爱。云[1]置碗中，能辟蛇虺之毒。此亦龟之异也。

绿毛龟，味甘、酸，平[2]，无毒。主通任脉，助阳道，补阴血，益精气，治痿弱。缚置额端，能禁邪疟。收藏书笥，可辟蠹虫。

疟龟

生高山石下。偏头大嘴[3]。

疟龟，无毒。治老疟发作无时，名瘖疟，俚人呼为妖疟。用此烧灰，顿服二钱，当微利。用头弥佳。或发时煮汤坐于中，或悬于病人卧处。

鹗龟

生南海。状如龟，长二三尺，两目在侧如鹗，亦呼曰水龟。

鹗龟，无毒。主妇人难产，临月佩之，临时烧末酒服。

摄龟

一名呷蛇龟。其腹版中心横折，能自开阖，见蛇则呷断而食之。

摄龟肉　味甘，寒，有毒。不可食。生研，涂扑损筋脉伤。罯蛇咬伤。

尾　佩之，辟蛇。蛇咬则刮末傅之，便愈。

甲　主人咬疮溃烂，烧灰傅之。

贲龟

贲，音奔。《山海经》云：狂水西南注伊水，中多三足龟，人食之，可以已肿。

贲龟肉　食之，辟时疾，消肿。

鼅鼊

音迷麻。《临海水土记》：鼅鼊，状似鼂鼊而甲薄，形大如龟，味极美，一枚有膏三斛。又有

〔1〕云：原作“土”，据《本草纲目》改。

〔2〕平：原脱，据《本草纲目》补。

〔3〕偏头大嘴：《证类本草》作“身偏头大”。

鼋，亦如鼋鼍，腹如羊胃，可供啖嚼。并生海边沙壤中。

鼋鼍肉 味甘美，食之补阴。

鼍 味甘，功同鼋鼍。

旋龟

《山海经》云：杻阳之山，怪水出焉。中多旋龟，鸟首虺尾，声如破木，佩之可以已聋。其亦鹗龟之类也欤。

旋龟，无毒。食之益慧，佩之已聋。

鳖

一名团鱼，一名神守。陆佃云：池中鱼满三千六百，则蛟龙引之而飞，纳鳖守之则免，故鳖名神守。李时珍曰，鳖，甲虫也。水居陆生，穹脊连胁，与龟同类。四缘有肉裙。故曰：龟，甲里肉；鳖，肉里甲。无耳，以目为听。纯雌无雄，以蛇及鼋为匹。故《万毕术》云：烧鼋脂，可以致鳖也。鳖在水中，上必有浮沫，名鳖津，人以此取之。今有呼鳖者，作声抚掌，望津而取，百不失一。管子云：涸水之精名曰蚴。以名呼之，可以取鳖。正此类也。《类从》云：鼍一鸣而鳖伏。性相制也。又畏蚊。生鳖遇蚊叮则死，死鳖得蚊煮则烂，而熏蚊者复用鳖甲。物相报复如此，异哉。

鳖肉 味甘，平，无毒。主伤中益气，补不足。热气湿痹，腹中激热，五味煮食，当微泄。妇人漏下五色，羸瘦，血瘕腰痛，宜常食之。去血热，补阴虚。作臛食，治久痢，长髭须。作丸服，治虚劳痃癖脚气。

鳖甲 味咸，平，无毒。主心腹癥瘕，坚积寒热，去痞疾息肉，阴蚀痔恶肉。疗温疟，血瘕腰痛，小儿胁下坚。宿食，癥块痃癖，冷瘕劳瘦，除骨热、骨节间劳热，结实壅塞，下气，妇人漏下五色，下瘀血。去血气，破癥结恶血，堕胎，消疮肿肠痈，并扑损瘀血。补阴补气，除老疟疟母，阴毒腹痛，劳复食复，斑痘烦喘，小儿惊痫，妇人经脉不通，难产，产后阴脱，丈夫阴疮石淋，敛溃痈。

脂 除日拔白发，取涂孔中，即不生。欲再生者，白犬乳汁涂之。

头 烧灰，疗小儿诸疾，妇人产后阴脱下坠，尸疰心腹痛。傅历年脱肛不愈。

卵 盐藏煨食，止小儿下痢。

爪 五月五日收藏衣领中，令人不忘。《礼记》云：“食鳖去丑”，谓颈下有软骨如龟形者也。食之令人患水病。凡鳖之三足者，赤足者，独目者，头足不缩者，目四陷者，腹下有王字、卜字文者，腹有蛇文者是蛇化也，在山上者名旱鳖，并有毒杀人。凡鳖不可合鸡子食，苋菜食。昔有人剉鳖，同赤苋包置湿地，经旬皆成生鳖。孙真人曰：不可合猪、兔、鸭肉食，损人。不可合芥子食，生恶疮。妊妇食之，令子项缩。李时珍曰：按，《三元参赞书》，鳖性冷，发水病。有冷劳气、癥瘕人不宜食之。《生生编》言鳖性热。戴原礼言：鳖之阳聚于上甲，久食令人生发背。似与性冷之说相反。盖鳖性本不热，食之者和以椒、姜热物太多，失其本性耳。鳖性畏葱及桑灰。凡食鳖者，宜取沙河小鳖，割去血，以桑灰汤煮熟，去骨甲换水再煮，入葱、酱作羹膳食，乃良。其胆味辣，破入汤中，可代椒而辟腥气。李九华云：鳖肉主聚，鳖甲主散。食鳖，剉甲少许入之，庶几稍平。又言：薄荷煮鳖能害人，此皆人之所不知也。

附方：治痃癖气块，用大鳖一个，蚕沙一斗，桑柴灰一斗，淋汁五度，同煮如泥。去骨再煮成膏，捣丸梧子大。每日三服，每服十丸。

治寒湿脚气，痛不可忍。用鳖二枚，水二斗，煮一斗。去鱼取汁，加苍耳、苍术、寻风藤各半斤，煎至七升，去渣，以盆盛熏蒸，待温浸洗。

治痈疽不收口，不拘发背一切疮。用鳖甲烧存性，研掺甚妙。

治妇人难产。用鳖甲烧存性，研末。酒服方寸匕，立出。

治阴头生疮，人不能医者。鳖甲一枚烧研，鸡子白和傅之。

治小便沙石淋痛。用九肋鳖甲醋炙，研末。酒服方寸匕，日三服，石出瘥。

治产后阴脱。用鳖头五枚烧研，井华水服方寸匕，日三。或加葛根二两。

治大肠脱肛。鳖头炙研。米饮服方寸匕，日二服。仍以末涂肠头上。

纳鳖

鳖之无裙而头足不缩者，名曰纳鳖。

纳鳖肉　有毒。人误食之，昏塞闷乱。以黄芪、吴蓝煎汤服之，立解。

甲　有小毒。治传尸劳，及女子经闭。

能鳖

能，音耐。一名三足鳖。《尔雅》云：鳖之三足者为能。郭璞云：今吴兴阳羡县君山池中出之。或以“鲧化黄熊”即此者，非也。

能鳖肉　大毒。误食之，杀人。惟折伤，止痛化血，生捣涂之。道家辟诸厌秽死气，或画像止之。《庚己编》：太仓民家得三足鳖，命妇烹，食毕入卧，少顷形化为血水，止存发耳。邻人疑其妇谋害，讼之官。知县黄廷宣鞫问不决，乃别取三足鳖，令妇如前烹治，取死囚食之，入狱亦化为血水。其冤遂决。

朱鳖

生南海，大如钱，腹赤如血。在水中着水马脚，令仆倒也。又朱鳖浮波，必有大雨。

朱鳖，丈夫佩之，刀剑不能伤。妇女佩之，增媚。不闻可食。

珠鳖

李时珍曰：按，《山海经》云，葛山澧水有珠鳖。状如肺而有目，六足有珠。《一统志》云：生高州海中，口中吐珠。《埤雅》云：鳖珠在足，蚌珠在腹，皆指此也。

珠鳖肉　味甘、酸，无毒。食之，辟疫疠。

鼋

鼋，大鳖也，甲虫惟鼋最大，故字从元。元者，大也。生南方江湖中。大者围一二丈。南人捕食之。肉有五色而白者多。性至难死，剔其肉尽，口犹咬物。可张鸟鸢。其卵圆大如鸡、鸭子，一产一二百枚。人取食之，白不凝。李时珍曰：鼋如鳖而大，背有䐔䐢，黄青色，大头黄颈，肠属于首。以鳖为雌，卵生思化，故曰鼋鸣鳖应。《淮南子》云：烧鼋脂以致鳖，皆气类相感也。张鼎云：其脂摩铁则明。或云：此物在水食鱼与人，其体具十二生肖，肉裂而悬之，一夜便觉垂长也。

鼋肉　味甘，平，微毒。食之补益，治湿气、邪气，诸虫。

甲　味甘，平，无毒。炙黄酒浸，治瘰疬，杀虫逐风，恶疮痔瘘，风顽疥瘙，功同鳖甲。又治五脏邪气，杀百虫毒、百药毒，续筋骨。治妇人血热。

脂　主摩风及恶疮。

胆 味苦，寒，有毒。治喉痹，以生姜、薄荷汁化少许服，取吐便瘥。

蟹

一名螃蟹。江河陂泽处处多有之。今人以为食品佳味。其类甚多：六足者名蛫，四足者名北[1]，皆有大毒，不可食。其壳阔而多黄者名蠘，生南海中，其螯最锐，断物如芟刈也，食之行风气。其扁而最大，后足阔者，名蝤蛑，南人谓之拨棹子，以其后脚如棹也，一名蟳。随潮退壳，一退一长。其大者如升，小者如盏碟。两螯如手，所以异于众蟹也。其力至强，八月能与虎斗，虎不如也。一螯大，一螯小者，名拥剑。常以大螯斗，小螯食物。其最小无毛者，名蟛蜞。每于春暮，人以盐、酒、葱、椒腌成，鬻诸市肆者也。李时珍曰：蟹，横行甲虫也。外刚内柔，于卦象离。骨眼蜩腹，蛭脑鲎足。二螯八足，利钳尖爪，壳脆而坚，有十二星点。雄者脐长，雌者脐团。腹中之黄，应月盈亏。其性多躁，引声噀沫，至死乃已。生于流水者，色黄而腥；生于止水者，色绀[2]而馨。霜前食物故有毒，霜后将蛰故味美。蟛蜞，大于蟛蜞，生于陂池田港中，故有毒，食之令人吐下。似蟛蜞而生于沙穴中，见人便走者，沙狗也，不可食。似蟛蜞而生海中，潮至出穴而望者，望潮也，可食。两螯极小如石者，蚌江也，不可食。生溪涧石穴中，小而壳坚赤者，石蟹也，野人食之。又海中有红蟹，大而色红。飞蟹，能飞。善花国有百足之蟹。海中蟹大如钱，而腹下又有小蟹如榆荚者，蟹奴也。居蚌腹者，蛎奴也，又名寄居蟹。并不可食。蟹腹中有虫，如小木鳖子而白者，不可食，大能发风叶。寇宗奭曰：取蟹以八九月蟹浪之时，伺其出水而拾之，夜则以火照捕之，黄与白满壳也。李时珍曰：凡蟹生烹，盐藏糟收，酒浸酱汁浸，皆为佳品。但留久易沙，见灯亦沙，得椒易膗。得皂荚或蒜及韶粉，可免沙膗。得白芷则黄不散，得葱及五味子同煮则色不变坏。

蟹，味咸，寒，有小毒。主胸中邪气，热结痛，㖞僻面肿。能败漆。烧之致鼠。养筋益气。产后肚痛血不下者，以酒食之。筋骨折伤者，生捣炒罯之。小儿解颅不合，以螯同白芨末捣涂，以合为度。杀莨菪毒，解鳝鱼毒。治疟及黄疸。捣膏，涂疥疮癣疮。捣汁，滴耳聋。蟹未被霜，甚有毒，食水莨所致。人中之，多死也。独螯，两目相向，独目，六足四足，腹下有毛，腹中有骨，背有星点，足斑目赤者，并不可食，有毒害人。冬瓜汁、紫苏汁、蒜汁、豉汁、芦根汁皆可解之。娠妇食之，令子横生。此物极动风气，风疾人不可食。不可同柿子、荆芥食，令人霍乱，惟木香汁可解。

蝤蛑 味咸，寒，无毒。解热气。煮食，治小儿痞气。

蟛蜞 味咸，冷，有毒。取膏，涂湿癣疽疮。

石蟹 捣傅久疽疮，无不瘥者。

蟛蜞 味咸，寒，有小毒。不宜多食，能损脾泄痢。

蟹爪 主破胞堕胎，下死胎，破邪魅。

壳 烧存性，蜜调，涂冻疮及蜂虿伤。酒服，治妇人儿枕痛及血崩腹痛，消积。

盐蟹汁 治喉风肿痛，满含细咽即消。唐慎微曰：蟹非蛇鳝之穴无所寄。故食鳝中毒者，食蟹即解，性相畏也。沈括《笔谈》云：关中无蟹，土人怪其形状，收干者辟疟。不但人不识，鬼亦不识也。李时珍曰：诸蟹性皆冷，亦无甚毒，充馔甚佳。和

[1] 北：原作“比”，据《证类本草》改。
[2] 绀：原作“绌”，据《本草纲目》改。

以姜、醋，侑以醇酒，咀黄持螯，略尝风味，何毒之有？饕嗜者乃顿食十余枚，兼以荤膻杂进，饮食自倍，肠胃乃伤，腹痛吐利，亦所必致，而归咎于蟹，蟹亦何咎哉？《夷坚志》云：襄阳一盗，被生漆涂两目发配，不能睹物。有村叟令寻石蟹，捣碎滤汁点之，则漆随汁出而疮愈也。又有一富室新娶，其妇忽身热不食，面目肿胀焦紫，势甚危险，人莫能措。延医诊视间，见床椅奁具之类，皆金彩炫耀，知其为漆之所中也，必矣。潜用生蟹、青黛同捣傅之，立愈。

附方：治骨骱离脱。用生蟹捣烂，以热酒倾入，连饮数碗，其渣涂之，半日内，骨节间各谷有声，即好。

《千金》神造汤：治子死腹中，并双胎，一死一生，服之令死者出，生者安，神验方也。用蟹爪一升，甘草二尺，东流水一斗，以苇薪煮至二升[1]，滤去滓，入真阿胶三两，令烊。顿服，或分二服。若人困不能服者，灌入即活。

鲎鱼

鲎，音后。生南海。大小皆牝牡相随。牝无目[2]，得牡始行。牡去则牝死。李时珍曰：鲎状如惠文冠及熨斗之形，广尺余。其甲莹滑青黑色。鳌背骨眼，眼在背上，口在腹下，头如蜣螂。十二足，似蟹，在腹两旁，足长五六寸[3]。尾长一二尺，有三棱如棕茎。背上有骨如角，高七八寸，如石珊瑚状。每过海，相负于[4]背，乘风而游。其血碧色。腹有子如黍米，可为醢酱。尾有珠如粟。其行也，雌常负雄，失其雌，则雄即不动。渔人取之，必得其双。雄小雌大，置之水中，雄浮雌沉，故闽人婚礼用之。其藏伏沙上，亦自飞跃。皮壳甚坚，可为冠，亦屈为杓，入香中能发香气。脂烧之可集鼠。其性畏蚊，叮之即死。又畏隙光，射之亦死。而日中曝之，往往无恙也。南人以其肉作鲊酱。小者名鬼鲎，食之害人。

鲎鱼肉 味辛、咸，平，微毒。治痔杀虫。多食发嗽及疮癣。

尾 烧焦，治肠风泻血，崩中带下，及产后痢。

胆 治大风癞疾，杀虫。

壳 治积年咳嗽。

附方：治大风。用鲎胆、生白矾、生绿矾、腻粉、水银、麝香各半两，研不见星。每服一钱，井花水下。取下五色涎为妙。

蚌蛤类二十六种

牡蛎

一名蚝。蛤蚌之属，皆有胎生、卵生。独此化生，纯雄无雌，故得牡名。曰蛎曰蚝，言其粗大也。今海旁皆有之。而通、泰及南海、闽中尤多。皆附石而生，磈礨相连如房，呼为蛎房。初生止

---

〔1〕二升：原作“一斗”，据《本草纲目》改。

〔2〕目：原作“口”，据《本草纲目》改，与文义合。

〔3〕足长五六寸：“足”字原脱，“寸”原作“尺”，据刘衡如考校改补。

〔4〕于：原作“示”，据改同上。

如拳石，四面渐长，至一二丈者，崭岩如山，俗呼蚝山。每房内有肉一块，大房如马蹄，小者如人指面。每潮来，诸房皆开，有小虫入，则合之以充腹。海人取者，皆凿房以烈火逼之，挑取其肉当食品，其味美好，更有益也。海俗为珍贵。

牡蛎肉 味甘，温，无毒。煮食，治虚损调中，解丹毒，妇人血气。以姜、醋生食，治丹毒，酒后烦热，止渴。炙食甚美，令人细肌肤，美颜色。

壳 味咸，平、微寒，无毒。主伤寒寒热，温疟洒洒，惊恚怒气，除拘缓鼠瘘，女子带下赤白。久服，强骨节，杀邪鬼，延年。除留热在骨节荣卫，虚热去来不定，烦满心痛气结，止汗止渴，除老血，疗泄精，涩大小肠，止大小便，治喉痹咳嗽，心胁下痞热。粉身，止大人、小儿盗汗。同麻黄根、蛇床子、干姜为粉，去阴汗。又治风疟，鬼交精出。男子虚劳，补肾安神，去烦热，小儿惊痫。去胁下坚满，瘰疬，一切疮。化痰软坚，清热除湿，消疝瘕积块，瘿疾结核。

附方：治梦遗及大便溏，俱用此方。牡蛎粉，醋糊丸梧子大，每服三十丸，米饮下。

治女人月水不止。牡蛎煅研，米醋搜成团，再煅研，米醋调艾叶末熬膏，丸梧子大。每醋汤下四五十丸。

痈肿未成。水调牡蛎粉涂之，干再上，以拔其毒。

蚌

蚌类甚繁。今处处江湖中有之，惟洞庭、汉沔独多。大者长七寸，状如牡蛎；小者如石决明。其肉可食。其壳可为粉，湖沔人皆印成锭市之，谓之蚌粉。古人谓之蜃灰，以饰墙壁，阖墓圹，如今用石灰也。

蚌肉 味甘、咸，冷，无毒。止渴除热，解酒毒，去眼赤。明目除湿，主妇人劳损下血，带下，痔瘘，压丹石毒。以黄连末纳入，取汁，点赤眼、眼暗。

蚌粉 味咸，寒，无毒。治诸疳，止痢并呕逆。醋调，涂痈肿。

烂壳粉 治反胃，心胸痰饮，解热燥湿，化痰消积，止白浊带下痢疾，除湿肿水嗽，明目，搽阴疮湿疮痱痒。宋徽宗时，李防御为入内医官时，有宠妃病痰嗽，终夕不寐，面浮如盘。徽宗呼李治之，诏令供状，三日不效当诛。李忧惶技穷，与妻泣别。忽闻外叫卖：咳嗽药一文一贴，吃了即得睡。李市一贴视之，其色浅碧。恐药性犷悍，并二服自试之，无他。乃取三贴为一，入内授妃服之，是夕嗽止，比晓面消，内侍走报，天颜大喜，赐金帛值万缗。李恐索方，乃寻访前人，饮以酒，厚价求之。云：自少时从军，见主帅有此方，窃得以度余生耳。其方见下。

附方：治痰饮咳嗽即前宋徽宗妃服验方也。用蚌粉新瓦炒红，入青黛少许，用淡齑水滴麻油数点，调服二钱。

治反胃吐食。用蚌粉二钱，姜汁一盏，米醋同调送下，立效。

治痈疽赤肿。用米醋和蚌粉涂之，干则再易，以消为度。

治雀盲，夜视不明。用建昌军螺儿蚌粉三钱，水飞过，雄猪肝一叶，批开纳粉扎定，以第二米泔煮熟，仍别以蚌粉蘸食，以汁送下。一日一作。与夜明砂同功。

治脚指湿烂。用蚌粉掺之，虽日久不愈者，用此即痊。

马刀

生江湖中，今处处有之，细长小蚌也。长三四寸，阔五六分，有类于刀。亦多在泥沙中。海人捕而烹之。

马刀肉 味甘，寒，无毒。主明目除热，止渴，解酒毒。治妇人劳损下血，功用大抵与蚌相同。

壳 主妇人漏下赤白，寒热，破石淋，杀禽兽，贼鼠。除五脏间热，肌中鼠鼷，止烦满，补中，去厥痹，利机关，消水瘿、气瘿、痰饮。

蝛蜌

音咸进。生东海，顺安军界河中亦有之。似蛤而扁，有毛。亦与马刀相似。肉颇冷，人以作鲊食，不堪致远。

蝛蜌，味咸，平，无毒。主利大、小肠，多食发风。

壳 烧末服，治痔病。

蚬

处处有之。小如蚶，黑色。能候风雨，以壳飞。今苏州之东北五湖曰阳城，出蚬甚多，渔人捕取，挖肉弃壳湖滨，堆积日久，巉岨如山岩。

蚬肉 味甘、咸，冷，无毒。治时气，开胃，压丹石毒及疔疮，下湿气，通乳汁，糟煮食良。生浸取汁，洗疔。去暴热，明目，利小便，下热气脚气湿毒，解酒毒，目黄。浸汁服，治消渴。

壳 味咸，温，无毒。止痢，治阴疮、疔失精，反胃。烧灰服，治反胃吐食。除心胸痰水，化痰止呕，治吞酸心痛及暴嗽。烧灰，涂一切湿疮。

石决明

岭南州郡及莱州海边皆有之。大者如手，小者如二三指。可以浸水洗眼，七孔、九孔良，十孔次之。海人啖其肉。寇宗奭曰：登、莱海边甚多。人采肉供馔，及干充苞苴。李时珍曰：石决明形长如小蚌而扁，外皮甚粗，细孔杂杂，内则光耀，背侧一行有孔如穿成者。生于石崖之上，海人泅水，乘其不意，即易得之。否则紧粘难脱也。吴越人以糟决明、酒蛤蜊为美品者，即此。

石决明肉 味咸，平，无毒。治目障翳痛，青盲。久服，益精轻身。除肝肺风热，骨蒸劳极。通五淋。

壳 功用与肉相同。

附方：解白酒味酸。用石决明不拘多少，以火煅过，研为细末。将酒烫热，以石决明末搅入酒内，盖住一时。取饮之，其味即不酸。

文蛤

沈存中《笔谈》云：文蛤，即今吴人所食花蛤也。出莱州海中。其形一头小，一头大，壳有花斑的便是。

文蛤，味咸，平，无毒。主恶蚀五痔，咳逆胸痹，腰痛胁痛，鼠瘘，大孔出血，女人崩中漏下。能止烦渴，利小便，化痰软坚，治口鼻中蚀疳。

蛤蜊

生东南海中。白壳紫唇，大二三寸。闽、浙人以其肉充海错，亦作为酱醯糟藏，货之四方，以为佳品。蛤蜊穴于海滨沙泥中，沙上有孔如针孔。人掘取之，出其不意，一掘便得。否则深入，终不能获也。

蛤蜊，味咸，冷，无毒。主润五脏，止消渴，开胃，治老癖为寒热，妇人血块，宜煮食之。又能醒酒。

壳粉 味咸，寒，无毒。主热痰、老痰、湿痰、顽痰，疝气，白浊带下。定喘嗽，止呕逆，消浮肿，利小便，止遗精，化积块，解结气，消瘿核，散肿毒。治妇人血病。油调，涂汤火伤。同香附末、姜汁调服，止心痛。

附方：治雀盲夜视不明。蛤粉炒黄为末，以油蜡化和皂子大，内于猪肾中扎定，蒸食之。一日一服。

治白浊遗精。洁古云：阳盛阴虚，故精泄也，真珠粉丸主之。用蛤粉煅一斤，黄柏新瓦炒过一斤，为细末，白水丸如梧子大。每服百丸，空心温酒下，日二次。蛤粉味咸而且能补肾阴，黄柏苦而降心火也。依此服之，无不愈者。

蛏

丑真切。生海泥中。长二三寸，大如指，两头开。李时珍曰：蛏乃海中小蚌也。其形长短大小不一，与江湖中马刀、鰔、蚬相似，其类甚多。闽、粤人以田种之，候潮泥壅沃，谓之蛏田。呼其肉为蛏肠。糟藏致远，以为海错。

蛏肠 味甘，温，无毒。主冷痢，补虚。煮食之，去胸中邪热烦闷，治妇人产后虚损，与服丹石人相宜。疫病后不可食之。

担罗

蛤类也。生新罗国，彼人食之。

担罗，味甘，平，无毒。主清热消食。杂昆布作羹，解郁结之气。

车螯

一名蜃，音肾。生东海中，是大蛤也。能吐气为楼台。春夏依约岛溆，常有此气。其肉食之似蛤蜊，而坚硬不及。李时珍曰：其壳色紫，璀粲如玉，斑点如花。海人以火炙之则壳开，取肉食之。钟岏云：车螯、蚶、蛎，眉目内缺，犷壳外缄。无香无臭，瓦砾何殊?宜充庖厨，永为口食。罗愿云：雀入淮为蛤，雉入海为蜃。大蛤也，肉可以食，壳可饰器物，灰可闉塞墙壁，又可为粉饰面，亦或生珠，其为用多矣。

车螯肉 味甘、咸，冷，无毒。主解酒毒，消渴并痈肿，不可多食。

壳 治疮疖肿毒，烧赤，醋淬二度为末，同甘草等分酒服，并以醋调傅之。消积块，解酒毒。

附方：六味车螯散，治发背痈疽，不问浅深大小。用车螯四个，黄泥固济，煅赤出毒，研末。灯心三十茎，栝楼一个取仁炒香，甘草节炒二钱，通作一服。将三味入酒二碗，煎半碗，去滓，入蜂蜜一匙，调车螯末二钱，腻粉少许，空心温服。下恶涎毒为度。此方神效，经验过者。

魁蛤

一名蚶，一名瓦屋子，一名瓦垄子。状如小蛤而圆厚。《临海异物志》云：蚶之大者径四寸，背上沟文如瓦屋之垄，肉味极佳。今浙东以近海田种之，谓之蚶田。糟藏以货四方，为海中珍品。

魁蛤，味甘，平，无毒。主痿痹，泄痢便脓血。润五脏，止消渴，利关节。服丹石人宜食之，免生疮肿热毒。心腹冷气，腰脊冷风。利五脏，建胃，令人能食。温中消食起阳。益颜色。凡食讫，以饭压之，否则令人口干。炙食益人，过多即壅气。

壳　味甘、咸，无毒。烧过，醋淬，醋丸服，治一切血气、冷气、癥瘕。消血块，化痰积。连肉烧存性，研，傅小儿走马牙疳。

车渠

一名海扇。《霏雪录》云：海扇，海中甲物也。其形如扇，背文如瓦屋。三月三日潮尽乃出。梵书谓之牟婆各揭拉婆。或云是玉石之类。生西国，形如蚌蛤，有文理。西域七宝，此其一也。李时珍曰：车渠，大蛤也。大者长二三尺，阔尺许，厚二三寸。壳外沟垄如蚶壳而深大，皆纵文如瓦沟，无横文也。壳内白皙如玉。亦不甚贵，番人以饰器物，谬言为玉石之类。或云玉中亦有车渠，而此蛤似之故也。沈存中《笔谈》云：车渠大者如箕，背有渠垄如蚶壳，以作器，致如白玉。杨慎《丹铅录》云：车渠作杯注酒，满过一分不溢。试之果然。

车渠，味甘、咸，大寒，无毒。食之，主润五脏，止消渴，利关节，治痿痹，泄痢便脓血。服丹石人宜之，免生疮肿热毒。

壳　主安神镇宅，解诸毒药及虫螫。同玳瑁等分，磨人乳服之，极验。

贝子

生东海池泽，今云南极多。用为钱货交易，或穿与小儿戏弄。北人用缀衣帽为饰，画家用以研物。李时珍曰：贝子，小白贝也。大如拇指顶，长寸许。背隆如龟背，腹下两开相向，有齿刻如鱼齿，其中肉如蝌蚪，而有首尾，土人食之。魏子才《六书精蕴》云：贝，介虫也。背穹而浑，以象天之阳；腹平而拆，以象地之阴。古时又有《相贝经》，甚详。其文云：朱仲受之于琴高，以遗会稽太守严助曰：径尺之贝，三代之正瑞，灵奇之秘宝。其次则盈尺，状如赤电黑云者，谓之紫贝。素质红章，谓之珠贝。青地绿文，谓之绶贝。黑文黄画，谓之霞贝。紫贝愈疾，珠贝明目，绶贝消气障，霞贝服蛆虫。虽不能延龄增寿，其御害一也。复有下此者，鹰喙蝉脊，但逐湿去水，无奇功也。贝之大者如轮，可以明目。南海贝如珠砾白驳，性寒味甘，可止水毒。浮贝使人寡欲，勿近妇人，黑白各半是也。濯贝使人善惊，勿近童子，黄唇齿有赤驳是也。虽贝使人病疟，黑鼻无皮是也。蟠贝使人胎消，勿示孕妇，赤带通脊是也。惠贝使人善忘，赤炽内壳有赤络是也。醟贝使童子愚，女人淫，青唇赤鼻是也。碧贝使人盗，脊上有缕勾唇，雨则重，霁则轻是也。委贝使人恶〔1〕，夜行能伏鬼魅百兽，赤而中圆，雨则轻，霁则重是也。

贝子，味咸，平，有毒。主目翳，五癃，利水道，鱼疰蛊毒，腹痛下血。温疰寒热，解肌散结热，伤寒狂热。下水气浮肿，小儿疳蚀吐乳。治鼻渊出脓血，下痢，男子阴疮。解漏脯、面臛诸毒，射罔毒，药箭毒。

壳　烧研，点目，去翳。

附方：治二便关格不通，闷胀二三日则杀人。以贝子三枚，甘遂二铢，为末，浆水和服，须臾即通也。

治下疳。贝子三枚，煅红研末，搽之。

〔1〕恶：刘衡如考作“志强”。

治小便不通。生一个，熟一个，为末，温酒下。

治食物中毒。贝子一枚，含之自吐。

治药箭镞毒。贝子煅研，水服三钱，每日三服。

紫贝

出东南海中。形似贝子而大，二三寸，背有紫斑而骨白。南夷采以为货市。李时珍曰：按，陆玑《诗疏》云，紫贝质白如玉，紫点为文，皆行列相当。大者径一尺七八寸。交趾、九真以为杯盘。

紫贝，味咸，平，无毒。主明目，去热毒。治小儿瘢疹入目目翳。

附方：治小儿瘢疹入目。紫贝一个，生研细末，用羊肝一具，利刀批开，掺贝末在内，扎定，米泔煮熟，瓶盛露一夜，空心嚼食之。

珂

生南海，白如蚌。苏恭曰：珂，贝类也。大如鳆，皮黄黑而骨白，堪以为饰。李时珍曰：按，徐表《异物志》云，珂，大者围九寸，细者围七八寸，长三四寸。

珂，味咸，平，无毒。主目翳，止血生肌。消目中努肉，刮点之。去面黑。

石蜐

一名龟脚。生东南海中石上，蚌蛤之属。形如龟脚，亦有爪状，壳如蟹螯，其色紫，可食。糟腌致远，以充海珍。《真腊记》云：有长八九寸者。江淹《石蜐赋》云：亦有足翼，得春雨则生花。故郭璞赋云：石蜐应节而扬葩。

石蜐，味甘、咸，平，无毒。主利小便。

淡菜

一名海蜌，音陛。生东南海中。似珠母，一头小，中衔少毛。味甘美，南人好食之。虽形状不典，而甚益人。淡菜常时烧食即苦，不宜人。与少米先煮熟，后除去毛，再入萝卜，或紫苏，或冬瓜同煮，即更妙。

淡菜，味甘，温，无毒。主虚劳伤惫，精血衰少，及吐血久痢，肠鸣腰痛，疝瘕，妇人带下，产后瘦瘠，产后血结，腹内冷痛。治癥瘕，润毛发，治崩中带下，烧食一顿令饱。煮熟食之，能补五脏，益阳事，理腰脚气，消宿食，除腹中冷气痃癖。亦可烧汁沸出食之。消瘿气。不宜多食，令人头目闷暗，肠结，发丹石。久食脱人发。

海蠃

音螺。生南海。今岭外、闽中近海州郡皆有之。其螺大如拳，青黄色，长四五寸。诸螺之中，此肉味最厚，南人食之。其厣名甲香。《南州异物志》云：甲香大者如瓯，面前一边直搀长数寸，围壳岨峿有刺。其厣，杂众香烧之益芳，独烧则臭，合香者用之。又有珠螺，莹洁如珠。鹦鹉螺，形如鹦鹉，头并可作杯。梭尾螺，形如梭子。李时珍曰：螺，蚌属也。大者如斗，出日南涨海中。香螺厣可杂甲香，老钿螺光彩可饰镜背者，红螺色微红，青螺色如翡翠，蓼螺味辛如蓼，紫贝螺即紫贝也。鹦鹉螺头如鸟形，其肉常离壳出食，出则寄居虫入居，螺还则虫出也。肉为鱼所食，则壳浮出，人因取之作杯。

海蠃肉 味甘，冷，无毒。主目痛累年，或一二十年。生蠃，取汁洗之；或入黄连末在内，取汁点之。合菜煮食，治心痛。

甲香 味咸，平，无毒。主心腹满痛，气急。止痢下淋，和气清神。主肠风痔瘘，疥癣头疮瘘疮，馋疮甲疽，蛇、蝎、蜂螫。寇宗奭曰：甲香善能管领香烟，与沉、檀、龙、麝香用之，尤佳。

田蠃

音螺。生水田中，及湖渎岸侧。形圆，大者如梨、橘，小者如桃、李，人煮食之。李时珍曰：螺，蚌属也。其壳旋文，其肉视月盈亏，故王充云：月毁于天，螺消于渊。《说卦》云：离为螺，为蚌，为龟，为鳖，为蟹。皆以其外刚而内柔也。

田蠃肉 味甘，大寒，无毒。治目热赤痛，止渴。煮汁，疗热醒酒。用真珠、黄连末内入，良久，取汁注目中，止目痛。煮食，利大小便，去腹中结热，目下黄，脚气冲上，小腹急硬，小便赤涩，手足浮肿。利湿热，治黄疸，压丹石毒。生浸取汁饮之，止消渴。捣肉，傅热疮。捣烂贴脐，引热下行，止噤口痢，下水气淋闭。取水，搽痔疮胡臭。烧研，治瘰疬癣疮。不可多食，令腹中痛。

附方：治小便不通，腹胀如鼓。用田螺一个，盐半匕，生捣傅脐下一寸三分，即通。熊诚彦曾得此疾，异人授此方，用之集效。

治噤口痢疾。用大田螺二枚，捣烂，入麝香三分作饼，烘热贴脐间。半日，热气下行，即思食矣。

治酒醉不醒。用水中螺、蚌，葱、豉煮食饮汁，即消。

治大肠脱肛。用大田螺三五枚，将井水养一二日，去泥。用鸡爪黄连研细末，入厣内，待化成水，以浓茶洗净肛门，将鸡翎蘸扫之。以软帛托上，即愈。

治妒精阴疮。大田螺二个，和壳烧存性，入轻粉同研，傅之，效。

治腋气胡臭。用田螺一个，水养，俟厣开，挑巴豆仁一个在内，取置杯中，夏一夜，冬七夜，自然成水。常取涂之，久久绝根。又方用大田螺一个，入麝香三分在内，埋露地七七日，取出。看患洗拭，以墨涂上，再洗，看有墨处是患窍，以螺汁点之，三五次即瘥。

蜗蠃

一名螺蛳。处处湖溪有之，江夏、汉沔尤多。大如指头，而壳厚于田螺，惟食泥水。春月，人采置锅中蒸之，其肉自出，酒烹糟煮食之。清明后其中有虫，不堪用矣。此物难死，误泥入壁中，数年犹活也。

蜗蠃，味甘，寒，无毒。主烛馆[1]，明目下水。止渴。醒酒解热，利大小便，消黄疸水肿，治反胃痢疾，脱肛痔漏。多食，令人腹痛不消。

壳 治痰饮及胃脘痛，反胃膈气，痰嗽鼻渊，脱肛痔疾，疮疖下疳，汤火伤。

附方：治黄疸酒疸。小螺蛳养去泥土，日日煮食饮汁，自愈。

五淋白浊。用螺蛳一碗，连壳炒热，入白酒三碗，煮至一碗，挑肉食之，以此酒下，数次即愈。

〔1〕馆：原作“暗”，据《本草纲目》及刘衡如考校改。

治小儿脱肛。螺蛳二三升，入桶内坐之，即愈。

治瘰疬已破。土墙上白螺壳为末，日日傅之。

治小儿哮疾。向南墙上年久螺蛳为末，日哺时以水调成，日落时举手合掌皈依，吞之甚效。

海蛳

生海中。比之螺蛳，身细而长，壳有旋文六七曲，头上有厣。每春初蜒起，碇海崖石壁。海人设网于下，乘其不备，一掠而取，货之四方。治以盐、酒、椒、桂烹熟，击去尾、尖，使其通气，吸食其肉。烹煮之际，火候太过不及，皆令壳肉相粘，虽极力吸之，终不能出也。

海蛳，味咸，寒，无毒。主治瘰疬结核，胸中郁气不舒。

蓼嬴

生永嘉海中。紫色，有斑纹。味辛辣如蓼。今宁波出泥螺，状如蚕豆，可代充海错者。

蓼嬴肉　味辛，平，无毒。主飞尸游蛊，生食之。

寄居虫

海边有虫，似蜗牛。火炙壳便走出，食之益人。按寄居在螺壳间，非螺也。候螺蛤开，即自出食；螺蛤欲合，已还壳中。海族多被其寄。又南海一种似蜘蛛，入螺壳中寄居，仍负壳而走。触之即缩如螺，火炙乃出。

寄居虫，主益颜色，美心志。

海月

刘恂《岭表录异》云：海月大如镜，白色正圆，常死海旁。其柱如搔头尖，其甲美如玉。段成式《杂俎》云：玉珧形似蚌，长二三寸，广五寸，上大下小。壳中柱炙食味美。王氏《宛委录》云：奉化县四月南风起，江珧[1]一上，可得数百。如蚌稍大，肉腥韧不堪。惟四肉柱长寸许，白如珂雪，以鸡汁瀹食肥美。过火则味尽也。又有一种镜鱼，一名琐玤，生南海。两片相合成形，壳圆如镜，中甚莹滑，映日光如云母。内有肉如蚌胎。腹有寄居虫，大如豆，状如蟹。镜鱼饥则出食，入则镜亦饱矣。郭璞赋云："琐玤腹蟹，水母目鱼"，即此。

海月，味甘、辛，平，无毒。主消渴下气，调中利五脏六腑，止小便，消腹中宿食，令人易饥能食。

吐铁

生海中。螺属也。大如指顶者，则有脂如凝膏。色青，外壳亦软。其肉黑色如铁，吐露壳外。人以腌藏糟浸货之四方，以充海错。

吐铁，味咸，寒，无毒。食之补肾明目，益精髓。

上介类诸物，虽云或长于适口，或胜于充肠。然龟鳖之属多灵，螺蚌之属性冷。非慈爱仁人，及摄养君子所宜深嗜，卫生家宜樽节之斯为善矣。

〔1〕珧：原作"瑶"，据证《本草纲目》改，与上文合。

蛇虫部二类

蛇　类七种

蚺蛇

其形似鳢，头似鼍，尾圆无鳞，性难死。土人截其肉作脍，谓为珍味。李时珍曰：按，刘恂《岭表录异》[1]云，蚺蛇，大者五六丈，围四五尺；小者不下三四丈。身有斑纹，如故锦缬。春夏于山林中伺鹿吞之，蛇遂羸瘦，待鹿消乃肥壮也。或言一年食一鹿也。又顾玠《海槎录》云：蚺蛇吞鹿及山马，从后脚入，毒气呵及，角自解脱。其胆以小者为佳。王济《手记》云：横州山中多蚺蛇，大者十余丈，食獐鹿，骨角随腐。土人采葛藤塞入穴中，蛇嗅之即靡，乃发穴取之，肉极腴美，皮可冒鼓，及饰刀剑乐器。范成大《虞衡》云：寨兵捕蚺蛇，满头插花，蛇即注视不动，乃逼而断其首，待其腾掷力竭乃毙，舁归食之。又按《山海经》云：巴蛇食象，三年而出其骨。君子服之，无心腹之疾。郭璞注之云：今蚺蛇即其类也。《南裔志·蚺蛇赞》曰：蚺惟大蛇，既洪且长。采色驳映，其文锦章。食灰吞鹿，腴成养创。宾飨嘉食，是豆是觞。《酉阳杂俎》云：蚺蛇出岭南，长十丈，尝吞鹿，鹿消尽，乃绕树，则腹中之骨穿鳞而出，养创时肪腴甚美。或以妇人衣投之，则蟠而不起。段成式曰：其胆上旬近头，中旬近心，下旬近尾。《岭表录异》云：雷州有养蛇户，每岁五月五日即舁蛇入官，取胆暴干，以充土贡。每蛇以软草藉于篮中，盘屈之。将取，则出于地上，用杈枴十数，翻转蛇腹，按定，约分寸，于腹间剖出肝胆。胆状若鸭子打，取讫，内肝于腹，以线缝合，舁归放之。或言蛇被取胆者，他日捕之，则远远露腹疮，以明无胆。又言取后能活三年，未知的否。李时珍曰：南人嗜蛇，至于发穴搜取，能容蚺之再活露腹乎？陶弘景曰：真胆狭长通黑，皮膜极薄，舐之甜苦，摩以注水，即沉而不散。苏恭曰：试法，剔取粟许着净水中，浮游水上回旋行走者为真；其径沉者，非也。勿多着．亦沉散也。陶未得法耳。人又以虎胆伪之，虽水上走，但迟耳。《一统志》云：蚺蛇生西南夷孟良府界内，相去云南八千余里。夷人欲捕者，先以鸡骨卜吉，则入山求之。蛇见人辄伏不动。言之曰：中国皇帝求尔胆，可伏死，否则亦不汝贳，是不昭汝灵也。蛇乃反背就剖。今人言胆去犹活，谬耳。胆凡三等，生颔下者，以傅毒矢；居腹中入药治疸，以童便研一合吞，又以少许傅疮孔，立愈；居尾者不堪用，人亦不取。

蚺蛇肉　味甘，温，有小毒。主飞尸游蛊，喉中有毒[2]，吞吐不出。除疳疮，辟瘟疫瘴气，及手足风痛，杀三虫，去死肌，皮肤风毒疠风，疥癣恶疮。四月勿食。孟诜曰：度岭南，食蚺蛇，瘴毒不侵。李时珍曰：按，柳子厚《捕蛇说》云，永州之野产异蛇，黑质而白章，触草木尽死，以啮人无御之者。然得而腊之以为饵，可已大风挛踠瘘疠，去死肌，杀三虫。《朝野佥载》云，泉州卢元钦患疠风，惟鼻未倒。五月五日，取蚺蛇进贡，或言肉可治风，遂取食之。三五日顿可，百日平复。

〔1〕《岭表录异》：原作《录异志》，据《本草纲目》引用书目改。
〔2〕毒：《本草纲目》作“物”。

蚺蛇胆 味甘、苦，寒，有小毒。主目肿痛，心腹䘌痛，下部䘌疮。小儿八痫。杀五疳。水化灌鼻中，除小儿脑热，疳疮䘌漏。灌下部，治小儿疳痢。同麝香，傅齿疳宣露。明目，去翳膜，疗大风。唐慎微曰：顾含嫂失明，须用蚺蛇胆，含求不得。有一童子以一合授含。含视之，蚺蛇胆也。童子化为青鸟而去。含用之，嫂目遂明。

膏 亦疗伯牛疾。

牙 佩之，辟不祥。

附方：

蚺蛇酒 治诸风瘫缓，筋挛骨痛，痹木瘙痒，杀虫辟瘴，及疠风疥癣恶疮。用蚺蛇肉一斤，羌活一两，绢袋盛之。用糯米二斗蒸熟，安曲于缸底，置蛇于曲上，乃下饭密盖，待熟取酒。以蛇焙研和药，其酒每随量温饮数杯，忌风及欲事。亦可袋盛浸酒饮。效验如神。

治狂犬啮人。蛇脯为末，水服五分，日三服。无蚺蛇，他蛇亦可。

鳞蛇

李时珍曰：按，《方舆胜览》云，鳞蛇出安南、云南镇康州、临安、沅江、孟养诸处，巨蟒也。长丈余，有四足，有黄鳞、黑鳞二色，能食麋鹿。春冬居山，夏秋居水，能伤人。土人杀而食之，取胆治疾，以黄鳞为上，甚贵重之。按：此亦蚺蛇之类欤，但多足耳。陶氏注蚺蛇分真假，其即此也。

鳞蛇肉 味甘，平，有毒。主杀虫，去死肌，已大风。

胆 味苦，寒，有小毒。主解药毒，治恶疮，及牙齿疼痛。

白花蛇

一名蕲蛇。生南地及蜀郡诸山中，今蕲州及邓州皆有之。其文作方胜白花，喜螫人足。黔人多有被螫者，立断之，续以木脚。此蛇入人室屋中作烂瓜气者，不可向之，须速辟除之。李时珍曰：花蛇湖、蜀皆有，今惟以蕲蛇擅名。然蕲地亦不多得，市肆所货、官司所取者，皆自江南兴国州诸山中来。其蛇龙头虎口，黑质白花，胁有二十四个方胜文，腹有念珠斑，有四长牙，尾上有一佛指甲，长一二分，肠形，如连珠。多在石南藤上食其花叶，人以此寻获。先撒沙土一把，则蟠而不动。以叉取之，用绳悬起，劙刀破腹去肠物，则反尾洗涤其腹，盖护创尔。乃以竹支定，屈曲盘起，扎缚炕干。出蕲地者，虽干枯而眼光不陷，他处者否矣。故《尔雅翼》云：蛇死目皆闭，惟蕲州白花蛇目开如生。舒、蕲两界者，皆一开一闭，故人以此验之。又按《长庆集》云：巴蛇凡百类，惟白花蛇人常不见之。毒人则毛发竖立，饮于溪涧则泥沙尽沸。然今蕲蛇亦不甚毒，则黔、蜀之蛇，虽同有白花，而类性不同，故今用独取蕲产者也。修治之法：苏颂曰，头尾各一尺，有大毒，不可用，只用中段干者，以酒浸，去皮、骨，炙过收之则不蛀。其骨刺须远弃之，伤人，毒与生者同也。寇宗奭曰：凡用去头尾，换酒浸三日，火炙去尽皮、骨。此物甚毒，不可不防。李时珍曰：黔蛇长大，故头尾可去一尺。蕲蛇止可头尾各去三寸。亦有单用头尾者。大蛇一条，只可得净肉四两而已。久留易蛀，惟取肉密封藏之，虽十年亦不坏也。按：《圣济总录》云，凡用白花蛇，春秋酒浸三宿，夏一宿，冬五宿，取出炭火焙干，如此三次。以砂瓶盛，埋地中一宿，出火气。去尽皮、骨，取肉用。

白花蛇肉 味甘、咸，温，有小毒。主中风湿痹不仁，筋脉拘急，口面㖞斜，半身不遂，骨节疼痛，脚弱不能久立，暴风瘙痒，大风疥癣。治肺风鼻塞，浮风瘾疹，身上白癜风，疬疡瘢点。破伤风，小儿风热，急慢惊风搐搦。苏颂曰：白花蛇治风，速于诸蛇。黔人治疥癣遍体，诸药不效者，生取此蛇中剂，以砖烧红，沃醋令气蒸，置蛇于上，以盆覆一夜。如此三次，去骨取肉，煮以五味令烂，顿食之。瞑睡一昼夜乃酣，疮疕随皮便退，其疾便愈。李时珍曰：风善行而数变，蛇亦善行数蜕，又食石南，所以能透骨搜风，截惊定痛，为风痹惊搐，癜癣恶疮要药。取其内走脏腑，外彻肌肤，无处不到也。

目睛　治小儿夜啼。以一只为末，竹沥调少许灌之。

附方：驱风膏，治风瘫疠风，遍身疥癣。用白花蛇肉四两酒炙，天麻七钱半，薄荷二钱半，为末。好酒二升，蜜四两，瓦器熬成膏。每服一盏，温汤服，日三服。急于暖处出汗，十日效。

乌蛇

一名乌梢蛇，一名黑花蛇。生商洛山。背有三棱，色黑如漆。性善，不噬物。江东有黑梢蛇，能缠物至死，亦此类也。苏颂曰：蕲州、黄州山中有之。此蛇不食生命，亦不害人，多在芦丛中吸南风及其花气。最难采捕，多于芦枝上得之。其身乌而光，头圆尾尖，眼有赤光，至枯死眼不陷如生者。称之重七钱至一两者为上，十两至一镒者为中，粗大者力弥减也。作伪者用他蛇熏黑，亦能乱真，但眼不光耳。寇宗奭曰：乌蛇脊高，世称剑脊乌梢。尾细长，能穿小铜钱百文者佳。李时珍曰：乌蛇有二种，一种剑脊细尾者为上；一种长大无剑脊而尾梢粗者，名风梢蛇，亦可治风，而力不及。

乌蛇肉　味甘，平，无毒。治诸风顽痹，皮肤不仁，风瘙瘾疹，疥癣，皮肌生癞，眉髭脱落，功[1]与白花蛇同，而性善无毒。《朝野佥载》云：商州有人患大风。家人恶之，山中为起茅屋。有乌蛇堕酒罂中，病人不知，饮酒渐瘥。罂底见有蛇骨，始知其由。

金蛇

生宾州、澄州。大如中指，长尺许，常登木饮露，体作金色，照日有光。白者名银蛇。并能解毒。

金蛇肉　味咸，平，无毒。主解中金药毒，令人肉作鸡脚裂，夜含银，至晓变为金色者，是也。取蛇四寸炙黄，煮汁频饮，以瘥为度。

银蛇　解银药毒，解众毒，止泄泻，除邪热，疗久痢。

水蛇

一名公蛎蛇。所在有之，生水中。大如鳝，黄黑色，有缬纹，啮人不甚毒。能化为黑鱼者，即此也。

水蛇肉　味甘，咸，寒，无毒。治消渴烦热，毒痢。

皮　治天蛇毒疮。

附方：治天蛇毒。刘松篁《经验方》云：会水湾陈玉田妻，病天蛇毒。一老翁用水蛇一条，去头尾，取中截如手指长，剖去骨肉。勿令病者见，以蛇皮包手指，自然束紧，以纸外裹之。顿觉遍身清凉，其病即愈。数日后解视，手指有一沟如小绳，蛇

〔1〕功：原作“恐”，据《本草纲目》改。

皮内宛然有一小蛇，头目俱全也。

黄颔蛇

俗名慈鳗蛇。多在人家屋间，吞鼠子，雀雏。身上黄黑相间，喉下色黄，大者近丈。不甚毒，丐儿多养为戏弄，死即食之。

黄颔蛇肉　味甘，温，有小毒。治风癞顽癣恶疮。须酿酒，或作羹亦可。

蛇头　烧灰，治久疟，入丸散用。

蛇骨　治症同上。

蛇吞鼠　治鼠瘘、蚁瘘有细孔如针者。以腊月猪油煎焦，去滓涂之。

蛇吞蛙　治噎嗝。

虫　类十四种

蟾蜍

生江湖池泽。今处处有之。或谓蟾蜍与蛤蟆为一物，非也。蟾蜍多在人家下湿之地。形大，背上有痱瘟，行动迟缓，不能跳跃，亦不解鸣。蛤蟆多在陂泽间。形小，皮上多黑斑点，能跳接百物，举动甚急。二物虽一类，而举其功用，不无分别。李时珍曰：蟾蜍锐头皤腹，促眉浊声，土形，有大如盘者。《抱朴子》云：蟾蜍千岁，头上有角，腹下丹书，名曰肉芝，能食山精。人得食之可仙，术家取用以起雾祈雨，辟兵解缚。今有技者，聚众蟾为戏，能听指使。物性有灵，于此可推矣。

蟾蜍，味辛，凉，微毒。主阴蚀，疽疠恶疮，猘犬伤，能合玉石。又治温病发瘢困笃者，去肠，生捣食一二枚，无不瘥者。杀疳虫，治鼠瘘。小儿劳瘦疳疾，面黄癖气，破癥结。烧灰，傅一切有虫恶疾。

蟾酥　眉间白汁，谓之蟾酥。以油单纸裹眉裂之，酥出纸上，阴干用。李时珍曰：取蟾酥不一，或以手捏眉棱，取白汁于油纸上及桑叶上，插背阴处，一宿即自干白，安置竹筒内盛之，真者轻浮，入口味甜也；或以蒜及胡椒等辣物纳口中，则蟾身白汁出，以竹篦刮下，面和成块，干之。其汁不可入人目，令人赤、肿、盲。或以紫草汁洗点即消。味甘，辛，温，有毒。治小儿疳疾、脑疳。又治发背疔疮，一切肿毒。

附方：治脱肛。蟾蜍皮烧烟熏之，甚妙。

蛤蟆

在陂泽中，背有黑点，身小能跳接百虫，解作呷呷声，举动甚急。蟾蜍，在人家湿处，身大，青黑无点，多痱瘟，不能跳，不解作声，行动迟缓。今人不识，误为一物。又有蛙蛤、蝼蝈、长肱，石榜、蠼子之类，或在水田中，或在沟渠侧。《周礼》蝈氏掌去蛙黾，焚牡蘜以灰洒之则死。牡蘜乃无花菊也。蛤蟆青蛙畏蛇，而制蜈蚣。三物相值，彼此皆不能动。或云：《月令》“蝼蝈鸣，反舌无声”，皆谓蛤蟆也。

蛤蟆，味辛，寒，有毒。主邪气，破癥坚血，痈肿阴疮。服之不患热病。治热狂及犬咬。《摭青杂说》云：有人患脚疮，冬月顿然无事，夏月臭烂，痛不可言。遇一道人云：尔因行草上，惹蛇交遗沥，疮中有蛇儿，冬伏夏出故也。以生蛤蟆捣傅之，日三换。凡三日，一小蛇自疮中出，以铁钳取之，其病遂愈。

肝 治蛇螫人，牙入肉中，痛不可忍，捣傅之，立出。

胆 治小儿失音不语，取汁点舌上，立愈。

脑 主青盲，明目。

附方：治蝮蛇螫伤。生蛤蟆一枚，捣烂傅之，立出其毒。

治喉痹乳蛾。用癞蛤蟆眉酥，和草乌尖末、猪牙皂角末等分，丸小豆大，每研一丸点患处，神效。

治狂犬咬伤。食蛤蟆脍。亦可烧炙食之。勿令本人知之，永不举发。昔张收为狂犬所伤，人云宜啖蛤蟆脍，食之果愈。

治小儿疳积腹大，黄瘦骨立，头生疮结如麦穗。用立秋后大蛤蟆，去首、足、肠，以清油涂之，阴阳瓦炙熟食之，积秽自下，连服五六枚。一月之后，形容改变，妙不可言。

治小儿疳泄下痢。用蛤蟆烧存性，研服方寸匕。

治走马牙疳，侵蚀口鼻。用蛤蟆黄泥裹煅，黄连，各二钱半，青黛一钱，为末，入麝香少许，和研傅之。

蛙

一名田鸡，一名坐鱼。肉味如鸡，其性好坐。《东方朔传》云：长安水多蛙鱼，得以家给人足。则古昔关中已常食之如鱼，不独南人也。苏颂曰：今处处有之。似蛤蟆而背青绿色，尖嘴细腹，俗谓之青蛙。亦有背作黄路者，谓之金线蛙。四五月食之最美，闽、蜀、浙东人以为佳馔。《考工记》云：以脰鸣者，蛙黾之属。农人占其声之早晚大小，以卜丰歉。故唐人章孝标诗云：田家无五行，水旱卜蛙声。蛙亦能化鴽。

蛙，味甘，寒，无毒。治小儿赤气，肌疮脐伤，止痛，气不足。解劳热，利水消肿。馔食，调疳瘦，补虚损，尤宜产妇。捣汁服，治蛤蟆瘟病。李时珍曰：按，《三元延寿书》云，蛙骨热，食之小便苦淋。妊娠食蛙，令子夭。小蛙食多，令人尿闭，脐下酸痛，有至死者。擂车前水饮可解。正月出者名黄蛤，不可食。苏颂曰：南人食蛙，云补虚损，尤宜产妇。

石鳞鱼

产闽地，及南直徽歙、宁国诸山岩穴。形似青蛙而大，可斤许。味极佳美，土人捕之。有兽类狗，俗呼独脚鬼，能解人意，辄往前追逐，鱼即避匿。将捕时，先以青蛙一二诱之，使恋于嚼食，然后可捕也。

石鳞鱼，味甘，无毒。主补虚损，健脾气，滋养肾元。治小儿疳热骨瘦，毛发焦干，小便淋浊如泔，大人白浊，女人崩漏。

山蛤

在山石中藏蛰，似蛤蟆而大，色黄如金。能吞气，饮风露，不食杂虫。山人亦食之，味如鸡肉。

山蛤，治小儿劳瘦及疳积，最良。又治女子瘰疬□□，瘿肿流注。

石蚕

在处山河中多有之，附生水中石上，作丝茧如钗股，长寸许，以蔽其身。其色如泥，蚕在其中。马湖、石门最多，彼人啖之。又有云师、雨虎，出霍山。云师如蚕，长六寸，有毛似兔。雨虎如蚕，长七八寸，似蛙[1]。云雨则出在石内，可炙食之。此亦石蚕之类也。

石蚕，味咸，寒。主五癃，破石淋，堕胎。其肉解结气，利水道，除热。

雪蚕

一名雪蛆。按：叶子奇《草木子》云，雪蚕生阴山以北，及峨眉山北，人谓之雪蛆。二山积雪历世不消，其中生此。大如瓠，味极甘美。又王子年《拾遗记》云，员峤之山有冰蚕，长六七寸，黑色有鳞角。以霜雪覆之则作茧，长一尺，抽五色丝。织为文锦，入水不濡，投火不燎。尧时海人献之。其质轻暖柔滑。按此，亦雪蚕之类也。

雪蚕，味甘，寒，无毒。主内热渴疾，退一切火邪狂走，□□□毒诸疾。

海参

生东南海中。其形如蚕，色黑，身多瘣瘟。一种长五六寸者，表里俱洁，味极鲜美，功能补益，肴品中之最珍贵者也；一种长二三寸，剖开腹内多沙，虽刮剔难尽，味亦差短。今北人又有以驴皮，及驴、马之阴茎赝为海参。虽略相同，形带微扁者是也。固是恶物。神识者，不可不知。

海参，味甘，咸，平，无毒。主补元气，滋益五脏六腑，去三焦火热。同鸭肉烹治食之，止劳怯虚损诸疾；同鸭肉煮食，治肺虚咳嗽。

青蚨

一名蚁蜗。生南海。状如蝉，其子着木。取以涂钱，皆归本处。《搜神记》云：南方有虫名蚁蜗，形大如蝉，辛美可食。雄雌常处，不相舍。青金色。人采得以法末之，用涂钱，以货易于人，昼用夜归。又能秘精、缩小便，亦人间难得之物业也。李时珍曰：按，《异物志》云，青蚨形如蝉而长。其子如虾子，着草叶上。得其子则母飞来。煎食甚辛而美。《岣嵝神书》云，青蚨一名蒲虻，似小虾，又如虻，青色有光。生于池泽，多集于蒲叶上。春生子于蒲上，八八为行，或九九为行，如大蚕子而圆。取其母血及火炙子血涂钱，市物仍自还，用之无穷，诚仙术也。其说仿佛，恐未足深信耳。

青蚨，味辛，温，无毒。主补中，益阳道，去冷气，令人悦泽，秘精、缩小便。

蛱蝶

《南海异物志》云：有人浮南海，见蛱蝶大者如蒲帆，小者如纨扇，称肉得八十斤，啖之极肥美。

蛱蝶，治小儿脱肛。阴干为末，唾调半钱，涂手心，以瘥为度。

蜚蠊

一名石姜，一名负盘。生晋阳山泽，及人家屋间。形似蚕蛾，腹下赤色。陶弘景曰：形似䗪虫，而轻小能飞。本生草木中，八九月知寒，多入人家屋里逃尔。韩宝昇曰：金州、房州等处有之。多在林树间，百十为聚。山人啖之。陈藏器曰：其状如蝗，川蜀人多烹食之。李时珍曰：今人家壁间、灶下极多，甚者聚至千百。身似蚕蛾，腹背皆赤，两翅能飞，喜灯火光，其气甚臭，其屎尤甚。罗愿云：此物好以清旦食稻花，日出则散也。

蜚蠊，味咸，寒，无毒。治瘀血癥坚寒热，破积聚，喉咽闭，内寒无子。通利血

---

〔1〕蛙：刘衡如考作“蛭”。

脉。食之下气。

行夜

一名负盘，今小儿呼为气[1]盘虫。有短翅，飞不远，好夜中行，人触之即气出也。虽与蜚蠊同名相似，终非一物。戎人食之，味极辛辣。苏恭所谓“巴人重负盘”是也。李时珍曰：负盘有三，行夜、蜚蠊、蛗螽，皆同名而异类。夷人俱食之，故致混称也。行夜与蜚蠊形状相类，但以有生姜气味者为蜚蠊，触之气出者为气盘，作分别尔。张杲《医说》载：鲜于叔明好食负盘臭虫，每令人采捉三五升，浮温水上，泄尽臭气，用酥及五味熬作饼食，云味甚佳，即此物也。

行夜，味辛，温，有小毒。治腹痛寒热，利血下气。消□□。

蛗螽

音负终。一名蚱蜢，其形如蝗，大小不一，长角，修股善跳，有青、黑、斑数色，亦能害稼。五月动股作声，至冬入土穴中。芒部夷人食之。蔡邕《月令》云：其类乳于土中，深埋其卵，至夏始出。陆佃云：草虫鸣于上风，蚯蚓鸣于下风，因风而化。性不忌而一母百子。故《诗》云：喓喓草虫，趯趯蛗螽。蝗亦螽类，大而方首，首有王字，沴气所生，蔽天而飞，性畏金声。北人炒食之。一生八十一子。冬有大雪，则入土而死。

蛗螽，味辛，有毒。五月五日候交时收取，夫妇佩之，令相爱媚。

附方：治三日疟，百方不效者。以端午日收蛗螽，阴干研末。临发于五更时酒服方寸匕。极凶者不过三次瘥。

蚕女

南人以蚕作茧，成丝后取蚕油内煎炒食之。云次年大利蚕桑。

蚕女，味咸，辛，平，无毒。治小儿惊痫夜啼，去三虫，灭黑䵟，令人面色好。男子阴痒病，女子崩中赤白，灭诸疕痕。

上蛇虫等类，功虽优于疗疾，而为馔品，恐未尽其宜，并录以备稽核可也。若酷爱而深嗜之，岂善于卫养者乎？

〔1〕气：刘衡如考作“屁”。

备考食物本草纲目卷之十二

禽　部四类

原禽类二十三种

鸡

李时珍曰：鸡类甚多，五方所产，大小形色，往往亦异。朝鲜一种长尾鸡，尾长三四尺。辽阳一种食鸡，一种角鸡，味俱肥美，大胜诸鸡。南越一种长鸣鸡，昼夜啼叫。南海一种石鸡，潮至即鸣。蜀中一种鹍鸡，楚中一种伧鸡，并高三四尺。江南一种矮鸡，脚才二寸许也。鸡在卦属巽，在星应昴，无外肾而亏小肠。凡人家无故群鸡夜鸣者，谓之荒鸡，主不详。若黄昏独啼者，主有天恩，谓之盗啼。老鸡能人言者，牝鸡雄鸣者，雄鸡生卵者，并杀之即已。俚人畜鸡无雄，即以鸡卵告灶而伏出之。南人以鸡卵画墨，煮熟验其黄，以卜凶吉。又以鸡骨占年。其鸣也知时刻，其栖也知阴晴。《太清外术》言：畜蛊之家，鸡即飞去。《万毕术》言：其羽焚之，可以致风。《五行书[1]》言之：雄鸡毛烧着酒中饮之，所求必得。古人言鸡能辟邪，则鸡亦灵禽也，不独充庖而已。烹治多年老鸡，以桑柴火煮之，即烂。

诸鸡肉　味甘，温，无毒。主补虚辟邪，能发宿疾，不可多食。寇宗奭曰：巽为风，为鸡。今有风病人食之，无不发作。巽为鸡，信可验矣。朱震亨曰：鸡属土而有金、木、火，又属巽，能助肝火。寇宗奭动风者，习俗所移也。鸡性补，能助湿中之火，病邪得之，为有助也。鱼肉皆然。西北多寒，中风者诸有之。东南气温多湿，有风者非风也，皆湿生痰，痰生热，热生风耳。李时珍曰：鸡虽阳精，实属风木，阳中之阴也，能生热助风，风火相扇，乃成中风。朱驳寇说为非，仍为非矣。

丹雄鸡肉　味甘，微温，无毒。治女人崩中漏下赤白沃。通神，杀恶毒，辟不祥。补虚温中止血，能愈久伤乏疮不瘥者，补肺。李时珍曰：鸡虽属木，分而配之，则丹雄鸡得离火阳明之象，白雄鸡得庚金太白之象，故辟邪恶者宜之；乌雄鸡属木，乌雌鸡属水，故胎产宜之。黄雌鸡属土，故脾胃宜之；而乌骨者，又得水木之清气，故虚热者宜之。各从其类也。吴球云：三年骟鸡，常食治虚损，养血补气。

白雄鸡肉　味酸，微温，无毒。主下气，疗狂邪，安五脏伤中消渴。调中除邪，利小便，去丹毒风。陈藏器曰：白雄鸡养三年，能为鬼神所使。

---

〔1〕书：原脱，据《本草纲目》引用书目补。

乌雄鸡肉 味甘，微温，无毒。补中止痛。止肚痛，心腹恶气，除风湿麻痹，诸虚羸，安胎，折伤并痈疽。生捣，涂竹木刺入肉。李时珍曰：按，李鹏飞云，黄鸡宜老人，乌鸡宜产妇，暖血。马益卿云，妊妇宜食牡鸡肉，取阳精之全于天产者。此亦胎教“宜见虎豹”之意耳。又唐崔行功《纂要》云，妇人产死，多是富贵家扰攘，致妇惊悸气乱故耳。惟宜屏除一切人，令其独产，更烂煮牡鸡取汁，作粳米粥与食，自然无恙，乃和气之效也。盖牡鸡汁性滑而濡。不食其肉，恐难消也。今俗产家，每产后即食啖鸡卵。气壮者幸而无恙，气弱者因而成疾，由不解此意也。

黑雌鸡肉 味甘、酸，温、平，无毒。作羹食，治风寒湿痹，五缓六急，安胎。安心定志，除邪辟恶气，治血邪，破心中宿血。治痈疽排脓，补新血及产后虚羸，益色助气。治反胃及腹痛，踒折骨痛，乳痈。又新产妇以一只治净，和五味炒香，投二升酒中，封一宿取饮，令人肥白。又和乌油麻二升熬香，入酒中极效。

黄雌鸡肉 味甘、酸、咸，平，无毒。主伤中消渴，小便数而不禁，肠澼泄痢。补益五脏绝伤，疗五劳，益气力。治劳劣，添髓补精，助阳气，暖小肠，止泄精，补水气，补丈夫阳气，治冷气疾着床者，渐渐食之，良。以光粉、诸石末和饭饲鸡，煮食甚补益。治产后虚羸，煮汁煎药服，佳。

乌骨鸡 味甘，平，无毒。主补虚劳羸弱，治消渴，中恶鬼击心腹痛，益产妇，治女人崩中带下，一切虚损诸病，大人小儿下痢噤口，并煮食饮汁，亦可捣和丸药。李时珍曰：乌骨鸡，有白毛乌骨者，黑毛乌骨者，斑毛乌骨者，有骨肉俱乌者，有肉白骨乌者〔1〕。但观鸡舌黑者，则肉骨俱乌，入药更良。鸡属木而反乌者，巽变坎也，受水木之精气，故肝肾血分之病宜用之。男用雌，女用雄。妇人方科有乌鸡丸，治妇人百病。煮鸡至烂和药，或并骨研用之。按：《太平御览》云，夏侯弘行江陵，逢一大鬼引小鬼数百行，弘潜捉末后一小鬼问之。曰，此广州大杀也，持弓戟往荆、扬二州杀人。若中心腹者死，余处尤可救。弘曰，治之有方乎？曰，但杀白乌骨鸡薄心即瘥。待荆、扬病心腹者甚众，弘用此治之，十愈八九。中恶用乌鸡，自弘始也。此说虽涉迂怪，然其方则神妙，谓非神传不可也。鬼击卒死，用其血涂心下，亦效。

反毛鸡 治反胃。以一只煮烂，去骨，入人参、当归、食盐各半两，再同煮烂，食之至尽。李时珍曰：反毛鸡，即翻翅鸡也，毛翮皆反生向前，治反胃者，述类之义耳。

泰和老鸡 味甘、辛，热，无毒。主内托小儿痘疮。李时珍曰：江西泰和、吉水诸县俗传老鸡能发痘疮，家家畜之，近则三六年，远则一二十年。待痘疮发时，以五味煮烂，与儿食之，甚则加胡椒及桂、附之属。此亦陈文中治痘用木香异攻散之意，取其能助湿热发脓也。风土有宜不宜，不可以为法。

鸡头 丹、白雄鸡者良。主杀鬼，东门上者良。治蛊，禳恶，辟瘟。李时珍曰：古者正旦，宰雄鸡，祭门户，以辟邪鬼。盖鸡乃阳精，雄者阳之体，头者阳之会，东门者阳之方，以纯阳胜纯阴之义也。《千金》转女成男方中用之，亦取此义也。按：应劭《风俗通》云，俗以鸡祀祭门户。鸡乃东方之牲，东方既作，万物触户而出也。《山海经》祠鬼神皆用雄鸡，而今治贼风有鸡头散，治蛊用东门鸡头，治鬼痱用雄鸡血，

〔1〕肉白骨乌者：原缺，据《本草纲目》补。

皆以御死辟恶也。又崔实《月令》云，十二月，东门磔白鸡头，可以合药。《周礼·鸡人》凡祭祀禳衅，供其鸡牲。注云，禳郊及疆，却灾变也。作宫室器物，取血涂衅隙。《淮南子》曰，鸡头已瘘，此类之推也。

鸡冠血 味咸，平，无毒。乌鸡者，主乳难。治目泪不止，日点三次，良。亦点暴赤目。丹鸡者，治白癜风，并疗经络间风热。涂颊，治口㖞不正。涂面，治中恶。卒饮之，治缢死欲绝，及小儿卒惊客忤。涂诸疮癣、蜈蚣、蜘蛛毒，马啮疮，百虫入耳。

鸡血 味咸，平，无毒。治踒折骨痛，及痿痹，中恶腹痛，乳难。治剥驴马被伤，及马咬人，以热血浸之。白癜风、疬疡风，以雄鸡翅下血涂之。热血服之，主小儿下血及惊风，解丹毒、蛊毒，鬼排阴毒，安神定志。

肪 味甘，寒，无毒。治耳聋，头发秃落。

脑 治小儿惊痫。烧灰酒服，治难产。

心 治五邪。

肝 味甘、苦，温，无毒。主起阴补肾，治心腹痛，安漏胎下血，以一具切，和酒五合服之，疗风虚目暗。治女人阴蚀疮，切片纳入，引虫出尽，良。李时珍曰：微毒。《内则》云“食鸡去肝”，为不利于人也。

胆 味苦，微寒，无毒。治目不明，肌疮。月蚀疮，统耳根，日三涂之。灯心蘸点胎赤眼，甚良。水化搽痔疮，亦效。

肾 治齆鼻作臭，用一对与脖前肉等分，入豉七粒，新瓦焙研，以鸡子清和作饼，安鼻前，引虫出。忌阴人、鸡、犬见。

嗉 治小便不禁，及气噎食不消。

膍胵里黄皮 一名鸡内金。味甘，平，无毒。主泄痢，小便频遗，除热止烦，止泄精并尿血，崩中带下，肠风泻血。治小儿食疟，疗大人淋漓，反胃，消酒积。主喉闭乳蛾，一切口疮，牙疳诸疮。

肠 主遗溺，小便数不禁。烧存性，每服三指，酒下。止遗精、白浊、消渴。

肋骨 治小儿羸瘦，食不生肌。

距 治产难，烧研酒服下。下骨鲠，以鸡足一双，烧灰水服。

翮翎 主下血闭。左翅毛能起阴。治妇人小便不禁，消阴㿉，疗骨鲠，蚀痈疽。止小儿夜啼，安席下，勿令母知。

尾毛 治刺入肉中，以二七枚烧作灰[1]，和男子乳封之，当出。解蜀椒毒，烧烟吸之，并以水调灰服。又治小儿痘疮后生痈，烧灰和水傅之。

屎白 味微寒，无毒。主消渴，伤寒寒热，破石淋及转筋，利小便，止遗尿，灭瘢痕。治中风失音痰迷。炒服，治小儿客忤蛊毒。治白虎风，贴风痛，治贼风、风痹，破血，和黑豆炒，酒浸服之。亦治虫咬毒。下气，通利大小便，治心腹鼓胀，消癥瘕。疗破伤中风，小儿惊啼。以水淋汁服，解金、银毒。以醋和，涂蜈蚣、蚯蚓咬毒。

鸡子即鸡卵也 味甘，平，无毒。治除热火灼烂疮，痫痉。可作虎魄神物。镇心，安五脏，止惊安胎。治妊娠天行热疾狂走，男子阴囊湿痒，及开喉声失音。醋煮食之，

---

〔1〕烧作灰：原脱，据《证类本草》补。

治赤白久痢，及产后虚痢。光粉同炒干，止疳痢，及妇人阴疮。和豆淋酒服，治贼风麻痹。醋浸令坏，傅疵皯。作酒，止产后血运，暖水脏，缩小便，止耳鸣。和蜡炒，治耳鸣、聋，及疳痢。益气。以浊水煮一枚，连水服之，主产后痢。和蜡煎，止小儿痢。小儿发热，以白蜜一合，和三颗搅服，立瘥。多食，令人腹中有声，动风气。和葱、蒜食之，短气；同韭子食，成风痛；共鳖肉食，损人；共獭肉食，成遁尸；同兔肉食，成泄痢。妊妇以鸡子、鲤鱼同食，令儿生疮；同糯米食，令儿生虫。小儿患痘疹，忌食鸡子，及闻煎食之气，令生翳膜。《太平御览》云：正旦吞鸡子一枚，可以练形。《岣嵝神书》云：八月晦日夜半，面北吞乌鸡子一枚，有事可以隐形。

卵白 味甘，微寒，无毒。治目热赤痛，除心下伏热，止烦满咳逆，小儿下泄，妇人产难，胞衣不出，并生吞之。醋浸一宿，疗黄疸，破大烦热。产后血闭不下，取白一枚，入醋一半搅服。和赤小豆末，涂一切热毒、丹肿、腮痛，神效。冬月以新生者酒渍之，密封七日取出，每夜涂面，去皯䵴齇疱，令人悦色。

卵黄 味甘温，无毒。醋煮，治产后虚痢，小儿发热。煎食，除烦热。炼过，治呕逆。和常山末为丸，竹叶汤服，治久疟。炒取油，和粉，傅头疮。卒干呕者，生吞数枚，良。小便不通者，亦生吞之，数次效。补阴血，解热毒，治下痢，甚验。

抱出卵壳 俗名混沌池、凤凰蜕。用抱出者，取其蜕脱之义也。研末，磨障翳。伤寒劳复，熬令黄黑为末，热汤和一合服，取汗出即愈。烧灰油调，涂癣及小儿头身诸疮。酒服二钱，治反胃。李石《续博物志》云：踏鸡子壳，令人生白癜风。

卵壳中白皮 治久咳气结，得麻黄、紫菀服，立效。

窠中草 治头疮白秃，和白头翁草烧灰，猪脂调傅。天丝入眼，烧灰淋清汁洗之，良。

焊鸡肠 主消渴，饮水无度，用焊雄鸡水，滤澄服之。不过二鸡之水愈，神效。

诸鸡肉 有五色者，玄鸡白首者，六指者，四距者，鸡死足不伸者，并不可食，害人。李时珍曰：《延寿书》云，阉鸡能啼者有毒。四月勿食抱鸡肉，令人作痈成漏，男女虚乏。小儿五岁以下食鸡生蛔虫。鸡肉不可合葫蒜、芥、李食，不可合犬肝、犬肾食，并令人泄痢。同兔食成痢，同鱼汁食成心瘕，同鲤鱼食成痈疖，同獭肉食成遁尸，同生葱食成虫痔，同糯米食生蛔虫。

附方：辟禳瘟疫。冬至日取赤雄鸡作腊，至立春日煮食至尽，勿分他人。

治癫邪狂妄，自贤自圣，行走不休。白雄鸡一只，煮以五味，和作羹粥食之。

补益虚弱。用乌雄鸡一只，治净，五味煮极烂食之。

治反胃吐食。用乌雄鸡一只，治如食法，入胡荽子半斤在腹内，烹食二只愈。

治死胎不下。用乌鸡一只去毛，以水三升煮二升，去鸡，用帛蘸汁摩脐下，自出。

雉

一名野鸡。李时珍曰：雉，南北皆有之。形大如鸡，而斑色绣翼。雄者文采而尾长，雌者文暗而尾短。其性好斗，其鸣曰鷕。鷕，音杳。其交不再，其卵褐色。将卵时，雌避其雄而潜伏之，否则雄食其卵也。《月令》：季[1]冬雉始雊，谓阳动则雉名而勾其颈也。孟冬，雉入大水为蜃。蜃，大

〔1〕季：原作“仲”，据刘衡如考证改。

蛤也。陆佃《埤雅》云：蛇交雉，则生蜃。蜃，蛟类也。《类书》云：蛇与雉交而生子，曰蟂。蟂，水虫也。陆禋《续水经》云：蛇雉遗卵于地，千年而为蛟龙之属，似蛇，四足，能害人。鲁至刚《俊灵机要》云：正月蛇与雉交生卵，遇雷入土数丈为蛇形，经二三百年成蛟飞腾。若卵不入土，仍为雉耳。又任昉《述异记》云：江淮中有兽名能，音耐，乃蛇精所化也。冬则为雉，春复为蛇。晋时武库有雉，张华曰：必蛇化也。视之果得蛇蜕。此皆异类同情，造化之变易，不可臆测者也。

雉肉 味酸，微寒，无毒。主补中益气力，止泄痢，除蚁瘘。秋冬食之益，春夏食之毒，有痢人不可食。《周礼·庖人》供六禽，雉是其一，亦食品之贵。然有小毒，不可常食，损多益少。久食令人瘦。九月至十一月稍有补，他月则发五痔、诸疮疥。不可胡桃同食，发头风眩运及心痛。与菌蕈、木耳同食，发五痔，立下血。同荞麦食，生肥虫。

卵 同葱食，生寸白虫。自死爪甲不伸者，杀人。

脑 涂治冻疮。

嘴 治蚁瘘。

尾 烧灰和麻油，傅天火丹毒。

屎 治久痢不止。

附方：治产后下痢。用野鸡一只，作馄饨食之。

鸐雉

鸐，音狄。一名山雉。伊洛、江淮间一种雉，小而尾长者，人多畜之樊中，即《尔雅》所谓“鸐，山鸡”也。李时珍曰：山鸡有四种，名同物异。似雉而尾长三四尺者，鸐雉也。似鹤而尾长五六尺，又能走且鸣者，鷮雉也。其二则鷩雉、锦鸡也。鷮、鸐皆勇健自爱其尾，不入丛林。雨雪则岩伏木栖，不敢下食，往往饿死。《师旷经》云：雪封枯原，文禽多死。南方隶人，多插其尾于冠。其肉皆美于雉。《传》云：四足之美有麃，两之美有鷮。

鸐雉肉 味甘，平，有小毒。治五脏气喘，不得息者，作羹臛食。炙食，补中益气，发五痔，久食瘦人。和荞麦面食，生肥虫。同豉食，害人。

卵 同葱食，生寸白虫。余并同雉。

鷩雉

敝、鳖二音。一名锦鸡。鷩似雉五色，《山海经》云：小华之山多赤鷩，养之禳火灾是也。李时珍曰：山鸡出南越诸山中，湖南、湖北亦有之。状如小鸡，背有黄赤文，绿项红腹红嘴。利距善斗，以家鸡斗之，即可获。此乃《尔雅》所谓“鷩，山鸡”者也。刘敬叔《异苑》云：山鸡自爱羽毛，照水即舞，目眩多死，照镜亦然。与鸐鸡爱尾饿死，皆以文累其身者也。又有一种吐绶鸡，出巴峡及闽、广山中，人多畜玩。大如家鸡，小者如鸲鹆。头颊似雉，羽色多黑，杂以黄白圆点，如真珠斑。项有嗉囊，内藏肉绶，常时不见，每春夏晴明，则向日摆之。顶上先出两翠角，二寸许，乃徐舒其颔下之绶，长阔近尺，红碧相间，采色焕烂，逾时悉敛不见。或剖而视之，一无所睹。此鸟生亦反哺。行则避草木。

鷩雉肉 味甘，温，微毒。食之令人聪慧，养之禳火灾。

鹖鸡

鹖，音曷。出上党，即今潞州。魏武帝赋云：鹖鸡猛气，其斗期于必死。今人以鹖为冠，象此也。李时珍曰：鹖状类雉而大，黄黑色，首有毛角如冠。性爱其党，有被侵者，直往赴斗，虽死尤不置。故古者虎贲戴鹖冠。《禽经》云：“鹖，毅鸟也，毅不知死”是矣。性复粗暴，每有所攫，应手摧碎。

鹖鸡肉 味甘，平，无毒。炙食，令人勇健肥润。

白鹇

即白雉也。出江南。白色而背有细黑文。可畜，人亦食之。李时珍曰：鹇似山鸡而色白，有黑文如涟漪，尾长三四尺，体备冠距，红颊赤嘴丹爪，其性耿介。李太白言其卵可以鸡伏。

白鹇肉 味甘，平，无毒。主补中解毒。

鹧鸪

生江南。形似母鸡，鸣云："钩辀格磔"者是。有鸟相似，不作此鸣者，则非。苏颂曰：今江西、闽、广、蜀、夔州郡皆有之。形似母鸡，头如鹑，臆前有白圆点如真珠，背毛有紫赤浪文。李时珍曰：鹧鸪性畏霜露，早晚稀出，夜栖以木叶蔽身。多对啼，今俗谓其鸣曰"行不得哥也"。其性好洁，猎人因以黐竿粘之，或用媒诱取。南人专以炙食充庖，云肉白而脆，味胜鸡雉。

鹧鸪肉 味甘，温，无毒。治岭南野葛、菌子毒，生金毒，及温瘴久病欲死者，合毛熬酒渍服之，或生捣汁服，最良。酒服，主蛊气欲死。能补五脏，益心力聪明。不可与竹笋同食，令人小腹胀。自死者不可食。或言此鸟，天地之神每月取一只飨至尊，所以自死者不可食。李时珍曰：按，《南唐书》云，丞相冯延巳，苦脑痛不已。太医吴延绍曰：公多食山鸡、鹧鸪，其毒发也。投以甘草[1]汤而愈。此物多食乌头、半夏苗，故以此解其毒尔。又《类说》云，杨玄之通判广州，归楚州。因多食鹧鸪，遂病咽喉间生痈，溃而脓血不止，寝食俱废。医者束手。适杨吉老赴郡，邀诊之，曰，但先啖生姜一斤，乃可投药。初食觉甘香，至半斤觉稍宽，尽一斤觉辛辣，粥食入口，了无滞碍。此鸟好啖半夏，毒发耳，故以姜制之也。观此二说，则鹧鸪多食，亦有微毒矣。而其功用又能解毒解蛊，功过不相掩也。凡鸟兽自死者，皆有毒，不可食，为其受疠气也，何独鹧鸪即神取飨帝乎？鄙哉其言也。

脂膏 主涂手皲瘃，令不龟裂。

竹鸡

今江南、川、广处处有之，多居竹林。形比鹧鸪差小，褐色多斑，赤文。其性好啼，见其俦必斗，捕者以媒诱其斗，因而网之。谚曰：家有竹鸡啼，白蚁化为泥。盖好食蚁也。亦辟壁虱。又按：《临海异物志》云，闽越有杉鸡，常居杉树下。头上有长黄毛，冠颊正青色，如垂缕，亦可食，如竹鸡。

竹鸡肉 味甘，平，无毒。治野鸡病，杀虫，煮炙食之。李时珍曰：按，《唐小说》云，崔魏公暴亡。太医梁新诊之，曰，中食毒也。仆曰，好食竹鸡。新曰，竹鸡多食半夏苗也。命捣姜汁析[2]齿灌之，遂甦。则吴廷绍、杨吉老之治鹧毒，盖祖乎此。

英鸡

出泽州有石英处，常食碎石英。状如鸡而雉尾，体热无毛，腹下毛赤，飞翔不远，肠中常有石英。人食之，取英之功也。今人以石英末饲鸡，取卵食，终不及此。

〔1〕草：刘衡如考作"豆"。

〔2〕析：原作"挖"，据《本草纲目》改。

英鸡肉 味甘，温，无毒。主益阳道，补虚损，令人肥健悦泽，能食，不患冷，常有实气而不发也。

秧鸡

大如小鸡，白颊，长嘴短尾，背有白斑。多居田泽畔，夏至后夜鸣达旦，秋后即止。一种鸐（音邓）鸡，亦秧鸡之类也。大如鸡而长脚红冠。雄者大而色褐，雌者稍小而色斑。秋月即无，其声甚大，人并食之。

鹑

蛤蟆所化也。杨亿《谈苑》云：至道二年夏秋，汴人鬻鹑者，车载积市，皆蛙所化，犹有未全变者，《列子》所谓蛙声[1]为鹑也。寇宗奭曰：鹑有雌雄，常于田野，夜则群飞，昼则草伏。人能以声呼取之，畜令斗抟。《万毕术》云：蛤蟆得瓜化为鹑。《交州记》云：南海有黄鱼，九月变为鹑。以盐炙食甚肥美。盖鹑始化成，终以卵生，故四时常有之。鴽则始由鼠化，终复为鼠，故夏有冬无。

鹑肉 味甘，平，无毒。主补五脏，益中续气，实筋骨，耐寒暑，消结热。和小豆、生姜煮食，止泄痢。酥煎食，令人下焦肥。小儿患疳，及下痢五色，旦旦食之，有效。四月以前未堪食。不可与猪肝食，令人生黑子。合菌子食，令人发痔。李时珍曰：按，董炳《集验方》云，魏秀才妻，病腹大如鼓，四肢骨立，不能贴席，惟衣被悬卧，谷食不下者数日矣。忽思鹑食，如法进之，遂运剧。少顷雨汗，莫能言，但有更衣状。扶而圊，小便突出白液，凝如鹅脂。如此数次，下尽遂起。此盖中焦湿热积久所致也。详本草鹑解热结，疗小儿疳，亦理固然也。董氏所说如此。时珍谨按：鹑乃蛙所化，气性相同。蛙与蛤蟆皆解热治疳，利水消肿，则鹑之消鼓胀，盖亦同功云。

鷃

一名鴳，一名鴽。小鸟也。人多食之。李时珍曰：鷃，候鸟也。常晨鸣如鸡，趋民收麦，行者以为候。《春秋运斗枢》[2]云："立春、雨水鹑鴳鸣"是矣。鴳与鹑两物也，形状相似，俱黑色，但无斑者为鴳也。今人总以鴳鹑名之。按《夏小正》云：三月田鼠化为鴽。八月鴽化为田鼠。

鷃肉 味甘，平，无毒。治诸疮阴䘌。煮食去热。

鹬

音聿。鹬如鹑，色苍嘴长，在泥涂间作鹬鹬声，村民云田鸡所化，亦鴳鹑类也。苏秦所谓鹬蚌相持者，即此。李时珍曰：《说文》云，鹬知天将雨则鸣，故知天文者冠鹬。今田野间有小鸟，未雨则啼者是矣。与翡翠同名而物异。

鹬肉 味甘，温，无毒。主补虚，甚暖人。

鸽

一名鹁鸽。鸽之毛色，于禽中品第最多，凡鸟皆雄乘雌，此独雌乘雄，故其性最淫。李时珍曰：处处人家畜之，亦有野鸽。名品虽多，大要毛羽不过青、白、皂、绿、鹊斑数色。眼目有大小，黄、赤、绿色而已。亦与鸠为匹。宋时吴中东禅寺僧林酒仙嗜之。一日，烹啖既毕，谓庖者曰：汝何窃食一脔？庖者谓诬。酒仙张口伸颈，见鸽飞出，竟缺一翼。今祀之者，每每用此。

〔1〕声：刘衡如考作“变”。

〔2〕《春秋运斗枢》：刘衡如考作“易卦通验”。

鸽肉 味咸，平，无毒。治解诸药毒，及人、马久患疥，食之立愈。调精益气，治恶疥疮癣，风疮白癜，疬疡风。炒熟酒服，虽益人，食多恐减药力。

血 解诸药百蛊毒。

卵 治解疮毒、痘毒。

屎 味辛，温，微毒。治人、马疥疮，炒研傅之。驴、马，和草饲之。消肿及腹中痞块，消瘰疬诸疮，疗破伤风及阴毒垂死者，杀虫。又能疗劳瘵，故今患此疾，每每畜之。清晨开笼，以闻其气，使其病渐除。撇水中可以毒鱼。

附方：治阴症腹痛，面青甚者。鸽子粪一大抄，研末，极热酒一钟和匀，澄清顿服，即愈。

治鹅掌风。鸽屎白，雄鸡屎炒研，煎水日洗。

突厥雀

一名鵽鸠。鵽，音夺。李时珍曰：按，《唐书》云，高宗时，突厥犯塞。有鸣鵽群飞入塞。边人惊曰：此鸟一名突厥雀，南飞则突厥必入寇。已而果然。陈藏器曰：突厥雀生塞北，状如雀而身赤。李时珍曰：按：郭璞云，鵽鸠生北方沙漠地。大如鸽，形似雌雉，鼠脚无后趾，岐尾。为鸟憨急群飞。张华云，鵽生关西。飞则雌前雄后，随其行止。庄周云，青鵽，爱其子而亡其母。

突厥雀肉 味甘，热，无毒。主补虚暖中。

雀

处处有之。羽毛斑褐，颔嘴皆黑。头如颗蒜，目如擘椒。尾长二寸许，爪距黄白色，跃而不步。其视惊瞿，其目夜盲，其卵有斑，其性最淫。小者名黄雀。八九月群飞田间。体绝肥，背有脂如披绵。性味皆同，可以炙食，作鲊甚美。按：《逸周书》云，季秋雀入大水为蛤。雀不入水，国多淫泆。又《临海异物志》云，南海有黄雀鱼，常以六月化为黄雀，十月入海为鱼。则所谓雀化蛤者盖此类。若家雀则未尝变化也。

雀肉 味甘，温，无毒。冬三月食之，起阳道，令人有子。壮阳益气，暖腰膝，缩小便，治血崩带下。益精髓，续[1]五脏不足气。宜常食之，不可停辍。不可合李食。不可同诸肝食。妊妇女食雀肉、饮酒，令子多淫。食雀肉、豆酱，令子面皯。凡服白术忌之。寇宗奭曰：正月以前，十月以后，宜食之，取其阴静定未泄也。故卵亦取第一番者。

卵 味酸，温，无毒。五月取之，治下气，男子阴痿不起，强之令热，多精有子。和天雄、菟丝子末为丸，空心酒下五丸，治男子阴痿不起，女子带下，便溺不利，除疝瘕。

肝 治肾虚阳弱。

头血 治雀盲。

脑 绵裹塞耳，治聋。又涂冻疮。

喙及脚胫骨 治小儿乳癖，每用一具煮汁服，或烧灰米饮调服。

雄雀屎 一名白丁香。味苦，温，微毒。疗治目痛，决痈疽，女子带下，溺不利，除疝瘕。疗龋齿。和首生男子乳点目中，努肉、赤脉贯瞳子者即消，神效。和蜜丸服，

〔1〕续：原作“缩”，据《证类本草》改。

治癥瘕久痼诸病。和少干姜服之，大肥悦人。痈疖不溃者，点涂即溃。急黄欲死者，汤化服之，立苏。腹中痃癖诸块、伏梁者，和干姜、桂心、艾叶为丸服之，能令消烂。和天雄、干姜丸服，能强阴。消积除胀，通咽塞口噤，女人乳肿，疮疡中风，风虫牙痛。

附方：补益老人，治老人脏腑虚损羸瘦，阳气乏弱。雀儿五只，如常治，粟米一合，菊白三茎。先炒雀熟，入酒一合，煮少时，入水二盏半，下葱、米作粥食。

治肾冷偏坠，疝气。用生雀三枚，燎毛去肠，勿洗，以舶上茴香三钱，胡椒一钱，缩砂、桂肉各二钱，入肚内，湿纸裹，煨熟，空心食之。酒下，良。

治霍乱不通，胀闷欲死，因伤饱取凉者。用雄雀粪二十一粒，研末，温酒服。未效，再服。

治咽喉噤塞。雄雀屎末，温水灌半钱。

治喉痹乳蛾。白丁香二十个，以沙糖和作三丸，以一丸绵裹含咽，即时遂愈。甚者不过两丸，极有奇效。

蒿雀

其形似雀，青黑色，在蒿草间，塞外弥多。食之，美于诸雀。

蒿雀肉 味甘，温，无毒。食之，益阳道，补精髓。

脑 涂治冻疮，手足不皲。

巧妇鸟

一名鹪鹩。小于雀，在林薮间为窠，窠小如袋。李时珍曰：鹪鹩处处有之。生蒿木之间，居藩篱之上。状似黄雀而小，灰色有斑，声如吹嘘，喙如利锥，取茅草毳为窠，大如鸡卵，而系之以麻发，至为精密。悬于树上，或一房、二房。故曰巢林不过一枝，每食不过数粒。小人畜驯，教其作戏也。又一种鹪鹩，《尔雅》谓之剖苇。似雀而青灰斑色，长尾，好食苇蠹，亦鹪类也。

巧妇鸟肉 味甘，温，无毒。炙食甚美，令人聪明。

窠 烧烟熏手，令妇人巧蚕。治膈气噎疾，以一枚烧灰酒服，或一服三钱，神验。

燕

一名玄鸟，一名游波。有两种：紫胸轻巧者，是越燕；有斑黑而声大者，是胡燕。胡燕做窠长，能容二疋绢者，令人家富也。若窠户北向，而尾屈色白者，是数百岁燕，《仙经》谓之肉芝，食之延年。李时珍曰：燕大如雀而长，籋口丰颔，布翅岐尾。背飞向宿，营巢避戊己日。春社来，秋社去。其来也，衔泥巢于屋宇之下；其去也，伏气蛰于窟穴之中。或谓其渡海者，谬谈也 。鹰鹞食之则死，能制海东青鹘，能兴波祈雨，故有游波之号。雷敩云：“海竭江枯，投游波而立泛”是矣。玄鸟至时祈高禖，可以求嗣。或以为吞燕卵而生子者，怪说也。燕窠有艾则不居。凡狐貉皮毛，见燕则毛脱，物理使然。

燕肉 味酸，平，有毒。治出痔虫、疮虫。燕肉不可食，损人神气。入水为蛟龙所吞。亦不宜杀之。李时珍曰：《淮南子》言燕入水为蜃蛤，故高诱注谓蛟龙嗜燕，人食燕者不可入水，而祈祷家用燕召龙。窃谓燕乃蛰而不化者，化蛤之说未审然否？但燕肉既有毒，自不必食之。

胡燕卵黄 治卒水浮肿，每吞十枚。

秦燕毛 治解诸药毒，取二七枚，烧灰水服。

屎 味辛，平，有毒。治虫毒鬼疰，逐不祥邪气，破五癃，利小便。熬香用之。疗痔，杀虫，去目翳。治口疮、疟疾。作汤，治小儿惊痫。

附方：治中蛊毒。取燕屎三合炒，独蒜去皮十枚，和捣，丸梧子大。每服三丸，蛊当随利而出。

厌治疟疾。燕屎方寸匕，发日平旦和酒一升，令病人两手捧住吸气。慎勿入口，害人。

石燕

在乳穴石洞中者，冬月采之，堪食，余月止可治病。形似蝙蝠，口方，食石乳汁。李时珍曰：此非石部之石燕也。《广志》云：燕有三种，此则土燕，乳于岩穴者是矣。

石燕肉 味甘，暖，无毒。壮阳，暖腰膝，添精补髓，益气润皮肤，缩小便，御风寒、岚瘴、温疫气。

伏翼

一名蝙蝠。在山孔中，食诸乳石精汁，皆千岁，纯白如雪，头上有冠，大如鸠、鹊。阴干服之，令人肥健长生，寿千岁。其大如鹑未白者，已百岁，而并倒悬，其脑重也。其屎皆白色，入药当用此屎。伏翼日亦能飞，但畏鸷鸟不敢出也。此物善服气，故能寿。冬月不食，可知矣。李时珍曰：伏翼形似鼠，灰黑色，有薄肉翅，连合四足及尾如一。夏出冬蛰，日伏夜飞，食蚊蚋，自能生育。或云：燕避戊己，蝠伏庚申，此理之不可晓者乜。

伏翼，味咸，平，无毒。治目瞑痒痛，明目，夜视有精光。久服，令人喜乐媚好，无忧。疗五淋，利水道。主女人生子余疾，带下病，无子。治久咳上气，久疟瘰疬，金疮内漏，小儿魃病惊风。

脑 涂面，去女子面疱。服之，令人不忘。

血及胆 滴目内，令人不睡，夜中见物。

屎 味辛，寒，无毒。治面痈肿，皮肤洗洗时痛，腹中血气。破寒热积聚。去面上黑皯。烧灰，酒服方寸匕，下死胎。炒服，治瘰疬。治马扑损痛，以三枚投热酒一升，取清服，立止，数服便瘥。捣熬为末，拌饭与小儿食之，无辜病甚验。治疳亦效。治目盲障翳，明目除疟。

附方：治久疟不止。用蝙蝠七个，去头、翅、足，捣千下，丸梧子大。每鸡鸣时服一丸，即愈。

治多年瘰疬。用蝙蝠一个，猫头一个，俱撒上黑豆，烧至骨化，为末掺之，干即油调敷患处，内服连翘汤。

治内外障翳。夜明砂末，扎入猪肝内煮食之，饮汁，立效。

治小儿雀目。夜明砂炒研，猪胆汁和丸绿豆大。每米饮下五丸。

治小儿魃病。以红纱袋盛夜明砂佩之。

治聤耳出汁。夜明砂二钱，麝香一字，为末，拭净，掺之。

鸓鼠

一名鼯鼠，一名耳鼠。状如小狐，似蝙蝠肉翅四足。翅、尾、项、胁毛皆紫赤色，背上苍艾色，腹下黄色，喙、颔杂白色。脚短爪长，尾巴长三尺许。飞而乳子，子即随母后。声如人呼，食火烟。能从高赴下，不能从下上高。性喜夜鸣。《山海经》云：耳鼠状如鼠，兔首麋身，以其尾飞，食之不眯，可御百毒。即此也。其形，翅联四足及尾，与蝠同，故曰以尾飞。生岭南者，其性好食龙眼。

鼺鼠，味微温，有毒。治堕胎，令易产。人取其皮毛与产妇临蓐时持之，令儿易生。而《小品方》乃入服药，用飞生子一枚，槐子、故弩箭羽各十四枚[1]合捣，丸梧子大，以酒服二丸，即易产也。李时珍曰：鼺能飞而且产，故寝其皮，怀其爪，皆能催生，其性相感也。

寒号虫

一名鹖鴠。四足，有肉翅，不能远飞。今惟河东州郡有之。其屎名曰五灵脂，色黑如铁。李时珍曰：鹖鴠，乃候时之鸟也，五台诸山甚多。其状如小鸡，四足有肉翅，夏月毛采五色，自鸣若曰：凤凰不如我。至冬毛落如鸡雏，忍耐而号曰：得过且过。其屎恒集一处，气甚臊恶，粒大如豆。采之有如糊者，有黏块如糖者。人亦以沙石杂而货之。凡用以糖心润泽者为真。

寒号虫肉 味甘，温，食之，补益人。

五灵脂 味甘，温，无毒。治心腹冷气，小儿五疳，辟疫，治肠风，通利气脉，女子血闭。疗伤冷聚。凡血崩过多者，半炒半生，酒服，能行血止血。治血气刺痛甚效。

水禽类二十五种

鹤

一名仙禽。有白有玄，有黄有苍。白者良，他色次之。李时珍曰：鹤大于鹄，长三尺，高三尺余，喙长四寸。丹顶赤目，赤颊青脚，修颈凋尾，粗膝纤指。白羽黑翎，亦有灰色，苍色者。尝以夜半鸣，声唳云霄。雄鸣上风，雌鸣下风，声交而孕。亦啖蛇虺，温降真香烟则降，其粪能化石，皆物类相感也。按：《相鹤经》云，鹤，阳鸟也，而游于阴。行必依洲渚，止不集林木。二年落子毛，易黑点；三年产伏；又七年羽翮具；又七年飞薄云汉；又七年舞应节；又七年鸣中律；又七年大毛落，氄毛生，或白如雪，或黑如漆；百六十年雌雄相视而孕；千六百年形始定，饮而不食，乃胎化也。又按：俞琰云，龟鹤能运任脉，故多寿。无死气于中也。鹤骨为笛，甚清越。

鹤血 味咸，平，无毒。主益气力，补虚乏，去风益肺。

脑 和天雄、葱实服之，令人目明，夜能书字。

卵 味甘、咸，平，无毒。主预解痘毒，多者令少，少者令不出。每用一枚煮，与小儿食之。

骨 酥炙，入滋补药。

肫中砂石子 磨水服，解蛊毒邪。

鹳

鹳有两种：似鹄而巢树者为白鹳，黑色曲颈者为乌鹳。白者良。鹳身如鹤，但头无丹，顶无

〔1〕槐子、故弩箭羽各十四枚：原脱，据《证类本草》补。

乌带，兼不善唳，止以喙相击而鸣。多在楼殿吻上作窠。李时珍曰：鹳似鹤而顶不丹，长颈赤喙，色灰白，翅尾俱黑。多巢于高木。其飞也，奋于层霄，旋绕如阵，仰天号鸣，必主有雨。其抱卵以影，或云以声聒之。《禽经》云：鹳生三子，一为鹤。巽极成震，阴变阳也。震为鹤，巽为鹳也。

鹳，味甘，大寒，无毒。主鬼蛊疰毒，五尸心腹痛。

脚骨及嘴 治喉痹飞尸，蛇虺咬，及小儿闪癖，大腹痞满，并煮汁服之，亦烧灰饮服。

卵 预解痘毒，水煮一枚，与小儿啖之，令不出痘，或出亦稀。

屎 主小儿天钓惊风，发歇不定。炒研半钱，入牛黄、麝香各半钱，炒蝎五枚，为末。每服半钱，新汲水服。陈藏器曰：人探巢取鹳子，六十里旱，能群飞激散雨也。其巢中以泥为池，含水满中，养鱼、蛇以哺子。鹳之伏卵恐冷，取礜石围之，以助燥气。李时珍曰：寥郭之大，阴阳升降，油然作云，沛然下雨。区区微鸟，岂能以私忿使天壤赤旱耶？况鹳乃水鸟，可以候雨乎？作池取石之说，俱出陆玑《诗疏》、张华《博物志》，可谓愚也。

鸧鸡

一名麦鸡。鸧，水鸟也，食于田泽洲渚之间。大如鹤，青苍色，亦有灰色者。长颈高脚，群飞，可以候霜。或以为即古之鹔鹴，其皮可为裘，与凤同鸣[1]者也。

鸧鸡，味甘，温，无毒。主杀虫，解蛊毒。李时珍曰：鸧，古人多食之。今惟俚人捕食，不复充馔品矣。

阳乌

出建州。似鹳而殊小，身黑颈长而白。

阳乌嘴 烧灰，酒服，治恶虫咬成疮。

鹙鹭

一名䴅鸫。水鸟之大者也。出南方有大湖泊处。其状如鹤而大，青苍色，张翼广五六尺，举头高六七尺，长颈赤目，头项皆无毛。其顶皮方二寸许，红色如鹤顶。其喙深黄色而扁直，长尺余。其嗉下亦有胡袋，如鹈鹕状。其足爪如鸡，黑色。性极贪恶，能与人斗，好啖鱼、蛇及鸡雏。《诗》云："有鹙在梁"，即此。自元入我朝，常赋犹有䴅鸫之供献。按：《饮膳正要》云，䴅鸫有三种，有白者、黑者、花者，名为胡䴅鸫，其肉色亦不同也。又按：景焕《闲谈》云，海鸟鶢鶋，即今之秃鹙。其说与环氏《吴记》所谓"鸟之大者秃鹙，小者鷦鷯"相合。今潦年鹙或飞入近市，人或怪骇，此又同鲁人怪鶢鶋之意，皆由不常见耳。

鹙鹭，味咸，微寒，无毒。治中虫、鱼毒，补中益气，甚益人，炙食尤美。作脯馐食，强气力，令人走及奔马。

髓 味甘温，无毒。补精髓。

喙 治鱼骨鲠。

毛 解水虫毒。

鹈鹕

一名淘鹅。大如苍鹅，颐下有皮袋，容二升物，展缩由之，袋中盛水以养鱼。云身是水沫，唯胸前有两块肉，列如拳，《诗》云：惟鹈在梁，不濡其咮。咮，喙也，言爱其嘴也。李时珍曰：鹈

〔1〕鸣：《本草纲目》作"名"。

鹈处处有之，水鸟，似鹗而甚大，灰色如苍鹅。喙长尺余，直而且广，口中正赤，颔下胡大如数升囊。好群飞，沉水食鱼，亦能竭小水取鱼。俚人食其肉，取其脂入药。用翅骨、骺骨作筒，吹喉、鼻药甚妙。其盛水养鱼，身是水沫之说，盖妄谈也。又按：晁以道云，鹈之属有曰漫画者，以嘴画水求鱼，无一息之停；有曰信天缘者，终日凝立，不易其处，俟鱼过乃取之。所谓信天缘者，即俗名青翰者也，又名青庄。此可喻人之贪廉。

鹈鹕脂油 剥取其脂，熬化掠取，就以其嗉盛之，则不渗漏。他物即透走也。味咸，温，滑，无毒。治涂痈肿，治风痹，透经络，通耳聋。

嘴 味咸，平，无毒。主赤白久痢成疳，烧存性，研末，水服一方寸匕。

舌 治疔疮。

毛皮 主反胃吐食，烧存性，每酒服二钱。

鹅

一名家雁。江淮以南多畜之。有苍、白二色，及大而垂胡者。并绿眼黄喙红掌，其夜鸣应更。师旷《禽经》云"脚近臎者能步"，鹅、鹜是也。又云"鹅伏卵则逆月"，谓向月取气助卵也。性能啖蛇及蚯蚓，制射工，故养之能辟虫虺。或言鹅性不食生虫。

鹅肉 味甘，平，无毒。主利五脏，解五脏热，服丹石人宜之。煮汁，止消渴。鹅肉性冷，多食令人霍乱，发痼疾。嫩鹅毒，老鹅良。李时珍曰：鹅气味俱厚，发风发疮，莫此为甚，火熏者尤毒，曾目击其害。

臎 一名尾罂，尾肉也。涂手足皴裂。纳耳中，治聋及聤耳。

血 味咸，平，微毒。治中射工毒者，饮之，并涂其身。解药毒。祈祷家多用之。

胆 味苦，寒，无毒。解热毒，及痔疮初起，频涂抹之，自消。

卵 味甘，温，无毒。补中益气，多食发痼疾。

涎 治咽喉谷芒鲠刺。

毛 主射工水毒，小儿惊痫。又烧灰酒服，治噎疾。陶弘景曰：东川多溪毒，养鹅以辟之，毛羽亦佳，并饮其血。鹅未必食射工，盖以威相制耳。李时珍曰：《禽经》云，鹅飞则蜮沉。蜮即射工也。又《岭南异物志》云：邕州蛮人选鹅腹毳毛为衣、被絮，柔暖而性冷，婴儿尤宜之，能辟惊痫。柳子厚诗云"鹅毛御腊缝山罽"即此。盖毛与肉性不同也。

掌上黄皮 烧研，搽脚趾缝湿烂。焙研，油调，涂冻疮良。

屎 绞汁服，治小儿鹅口疮。苍鹅屎傅虫、蛇咬毒。

附方：通气散，治误吞铜钱及钩绳。鹅毛一钱，烧灰；磁石皂子大，煅；象牙一钱，烧存性。为末。每服半钱，新汲水下。

治噎食病。白鹅尾毛烧灰。米汤每服一钱。

治鹅口疮。自内生出可治，自外生入不可治。用食草白鹅下清粪滤汁，入沙糖少许搽之；或用雄鹅粪眠倒者烧灰，入麝香少搽之，并效。

雁

一名鸿。雁为阳鸟，与燕往来相反，冬南翔，夏北徂，孳育于北也，岂因北人不食之乎？寇宗奭曰：雁热则即北，寒则即南，以就和气，则所以为礼币者，一取其信，二取其和也。李时珍曰：雁状似鹅，亦有苍、白二色。今人以白而小者为雁，大者为鸿，苍色者为野鹅。雁有四德：寒则自北而南，止于衡阳，热则自南而北，归于雁门，其信也；飞则有序而前鸣后和，其礼也；失偶不再配，其节也；夜则群宿而一奴巡警，昼则衔芦以避缯缴，其智也。而捕者豢之为媒，以诱其类，是则一愚矣。南来时瘠瘦不可食，北向时乃肥，故宜取之。

雁，味甘，平，无毒。治风麻痹，久食动气。壮筋骨，利脏腑，解丹石毒。孙思邈曰：七月勿食雁，伤人神。《礼》云：食雁去肾。不利人也。寇宗奭曰：人不食雁，谓其知阴阳之升降，少长之行序也。道家谓之天厌，亦一说耳。食之则治诸风。

肪 味甘，平，无毒。风挛拘急偏枯，血气不通利。久服益气不饥，轻身耐老。长毛发须眉。杀诸石药毒。治耳聋。和豆黄作丸，补劳瘦，肥白人。涂痈肿耳疳，又治结热胸痹呕吐。

骨 烧灰和米泔沐头，长发。

毛 治喉下白毛，疗小儿痫有效。自落翎毛，小儿佩之，辟惊痫。李时珍曰：按，《酉阳杂俎》云，临邑人，春夏罗取鸿雁毛以御暑。又《淮南万毕术》云，鸿毛作囊，可以渡江。此亦中流一壶之意，水行者不可不知。

屎白 灸疮肿痛，和人精涂之。

鹄

一名天鹅。鹄大于雁，羽毛白泽，其翔极高而善步，所谓"鹄不浴而白，一举千里"，是也。亦有黄鹄、丹鹄，湖、海、江、汉之间皆有之。出辽东者尤甚，而畏海青鹘。其皮毛可为服饰，谓之天鹅绒。

天鹅 味甘，平，无毒。腌炙食之，益人气力，利五脏。

油 主涂痈肿，治小儿疳耳。

绒毛 治刀杖金疮，贴之立愈。

鸨

音保。水鸟也。似雁而斑纹，无后趾。性不木止，其飞也肃肃，其食也龄。肥腯多脂，肉粗味美。纯雌无雄，与他鸟合。或云：鸨见鸷鸟，激粪射之，其毛自脱也。

鸨肉 味甘，平，无毒。补益虚人，去风痹气。

肪 长毛发，泽肌肤，涂痈肿。

鹜

音木。一名鸭，一名家凫。雄者绿头文翅，雌者黄斑色，但有纯黑、纯白者。又有白而乌骨者，药食更佳。鸭则雄瘖雌鸣。重阳后乃肥腯味美，清明后生卵，则内陷不满。伏卵闻砻磨之声，则毈而不成。无雌抱伏，则以牛屎妪而出之。此皆物理之不可晓者也。

鹜肉 味甘，冷，微毒。主补虚，除客热，和脏腑，利水道，疗小儿惊痫。解丹毒，止热痢，头生疮肿。和葱、豉煮汁饮之，去卒然烦热。白鸭肉最良，黑鸭肉有毒，滑中，发冷利、脚气，不可食。目白者，杀人。肠风下血人不可食。嫩者毒，老者良。尾臎不可食，见《礼记》。昔有人食鸭肉成癥，用秫米治之而愈。见秫米下。

肪 味甘，大寒，无毒。治风虚寒热，水肿。

头 煮服，治水肿，通利小便。

脑 主冻疮，取涂之良。

血　味咸，冷，无毒。主解诸毒。热饮，解野葛毒。已死者，入咽即活。热血，解中生金、生银、丹石、砒霜诸毒，射工毒。又治中恶及溺水死者，灌之即活。蚯蚓咬疮，涂之即愈。

舌　治痔疮杀虫，取相制也。

涎　治小儿痓风，头及四肢皆往后，以鸭涎滴之。又治蚯蚓吹小儿阴肿，取鸭涎抹之即消。

胆　味苦、辛，寒，无毒。主涂痔核，良。又点赤目初起，亦效。

肫衣　治诸骨鲠，炙研，水服一钱即愈。取其消导也。

卵　味甘、咸，微寒，无毒。治心腹胸膈热。多食发冷气，令人气短背闷。小儿多食，脚软。盐藏食之，即宜人。生疮毒者食之，令恶肉突出。不可合鳖肉、李子食。和桑椹食，令人生子不顺。李时珍曰：今人盐藏鸭子，其法多端。俗传小儿泄痢，炙咸卵食之，亦间有愈者。盖鸭肉能治痢，而炒盐亦能治血痢故耳。

凫

一名野鸭，一名野鹜。东南江海湖泊中皆有之。数百为群，晨夜蔽天而飞，声如风雨，所至稻粱一空。陆玑《诗疏》云：状似鸭而小，杂青白色，背上有文，短喙长尾，卑脚红掌，水鸟之谨愿者，肥而耐寒。或云：食用绿头者为上，尾尖者次之。海中一种冠凫，头上有冠，乃石首鱼所化也。并宜冬月取之。

凫肉　味甘，凉，无毒。主补中益气，平胃消食，除十二种虫。身上有诸小热疮，年久不愈者，但多食之，即瘥。治热毒风及恶疮疖，杀腹脏一切虫，治水肿。九月以后，立春以前，即中食，大益病人，全胜家者。虽寒不动气。不可合胡桃、木耳、豆豉同食。

血　解挑生蛊毒，热饮探吐。挑生蛊解见后蛊毒方中。

䴙䴘

音甓梯。一名刁鸭。水鸟也，大如鸠，鸭脚连于尾，不能陆行，常在水中。人至即沉，或击之便起。其膏涂刀剑不锈。续英华诗云“马衔苜蓿叶，剑涂䴙䴘膏”是也。野鸭有与家鸭相似者，有全别者。其甚小者名刁鸭，味最佳。李时珍曰：䴙䴘，南方湖溪多有之。似野鸭而小，苍白文，多脂美味。冬月取之，其类甚多。扬雄《方言》所谓“野凫，甚小而好没水中者，南楚之外谓之䴙䴘，大者谓之鹘䴘是也。

䴙䴘肉　味甘，平，无毒。主补中益气。五味炙食，甚美。

膏　滴耳，治聋。

鸳鸯

一名匹鸟。凫类也。南方湖溪中有之。栖于土穴中，大如小鸭，其质杏黄色，有文采，红头翠鬣，黑翅黑尾，红掌，头有白长毛垂之至尾。交颈而卧，其交不再。

鸳鸯肉　味咸，平，有小毒。治诸瘘疥癣，以酒浸，炙令热，傅贴疮上，冷即易。清酒炙食，治瘘疮。作羹臛食之，令人肥丽。夫妇不和者，私与食之，即相爱怜。炙食，治梦寐思慕者。多食，令人患大风。

附方：治五痔瘘疮。鸳鸯一只，治如常发，炙熟细切，以五味、醋食之。作羹亦妙。

血痔不止。鸳鸯一只，治净切片，以五味、椒、盐腌炙，空心食之。

鸂鶒

音溪敕。南方有短狐处，多有之，性食短狐也。所居处无复毒气，人家宜畜之。形小如鸭，毛有五采，首有缨，尾有毛如船柁鬣。

鸂鶒肉 味甘，平，无毒。食之，去惊邪及短狐毒。

䴔䴖

音交晴，水鸟也。出南方池泽，似鸭绿衣。人家养之，驯扰不去。可厌火灾。《博物志》云：䴔䴖巢于高树，生子穴中，衔其母翼飞下饮食。李时珍曰：䴔䴖大于凫、鹜，而高脚似鸡，长喙好啄。其顶有红毛如冠，翠鬣碧斑，丹嘴青胫，养之可玩。

䴔䴖肉 味甘、咸，平，无毒。炙食，解诸鱼、虾毒。

旋目

水鸟也。生荆、郢间。大如鹭而短尾，红白色，深目，目旁毛皆长而旋。《上林赋》云"交睛旋目"是矣。

旋目，味甘，平，无毒。食之，益人补中。

方目

水鸟也。常在田泽中。形似鸥、鹭，苍黑色，头有白肉冠，赤足。见人辄鸣唤不去。

方目，味甘，平，无毒。炙食，止渴。

鹭

一名鹭鸶。水鸟也。林栖水食，群飞成序，洁白如雪，颈细而长，脚青善翘，高尺余，解指短尾，喙长三寸。顶有长毛十数茎，毵毵然如丝，欲取鱼则饵之。

鹭肉 味咸，平，无毒。主虚瘦，益脾气，炙熟食之。

头 治破伤风，肢强口紧，连尾烧研，以腊猪脂调傅疮口。

鸥

在海者名海鸥，在江者名江鸥。海中一种随潮往来，谓之信鸥。李时珍曰：鸥生南方江海湖溪间，形色如白鸽及小白鸡，长喙长脚，群飞耀日，三月生卵。

鸥肉 味甘，无毒。主躁渴狂邪，五味炙食之。

鸀玛

音烛玉。一名鸑鷟。山溪有水毒处有之，因为食毒出[1]所致也。其状如鸭而大，长颈，赤目斑嘴，毛紫绀色，如䴔䴖色也。姿标如鹤，林栖水食，近水处极多。人捕食之，味不甚佳。

鸀鷟毛及屎 烧灰，治溪[2]毒、砂虱、水弩、射工、蜮、短狐、虾须等病。亦可将鸟近病人，即能唼人身，讫，以物承之，当有沙出，其沙即含沙射人之箭也。又可笼鸟近人，令鸟气相吸。陈藏器曰：以上数病大略相似，俱是山水间虫含沙射影所致。亦有无水处患者。或如疟，或如天行寒热，或有疮无疮。但夜卧时以手摩身体，有辣痛处，熟视当有赤点如针头，急捻之，以芋叶入内，刮出细沙，以蒜封之即愈，否则寒热渐深也。

〔1〕出：刘衡如考作"虫"。

〔2〕溪：此后原衍"鸟"字，据《大观本草》改。

惟虾须疮最毒，十活一二，桂岭独多。但早觉时，以芋及甘蔗叶，屈角入肉，勾出其根如虾须状则愈。迟则根入至骨，有如疔肿，最恶，好着人隐处。李时珍曰：水弩、短狐、射工、蜮，一物也。溪毒，有气无形。砂虱，沙中细虫也。

鸬鹚

一名水老鸹。处处水乡有之。色黑如鸦，长喙微曲，善没水取鱼。日集洲渚，夜巢林木，久则粪毒多令木枯也。南方鱼舟往往縻畜数十，令其捕鱼。杜甫诗“家家养乌鬼，顿顿食黄鱼”是也。

鸬鹚肉 味酸、咸，冷，微毒。治鼓胀，利水道。

头 味微寒，治哽及噎，烧研酒服。

骨 烧灰水服，治鱼骨鲠。

喙 主噎病，发即衔之，便安。

嗉 治鱼哽，吞之最效。

翅羽 烧灰，水服半钱，治鱼哽，即愈。《外台》云：凡鱼骨鲠者，但密念鸬鹚不已，即下。此乃厌之意也。

鱼狗

一名鱼虎。此即翠鸟也，穴土为窠。大者名翠鸟，小者名鱼狗。青色似翠，其尾可为饰。亦有斑白者，俱能水上取鱼。李时珍曰：鱼狗，处处水涯有之，大如燕，喙尖而长，足红而短，背毛翠色带碧，翅毛黑色扬青，可饰女人首物，亦翡翠之类。

鱼狗肉 味咸，平，无毒。治鱼哽，及鱼骨入肉不出者，烧研饮服，或煮汁饮，亦佳。李时珍曰：今人治鱼骨鲠，取得去肠，用阴阳瓦泥固，煅存性，入药用。盖亦取其相制之意。

翡翠

《尔雅》谓之鹬。出交广南越诸地。饮啄水侧，穴居生子，亦巢于木，似鱼狗稍大。或云：前身翡，后身翠，如鹅翠、雁翠之义。或云：雄为翡，其色多赤；雌为翠，其色多青。彼人亦以肉作腊食之。

翡翠肉 味甘，平，无毒。治水疾，利小便。

蚊母鸟

此鸟大如鸡，黑色。生南方池泽茹藘中，江东亦多。其声如人呕吐，每吐出蚊一二升。

蚊母鸟 翅羽作扇辟蚊。

林禽类十七种

斑鸠

是处有之。小而灰色，及大而斑如梨花点者，并不善鸣。惟项下斑如真珠者，声大能鸣，可以作媒引鸠。性能悫孝，而拙于为巢，才架数茎，往往堕卵。天将雨，即连声“鹁果果”，故世相传为鸠唤雨。

斑鸠肉 味甘，平，无毒。令人明目。多食，益气，助阴阳。久病虚损人食之，补益。食之，令人不噎。今老人杖节刻鸠，谓之鸠杖，取鸠性不噎，食之且复助气也。

血 热饮，解虫[1]毒良。

屎 治聤耳出脓疼痛，及耳中生耵聍，同夜明砂末等分，吹之。

青鵻

音锥。一名黄褐侯。状如鸠而绿褐色，声如小儿吹竽。李时珍曰：鸠有白鸠、绿鸠。今夏月出一种糠鸠，微带红色，小而成群，掌禹锡所谓“黄褐侯秋化斑隹”，恐即此也。好食桑椹及半夏苗，昔人有食之过多，患喉痹，医用生姜解之愈。

青鵻肉 味甘，平，无毒。治蚁瘘恶疮。五味淹炙食之，极美。安五脏，助气补虚损，排脓活血，并一切疮疥疖痈瘘之类。

鳲鸠

一名布谷。似鹞长尾，牝牡飞鸣，以翼相拂云。李时珍曰：鳲鸠大如鸠而带黄色，啼鸣相呼，而不相集。不能为巢，多居树穴及空鹊巢中。哺子朝自上下，暮自下上也。二月谷雨后始鸣，夏至后乃止。

鳲鸠肉 味甘，温，无毒。安神定志，令人少睡。

脚胫骨 令人夫妻相爱。五月五日收带之，各一，男左女右。云置水中，自能相随也。

桑扈

处处山林有之。大如鸲鹆，苍褐色，有黄斑点，好食粟稻。《诗》云“交交桑鳸，有莺其羽”是矣。其嘴喙微曲，而厚壮光莹，或浅黄浅白，或浅青浅黑，或浅玄浅丹。今用多畜其雏，教作戏舞。

桑扈肉 味甘，温，无毒。治肌肉虚羸，益皮肤。

伯劳

一名䴗，一名鴂。李时珍曰：伯劳，即鵙也。夏鸣冬止，乃月令候时之鸟。本草不著形状，而后人无识之者。《淮南子》云：伯劳之血涂金，人不敢取之也。

伯劳毛 味甘，平，有毒。治小儿继病，取毛带之。继病者，母有娠乳儿，儿病如疟痢，他日相继腹大，或瘥或发。他人有娠，相近亦能相继也。北人未识此病。

踏枝 治小儿语迟，鞭之即速捂。此即伯劳所踏树枝也。

鸜鹆

音鸲欲。一名鸲鹆，一名哵哵鸟，一名八哥。巢于鹊巢、树穴、及人家屋脊中。身首俱黑，

---

〔1〕虫：《本草纲目》作“蛊”。

两翼下各有白点。其舌如人舌，剪剔能作人言。嫩则口黄，老则口白。头上有帻者，亦有无帻者。昔有禅师，堂下偶畜八哥，每夜随僧念佛，后死，僧埋之，莲花出自鸟口。僧为偈赞曰：有一飞禽八八儿，夜随僧口念阿弥。死埋平地莲花发，我辈为人反不如。

鸜鹆肉 味甘，平，无毒。治五痔止血，炙食或为散饮服。炙食一枚，治吃噫下气，通灵。治老嗽，腊月腊日取得，五味腌炙食，或作羹食，或捣散蜜丸服之。非腊日不可用。

目睛 和乳汁研，滴目中，令人目明，能见霄外之物。

百舌

一名反舌。处处有之，居树孔、窟穴中。状如鸲鸽而小，身略长，灰黑色，微有斑点，喙亦尖黑，行则头俯，好食蚯蚓。立春后则鸣啭不已，能作诸鸟之声。夏至后则无声，十月后则藏蛰。人或畜之，冬月则死。《月令》"仲夏反舌无声"即此。

百舌肉 炙食，治小人久不语，及杀虫。

窠及粪 治诸虫咬，研末涂之。

练鹊

其形似鸲，黑褐色。其尾长，白毛如练带，今为五品服是也。今人俗呼谓之拖白练。

练鹊，味甘，温、平，无毒。主益气，治风疾，细剉炒香，袋盛浸酒中，每日取酒温饮服之。

莺

一名黄鸟，一名黄鹂，一名仓庚，一名青鸟。处处有之。大于鸜鹆，雌雄双飞，体毛黄色，羽及尾有黑色相间，黑眉尖嘴，青脚。立春后即鸣，麦黄椹熟时尤甚，其音圆滑，如织机声，乃应节趋时之鸟也。《月令》云：仲春仓庚鸣。《说文》云：仓庚鸣则蚕生。冬月则藏蛰，入田塘中，以泥自裹如卵，至春始出。

莺肉 味甘，温，无毒。主补益阳气，助脾。食之不妒。此鸟感春阳先鸣，所以补人。李时珍曰：按，《山海经》云，黄鸟食之不妒。杨夔《止妒论》云：梁武帝郗后性妒，或言仓庚为膳疗忌，遂令试之，妒果减半。

啄木鸟

《异物志》云：啄木有大有小，有褐有斑，褐者是雌，斑者是雄，穿木食蠹，俗云雷公采药吏所化也。山中一种大如鹊，青黑色，头上有红毛者，土人呼为山啄木。李时珍曰：啄木小者如雀，大者如鸦，面如桃花，喙、足皆青色，刚爪利嘴。嘴如锥，长数寸。舌长于咮，其端有针刺，啄得蠹，以舌钩出食之。《博物志》云：此鸟能以嘴画字，令虫自出。今闽、广、蜀人、巫家收其符字，以收惊疗疮者也。其山啄木头上有赤毛，野人呼为火老鸦，能食火炭。王元之诗云：淮南啄木大如鸦，顶似仙鹤堆丹砂。即此也。

啄木鸟肉 味甘、酸，平，无毒。治痔瘘，及牙齿疳䘌虫牙。烧存性，研末，纳孔子中，不过三次。追劳虫，治风痫。

舌 治龋齿作痛，以绵裹尖咬之。

血 庚日向西热饮，令人面色如朱，光彩射人。

脑 鲁至刚《俊灵机要》云：三月三日取啄木，以丹砂、大青拌肉饵之，一年取脑，和雄黄半钱，作十丸，每日向东水服一丸。久能变形，怒则如神鬼，喜则常人也。

附方：取劳虫。啄木一只，精肉四两，朱砂四两。饿令一昼夜，将二味和匀，喂之至尽。以盐泥固济，煅一夜，五更取出，勿打破，连泥埋入土中二尺，次日取出破开，入银、石器内研末。以无灰酒入麝香少许，作一服。须谨候安排，待虫出，速钳入油锅内煎之，后服即效。

慈乌

一名慈鸦，一名孝乌，一名寒鸦。北土极多，似乌鸦而小，多群飞作鸦鸦声。李时珍曰：乌有四种，小而纯黑，小嘴反哺者，慈乌也；似慈乌而大嘴，腹下白，不反哺者，雅乌也；似雅乌而大，白项者，燕乌也；似雅乌而小，赤嘴穴居者，小乌也。

慈乌肉 味酸、咸，平，无毒。主补劳治瘦，助气止咳嗽，骨蒸羸弱者，和五味腌炙食之，良。

乌鸦

一名老鸦。大嘴而性贪鸷，好鸣，善避缯缴，古有《鸦经》，以占吉凶。然北人喜鸦恶鹊，南人喜鹊恶鸦，惟师旷以白项者为不祥，近之。

乌鸦肉 味酸，涩平，无毒。治瘦病咳嗽，骨蒸劳疾，腊月以瓦瓶泥固烧存性，为末，每饮服一钱。又治小儿痫疾及鬼魅。治暗风痫疾，及五劳七伤，吐血咳嗽，杀虫。肉涩臭，不可食，止可治病。陈藏器曰：肉及卵食之，令人昏忘，把其毛亦然。盖未必昏，为其膻臭耳。

头 治土蜂瘘，烧灰傅之。

目 味辛，无毒。吞之，令人见诸魅。或研汁注目中，夜能见鬼。

心 治卒得咳嗽，炙熟食之。

胆 治点风眼红烂。

翅羽 治从高坠下，瘀血抢心，面青气短者，取右翅七枚，烧研酒服，当吐血便愈。治针刺入肉，以三五枚，炙焦研末，醋调傅之，数次即出，甚效。又治小儿痘疹不能发出，复入腹内。

附方：治五劳七伤，吐血咳嗽。用乌鸦一枚，栝楼瓤一枚，白矾少许，入鸦肚中，线缝扎紧，入瓷罐内煮熟，作四服。

鹊

一名喜鹊。乌属也。大如鸦而长尾，尖嘴黑爪，绿背白腹，尾翮黑白驳杂。上下飞鸣，以音感而孕，以视而抱。季冬始巢，门户背太岁向太乙。知来岁风多，巢必卑下。又每岁七夕，诸鹊飞集天河，头尾相衔，架作津梁，以渡牛、女，至今世傅鹊桥相会，每于是日试之，果不见一鹊，次日则头尾尽皆松乱，此其验也。古人为之题咏，不能尽载。

鹊肉 味甘，寒，无毒。治石淋，消结热，可烧作灰。以石投中解散者，是雄也。治消渴疾，去风及大小肠涩，并四肢烦热，胸膈痰结。妇人不可食。冬至埋鹊于圊前，辟时疾温气。陶弘景曰：凡鸟之雌雄难别者，其翼左覆右者是雄，右覆左者是雌。又烧毛作屑纳水中，沉者是雌，浮者是雄。今云投石，恐止是鹊，余鸟未必尔。

巢 用多年者烧之水服，疗颠狂鬼魅，蛊毒，仍呼祟物名号。亦傅瘘疮，良。正旦烧灰撒门内，辟盗。其重巢柴烧研，饮服方寸匕，一日三服，治积年漏下不断困笃者，一月取效。

山鹊

一名鸴。音渥。一名山鷓。处处山林有之。状如鹊而乌色，有文采，赤嘴赤足，尾长不能远飞，亦能食鸡、雀。谚云：朝鸴叫晴，暮鸴叫雨。《说文》以此为知来事之鸟。《字说》云："能效鹰鹯之声而性恶，其类相值则搏者"，皆指此也。

山鹊肉 味甘，温，无毒。食之解诸果毒。

鹘嘲

一名鹘鸼。南北总有之。似山鹊而小，短尾，有青毛冠，在深林间，飞翔不远，春来秋去，好食桑椹子，易醉而性淫。

鹘嘲肉 味咸，平，无毒。治助气益脾胃，主头风目眩。煮炙食之，顿尽一枚，至验。

杜鹃

一名杜宇，一名子规，一名鶗鴂，一名催归。杜鹃初啼，先闻者主别离，学其声令人吐血，登厕闻之不祥。厌法，但作狗声应之。《异苑》云：有人山行，见一群，聊学之，呕血便殒。人言此鸟啼至血出乃止，故有呕血之事。李时珍曰：杜鹃出蜀中，今南方亦有之。状如雀、鹞而色惨黑，赤口有小冠。春暮即鸣，夜啼达旦，鸣必向北，至夏尤甚，昼夜不止，其声哀切。昔人有诗云：杜宇曾为蜀帝王，化禽飞去旧城荒，年年来叫桃花月，为向春风诉国亡。田家候之，以典农事。惟食虫、蠹，不能为巢，居于他鸟之巢生子，冬月藏蛰。

杜鹃肉 味甘，平，无毒。治疮瘘有虫，薄切炙热贴之，虫尽乃已。

鹦鹉

一名鹦哥。有数种。绿鹦鹉出陇蜀，而滇南、交广近海诸地尤多，大如乌鹊，数百群飞，南人以为鲊食。红鹦鹉紫赤色，大亦如之。白鹦鹉出西洋、南番，大如母鸡。五色鹦鹉出海外诸国，大于绿而小于白者[1]，性尤慧利。俱丹味钩吻，长尾赤足，金睛深目，上下目睑皆能眨动，舌如婴儿。其趾前后各二，异于众鸟。其性畏寒，即发颤如瘴而死，饲以余甘子可解。或云：摩其背则瘖。或云：雄者喙变丹，雌者黑不变。又有一种名秦吉了，即了哥也。《唐书》作结辽鸟，番音也。出岭南容、管、廉、邕诸州峒中。大如鸜鹆，钳黑色，夹脑有黄肉冠，如人耳。丹味黄距，人舌人目，目下连颈有深黄文，顶尾有分缝，能效人言，音颇雄重。用熟鸡子和饭饲之。亦有白色者。又有一种名鸟凤，按：范成大《虞衡志》云，鸟凤出桂海左右两江峒中。大如喜鹊，绀碧色。项毛似雄鸡，头上有冠。尾垂二弱骨，长一尺四五寸，至秒始有毛。其形略似凤。音声清越如笙箫，能度小曲合宫商，又能为百鸟之音。彼处亦自难得也。

鹦鹉肉 味甘、咸，温，无毒。食之已虚嗽。

〔1〕大于绿而小于白者：原作"大于白而小于绿者"，显系笔误，据上文改。

山禽类十二种

孔雀

《南方异物志》云：孔雀，生交趾、雷、罗诸州甚多，生高山乔木之上。大如雁，高三四尺，不减于鹤。细颈隆背，头裁三毛，长寸许。数十群飞，栖游冈陵。晨则鸣声相和，其声曰都护。雌者尾短无金翠。雄者三年尾尚小，五年乃长二三尺。夏则脱毛，至春复生。自背至尾有圆文，五色金翠，相绕如钱。自爱其尾，山栖必先择置尾之地。雨则尾重，不能高飞，南人因往捕之。或暗伺其过，生断其尾，以为方物。若回顾，则金翠顿减矣。山人养其雏为媒，或探其卵，鸡伏出之。饲以猪肠、生菜之属。闻人拍手歌舞，则舞。其性妒，见采服者必啄之。《北户录》云：孔雀不匹，以音影相接而孕。或雌鸣下风，雄鸣上风，亦孕。《冀越集》云：孔雀虽有雌雄，将乳时登木哀鸣，蛇至即交，故其血、胆犹伤人。《禽经》云："孔见蛇则宛而跃者"是矣。

孔雀肉　味咸，凉，微毒。主解药毒、蛊毒。李时珍曰：按，《纪闻》云，山谷夷人多食之，或以为脯腊，味如鸡、鹜，能解百毒。人食其肉者，自后服药必不效，为其解毒也。

血　生饮，解蛊毒良。

屎　味微寒，治女子带下，小便不利。治崩中带下，可傅恶疮。

尾毛　有毒。不可入目，令人昏翳。

鸵鸟

一名食火鸡，一名骨托禽。其状如驼，生西戎。高宗永徽中，吐火罗献之。高七尺，足如橐驼，鼓翅而行，日三百里，食铜铁也。李时珍曰：此亦是鸟也，能食物所不能食者。按：李延寿《后魏书》云，波斯国有鸟，形如驼，能飞不高，食草与肉，亦啖火，日行七百里。郭义恭《广志》云：安息国贡大雀，雁身驼蹄，苍色，举头高七八尺，张翅丈余，食大麦，其卵如瓮，其名驼鸟。刘郁《西域记》云：富浪有大鸟，驼蹄，高丈余，食火炭，卵大如升。费信《星槎录》[1]云：竹步国、阿丹国俱出驼蹄鸡，高者六七尺，其蹄如驼。彭乘《墨客挥犀》云：骨托禽出河州，状如雕，高三尺余，其名自呼，能食铁石。宋祁《唐书》云：开元初，康国贡鸵鸟卵。郑晓《吾学编》云：洪武初，三佛齐国贡火鸡，大于鹤，长三四尺，颈、足亦似鹤，锐觜软红冠，毛色如青羊，足二指，利爪，能伤人腹致死，食火炭。诸书所记稍有不同，实皆一物也。

鸵鸟肉　味甘，无毒。食之，能削坚积。

屎　无毒。治人误吞铁石入腹，食之立消。

鹰

出辽海者上，北地及东北胡者次之。北人多取雏养之，南人八九月以媒取之。乃鸟之疏暴者。有雄鹰、兔鹰，其类以季夏之月习击，孟秋之月祭鸟。隋魏彦深《鹰赋》颇详，其略云：资金方之猛气，擅火德之炎精。指重十字，尾贵合卢。嘴同钩利，脚等荆枯。或白如散花，或黑如点漆。大文若锦，细斑似缬。身重若金，爪刚如铁。毛衣屡改，厥色无常。寅生酉就，总号为黄。二周作鹞[2]，

〔1〕《星槎录》：《本草纲目》引据书目作《皇槎胜览》。

〔2〕鹞：据刘衡如考作"鸡"。

三岁成苍。雌则体大，雄则形小。察之为易，调之实难。姜以取热，酒以排寒。生于窟者好眠，巢于木者常立。双骹长者起迟，六翮短者飞急。

鹰肉 食之，治野狐邪魅。

头 治五痔，烧灰饮服，痔瘘，烧灰，入麝香少许，酥酒服之。治头风眩运，一枚烧灰，酒服。

嘴及爪 治五痔狐魅，烧灰酒服。

睛 治和乳汁研之，日三注眼中，见碧霄中物，忌烟熏。

骨 治伤损，接骨。烧灰，每服二钱，酒服。随病上、下，食前、食后。

毛 治断酒。水煮汁饮，即止酒也。

屎白 味微寒，有小毒。治伤挞灭瘢痕。烧灰酒服，治中恶。烧灰，酒服方寸匕，主邪恶〔1〕，勿令本〔2〕人知。消虚积，杀劳虫，去面疱鼾䵳。

雕

一名鹫。似鹰而大，尾长翅短，土黄色，鸷悍多力，盘旋空中，无细不睹。皂雕，即鹫也，出北地，色皂。青雕，出辽东，最俊者谓之海东青。羌雕，出西南夷，黄头赤目，五色皆备。雕类能搏鸿鹄、獐鹿、犬豕。又有虎鹰，翼广丈余，能搏虎也。鹰、雕虽鸷而畏燕子，物无大小也。其翮可为箭羽。刘郁《西域记》云：皂雕一产三卵者，内有一卵化犬，短毛灰色，与犬无异，但尾背有羽毛数茎耳。随母影而走，所逐无不获者，谓之鹰背狗。

雕肉 同鹰肉。

骨 治折伤断骨，烧灰，每服二钱，酒下。在上食后，在下食前，骨即接如初。

屎 治诸鸟兽骨哽，烧灰，酒服方寸匕。

鹗

一名雎鸠。雕类也。似鹰而土黄色，深目好时〔3〕。雌雄相得，鸷而有别，交则双翔，别则异处。能翱翔水上捕鱼食，江表人呼为食鱼鹰。亦啖蛇。《诗》云："关关雎鸠，在河之洲"。即此。其肉腥恶，不可食之。《禽经》云：鸠生三子，一为鹗鸠。尸鸠也。

鹗肉 腥臭，不可食。

骨 接骨。

嘴 治蛇咬。烧存性研末，一半酒服，一半涂之。

鸱

一名鸢，一名隼，一名鹞。似鹰而小，其尾似舵，极善高翔，专捉鸡、雀。鸱类有数种。按：《禽经》云，善抟者曰鹗〔4〕，窃玄者曰雕，骨曰鹘，了曰鹞，展曰鹯，夺曰鵽。又云：鹘生三子，一为鸱。鹘，小于鸱而最猛捷，能击鸠、鸽，亦名鹬子，一名笼脱。鹯，色青，向峰展翅迅摇，搏捕鸟雀，鸣则大风，一名晨风。鵽，小于鹯，其脰上下，亦取鸟雀如攘掇也，一名鹬子。又《月令》：二月鹰化为鸠，七月鸠化为鹰。《庄子》云：鹞为鹯，鹯为布谷，布谷复为鹞。皆指此属也。

---

〔1〕邪恶：《本草纲目》作"恶酒"。

〔2〕本：《本草纲目》作"饮"。

〔3〕时：《本草纲目》作"峙"。

〔4〕鹗：原作"鹞"，与下文义重，据刘衡如考改。

隼鹘虽鸷而有义，故曰鹰不击伏，隼不击胎。鹘握鸠而自暖，乃至旦见释，此皆杀中有仁也。

鸱肉 食之，治癫痫。食之，消鸡肉、鹌鹑成积。

头 味咸，平，无毒。治头风目眩，颠倒痫疾。按：段成式云，唐肃宗张后专权，每进酒置鸱脑于内，云令人久醉健忘。则鸱头亦有微毒矣。

骨 治鼻衄不止，取老鸱翅关大骨，微炙研末，吹之。

鸱鸺

一名猫头鹰，一名毂辘鸡。其状似鸱有角，怪鸟也。夜飞昼伏，入城城空，入室室空。在一处则无害。若闻其声如笑者，宜速去之。北土有训狐，二物相似，各有其类。训狐声呼其名，两目如猫儿，大如鸲鹆，作笑声，当有人死。又有鸺鹠，亦是其类，微小而黄，夜能入人家，拾人手爪，知人吉凶。有人获之，嗉中犹有爪甲。故除爪甲者，埋之户内，为此也。李时珍曰：此物有二种，鸱鸺大如鸱鹰，黄黑斑色，头目如猫，有毛角两耳。昼伏夜出，鸣则雌雄相唤，其声如老人，初若呼，后若笑，所至多不祥。《庄子》云：鸱鸺夜拾蚤，察毫末，昼出不见丘山。何承天《纂文》云：鸱鸺白日不见人，夜能拾蚤虱。俗讹蚤为人爪，妄矣。一种鸺鹠，大如鸲鹆，毛色如鹞，头目亦如猫。鸣则后窍应之，其声连啭，如云休留休留，故名曰鸺鹠。江东呼为车载板，楚人呼为快扛鸟，蜀人呼为春歌儿，皆言其鸣主有人死也，试之亦验。

鸱鸺肉 治疟疾，用一只去毛肠，油炸食之。

肝 入法术家用。

鸮

处处山林时有之。少美好而长丑恶，状如母鸡，有斑纹，头如鸲鹆，目如猫眼，其名自呼，好食桑椹。古人多食之，陆玑《诗疏》云：鸮大如鸠，绿色，入人家凶，其肉甚美，可为羹臛、炙食。刘恂《岭表录异》云：北方枭鸣，人以为怪。南中昼夜飞鸣，与乌、鹊无异。桂林人家家罗取，使捕鼠，以为胜狸也。《淮南子》云：甑瓦投之，能止枭鸣。性相胜也。

鸮肉 味甘，温，无毒。治鼠瘘，炙食之。风痛，噎食病。

头 治痘疮黑陷，用腊月者一二枚，烧灰，酒服之，当起。

目[1] 吞之，令人夜见鬼物。

鸩

一名鴆日，一名同力鸟。李时珍曰：按，《尔雅翼》云，鸩似鹰而大，状如鸮，紫黑色，赤喙黑目，颈长七八寸。雄名运日，雌名阴谐。运日鸣则晴，阴谐鸣则雨。食蛇及橡实。知木石有蛇，即为禹步以禁之，须臾木倒石崩而蛇出也，蛇入口即烂。其屎溺着石，石皆黄烂。饮水处，百虫吸之皆死。惟得犀角即解其毒。又杨廉夫《铁厓集》云： 鸩出蕲州黄梅山中，状类训狐，声如击腰鼓。巢于大木之颠，巢下数十步草木不生也。

鸩毛 有大毒。入五脏，烂杀人。

喙 带之，杀蝮蛇毒。蛇中人，刮末涂之，登时愈也。

姑获鸟

能收人魂魄。《玄中纪》云： 姑获鸟，鬼神类也。衣毛为飞鸟，脱毛为女人。云是产妇死后化作，故胸前有两乳，喜取人子养为己子。凡有小儿家，不可夜露衣物。此鸟夜飞，以血点之为

---

〔1〕目：原作“眦”，据《本草纲目》改。

志。儿辄病惊痫及疾，谓之无辜疳也。荆州多有之。亦谓之鬼鸟。《周礼·庭氏》以救日之弓、救月之矢，射之。即此鸟也。李时珍曰：此鸟纯雌无雄，七八月间夜飞，能害人，尤毒也。

姑获鸟肉 有毒，不可食。

治鸟

李时珍曰：按，干宝《搜神记》云，越地深山有治鸟，大如鸠，青色。穿树作窠，大如五六升器，口径数寸，饰以土垩，赤白相间，状如射侯。伐木者见此树即避之，犯之则能役虎害人，烧人庐舍。白日见之，鸟形也；夜闻其鸣，鸟声也。时或作人形，长三尺，入涧中取蟹，就人间火炙食，山人谓之越祀之祖。又段成式《酉阳杂俎》云：俗说昔有人遇洪水，食都树皮，饿死化为此物。居树根者为猪都，居树中者为人都，居树尾者为鸟都。鸟都左胁下有镜印，阔二寸一分。南人食其窠，味如木芝也。

治鸟肉 不可食之。

窠表 作履屉，治脚气。

鬼车鸟

一名九头鸟、鬼车。晦暝则飞鸣，能入人家，收人魂气。相传此鸟昔有十首，犬啮其一，犹除九首。其一常滴血，血滴人家则凶。荆楚人夜闻其飞鸣，但灭灯、打门、捩犬吠以厌之，言其畏狗也。《白泽图》："苍鸆有九首"，及孔子与子夏见奇鸧九首，皆此物也。《荆楚岁时》以为姑获者非矣。二鸟相似，故同名鬼鸟。李时珍曰：鬼车状如鸺鹠，而大者翼广丈许，昼盲夜了，见火光辄堕。按：刘恂《岭表录异》云，鬼车出秦中，而岭外尤多。春夏之交，稍遇阴晦，则飞而过，声如刀车鸣。爱入人家，铄人魂气。血滴之家，必有凶咎。《便民图纂[1]》云：冬月鬼车夜飞，鸣声自北而南，谓之出巢，主雨；自南而北，谓之归巢，主晴。周密《齐东野语》云：宋李寿翁守长沙，曾捕得此鸟，状类野凫，赤色，身圆如箕。十颈环簇，有九头，其一独无而滴鲜血。每颈两翼，飞则霍霍并进。又周汉公主病，此鸟飞至砧石即薨。呜呼，怪气所钟，妖异如此，不可不知。

鬼车鸟肉 戾气所钟，正人所不入口。

诸鸟有毒

凡鸟自死目不闭、自死足不伸、白鸟玄首、玄鸟白首、三足、四距、六指、四翼、异形、异色，并不可食，食之杀人。

上诸禽有毒，形色异常，白首玄首之类，俱不可食。记曰：天产作阳，地产作阴。禽兽皆天地生物，而禽卵生羽飞，又阳中之阳。虽气味各有寒热之分，大概肉所以养阳。然人之身，阳常有余，阴常不足。阳足而复补阳，阴益亏矣。丹溪曰：诸肉能助起湿中之火，久而生病。《素问》曰：膏粱之变，足生大疗。故禽之肉益人，亦不宜多食也。

---

〔1〕纂：原脱，据《本草纲目》所引书目改。

备考食物本草纲目卷之十三

兽部一十类

豢畜类十种

豕

一名猪，一名豚。牡曰豭，牝曰彘，去势曰豮。凡猪骨细少筋多膏[1]，大者有重百余斤。食物至寡，甚易畜养之，甚易生息。李时珍曰：猪，天下畜之，而各有异。生青兖、徐淮者，耳大；生燕冀者，皮厚；生梁雍者，足短；生辽东者，头白；生豫州者，味短；生江南者，耳小，谓之江猪；生岭南者，白而极肥。猪孕四月而生，在畜属水，在卦属坎，在禽应室星。

豭猪肉 味酸，冷，无毒。主狂病久不愈，压丹石，解热毒，肥热人食之。补肾气虚竭。疗水银风，并中土坑恶邪气。能闭血脉，弱筋骨，虚人肌，不可久食，病人金疮者尤甚。

江猪肉 有小毒。多食令人体重。作脯，少有腥气。豚肉有小毒，久食令人遍体筋肉碎痛乏气。李时珍曰：北猪味薄，煮之汁清；南猪味厚，煮之汁浓，毒尤甚。凡白猪、花猪、豥猪、牝猪、病猪、黄膘猪、米猪，并不可食。黄膘煮之汁黄，米猪肉中有米。《说文》：豕食于星下则生息米。合生姜食，生面皯发风；合荞麦食，落毛发，患风病；合葵菜食，少气；合百花菜、吴茱萸食，发痔疾；合胡荽食，烂人脐；合牛肉食，生虫；合羊肝、鹅子、鲤鱼、豆黄食，滞气；合龟鳖肉食，伤人。凡煮猪肉，得皂荚子、桑白皮、高良姜、黄蜡，不发风气；得旧篱篾，易熟也。

猪头肉 有毒。主寒热五癃鬼毒。同五味煮食，补虚乏气力，去惊痫五痔，下丹石，亦发风气，有风病者忌食。腊猪头烧灰，治鱼脐疮，神效。此疮肿黑，状狭而长。五月戊辰日，以猪头祀灶，所求如意。以脂猪耳悬梁上，令人丰足，此亦厌禳之物也。

项肉 俗名糟头肉　主酒积面黄腹胀。以一两切如泥，合甘遂末一钱，作丸，纸裹煨香食之，酒下。当利出酒布袋也。

脂膏 即油凡凝者为肪为脂，释者为膏，太油。味甘，微寒，无毒。解地胆、亭长、野葛、硫黄毒，诸肝毒。利肠胃，通小便，除五疸水肿，生毛发。破冷结，散宿血。利血脉，散风热，润肺。杀虫，治皮肤风，涂恶疮，治痈疽，悦皮肤。作手膏，不皲裂。胎产衣不下，以酒多服，佳。

鬐膏 生发悦面。煎膏药，解斑蝥、芫青毒。

脑 味甘，寒，有毒。主风眩脑鸣，冻疮痈肿，涂纸上贴之，干则易。治手足皲

---

〔1〕膏：原作“高”，据《证类本草》改。

裂出血，以酒化洗，并涂之。《礼记》云：食豚去脑。《孙真人食忌》云：猪脑损男子阳道，临房不能行事，酒后尤不可食。《延寿书》云：今人以盐酒食猪脑，是自引贼也。

髓 味甘，寒，无毒。治扑损恶疮。涂小儿，解颅头疮，及脐肿、眉疮、瘑疥。服之，补骨髓，益虚劳。按丹溪治虚损补阴丸，多用猪脊髓和丸，取其通肾命，以髓入骨，以髓补髓也。

血 味咸，平，无毒。主生血，疗贲豚暴起，及海外瘴气。中风绝伤，头风眩运，及淋沥。卒下血不止，清酒和，炒食之。压丹石，解诸毒。清油炒食，治嘈杂有虫。服地黄、何首乌诸补药者忌之，云能损阳也。同黄豆食，滞气。李时珍曰：按，陈自明云，妇人嘈杂，皆血液泪汗变而为痰，或言是血嘈，多以猪血炒食而愈，盖以血导血归原之意尔。此固一说，然亦有蛔虫作嘈杂者，虫得血腥，则饱而伏也。

心血 调朱砂末服，治惊痫癫疾，又治卒恶死，及痘疮倒靥。

尾血 治痘疮倒靥，用一匙，调龙脑少许，新汲水服。又治卒中恶死。

心 味甘、咸，平，无毒。治惊邪忧恚，虚悸气逆，妇人产后中风，血气惊恐。补血不足，虚劣。多食耗心气。不可合吴茱萸食。

肝 味苦，温，无毒。治小儿惊痫，补肝明目，疗肝虚浮肿。饵药人不可食之。合鱼鲙食，生痈疽。合鲤鱼肠子食，伤人神。合鹌鹑食，生面䵟。《延寿书》云：猪临杀，惊气入心，绝气归肝，俱不可多食，必伤人。

脾俗名联贴 味涩，平，无毒。治脾胃虚热，同陈橘红、人参、生姜、葱白、陈米煮羹食之。孙思邈曰：凡六畜脾，人一生莫食之。

肺 味甘，微寒，无毒。主补肺，疗肺虚咳嗽，以一具，竹刀切片，麻油炒熟，同粥食。又治肺虚嗽血，煮，蘸薏苡仁末食之。不可与白花菜合食，令人气滞，发霍乱。八月和饴食，至冬发疽。

肾俗名腰子 味咸，冷，无毒。主理肾气，通膀胱。补膀胱水脏，暖膝，治耳聋。补虚壮气，消积滞，治冷利，止消渴。治产劳虚汗，下痢崩中。肾有虚热者，宜食之。若肾气虚寒者，非所宜矣。今人不达此意，往往食猪肾为补，不可不审。虽补肾，若久食，令人少子。又伤肾，冬月不可食，损人真气，兼发虚壅。

胒 音夷。亦作胰。李时珍曰：一名肾脂，生两肾中间，似脂非脂，似肉非肉，乃人物之命门，三焦发原处也。肥则多，瘦则少。盖颐养赖之，故谓之颐。味甘，平，微毒。其性能去垢腻，染练用之。脾薄人忌食。治肺痿咳嗽，和枣肉浸酒服。亦治痃癖羸瘦，疗肺气干胀喘急，润五脏，去皴疱䵟䵳，斑蝥、地胆毒。治冷痢成虚，一切肺病咳嗽，脓血不止。以薄竹筒盛，于塘火中煨熟，食上啖之，良。通乳汁。又合膏，练缯帛。

肚 味甘，微温，无毒。主补中益气，止渴，断暴痢虚弱，补虚损，杀劳虫。酿黄糯米蒸捣为丸，治劳气，并小儿疳蛔黄瘦病。又主骨蒸劳热，血脉不行，补羸助气，四季宜食。消积聚癥瘕，治恶疮。

肠 味甘，微寒，无毒。治虚渴小便数，补下焦虚竭，止小便，去大、小肠风热，宜食之。润肠治燥，调血痢脏毒。

洞肠 治人洞肠挺出，血多。

脬 味甘、咸，寒，无毒。治梦中遗溺，疝气坠痛，阴囊湿痒，玉茎生疮。李时珍曰：猪胞所主，皆下焦病，亦以类从尔。蕲有一妓，病转脬，小便不通，腹胀如鼓数日，垂死。一医用猪脬吹胀，以翎管安上，插入阴孔，捻脬气吹入，即大尿而愈。此法载在罗天益《卫生宝鉴》中，知者颇少，亦机巧妙术也。

胆 味苦，寒，无毒。治伤寒热渴，骨蒸劳极，消渴，小儿五痔[1]，杀虫。敷小儿头疮。治大便秘，以苇筒纳入下部三寸灌之，立下。通小便，敷恶疮，杀疳䘌。治目赤目翳，明目，清心脏，凉肝脾。入汤沐发，去腻光泽。

舌 治健脾补不足，令人能食，和五味煮汁食。

豚卵 味甘，温，无毒。治惊痫癫疾，鬼疰蛊毒。除寒热，贲豚五癃，邪气挛缩。除阴茎中痛。治阴阳易病，少腹急痛，用热酒吞二枚即瘥。

蹄 味甘、咸，小寒，无毒。主煮汁服，下乳汁，解百药毒。洗伤挞诸败疮。滑肌肤，去寒热。煮羹，通乳脉，托痈疽，压丹石。煮清汁，洗痈疽，清热毒，消毒气，去恶肉，有效。

尾 用腊月者，烧灰水服，治喉痹。和猪脂，涂赤秃发落。

附方：治小儿刮肠痢疾，禁口闭目，至重者。精猪肉一两，薄切炙香，以腻粉末半钱，铺上令食，或置鼻头闻香，自然要食也。

治风狂歌笑，行走不休。用豭猪肉一斤，煮熟切脍，和酱食，或羹、粥、炒，任食之。

治噤口痢疾。用腊肉脯煨食之，妙。

治胀满不食。用生猪肉以浆水洗，压干切脍，蒜、薤啖之。一日二次，下气去风，乃外国奇方也。

解丹石毒，发热沉困。用肥猪肉五斤，葱、薤半斤，煮食。必腹鸣毒下，以水淘之，砂石尽乃愈。

治伤损不食。凡被人打，及从高坠下伤重，三五日水食不入口。用生猪肉二钱，打烂，温水洗去血水，再擂烂，以阴阳汤打和。以半钱用鸡毛送入咽内，却以阴阳汤灌下。其食虫闻香，窗开瘀血而上，胸中自然开解。此乃损血凝聚心间，虫食血饱，他物虫不来探故也。谓之骗通之法。

治小儿重舌。取三家屠肉，切指大，摩舌上，即愈。

治关格闭塞。猪脂、姜汁各二升，微火煎至一升，下酒五合再煎。分三次服，效。

治小儿百日内风噤，口中有物如蜗牛，猪脂擦之，即消。

治鼠瘘瘰疬。用猪膏淹生地黄，煎六七沸，涂之。

治漏疮不合。以纸粘腊猪脂纳疮中，日五夜三次。

治胞衣不下。猪油一两，水一盏，煎五七沸，服之即出。

治漆疮作痒。用猪油频涂之。

---

〔1〕痔：《本草纲目》作“疳”。

治误吞铁钉。猪脂多食令饱，自然裹出。

治咽喉骨鲠。吞猪膏一团，不瘥，更吞之，即愈。

治杂物入目。猪脂煮，取水面如油者，仰卧去枕点鼻中。不遇数度，与物俱出。

治发背发乳。用猪脂切片，冷水浸贴，日易四五十片，甚妙。此乃急救方。

治骨蒸劳热。猪脊髓一条，猪胆汁一枚，童便一盏，柴胡、前胡、胡黄连、乌梅各一钱，韭白七根，同煎七分，温服。不遇三服，其效如神。

治交接阴毒，腹痛欲死。雄猪血乘热和酒饮之。

治蜈蚣入腹。猪血灌之，少顷，饮桐油，当吐出。

治痘疮黑陷。腊月收雄猪心血，瓶干之。每用一钱，入冰片少许，研匀，酒服。须臾红活。无干血，用生血。其效如神。

开骨催生丹。用猪心血和乳香末，丸桐子大，朱砂为衣。面东酒吞一丸，未下再服。

治卒中恶死。取猪尾血饮，并缚豚枕之，即活。此乃长桑君授扁鹊法也，出《魏夫人传》。

治蛇入七孔。割母猪尾血滴入，即出也。

治心虚自汗不睡者。用雄猪心一个，带血破开，入人参、当归各一钱，扎定煮熟，去药食之，不过二三即愈。

治急心疼痛。猪心一枚，每岁入胡椒一粒，同盐、酒煮食。

治女人阴中作痒。炙猪肝纳入，当有虫出。

治传尸劳。猪腰子一对，童子小便二盏，无灰酒一盏，新瓷瓶盛之，泥封，炭火温养，自戌至子时止。待五更初取开，饮酒食腰子。病笃者，一月取效。

治梦中遗尿。用猪脬洗净，炙食之。

治产后遗尿。猪脬、猪肚各一个，糯米半升入脬内，更以脬入肚内，同五味煮食。

治消渴饮水无度。干猪脬十个，剪破去蒂，烧存性，为末。每服一钱，温酒下。

治玉茎生疮臭烂。猪脬一个，去尿一半，留一半，以煨红新砖焙干，为末，入黄丹一钱，掺之，三五次瘥。先以葱、椒汤洗患处。

治小便不通。用猪胆连汁笼住阴头一二时，汁入自通。

治缠喉风闭。腊月初一日取猪胆五六个，用黄连、青黛、薄荷、僵蚕、白矾、朴硝各五钱，装入胆内，青纸包了。将地掘一孔，深广各一尺，以竹横悬此胆在内，以物盖定。候至立春日取出，待风吹，去胆皮、青纸，研末密收。每吹少许，神验。乃万金不易之方。

治瘿瘤大如升斗。用猪靥七枚乃猪喉下肉团一枚，大如枣，微扁色红者是也，酒炒，入瓶中，露一夜取出，炙食之，神效。

治痈疽发背。母猪蹄一只，通草六分，绵裹煮羹食之。

治男女下疳。用母猪粪黄泥包，煅存性，为末。以米泔洗净搽之，立效。

治妇人血崩。母猪屎烧灰，酒服三钱。

治小儿阴肿。猪屎炒热，袋盛安肿上，六效。

治竹刺入肉。多年熏肉，切片包裹之，即出。

治中诸肝毒。猪膏顿服一升。

治食发成瘕，心腹作痛，咽间如有虫，上下嗜食与油者是也。用猪脂二升，酒三升，煮三沸服，日三次。

治喉痹已破，疮口痛者。猪脑髓蒸熟，入姜、醋吃之，即愈。

治牙疳危急。猪肝一具，煮熟，蘸赤芍药末，任意食之。后服平胃散二三贴即效。

治肾虚，遗精多汗，夜梦鬼交。用猪肾一枚，切开去膜，入附子末一钱，湿纸裹，煨熟。空心食之，饮酒一盏。不遇三五服，效。

治妇人无乳。用母猪蹄一具，水二斗，煮五六升饮之。或加通草六分。

狗

一名犬。李时珍曰：狗类甚多，其用有三，田犬长喙善猎，吠犬短喙善守，食犬体肥供馔。凡本草所用，皆食犬也。犬以三月而生，在畜属木，在卦属艮，在禽应娄星，豺见之跪，虎食之醉，犬食番木鳖则死，物性制伏如此。又辽东有鹰背狗，乃鹰产三卵，一鹰一雕一犬也。以禽乳兽，古所未闻，详见鹰条。又有老木之精，状如黑狗而无尾，名曰彭侯，可以烹食。无情化有情，精灵之变也。

狗肉 黄犬为上，黑犬、白犬次之。味咸，酸、温，无毒。主安五脏，补绝伤，转身益气。宜肾，补胃气，壮阳道，暖腰膝，益气力。补五劳七伤，益阳事，补血脉，厚肠胃，实下焦，填精髓，和五味煮，空心食之。凡食犬不可去血，则力少不益人。同蒜食，损人；同菱食，生癫。白犬合海鲉食，必得恶病。道家以犬为地厌，不食之。凡犬不可炙食，令人消渴。妊妇食之，令子无声。热病后食之，杀人。服食人忌食。九月勿食犬，伤神。瘦犬有病，猘犬发狂，自死犬有毒，悬蹄犬伤人。赤股而躁者，犬目赤者，并不可食。

蹄肉 味酸，平。主煮汁，能下乳汁。

血 味咸，温，无毒。用白狗血，治癫疾发作。乌狗血治产难横生，血上抢心，和酒服之。补安五脏。热饮，治虚劳吐血，又解射罔毒。点眼，治痘疮入目。又治伤寒热病发狂见鬼及鬼击病，辟诸邪。李时珍曰：术家以犬禳辟一切邪魅妖术。按：《史记》云，秦时杀狗，磔四门以御灾。杀白犬血题冂，以辟不祥，则自古已然矣。又琅琊有女子，病疮痒而不痛，华佗杀糠色犬，头向痒处合之。须臾，一蛇在皮中动，钩出而愈。心血，主心痹心痛。取和蜀椒末，丸梧子大。每服五丸，日五服。

乳汁 主十年青盲。取白犬生子目未开时乳，频点之。狗子目开即瘥。赤秃发落，频涂甚妙。

脂并䐈 治手足皴皱。入面脂，去皯黯。柔五金。

脑 主头风痹，鼻中息肉，下部䘌疮。猘犬咬伤，取本犬脑敷之，后不复发。

心 主忧恚气，除邪。治风痱鼻衄，及下部疮，狂犬咬。

肾 味平，微毒。治妇人产后肾劳如疟者，妇人体热，用猪肾；体冷，用犬肾。

肝 主肝。同心、肾捣，涂狂犬咬。又治脚气攻心，切生，以姜、醋进之，取泄。先泄者勿用。李时珍曰：按，沈周《杂记》云，狗肝色如泥土，臭味亦然。故人夜行土上则肝气动，盖相感也。又张华《物类志》云：以狗肝和土泥灶，令妇妾孝顺。则狗肝应土之说相符矣。

胆 味苦，平，有小毒。主明目。敷痂疡恶疮，疗鼻齆，鼻中息肉，主鼻衄聤耳。止消渴，杀虫除积。能破血，凡血气痛及伤损者，热酒服半个。瘀血尽下。治刀箭疮，去肠中脓水。又和通草、桂为丸服，令人隐形。雷敩曰：鲑鱼插树，立便干枯；狗胆涂之，却还荣盛。

牡狗阴茎 味咸，平，无毒。主伤中，阴痿不起，令强热大，生子，除女子带下十二疾。治绝阳及妇人阴痿，补精髓。

阴卵 治妇人十二疾，烧灰服。

皮 治腰痛，炙热黄狗皮裹之，频用取瘥。烧灰，治诸风。

毛 治产难。

颈下毛 主小儿夜啼，绛囊盛，系儿背上。烧灰，汤服一钱，治邪疟。

尾 烧灰，敷犬伤。

齿 味平，微毒。治癫痫寒热，卒风痱。伏日取之，磨汁，治犬痫。烧研醋和，敷发背及马鞍疮。同人齿烧灰汤服，治痘疮倒陷，有效。

头骨 味甘、酸，平，无毒。主金疮止血。烧灰，治久痢、劳痢。和干姜、莨菪炒见烟，为丸，空心白饮服十丸，极效。治痈疽恶疮，解颅，女人崩中带下。

颌骨 主小儿诸痫、诸瘘，烧灰酒服。

骨 味甘，平，无毒。主烧灰生肌，敷马疮。疗诸疮瘘，及妒乳痈肿。补虚，理小儿惊痫客忤。米饮日服，治休息久痢。猪脂调，敷鼻中疮。煎汁，同米煮粥，补妇人，令有子。

附方：戊戌酒。大补元气。用黄犬肉一只，煮一伏时，捣如泥，和汁拌炊濡米三斗，入曲，如常酿酒。每旦饮之。

治诸骨哽咽。狗涎频滴骨上，自下。

治大肠脱肛。狗涎抹之，自上也。

治误吞水蛭。以蒸饼半个，绞出狗涎，吃之。连食二三，其物自散。

治肝虚目暗。白犬胆一枚，萤火虫二七枚，阴干为末，点之。

治产后血乱，奔入四肢，并违堕。以狗头骨灰，酒服二钱，甚效。

治打损接骨。狗头一个，烧存性，为末。热醋调涂，暖卧。

治附骨疽疮。狗头骨烧烟，日熏之。

治恶疮不愈。狗头灰同黄丹末等分敷之。

治梦中泄精。狗头鼻梁骨烧研，卧时酒服一钱。

猫

一名家狸。捕鼠小兽也，处处畜之。有黄、黑、白、驳数色，狸身而虎面，柔毛而利齿。以尾长腰短，目如金银、及上颚多棱者为良。或云其睛可定时：子、午、卯、酉如一线，寅、申、巳、亥如满月，辰、戌、丑、未如枣核也。其鼻端常冷，唯夏至一日可暖。性畏寒而不畏暑，能画地卜食，随月旬上下啮鼠首尾，皆与虎同，阴类之相符如此。其孕也，两月而生，一乳三四子，恒有自食之者。俗传牝猫无牡，但以竹帚扫背数次则孕。或用斗覆猫于灶前，以刷帚头击斗，祝灶神而求之，亦孕。此与以鸡子祝灶而抱雏者相同，俱理之不可推者也。猫有病，以乌药水灌之，甚良。世传薄荷醉猫，死猫引竹，物类相感然耳。

猫肉 味甘、酸，温，无毒。治劳疰、鼠瘘、蛊毒。李时珍曰：本草以猫、狸身为一类注解。然狸肉入食，猫肉不佳，亦不入食品，故用之者稀。胡濙《易简方》云：凡预防蛊毒，自少食猫肉，则蛊不能害。此亦《隋书》所谓猫鬼野道之蛊乎？《肘后》治鼠瘘核肿，或已溃出脓血者，取猫肉如常作羹，空心食之，云不传之法也。昔人皆以疬子为鼠涎毒所致。此乃《淮南子》所谓狸头治癙及鼠啮人疮。又云狐目狸脑，鼠去其穴。皆取其相制之义耳。

头骨 味甘，温，无毒。治鬼疰蛊毒，心腹痛，杀虫，治疳及痘疮变黑，瘰疬、鼠瘘、恶疮。

脑 主瘰疬鼠瘘溃烂。同莽草等分为末，纳孔中。

眼睛 主瘰疬鼠瘘。烧灰，井华水服方寸匕，日三。

牙 治小儿痘疮倒靥欲死。同人牙、猪牙、犬牙烧炭，等分研末，蜜水服一字，即便发起。

舌 主瘰疬鼠瘘，生晒研敷。

涎 治瘰疬，刺破涂之。

肝 治劳瘵，杀虫。取黑猫肝一具，生晒研末，每朔、望五更，酒调服之。

胞衣 治反胃吐食，烧灰入朱砂末少许，压舌下，甚效。

附方：治猫鬼野道病，歌哭不自由。腊月死猫头烧灰，水服一钱匕，日二。

治多年瘰疬不愈。用猫头、蝙蝠各一个，俱撒上黑豆，同烧存性，为末掺之。干则油调。内服五香连翘汤，取效。

治走马牙疳。黑猫头烧灰，酒服方寸匕。

治对口毒疮。猫头骨烧存性，研。每服三五钱，温酒送下。

羊

牡名羖，牝名�，去势曰羯。河西者佳，河东者亦好。若驱至南方，则筋力自劳损，安能补益人。今南方羊多食野草、毒草，故江浙羊少味而发疾。南人食之，即不忧也。惟淮南州郡或有佳者，可亚北羊。北羊至南方一二年，亦不中食，何况于南羊。盖土地使然也。寇宗奭曰：羖羺羊出陕西、河东，尤狠健，毛最长而厚，入药最佳。如供食，则不如北地无角白大羊也。又同、华之间有小羊，供馔在诸羊之上。李时珍曰：生江南者为吴羊，头身相等而毛短。生秦晋者为夏羊，头小身大而毛长。土人二岁而剪其毛，以为毡物，谓之绵羊。广南英州一种乳羊，食仙茅，极肥，无复血肉之分，食之甚补人。诸羊皆孕四月而生。其目无神，其肠薄而萦曲。在畜属火[1]故易繁而性热也。在卦属兑，故外柔而内刚也。其性恶湿喜燥，食钩吻而肥，食仙茅而肪，食仙灵脾而淫，食踯躅而死。物理之宜忌，不可测也。契丹以其骨占灼，谓之羊卜，亦有一灵耶？其皮极薄，南番以

〔1〕火：原作“水”，据《本草纲目》改。

书字，吴人以画采为灯。又哈密、大食诸番，有大尾羊，细毛薄皮，尾上旁广，重一二十斤，行则以车载之。《唐书》谓之灵羊，云可疗毒。又有一种胡羊，高三尺余，其尾如扇，每岁春月割取脂再缝之，不取则胀死。《水东日记》云：庄浪卫，近雪山，有饕羊，土人岁取其脂，不久复满。又临洮诸地出洮羊，大者重百斤。《广志》云：西域驴羊大如驴，即此类也。又有茈羊，出西北诸地，其皮、蹄可以割黍。一种封羊，其背有肉封如驼，出凉州郡县，亦呼为驼羊。又一种地生羊，出西域，刘郁[1]《出使西域记》云：以羊脐种于土中，溉以水，闻雷而生脐，脐与地连，及长，惊以木声，脐乃断，便能行啮草。至秋可食，脐内复有种，名珑[2]种羊。段公路《北户录》云：大秦国有地生羊，其羔生土中，国人筑墙围之。脐与地连，割之则死。但走马击鼓以骇之，惊鸣脐绝，便逐水草。吴策《渊颖集》云：西域地生羊，以胫骨种土中，闻雷声，则羊子从骨中生。走马惊之，则脐脱也。其皮可为褥。一云：漠北人种羊角而生，大如兔而肥美。按是三说，知含灵有识之物，不由交感孕育。而资灌溉、栽培，造化之机，微哉，妙哉！又有羵羊，土之精也，其肝土也，但有雌雄，不食水草，季桓子曾掘土得之。又千岁树精，亦为青羊。

羊肉 味苦、甘，大热，无毒。主暖中，字乳余疾，及头脑大风汗，虚劳寒冷，补中益气，安心止惊。利产妇。治风眩瘦病，丈夫五劳七伤，小儿惊痫。开胃健力。李时珍曰：热病及天行病、疟疾病后食之，必发热致危。妊妇食之，令子多热。白羊黑头、黑羊白头、独角者，并有毒，食之生寒。《礼》曰：羊毨毛而毳者膻。又云：煮羊以杏仁或瓦片则易糜，以胡桃则不臊，以竹鰡则助味。中羊毒者，饮甘草汤则解。铜器煮之，男子损阳，女子暴下。物性之异如此，不可不知。同荞麦、豆酱食，发痼疾。同醋食，伤人心。时珍又曰：按，《开河记》云，隋大总管麻叔谋疾风逆，起坐不得。炀帝令太医巢元方视之。曰风[3]入腠理，病在胸臆。须用嫩肥羊蒸熟，掺药食之，则瘥。如其言，未尽剂而痊。自后，每杀羊羔，同杏酪、五味日食数枚。观此，则羊肉补虚之功益可证矣。寇宗奭曰：仲景治寒疝，羊肉汤服之，无不验者。一妇冬月生产，寒入子户，腹下痛不可按，此寒疝也。医欲投抵当汤。予曰：非其治也。下以羊肉汤即愈。李杲曰：羊肉有形之物，能补有形肌肉之气。故曰补可去弱，人参、羊肉之属。人参补气，羊肉补形。凡味同羊肉者，皆能补血虚，盖取阳生阴长之意耳。

头、蹄 味甘，平，无毒。治风眩瘦疾，小儿惊痫，脑热头眩。安心止惊，缓中止汗补胃，治丈夫五劳骨热。热病后宜食之，冷病人勿多食。疗肾虚精竭。

皮 治一切风，及脚中虚风，补虚劳，去毛作羹、臛食。湿皮卧之，散打伤青肿；干皮烧服，治蛊毒下血。

脂 味甘，热，无毒。生脂：止下痢脱肛，去风毒，产后腹中绞痛。治鬼疰[4]，去游风及黑鼾。熟脂：主贼风痿痹飞尸，辟温气，止劳痢，润肌肤，杀虫治疮癣。入膏药，透肌肉经络，彻风热毒气。

血 味咸，平，无毒。治女子血虚中风，及产后血闷欲绝者，热饮一升即活。治

〔1〕郁：原作“有”，据前文改。
〔2〕珑：刘衡如考作“垄”。
〔3〕风：原作“云”，据《本草纲目》改。
〔4〕疰：原作“产”，据《本草纲目》改。

产后血攻，下胎衣，治卒惊九窍出血，解莽草毒、胡蔓草毒。又解一切丹石毒发。李时珍曰：《外台》云，凡服丹石人，忌食羊血十年，一食前功尽亡。此物能治丹砂、水银、轻粉、生银、硇砂、砒霜、硫黄、乳石、钟乳、空青、曾青、云母石、阳起石、孔公孽等毒。凡觉毒发，刺饮一升即解。又服地黄、何首乌诸补药者，亦忌之。《岭表录异》言其能解胡蔓草毒。羊血解毒之功用如此，不可不知。又按：夏子益《奇疾方》云，凡猪、羊血久食，则鼻中毛出，昼夜长五寸，渐如绳，痛不可忍，摘去复生。惟用乳石、硇砂为丸。临卧服十丸，自落也。

乳 味甘，温，无毒。主补寒冷虚乏。润心肺，治消渴。疗虚劳，益精气，补肺、肾气，和[1]小肠气。和脂作羹，补肾虚，及男女中风。利大肠，治小儿惊痫。含之，治口疮。主心卒痛，可温服之。又蚰蜒入耳，灌之即化成水。治大人干呕及反胃，小儿哕啘及舌肿，并时时温饮之。解蜘蛛咬毒。刘禹锡《传信方》云：有人为蜘蛛咬，腹大如妊，遍体生丝，其家弃之，乞食。有僧教啖羊乳，未几疾平也。

脑 有毒。入面脂手膏，润皮肤，去䵟黵，涂损伤、丹瘤、肉刺。发风病。和酒服，迷人心，成风疾。男子食之，损精气，少子。白羊黑头，食其脑，作肠痈。

髓 味甘，温，无毒。主男人女子伤中，阴阳气不足，利血脉，益经气，以酒服之。却风热，止毒。久服不损人。和酒服，补血。主女子血虚风闷。润肺气，泽皮毛，灭瘢痕。

心 味甘，温，无毒。止忧恚膈气，补心。有孔者杀人。

肺 主补肺，止咳嗽。伤中，补不足，去风邪。治渴，止小便数，同小豆叶煮食之。通肺气，利小便，行水解毒。自三月至五月，其中有虫，状如马尾，长二三寸。须去之，不去令人痢下。

肾 主补肾气虚弱，益精髓。补肾虚耳聋阴弱，壮阳益胃，止小便，治虚损盗汗。合脂作羹，疗劳痢甚效。蒜、薤食之一升，疗癥瘕。治肾虚消渴。

羊石子即羊外肾也 主肾虚精滑。

肝 味苦，寒，无毒。主补肝，治肝风虚热，目赤暗痛，热病后失明，并用子肝七枚，作生食，神效。亦切片水浸贴之，解蛊毒。合猪肉及梅子、小豆食，伤人心。合生椒食，伤人五脏，最损小儿。合苦笋食，病青盲。妊妇食之，令子多厄。按：《三元延寿书》云，凡治目疾，以青羊肝为佳。有人年八十余，瞳子瞭然，夜读细字。云别无服药，但自小不食畜兽肝耳。或以本草羊肝明目而疑之。盖羊肝明目，性也。他肝则否。凡畜兽临杀之时，忿气聚于肝。肝之血不利于目，宜矣。

胆 味苦，寒，无毒。主青盲明目，点赤障、白翳、风泪眼，解蛊毒。疗疳湿时行热熛疮，和醋服之，良。治诸疮，能生人身血脉。同蜜蒸九次，点赤风眼，有效。

胃即羊肚 味甘，温，无毒。主胃反，止虚汗，治虚羸，小便数，作羹食，三五瘥。羊肚和饭饮久食，令人多唾清水，成反胃作噎病。

脬 主下虚遗溺，以水盛入炙熟，空腹食之，四五次愈。

胰 主润肺燥，诸疮疡。入面脂，去䵟黵，泽肌肤，灭瘢痕。

舌 主补中益气。《正要》用羊舌二枚，羊皮二具，羊肾四枚，蘑菇、糟姜作羹，

〔1〕和：原作“如”，据《证类本草》改。

肉汁食之。

睛 主目赤及翳膜，曝干为末，点之。熟羊眼中白珠二枚，于细石上和枣核磨汁，点目翳盖明，频用三四日瘥。

筋 主尘物入目，熟嚼纳眦中，仰卧即出。

羖羊角 味咸，温，无毒。主青盲，明目，止惊悸寒泄。久服，安心益气轻身。杀疥虫，入山烧之，辟恶鬼虎狼。疗百节中结气，风头痛，及蛊毒吐血，妇人产后余痛。烧之辟蛇。灰治漏下，退热，主山瘴溪毒。

齿 味温，主小儿羊痫寒热。

头骨已下并用羖羊者 味甘，平，无毒。主风眩瘦疾，小儿惊痫。

脊骨 味甘，热，无毒。主虚劳寒中羸瘦。补肾虚，通督脉，治腰痛下痢。

尾骨 主益肾明目，补下焦虚冷。

胫骨 味甘，温，无毒。主虚冷劳，脾弱，肾虚不能摄精，白浊。除湿热，健腰脚，固牙齿，去鼾黷。治误吞铜铁。

毛 主转筋，醋煮裹脚。

须 主小儿口疮，蠼螋尿疮，烧灰和油敷。

附方：羊肉汤，治产后寒劳虚羸，心腹疝痛。用肥羊肉一斤，水一斗，煮汁八升。入当归五两，黄芪八两，生姜六两，煮取二升。分四服。此张仲景方也。

治女子虚怯绝孕，带下赤白。用羊肉二斤，香豉、大蒜三两，水一斗，煮五升。纳酥一两，更煮二升服。

治五劳七伤虚冷之症。用肥羊肉一腿，密盖煮烂，绞取汁服，并食肉。

治骨蒸久冷。羊肉一斤，山药一斤，各烂煮如泥，下米煮粥食之。

治骨蒸传尸。用羊肉一拳大，煮熟，皂荚一尺，炙。以无灰酒一升，铜铛内煮三五沸，去滓，入黑锡一两，令病人先啜肉汁，乃服一合，当吐虫如马尾为效。

治衄血不止。热羊血饮之即瘥。

治胎死不出，及胞衣不下。饮羊血一小盏，效。

治误吞蜈蚣。刺猪羊血灌之，即吐出。昔有店妇，吹火筒中有蜈蚣入腹。店妇仆地，号叫可畏，道人刘复真用此法而愈。

治漆疮作痒。羊乳敷之。

治遍身丹瘤如火。羊脑同朴硝研涂之。

治肺痿骨蒸已极，他方莫效者。用炼羊脂、炼羊髓各五两，煎沸，下炼蜜及生地黄汁各五合，生姜汁一合，不住手搅，微火熬成膏。每日空心温酒调服一匙。

治肾虚精竭。羊肾二只，切碎，于豉汁中，以五味同白粱米糅，作羹、粥食。

治五劳七伤，阳虚无力。羊肾一对，去脂切碎；肉苁蓉一两，酒浸一夕去皮和作羹，下葱、盐、五味食。又方治阳气衰败，腰脚疼痛。用羊腰子三对，羊肉半斤，葱白一茎，枸杞一斤，同五味煮成汁。下米作粥，食之。

治青盲内障。羊肝一个，黄连一两，熟地黄二两，同捣，丸梧子大。日三服，每服七十丸，食远茶下。崔承元病内障丧明，有人惠此方报德，服之遂明。

治妇人阴户有虫作痒。羊肝纳入引出。

治虚劳白浊。羊骨为末，酒服方寸匕，日三服，大效。

治疮口不合，脓水不止成漏。用小羊初生者脊骨，盐泥固脐，煅过研末五钱，入麝香、雄黄末各一钱，填疮口，三日外必合。

治误吞铜钱。用羊胫骨烧灰，以煮稀粥食之，神效。李时珍曰：羊胫骨灰，可以磨镜。羊头骨可以消铁。汉上张成忠女，误吞金钏一只，胸膈痛不可忍，忧惶无措，一银匠炒末药三钱，米饮服之，次早大便取下。叩求其方，乃羊胫骨灰一物耳。按：此方乃巧哲格物究理之妙也。

治女人月水不断。用羊前左脚胫骨一条，纸裹泥封，令干，煅赤，入棕榈灰等分。每一钱，温酒下。

治面生䵟䵳丑恶，皮厚黧黑。用羊胫骨灰、鸡子白和敷，夜涂旦洗，洗以白粱米泔，三日腻白好颜。

治咽喉骨鲠。羊胫骨灰，米饮服一钱。

治羊须疮生颏下，浸淫水出，痛痒不一，久不能痊。用牡羊须、荆芥、干枣肉各二钱，烧存性，入轻粉半钱。米泔水洗拭，清油调搽，二三次必愈。

治瘰疬已破，久不生肌。用羊屎煅五钱，杏仁烧五钱，研末，猪骨髓调搽。

治崩中垂死。肥羊肉二斤，水二斗，煮一斗三升，入生地黄汁一升，生姜、当归各三两，煮三升，分四次服。

治小儿嗜土。买市中羊肉一斤，令人以绳系于地上，拽至家洗净。炒、炙食，或煮汁亦可。

治妇人阴脱。煎羊脂频涂之。

黄羊

黄羊出关西、西番及桂林诸处。有四种，状与羊同，但低小细肋，腹下带黄色，角似羖羊，喜卧沙地。生沙漠，能走善卧，独居而尾黑者，名黑尾黄羊。生野草内，或群至数十者，名曰黄羊。生临洮诸处，甚大而尾似獐、鹿者，名洮羊。其皮皆可为衾褥。出南方桂林者，则深褐色，黑脊白斑，与鹿相近也。

黄羊肉 味甘，温，无毒。主补中益气，治劳伤虚寒。

髓 主补益，功同羊髓。

牛

李时珍曰：牛有犊牛、水牛二种。犊牛小，水牛大。犊牛有黄、黑、赤、白、驳杂数色。水牛色青苍，大腹锐头，其状类猪，角若担矛，能与虎斗，亦有白色者，牛齿有下无上，察其齿而知其年，三岁二齿，四岁四齿，五岁六齿，六岁以下，每年接脊骨一节也。牛耳聋，其听以鼻。牛瞳竖而不横。其声曰牟，项垂曰胡，蹄肉曰䮾，百叶巨膍，角胎曰鰓[1]，鼻木曰拳，嚼草复出曰齝，腹草未化曰圣齑。牛在畜属土，在卦属坤，土缓而和，其性顺也。《造化权舆》云：乾阳为马，坤阴为牛，故马蹄圆，牛蹄坼。马病则卧，阴胜也；牛病则立，阳胜也。马起先前足，卧先后足，从阳也；牛起先后足，卧先前足，从阴也。

---

〔1〕鰓：原作“腮”，据《本草纲目》改。

黄牛肉 味甘，温，无毒。主安中益气，养脾胃。补益腰脚，止消渴及唾涎。黄牛肉微毒，食之发药毒，动病人，不如水牛。孟诜曰：黄牛动病，黑牛尤不可食。牛者，稼穑之资，不可多杀。若自死者，血脉已绝，骨髓已竭，不可食之。陈藏器曰：牛病死者，发痼疾痃癖，令人洞下疰病。黑牛白头者，不可食。独肝者，有大毒，令人痢血至死。北人牛瘦，多以蛇从鼻灌之，故肝独也。水牛则无之。李时珍曰：张仲景云，啖蛇牛，毛发白而后顺者是也。人乳可解其毒。《内则》云：牛夜鸣则痼，臭不可食。病死者有大毒，令人生疔暴亡。《食经》云：牛自死白首者，食之杀人。疥牛食之，发痒。黄牛、水牛肉合猪肉及黍米酒食，并生寸白虫。合韭、薤食，令人热病。合生姜食，损齿。煮牛肉入杏仁、芦叶易烂，相宜。孟诜曰：恶马食牛肉即驯，亦物性也。李时珍曰：韩懋言牛肉补气，与黄芪同功。观丹溪朱氏“倒仓法论”而引用触类，则牛之补土，可心解矣。今天下日用之物，虽严法不能禁，亦因肉甘而补，皮骨有用也。朱丹溪“倒仓法论”曰：肠胃为积谷之室，故谓之仓。倒者，推陈以致新也。胃属土，受物而不能自运。七情五味，有伤中宫，停痰积血，互相缠纠，发为瘫痪，为劳瘵，为蛊胀，成形成质，为窠为臼，以生百病而中宫愆和，自非丸散所能去也。此方出西域异人。法用黄肥牡牛肉二十斤，长流水煮成糜，去滓滤取液，再熬成琥珀色，收之。每饮一钟，随饮至数十钟，寒月温饮。病在上则令吐，在下则令利，在中则令吐而利，在人活变。吐利后渴，即服其小便一二碗，亦可荡涤余垢。睡二日，乃食淡粥，养半月，即精神强健，沉疴悉亡也。须五年忌牛肉。盖牛，坤土也。黄，土色也。以顺德配乾牡之用也。肉者，胃之药[1]也，熟而为液，无形之物也。故能由肠胃而透肌肤，毛窍爪甲，无所不到。在表者，因吐而得汗；在清道者，自吐而去；在浊道者，自利而除。有如洪水泛涨，陈莝顺流而去，盎然涣然，润泽枯槁，而有精爽之乐也。王纶云：牛肉本补脾胃之物，非吐下药也，特饮之既满而溢尔。借补为泻，故病去而胃得补，亦奇法也。但病非肠胃者，似难施之。

水牛肉 味甘，平，无毒。消渴止啘泄，安中益气，养脾胃。补虚壮健，强筋骨，消水肿，除湿气。宜忌同黄牛。

头蹄 味凉。治下热风。

鼻 主消渴。同石燕煮汁服，治妇人无乳，作羹食之，不过两日，乳下无限，气壮人尤效。疗口眼㖞斜，不拘干湿者，以火炙热，于患处熨之，即渐正。

皮 治水气浮肿，小便涩少。以皮蒸熟，切，入豉汁食之。熬胶最良。

乳 味甘，微寒，无毒。主补虚羸，止渴。养心肺，解热毒，润皮肤。冷补，下热气。和蒜[2]煎沸食，去冷气痃癖。患热风人宜食之。老人煮食有益。入葱、蒜，止小儿吐乳，补劳。治反胃热哕，补益劳损，润大肠，治气痢，除黄疸，老人煮粥甚宜。朱丹溪曰：反胃噎嗝，大便燥结，宜牛、羊乳时时咽之，并服四物汤上策。不可用人乳，人乳有饮食之毒，七情之火也。李时珍曰：乳煎荜茇，治痢有效。盖一寒一热，能和阴阳耳。按：《独异志》云，唐太宗苦气痢，众医不效，下访诏问。金吾长张宝藏曾困此疾，即具疏以

〔1〕药：原作“乐”，据《本草纲目》改。
〔2〕蒜：刘衡如考作“酥”。

煎荜茇方上，服之立愈。宣下宰臣与五品官。魏征难之，逾月不拟。上疾复发，复进之，又平。因问左右曰：进方人有功，未见除授何也？征惧曰：未知文武二吏。上怒曰：治得宰相，不妨授三品，我岂不及汝耶？即命与三品文官，授鸿胪寺卿。其方用牛乳半斤，荜茇三钱，同煎减半，空腹顿服。

血　味咸，平，无毒。主解毒利肠，治金疮折伤垂死，又下水蛭。煮拌醋食，治血痢便血。甚妙。

脂　味甘，温，微毒。治诸疮疥癣白秃，亦入面脂。多食令人发痼疾疮疡。

髓　味甘，温，无毒。主补中，填骨髓。久服增年。安五脏，平三焦，续绝伤，益气力，止泄利，去消渴，皆以清酒暖服之。平胃气，通十二经脉。治瘦病，以黑牛髓、地黄汁、白蜜等分，煎服。润肺补肾，泽肌悦面，理折伤，擦损痛，甚妙。

脑　味甘，温，微毒。治风眩消渴，脾积痞气。润皴裂，入面脂用。牛热病死者，勿食其脑，令人生肠痈。

心　治虚忘，补心。

脾　主补脾。腊月淡煮，日食一度，治痔瘘。和朴硝作脯食，消痞块。

肺　主补肺。

肝　主补肝明目。治疟及痢，醋煮食之。妇人阴痒，纳之引虫。

肾　主补肾气，益精。治湿痹。

胃　味甘，温，无毒。主消渴风眩，补五脏，醋煮食之。补中益气，解毒，养脾胃。

膍　一名百叶。牛羊食百草，与他兽异，故其胃有膍，有胘，有蜂窠，亦与他兽异也。胘，即胃之厚处。治热气水气，治痢，解酒毒、药毒、丹石毒，发热，同肝作生，以姜、醋食之。

胆　味苦，大寒，无毒。可丸药。除心腹热渴，止下痢及口焦燥，益目精。腊月酿槐子服，明目，治疳湿弥佳。酿黑豆百日后，取出，每夜吞一枚，镇肝明目。酿南星末阴干，治惊风有奇功。除黄杀虫，治痈肿。

喉　治小儿呷气。疗反胃吐食，取一具去膜及两头，逐节以醋浸炙燥，烧存性，每服一钱，米饮下，神效。

靥　治喉痹气瘿，古方多用之。

齿　治小儿牛痫。李时珍曰：六畜齿治六痫，皆比类之义也。耳珠先生有固牙法：用牛齿三十枚，瓶盛固济，煅赤为末。每以水一盏，末二钱，煎热含漱，冷则吐去。有损动者，以末揩之。此亦以类从也。

牛角鰓即角尖中坚骨也　味苦，温，无毒。治下闭血，瘀血疼痛，及女人带下血，燔之，酒服。烧灰，主赤白痢。黄牛者烧之，主妇人血崩，大便下血，血痢。水牛者烧之，止妇人血崩，赤白带下，冷痢泻血，水泄。治水肿。

角　味苦，寒，无毒。水牛者燔之，治时气寒热头痛。煎汁，治热毒风及壮热。㹀牛者治喉痹肿塞欲死，烧灰，酒服一钱。小儿饮乳不快似喉痹者，取灰涂乳上，咽下即瘥。治淋破血。

骨　味甘，温，无毒。烧灰，治吐血鼻洪，崩中带下，肠风泻血，水泻。治邪疟。烧灰同猪脂，涂疳疮蚀人口鼻，有效。

蹄 甲治妇人崩中，漏下赤白。烧灰水服，治牛痫。和油，涂臁疮。研末贴脐，止小儿夜啼。

阴茎 治妇人漏下赤白，无子。

牯牛卵囊 治疝气。一具煮烂，入小茴香、盐少许拌食。

毛 脐中毛，治小儿久不行。耳毛、尾毛、阴毛，并主通淋闭。

口涎 治反胃呕吐。水服二匙，终身不噎。吮小儿，治客忤。灌一合，治小儿霍乱。入盐少许，顿服一盏，治喉闭口噤。

鼻津 治小儿中客忤，水和少许灌之。又涂小儿鼻疮及湿癣。

耳垢 治蛇伤，恶載毒。治痈肿未成脓，封之即散。疳虫蚀鼻生疮，及毒蛇螫人，并敷之。

溺 味苦、辛，微温，无毒。治水肿，腹胀脚满，利小便。

屎 味苦，寒，无毒。治水肿恶气。干者燔之，敷鼠瘘恶疮。烧灰，敷炙疮不瘥。敷小儿烂疮烂痘，及痈肿不合，能灭瘢痕。绞汁，治消渴黄瘅，脚气霍乱，小便不通。

黄犊子脐皮 治九窍四肢指岐间出血，乃暴怒所为。烧此末，水服方寸匕，日四五服，良。主中恶霍乱，及鬼击吐血，以一升，和酒三升，煮汁服。

圣齑 治食牛肉作胀，解牛肉毒。李时珍曰：按，刘恂《岭表录异》云，广之容南好食水牛肉，或炮或炙，食讫即啜圣齑消之，调以姜、桂、盐、醋，腹遂不胀。圣齑如青苔状，乃牛肠胃中未化草也。

齝草一名牛呞草 绞汁服，止哕。疗反胃霍乱，小儿口噤风。

鼻拳即穿鼻绳木也 木拳：主小儿痫。治消渴，煎汁服，或烧灰，酒服。草拳，烧研，傅小儿鼻下疮。烧灰，吹缠喉风，甚效。

附方：治癖积。用黄牛肉一斤，恒山三钱，同煮熟。食肉饮汁，癖必自消，立效。

治肉人怪病。人顶生疮，五色，如樱桃状，破则自顶分裂，连皮剥脱至足，名曰肉人。常饮黄牛乳即自消也。

治误吞水蛭，肠痛黄瘦。牛血热饮一二升，次早化猪脂一升饮之，即下出也。

治臁疮不散。牛胞衣一具，烧存性，研搽。

治卒魇不寤。以青牛蹄或马蹄置人头上，少顷即活。

治损目破睛。牛口涎，日点二次，避风。黑睛破者亦瘥。

治胎死腹中。用湿牛粪涂腹上，即下。

治恶犬咬伤。洗净，以热牛屎封之，即时痛止。

马

李时珍曰：马以云中者为良。云中，今大同府也。大抵马以西北方者为胜，东南者劣弱不及。马应月，故十二月而生，其年以齿别之。在畜属火，在辰属午。或云：在卦属乾、属金。马之眼光照人全身者，其齿最少；光愈近，齿愈大。马食杜衡善走，食稻则足重，食鼠屎则腹胀，食鸡粪生骨眼。以僵蚕、乌梅拭牙则不食，得桑叶乃解。挂鼠狼皮于槽亦不食。遇侮[1]马骨则不行。以猪槽

---

〔1〕侮：刘衡如考作“海”。

饲马，石灰泥马槽、马汗着门，并令马落驹。系猕猴于厩，辟马病。皆物理之当然耳。

白马肉 味辛、苦，冷，有毒。治伤中，除热下气。长筋骨，强腰脊，壮健强志，轻身不饥。作脯，治寒热痿痹。煮汁，洗头疮白秃。只堪煮，余食难消。渍以清水，搦洗血尽乃煮。不然则毒不出，患疔肿。或曰以冷水煮之，不可盖釜。马生角、马无夜眼、白马青蹄、白马黑头者，并不可食，令人癫。马鞍下肉色黑及马自死者，并不可食，杀人。马黑脊而斑臀者，并不可食。萧炳曰：患痢生疥人勿食，必加剧。妊妇食之，令子过月。乳母食之，令子疳瘦。孟诜曰：同仓米、苍耳食，必得恶病，十有九死。同姜食，生气嗽。同猪肉食，成霍乱。食马肉毒发心闷者，饮清酒则解，故浊酒则加。陶弘景曰：秦穆公云，食骏马肉不饮酒，必杀人。李时珍曰：食马中毒者，饮芦菔[1]汁、食杏仁可解。

鬐膏 鬐，项上也。味甘，平，有小毒。生发。治面皯，手足皴粗。入脂泽，用疗偏风口喎斜。

乳 味甘，冷，无毒。止渴，治热。作酪，性温，饮之消肉。孙思邈曰：性冷利，同鱼鲙食，作瘕。

心 治喜忘。患痢人食马心则痞闷加甚。《肘后方》治心昏多忘，牛、马、猪、鸡心干之为末，酒服方寸匕，日三，则闻一知十。

肺 治寒热，小儿茎萎。

肝 主有大毒。陶弘景曰：马肝及鞍下肉杀人。李时珍曰：按，汉武帝云，食肉毋食马肝。又云，文成食马肝而死。韦庄云：食马留肝，则其毒可知矣。方家以豉汁、鼠矢解之。

肾 李时珍曰：按，熊太古《冀越[2]集》云，马有墨在肾，牛有黄在胆，造物之所钟也。此亦牛黄、狗宝之类，当有功用。惜乎前人不知，漫记于此以俟。

白马阴茎 味甘、咸，平，无毒。治伤中绝脉，阴不起，强志益气，长肌肉肥健，生子。小儿惊痫。益丈夫阴气。

驹胞衣 治妇人天癸不通，煅存性为末，每服三钱，入麝香少许，空腹新汲水下，不过三服，良。

眼 味平，无毒。治惊痫，腹满，疟疾。小儿魃病，与母带之。

夜眼 在足膝上。马有此能夜行，故名。治卒死尸厥，龋齿痛。

牙齿 味甘，平，有小毒。治小儿马痫，水磨服。烧灰唾和，涂痈疽疔肿出根，效。

骨 有毒。烧灰和醋，敷小儿头疮及身上疮。止邪疟。烧灰和油，敷小儿耳疮、头疮、阴疮、瘭疽有浆如火灼。敷乳头饮儿，止夜啼。

头骨 味甘，微寒，有小毒。治喜眠，令人不睡。烧灰，水服方寸匕，日三夜一。作枕亦良。治齿痛。烧灰敷头、耳疮。疗马汗气入疮痛肿，烧灰敷之，白汗出，良。

胫骨 味甘，寒，无毒。煅存性，降阴火，中气不足者用之，可代黄芩、黄连。

〔1〕菔：刘衡如考作“根”。

〔2〕越：原脱，据《本草纲目》补。

悬蹄　味甘，平，无毒。治惊邪瘈疭乳难，辟恶气鬼毒，蛊疰不祥。止衄内漏，龋齿。赤马者治赤崩；白马者治白崩。主癫痫，齿痛。疗肠痈，下瘀血，带下，杀虫。又烧灰入盐少许，掺走马疳蚀，甚良。赤马者辟瘟疟。

皮　治妇人临产，赤马皮催生，良。治小儿白秃，以赤马皮、白马蹄烧灰，和腊猪脂敷之，良。

鬐毛即鬃也，一名鬣　性有毒。治小儿惊痫，女子崩中赤白。烧灰服，止血，涂恶疮。

尾　治女人崩中，小儿客忤。

脑　性有毒。治断酒，腊月者温酒服之。

血　性有大毒。孟诜曰：凡生马血入人肉中，一二日便肿起，连心即死。有人剥马伤手，血入肉，一夜即死。

汗　有大毒。陶弘景曰，患疮人触马汗、马气、马毛、马尿、马屎者，并令加剧。孟诜曰：马汗入疮，毒攻心欲死者，烧粟秆灰淋汁浸洗，出白沫，乃毒气也。岭南有人用此得力。

白马溺　味辛，微寒，有毒。主消渴，破癥坚积聚，男子伏梁积疝，妇人瘕积，铜器承饮之。洗头疮白秃，渍恶刺疮，日十次，愈乃止。热饮，治反胃杀虫。李时珍曰：马尿治癥瘕有验。按：祖台之《志怪》云，昔有人与其奴皆患心腹痛。奴死剖之，得一白鳖，赤眼仍活。以诸药纳口中，终不死。有人乘白马观之，马尿堕鳖而鳖缩。遂以灌之，即化成水。其人乃服白马尿而疾愈。此其征效也。反胃有虫，亦能治之。

白马屎　微温，无毒。止渴，止吐血、下血、鼻衄，金疮出血，妇人崩中。敷顶，止衄。绞汁服，治产后诸血气，伤寒时疾当吐下者。治时行病起合阴阳垂死者，绞汁三合，日夜各二服。又治杖疮、打损伤疮中风作痛者，炒热，包熨五十遍，极效。绞汁灌之，治卒中恶死。酒服，治产后寒热闷胀。烧灰水服，治久痢赤白。和猪脂，涂马咬人疮、白马汗入疮、剥死马骨刺伤人，毒攻欲死者。

屎中粟　治金疮。

马绊绳　煎水，洗小儿痫。

东行马蹄下土　作方术，可知女人外情。

附方：治肠痈腹痛，其状两耳轮甲错，腹痛，或绕脐有疮如粟，下脓血。用马蹄灰和鸡子白涂之，即拔毒气出也。

治黥刺雕青。以白马汗搽上，再以汗调水蛭末涂之。

治尸厥卒死。用白马前脚夜目二枚，白马尾十四茎，合烧，以苦酒丸如小豆大。白汤灌下二丸，须臾再服，即苏。

治赤根疔疮。马牙齿烧存性为末，腊猪脂和敷，根即出也。

治臁疮溃烂。二、四年马牙床骨烧研，先以土窨过，小便洗数次，敷之。

家中午地埋马头骨，宜蚕；浸于上流，绝水蜞虫。

治虫蚀肛门腐烂，见脏腑则死。以猪脂和马蹄灰，绵裹导入下部，日数度，瘥。

治牙齿疼痛。用白马尿浸茄科三日，晒干，炒为末，点牙即落。或煎巴豆点牙亦落。勿近好牙。

治搅肠痧欲死者。用马屎研汁饮之，立愈。

驴

李时珍曰：驴，长颊广额，磔[1]耳修尾，夜鸣应更，性善驮负。有褐、黑、白色。女直、辽东出野驴，似驴而色驳，鬃尾长，骨骼大，食之功与驴同。西土出山驴，有角如羚羊。东海岛中出海驴，能入水不濡。又有海马、海牛、海猪、海獾等物，其皮皆供用。

驴肉 味甘，凉，无毒。治解心烦，止风狂。酿酒，治一切风。又治忧愁不乐，能安心气，同五味煮食，或以汁作粥食。补血益气，治远年劳损，煮汁空心效。疗痔引虫。野驴肉功同。食驴肉，饮荆芥茶，杀人。妊妇食之，产难。同凫茈食，令人筋急。病死者有毒。寇宗奭曰：驴肉食之动风，脂肥尤甚，屡试屡验。昔人以为止一切风狂，未可凭也。

头肉 煮汁服二三升，治多年消渴，无不瘥者。又以渍曲酿酒服，去大风动摇不伏者。亦洗头风风屑。同姜齑煮汁日服，治黄疸百药不治者。

脂 敷治恶疮疥癣及风肿。和酒服三升，治狂癫，不能语，不识人。和乌梅为丸，治多年疟，未发时服二十丸。又生脂和生椒捣熟，绵裹塞耳，治积年聋疾。和酒等分服，治卒咳嗽。和盐，涂身体手足风肿。

髓 味甘，温，无毒。治耳聋。

血 味咸，凉，热毒。主利大小肠，润燥结，下热气。

乳 味甘，冷利，无毒。小儿热急黄，多服使利。疗大热，止消渴。小儿热急惊邪赤痢。小儿痫疾，客忤天吊风疾。卒心痛连腰脐者，热服三升。蜘蛛咬疮，器盛浸之。蚰蜒及飞虫入耳，滴之当化成水。频热饮之，治气郁，解小儿热毒，不生痘疹。浸黄连取汁，点风热赤眼。

阴茎 味甘，温，无毒。主强阴壮筋。

驹衣 断酒。煅研，酒服方寸匕。

皮 煎胶食之，治一切风毒，骨筋痛，呻吟不止。和酒服更良。胶食，主鼻洪吐血，肠风血痢，崩中带下。其生皮覆疟疾人，良。

毛 治骨头中一切风病，用一斤炒黄，投一斗酒中，渍三日，空心细饮，令醉，暖卧取汗，明日更饮如前。忌陈仓米粥。

骨 煮汤浴历节风。牝驴骨煮汁服，治多年消渴，极效。

头骨 烧灰和油，涂小儿颅解。

悬蹄 烧灰傅痈疽，散脓水。和油，傅小儿解颅，以瘥为度。

溺 味辛，寒，有小毒。浸蜘蛛咬疮，良。治反胃噎病，狂犬咬伤，癣疠恶疮，并多饮取瘥。风虫牙痛，频含漱之，良。

屎 熬之，熨风肿漏疮。绞汁，主心腹疼痛，诸疰忤癥瘕，反胃不止，牙齿痛，治水肿，每服五合，良。烧灰吹鼻，止衄甚效。和油，涂恶疮湿癣。

耳垢 刮取，涂治蝎螫。

〔1〕磔：刘衡如考作“磔”。

尾轴垢 治新久疟无定期者，以水洗汁，和面如弹丸二枚，作烧饼，未发前食一枚，发时食一枚，力效。

驴槽 治小儿拗哭不止，令三姓妇人抱儿卧之，移时即止，勿令人知。李时珍曰：《锦囊诗》云，系蟹悬门除鬼疾，画驴挂壁止儿啼。言关西人以蟹壳悬之辟邪疟，江左人画倒驴挂之止夜啼。与驴槽止哭之义同，皆厌禳之法耳。朱丹溪曰：一妇病噎，用四物汤加驴尿与服，以防其生虫，数十贴而愈。时珍曰：张文仲《备急方》言，幼年患反胃，每食羹粥诸物，须臾吐出。贞观中，许奉御兄弟及柴、蒋诸名医奉敕调治，竟不能疗。渐疲困，候绝旦夕，忽一卫士云，服驴尿极验。遂服二合，后食止吐一半。哺时再服一合，食粥便定。次日奏知，则宫中五六人患反胃者同服，一时俱瘥。此物稍有毒，服时不可过多，须热饮之。病深者七日当效，后用屡验。

附方：治风入头脑，头目眩晕。用乌驴头一个，如食法豉汁煮食之，立止。

治目中胬肉凸出。用驴脂、白盐等分，和匀，注两目眦，日三次。一月瘥。

治小儿口噤，不啼哭。驴乳、猪乳各二升，煎一升五合服，大效。

治中风口眼㖞斜。用乌驴皮焊毛，如常治净蒸熟，入豉汁中，和五味煮食之，即愈。此方又治骨筋疼痛，极效。

治多年耳聋。重者用三两度，初起者一上便效。用驴前脚胫骨打破，向日中沥出髓，以瓷器收之。每用绵点少许入耳内，侧卧候药行。其髓不可多用，以白色者为上，黄色者不堪。又方：乌驴脂少许，鲫鱼胆一个，生油半两，和匀，纳葱管中七日，取滴耳中。

治牛皮风癣。生驴皮一片，以朴硝腌过，烧灰，油调搽之，名一扫光。

治饮酒过度成漏，欲穿肠者。用驴蹄硬处削下，水煮浓汁，冷饮之。襄州散将乐小蛮，得此方大效。

治白癜风。驴尿、姜汁等分和匀，频洗。

骡

李时珍曰：骡大于驴而健于马，其力在腰。其后有锁骨不能开，故不孳乳。其类有五：牡驴交马而生者，骡也；牡马交驴生者，为駃騠，音决题。牡驴交牛而生者，为馲䭾，音宅陌；牡牛交驴而生者，为𩧢𩦹，音谪蒙；牡牛交马生者，为駏驉。今俗通呼为骡。

骡肉 味辛、苦，温，有小毒。宁源曰：骡性顽劣，肉不益人，孕妇食之难产。昔赵简子有白骡，甚爱之。其臣阳城渠胥有疾。医云：得白骡肝则生，不得则死。简子闻之曰：杀畜活人，不亦仁乎？乃杀骡取肝与之，渠胥病愈。但不载所患何疾。此亦剪须以救功臣之意，书之于此，以俟识者。

蹄 治难产。烧灰，入麝香少许，酒服一钱。

屎 治打损诸疮，破伤中风，肿毒。炒焦裹熨之，冷即易。

驼

一名橐驼，一名骆驼。其种有野有家，俱出塞北、河西。野驼，今唯西北番界有之。家驼则此中人家畜养生息者。驼状如马，其头似羊，长项垂耳，脚有三节，背有两肉峰如鞍形，有苍、褐、黄、紫数色，其声曰圂，其食亦齝。其性耐寒恶热，故夏至退毛至尽。毛可为毼，其粪烟亦直上如狼烟。其力能负重，可至千斤，日行二三百里。又能知泉源水脉风候。凡伏流人所不知，驼以足踏处即得之。流沙夏多热风，行旅遇之即死。风将至，驼必聚鸣，埋口鼻于沙中，人以为验也。其卧而腹不著地，屈足露明者名明驼，最能行远。于阗国有风脚驼，其疾如风，日行千里。土番有独峰驼。《西域传》云：大月氏出一封驼，脊上有一峰隆起若封土，故俗呼为封牛。岭南徐闻县及海康皆出之。《南史》云：滑国有两脚驼，诸家所未闻也。

驼肉 味甘，温，无毒。治诸风，下气，壮筋骨，润肌肤，主恶疮。

脂 味甘，温，无毒。治顽痹风瘙，恶疮毒肿，死肌，筋皮挛缩，踠损筋骨。火炙摩之，取热气透肉。亦和米粉作煎饼食之，疗痔。治一切风疾。皮肤痹急，及恶疮肿漏烂，并和药敷之。主虚劳风，有冷积者，以烧酒调服之。寇宗奭曰：家驼峰、蹄最良，人多煮熟糟食。

乳 味甘，冷，无毒。主补中益气，壮筋骨，令人不饥。

黄 味甘，平，微毒。治风热惊疾。李时珍曰：骆驼黄似牛黄而不香。戎人以乱牛黄，而功不及之。

毛 治女人赤白带下，最良。颔毛疗痔．烧灰，酒服方寸匕。

屎 干研嗃鼻，止衄。烧烟杀蚊虱。

附方：治中风口眼㖞斜，语言蹇涩。以骆驼肉如常作羹食之。

治人肌肤粗涩，身多疿瘟。用骆驼肉切细，入甘草、豉汁煮食之。

治风瘙顽癣，烂皮死肌，及筋脉短缩。用骆驼脂油和米粉或面作饼食之。

治痔疾他方不效者。用五倍子为末，以骆驼脂油，调傅之即愈。

治下疳疮。用骆驼细绒毛烧灰，水澄过，入炒黄丹等分为末，搽，即愈。

治鼻中出血不止，他药不效。用骆驼屎晒干，为末吹入鼻中，即止。

治人家屋壁生鳖虱。用骆驼屎同蟹壳、鳗骨，共一处烧之，即绝种。

备考食物本草纲目卷之十四

兽部二二类

野兽类三十六种

狮

一名狻猊，一名虓，音嚣。出西域诸国。状如虎而小，黄色。亦如金色猱狗，而头大尾长。亦有青色者，铜头铁额，钩爪锯牙，弭耳昂鼻，目光如点，声吼如雷，有耏髯，牡者尾上茸毛大如斗，日走五百里，为毛虫之长。怒则威在齿，喜则威在尾。每一吼则百兽辟易，马皆溺血。食虎吞貔，裂犀分象，啖诸禽默，以气吹之，羽毛纷落。其乳人牛、羊诸乳中，皆化成水。虽死后，虎豹不敢食其肉，蝇不敢集其尾，物理相畏如此。然《博物志》载：魏武帝至白狼山，见物如狸，跳至狮子头杀之。《唐史》载：高宗时，伽毘耶国献天铁兽，能擒狮象。则狮虽猛悍，又有制之者也。西域畜之，七日内取其未开目者调习之，若稍长，则难驯矣。

狮肉　味甘、辛，热，无毒。食之壮胆助神，雄健威武。

屎　服之，破宿血，杀百虫。烧之，去鬼气。

虎

一名大虫，一名山猫。山兽之君也。多山林处皆有之。状如猫而大如牛，黄质黑章，锯牙钩爪，须健而尖，舌大如掌，生倒刺，项短鼻齆。夜视，一目放光，一目看物。声吼如雷，风从而生，百兽震恐。立秋虎始啸，仲冬虎始交，月晕时亦交。不再交，孕七月而生。知冲破，能画地观奇偶以卜食。虎噬物，随月旬上下而啮其首尾。其博物，三跃不中则舍之。人死于虎，则为伥鬼，导虎而行。虎食狗则醉，狗乃虎之酒也。闻羊角烟则走，恶其臭也。虎害人、兽，而猬、鼠能制之，智无大小也。狮、驳、酋耳、黄腰、渠搜能食虎，势无强弱也。酋耳似虎，能食虎、豹，世治则见。驳，状如马，白身黑尾，一角锯牙。渠搜，西戎露犬也。黄腰，鼬身狸首，俱逐虎之兽也。

虎肉　味酸，平，无毒。主恶心欲呕，益气力，止多唾，食之治疟。辟三十六种精魅。入山鬼见畏之。热食虎肉，坏人齿。正月勿食虎肉，伤人神。李时珍曰：虎肉作土气，味不甚佳，盐食稍可。

虎骨　味辛，热，无毒。治邪恶气，杀鬼疰毒，止惊悸，治恶疮鼠瘘。头骨尤良。又治筋骨毒风挛急，屈伸不得，走注疼痛。治尸疰腹痛，伤寒温气，温疟，杀犬、蛟毒。杂朱砂画符，疗邪。煮汁浴之，去骨节风毒肿。和醋浸膝，止脚痛肿，胫骨尤良。初生小儿煎汤浴之，辟恶气，去疮疥，惊痫鬼疰，长大无病。追风定痛健骨，止久痢脱肛，兽骨鲠咽。

头骨 作枕，辟恶梦魇。置户上辟鬼。苏颂曰：李绛《兵部手集》有虎骨酒。治臂胫痛，及腰脚不随。盖以虎为金，风为木，木受金制，焉得不从，而病安得不瘥。故曰风从虎，虎啸而则生，自然之道也。所以治风病挛急，屈伸不便，走疰，骨节风毒，癫疾[1]惊痫诸病，皆此义也。汪机曰：虎之强悍，皆赖于胫，虽死而胫犹矻立不仆，故治脚胫无力用之。虎骨用头及胫骨，色黄者佳。凡虎身数物，俱用雄虎者胜。药箭射杀者不可用，其毒浸渍骨血间，能伤人也。凡用虎之诸骨，并捶碎去髓，或涂酥，或酒，或醋，炙脆用。

威骨 虎有威骨如乙字，长一寸，在胁两旁，破肉取之。令人有威，佩之临官佳。无官则为人所憎。

膏 主狗啮疮。纳下部，治五痔下血。服之，治反胃。煎消，涂小儿头疮白秃。

血 主壮神强志。《抱朴子》云：三月三日杀取虎血、鸭血，等分和合，以初生草似胡麻子，取其实合用，可以移形易貌。

肚 治反胃吐食。取生者勿洗存滓秽，新瓦固煅存性，入平胃散末一两和匀，每白汤服三钱，效。

肾 治瘰疬。

胆 治小儿惊痫疳痢，神惊不安，研水服之。

睛 治癫疾疟病，小儿热疾，惊悸狂啼，客忤，疳气，镇心安神，明目去翳。凡用之，须酒浸炙干用。

虎魄 凡虎夜视，一目放光，一目看物。猎人候而射之，弩箭才及，目光即堕入地，得之如白石者是也。主惊邪，辟恶镇心。按：《茅亭客话》云，猎人杀虎，记其头项之处，月黑掘下尺余方得，状如石子、琥珀。此是虎之精魄沦入地下，故主小儿惊痫之疾。

鼻 治癫疾，小儿惊痫。悬户上令生男。李时珍曰：按，《河鱼图》云，虎鼻悬门中经年，取熬作屑，与妇人服之，便生贵子。勿令人及妇知，知则不验。此与古者胎教欲见虎豹，取其勇壮之义同也。

牙 治丈夫阴疮及疽瘘。杀劳虫，治猘犬伤、发狂，刮末，酒服方寸匕。

爪 系小儿臂，辟恶魅。

皮 治疟疾，辟邪魅。虎豹皮上睡，令人神惊。其毛入疮，有大毒。

须 治齿痛。唐许远齿痛，仙人郑思远拔虎须令插之，即愈。

屎 治恶疮，辟鬼气。疗瘰疽痔漏。烧研酒服，治兽骨鲠。

附方：治历节走痛。用虎头骨一具，涂酥炙黄捶碎，浸酒内五宿后，随量欲之。

肛门挺出。虎骨烧末，日服方寸匕。

治小儿夜啼。用大虫眼睛一只为末，以竹沥调少许服之。

预知散，治健忘惊悸。用虎骨酥炙，白龙骨、远志肉等分，为末。日三服，姜汤下，久则令人聪慧。

治腰脚不随，挛急疼痛。取虎胫骨五六寸，刮去肉膜，涂酥炙黄捣细，绢袋盛

---

〔1〕疾：原作“疰”，与前重复，从刘衡如改之。

之，以瓶盛酒一斗浸之，煻火微温，七日后，任意饮之，当微利，便效也。又方：虎腰脊骨一具，前两脚全骨一具，捶碎，安铁床上，文炭火炙，待脂出，则投无灰酒中，密封，春夏七日，秋冬三七日。日饮三次。患十年者不过三剂，五年上下者，一剂即瘥。

治休息痢，经年不愈。取大虫骨炙焦捣末，服方寸匕，日三。

治痔漏脱肛。用虎胫骨两节，以蜜二两，炙黄捣末，蒸饼丸梧子大。每早温酒下二十丸。

治兽骨鲠咽。虎骨为末，水服方寸匕，极效。亦治恶犬咬伤，外敷内服。

治脾胃虚弱，不思饮食，恶心。以葱、椒、酱、豉炙虎肉，空心食之。

治反胃。虎脂半两，清油一斤，浸一月，酒下一两。

豹

辽东及西南诸山时有之。状似虎而小，白面圆头，自惜其毛采。其文如钱曰金钱豹，宜为裘。如艾菜者，曰艾叶豹，次之。又西域有金线豹，文如金线。海中有水豹，上应箕宿。虎生三子，一为豹。豹畏蛇于鼢鼠，而狮、驳、渠搜能食之。《广志》云：狐死首丘，豹死首山。不忘本也。豹胎至美，为八珍之一。

豹肉 味酸，平，无毒。主安五脏，补绝伤。壮筋骨，强志气，辟鬼魅神邪，耐寒暑瘴厉。冬食利人，威健勇猛。正月勿食，能伤神损寿。孟诜曰：豹肉令人志性粗豪，食之便觉，少顷消化乃定。久食亦然。

脂 合生发膏，朝涂暮生。亦入面脂。

鼻 治狐魅。同狐鼻水煮服。治梦与鬼交，及狐狸精怪。

头骨 作枕，辟邪。烧灰淋汁，去头风白屑。

皮 不可藉睡，令人神惊。其毛入人疮中，有毒。广西西南界有唼腊虫，食死人尸，不可驱逐。唯以豹皮覆之，则畏而不来，否刻死尸顷刻都尽。

貘

音陌。似熊而头小、脚卑，黑白驳文，毛浅有光泽。能舐食铜铁，及竹骨蛇虺。其骨节强直，中实少髓。唐世多画貘作屏，白乐天有赞序之。今黔、蜀及峨嵋山中时有之，象鼻犀目，牛尾虎足。土人鼎釜，多为所食，颇为山居之患，人亦捕之。其齿骨极坚，以刀斧椎锻，铁皆碎落，火亦不能烧。人得之，诈充佛牙佛骨，以诳俚俗。李时珍曰：按，《埤雅》云，貘似熊，狮首豺髲，锐鬐卑脚，粪可为兵切玉，尿能消铁为水。又有异兽曰啮铁、犴、昆吾兔，皆能食钢铁，亦貘类也。今并及之。

啮铁 《神异经》云：南方有兽，角足大小状如水牛，毛黑如漆，食铁而饮水，粪可为兵，其利如钢，名曰啮铁。《唐史》载，吐[1]火罗进大兽，高七尺，食铜铁，日行三百里。

犴 《禽书》云：犴应井星，胡狗也。状似狐而黑，身长七尺，头生一角，老则有鳞，能食虎、豹、蛟、龙、铜、铁。猎人亦畏之。

狡兔 《拾遗记》云：狡兔生昆吾山，形如兔，雄黄雌白，食丹、石、铜、铁。昔吴王武库兵器皆尽，掘得二兔，一白一黄，腹中肾、胆皆铁，取铸为剑，切玉如泥。

---

〔1〕吐：原作“川”，据刘衡如考改。

貘肉 味辛，平。食之，主削坚破积。

皮 寝之，驱瘟疫疠气，辟湿气邪气。

膏 治痈肿，能透肌骨。膏以铜、铁、瓦器盛之皆漏，仍以其骨盛，则不漏。

尿 治误吞铜铁入腹者。水和服之，即化为水。

象

苏颂曰：《尔雅》云，南方之美者，有梁山之犀、象焉。今多出交趾、潮、循诸州。彼人捕得，争食其肉，云肥堪作炙。陈藏器云：象具十二生肖肉，各有分段，惟鼻是其本肉，炙食、糟食更美。又胆不附肝，随月在诸肉同。如正月建寅在虎肉，二月建卯，在兔肉也。徐铉云：象胆随四时，春在前左足，夏在前右足，秋后左足，冬后右足也。淳化中，一象春毙，太宗命取胆不获，使问铉，铉以此对，果得于前左足。李时珍曰：象出交、广、云南及西域诸国，多至成群。有灰、白二色，形体臃肿，面目丑陋。大者身长丈余，高称之。肉倍数牛，目才若豕。四足如柱，无指而有爪甲。行则先移左足，卧则以臂着地。其〔1〕头不能俯，其颈不能回。其耳下軃，其鼻大如臂，下垂至地。鼻端甚深，可以开阖，中有小肉爪，能拾〔2〕针芥。食物饮水皆以鼻卷入口。一身之力，皆在于鼻，故伤之则死。耳后有穴，薄如鼓皮，刺之亦死。口内有食齿，两吻出两牙夹鼻，雄者长六七尺，雌者才尺余耳。交牝则在水中，以胸相贴，与诸兽不同。其育也，五岁始产，六十年骨方足。其性能久识，嗜刍、豆、甘蔗与酒，而畏烟火、狮子、巴蛇。南人杀野象，多设机穽以陷之；或埋象鞋于路，以贯其足。捕生象则以雌象为媒而诱获之，饲而狎之，久则渐解人言。使象奴牧之，制之以钩，左右前后罔不如命也。其皮可作甲，切条以贯器物。西域重象牙，用饰床座。中国贵之以为带笏，然玉杯、象箸，自古尚矣。象闻雷声则牙花暴出，逡巡复没。古籍云：犀因望月纹生角，象为闻雷花发牙。象每蜕牙，自埋藏之，复每简视，番人以木牙潜易取焉。时珍又曰：世人知燃犀可见水怪，而不知沉象可驱水怪。按：《周礼·壶涿氏》掌水虫，欲杀其神者，以棒木贯象齿而沉之，则其神死而渊为陵。注云：棒木，山榆也。以象齿作十字贯于木而沉之，则龙、罔象之类死也。又按：陶贞白云，凡夏月合药，宜置象牙于傍。合丹灶，以象牙夹灶，得雷声乃能发光。观此，则象之辟邪，又不止于驱怪而已，宜乎其能治心肝惊痫，迷惑邪魅之疾也。而昔人罕解用之，何哉？

象肉 味甘、淡，平，无毒。多食令人体重。生煮汁服，治小便不通。烧灰饮服，治小便多。和油，涂秃疮。象肉肥脆，少类猪肉，味淡而滑，故能利窍。烧之则从火化，故又能缩小便。

牙 味甘，寒，无毒。治诸铁及杂物入肉，刮牙屑和水傅之，立出。治痫病，刮齿屑炒黄，研末饮服。诸物刺喉中，磨水服之，亦出。旧梳屑尤佳。治风痫惊悸，一切邪魅精物，热疾骨蒸，及诸疮，并宜生屑入药。

胆 味苦，寒，微毒。主明目疗疳。治疮肿，以水化涂之。治口臭，以绵裹少许贴齿根，平旦漱去，数度即瘥。

睛 治目疾，和人乳滴目中。

皮 治下疳，烧灰和油傅之。又治金疮不合。

骨 主解毒。胸前小横骨，烧灰，酒服，令人能浮水。

---

〔1〕其：原作“老”，据《本草纲目》改。

〔2〕拾：原作“食”，据《本草纲目》改。

附方：治小水急胀不通。用象牙煎汤服之。若小便过多，烧灰服之。

治诸兽骨鲠。象牙磨水吞之。

治骨刺入肉。象牙刮末，以水煮白梅肉调涂，效。

治针、箭入肉。象牙刮末，水和敷之，即出也。

治内障目翳如偃月，或如萝卜花[1]。用象胆半两，鲤鱼胆七枚，熊胆一分，牛胆半两，麝香一分，石决明末一两，为末，糊丸绿豆大。每茶下十丸，日二服。

象骨散。治脾胃虚弱，水谷不消，噫气吞酸，吐食霍乱，泄泻腹痛，里急频并，不思饮食诸症。用象骨四两煅，肉豆蔻、枳壳各炒一两，诃子肉、甘草各炒二两，干姜半两，炒为末。每服三钱，水一盏半，煎至八分，和滓热服。

犀

出永昌山谷及益州，即今滇南也。有二角，以额上者为胜。又有通天犀，角上有一白缕，直上至端，夜露不濡，入药至神验。或云此是水犀，角中出水。《汉书》所谓骇鸡犀者，置米饲鸡，皆惊骇不敢啄；置屋上，乌鸟不敢集。牸犀，即雌犀，文理细腻，斑白分明，服用为上，入药不如雄者。《抱朴子》言：水犀刻为鱼，衔之入水，水开三尺。苏颂曰：犀似水牛，猪首、大腹、卑脚，脚似象，有三蹄。黑色，舌上有刺，好食荆棘，皮上每一孔生三毛。彼人取犀，先于山路多植朽木，如猪羊栈，其犀前脚直，常依木而息，烂木忽折，倒仆久不能起，因格杀之。其犀每岁一退角，必自埋于山中，为人潜作木角易之，再三不离其处。若直取之，则后藏放别处，不可寻矣。又《异物志》云：山东海水中有牛，乐闻丝竹，彼人动乐，则牛出听，因而采之。有鼻角、顶角，以鼻角为上。李时珍曰：犀出西番、南番、滇南、交州诸处。有山犀、水犀、兕犀三种。又有毛犀似之。山犀居山林，人多得之。水犀出入水中，最为难得。并有二角，鼻角长而额角短。水犀皮有珠甲，而山犀无之。兕犀即犀之牸者，止有一角在顶，文理细腻，斑白分明，不可入药。盖牯角文大，而牸角文细也。洪武初，九真曾贡之。犀角纹如鱼子形，谓之粟纹，纹中有眼，谓之粟眼。黑中有黄花者为正透，黄中有黑花者为倒透，花中复有花者为重透，并名通犀，乃上品也。花如椒豆斑者次之，乌犀纯黑无花者为下品。其通天夜视有光者，名夜明犀，故能通神开水，飞禽走兽见之皆惊。又《山海经》有白犀，白色。《开元遗事》有辟寒犀，其色如金，交趾所贡，冬月暖气袭人。《白孔六帖》有辟暑犀，唐文宗得之，夏月能清暑气。《岭表录异》有辟尘犀，为簪梳带胯，尘不近身。《杜阳编》有蠲忿犀，云为带，令人蠲去忿怒。此皆希世之珍，故附见之。

犀肉 味甘、咸，平，无毒。食之主利五脏，清内热，不饥延年。

角 味苦、酸、咸，寒，无毒。主百毒蛊疰，邪鬼瘴气，杀钩吻、鸩羽、蛇毒，除邪，不迷惑魇寐。久服轻身。又治伤寒温疫，头痛寒热，诸毒气。令人骏健。辟中恶毒气，镇心神，解大热，散风毒。治发背痈疽疮肿，化脓作水。疗时疾热如火，烦毒入心，狂言妄语。定惊悸，镇肝明目，安五脏，补虚劳，退热消痰，解山瘴溪毒。磨汁，治吐血、衄血、下血，及伤寒畜血，发狂谵语，斑黄闷乱，痘疮稠密，内热黑陷，或不结痂，泻肝凉心，清胃解毒。《抱朴子》云：犀食百草之毒及众木之棘，所以能解毒。凡蛊毒之乡有饮食，以此角搅之，有毒则生白沫，无毒则否。以之煮毒药，则无复毒势也。《北户录》云：凡中毒箭，以犀角刺疮中，立愈。昔温峤过武昌牛渚矶，下多怪物。

〔1〕萝卜花：《本草纲目》作“枣花”。

峤燃犀角照之，而水族见形。《淮南子》云：犀角置穴，狐不敢归，则犀之精灵辟邪逐魅，益可见矣。

附方：治吐血不止，似鸡、鸭肝。用生犀角、桔梗等分，每酒服二钱。

治中恶气、鬼气。其症或暮夜登厕，或出郊外，或吊丧问病，或入冷庙，或踏荒丘，蓦然倒地，厥冷握拳，口鼻出血，须臾不救，似乎尸厥，但腹不鸣，心腹暖尔。勿移动，令人围绕，烧火打鼓，或烧苏合香、安息香、麝香之类，候醒乃移动。用犀角为君，麝香、朱砂各减半，为末。每水调二钱服，即愈。

治卧寐魇死。勿以火照，但唾其面，痛啮其足大指，即活。以犀角置枕中，永无魇患。

治小儿惊痫不知人，嚼舌仰目。用犀角磨水服之，立效。

治下痢鲜血。用犀角、地榆、生地黄各一两，为末，炼蜜丸如弹子大。每用一丸，温水下。

治食野鸡中毒，吐下不止。用生犀角末方寸匕，新汲水调服，即瘥。

治服药过剂。犀角烧末，水服方寸匕。

犛牛

犛，音俚。出西南徼外，居深山中，野牛也。状及毛、尾俱同牦牛，牦小而犛大，有重千斤者。其尾名曰牦，亦可为旌旄缨帽之用。唐末西徼诸州贡之。其角甚长而黄黑相间，制弓极劲。彼人以伪犀角，卒莫能辨。曹昭《格古论》云：犛牛角之花斑，皆类山犀，而无粟纹。其理似竹，不甚为奇。又有野牛与此相类者，曰犩牛。犩音危。出蜀山中，如牛而大，肉重数千斤，食之不饥。犪牛，出日南及浔州大宾县。色青黄，与蛇同穴，性嗜盐，人裹手涂取之。其角如玉，可为器。海牛，出登州海岛中，形似牛，鼍脚鲇毛，其皮甚软，可供百用，脂可燃灯。月支牛，出西胡及大月氏国，今日割取肉，明日其创即复合也。山牛，状如牛，而角有枝，如鹿角也。

犛牛肉　味甘，平，无毒。食之已饥，益脾胃。

角　味酸、咸，凉，无毒。治惊痫热毒诸血病。

牦牛

牦，音毛。李时珍曰：牦牛出甘肃临洮及西南徼外，番人多畜养之。状如水牛，体长多力，能载重迅行如飞，性至粗梗。髀、膝、尾、背、胡下皆有黑毛，长尺许。其尾最长，大如斗，亦自爱护，草木钩之，则止而不动。古人取为旌旄，今人以为缨帽。毛杂白色者，以茜染红色。《山海经》云：潘侯之山有牦牛，状如牛而四足节生毛。即此也。其肉味美。故《吕氏春秋》云：肉之美者，牦、象之肉也。

牦牛肉　味甘，平，无毒。食之益五脏，滋六腑，利三焦。

喉　治瘿气结在项下。《臞仙寿域方》有治瘿气方，用牦牛喉脆骨二寸许一节，连两边扇动脆骨取之，或煮或烧，仰卧顿服。仍取巧舌即靥子也，嚼烂噙之，食顷乃咽。病人容貌必瘦减，而瘿自内消矣。不过二服即愈，云神妙无比也。

野马

似马而小，出塞外。今西夏、甘肃及辽东山中亦有之。取其皮为裘。食其肉如家马肉，但落地不沾沙耳。《尔雅》云：䮫如马，一角似鹿茸。不角者，骐也。《山海经》云：北海有兽，状如马，色青，名曰騊駼。此皆野马类也。

野马肉　味甘，平，有小毒。治人病马痫，筋脉不能自收，周痹肌肉不仁。孙真人有方治上证，用肉一斤，豉汁煮熟，入五味、葱白，作腌腊及羹粥，频食之。

阴茎　味酸、咸，温，无毒。治男子阴萎缩少精。

野猪

处处山林有之。陕、洛间更多。其形似家猪，但腹小脚长，毛褐色，牙出口外，如象牙，其肉有至二三百斤者，能与虎斗。群队而行，猎人唯敢射最后者，若射中前者，则散走伤人。又能掠松脂[1]、曳沙泥涂身以御矢。最害田禾，亦吠蛇虺。其肉赤色如马肉，食之胜家猪，牝者肉味更美。《淮南子》曰：野彘穴居，有艽莦槎栉，堀虚连比，以象宫室，阴以防雨，景以蔽日，亦其知也。又岭南一种懒妇，似山猪而小，善害禾稼，惟以机轴纺织之器置田所，则不复近也。

野猪肉　味甘，平，无毒。治癫痫，补肌肤，益五脏，令人肥腻，不发风。炙食，治肠风下血。青蹄者不可食。微动风。

脂　炼净和酒日三服，令妇人多乳，十日后可供三四儿，素无乳者亦下。又悦色，除风肿毒，治疥癣。

胆　治恶热毒气，鬼疰癫痫，小儿诸疮，水研枣许，日二服。

胆中黄　味甘，平，无毒。治金疮，止血生肉。疗癫痫，水研枣核许服。又治血痢疰病，小儿疳气，客忤天吊。

外肾　治崩中带下，肠风泻血，血痢。

皮　烧灰，涂鼠瘘恶疮。

齿　烧灰水服，治蛇咬毒。

头骨　治邪疟。

豪猪

陕、洛、江东诸山中并有之。髦间有豪如箭，能射人。李时珍曰：豪猪，处处深山中有之，多者成群，害稼。状如猪而项脊有棘鬣，长近尺许，粗如箸，其状如笄及帽刺，白本而黑端。怒则激去，如矢射人。羌人以其皮为靴。此兽亦自为牝牡而孕。《倦游录》云：南海有泡鱼，大如斗，身有棘刺，能化为豪猪。巽为鱼，坎为豕，岂巽变坎乎?

豪猪肉　味甘，大寒，有毒。多膏，主利大肠。不可多食，发风，令人虚羸。

肚　味甘，寒，无毒。治水病鼓胀黄疸、奔豚脚气，连屎烧一具，空心温酒服二钱匕。即消。

熊

生雍州山谷。今东西诸山皆有之。形类大豕，而性轻捷，好攀缘，上高木，见人则颠倒自投于地。冬蛰入穴，春月乃出。其足名蹯，为八珍之一，古人重之，然胹之难熟。熊性恶盐，食之即死。《搜神记》云：熊居树孔中，东土人击树，呼为“子路”即起，不呼则不动也。李时珍曰：熊如大豕而竖目，人足黑色。春夏膘肥时，皮厚筋弩，每升木引气，或堕地自快，俗呼跌膘，即庄子所谓熊经鸟申也。冬月蛰时不食，饥则舐其掌，故其美在掌，谓之熊蹯。宜《孟子》引以为喻。其行山中，虽数千里，必有跧伏之所，在石岩枯木，山中人谓之熊馆。其性恶秽物及伤残，捕者置此物于穴，则合穴自死。或为棘刺所伤，出穴爪之，至骨即毙也。其胆春近首，夏在腹，秋在左足，

[1] 脂：原作“枝”，据《本草纲目》改，与文义合。

冬在右足。熊罴皆壮毅之物，属阳，故《书[1]》以喻不二心之臣，而《诗》以为男子之祥也。又有罴、魋二种，亦熊类也。如豕色黑者，熊也；大而色黄白者，罴也；小而色黄赤者，魋也。罴头长脚高，猛健多力，能拔树木，虎亦畏之。遇人则人立而攫之，故俗呼为人熊，关西呼为豭熊。又有猪熊，形如豕；马熊，形如马。俱罴也。或云：罴即熊之雄者，其白如熊白，而理粗味减，功用亦同。

熊肉 味甘，平，无毒。治风痹筋骨不仁，补虚羸，杀劳虫。久服强志不饥，轻身长年。有痼疾者食之，终身不瘥，若腹中有积聚寒热者食之，永不除也。十月勿食之，伤神。

掌 熊掌难胹，得酒、醋、水三件同煮，即大如皮球也。食之可御风寒，益气力。

脂 即熊白，乃背上肪，色白如玉，味甚美，冬月则有，夏月则无。其腹中肪及身中脂只可煎炼入药，而不中啖。味甘，微寒，无毒。主风痹不仁，筋急，五脏腹中积聚，寒热羸瘦，头疡白秃，面上皯疱。久服不饥延年。补虚损，杀劳虫，酒炼服之。长发令黑，悦泽人面，治面上皯黯及疮，不可燃灯，烟损人目，令失光明。

胆 熊胆多赝，但取一粟许滴水中，一道若线不散者为真。又以米粒大点水中，运转如飞者，良。余胆亦转，但缓尔。熊胆又辟尘，若欲试之，以器贮水，尘幕于上，投胆米许，凝尘豁然而开也。味苦、寒，无毒。治时气热盛，变为黄疸，暑月久痢，疳䘌，心痛疰忤，耳鼻疮，恶疮，杀虫。退热清心，平肝明目，去翳，杀蛔虫。小儿惊痫瘈疭，以竹沥化两豆许服之，去心中涎甚良。

脑、髓 治耳聋，疗头旋。

血 治小儿客忤。

骨 作汤，浴历节风，及小儿客忤，惊痫邪热。

附方：治目中障翳。用熊胆，入冰片少许，点之。

中风痿痹，手足不随，筋脉缓纵。用熊肉一斤，切入豉汁中，和葱、姜、椒、盐作腌腊，空腹食之。

治毛发焦黄。用熊脂、蔓荆子末等分和匀，醋调涂之。又方：以熊脂涂发，梳散，入床底，伏地一食顷，即出，便黑色如漆。

治小儿白秃头疮。以熊脂傅之。

治小儿初生，目闭不开，由胎中受热故也。以熊胆少许，蒸水洗之，一日七八次。如三日不开，服四物加甘草、天花粉。

治年久痔疾。熊胆涂之，神效，一切方不及也。

治肠风痔漏。熊胆半两，入片脑少许，研和猪胆汁涂之。

治小儿疳膨食积，日哺发热，肚大骨立。熊胆、使君子末等分，研匀，瓷器蒸溶，蒸饼丸麻子大。每米饮下二十丸。

薄辰

生云南鹤庆府山野间。大如狐而人立，手足类熊，炙之甚美。

薄辰肉 味甘，温，无毒。食之补中，暖脾胃，利血脉，止泄痢。掌甚美，食之补真元，令人多子。

---

〔1〕书：原作“诗”，据《本草纲目》改。

麢羊

一名羚羊。王安石《字说》云：鹿则比类，环角向外以自防。麢则独栖，悬角树上以远害，可谓灵也。故字从鹿，从灵〔1〕省文。后人作"羚"。今出建平、宜都，及西域诸蛮山中。多两角，一角者为胜。角多节，蹙蹙圆绕。别有山羊，其角极长，惟一边有节，节亦疏大。羌夷谓之羱羊，能涉峻险。又有山驴，大如鹿，皮可作靴，有两角。陈藏器曰：山羊、山驴、羚羊，三种相似，而羚羊有神，夜宿防患，以角挂树不着地。但角弯中深锐紧小，有挂痕者为真，其疏慢无痕者非也。又真角，耳边听之集集鸣音者良。苏颂曰：今牛、羊诸角，但杀之者，听之皆有声，不独羚羊角也。自死角，则无声矣。寇宗奭曰：诸角附耳，皆集集有声，不如有挂痕一说为尽之。然有作伪者，宜察焉。李时珍曰：羚羊似羊，而青色毛粗，两角短小。羱羊似吴羊，两角长大。山驴，驴之身而羚之角，但稍大而节疏慢耳。按：《寰宇志》云，安南高石山出羚羊，一角极坚，能碎金刚石。石出西域，状如紫石英，百炼不消，物莫能击，惟羚羊角扣之，则自然冰泮也。又貘骨伪充佛牙，物亦不能破，用此角击之即碎，物性之相畏如此。羚羊皮，西北人以为裘袄，朔方冬天凛冽，非此莫能御。

麢羊肉　味甘，平，无毒。食之治恶疮。和五味炒熟，投酒中经宿饮之，治筋骨急强，中风。北人恒食，南人食之，免蛇、虫伤。

肺　治水肿鼓胀，小便不利。

角　味咸，寒，无毒。主明目益气起阴，去恶血注下，辟蛊毒恶鬼不祥，不寐。除邪气惊梦，狂越僻谬，疗伤寒时气，寒热在肌肤，温风注毒，伏在骨间，及食噎不通。强筋骨轻身，利丈夫。治中风筋挛，附骨疼痛。作末蜜服，治卒热闷，及热毒痢疾血，疝气。摩水涂肿毒，一切热毒风攻注，中恶毒风，卒死昏乱不识人，散产后恶血冲心烦闷。烧末酒服之，治小儿惊痫狂悸。平肝舒筋定风，安魂散血，下气，辟恶解毒。治子痫痉痓。

胆　味苦，寒，无毒。治面上皯䵟，如雀卵色。

鼻　炙研，治五尸遁尸邪气。

附方：治难产。以羚羊角刮尖末，酒服方寸匕。

山羊

一名羱羊。出西夏。似羚羊而大角，角堕〔2〕者，能陟峻坂。大者如牛，善斗至死。闽、广山中一种野羊，其皮厚硬，不堪炙食，其肉颇肥。李时珍曰：山羊有二种，一种大角盘环，肉至百斤者；一种角细者。大如驴而群行，其角甚大，以时堕角，暑天尖露在上，生草戴行。故《代都赋》云：羱羊养草以盘桓。

山羊肉　味甘，热，无毒。男子食之，肥软益人。治劳冷山岚疟痢，妇人赤白带下。疗筋骨急强，虚劳，益气，利产妇，不利时疾人。

鹿

处处山林有之。马身羊尾，头侧而长，高脚而行速。牡者有角，夏至则解。大如小马，黄质白斑。牝者无角，小而无斑，俗称麀鹿，孕六月而生子。鹿性淫，一牡常交数牝，谓之聚麀。性喜食龟，能别良草。食则相呼，行则同旅，居则环角外向以防害，卧则口朝尾间，以通督脉。千岁为

〔1〕灵：原作"霝"，据《本草纲目》改，与下"省文"义合。
〔2〕堕：刘衡如考作"椭"。

苍，又五百岁为白，又五百岁为玄。玄鹿骨亦黑，为脯食之可长生也。《埤雅》云：鹿乃仙兽，自能乐性，六十年必怀琼于角下，斑痕紫色，行则有涎，不复急走。故曰：鹿戴玉而角斑，鱼怀珠而鳞紫。沈存中《笔谈》云：北狄有驼鹿，极大而色苍黄，无斑。角大而有文，坚莹如玉。茸亦可用。鹿之大者曰麈，群鹿随之，视其尾为准。其尾能辟尘，拂毡则不蠹，置茜帛中，岁久红色不黯也。

鹿肉 味甘，温，无毒。主补中，益气力，强五脏，补虚羸瘦弱，调血脉。养血生容，治产后风虚邪僻。九月以后，正月已前堪食，他月不可食，发冷痛。白臆者，豹文者，并不可食。鹿脯炙之不动，及见水而动，或曝之不燥者，并杀人。不可同野鸡肉、茭白、鮠鱼、虾食，发恶疮。《礼记》云：食鹿去胃。

头肉 味甘，平。治消渴，夜梦鬼物。煎汁服，作胶弥善。亦可酿酒。

蹄肉 主诸风，脚膝骨中疼痛，不能践地，同豉汁、五味煮食之。陶弘景曰：野兽之中，獐鹿可食，气不腥膻。又非十二辰属，八卦无主，且温补，与人生死无尤，道家许听为补。过其余，虽鸡、犬、牛、羊补益，于亡魂有愆责，并不足食。

脂 治痈肿死肌，温中，四肢不随，头风，通腠理。不可近阴。

髓 味甘、温，无毒。治丈夫女子伤中绝脉。筋急痛，咳逆，以酒和，服之良。同蜜煮服，壮阳道，令有子。同地黄汁煎膏服，填骨髓，壮筋骨，补阴强阳，生精益髓，润燥泽肌。

脑 入面脂，令人悦泽。刺入肉内不出，以脑敷之，燥即再上，半日而出。

精 主补虚羸劳损。

血 主阴痿补虚，止腰痛鼻衄，折伤，狂犬伤。和酒服，治肺痿吐血，及崩中带下。诸气痛欲死者，饮之立愈。大补虚损，益精血，解痘毒、药毒。

肾 味甘，平，无毒。主补肾，补中，安五脏，壮阳气，作酒及煮粥食之。

鹿茸 嫩角之在肉中者，曰茸。味甘，温，无毒。治漏下恶血，寒热惊痫，益气强志，生齿不老。疗虚劳，洒洒如疟，羸瘦，四肢酸疼，腰脊痛，小便数利，泄精溺血，破瘀血在腹，散石淋痈肿，骨中热疽，养骨[1]安胎下气，杀鬼精物，久服耐老。又治男子夜梦鬼交，女子崩中带下。炙末空心服方寸匕，壮筋骨。沈存中《笔谈》云：《月令》冬至麋角解，夏至鹿角解。阴阳相反如此。故麋茸利于补阴，鹿茸利于补阳。今人不辨，以为一种，误矣。人自胚胎至成立二十年，骨髓方坚。唯麋、鹿角自生至坚，无两月之久，大者至二十余斤，计一日夜，顿生数两，凡骨之生，无速于此。虽草木易生，亦不及之。此骨之至强者，所以能补骨血，坚阳道，益精髓也。头者，诸阳之合，上钟于茸角，岂可与凡血为比哉？孟诜曰：鹿茸不可以鼻嗅之，中有小白虫，视而不见，入人鼻，必为虫颡，药不及也。

鹿角 鹿是山兽，属阳，情淫而游于山，夏至得阴气解角，从阳退之象。麋是泽兽，属阴，情淫而游于泽，冬至得阳气而解角，从阴退之象也。味咸，温，无毒。治恶疮痈肿，逐邪恶气，留血在阴中。除少腹血痛，腰脊痛，折伤恶血，益气。猫鬼中恶，心腹疼痛。水磨汁服，治脱精尿血，夜梦鬼交。醋磨汁，涂疮疡痈肿，热毒，火炙热，熨小儿重舌、鹅口疮。

〔1〕养骨：原作“痒”，据刘衡如考校改。

蜜炙研末酒服，轻身强骨髓，补阳道绝伤。又治妇人梦与鬼交者，酒服一撮，即出鬼精。烧灰，治女子胞中余血不尽欲死，以酒服方寸匕。李时珍曰：生用则散热、行血、消肿、辟邪，熟用则益肾、补虚、强精、活血，练霜熬膏则专于滋补矣。

鹿角胶、鹿角霜 以新鹿角寸截，米泔浸七日令软，再盛于长流水中浸七日，去粗皮，以东流水、桑柴火煮七日，旋旋添水，入醋少许，捣成霜用。其汁，加无灰酒，熬成胶用。味甘，平，无毒。主伤中劳绝，腰痛羸瘦，补中益气。妇人血闭无子，止痛安胎。久服，轻身延年。疗吐血下血，崩中不止，四肢作痛，多汗淋露，折跌伤损。炙，噙酒服，补虚劳，长肌益髓，令人肥健，悦颜色。又治劳嗽，尿精尿血，疮疡肿痛。

骨 味甘，微热，无毒。主安胎下气，杀鬼精物，久服耐老，可酒浸服之。作酒，主内虚，续绝伤，补骨除风。烧灰水服，治小儿洞注下痢。

齿 治鼠瘘，留血，心腹痛。

筋 治劳损续绝。尘沙眯目者，嚼烂挼入目中，则粘出。

靥 治气瘿，以酒渍炙干，再浸酒中，含咽。汁味尽更易，十具乃愈。

附方：昔西蜀市中尝有一道人货斑龙丸，又名茸珠丸。每大醉，高歌曰：尾闾不禁沧海竭，九转灵丹都慢说。惟有斑龙顶上珠，能补玉堂关下穴。朝野遍传之。其方盖用鹿茸、鹿角胶、鹿角霜也。

治头旋目眩，如立舟、车。甚则屋转眼黑，或见一为二。用鹿茸半两，无灰酒三盏，煎一盏，入麝少许，温服。神效。

治胞衣不下。鹿角刮屑三分，姜汤下。

异类有情丸，大补气血虚损，凡丈夫中年觉衰，便可服饵。用龟板酒浸七日，酥炙研，鹿角霜制法见前各三两六钱；鹿茸熏干酒洗，酥炙研，虎胫骨长流水浸七日，蜜涂酥炙，各一两四钱；入雄猪脊髓九条，炼蜜捣丸梧子大。每旦盐汤下七八十丸。盖鹿乃纯阳，龟、虎属阴。血气有情，各从其类，非金、石、草、木比也。

治肾虚耳聋。用鹿腰子作羹食之。

麋

鹿属也。海陵间最多，千百为群，多牝少牡，与鹿相反。鹿喜山而属阳，故夏至解角，麋喜泽而属阴，故冬至解角。状似鹿而色青黑，大如小牛，肉蹄，目下有二窍为夜目。《博物志》云：南方麋千百为群，食泽草，践处成泥，名曰麋畯，人因耕获之。其鹿所息处，谓之鹿场也。今猎人多不分别，往往以麋为鹿，牡者犹可以角退为辨，牝者通目为麀鹿矣。

麋肉 味甘，温，无毒。主益气，补五胜不足，治腰、脚气。多食令人弱房，妊娠食之，令子目病。不可合猪肉、野鸡肉食，发痼疾。同虾及生菜、梅、李食，损男子精气。

脂 味辛，温，无毒。治痈肿恶疮，死肌，寒热，风寒湿痹，四肢拘缓不收，风头肿气。通腠理，柔皮肤。不可近阴，令痿。治少年气盛，面生疮疱，化脂涂之。李时珍曰：按，陆农师云，鹿以阳为体，其肉食之燠；麋以阴为体，其肉食之寒。故脂令阴痿，肉多食令人弱房也。

茸 味甘，温，无毒。主阴虚劳损，一切血病，筋、骨、腰、膝酸痛，滋阴益肾。

角 煎胶作霜，法同鹿角。味甘，热，无毒。治风痹，止血，益气力，添精益髓，暖腰膝，壮阳悦色，疗风气，偏治丈夫。作粉常服，治丈夫冷气，及风注筋骨疼痛。若卒心痛，一服立瘥。浆水磨泥涂面，令人光华，赤白如玉可爱。滋阴养血，功与茸同。李时珍曰：鹿之茸角补阳，右肾精气不足者宜之；麋之茸角补阴，左肾血液不足者宜之。乃千古不易之至论也。

骨 治虚劳。煮汁酿酒饮，令人肥白。

皮 作靴、袜，除脚气。

附方：治吐血。以麋角屑吃之，大效。

麂

生东南山谷，今有山林处皆有之，而均、房、湘、汉间尤多。乃獐类也。南人往往食其肉，然坚韧不及獐味美。其皮作履舄，胜于诸皮。又有一种类麂而大者名麖。《山海经》云：女儿之山多麖麂，即此。李时珍[1]曰：麂，獐属而小于獐。其口两边有长牙，好斗。其皮为第一，无出其右者，但皮多牙伤痕。其声如击鼓钹。四方皆有，山深处颇多。牡者有短角，黧色豹脚，脚矮而力劲，善跳越。其行草莽，但循一径。皮极细腻，靴、袜珍之。银麂，白色。施州一种红麂，色丹。

麂肉 味甘，平，无毒。治五痔病。熯熟，以姜、醋进之。

头骨 味辛，平，无毒。烧灰饮服，治飞尸。

皮 作靴、袜，除湿气脚痹。其肉多食，动病疾，发疥疮。孕妇食之，堕胎。

麖

深山中有之，形大子麂，其肉稍粗。

麖肉 味甘，平，无毒。功用与麂肉同。

獐

一名麕。陂泽浅草中多有之。秋冬居山，春夏居泽。似鹿而小，无角，黄黑色，大者不过二三十斤。雄者有牙出口外。其皮细软，胜于鹿皮，夏月毛毨而皮厚，冬月毛多而皮薄也。又有银獐，白色，云王者刑罚中理则出。

獐肉 味甘，温，无毒。主补五脏，益气力，悦泽人面。酿酒，有祛风之功。八月至十一月食之，胜美，十二月至七月食之，动气。多食令人消渴。若瘦恶者，食之发痼疾。不可合鸽[2]肉食，成癥疾。不可合梅、李、虾食，病人。人心粗豪者，以其心肝暴干为末，酒服一具，即便小胆。若怯者食之，则转怯，不知所为。以獐性最怯，饮水见影辄奔，道书谓獐鹿无魂也。孟诜曰：肉同麋肉，酿酒良。道家以其肉供养，名为白脯。云不属十二辰，不是腥腻，无禁忌也。

髓、脑 主益气力，悦译人面。可作酒，补下元。

骨 味甘，微温，无毒。治虚损泄精，益精髓，悦颜色。

附方：治妇人无乳。獐肉作羹食，勿令妇知是獐肉。

麝

形似獐而小，黑色。麝居山，獐居泽，以此为别。麝生益州、雍州山谷，常食柏叶，又啖蛇。其香正在阴茎前皮内，别有膜袋裹之。五月得香，往往有蛇皮骨。今人以蛇蜕皮裹香，云弥香，是

〔1〕李时珍：据《本草衍义》，下文乃出寇宗奭。
〔2〕鸽：《本草纲目》作“鹄”。

相使也。麝夏月食蛇、虫，至寒则香满，入春脐内急痛，自以爪剔出，着屎溺中覆之，常在一处不移，绝胜杀取者，然极难得，价同明珠。其香聚处，远近草木不生，或焦黄也。今人带香过园林。则瓜果皆不实，是其验也。其次脐香，乃捕得杀取之。又有心结香，乃麝见大兽捕逐，惊畏失心，狂走坠死，人有得之，破心见血。流出脾上，作干血块者，为下。又有一种水麝，其香更奇，脐中皆水，沥一滴于斗水中，用洒衣物，其香不歇。唐天宝中，虞人曾一献之，养于囿中，每以针刺其脐，捻以真雄黄，则脐复合，其香倍于肉麝，近最难得。《谈苑》云：商汝山中多麝，遗粪常在一处不移，人以是获之。其性绝爱其脐，为人逐急，即投岩，举爪剔裂其香，就絷而死，犹拱四足保其脐。故李商隐诗云：投岩麝自香。许浑诗云：寻麝采生香。南中灵猫囊，其气如麝，人以杂之。

麝肉 味甘，温，无毒。治癥瘕。孟诜曰：南人常食之，似獐肉而腥气。云食之不畏蛇毒。

脐香 味辛，温，无毒。主辟恶气，杀鬼精物，去三虫蛊毒，温疟惊痫。久服除邪，不梦寤魇寐。疗诸凶邪鬼气，中恶，心腹暴痛，胀急痞满，风毒，去面䵟、目中肤翳，妇人产难堕胎。通神仙。通诸窍，疗鼻窒不闻香臭。开经络，透肌骨，解酒毒，消瓜果食积，治中风、中气、中恶，痰厥积聚癥瘕。麝香不可近鼻，有白虫入脑，患癞。久带共香透关，令人成异疾。

灵猫

一名香狸。生南海山谷。状如狸，自为牝牡。南人以作脍生，如北地狐生法。其气甚香，微有麝气。其阴亦如麝，功用略同。杨慎《丹铅录》云：予在大理府，见香猫如狸，其文如金钱豹。此即《楚辞》所谓“乘赤豹兮载文狸”是也。《南山经》所谓“亶爰之山有兽焉，状如狸而有髦，其名曰类，自为牝牡，食者不妒”是也。

灵猫肉 味甘，温，无毒。食之令人不妒。

阴 味辛，温，无毒。治中恶气，飞尸蛊疰，心腹卒痛，狂邪神鬼，疟疫气，梦寐邪魇，镇心安神。

狸

一名野猫。处处有之。其类甚多，形颇似猫，其文有二：一如连钱，一如虎文。肉味与狐不相远。江南一种牛尾狸，其尾如牛，人多糟食。李时珍曰：狸有数种，大小如狐，毛杂黄黑有斑。如猫而圆头大尾者，为猫狸，善窃鸡鸭，其气臭，肉不可食。有斑如貙虎，而尖头方口者，为虎狸，善食虫鼠果实，其肉不臭，可食。似虎狸而尾有黑白钱文相间者，为九节狸，皮可供裘领。《宋史》安陆州贡野猫、花猫，即此二种也。有文如豹，而作麝香气者，为香狸，即灵猫也。南方有白面而尾似牛者，为牛尾狸，亦曰玉面狸，专上树木食百果，冬月极肥，人多糟为珍品，大能醒酒。人生畜之，鼠皆帖伏，不敢出也。一种似猫狸而绝小，黄斑色，居泽中，食虫、鼠及草根者，名犼。又登州岛上有海狸，狸头而鱼尾也。

狸肉 味甘，平，无毒。治诸疰，温鬼毒气，皮中如针刺。作羹臛，治痔及鼠瘘，不过三顿，甚妙。又能补中益气，去游风。正月勿食狸，伤人。《内则》：“食狸去正脊”，为不利人也。

膏 治鼷鼠咬人成疮，用此摩之，并食其肉。

肝 治鬼疟。

阴茎 治女人月水不通，男子阴癞，烧灰，东流水服。

头骨 味甘，温，无毒。治风疰、尸疰。毒气在皮中淫跃，如针刺著。心腹痛。走无常处，及鼠瘘恶疮。烧灰酒服，治一切游风。水服，治食野鸟肉中毒，及噎膈不通饮食。

屎 烧灰水服，治鬼疟寒热。烧灰和腊猪脂，敷小儿鬼舐头疮。

附方：治瘰疬久不瘥。用狸头，蹄骨涂酥炙黄，为末，每日空心米饮下一钱匕。或瘰疬穿破，臭烂，用猩骨烧灰傅之。

风狸

生邕州以南。似兔而短，栖息高树上，候风而吹至他树，食果子。其尿如乳，甚难得，人取养之，乃可得。李时珍曰：风狸生岭南及蜀西徼外山林中。其大如狸如獭，其状如猿猴而小，其目赤，其尾短如无，其色青黄而黑，其文如豹。或云：一身无毛，惟自鼻至尾一道有青毛，广寸许，长三四分，其尿如乳汁，其性食蜘蛛，亦啖薰陆香。昼则蜷伏不动如猬，夜则因风腾跃甚捷，越岩过树，如鸟飞空中。人网得之，见人则如羞而叩头乞怜之态。人挝击之，倏然死矣，以口向风，须臾复活。惟碎其骨，破其脑乃死。一云刀斫不入，火焚不焦，打之如皮囊，虽铁击其头破，得风复起，惟石菖蒲塞其鼻即死也。一云此兽常持一杖[1]，飞走悉不能去，见人则弃之，人获得，击打至极，乃指示人。人取以指物，令所欲如意也。二说见《十洲记》及《岭南志》，未审然不。

风狸肉 味甘，平，无毒。食之已风。

脑 酒浸服，愈风疾。和菊花服至十斤，可长生。

尿 亦治诸风。

狐

江南时有之，汴、洛极多。形似小黄狗，而鼻尖尾大。其性多疑审听，善为魅，捕者多用罝。北土作脍生食之。李时珍曰：狐，南北皆有之，有黄、黑、白三种。日伏于穴，夜出窃食。声如婴儿，气极臊烈。毛皮可为裘，其腋毛纯白，谓之狐白。许慎云：妖兽，鬼所乘也。有三德，其色中和，小前大后，死则首丘。或云狐知上伏，不度阡陌。或云狐善听冰。或云狐有媚珠。或云狐至百岁，礼北斗而变化男、女、淫妇以惑人。又能击尾出火。或云狐魅畏狗。千年老狐，惟以千年枯木然照，则见真形。或云犀角置穴，狐不敢归。《山海经》云：青丘之山有狐，九尾，能食人。人食之不蛊。狐魅之状，见人或叉手有礼，或衹揖无度，成静处独语，或裸形见人，百端怪诞也。

狐肉 味甘，温，无毒。煮炙食，补虚损，及五脏邪气，患蛊寒热者，宜多食之。作脍生食，暖中去风，补虚劳。同肠作臛食，治疮疥久不瘥。《礼记》云：食狐去首，为害人也。

五脏及肠肚 味苦，微寒，有毒。治蛊毒寒热，小儿惊痫，补虚劳，随脏而补，治恶疮疥。生食，治狐魅。作羹臛，治大人见鬼。

肝 烧灰，治风痫，及破伤风口紧搐强。

胆 人卒暴亡，即取雄狐胆温水研灌，入喉即活，移时者无及矣。又能辟邪疟，解酒毒。

阴茎 味甘，微寒，有毒。治女子绝产，阴中痒，及阴脱，小儿阴癞卵肿。

头 烧之，辟邪。同狸头烧灰，傅瘰疬。

〔1〕杖：此后原有“指”字，据《本草纲目》删。

目 治破伤中风。

鼻 治狐魅病，同豹鼻煮食。

唇 治恶刺入肉，杵烂和盐封之。

口中涎液 取法：小口瓶盛肉，置狐常行处，狐爪不得，徘徊于上，诞入瓶中，乃收之也。入媚药。

四足 主痔漏下血。

皮 辟邪魅。

尾 烧灰，辟恶。

雄狐屎尖头者是 烧之，辟恶。去瘟疫气。治肝气心痛，颜色苍苍如死灰，喉如喘息者，以二升烧灰，和姜黄三两捣末，空腹酒下方寸匕，日再，甚效。疗恶刺入肉，腊月猪脂调涂之。

附方：狐肉羹，治惊痫恍惚，语言错谬，歌笑无度。用狐肉一斤及五脏，治净，入五味煮作羹食之，妙。

治牛病。狐肠烧灰，水灌之。

貉

音鹤。生山野间。状如狸，头锐鼻尖，斑色，其毛深厚温滑，可为裘服。与獾同穴而异处，日伏夜出，捕食虫物，出则獾随之。其性好睡，人或畜之，以竹叩醒，已而复寐，故人好睡者，谓之貉睡。俗作瞌睡，谬矣。俚人又言其非好睡，乃耳聋也，故见人乃知趋走。貉逾汶则死，土气使然也。

貉肉 味甘，温，无毒。主五脏虚劳，及女子虚惫。

貒

音湍。一名猪獾。处处山野间有之，穴居。状似小猪豚，形体肥而行钝，其耳聋，见人乃走。短足短尾，尖喙褐毛，能孔地入，虫蚁瓜果，为其所啖。其肉微带土气，皮毛不如狗獾。貒与獾自是两种，或以为一物，误矣。

貒肉 味甘、酸，平，无毒。治水胀久不瘥，垂死者，作羹食之，下水大效。服丹石动热，下痢赤白久不瘥，煮肉露一宿，空腹和酱食，一顿即瘥。瘦人煮和五味食，长肌肉。寇宗奭曰：野兽中惟貒肉最甘美，益瘦人，治上气虚乏，咳逆劳热，和五味煮食。

膏 治蜣螂蛊毒，胸中哽噎，怵怵如虫行，咳血，以酒和服，或下、或吐、或自消也。

胞 治蛊毒，以腊月干者，汤摩如鸡子许，空腹服之。

骨 治上气咳嗽，多〔1〕研，酒服三合，日三，取瘥。

獾

音欢。一名狗獾。处处山野有之，穴土而居。形如家狗而脚短，食果实，有数种相似。其肉味甚甘美，皮可为裘。李时珍曰：貒，猪獾也，獾，狗獾也。二者相似而略殊。狗獾似小狗而肥，尖喙矮足，短尾深毛，褐色，皮可为裘领，亦食虫蚁瓜果。又辽东女直地面有海獾，皮可供衣裘，亦此类也。

獾肉 味甘、酸，平，无毒。主补精益气。杀蛔虫。小儿疳瘦宜食之。其他功与貒同。

---

〔1〕多：刘衡如考作“炙”。

木狗

李时珍曰：按，熊太古《冀越集》云，木狗生广东左右江山中。形如黑狗，能登木。其皮为衣褥，能运动血气。元世祖有足疾，取以为裤，人遂贵重之，此前所未闻也。珍尝闻蜀人言：西川有玄豹，大如狗，黑色，尾亦如狗，其皮作裘、褥，甚暖。冬月远行，用其皮包肉食，数日犹湿，彼土亦珍贵之。此亦木狗之属也。

木狗肉 味甘、酸，温，无毒。主温中，辟寒湿。

皮 除脚痹风湿气，活血脉，暖腰膝。

豺

音侪。处处山中有之，狼属也。形似狗而颇白，前矮后高而长尾，其休细瘦而健猛，其毛黄褐色而鬡鬡，其牙如锥而噬物，群行虎亦畏之，又喜食羊。其声如犬，人恶之，以为引魅不祥。其气臊臭可恶。罗愿云"世传狗为豺之舅，见狗则跪"，亦相制耳。

豺肉 味酸，热，有毒。食之无益，损人精神，消人脂肉，令人瘦。

皮 治冷痹软脚气，熟之以缠裹病处，即瘥。煮汁饮，或烧灰酒服，疗诸疳痢，亦可傅𧏾齿疮。又和酒灌劣牛恶马，便驯良附人。治小儿夜啼，百法不效，同狼屎中骨烧灰等分，水服少许，即定。

狼

李时珍曰：狼，豺属也，处处有之，北地尤多，人喜食之。其居有穴。其形大如犬，而锐头尖喙，白颊骈胁，高前广后，脚不甚高，能食鸡、鸭、鼠物。其色杂黄黑，亦有苍灰色者。其声能大能小，能作儿啼以魅人，野俚尤恶其冬鸣。其肠直，故鸣则后窍皆沸。而粪为烽烟，直上不斜，虽有狂风不散，故军情紧急烧之，则援兵四集。其性善顾而食戾践藉。人有犯盗，烧其筋熏之，即脚挛缩，因之获贼也。昔有段祐失金帛，集奴婢于庭，焚之，一婢脸肉瞤跳，讯之，乃窃物者。物性通灵，可为异矣。狈足前短，知食所在，狼足后短，负之而行，故曰狼狈。

狼肉 味咸，热，无毒。主补益五脏，厚肠胃，填骨髓，腹有冷积者宜食之。

膏 补中益气，润燥泽皱，涂诸恶疮。

牙 佩之，辟邪恶气。刮末水服，治狂犬咬。烧灰，水服方寸匕，治食牛中毒。

喉靥 治噎病，日干为末，每以半钱入饭内食之。

皮 暖人，辟邪恶气。

嗉下皮 搓作条勒头，能去风止痛。

尾 系马胸前，辟邪气，令马不惊。

屎 治瘰疬，烧灰，油调封之。又治骨鲠不下，烧灰，水服之。

屎中骨 治小儿夜啼，烧灰，水服二黍米大，即定。又能断酒。

兔

一名明视，言其目不瞬而瞭然也。梵书名为舍迦。苏颂曰：兔处处有之，为食品之上味。李时珍曰：兔大如狸而毛褐，形如鼠而尾短，耳大而锐。上唇缺而无脾，长须而前足短。尻有九孔，趺居，趫捷善走。舐雄毫而孕，五月而吐子。其大者为㲚，音绰，似兔而大，青色，首与兔同，足与鹿同。或谓兔无雄，而中秋望月以孕者，不经之说也。今雄兔有二卵，古乐府有"雄兔脚扑速，雌兔眼迷离"，可破其疑矣。《主物簿》云：孕环之兔，怀于左腋，毛有文采，至百五十年，环转于脑，能隐形也。王廷相《雅述》云：兔以潦则化为鳖，鳖以旱则变成兔。荧惑不明，则雉生兔。

1705

兔肉 味辛，平，无毒。主补中益气，热气湿痹。止渴健脾，凉血，解热毒，利大肠。炙食，压丹石毒。腊月作酱食，治小儿豌豆疮。又治消渴。《内则》云："食兔去尻"，不利人也。兔肉为羹，益人。妊娠不可食，令子缺唇。不可合白鸡肉及肝、心食，令人面黄。合獭肉食，令人病遁尸。与姜、橘同食，令人心痛、霍乱。又不可同芥菜食。陈藏器曰：兔尻有孔，子从口出，故妊妇忌之，非独为缺唇也。大抵久食，绝人血脉，损元气阳事，令人痿黄。八月至十月可食，余月伤人神气。兔死而眼合者，杀人。寇宗奭曰：兔者明月之精，色白者得金气之全，尤妙。李时珍曰：兔至冬月龁木皮，已得金气而气内实，故味美。至春食草麦，而金气衰，故不及也。

血 味咸，寒，无毒。主凉血活血，解胎中热毒，催生易产。

脑 涂冻疮，催生滑胎。

骨 主热中，消渴，止霍乱吐痢，煮汁服。醋摩涂疮疥。

头骨 味甘、酸，平，无毒。治头眩痛，癫疾。连皮毛烧存性，米饮服方寸匕，治天行呕吐不止。酒服，治妇人难产，及产后余血不下。又傅妇人产后阴脱，痈疽恶疮。

肝 主明目补劳，治头旋眼眩。切洗生食如羊肝法，治丹石毒发上冲，目暗不见物。

皮毛 烧灰，酒服方寸匕，治产难及胞衣不出，余血抢心，胀刺欲死者，极验。皮灰治妇人带下。头皮灰治鼠瘘。毛灰治小便不利。

屎一名明月砂，一名玩月砂 去目中浮翳，劳瘵五疳，疳疮痔瘘，杀虫解毒。按：沈存中《良方》云，江阴万融病劳，四体如焚，寒热烦躁，一夜梦一人腹拥一月，光明使人心骨皆寒。及寤而孙元规使人遗药，服之遂平。扣之，则明月丹也，乃悟所梦。

笔头灰 上古杀青书竹、帛，至秦蒙恬以兔毫作笔。治病不以新而用败者，取其沾濡胶墨也。水服，治小便不通，阴肿脱肛。酒服二钱，治男子交媾茎萎，女人临产艰难。浆饮服，治咽喉痛不下食。

附方：明月丹，治劳瘵，追虫。用兔屎四十九粒，硇砂如兔屎大四十九粒。为末，生蜜丸梧子大。月望前，以水浸甘草一夜，五更初取汁送下七丸。有虫下，急钳入油锅内煎杀。不然，此虫极恶，恐延入他人耳鼻中为患也。三日内不下，再服。

山獭

李时珍曰：山獭出广之宜州嵠峒及南丹州，土人号为插翘。其性淫毒，山中有此物，凡牝兽皆避去。獭无偶则抱木而枯。瑶[1]女春时成群入山，以采物为事。獭闻妇人气，必跃来抱之，刺骨而入，牢不可脱，因扼杀之。负归，取其阴一枚，直金数两，若得抱木死者尤奇贵。峒獠甚珍重之，私货出界者罪至死。然本地亦不常有，方士多以鼠璞、猴胎伪之。试之之法，但令妇人摩手极热，取置掌心，以气呵之，即趯然而动，盖阴气所感也。此说出范石湖《虞衡志》、周草窗《齐东野语》中，而不载其形状，亦缺文也。

山獭肉 味甘，温，无毒。主补元气，扶命门。

阴茎 主阳虚阴痿，精寒而清者，酒磨少许服之。獠人以为补助要药。

骨 解药箭毒，研少许敷之，立消。

---

〔1〕瑶：原作"猺"，据《本草纲目》改。

水獭

江湖溪泽多有之。四足俱短，头与身尾皆扁，毛色若故紫帛。大者身与尾长三尺余。食鱼，居水中，亦休木上。尝縻置大水瓮中，在内旋转如风，水皆成旋涡。西戎以其皮饰毳服裾袖，云垢不染著。如风霾眯目，但就拭之，即去。李时珍曰：獭状似青狐而小，毛色青黑，水居，食鱼。能知水信为穴，乡人以占潦旱，如鹊巢知风也。古有“熊食盐而死，獭饮酒而毙”之语，物之性也。今川、沔渔舟，往往驯畜，使之捕鱼甚捷。或云：獱獭无雌，以猿为雌。故曰猿鸣而獭候。

水獭肉 味甘、咸，寒，无毒。煮汁饮，疗疫气温病，及牛马时行病。水气胀满，热毒风。骨蒸热劳，血脉不行，荣卫虚满，及女子经络不通，血热，大小肠秘。消男子阳气，不宜多食。不可合兔肉食。

肝 诸畜肝叶皆有定数，惟獭肝一月一叶，如以冬季剖视，当有十二叶也。味甘，温，有毒。肉及他脏皆寒，惟肝温也。治鬼疰蛊毒，止久嗽，除鱼鲠，并烧灰酒服之。又治传尸劳极，虚汗客热，四肢寒热，及产劳。杀虫。葛洪云：尸疰、鬼疰，乃五尸之一，又挟诸鬼邪为害，其病变动，乃有三十六种至九十九种。大略使人寒热，沉沉默默，不知病之所苦，而无处不恶。积年景月，淹滞至死。死后传人，乃至灭门。觉有此候，惟以獭肝一具，阴干为末，水服方寸匕，日三，以瘥为度。又按：《朝野佥载》云，五月五日午时，急砍一竹，竹节中必有神水，沥取和獭肝为丸，治心腹积聚病，甚效也。

肾 主益男子。

胆 味苦，寒，无毒。治目翳黑花，飞蝇上下，视物不明，入点药中。古语云：蟾肪软玉，獭胆分杯。谓以胆涂竹刀画杯底，酒即中分也。尝试之不验，盖妄传耳。但涂杯唇，使酒稍高于盏面耳。

髓 去疤痕。按：《集异记》云，吴主邓夫人为如意伤颊，血流啼叫。太医云得白獭髓，杂玉与琥珀傅之，当灭此痕。遂以白金购得白獭合膏而痊。但琥珀太多，犹有赤点如痣。

骨 含之，下鱼骨鲠。煮汁服，治呕哕不止。

足 治手足皲裂。煮汁服，治鱼骨鲠。并以爪爬喉下。为末酒服，杀劳虫。

皮毛 煮汁服，治水癃病，亦作褥及履屧着之。产母带之，易产。

屎 治鱼脐疮，研末水和敷之，脓出痛上。治下痢，烧末，清旦饮服一小盏，三服愈。赤用赤粪，白用白粪。又治驴马虫颡，及牛疫疾，研水灌之。

附方：治手足跌打折伤。水獭一个，支解入罐内，盐泥固济，煅存性，为末。以黄米煮粥摊患处，掺獭末于粥上，布裹之，立止疼痛，伤处自然平复。

治人有鬼魅邪，祟之病。獭肝末，水服方寸匕，日三。

治大便下血不止。用獭肝一副，煮熟入五味食之。

治月水不通。獭肝丸：用干獭胆一枚，干狗胆，硇砂、川椒去目，炒去汗 各一分，水蛭炒黄 十个，为末，醋糊丸绿豆大。每服五丸，当归酒下，日一服，以效为度。

治痔血。獭肝烧末，水服一钱。

海獭

生海中。形似獭而大如犬，脚下有皮如胼拇，毛着水不濡。人亦食其肉，又以其皮为风领，云亚于貂。《博物志》云：海獱头如马，自腰以下似蝙蝠，其毛似獭，大者五六十斤，亦可烹食。

海獭 味咸、甘，平，无毒。食之消肿，及瘿瘤邪气结核。

骨 烧灰服。治鼓胀。

腽肭兽

一名海狗。生西番突厥国，胡人呼为阿慈勃他你。其状似狐而大，长尾，脐似麝香。《临海志》云：出东海水中。状若鹿形，头似狗，长尾。每日出，即浮在水面，昆仑家以弓矢射之，取其外肾阴干，百日味甘香美也。苏颂曰：今东海旁亦有之。旧说似狐长尾，今沧州所图，乃是鱼类，而豕首两足。其脐红紫色，上有紫斑点，全不相类。《异鱼图》云：试其脐，于腊月冲风处，置盂水浸之，不冻者为真也。雷敩曰：腽肭脐多伪者。海中有兽号曰水乌龙，取其肾以充腽肭脐，其物自别。真者有一对两重薄皮裹丸核，皮上有肉、黄毛，一穴三茎，收之器中，年年湿润如新。或置睡犬头上，其犬忽惊跳若狂者，为真也。寇宗奭曰：今出登，莱州。其状非狗非兽，亦非鱼也。但前脚似兽而尾即鱼，身有短密淡青白毛，毛上有深青黑点，久则亦淡。腹胁下全白色。皮厚韧如牛皮，边将多取以饰鞍鞯。其脐治腹脐积冷，脾肾劳极有功，不待别试也。似狐长尾之说，今人多不识之。李时珍曰：按，《唐书》云，腽肭兽出辽西、营州及结骨国。《一统志》云，腽肭脐出女直及三佛齐国。兽似狐，脚高如犬，走如飞。取其肾渍油，名腽肭脐。观此，则似狐之说非无也。盖似孤似鹿者，其毛色尔，似狗者，其足形也，似鱼〔1〕者，其尾形也。用外肾而曰脐者，连脐取之也。又《异物志》，腽肭兽出朝鲜，似狸，苍黑色，无前两足，能捕鼠。郭璞云，晋时召陵扶夷县获一兽，似狗豹文，有角两脚。据此则腽肭的有水陆二种，而藏器所谓似狐长尾者，其此类欤?

腽肭脐一名海狗肾　味咸，大热，无毒。治鬼气尸疰，鬼魅狐魅，梦与鬼交，心腹痛，中恶邪气，宿血结块，痃癖。男子精冷无嗣，五劳七伤，阴痿少力。

鼠　类十种

鼠

李时珍曰：鼠形似兔而小，青黑色。有四齿而无牙，长须露眼。前爪四，后爪五。尾文如织而无毛，长与身等。五脏俱全，肝有七叶，胆在肝之短叶间，大如黄豆，正白色，贴而不垂。惠州獠民取初生闭目未有毛者，以蜜养之，用献亲贵。夹而食之，声犹唧唧，谓之蜜唧。《淮南子》云：鼠食巴豆而肥，食盐而身轻，食砒而即死。《抱朴子》云：鼠寿三百岁。善凭人而卜，名曰仲。能知一年中吉凶，及千里外事。鼠类颇繁，附其略于下。鼨鼠。其大如拳，其文如豹。汉武帝曾获之。鼶鼠，数万相衔而行。《草木子》以为鼠妖者，此也。鼩鼱：大如蚕豆，即今地鼠也。水鼠：穴水傍岸隙，似鼠而小。食菱、芡、鱼、虾。冰鼠：生北荒积冰下。皮毛甚柔，可为席，卧之却寒。食之已热。火鼠：出西域及南海火州。其山有野火，春夏生，秋冬死。鼠产于中，甚大。毛可织布，污则烧之，即洁，名火浣布。鼵鼠：陇西首阳山之西南，有岛鼠同穴。其鸟为鵌，状如家雀而黄黑色。其鼠为鼵，状如家鼠而小，色黄尾短。鸟居穴外，鼠居穴内。蟨鼠：北方有比肩兽，与邛邛巨虚比，为啮甘草。有难，邛邛巨虚负之而走。李时珍曰：今契丹及交河北境有跳〔2〕兔。头、

〔1〕鱼：原作“狐”，据《本草纲目》改。

〔2〕跳：原作“以”，据《本草纲目》改。

目、毛色皆似兔，而爪足似鼠，前足仅寸许，后足近尺。尾亦长，其端有毛。一跳数尺，止即蹷仆，此即蹷鼠也。土人捕而食之。

牡鼠肉 味甘，温，无毒。炙食之，治小儿哺露大腹，又主骨蒸劳极，四肢劳瘦。杀虫。疗踒折，续筋骨，生捣傅之。煎膏，治疮瘘。

肝 治箭镞不出，捣涂之。聤耳出汁，每用枣核大，乘热塞之，能引虫也。

胆 治目暗。点之，治青盲雀目不见物。滴耳，治聋。

鼠印即外肾也 令人媚悦。《岣嵝神书》云：雄鼠外肾之上有文似印，两肾相对，有符篆朱文，九转者尤佳。以正旦，或端午，或七日子时，面北向子位，刮取阴干，佩于青囊中，男左女右，系臂上。人见之无不欢悦，所求如心也。

脂 治汤火伤及耳聋。

脑 治针棘竹木诸刺，在肉中不出，捣烂厚涂之，即出。箭镝针刃在明喉胸膈诸隐处者，同肝捣涂之。又涂小儿解颅。以绵裹塞耳，治聋。

头 治瘘疮鼻皻，汤火伤灼。

目 主明目，能夜读书，术家用之。

涎 有毒。落食中食之，令人生鼠瘘。

脊骨 治齿折多年不生者，研末，日日揩之。

四足及尾 主妇人堕胎易出。烧灰服，催生。

皮 烧灰，封痈疽口冷不合者。生剥，贴附骨疽，即追脓出。

粪 一名两头尖，牡鼠屎。味甘，微寒，有小毒。治小儿�疾大腹，大人伤寒劳复，男子阴易腹痛，通女子月经，下死胎。研末服，治吹奶乳痈，解马肝毒，涂鼠瘘疮。烧存性，傅折伤、疔肿诸疮、猫犬伤。人食中误食，令人成黄疸。

附方：治鼠瘘溃烂。用鼠一个，乱发一鸡子大，以三年腌猪脂油煎，令消尽。以半涂之，以半酒服，不传之秘也。

治产后阴脱。温水洗净，以两头尖烧烟熏之，即入。

鼷鼠

处处田陇间多有之。《月令》"田鼠化为鴽"者，即此也。肥而多膏。旱岁颇为田害。陈藏器曰：鼷鼠阴穿地中而行，见日月光则死，于深山林木下土中有之。李时珍曰：隆庆辛未夏秋大水，蕲、黄濒江之地，鼷鼠遍野，皆栉鱼所化。芦稼之根，啮食殆尽，则田鼠之化，不独《月令》所云一种也。

鼷鼠肉 味咸，寒，无毒。燔食之，去风，疗痈疽，诸瘘蚀疮，阴䘌烂疮，疥癞痔瘘。治风热久积，血脉不行，结成痈疽，可消。小儿食之，杀蛔虫。

膏 主摩诸疮。

粪 治蛇虺螫伤，研末，猪脂油调涂。

隐鼠

陶弘景曰：诸山林中，有兽大如水牛，形似猪，灰赤色，下脚似象，脚前尾上皆白，有力而钝，名曰隐鼠。人取食之，肉亦似牛，多以作脯，乃云是鼠王。其精弱一滴落地，辄成一鼠，灾年则多出也。陈藏器曰：此是兽类，非鼠之俦。大如牛而前脚短，皮入鞯辔用。《庄子》所谓"鼷鼠饮河，不过满腹”者。陶言是鼠王，精溺成鼠，遍访山人无其说，亦不能土中行。此乃妄传，陶误信尔。苏颂曰：隐鼠出沧州及胡中。似牛而鼠首黑足，大者千斤。多伏于水，又能堰水放沫。彼人食其肉。李时珍曰：按，《异物志》云，隐鼠头脚似鼠，口锐苍色，大如水牛而畏狗。见则主水灾。《晋书》云，宣城郡出隐鼠，大如牛，形似鼠，裤脚类象而驴蹄。毛灰赤色，胸前尾上白色。有力而钝。《金楼子》云：晋宁县境出大鼠，状如牛，土人谓之堰牛。时出山游，毛落田间，悉成小鼠，苗稼尽耗。《梁书》书：倭国有山鼠如牛，又有大蛇能吞之。据此，则隐鼠非无，而陶说有本，诸家辟之太甚者，未深究耳。又《尔雅》云：隐鼠一名鼹，身似鼠而马蹄，长须而贼，一岁千斤，秦人谓之小驴者，即此物也。

隐鼠肉 味甘，平，无毒。食之补脾。

膏 治一切痔瘘恶疮肿毒。

鼫鼠

李时珍曰：鼫鼠处处有之，居土穴、树孔中。形大于鼠，头似兔，尾有毛，青黄色。善鸣，能人立，交前两足而舞。好食粟、豆，与鼹鼠俱为田害。鼹小居田，而鼫大居山也。范成大云：宾州鼫鼠好食山豆根，故食之可治咽喉热症。

鼫鼠肉 味甘，平，无毒。治咽喉痹痛，一切热气，含口中咽汁，神效。

竹鼦

食竹根之鼠也。出南方，居土穴中，大如兔，人多食之，味如鸭肉。《燕山录》云：煮羊以鼦，煮鳖以蚊。物性相制也。

竹鼦肉 味甘，平，无毒。主补中益气，解毒。

土拨鼠

蒙古人称为答刺不花。生西番山泽间，穴土为居。形如獭，夷人掘取食之。《魏志》云：大秦国出辟毒鼠，近似此也。李时珍曰：皮可为裘，甚暖，湿不能透。

土拨鼠肉 味甘，平，无毒。煮食肥美，治野鸡瘘疮。按：《饮膳正要》云，多食难克化，微动风。

头骨 治小儿夜卧不宁，悬之枕边，即安。

貂鼠

出丁零国，今辽东、高丽及女直、鞑靼诸胡皆有之。大如獭而尾粗。其毛深寸许，紫黑色，蔚而不耀。用皮为裘、帽、风领，寒月服之，得风更暖，着水不濡，得雪即消，拂面如焰，试眯即出，亦奇物也。惟近火则毛易脱。汉制侍中冠，金珰饰首，前插貂尾，加以附蝉，取其内劲而外温。毛带黄色者，为金貂，白色者，为银貂。

貂鼠肉 味甘，平，无毒。治脾胃寒泄，温补元气。

毛皮 主尘沙眯目，以裘袖拭之，即去。

黄鼠

李时珍曰：黄鼠出太原、大同、延、绥及沙漠诸地皆有之，辽人尤为珍贵。状类大鼠，黄色而足短。善走，极肥。穴居有土窖如床榻之状者，则牝牡所居之处。晴暖则出坐穴口，见人则交其前足，拱而如揖，乃窜入穴。即《诗》所谓“相鼠有体，人而无礼”，故又名礼鼠。韩文所谓“礼鼠拱而立”者也。秋时蓄豆、粟、草木之实以御冬，各为小窑，别而贮之。村民以水灌穴而捕之。味极肥美，如豚子而脆。皮可为裘领。辽、金、元时，以羊乳饲之，用供上膳，以为珍馔，千里赠遗。今亦不甚重之矣。最畏鼠狼，能入穴衔出也。北胡又有青鼠，皮亦可用。银鼠，白色如银。《抱朴子》言南海白鼠重数斤，毛可为布也。《百感录》云：西北有兽类黄鼠，短喙无目，性狡善听，闻人足音辄逃匿，不可卒得。土人呼为瞎撞，亦黄鼠类也。

黄鼠肉 味甘，平，无毒。食之，主润肺生津。多食发疮。煎膏贴疮，解毒止痛。

附方：《经验良方》有灵鼠膏，治诸疮肿毒，止痛退热。用大黄鼠一个，打死，清油一斤，慢火煎熬，水上试油不散，乃滤滓澄清再煎，次入炒紫黄丹五两，杨柳枝不住手搅匀，滴水成珠，下黄腊一两，熬黑乃成。去火毒三日，如常摊贴。

鼬鼠

一名黄鼠狼。处处有之。状似鼠而身长，头如小狗，尾大黄色带赤。其气极臊臭。性好窃食鸡鸭，村野人家，最受其害。畏狗，逐之急便撒屁数十，满室恶臭不可向。其毫与尾可作笔，严冬用之不折，世谓鼠须、栗尾者，是也。

鼬鼠肉 味甘，臭，温，有小毒。食之解老鸡肉毒。煎油，涂疮疥，杀虫。

心、肝 味臭，微毒。主心腹痛，杀虫。

猬

吴人俗称偷瓜蜮，以其常藏瓜畦中，好食瓜也。陶弘景曰：猬处处有之，见人便藏头足，其毛尖利，中空如骨，捕之卒不可得。能跳入虎耳中，而见鹊便自仰腹受啄，物之相制如此。其脂烊铁中，入些少水银，则柔如铅锡。李时珍曰：猬之头、嘴似鼠，刺毛似豪猪，蜷缩则形如芡房及栗房，攒毛外刺，尿之即开。《炙毂子》云：刺端分两者为猬，如棘针者为虾，似猬而赤尾者名暨居。寇宗奭曰：干猬皮连刺作刷，治纰帛绝佳。

猬肉 味甘，平，无毒。炙食，补下元，理胃气，令人能食。炙黄食，或煮汁饮，治反胃，又主瘘疮。

脂 治肠风泻血。可煮五金八石，伏雄黄，柔铁。溶滴耳中，治聋。涂秃疮疥癣，杀虫。

脑 治狼瘘。

心、肝 治蚁、蜂等瘘，瘰疬恶疮，烧灰，酒服一钱。

胆 点目，止泪。化水，涂痔疮。

骨 人误食之，令瘦劣，骨节渐小也。

皮 治五痔阴蚀，下血赤白，五色血汁不止，阴肿，痛引腰背，酒煮杀之。疗腹痛疝积，烧灰酒服。吹鼻，止衄血。解一切药力，用之。

附方：治眼睫倒刺。猬刺、枣针、白芷、青黛，等分为末，随左右目嗃鼻中，口含冷水。

治虎爪伤人。刺猬脂日日傅之，内服香油。

治脱肛。猬皮一斤烧，磁石五钱煅，桂心五钱，为末。每服二钱，米饮下。

猴　类五种

猕猴

一名胡狲，一名沐猴，一名马留，一名狙，梵书名之曰摩斯咤。李时珍曰：按，班固《白虎通》云，猴者，候也。见人设食伏机，则凭高四望，善于候者也。猴好拭面如沐，故谓之“沐”。而后人讹沐为“母”，又讹母为“猕”，愈讹愈谬矣。猴形似番人，故曰胡狲。《庄子》谓之狙。养马者厩中畜之，能辟马病，故又称马留云。唐慎微曰：猕猴有数种，总名曰禺属。按，《抱朴子》云，猴八百岁变为猿，五百岁变为玃，玃千岁变为蟾蜍。李时珍曰：猴，处处深山有之。状似人，眼如愁胡，而颊陷有嗛，音歉，藏食处也。腹无脾，以行消食，尻无毛而尾短。手足如人，两耳亦酷肖人者，能竖行。声咯咯若咳，孕五月而生子，生子多浴于涧。其性躁动害物，畜之者使坐杙上，鞭掊旬月乃驯也。其类有数种：小而尾短者，猴也。似猴而多髯者，豦也。音据，建平山中有之。大如狗，状如猴，黄黑色，多髯鬣。好奋头举石掷人。《西山经》云：崇吾之山有兽焉，状如禺而长臂善投，名曰举父。即此也。似猴而大者，玃也。音却，老猴也。生蜀西徼外山中。似猴而大，色苍黑，能人行，善攫持人物，又善顾盼，故谓之玃。纯牡无牝，故又名玃父。善摄人妇女为偶，生子。又《神异经》云：西方有兽名𤝕，大如驴，状如猴，善缘木，纯牝无壮，群居要路，执男子合之而孕。此亦玃类，而牝牡相反者。大而尾长，赤目者，禺也。小而尾长，仰鼻者，狖也。似狖而大者，果然也。似狖而小者，蒙颂也。紫黑色，出交趾，畜以捕鼠，胜于猫、狸。似狖而善跳跃者，獑猢也。黑身，白腰如带，手有长毛，白色，似握版之状。《蜀地志》云：獑猢似猴而甚捷。在树上，歘然腾跃如飞也。似猴而长臂者，猿也。善援引，故谓之“猨”，俗作“猿”，非。产川、广深山中，似猴而长大，其臂甚长，能引气，故多寿。臂骨作笛甚清亮。其色有青、白、玄、黄、绯数种。其性静而仁慈，好食果实。其居多在林木，能越数丈，着地即泄泻死，惟附子汁饮之可免。其行多群，其鸣善啼，一鸣三声，凄切入人肝脾。广人言猿初生毛黑，雄者老则变黄，溃去势囊，转雄为雌，与黑者交而孕。数百岁，黄又变白也。似猿而金尾者，狨也。似猿而大，能食猿、猴者，独也。其喜善独，一鸣即止，能食猿、猴。故谚曰：独一鸣而猿散。独夫之义，盖取诸此。或云即黄腰也。又见虎下。

猕猴肉　味酸，平，无毒。作脯食，治久疟，辟瘴疫。治诸风劳，酿酒弥佳。李时珍曰：《异物志》言南方以猕猴头为酢。《临海志》言粤民喜啖猴头羹。又巴徼人捕猴，盐藏火熏食，云甚美。

头骨　治瘴疟。作汤浴，治小儿惊痫，寒热鬼魅邪气。

手　治小儿惊痫口噤。

屎　涂蜘蛛咬。小儿脐风撮口，及急惊风，烧末，和生蜜少许灌之。

皮　治马疫气。《马经》言马厩畜猴，辟马瘟疫。逐月有天癸流草上，马食之，永无疾病矣。

狨

一名猱。生山南山谷中。似猴而大，毛长，黄赤色，人将其皮作鞍褥。杨亿《谈苑》云：狨出川峡深山中，其状大小类猿，长尾作金色，轻捷善缘木，甚爱其尾。人以药矢射之，中毒即自啮其尾也。宋时文武三品以上许用狨座，以其皮为褥也。

狨肉及血 食之，调五痔病。久坐其皮，亦良。

脂 疮疥涂之，妙。

果然

一名禺，一名狖，一名蜼。"果然"，自呼其名。人捕其一，则举群啼而相赴，虽杀之不去也。谓之果然，以来之可必也。大者为然，为禺；小者为狖，为蜼。按：《南州异物志》云，交州有果然兽，其名自呼，状大于猿，其体不过三尺，而尾长过头，鼻孔向天，雨则挂木上，以尾塞鼻孔。其毛长柔细滑，白质黑文，如苍鸭胁边斑毛之状，集之为裘褥，甚温暖。李时珍曰：果然，仁兽也。出西南诸山中。居树上，状如猿，白面黑颊，多髯而毛采斑斓。尾长于身，其末有歧，雨则以歧塞其鼻也。喜群行，老者前，少者后。食相让，居相爱，生相聚，死相赴。柳子所谓仁让孝慈者，是也。古者画蜼为宗彝，亦取其伦理之义也。其性多疑，见人则登树，上下不一，甚至奔触，破头折胫。故人以比心疑不决者，而俗呼騃愚为痴缟也。

果然肉 味咸，平，无毒。同五味煮臛食之，治寒热瘴疟，并坐其皮，取效。李时珍曰：按，钟毓《果然赋》云，似猴像猿，黑颊青身，肉非嘉品，惟皮可珍。而《吕氏春秋》云：肉之美者，玃猱之炙。亦性各有不同耶？

猩猩

李时珍曰：猩猩出哀牢夷及交趾封溪野山谷中。状如狗及猕猴，黄毛如猿，白耳如豕，人面人足，长发，头颜端正。声如儿啼，亦如犬吠。成队群行。俚人以酒置道侧，更设草屐于旁，猩猩见即呼人祖先姓名骂之而去。顷复相与尝酒着屐，因而被擒，槛而养之。将烹则推其肥者，泣而遣之。西胡取其血染毛罽不黯，刺血必棰而问其数，至一斗方已。又《博物志》云：日南有野女，群行觅夫，其状白色，遍休无衣襦。《齐东野语》云：野婆出南丹州，黄发椎髻，裸形跣足，俨然若一媪也。群雌无牡。上下山谷如飞猱。自腰已下有皮盖膝。每遇男子，必负去求合，常为健夫所杀死，以手护腰间。剖之得印方寸，莹若苍玉，有文类符篆也。按：雄鼠卵有文如符篆，治鸟腋下有镜印，则野婆之印篆非异也。亦当有功用，但人未知耳。

猩猩肉 味咸，温，无毒。食之不昧不饥，令人善走，穷年无厌，可以辟谷。古人以为珍味，《吕氏春秋》云：肉之美者，猩猩之唇，獾獾之炙，是矣。

狒狒

音费。一名□□，狒同。一名枭羊。出西南夷。其形如人，被发迅走，食人。《山海经》云：枭羊，人面，长唇黑身，有毛反踵，见人则笑，笑则上唇掩目。郭璞云：交广及南康郡山中，亦有此物。大者长丈余，俗呼为山都。宋建武中，獠人进雌雄二头。帝问土人丁銮。銮曰：其面似人，红赤色，毛似猕猴，有尾。能人言，如鸟声。善知生死，力负千钧。反踵无膝，睡则倚物。获人则先笑而后食之。猎人因以竹筒贯臂诱之，候其笑时，抽手以锥钉其唇着额，候死而取之。发极长，可为头髲。血堪染靴及绯，饮之使人见鬼也。帝乃命工图之。《方舆图志》云：狒狒，西蜀及处州山中有之，呼为人熊。人亦食其掌，剥其皮。闽中沙县幼山亦有之，长丈余，逢人则笑，呼为山大人。又《南康记》云：山都，形如昆仑人，通身生毛，见人辄闭目开口如笑，好在深涧中翻石，觅蟹食之。

狒狒肉 味甘，平，无毒。作脯食之，补五脏，不饥，延年。连脂薄割炙热，贴人癣疥，能引虫出，频易取瘥。

诸肉有毒

牛独肝、黑牛白头、牛马生疔死、羊独角、黑羊白头、猪羊心肝有孔、马生角、白羊黑头、马鞍下黑肉、马肝、白马黑头、六畜自死首北向、马无夜眼、白马青蹄、六畜自死口不闭、猘犬肉、犬有悬蹄、六畜疮疥疫病死、鹿白臆、鹿文如豹、诸畜带龙形、兽歧尾、诸兽赤足、诸畜肉中有米星、禽兽肝青、兽中毒箭死、脯沾屋漏、米瓮中肉脯、六畜肉热血不断、祭肉自动、诸肉经宿未煮、曝脯不燥、生肉不敛水、六畜肉得咸酢不变色，肉熟不敛水、肉煮不熟、六畜肉堕地不沾尘、肉落水浮、肉汁器盛闭气、六畜肉与犬，犬不食者，已上并不可食，杀人病人，令人生痈肿疔毒。

诸心损心，诸脑损阳滑精，诸肝损肝，六畜脾一生不可食，诸血损血败阳，经夏臭脯，痿人阴，成水病，鱼馁肉败，诸脂燃灯损目，本生命肉，令人神魂不安，春不食肝，夏不食心，秋不食肺，冬不食肾，四季不食脾。

解诸肉毒

中六畜肉毒：六畜干屎末、伏龙肝末、黄柏末、赤小豆烧末，并可解之。

马肉毒：芦根汁、甘草汁、嚼杏仁、饮美酒，并可解之。

马肝毒：猪骨灰、牡鼠屎、豆豉、狗屎灰、人头垢，俱水服，并可解之。

牛马生疔死肉毒：泽兰根擂水、生菖蒲擂酒、甘菊根擂水、甘草煎汤服，并可解之。

牛肉毒：猪脂化汤饮、甘草汤、猪牙灰水服，并可解之。

独肝牛毒：服人乳解之。

上诸兽肉，有毒非一，或形色异常，或烹调失饪，尼父已垂不食之戒。又肉虽多，不使胜食气。盖人食以谷为主，一或过焉，适遭其害，非养生之道也，况望其有所补益乎？或人虽非孔子之圣，而昧于饮食之节，以自戕其生，何太愚耶？宜合禽类后之说观之，则庶乎其不差矣。

备考食物本草纲目卷之十五

味部一二类

造酿类十二种

酒

苏恭曰：酒有秫、黍、粳、糯、粟、曲、蜜、葡萄等色。凡作酒醴须曲，而葡萄、蜜等酒独不用曲。诸酒醇醨亦自不同。今之东阳酒天下著名，其酒极佳。酿法用麸面、蓼汁拌造，假其辛辣之力，蓼亦解毒。清香远达，色复金黄，饮之至醉，不头痛，不口干，不作泻。其水秤之重于他水，邻邑所造俱不然，皆水土之美也。处州金盘露，水和姜汁造曲，以浮饭造酿，醇美可尚，而色香劣于东阳，以其水不及也。江西麻姑酒，以泉得名，而曲有群药。金陵瓶酒，曲米无嫌，而水有碱，且用灰，味太甘，多能聚痰。山东秋露白，色纯味烈。苏州小瓶酒，曲有葱及红豆、川乌之类，饮之头痛口渴。淮南绿豆酒，曲有绿豆能解毒，然亦有灰不美。李时珍曰：东阳酒即金华酒，古兰陵也。李太白诗所谓“兰陵美酒郁金香”即此，自古擅名者也。山西襄陵酒、蓟州薏苡酒，皆清烈味美。秦、蜀有砸嘛酒，用稻、麦、黍、秫作曲，小罂封酿而成，以筒吸饮，谷气既杂，酒不清美。今苏州之大坛煮酒，以三年陈宿者为佳，气香而味醇，大能助脾开胃，不损人。又有小瓶三白酒，盖以白糯米为之，仍用细白面为曲，下以惠山泉白水酿成，名满天下，声价最高，陈者味醇和，新者气清烈。菊露酒，惟深秋可酿，自冬达春，其味清烈，至春气暖时，则味变而不堪饮矣。白酒，色白，酿成酒母，以水随下随饮，初下水时，味嫩而甘，隔宿，味老而酢矣。苦黄酒，酿用黄檗，色黄而味苦。三种皆酒之下劣者也。

酒，味苦、甘、辛，大热，有毒。主行药势，杀百邪恶毒气。通血脉，厚肠胃，润皮肤，散湿气，消忧发怒，宣言畅意。养脾气，扶肝，除风下气。解马肉、桐油毒，丹石发动。

老酒 腊月酿造者。可经数十年不坏。和血养气，暖胃辟寒。

春酒 清明酿造者。亦可经久，但不及冬月酿者。常服令人肥白。蠼螋尿疮，饮之至醉，须臾虫出如米也。

东阳酒 即金华酒。味甘醇美，无毒。厚胃益脾，调血脉经络，通利脏腑，健筋骨，去劳伤瘀血。用制诸药更良。

三白酒 出苏州，白糯、白面、白水酿成，价颇珍贵。味甘，香烈。益脾胃，调气养荣，壮精神，通利经络。陈者醇，新者烈。多饮燥渴。

金盘露 出处州，水和姜汁造曲，以浮饭酿成，醇美可尚，而色香劣于东阳，以其水不及也。味甘，热。祛寒辟雾，开胃醒脾。

麻姑酒 出江西，以泉得名，而曲有群药。味辛烈，饮之治百病。

秋露白 出山东。色纯而味烈，多饮发热口渴。

金陵瓶酒 出南京。曲米无嫌，而水有碱，且用灰。味虽甘，多饮生痰助火，令人咳嗽。

绿豆酒 出淮南，曲有绿豆及灰。能解毒。以其有灰，亦不甚良。

苏州小瓶酒 曲有葱及红豆、川乌之类。饮之稍多，头痛口渴。

襄陵酒 出山西。薏苡酒 出蓟州。皆清烈，但曲中亦有药物。

哑嘛酒 出陕西及四川。用稻、麦、黍、秫、药曲，小罂封酿而成，以筒吸饮。此酒谷气既杂，酒不清美，不宜多饮。

红曲酒 大热有毒，发脚气、肠风下血、痔漏、哮喘、咳嗽、痰饮诸疾。惟破血杀毒，辟山岚寒气，疗打扑伤，乃妙也。

菊露酒 出苏州。自秋末至春初可酿，天令暄和，味便不佳矣。一名生酒，一名清酒。味辛洌，亦有灰。能发燥渴，动火生痰，发咳嗽，但以之御寒可也。酿本醨薄，多饮亦不大醉。

槽底酒 三年腊槽下取之。开胃下食，暖水脏，温肠胃，消宿食，御风寒，杀一切蔬菜毒。止呕哕，摩风瘙、腰膝疼痛。

白酒 处处有之，以蓼与面为曲，酿糯米为酒母，以水随下随饮。伤脾泄泻。

社坛余胙酒 此即郊天及春秋祭社余酒也。治小儿语迟，纳口中佳。又以喷屋四角，辟蚊子。饮之治聋，故李涛有"社翁今日没心情，为寄治聋酒一瓶"之句。孟诜曰：凡酒不可耽饮，能伤神损寿，软筋骨。醉卧当风，则成癜风。醉浴冷水成痛痹。凡服丹砂钟乳石药，并不可长用酒下，能引石药气入四肢，滞血化为痈疽。陈藏器曰：凡酒忌诸甜物。酒浆照人无影不可饮，祭酒自耗不可饮。酒合乳饮，令人气结。同牛肉食，令人生虫。酒后卧黍穰、食猪肉，患大风。李时珍曰：酒后食芥及辣物，缓人筋骨。酒后饮茶，伤肾脏，腰脚重坠，膀胱冷痛，兼患痰饮水肿、消渴挛痛之疾。一切毒药因酒得者难治。又酒得碱而解者，水制火也，酒上升而咸润下也。又畏枳椇、葛花、赤豆花、绿豆粉者，寒胜热也。陶弘景曰：大寒凝海，惟酒不冰，明其性热独冠群物，药家多用以行其势。人饮多，则体弊神昏，是其有毒故也。昔有三人冒雾晨行，一人饮酒，一人饱食，一人空腹。空腹者死，饱食者病，饮酒者健。此酒势辟恶，胜于他物之效也。王好古曰：酒能引诸经不止，与附子相同。味之辛者能散，苦者能下，甘者能居中而缓。用为导引，可以通行一身之表，至极高之分。味淡者，则利小便而速下也。古人惟以麦造曲酿黍，已为辛热有毒。今之酝者加以乌头、巴豆、砒霜、姜、桂、石灰、灶灰之类大毒大热之药，以增其气味，岂不伤冲和，损精神，涸荣卫，竭天癸，而夭夫人寿耶？朱丹溪曰：酒性湿中发热，近于相火，醉后振寒战栗可见矣。又喜上升，气必随之，痰郁于上，溺涩于下，恣饮寒凉，其热内郁，肺气大伤。其始也病浅，或呕吐，或自汗，或疮疥，或鼻齄，或泄利，或心脾痛，尚可散而去之。其久也病深，或消渴，或内疽，或肺痿，或鼓胀，或失明，或哮喘，或劳瘵，或癫痫，或痔漏，为难名之病，非具眼未易处也。夫醇酒性大热，饮者适口，不自觉也。理宜冷饮，有三益焉。过于肺，入于胃，然后微温。肺得温中之寒，可以补气；次得寒中之温，可以养胃；冷酒行迟，传化以渐，人不得恣饮也。今则不然，徒取快喉舌焉尔。人知戒早饮，而不知夜饮更甚。既醉既饱，睡而就枕，热拥伤心伤目。夜气收敛，酒以发之，乱其清明，伤其脾胃，停湿生疮，助火动欲，因而致病者多矣。朱子云：以醉为节可也。按：扁鹊云，过饮腐肠烂胃、溃髓蒸筋、伤神损寿。昔有客访周觊，出美酒二石。觊饮一石二斗，客饮八斗。次晨觊无所苦，客已胁穿而死矣。岂非犯扁鹊之戒乎？李时珍曰：酒，天之美禄也。面曲之酒，少饮则和血行气，壮神御寒，消愁遣兴，叙情合欢；痛饮则伤神耗血，损胃亡津，生痰助火。陶靖节先生有云：读书不求甚解，饮酒最喜微酡。邵康节亦有诗云：美酒饮教微醉后，好花看到半开时。此得饮酒之妙，所谓"醉中趣、壶中天"者也，若夫沉湎无度，醉以为常者，轻则致疾欺行，甚则丧国亡家，而陨躯命，其害可胜言哉？此大禹所以疏仪狄，周公所以著《酒诰》，为世范戒也。

附录：诸酒方

屠苏酒　孙真人曰：屠者，屠灭鬼气；苏者，苏醒人魂。元旦饮之，辟一岁疫疠之气。造法：用苍术[1]桂心七钱五分，防风一两，菝葜五钱，蜀椒、桔梗、大黄五钱七分，乌头二钱五分，赤小豆十四枚，以三角绛纱囊盛之，除夜悬井底，元旦取出置酒中，煎数沸。举家东向，从少至长，次第饮之。药滓还投井中，岁饮此水，则百邪退避，诸病不生。

逡巡酒　逡巡，速也。此酒片时可就，故名。仙家有"解造逡巡酒，能开顷刻花"之句。饮之补虚益气，去一切风痹。久服好颜色，延年耐老。造法：三月三日收桃花三两三钱，五月五日收马蔺花五两五钱，六月六日收芝麻花六两六钱，九月九日收黄甘菊花九两九钱，俱阴干。十二月八日取腊水三斗。待春分，取桃仁四十九粒去皮尖，白面十斤，同前花和作曲，纸包四十九日。用时，白水一瓶，入曲一丸，面一块，良久成矣。如淡再加一丸。

椒柏酒　元旦饮之，辟一切疫疠不正之气。其法：除夕以椒三七粒，东向侧柏叶七枝，浸无灰酒内，元旦饮之。

五加酒　去一切风湿痿痹，壮筋骨，填精髓。其法：用五加皮洗刮去骨煎汁，和曲、米酿成，饮之。或剉碎袋盛，浸酒饮之。

女贞皮酒　治风虚，补腰膝。其法：用女贞皮切片浸酒饮之，甚良。

仙灵酒　治偏风不遂，强筋健骨。其法：用仙灵脾一斤，袋盛，浸无灰酒二斗，密封三日，饮之。

薏苡酒　去风湿，强筋骨，健脾胃。其法：用薏苡仁粉、同曲、米酿酒，或袋盛煮酒饮之。

地黄酒　补虚弱，壮筋骨，通血脉，变白还黑，治腹痛。其法：用生肥大

〔1〕苍术：《本草纲目》作"赤木"。

地黄绞汁，同曲、米封密器中，五七日启之，中有绿汁，真精英也。宜先饮之，乃滤汁藏贮，日逐服之。

牛膝酒 壮筋骨，治痿痹，补虚损，除久疟。其法：用牛膝煎汁，和曲、米酿酒，或切碎袋盛，浸酒煮饮。

当归酒 和血脉，坚筋骨，止诸痛，调经水。其法：用当归煎汁，或酿或浸，并如上法。

菖蒲酒 治三十六风，一十二痹，通血脉，治骨痿。久服耳目聪明，开心益智，延年益寿，返老还童。其法：用石菖蒲，或酿或浸，并如上条。

枸杞酒 补虚弱，益精气，去冷风，壮阳道，止目泪，健腰脚。其法：用甘州枸杞子煮烂捣汁，和曲、米酿酒，或袋盛浸酒煮饮。

人参酒 补中益气，通治诸虚。其法：用人参末同曲、米酿酒，或袋盛浸酒饮之。

薯蓣酒 治诸风眩运，益精髓，壮脾胃。其法：用薯蓣粉同曲、米酿酒，或浸酒煮饮之。

茯苓酒 治头风虚眩，暖腰膝，主五劳七伤。其法：用茯苓粉同曲、米酿酒饮之。

菊花酒 治头风，明耳目，去痿痹，消百病。其法：用甘菊花煎汁，同曲、米酿酒饮之。

黄精酒 壮筋骨，益精髓，变白发，治百病。其法：用黄精、苍术各四斤，枸杞根、柏叶各五斤，天门冬三斤，煮汁一石。同曲十斤、糯米一石，如常酿酒饮。

桑椹酒 补五脏，明耳目。治水肿不下则满，下之则虚，入腹则十无一活。其法：用桑椹捣汁煎过，同曲、米如常酿酒饮之。

葱豉酒 解烦热，补虚劳。治伤寒头痛寒热，及冷痢肠痛，解肌发汗。其法：以葱、豉二物浸酒饮。

茴香酒 治卒肾气痛，偏坠牵引及心腹痛。其法：用茴香浸酒煮饮之，舶茴尤妙。

缩砂酒 消食和中下气，止心腹痛。其法：用砂仁炒研，袋盛浸酒煮饮。

松节酒 治冷风虚弱，筋骨挛痛，脚气缓痹。其法：用松节煮汁，同曲、米酿酒饮之。

柏叶酒 治风痹历节作痛。其法：用东向侧柏叶煮汁，同曲、米酿酒饮，或浸酒饮之。

松液酒 治一切风痹脚气。其法：于大松下掘坑，置瓮承取其津液一斤，酿糯米五斗，取酒饮之。

南藤酒 治风虚，逐冷气，除痹痛，强腰脚。其法：用石南藤煎汁，同曲、米酿酒饮。

竹叶酒 治诸风热病，清心畅意。其法：用淡竹叶煎汁，如常酿酒饮之。

巨胜酒 治风虚痹弱，腰膝疼痛。其法：用巨胜子二升，即芝麻也，炒香薏苡仁二升，生地黄半斤，袋盛。浸无灰酒内饮之。

麻仁酒 治肠胃风毒及燥结不通。其法：用大麻子中仁，炒香，袋盛，浸酒饮之。

磁石酒 治肾虚耳聋。其法：用磁石、木通、菖蒲等分，袋盛浸酒，日饮之。

蚕沙酒 治风缓顽痹，诸节不随，腹内结痛。其法：用原蚕沙炒黄，袋盛，浸酒饮之。

花蛇酒 治诸风顽痹，瘫缓，挛急，疼痛，恶疮疥癞。其法：用白花蛇一条，袋盛，同曲置于缸底，糯饭覆其上。三七日，取酒饮之，甚效。

乌蛇酒 治疗酿法同上。

蚺蛇酒 治诸风痛痹，杀虫辟瘴，治癞风疥癣恶疮。其法：用蚺蛇肉一斤，羌活一两，袋盛。同曲置于缸底，糯饭盖之，酿成酒饮。亦可浸酒。广西有蛇酒，坛上安蛇数寸，其曲则采山中草药，不能无毒也。

蝮蛇酒 治恶疮诸瘘，恶风顽痹癫疾。其法：取蝮蛇一条，带活，同醇酒一斗，封埋马溺处，周年取出，蛇已消化。每服数杯，当身体习习而愈也。

豆淋酒 破血去风。治男子中风口㖞，阴毒腹痛，及小便尿血；妇人产后一切中风诸病。其法：用黑豆炒焦，以湮淋之，温饮。

霹雳酒 治疝气偏坠，妇人崩中下血、胎产不下。其法：以铁链或铁锤、铁斧之属，烧赤，淬酒饮之。

虎骨酒 治臂胫疼痛，历节风，肾虚膀胱寒痛。其法：用虎胫骨一具，炙黄捶碎，同曲、米如常酿酒饮，亦可浸酒服之。

麋骨酒 治阴虚肾弱，久服令人肥白。其法：用麋骨煮汁，同曲、米如常酿酒饮之。

鹿头酒 治虚劳不足，消渴，夜梦鬼物，补益精气。其法：用鹿头煮烂，捣泥连汁，少入葱、椒，和曲、米酿酒饮之，甚效。

鹿茸酒 治阳虚痿弱，小便频数，劳损诸虚。其法：用鹿茸、山药各一两，切片，绢袋裹置酒坛中，七日，饮之。

龟肉酒 治十年咳嗽，千方不效者。其法：用生龟三枚，治如食法，去肠。以水五升，煮取三升，浸曲，酿秫四升，如常饮之，令尽，永不举发。

戊戌酒 大补元阳，阴虚人不宜饮之。其法：用黄狗肉，须要一只全者，煮糜，连汁，和曲、米酿酒饮之。

羊羔酒 大补元气，健脾胃，益腰肾，宣和化成殿真方也。其法：用米一石，如常浸浆。用嫩肥羊肉七斤，曲十四两，杏仁一斤，同煮烂，连汁拌末，入木香一两同酿，勿得犯水，十日熟，极美。

腽肭脐酒 助阳气，益精髓，破癥结冷气，大补益人。其法：用腽肭脐酒浸擂烂，同曲、米如常酿酒饮之。

天门冬酒 润五脏，和血脉，久服除五劳七伤，癫痫恶疾。常令酒气相接，勿令大醉，忌生冷。十日当出风疹毒气，三十日乃已，五十日不知风吹也。其法：于冬月用天门冬去心，煮汁，同曲、米酿酒。初熟微酸，久乃味佳。

白石英酒 治风湿周痹，肢节疼痛及肾虚耳聋。其法：用白石英、磁石各五两，煅红醋淬七次，绢袋盛浸酒中，五六日，温饮，酒少更添之。

百灵藤酒 治诸风，百节疼痛。其法：用百灵藤十斤，水一石，煎汁三斗，入糯米三斗、神曲九斤，如常酿成。三五日更炊糯饭投之即熟，澄清，日饮，以汗出为效。

术酒 治一切风湿筋骨诸病，驻颜色，耐寒暑。其法：用术三十斤，去皮捣，以东流水三石，渍三十日，取汁露一宵，浸曲、米如常酿酒饮之。

蓼酒 久服耳目聪明，脾胃壮健。其法：以蓼煎汁，和曲、米如常酿酒饮。

蜜酒 治风疹风癣。其法：用沙蜜一斤，糯饭一升，面曲五两，熟水五升，同入瓶内，封七日成酒，饮之大效。

烧酒

其酒始自元时创制。用浓酒和糟入甑，蒸令气上，用器取滴露。凡酸坏之酒，皆可蒸烧。近时惟以糯米，或粳米，或黍米，或秫，或大麦蒸熟，和曲酿瓮中七日，以甑蒸取。其清如水，味极浓烈，盖酒露也。又有暹罗酒，以烧酒复烧二次，入珍宝异香。其坛每个以檀香十数斤烧烟、熏令如漆，然后入酒，蜡封埋土中二三年，绝去烧气，取出用之。曾有人携至舶，能饮三四杯即醉，价值数倍也。有积病，饮一二杯即愈，且杀蛊。予亲见二人饮此，打下活虫长二寸许，谓之鱼蛊云。

烧酒，味辛、甘，大热，有大毒。主消冷积寒气，燥湿痰，开郁结，止水泄。治霍乱疟疾，噎膈心腹冷痛，阴毒欲死，杀虫辟瘴，利小便，坚大便，洗赤目肿痛。过饮败胃伤胆，丧心损寿，甚则烂肠腐肺而死。与姜、蒜同食，令人生痔。盐、冷水、绿豆粉解其毒。李时珍曰：烧酒，纯阳毒物也，面有细花者为真。与火同性，得火即燃，同乎硝焰。北人四时饮之，南人止暑月嗜此。其味辛甘，升阳发散，其气燥热，胜湿祛寒。故能开怫郁而消沉积，通膈噎而散痰饮，治泄疟而止冷痛也。辛先入肺，和水饮之，则抑使下行，通调水道而小便长白。热能燥金耗血，大肠受刑，故令大便燥结，与姜、蒜同饮，即生痔也。若夫暑月饮之，汗出而膈快身凉；赤目洗之，泪出而肿消赤散，此乃从治之方焉。过饮不节，杀人顷刻。近之市沽，又加以砒石、草乌、辣灰、香药，助而饮之，是假盗以刃矣。善摄生者宜戒之。按：刘克用《病机赋》云，有人病赤目，以烧酒入盐饮之而痛止肿消。盖烧酒性走，引盐通行经络，使郁结开而邪热散，此亦反治劫剂也。

暹罗酒 以烧酒复烧二次，详见前注中。饮之，杀虫治蛊。

附方：治冷气心痛。烧酒入飞盐，饮之即止。

治阴毒腹痛。烧酒温饮，汗出即止。

治寒湿泄泻，小便清者。烧酒饮之即止。

葡萄酒

酿成者味佳，有如烧酒法者有大毒。酿者取汁同曲，如常酿糯米饭法。无汁，用干葡萄末亦可。魏文帝所谓“葡萄酿酒，甘于曲、米，醉而易醒”者也。烧者，取葡萄数十斤，同大曲酿酢，取入甑内蒸之，以器承其滴露，红色可爱。古者西域造之，唐时破高昌，始得其法。《草木子》云：元朝于冀、宁等路造葡萄酒，八月至太行山辨其真伪。真者下水即流，伪者得水即冰冻矣。久藏者，中有一块，虽极寒，其余皆冰，独此不冰，乃酒之精液也。饮之，令人透腋而死。酒至二三年，亦有大毒。《饮膳正要》云：酒有数等，出哈刺火者最烈，西番者次之，平阳、太原者又次之。或云：葡萄久贮，亦自成酒，芳甘酷烈，此真葡萄酒也。

葡萄酒，味甘、辛，热，微毒。主暖腰肾，驻颜色，耐寒。

葡萄烧酒 味辛、甘，大热，有大毒。主益气调中，耐饥强志，消痰破癖。李时珍曰：此酒大热大毒，北人习而不觉，南人切不可轻生饮之。

醋

一名酢，一名醯，一名苦酒。有十数种，米酣、麦醋、曲醋、糠醋、糟醋，饧醋，桃醋、葡萄、大枣、蘡薁等诸杂果醋，亦极酸烈。李时珍曰：米醋，三伏时用仓米一斗，淘净蒸饭，摊冷盦黄，晒簸，水淋净。别以仓米二斗，蒸饭和匀入瓮，以水淹过，密封暖处，三七日成矣。糯米醋，秋社日，用糯米一斗，淘蒸，用六月六日造成小麦曲和匀，用水二斗，入瓮封酿。三七日成矣。粟米醋，用陈粟米一斗，淘浸七日，再蒸淘熟，入瓮密封，日夕搅之，七日成矣。小麦醋，用小麦水浸三日，蒸熟盦黄入瓮，水淹七七日成矣。大麦醋，用大麦一斗，水浸蒸饭盦黄，晒干水淋过，再以麦饭二斗和匀，入水封密，三七日成矣。饧醋，用饧十斤，水四十斤，和匀入瓮，须在立夏后至处暑前酿之。每平旦日未升时，用杨枝漉搅四五十转，以净布渍水封闭瓮口、数日后入糯米饭，乘热倾入一大盎。四十日后，味当甘酸香烈成醋矣。其余糟糠等皆可酿醋，不能尽纪也。

醋，味酸、苦，温，无毒。主消痈肿，散水气，杀邪毒，理诸药。治产后血晕，除癥块坚积，消食，杀恶毒，破结气、心中酸水痰饮。下气除烦，止金疮出血，昏晕，杀一切鱼肉菜毒。磨青木香，止卒心痛、血气痛；浸黄柏含之，治口疮；调大黄末，涂肿毒；煎生大黄服，治痃癖甚良。散瘀血，治黄疸黄汗。寇宗奭曰：米醋最良，得谷气全也。产妇房中，常以火炭沃醋气为佳，酸益血也。李时珍曰：按，孙光宪《北梦琐言》云，一婢抱儿落炭火上烧灼，以醋泥傅之，旋愈无痕。又一少年，眼中常见一镜。赵卿谓之曰：来晨以鱼鲙奉候。及期延至，从容久之。少年饥甚，见几上一瓯芥醋，旋旋啜之，遂觉胸中豁然，眼花不见。卿云：君吃鲙太多，鱼畏芥醋，故权诳而愈其疾也。观此二事，可证其治痈杀邪毒之验也。大抵醋治诸疮肿积块，心腹疼痛，痰水血病，杀鱼、肉、菜及诸虫毒气，无非取其酸收消瘀之功。李廷[1]飞云：醋能少饮，辟寒胜酒。王戬自幼不食醋，年逾八十，犹能传神也。

附方：治转筋疼痛。以故绵浸醋中，甑蒸热裹之，冷即易，勿停，取瘥止。

治腋下狐臭。用三年酿醋，和石灰傅之。

治痈疽不溃。用苦酒和雀屎如小豆大，傅疮头上即穿也。

治木舌肿强不消。以糖醋时时含漱，或用醋和釜底墨，厚傅舌之上下，脱则更傅，须臾即消。

治中砒毒。饮酽醋得吐即愈，不可饮水。

治汤火伤灼。即以酸醋淋洗，并以醋泥涂之，甚妙，亦无疤痕也。

治死胎不下。大豆煮醋，服三升立便分解。

治鬼击卒死。吹醋少许入鼻中，大效。

治乳痈坚硬。以瓦罐盛醋，烧热石投之二次，待温，以患处渍之。冷则更烧石投之，不过三次即愈。

治疔肿初起时。用面围住，以针乱刺疮上，铜器煎沸醋倾入围中，令容一盏。冷

---

〔1〕廷：《本草纲目》作“鹏”。

即易，三度，疔根即出也。

酱

李时珍曰：面酱有大麦、小麦、甜酱、麸酱之属，豆酱有大豆、小豆、豌豆及豆油之属。豆油法：用大豆三斗，水煮糜，以面二十四斤，拌罨成黄。每十斤，入盐八斤，井水四十斤，搅晒成油，收取之。大豆酱法：用黄豆一斗，煮糜烂，搓揉如泥。以麦面二斗拌匀，于竹笆上或芦席上摊罨三昼夜，其热如火，湿气尽出，色黄如金。以盐十斤，井水四十斤，同入缸内，于三伏烈日中晒之，一月味全矣。小豆酱法：用豆磨净，和面盦黄，次年再磨。每十斤，入盐五斤，以腊水淹过，晒成收之。豌豆酱法：用豆水浸蒸软，晒干去皮。每一斗，入小麦一斗，磨面和切，蒸过盦黄晒干。每十斤，入盐五斤，水二十斤，晒成收之。麸酱法：用小麦麸蒸熟盦黄，晒干磨碎。每十斤，入盐三斤，热汤二十斤，晒成收之。甜面酱：用小麦面和剂切片，蒸熟盦黄，晒簸。每十斤，入盐三斤，熟水二十斤，晒成收之。小麦面酱：用生面水和，布包踏饼罨黄，晒松。每十斤，入盐五斤，水二十斤，晒成收之。大麦酱：用黑豆一斗炒熟，水浸半日，同煮烂，以大麦面二十斤拌匀，筛下面，用煮豆汁和剂切片，蒸熟罨黄，晒捣。每一斗，入盐二斤，井水八斤，晒成黑甜而汁清。又有麻滓酱：用麻枯饼捣蒸，以面和匀，罨黄，如常用盐水晒成，色味甘美也。

酱，味咸，冷，无毒。除热止烦满，杀百药及热汤、火毒，杀一切鱼、肉、菜蔬、蕈毒，并治蛇、虫、蜂、虿等毒。酱汁灌入下部，治大便不通，灌耳中，治飞蛾、虫、蚁入耳。涂猘犬咬及汤、火伤灼未成疮者，有效。又中砒毒，调水服即解。多食发小儿无辜，生痰动气。妊娠合雀肉食之，令儿面黑。麦酱和鲤鱼食，生口疮。寇宗奭曰：圣人不得酱不食，意欲五味和，五脏悦而受之，此亦安乐之一端也。李时珍曰：不得酱不食，亦兼取其杀饮食百药之毒也。

榆仁酱

李时珍曰：造法，取榆仁水浸一伏时，袋盛，揉洗去涎，以蓼汁拌晒。如此七次，同发过面曲，如造酱法，下盐晒之。每一升，曲四斤，盐一斤，水五斤。

榆仁酱，味辛美，温，无毒。主利大小便，心腹恶气，杀诸虫。不宜多食。

芜荑酱

造法与榆仁酱同。

芜荑酱，味辛美，微臭，无毒。主杀三虫，功力强于榆仁酱。张从正曰：北人亦多食乳酪酥脯甘美之物，皆生虫之萌也。而不生虫者，盖食中多胡荽、芜荑、卤汁，杀九虫之物也。

糟

糯、秫、黍、麦，皆可蒸酿酒、醋，熬煎饧、饴，化成糟粕。酒糟须用腊月及清明、重阳造者，沥干，入少盐收之。藏物不败，揉物能软。若榨干者，无味矣。醋糟用三伏造者良。

酒糟　味甘、辛，无毒。主温中消食，除冷气，杀腥，去草、菜毒，润皮肤，调脏腑。署扑损瘀血，浸水洗冻疮，捣傅蛇咬、蜂叮毒。李时珍曰：酒糟有曲蘖之性，能活血行经止痛，故治伤损有功。按：许叔微《本事方》云，治踠折，伤筋骨，痛不可忍者，用生地黄一斤，藏瓜姜糟一斤，生姜四两，都炒热，布裹罨伤处，冷即易之。曾有人伤，医令捕一生龟，将杀用之。夜梦龟传此方，用之而愈也。

大麦醋糟 味酸，寒，无毒。气滞风壅，手背脚膝痛，炒热布裹熨之，三两换当愈。

干饧糟 味甘，温，无毒。主反胃吐食，暖脾胃，化饮食，益气缓中。李时珍曰：饧以蘖成，暖而消导，故其糟能化滞缓中，养脾止吐也。按：继洪《澹寮方》云，甘露汤治反胃呕吐不止，服此利胸膈，养脾胃，进饮食。用干饧糟六两，生姜四两，二味同捣作饼，或焙或晒，入炙甘草末二两，盐少许，点汤服之。常熟一富人病反胃，往京口甘露寺设水陆，泊舟岸下。梦一僧持汤一杯与之，饮罢便觉胸快。次早入寺，供汤者乃梦中所见僧，常以此汤待宾，故易名曰甘露汤。予在临汀，疗一小吏旋愈，切勿忽之。

饴糖

一名饧，音巡。糯米、粳米、秫、粟米、蜀秫米并堪熬造。李时珍曰：饴饧用麦蘖或谷芽同诸米熬煎而成。古人寒食多食饧。

饴糖，味甘，大温，无毒。补虚乏，止渴去血，益气力，止肠鸣咽痛。治吐血消痰，润肺止嗽，健脾胃补中。治吐血打损瘀血者，熬焦酒服，能下恶血。又伤寒大毒嗽，于蔓菁、薤汁[1]中煮一沸，顿服之，良。脾弱不思食人少用，能和胃气。亦用和药，解附子、乌头毒。凡中满吐逆、秘结牙䘌、赤目疳病者忌之，生痰动火最甚。甘属土，肾病毋多食甘，甘伤肾，骨痛而齿落，皆指此类也。成无己曰：脾欲缓，急食甘以缓之，饴糖之甘以缓中也。《集异记》云：邢[2]曹进，河朔健将也。为飞矢中目，拔矢而镞留于中，钳之不动，痛困俟死。忽梦胡僧，令以米汁注之必愈。广询于人，无悟者。一日，一僧丐食，肖所梦者。叩之，僧云：但以寒食饧傅之。如法用之，酸楚至夜，疮痒，用力一钳而出，顿获清凉，数日而安。

附方：治鱼骨鲠咽不能出。用饴糖丸鸡子黄大吞之，不下再吞。误吞竹、木、稻芒及铜、铁等物，俱用饧糖一斤，渐渐食尽便出。

治服药过剂闷乱者。饴糖食之即安。

治蛟龙癥病。凡人正、二月食芹菜，误食蛟龙精者，为蛟龙病。发则似痫，面色青黄，每服寒食饧五合，日三服，吐出蛟龙，有两头可验。吐蛔者勿用。

沙糖

苏恭曰：沙糖，出蜀地，西戎、江东并有之。笮甘蔗汁煎成。紫色。稀者为蔗糖，干者为沙糖，球者为球糖，饼者为糖饼，沙糖中凝结如石，破之如沙，透明莹白者为糖霜。李时珍曰：此紫沙糖也。法出西域，唐太宗始遣人传其法入中国。以蔗汁入樟木槽，取而煎成。清者为蔗饧，凝结有沙者为沙糖，漆瓮造成，如石、如霜、如冰者为石蜜、为糖霜、为冰糖也。紫糖亦可煎化，印成鸟兽果物之状，以充席献。今之货者，又多杂以米饧诸物，不可不知。

沙糖，味甘，寒，无毒。治心腹热胀，口干渴。润心肺大小肠热，解酒毒。腊月瓶封，窖粪坑中，患天行热狂者，绞汁服甚良。和中助脾缓肝气。多食令人心痛，生长虫，消肌肉，损齿，发疳䘌。与鲤鱼同食，成疳虫；与葵同食，生流澼；与笋同食，不消成癥，身重不能行。寇宗奭曰：蔗汁清，故费煎炼，致紫黑色。今医家治暴

[1] 汁：原脱，据《本草纲目》改。

[2] 邢：原作“刑”，据刘衡如考校改。

热，多用为先导，兼啖驼马，解热。小儿多食则损齿生虫者，土制水，倮虫属土，得甘即生也。朱丹溪曰：糖生胃火，乃湿土生热，故能损齿生虫，与食枣病齿同意，非土制水也。李时珍曰：沙糖性温，殊于蔗浆，故不宜多食。与鱼、笋之类同食，皆不益人。今人每用为调和，徒取其适口，而不知阴受其害也。但其性能和脾缓肝，故治脾胃及泻肝药用为先导。本草言其性寒，岂亦昧昧也耶。

附方：治下痢噤口。用沙糖半斤，乌梅一个，水二碗，煎一碗，时时饮之。

石蜜

即白沙糖。《凉州异物志》云：石蜜非石类，假石之名也。实乃甘蔗汁煎而曝之，则凝如石而体甚轻，故谓之石蜜也。出益州及西戎，煎炼沙糖为之，可作饼块，黄白色。李时珍曰：石蜜即白沙糖也。凝结作饼块如石者为石蜜，轻白如霜者为糖霜，坚白如冰者为冰糖，皆一物，有精粗之异也。以白糖煎化，模印成人物狮象之形者为飨糖，《后汉书》注所谓猊糖是也。以石蜜和诸果仁，及橘橙皮、缩砂、薄荷之类作成饼块者，为糖缠。以石蜜和牛乳、酥酪作成饼块者，为乳糖。皆一物数变也。按：王灼《糖霜谱》云，古者惟饮蔗浆，其后煎为蔗饧，又曝为石蜜，唐初以蔗为酒。而糖霜则自大历间有僧来往蜀之遂宁伞山，僧为文殊现身，独憩一庵，惟以白驴自随。每用钱系驴耳，驴辄入市易薪蔬，人亦知为庵僧所遣，交相贸易。或所与不足，则不去也。一夕误入邻舍蔗园，蹂躏伤蔗。邻人白僧，僧曰：不难，为汝倍息。乃传造法。故甘蔗所在植之，独有福建[1]、四明、番禺、广汉、遂宁有冰糖，他处皆颗碎、色浅、味薄。惟竹蔗绿嫩味厚，作霜最佳，西蔗次之。凡霜一瓮，其中品色亦自不同。惟叠如假山者为上，团枝次之，瓮鉴次之，小颗块又次之，沙脚为下；紫色及如水晶色者为上，深琥珀色次之，浅黄又次之，浅白为下。

石蜜，味甘，寒，无毒。治心腹热胀，口干渴，目中热膜，明目。和枣肉、巨胜末为丸噙之，润肺气，助五脏，生津。润心肺燥热，治嗽消痰，解酒和中，助脾气，缓肝气。李时珍曰：石蜜甘，喜入脾，食多则害必生于脾。西北地高多燥，得之有益；东北地下多湿，得之未有不病者，亦兼气之厚薄不同耳。李时珍曰：石蜜、糖霜、冰糖，比之紫沙糖性稍平，功用相同。若久食，则助热、损齿、生虫之害同也。

豆豉

出襄阳、钱塘者，香美而浓。蒲州豉味咸，作法与诸豉不同，其味烈。陕州有豉汁，经十年不败。陕府豉汁，甚胜常豉。其法：以大豆为黄蒸，每一斗加盐四升，椒四两，春三日，夏二日，即成。半熟加生姜五两，既洁净且精也。李时珍曰：豉，熟大豆皆可为之，以黑豆者入药。有淡豉、咸豉，治多用淡豉汁及咸者，当随[2]方法。其豉心乃合豉时取其中心者，非剥皮取心也。造淡豉法：用黑大豆二三斗，六月内淘净，水浸一宿沥干，蒸熟取出摊席上，候微温，蒿覆。每三日一看，候黄衣上遍，不可太过。取晒簸净，以水拌，干湿得所，以汁出指间为准。安瓮中筑实，桑叶盖厚三寸，密封泥，于日中晒七日，取出曝一时，又以水[3]拌入瓮，如此七次。再蒸过，摊去火气，瓮收筑封即成矣。造咸豉法：用大豆一斗，水浸三日，淘蒸摊罯，候上黄取出簸净，水淘漉干。每四斤，入盐一斤，姜丝半斤，椒、橘、苏、茴、杏仁拌匀，入瓮。上面水浸过一寸，以叶盖封口，晒一月乃成也。造豉汁法：十月至正月，用好豉三斗，清麻油熬令烟断，以一升拌豉蒸过，

〔1〕建：原作“糖”，据《本草纲目》改。
〔2〕随：原脱，据《本草纲目》补。
〔3〕水：原作“末”，据上文“以水拌，干湿得所”改。

摊冷晒干，拌再蒸，凡三遍。以白盐一斗捣和，以汤淋汁三四斗，入净釜。下椒、姜、葱、橘丝同煎，三分减一，贮于不津器中，香美绝胜也。有麸豉、瓜豉、酱豉诸品，皆可为之，但充食品，不入药用也。

淡豉 味苦，寒，无毒。主伤寒头痛寒热，瘴气恶毒，烦躁满闷，虚劳喘吸，两脚疼冷，杀六畜胎子诸毒。治时疾热病发汗。熬末能止盗汗、除烦；生捣为丸服，治寒热风，胸中生疮，煮服治血痢腹痛，研涂阴茎生疮。治疟疾骨蒸，中毒药蛊气，犬咬。下气调中，治伤寒温毒，发斑呕逆。

蒲州豉 味咸，寒，无毒。主解烦热热毒，寒热虚劳，调中发汗，通关节，杀腥气，伤寒鼻塞。陕州豉汁亦除烦热。陶弘景曰：豉，食中常用。春夏之气不和，蒸炒以酒渍服之至佳。依康伯法，先以醋、酒溲蒸曝燥，麻油和，再蒸曝之，凡三过。末椒、姜治和进食，大胜今时油豉也。患脚人常将渍酒饮之，以滓傅脚皆瘥。苏颂曰：古今方书用豉治病最多。江南人善作豉，凡得时气，即先用葱豉汤服之，取汗，往往便瘥也。李时珍曰：陶说康伯豉法，见《博物志》，云原出外国，中国谓之康伯，乃传此法之姓名耳。其豉调中下气最妙。黑豆性平，作豉则温。既经蒸罨，故能升能散。得葱则发汗，得盐则能吐，得酒则治风，得薤则治痢，得蒜则止血。炒熟则又能止汗，亦麻黄根节之义也。

附方：治伤寒，发其汗。《肘后方》云：伤寒有数种，庸人卒不能分别者，今取一药兼疗之。凡初觉头痛身热，脉洪，一二日，便以葱豉汤治之。用葱白一握，豉一升，绵裹，水三[1]升，煮一升，顿服取汗。更作，加葛根三两；再不汗，加麻黄三两。治齁喘痰积，凡天雨便发，坐卧不得，饮食不进，乃肺窍久积冷痰，遇阴气触动则发也。用此一服即愈，服至七八次，即出顽痰数升，药性亦随而出，即根断矣。用江西淡豆豉一两，蒸捣如泥，入砒霜末一钱，枯白矾三钱，丸绿豆大，每用冷茶冷水送下。

芬香类五种

白檀香

出海南及昆仑盘盘国。虽不生中华，人间遍有之。苏颂曰：檀香有数种，黄、白、紫之异，今人盛用之。江淮、河朔所生檀木，即其类，但不香尔。李时珍曰：按，《大明一统志》云，檀香出广东、云南及占城、真腊、爪哇、渤泥、暹罗、三佛齐、回回等国，今岭南诸地亦皆有之。树、叶皆似荔枝，皮青色而滑泽。叶廷珪《香谱》云：皮实而色黄者为黄檀，皮洁而色白者为白檀，皮腐而色紫者为紫檀。其木并坚重清香，而白檀尤良。宜以纸封收，则不泄气。今时剉碎，罗粉作糕，或入糖、蜜等物，印成花鸟，以供宾筵，为珍贵之品。

白旃檀 味辛、温，无毒。主消风热肿毒，治中恶鬼气，杀虫。煎服止心腹痛、

[1] 三：原作“豆”，据《本草纲目》改。

霍乱、肾气痛，水磨涂外肾，并腰肾痛处。散冷气，引胃气上升，进饮食。噎膈吐食。又面生黑子，每夜以浆水洗拭令赤，磨汁涂之，甚良。李时珍曰：《楞严经》云，白旃檀涂身，能除一切热恼。今西南诸番酋皆用诸香涂身，取此义也。杜宝《大业录》云，隋有寿禅师妙医术，作五香饮济人。沈香饮，檀香饮，丁香饮，泽兰饮，甘松饮，皆以香为主，更加别药，有味而止渴，兼补益人也。道书檀香谓之浴香，不可烧供上真。

紫檀　味咸，微寒，无毒。摩涂恶毒、风毒，刮末傅金疮，止血，止痛。疗淋。醋磨傅一切卒肿。

桂花

一名木樨，处处有之。叶似橘叶而硬，八九月开花。其花有白者，名银桂；黄者，名金桂；红者，为丹桂。有秋花者，春花者，四季花者，逐月花者。其花可收为茗、浸酒、盐渍，及作香茶、泽发之类。

木樨花　味辛，温，无毒。同百药煎、孩儿茶作膏饼噙，生津，辟臭，化痰，治风虫牙痛。同麻油蒸熟，润发，及作面脂。

皮　味辛，温，无毒。治百病，养精神，和颜色，为诸药先聘通使。久服轻身不老，面生光华媚好，常如童子。

叶　盛暑中，泡作茶饮之，汗出沾衣，衣不腐烂。

玫瑰

处处有之，江南尤多。茎高二三尺，极利秽污灌溉。宿根自生，春时抽条，枝干多刺。叶小似蔷薇叶，边多锯齿。四月开花，大者如盎，小者如杯，色若胭脂，香同兰麝。人以捣去苦味，与糖、蜜印成花鸟，以供点茶，佳品。

玫瑰花　味甘、微苦，温，无毒。主利肺脾，益肝胆，辟邪恶之气，食之芳香甘美，令人神爽。

兰花

生阴地幽谷，叶细而长，四时常青，花黄绿色，中间瓣上有细紫点。春芳者为春兰，色深；秋芳者为秋兰，色淡。开时满室尽香，与他花香迥别。朱丹溪曰：兰叶禀金水之气，而似有火。人知其花香之贵，而不知其叶有药力，盖其叶能散久积陈郁之气，甚有力。即今栽置座右者。《淮南子》云：男子种兰，美而不芳。则兰须女子种之，故有女兰之名。今时有兰花酒，酿时以兰花入其中，果属芳烈。

兰花，味辛，平，无毒。主利水道，杀蛊毒，辟不祥。久服益气，轻身不老，通神明。除胸中痰癖，生血调气养荣，可入面脂。

茉莉

原出波斯，移植南海，今独盛于赣州。其性畏寒，不宜北土。弱茎繁枝，绿叶团尖，初夏开小白花，重瓣无蕊，秋尽乃止。花皆夜开，芬芳可爱。女人穿为首饰，或合面脂，亦可熏茶。又有一种，叶小花瘦，四瓣，有黄、白二色，名曰素馨。

茉莉花　味辛，热，无毒。主温脾胃，利胸膈。蒸油取液，作面脂，长发，润燥香肌。亦入浴汤。

备考食物本草纲目卷之十六

味部二二类

调饪类二十九种

秦椒

即花椒。生秦山、秦岭上，或琅琊。八月、九月采之。树似茱萸有针刺，叶坚而滑泽，味亦辛香。蜀人作茶，吴人作茗，皆以其叶合煮为香。今成泉诸山有竹叶椒，其木亦如蜀椒，可入饮食中及蒸鸡、豚用。东海诸岛上亦有椒，枝叶皆相似，子长而不圆，甚香，其味似橘皮。岛上獐、鹿食其叶，其肉自然作椒橘香。寇宗奭曰：此秦地所产者，故言秦椒。大率椒株皆相似，但秦椒叶差大，粒亦大而纹低，不若蜀椒皱纹高为[1]异也。然秦地亦有蜀椒种。李时珍曰：秦椒，花椒也。始产于秦，今处处可种，最易蕃衍。其叶对生，尖而有刺，四月生细花，五月结实，生青熟红，大于蜀椒，其目亦不及蜀椒目光黑也。蜀椒出武都，赤色而大；秦椒出陇西天水，粒细者善。

秦椒，味辛，温，有毒。治风邪气，温中去寒痹，坚齿发，明目。久服轻身，好颜色，耐老增年通神。疗喉痹，吐逆疝瘕。去老血，产后余疾腹痛。出汗，利五脏，上气咳嗽，久风湿痹。治恶风遍身，四肢瘴痹，口齿浮肿摇动。月闭不通，产后恶血痢，多年痢，治腹中冷痛，生毛发，灭疤痕。能下肿湿气。

附方：治久患口疮。用花椒去闭口者，水洗面拌，煮作粥，空腹吞之，以饭压下。重者可再服，以瘥为度。

治风入牙齿疼痛。用花椒煎醋含漱。

蜀椒

即川椒，一名南椒，一名汉椒。生武都山谷及巴郡，陕、洛间人家多作园圃种之。木高四五尺，似茱萸而小，有针刺，叶坚而滑，可煮饮食。四月结子无花，但生于枝叶间，颗如小豆而圆，皮紫赤色，八月采焙干。江、淮、北土亦有之，茎叶都相似，但不及蜀中者良，而皮厚，里白，味烈也。李时珍曰：蜀椒肉厚皮皱，其子光黑，如人之瞳仁，故谓之椒目。他椒子虽光黑，亦不似之，若土椒则子无光彩矣。今民间烹煮食物，蔬素、鸡鱼、猪肉等味，俱不可缺，去腥除臭，调和香美，惟煮鳗、鳝等类大忌之。

[1] 高为：原作“为高”，据刘衡如考证乙转。

蜀椒，味辛，温，有小毒。主邪气咳逆，温中，逐骨节皮肤死肌，寒湿[1]痹痛下气。久服头不白，轻身延年。除六腑寒冷，伤寒温疟大风，汗不出，心腹留饮，宿食肠澼下痢，泄精，女子字乳余疾，散风邪瘕结，水肿黄疸，鬼疰蛊毒，杀虫、鱼毒。久服开腠理，通血脉，坚齿发，明目，调关节，耐寒暑。治头风下泪，腰脚不遂，虚损留结，破血，下诸石水。治咳嗽，腹内冷痛，除齿痛，破癥结，开胸。治天行时气，产后宿血，壮阳，疗阴汗，暖腰膝，缩小便，止呕逆。通神去老，益血，利五脏，下乳汁，灭瘢，生毛发。散寒除湿，解郁结，消宿食，通三焦，温脾胃，补右肾命门，杀蛔虫，止泄泻。多食，令人乏气喘促；闭口者，杀人，五月食椒，损气伤心，令人多忘；久食令人失明，伤血脉。中其毒者，凉水麻仁浆解之。苏颂曰：服食方，单服椒红补下，宜用蜀椒乃佳，其气下达，饵之益下不上冲也。李时珍曰：椒，纯阳之物，乃手足太阴、右肾命门气分之药。其味辛而麻，其气温以热。禀南方之阳，受西方之阴，故能入肺散寒，治咳嗽；入脾除湿，治风寒湿痹，水肿泻痢；入右肾补火，治阳衰溲数，足弱久痢诸症。一妇年七十余，病泻五年，百药不效。予以感应丸五十丸投之，大便二日不行。再以平胃散加椒红，茴香、枣肉为丸，与服遂瘳。每因怒食举发，服之即止。此除湿消食，温脾补肾之验也。按：《岁时记》言，元旦饮椒柏酒以辟疫疠，椒乃玉衡星精，服之令人体健耐老。柏乃百木之精，为仙药，能伏邪鬼故也。吴猛真人《服椒诀》云：椒禀五行之气而生，叶青、皮红、花黄、膜白、子黑，其气馨香，其性下行，能使火热下达，不致上熏，芳草之中，功皆不及，其方见下。时珍窃谓椒红丸虽云补肾，不分水火，未免偏于太热。大抵此方，惟脾胃及命门虚寒有湿郁者相宜。若肺胃素热者，大宜远之。故丹溪朱氏云：椒属火，有下达之能，服之既久，则火自水中生，故世人服椒者，无不被其毒也。又《上清诀》云：凡人吃饭伤饱，觉气上冲，心胸痞闷者，以水吞生椒一二十颗即散。取其能通三焦，引正气，下恶气，消宿食也。又戴原礼云：凡人呕吐，服药不纳者，必有蛔在膈间。蛔闻药动，动则药出而蛔不出。但于呕吐药中，加炒川椒十粒良。盖蛔见椒则头伏也。张仲景治蛔厥乌梅丸中用蜀椒，亦此义也。许叔微云：大凡肾气上逆，须以川椒引之归经则安。

椒目　味苦，寒，无毒。治水肿胀满，利小便。治十二种水气及肾虚耳卒鸣聋，膀胱急，止气喘。

叶　味辛，热，无毒。治贲豚，伏梁气，及内外肾钓，并霍乱转筋，和艾及葱碾，以醋拌罯之。杀虫，洗脚气及漆疮。

根　味辛，热，微毒。治肾与膀胱虚冷。血淋色瘀者，煎汤细饮；色鲜者，勿服。

附方：椒红丸，治元脏伤惫，目暗耳聋。服此百日，觉身轻少睡，足膝有力，是其效也。服及三年，心智爽悟，目明倍常，面色红悦，髭发光黑。用蜀椒去目及合口者，炒出汗，曝干，捣取红一斤。以生地黄捣自然汁，入瓦器中煎一升，候稀稠得所，和椒末丸梧子大，每空心暖酒下三十丸。修合时，勿令妇人、鸡、犬见。诗曰：其椒应五行，其仁通六义。欲知先有功，夜见无梦寐。四时去烦劳，五脏调元气。明

〔1〕湿：原作“热”，据《证类本草》改。

目腰不疼，身轻心健记。别更有异能，三年精自秘。回老返婴童，康强不思睡。九虫顿消亡，三尸自逃避。若能久饵之，神仙应可冀。

补益心肾椒苓丸，明目驻颜，延年耐老，祛风除湿，壮骨强筋。用真川椒一斤，炒去汗，白茯苓十两，去皮为末，炼蜜丸桐子大。每服五十丸，空心时淡盐汤下。忌犯铁器。

治心腹冷痛。以布裹椒，安痛处，用熨斗熨令椒出汗即止。

治传尸劳疰，最杀劳虫。用真川椒去子及闭口者，以草纸二重隔之，炒出汗，取放地上，以砂盆盖定，以火灰密遮四旁，约一时许，为细末，去白膜，以老酒浸白糕，和丸梧子大。每服四十丸，食前盐汤下。服至一斤，其疾自愈。此药兼治诸痹，用肉桂煎汤下；腰痛，茴香汤下；肾冷，盐汤下。昔有一人病此，遇异人授是方，服此二斤，吐出一虫如蛇而安，遂名神授丸。

治蛇入人口，因热取凉卧地下，有蛇入口，不得出者，用刀破蛇尾，纳生川椒二三粒裹定，须臾即自退出也。

崖椒

苏颂曰：施州一种崖椒，叶大于蜀椒，土人采入饮馔。李时珍曰：此即野椒也，不甚香而子灰色不黑，无光，野人用炒鸡鸭食。

崖椒，味辛，热，无毒。治肺气上喘，兼咳嗽。并野姜为末，酒服一钱匕。

蔓椒

山野处处有之，生林箐间，枝软如蔓，子、叶皆似椒，山人食之。

蔓椒，味苦，温，无毒。治风寒湿痹，历节疼，除四肢厥气，膝痛。煎汤蒸浴取汗。

根 疗痔，烧末服，并煮汁浸之。又治贼风挛急，通身水肿，用枝叶煎如汁，熬如饧，日三服。

地椒

出上党都，其苗覆地蔓生，茎叶甚细，花作小朵，色紫白，因旧茎而生。李时珍曰：地椒出北地，即蔓椒之小者。贴地生叶，形小，味微辛。土人以煮羊肉食，香美。

地椒，味辛，温，有小毒。治淋泄肿痛，可作杀蛀蛊[1]药。

胡椒

生西戎，形如鼠李子。调食用之，味甚辛辣，比之秦、蜀等椒，更觉美好。唐慎微曰：按，《酉阳杂俎》云，胡椒，出摩伽陀国，彼人呼为昧履支。其苗蔓生，茎极柔弱，叶长寸半。有细条与叶齐，条条结子，两两相对。其叶晨开暮合，合则裹其子于叶中。形似汉椒，味至辛辣，六月采，今食料用之。李时珍曰：胡椒，今南番诸国及交趾、滇南、海南诸地皆有之。蔓生附树及作棚引之。叶如扁豆、山药辈。正月开黄白花，结椒累累，缠藤而生，状如梧桐子，亦无核，生青熟红，青者更辣。四月熟，五月采收，曝干乃皱。今遍中国食品，为日用之物也。

胡椒，味辛，大温，无毒。主下气温中，去痰，除脏腑中风冷，去胃口虚冷气，宿食不消，霍乱气逆，心腹卒痛，冷气上冲。调五脏，壮肾气，治冷痢，杀一切鱼、

〔1〕蛊：《本草纲目》作“虫”。

肉、鳖、蕈毒。治冷积阴毒，牙齿浮热作痛。多食，昏目发疮。损肺，令人吐血。丹溪曰：胡椒属火而性燥，食之快膈，喜之者众，积久，则脾胃肺气大伤。凡病气疾人，益大其祸也。李时珍曰：胡椒大辛热，纯阳之物，肠胃寒湿者宜之。热病人食之，动火伤气，阴受其害。予自少嗜之，岁岁病目，而不疑及也。后渐知其弊，遂痛绝之，目病亦止。才食一二粒，即便昏涩，此乃昔人所未试者。盖辛走气，热助火，此物气味俱厚故也。病咽喉口齿者，亦当忌之。

附方：治心腹冷痛。用胡椒三七枚，清酒吞之。

治蜈蚣咬伤。用胡椒嚼封之。

山胡椒

所在有之，似胡椒，色黑，颗粒大如黑豆。

山胡椒，味辛，大热，无毒。主心腹冷痛，破滞气。

吴茱萸

生上谷及冤句，九月九日采之。今处处皆产，江淮蜀汉尤多。木高丈余，皮青绿色。叶似椿而阔厚，紫色。三月开红紫细花，七月、八月结实似椒子，嫩时微黄，至熟则深紫。《风土记》云：九月九日，折茱萸戴首以辟恶气。昔汝南桓景随费长房学道。长房谓曰：九月九日汝家有灾厄，宜令急去，各作绛囊盛茱萸以系臂上，登高饮菊花酒，此祸可消。景如其言，举家登高山。夕还，见鸡犬牛羊，一时暴死。长房闻之曰：此代之矣。故人至此日，登高饮酒，首插茱萸，由此尔。李时珍曰：茱萸枝柔而肥，叶长而皱，其实结于梢头，累累成簇而无核，与椒不同。《淮南万毕术》云：井上宜种茱萸，叶落井中，人饮其水，无瘟疫。悬其子于屋，辟鬼魅。《五行志》云：舍东种白杨、茱萸，增年益寿，辟害除邪。

吴茱萸，味辛，温，有小毒。主温中下气，止痛除湿，血痹。逐风邪，开腠理，咳逆寒热。利五脏，去痰冷逆气，饮食不消，心腹诸冷绞痛[1]，中恶心腹痛，霍乱转筋，胃冷，吐泻腹痛，产后心痛。治遍身𤸷痹刺痛，腰脚软弱，利大肠壅气，肠风痔疾。杀三虫，杀恶虫毒，牙齿虫䘌，鬼魅疰气。下产后余血，治肾气、脚气水肿，通关节，起阳健脾，开郁化滞。治吞酸，厥阴痰涎头痛，阴毒腹痛，疝气。闭口者有毒。多食伤神动火，昏目发疮。李时珍曰：茱萸辛热，能散能温；苦热，能燥能坚。故其所治之症，皆散寒温中，燥湿解郁而已。昔中丞常子正苦痰饮，每食饱或阴晴节变率同，十日一发，头疼背寒，呕吐酸汁，即数日伏枕不食，服药罔效。宣和初为顺昌司禄，于太守蔡达道席上，得吴仙丹方服之，遂不再作。每遇饮食过多腹满，服五七十丸便已。少顷，小便作茱萸气，酒饮皆随小水而去。前后痰药甚众，无及此者。其方用吴茱萸汤泡七次，茯苓等分为末，炼蜜丸梧子大。每热水下五十丸。杨嵋川方只用茱萸酒浸三宿，以茯苓末拌之日干。每吞百粒，温酒下。又咽喉口舌生疮者，以茱萸末醋调，贴两足心，移夜便愈。其性虽热而能引热下行，盖亦从治之义也。

〔1〕痛：原作“毒”，据《证类本草》改。

食茱萸

一名辣子，出闽中江东。其木高大似樗，茎间有刺。其子辛辣如椒，南人淹藏作果品，或以寄远。苏颂曰：食茱萸，南北皆有之。其木亦甚高大，有长及百尺者。枝茎青黄，上有小白点。叶类油麻，其花黄色。宜入食羹中，能发辛香。李时珍曰：辣子，高木长叶，黄花绿子，丛簇枝上。味辛而苦，土人八月采，捣滤取汁，入石灰搅成，名曰辣米油，入食物中，辛香螫口。

食茱萸，味辛、苦，大热，无毒。功同吴茱萸。主心腹冷气痛，中恶，除咳逆，去脏腑冷，温中，甚良。疗蛊毒飞尸着喉口者，刺破，以子揩之，令血出，当下涎沫。煮汁服之，去暴冷腹痛，食不消，杀腥物。治冷痢带下，暖胃燥湿。

辣火

出吴兴诸山。树不甚高，叶似桑叶而小，结实如椒。入食物中，味甚辛香美好，浙中多尚之。入馔烹饪之际，不宜太早，早则味变矣。

辣火，味辛，温，无毒。主调中开胃，消食去痰，杀鱼肉、蔬菜、菌蕈一切毒。不可多食，能助火伤肺，令人咳嗽，目昏目赤。

盐麸子

生吴、蜀山谷。树状如椿，七月子成穗，粒如小豆，上有盐似雪，可调羹用。岭南人取子为末食之，酸咸止渴，将以防瘴。李时珍曰：盐麸子，东南山原甚多，木状如椿，其叶两两对立，长而有齿，面青背白，有细毛，味酸。正叶之下，节节两边，有直叶贴茎，如箭羽状。五六月开花，青黄色成穗，一枝累累。七月结子，大如细豆而扁，生青，熟微紫色。其核淡绿，状如肾形。核外薄皮上有薄盐，小儿食之，滇、蜀人采为木盐。叶上有虫，结成五倍子，八月取之。《后魏书》云：勿吉国，水气咸凝，盐生树上。即此物也。别有咸平树、咸草、酸角，皆其类也。详见于下。

盐麸子，味酸、咸，微寒，无毒。主除痰饮瘴疟，喉中热结，喉痹，止渴，解酒毒，黄疸，飞尸蛊毒，天行寒热咳嗽，变白生毛发，去头上白屑，捣末服之。生津降火，化痰润肺，滋润水脏，消毒治痢，收汗，治风湿眼病。

根白皮　治诸骨鲠，以醋煎浓汁时呷之。曾有人被鸡骨鲠，用此法治之，啜至三碗，便吐出也。

咸平树

出真腊国。彼人不能为酸，但用咸平树叶及荚与子入食物中，取其味也。

咸平树叶　味酸，平，无毒。主益肾利水，降肺气。

酸角

云南临安诸处有之。状如猪牙皂荚，浸水和羹，酸美如醋。

酸角，味酸，平，无毒。主消毒，解瘴秽气，敛虚汗。

咸草

扶桑之东有女国，产咸草。叶似邪蒿而气香味咸，彼人食之。

咸草，味咸，平，无毒。食之，疗瘿瘤结块。

醋林子

生四川邛州山野林箐中。木高丈余，枝叶繁茂。三月开白花，四出。九月、十月子熟，累累数十枚成朵，生青熟赤，略类樱桃而蒂短。熟时采之，阴干，连核用。土人以盐、醋收藏充果食。其叶味酸，夷獠人采得，入盐，和鱼羹食，云胜用醋也。

醋林子，味酸，温，无毒。治久痢不瘥，及痔漏下血，蛔咬心痛，小儿疳蛔，心痛胀满，黄瘦，下寸白虫。单捣为末，酒服一钱匕甚效。盐、醋藏者，食之生津液，醒酒止渴。多食，令人口舌粗拆也。

番椒

出蜀中，今处处有之。木本低小，人植盆中，以作玩好。结实如铃，内子极细，研入食品极辛辣。

番椒，味辛，温，无毒。主消宿食，解结气，开胃口，辟邪恶，杀腥气、诸毒。

茴香

出交、广诸番及近郡皆有之。深冬于宿根生苗作丛，肥茎丝叶。五六月开花，如蛇床花而色黄。结子形如秕谷，轻而有细棱。俗呼为大茴香者大如麦粒，今惟以宁夏出者为第一。其他处小者，谓之小茴香。自番舶来者，实大如柏实，裂成八瓣，一瓣一核大如豆，黄褐色，有仁，味更甜，俗呼八角茴香，又呼为舶茴香。广西左右江峒中亦有之，形色与中原者迥别，但气味同尔。北人得之，咀嚼荐酒。凡煮臭肉，入茴香少许，即无臭气。臭酱入末亦佳。今人作鸡、猪肉脯，以茴香和酱炒炙之，味甚香美。

茴香子 味辛，平，无毒。治诸瘘、霍乱，及蛇伤，膀胱、胃间冷气，及育肠气，调中。呕吐，止痛，治干湿脚气，肾劳㿗疝，阴疼。开胃下气，补命门不足，暖丹田。夏月祛蝇辟臭，食料宜之。损目助火，不宜过用。

茎叶 煮食，治卒恶心腹不安。生捣汁一合，投热酒一合和服，治小肠气，卒肾气冲胁，如刀刺痛，喘息不得。

附方：治疝气。用八角茴香、小茴香各三钱，乳香少许，共为末，水服取汗。

治口臭。茴香煮羹及生食，并佳。

莳萝

生佛誓国及波斯国，今岭南及近道皆有之。三月、四月生苗，花实大类蛇床而簇生，辛香，色褐而轻。今人同用和五味。

莳萝子 味辛，温，无毒。主膈气消食，健脾开胃气，温肠，杀鱼、肉毒。补水脏，治肾气，壮筋骨。小儿气胀，霍乱呕逆，腹冷不下食，两肋痞满。

缩砂密

一名砂仁，生西海及西戎、波斯诸国，今岭南多有之。苗茎似高良姜，高三四尺。叶长八九寸，阔半寸已来。三月、四月开花，在根下。五六月成实，五七十枚作一穗，状似益智及豆蔻，皮紧厚而皱，有粟纹，外有细刺，黄赤色。皮间细子，一团八隔，可四十余粒，如大黍米，外微黑色，内白而香，似白豆蔻仁。七月、八月采之，辛香可调食味，及蜜煎糖缠果品用之。

缩砂密，味辛，温，无毒。主虚劳冷泻，宿食不消，赤白泄痢，腹中虚痛下气，温暖肝肾[1]。咳嗽奔豚，鬼疰惊痫邪气，霍乱转筋，止痛安胎。治脾胃气结滞不散，补肺醒脾，养胃益肾，理元气，和中，散寒饮胀痞，噎膈呕吐。止女子崩中，除咽喉口齿浮热，化铜、铁、骨鲠，又能发酒香味。

---

〔1〕肝肾：《证类本草》作“脾胃”。

附方：治妊娠胎动，偶因所触，或跌仆损，致胎孕不安，痛不可忍者。用砂仁于铜杓内炒脆为末，每用温酒送下二钱。须臾觉腹中胎动极热，即胎已安矣。

治鱼骨鲠。砂仁、甘草等分为末，绵裹含之咽汁，当随痰出矣。

治误吞诸物，金、银、铜钱等物不化者。浓煎砂仁汤饮之，即下。

白芷

生河东川谷下泽，今所在有之，吴地尤多。根长尺余，粗细不等，白色。枝干去地五寸以上。春生叶，相对婆娑，紫色，阔三指许。花白微黄。入伏后结子，立秋后苗枯。二月、八月采曝。今人取作香料，入诸肉脯，得其芬芳，以辟臭气。

白芷，味辛，温，无毒。主女人漏下赤白，血闭阴肿，寒热头风，侵目泪出。长肌肤，润泽颜色，可作面脂。疗风邪，久渴吐呕，两胁满，头眩目痒，目赤胬肉，去面皯疵瘢，补胎漏滑落，破宿血，补新血，乳痈发背瘰疬，肠风痔瘘，疮痍疥癣，止痛排脓。能蚀脓，止心腹血刺痛，女人沥血，腰痛血崩。解利手阳明头痛，中风寒热，及肺经风热，头面皮肤风痹燥痒。鼻渊鼻衄，齿痛，眉棱骨痛，大肠风秘，小便去血，妇人血风眩运，翻胃吐食，解砒毒蛇伤，刀箭金疮。

附方：治口臭。用香白芷七钱为末，匀五服，每日食后开水服一次。

山柰

生广中，人家栽之。根叶皆如生姜，作樟木香气。土人食其根如食姜，切断暴干，则皮赤黄色，肉白色。今人用入香料作肉脯，辛香辟臭。

山柰，味辛，温，无毒。主暖中，辟瘴疠恶气，治心腹冷气痛，寒湿霍乱，风虫牙痛。

廉姜

其形似姜，生岭南砂石中，气猛近于臭，南人以为齑。其法：削[1]皮，以黑梅及盐汁渍之，乃成也。剑南人多食之。

廉姜，味辛，热，无毒。治胃中冷，吐水不下食，温中下气，消食益智。

山姜

出九真交趾，今闽、广皆有之。茎叶皆姜，花如豆蔻花而微小，生叶间。作穗如麦粒，嫩红色。南人取其半开者，谓之含胎花，以盐水淹藏，入甜糟中，经冬如琥珀色，辛香可爱，用为鲙，无以加矣。

山姜花　味辛，温，无毒。主调中下气，破冷气作痛，止霍乱，消食，杀酒毒。

高良姜

出高良郡，岭南诸州及黔、蜀皆有之。春生茎叶，如姜苗而大，高一二尺许。花作穗，嫩叶卷之而生，微带红色。嫩者入盐，累累作朵不散落，须以朱槿花染令色深。善醒醉，解酒毒。

高良姜，味辛，大温，无毒。治积冷气，止吐逆反胃，消谷下气，宽膈进食。去白睛翳膜，补肺气，益脾胃，理元气，好颜色，解酒毒。

益智子

出昆仑及交趾，今岭南州郡往往有之。其叶似蘘荷，长丈余。其根上有小枝，长八九寸，无华

〔1〕削：原作“陈”，据刘衡如考证改。

萼。形[1]如竹箭，子从心出。一枝有十子丛生，大如小枣。其中核黑而皮白，核小者佳，含之摄涎秽。或四破去核，取外皮蜜煮为粽食，味辛。晋卢循遗刘裕益智粽，是此也。今人杂五味中，饮酒芬芳，亦可盐曝及作粽食也。

益智子，味辛，温，无毒。治遗精虚漏，小便遗沥，益气安神，补不足，利三焦，调诸气。夜多小便者，取二十四枚，入盐同煎服。治客寒犯胃，和中益气，令人多唾。治心气不足，梦泄赤浊，热伤心系，吐血血崩诸证。《夷坚志》云：秀州进士陆迎，忽得吐血不止，气蹶惊颤，狂躁直视，至夜深，欲投户而出。如是两夕，遍用方药弗瘳。夜梦观音授一方，命但服一料，永除病根。梦觉记之，如方治药，其病果愈。其方用益智仁一两，朱砂二钱，青橘皮五钱，麝香一钱，碾为细末。每空心，灯心汤下一钱。

附方：治小便频数，脬气不足也。益智盐炒、乌药等分为末，酒煮山药粉为糊，丸如梧子大。每服七十丸，空心盐汤下。名缩泉丸。

治心虚尿滑，及赤、白二浊。益智仁、白茯苓、白术，等分为末，每服白汤下三钱。

治口气臭。益智仁一两，甘草二钱，为末舐之。

荜茇

茇，音拨，生波斯国。丛生，茎叶似蒟酱，其子紧细，味辛烈于蒟酱。胡人将来，入食味用也。今中原亦取作香料炙肉脯，除臭气。苏颂曰：荜茇，今岭南时有之，多生竹林内。正月发苗作丛，高三四尺，其茎如箸。叶青圆如蕺菜，阔二三寸如桑，面光而厚。三月开花，白色在表。七月结子如小指大，长二寸已来，青黑色类椹子而长，九月收曝。南人爱其辛香，或取叶生茹之。复有舶上来者，更辛香。

荜茇，味辛，大温，无毒。主温中下气，补腰脚，杀腥气，消食，除胃冷、阴疝痃[2]癖。霍乱冷气，心痛血气。水泻虚痢，呕逆醋心，产后泄痢，与阿魏和合良。得诃子、人参、桂心、干姜，治脏腑虚冷肠鸣，又治头痛鼻渊牙痛。能动脾肺之火，食料不可多用，令人目昏。唐太宗以气痢久未痊，服名医药不应，因诏访求其方。有卫士进黄牛乳煎荜茇方，御用有效。刘禹锡亦记其事，后累试于虚冷者必验。

其根名荜勃没 味辛，温，无毒。治五劳七伤，冷气呕逆，心腹胀满，食不消化，阴汗寒疝核肿。妇人内冷无子。治腰肾冷，除血气。

蒟酱

苏恭曰：蒟酱生巴蜀中，《蜀都赋》所谓“流味于番禺”者。蔓生，叶似王瓜而厚大光泽，味辛香。实似桑椹，而皮黑肉白。西戎亦时将来，细而辛烈。交州、爱州人家多种之。蔓生，其子长大，苗名浮留藤。取叶合槟榔食之，辛而香也。苏颂曰：蒟酱，今夔川、岭南皆有之。昔汉武帝使唐蒙晓谕南越，越王食蒙以蒟酱，曰：此出番禺城下。武帝感之，遂开牂牁、越巂也。《蜀都赋》注云：蒟酱缘木而生，其子如桑椹，熟时正青，长二三寸。以蜜及盐藏而食之，辛香。今则惟贵荜茇而不尚蒟酱，故鲜有用者。李时珍曰：蒟酱，今两广、滇南及川南、渝、泸、威、茂、施诸州皆有之。其苗谓之蒌叶。蔓生依树，根大如箸。彼人食槟榔者，以此叶及蚌灰少许同嚼食之，云辟瘴

〔1〕形：《本草纲目》作“茎”。

〔2〕痃：原脱，据《证类本草》补。

病，去胸中恶气。故谚曰：槟榔浮留，可以忘忧。其花实即蒟子也。今蜀人惟取蒌叶作酒曲，云香美。

蒟酱，味辛，温，无毒。主下气温中，破痰，咳逆上气，心腹虫毒痛，胃弱虚泻；霍乱吐逆，解酒食味。散结气，心腹心气冷痛，消谷。解瘴疠，去胸中恶邪气。

芥辣

南人以芥菜和水研烂，入食物中，或和醋研细，拌索粉及豆腐食之，味极辛香适口。

芥子 味辛，热，无毒。归鼻。去一切邪恶疰气，喉痹，通利五脏，豁痰利窍。治胃寒吐食，肺寒咳嗽，风冷气痛，口噤唇紧、消散痈肿瘀血。

萝卜子

今人以萝卜子研入食物中代椒，味辛辣更胜。

萝卜子，味辛、甘，平，无毒。主吐风痰，消肿毒，下气定喘，消食除胀，利大小便，止气痛，下利后重，发疮疹，散风寒，解面毒。

杂　类二十六种

麻油

炒熟，乘热压出油，谓之生油，但可点照；须再煎炼，乃为熟油，始可食。

麻油，味甘，微寒，无毒。主利大肠，产妇胞衣不落。生油摩肿，生秃发，去头面游风。治天行热闷，肠内结热。服一合，取利为度。主瘖哑，杀五黄，下三焦热毒气，通大小肠，治蛔心痛。傅一切恶疮疥癣，杀二虫[1]。取一合，和鸡子两颗，芒硝一两，搅服。少时，即泻下热毒甚良。陈油煎膏，生肌长肉，止痛，消痈肿，补皮裂。治痈疽热病。解热毒、食毒、虫毒，杀诸虫蝼蚁。陈藏器曰：麻油，大寒，乃常食所用。而发冷疾，滑精髓，发脏腑渴，困脾脏，令人体重损声。有牙齿疾及脾胃疾人，切不可吃。治饮食物，须逐日熬熟用之。若经宿，即动气也。油生于麻，麻温而油寒，同质而异性也。香油乃炒熟脂麻所出，食之美，且不致疾。若煎炼过，与火无异矣。李时珍曰：张华《博物志》言，积油满百石，则自能生火。陈霆《墨谈》言：衣绢有油，蒸热则出火星，是油与火同性矣。用以煎炼食物，尤能动火生痰。陈氏谓之大寒，而珍意不然。但生用之，有润燥解毒，止痛消肿之功，似乎寒耳。且香油能杀虫，而病发癥者嗜油，炼油能自焚，而气尽则反冷，此又物之玄理也。灯盏残油主能吐风痰食毒，涂痈肿热毒。又治猘犬咬伤，以此油灌疮口甚良。

附方：解河豚毒。一时仓卒无药，急以清麻油多灌取吐，出毒物即愈。

解砒石毒。麻油一碗灌之。

治鼻衄不止，纸条蘸真麻油入鼻，取嚏即愈。有人一夕衄血盈盆，用此而愈。

〔1〕二虫：《本草纲目》作“一切虫”。

菜油

即芸薹菜，俗名菜花菜。收子榨油，其用颇广。

菜油 傅头，令发长黑，行滞血，破冷气，消肿散结。治产难，产后心腹诸疾，赤丹热肿，金疮血痔。

豆油

豆油，味辛、甘，热，微毒。主涂疮疥，解发脏，润肠胃，食之不及菜油。

食盐

出邯郸及河东池泽。李时珍曰：盐品甚多，海盐，取海卤煎炼而成。今辽冀、山东、两淮、闽浙、广南所出是也。井盐，取井卤煎炼而成。今四川、云南是也。池盐，出河东安邑、西夏灵州，今惟解州种之。疏卤地为畦陇，而堑围之。引清水注入，久则色赤。待夏秋南风大起，则一夜结成，谓之盐南风。如南风不起，则盐失利。亦忌浊水淤淀盐脉也。海丰、深州者，亦引海水入池晒成。并州、河北所出，皆碱盐也。刮取碱土煎炼而成。阶、成、凤州所出，皆崖盐也。生于土崖之间，状如白矾，亦名生盐。此五种皆食盐也，上供国课，下济民用。海盐、井盐、碱盐三者出于人，池盐、崖盐二者出于天。《周礼》云：盐人掌盐之政令。祭祀供其苦盐、散盐，宾客供其形盐，王之膳羞，供其饴盐。苦盐，即颗盐也，生于池，其盐为颗，未炼治，其味咸苦。散盐即末盐，出于海及井，并煮碱而成者，其盐皆散末也。形盐，即印盐，或以盐刻作虎形也；或云积卤所结，其形如虎也。饴盐，以饴拌成者，或云生于戎地，味甜而美也。此外又有崖盐，生于山崖；戎盐，生于土中；伞子盐，生于井；石盐，生于石，木盐，生于树；蓬盐，生于草。造化生物之妙，诚难殚知也。

食盐，味甘、咸，寒，无毒。治肠胃结热，喘逆，胸中病，令人吐。伤寒寒热，吐胸中痰澼，止心腹卒痛，杀鬼蛊邪疰毒气，下部䘌疮，坚肌骨。除风邪，吐下恶物，杀虫，去皮肤风毒，调和脏腑，消宿食，令人壮健。助水脏，及霍乱心痛，金疮，明目，止风泪邪气，一切虫伤疮肿，火灼疮，长肉补皮肤，通大小便，疗疝气，滋五味。空心揩齿，吐水洗目，夜见小字。解毒，凉血润燥，定痛止痒，吐一切时气风热、痰饮关格诸病。陶弘景曰：五味之中，惟此不可缺。西北人，食不耐咸，而多寿、少病、好颜色，东南方人，食绝欲咸，而少寿[1]、多病，便是损人伤肺之效。然以浸鱼肉，则能经年不败，以沾布帛，则能易致朽烂，所施各有所宜也。寇宗奭曰：《素问》云，咸走血，故东方食鱼盐之人多黑色，走血之验可知。病喘嗽人及水肿者，宜全禁之。北狄用以淹尸，取其不坏也。其烧剥金银熔汁作药，仍须解州大盐为佳。李时珍曰：《洪范》水曰润下作咸。《素问》曰：水生咸。此盐之根源也。夫水周流于天地之间，润下之性无所不在，其味作咸，凝结作盐，亦无所不在。在人则血脉应之。盐之气味咸腥，人之血亦咸腥。咸走血，血病无多食咸，多食则脉凝泣而变色，以其类也。煎盐者用皂角收之，故盐之味微辛。辛走肺，咸走肾。喘嗽水肿消渴者，盐为大忌。或引痰吐，或泣血脉，或助水邪故也。然盐为百病之主，百病无不用之。故服补肾药用盐汤者，咸归肾，引药气入本脏也。补心药用炒盐者，心苦虚，以咸补之也。补脾药用炒盐者，虚则补其母，脾乃心之子也。治积聚结核用之者，盐能

---

〔1〕寿：原作“早”，据《证类本草》改。

软坚也。诸痈疽眼目及血病用之者，咸走血也。诸风热病用之者，寒胜热也。大小便病用之者，咸能润下也。骨病齿病用之者，肾主骨，咸入骨也。吐药用之者，咸引水聚也。能收豆腐，与此同义。诸蛊及虫伤用之者，取其解毒也。

苏颂曰：唐柳柳州纂《救三死方》云，元和十一年十月，得霍乱，上不可吐，下不可利，出冷汗三大斗许，气即绝。河南房伟传此方，入口即吐，绝气复通。一法用盐一大匙，熬令黄，童子小便一升，合和温服，少顷吐下即愈也。

附方：治卒中尸遁。其状腹胀急冲心，或块起，或牵腰脊者，服盐汤取吐。

治鬼击中恶。盐一盏，水二盏和服，以冷水噀之即苏。

治脱阳虚证，四肢厥冷，不省人事，或小腹紧痛，冷汗气喘。炒盐熨脐下气海取效。

治干霍乱及转筋霍乱。炒盐一包，熨其心腹，令气透。又一一包熨其背，再以盐填脐中，灸盐上七壮即苏。

治娠妇逆生。盐摩产妇腹，并涂儿足底，仍急爪搔之。

治喉中生肉。用绵裹于箸头，拄盐揩之，一日五六度。

治蚯蚓蛟[1]毒，形如大风，眉发皆落，惟浓煎盐汤，浸身数遍即愈。浙西军将张韶病此，每夕蚯蚓鸣于体，一僧用此方而安，蚓畏盐也。

治蜂虿叮螫。嚼盐涂之。

治虱出怪病，临卧浑身虱出，约至五升，随至血肉俱坏，每宿渐多，痛痒不可言状。惟吃水，卧床，昼夜号哭，舌尖出血不止，身齿俱黑，唇动鼻开。但饮盐醋汤十数日即安。出《奇疾方》。

救溺水死。以大凳卧之，后足放高，用盐擦脐中，待水自流出。切勿倒提出水。

治溃痈作痒。以盐摩其四围，即止。

戎盐

生胡盐山，及西羌北地、酒泉福禄城东南角。北海青，南海赤。《异物志》云：姜赖之墟，今称龙城。刚卤千里，蒺藜之形。其下有盐，累棋而生。出于胡国，故名戎盐。赞云：盐山二岳，二色为质。赤色如丹，黑者如漆。小大从意，镂之为物。作兽辟恶，佩之为吉。或称戎盐，可以疗疾。久服长生，可登仙籍。

戎盐，味咸，寒，无毒。主明目目痛，益气，坚肌骨，去毒蛊。心腹痛，溺血吐血，齿舌出血。助水脏，益精气，除五脏癥结，心腹积聚，痛疮疥癣。解芫青、斑蝥毒。能累卵，干汞，制丹砂。

光明盐

李时珍曰：光明盐有山产、水产二种。山产考即崖盐也，一名生盐，生山崖之间，状如白矾，生于阶、成、陵、凤、永、康诸处。水产者生池底，状如水晶、石英，出西域诸处。《吴录》云：天竺有新淘水，味甘美，下有石盐，白如水晶。又波斯国出自然白盐，如海[2]石子。金幼孜《北征录》云：北虏有盐海子，出白盐，莹洁如水晶。又有盐池盐，色或青或白，军士采食之。此皆水产

〔1〕蛟：《本草纲目》作“咬”，义长。
〔2〕海：《本草纲目》作“细”。

者也。《梁四公子传》云：高昌国烧羊山出盐，大者如斗状，白如玉。月望收者，其文理粗，明澈如冰；非月望收者，其文理密。《金楼子》云：胡中白盐，产于崖，映月光明，洞澈如水晶。胡人以供国厨，名君王盐，亦名玉华盐。此则山产者也。皆自然之盐，所谓天成者也。《益州记》云：恒〔1〕山有咸石，以水渍而煎之成盐。此亦石盐之类，而稍不同者。

光明盐，味咸、甘，平，无毒。治头痛诸风，目赤痛，又多眵泪。

卤盐

生河东池泽、山西诸州平野，及大谷、榆次高亢处。秋间皆生卤，望之如水，近之如雪。土人刮而熬之为盐，微有苍黄色者，即卤盐也。《尔雅》所谓"天生曰卤，人生曰盐者"是矣。凡盐未经滴去苦水，则不堪食，苦水即卤水也。卤水之下，澄盐凝结如石者，即卤碱也。丹溪所谓石碱者，乃灰碱也，见土类。《吴普本草》所谓卤碱，一名卤盐者，指卤水之盐，非卤地之盐也。

卤盐，味苦，寒，无毒。治大热消渴狂烦，除邪及下蛊毒，柔肌肤。去五脏肠胃留热结气，心下坚，食已呕逆喘满，明目目痛。

酪

苏恭曰：牛、羊、水牛、马乳，并可作酪。水牛乳作者浓厚，味胜。犊牛、马乳作酪性冷。驴乳尤冷，不堪作酪也。酪有干、湿，干酪更强。李时珍曰：酪，北人多造之。造法：甩牛乳半杓，锅内炒过，入余乳熬数十沸，常以杓纵横搅之，乃倾出，罐盛待冷，掠取浮皮以为酥，入旧酪少许，纸封放之，即成矣。又干酪法：以酪晒结，掠去浮皮再晒，至皮尽，却入釜中炒少时，器盛，曝令可作块，收用。

酪，味甘、酸，寒，无毒。治热毒，止渴，解散发利，除胸中虚热，身面上热疮、肌疮。止烦渴热闷，心膈热痛。润燥利肠，摩肿，生精血，补虚损，壮颜色。戴原礼云：乳酪血液之属，血燥所宜。

酥

本牛、羊乳所作。酥乃酪作，其性与酪异。然牛酥胜羊酥，其犛牛酥复胜家牛也。羊酥又胜牛酥〔2〕。酥乃酪之浮面所成，今人多以白羊脂杂之，不可不辨。造法：以乳入锅，煎二三沸，倾入盆内冷定，待面结皮，取皮再煎，油出去渣，入在锅内，即成油酥。

沙牛、白羊酥　味甘，微寒，无毒。主补五脏，利大小肠，治口疮。除胸中客热，益心肺。除心热肺痿，止渴止嗽，止吐血，润毛发。益虚劳，润脏腑，泽肌肤，和血脉，止急痛，治诸疮。温酒化服，良。

犛牛酥　味甘，平，无毒。主去诸风湿痹，除热，利大便，去宿食。合诸膏，摩风肿踠跌血瘀。李时珍曰：酥本乳液，润燥调营，与血同功。按：《生生编》云，酥能除腹内尘垢，又追毒气发出毛孔间也。

醍醐

陶弘景曰：佛书称"乳成酪，酪成酥，酥成醍醐，盛冬不凝，盛夏不融者"是也。作酪时，上一重者，凝者为酥；酥上如油者为醍醐。熬之即出，不可多得，极甘美。此物极滑，物盛皆透，惟鸡子壳及壶卢盛之，乃不出也。

---

〔1〕恒：《本草纲目》作"汶"，义长。

〔2〕羊酥又胜牛酥：此句另出孟诜所云，故与前文异。

醍醐，味甘，冷利，无毒。治风邪痹气，通润骨髓，可为摩药，功优于酥。添精补髓，益中填骨。久服延年，百炼弥佳。主惊悸，心热头疼，明目，傅脑顶心。治月蚀疮，润养疮痂最宜。

乳腐

一名乳饼。诸乳皆可造，今惟以牛乳者为胜尔。《臞仙神隐书》云：造乳饼法：以牛乳一斗，绢滤入釜，煎五沸，水解之。用醋点入，如豆腐法，渐渐结成，漉出以帛裹之，用石压成，入盐，瓮底收之。又造乳团法：用乳五升煎滚,入冷浆水半升，必自成块。未成，更入浆一盏。至成，以帛包搦如乳饼样收之。又造乳线法：以牛乳盆盛，晒至四边清水出，煎热，以酸浆点成，漉出，揉擦数次，扯成块，又入釜荡之。取出，捻成薄皮，竹签捲扯数次，掤定晒干，以油炸熟食。

乳腐，味甘，微寒，无毒。主润五脏，利大小便，益十二经脉。微动气。治赤白痢，切如豆大，面拌，酸浆水煮二十沸，顿服。小儿服之弥良。

蜂蜜

生岩石者名石蜜。生武都山谷、河源山谷及诸山石间，色白如膏者良。陶弘景曰：石蜜即崖蜜也。在高山崖石间作之，色青，味小酸，食之心烦。其蜂黑色，似虻。其木蜜悬树枝作之，色青白。土蜜在土中作之，色亦青白，味酸。人家及树空作者，亦白而浓厚味美。今出晋安檀崖者多土蜜，云最胜。出东阳、临海诸处，及江南向西者，多木蜜。出於潜、怀安诸县者多崖蜜。亦有树木及人家养者。诸蜜例多添杂及煎煮，必须亲自看取，乃无杂耳。凡蜂作蜜，皆须小便以酿诸花，乃得和熟[1]，状似作饴须蘖也。陈藏器曰：寻常蜜，亦有木上作者，土中作者。北方地燥，多在土中；南方地湿，多在木中。各随土地所宜，其蜜一也。崖蜜别是一蜂，如陶所说出南方崖岭间，房悬崖上，或土窟中。人不可到，但以长竿刺令蜜出，以物承取，多者至三四石，味酸色绿，入药胜于凡蜜。张华《博物志》云：南方诸山幽僻处，出蜜蜡。蜜蜡所著，皆绝岩石壁，非攀缘所及。惟于山顶以篮舆悬下，遂得采取。蜂去余蜡在石，有鸟如雀群来啄之殆尽，名曰灵雀。至春蜂归如旧，人亦占护其处，谓之蜜塞，此即石蜜也。苏颂曰：食蜜亦有两种，一在山林木上作房，一在人家作窠槛收养之，蜜皆浓厚味美。近世宣州有黄连蜜，色黄，味小苦，主目热。雍、洛间有梨花蜜，白如凝脂。亳州太清宫有桧花蜜，色小赤。拓城县有何首乌蜜，色更赤。并蜂采其花作之，各随花性之温凉也。寇宗奭曰：山蜜多在石中木上，有经一二年者，气味醇厚。人家者，一岁二取、气味不足，故不及，且久收易酸也。李时珍曰：陈藏器所谓灵雀者，小鸟也。一名蜜母，黑色。正月则至岩石间寻求安处，群蜂随之也。南方有之。凡试蜜，以烧红火著插入提出，起烟是真，无烟是伪。凡炼沙蜜，每斤入水四两，银石器内，以桑柴火慢炼，掠去浮沫，至滴水成珠不散乃用，渭之水火炼法。又法以器盛，置重汤中，煮一日，候滴水不散，取用亦佳，且不伤[2]火也。

蜂蜜，味甘，平，无毒。治心腹邪气．诸惊痫痓，安五脏诸不足，益气补中，止痛解毒，除众病，和百药。久服，强志气，轻身，不饥不老，延年神仙。养脾气，除心烦，饮食不下，止肠澼，肌中疼痛，口疮，明耳目。牙齿疳䘌，唇口疮，目肤赤障，杀虫。治卒心痛及赤白痢，水作蜜浆，顿服一碗止，或以姜汁同蜜各一合，水和顿服。常服面如红花。治心腹血刺痛及赤白痢，同生地黄汁各一匙服，即下。同薤白捣涂汤火伤，即时痛止。和营卫，润脏腑，通三焦，调脾胃。汪颖曰：诸蜜气味，当

〔1〕熟：原作“热”，据《本草纲目》改。
〔2〕伤：原作“汤”，据《本草纲目》改。

以花为主。冬夏为上，秋次之，春则易变而酸。闽广蜜极热，以南方少霜雪，诸花多热也，川蜜温；西蜜则凉矣。刘完素曰：蜜成于蜂，蜂寒而蜜温，同质异性也。李时珍曰：蜂蜜生凉热温，不冷不燥，得中和之气，故十二脏腑之病，罔不宜之。但多食之生湿热虫䘌，小[1]儿尤当戒之。王充《论衡》云：蜂虿禀太阳火气而生，故毒在尾。蜜为蜂液，食多则令人毒，不可不知。炼过则无毒矣。寇宗奭曰：蜜虽无毒，多食亦生诸风也。朱丹溪曰：蜜喜入脾。西北高燥，故人食之有益，东南卑湿，多食则害生于脾也。孙思邈曰：七月勿食生蜜，令人暴下霍乱。青赤酸者，食之心烦。不可与生葱、莴苣同食，令人利下。食蜜饱后，不可食鲊，令人暴亡。陶弘景曰：石蜜，道家丸饵，莫不须之。仙方亦单服食，云长生不老也。李时珍曰：蜂采无毒之花，酿以大[2]便而成蜜，所谓臭腐生神奇也。其入药之功有五：清热也，补中也，解毒也，润燥也，止痛也。生则性凉，故能清热；熟[3]则性温，故能补中。甘而和平，故能解毒；柔而濡泽，故能润燥；缓可以去急，故能止心腹、肌肉、疮疡之痛；和可以致中，故能调和百药而与甘草同功。张仲景治阳明结燥，大便不通，蜜煎导法，诚千古神方也。孟诜曰：但凡觉有热，四肢不和，即服蜜浆一碗，甚良。又点目中热膜，以家养白蜜为上，木蜜次之，崖蜜更次之也。与姜汁熬烤，治癞甚效。

附方：治大便不通，蜜煎导之；用蜜二合，铜器中微火煎之，候凝如饴状，至可丸，乘热捻作挺，令头锐，大如指，长寸半许。候冷即硬，纳便道中，少顷即通也。一法：加皂角、细辛为末少许，尤速。

治难产横生。用蜂蜜、真麻油各半碗，煎减半，服立下。

治误吞铜钱。炼蜜服二升，可出矣。

治诸鱼骨鲠。以好蜜稍稍服之，令下。

刺蜜

陈藏器曰：交河沙[4]中育草，头上有毛，毛中有刺[5]，胡人名为给敦罗。李时珍曰：按，李延寿《北史》云，高昌有草名羊刺，其上生蜜，味甚甘美。一又《梁四公子传》云：高昌贡刺蜜。杰公云：南平城羊刺无叶，其蜜色白而味甘；盐城羊刺叶大，其蜜色青而味薄也。高昌即交河，在西番，今为火州。又段成式《酉阳杂俎》云：北天竺国有蜜草，蔓生大叶，秋冬不死。因受霜雪，遂成蜜也。又《大明一统志》云：西番撒马罕地有小草，丛生细叶如蓝。秋露凝其上，味甘如蜜，可熬为饧。土人呼为达即古宾，盖甘露也。按此二说，皆草蜜也。

刺蜜，味甘，平，无毒。治骨蒸发热，痰嗽，暴痢下血。开胃，止渴除烦。

苦蜜

产浙江遂昌县匡山之巅。上多北风，植物之味皆苦，野蜂巢其间，采众蕊作蜜，味苦。

苦蜜，味苦、辛，无毒。主凉心、明目，润肠胃。

---

〔1〕小：原作“心”，据《本草纲目》改。

〔2〕大：刘衡如考作“小”。

〔3〕熟：原作“热”，据《本草纲目》改。

〔4〕河沙：原作“沙河”，据《证类本草》改。

〔5〕有刺：《证类本草》作“生蜜”。

蜜香

出波斯国，拂林国人呼为阿䭈。树长丈余，皮青白色，叶似槐而长，花似橘花而大。子黑色，其大如山茱萸，酸甜可食。又《广州志》云：肇庆新兴县出多香木，俗名蜜香，能辟恶气。

蜜香，味辛，温，无毒。主去臭，除鬼气。辟恶，去邪鬼尸疰。

茶

早采为茶，晚采为茗，一名荈，蜀人谓之苦荼。《诗》云："谁谓荼苦，其甘如荠"是也。生益州及山陵道旁，凌冬不死。今闽、浙、蜀、江、湖、淮南山中皆有之，通谓之茶。春中始生嫩叶，蒸焙去苦水，末之，乃可饮。与古所食，殊不同也。陆羽《茶经》云：茶者，南方嘉木。自一尺二尺至数十尺，其巴川峡山有两人合抱者，伐而掇之。木如瓜芦，叶如栀子，花如白蔷薇，实如栟榈，蒂如丁香，根如胡桃。其上者生烂石，中者生砾[1]壤，下者生黄土。艺法如种瓜，三岁可采。阳崖阴林：紫者上，绿者次，笋者上，芽者次；叶卷者上，舒者次。在二月、三月、四月之间，茶之笋者，生于烂石之间，长四五寸，若蕨之始抽，凌露采之。茶之芽[2]者，发于丛薄之上，有三枝、四枝、五枝，于枝颠采之。采得蒸焙封干，有千类万状也。略而言之：如胡人靴者蹙缩然，如犎牛臆者廉襜然，出山者轮囷然，拂水者涵澹然，皆茶之精好者也。如竹箨，如霜荷，皆茶之瘠老者也。其别者，有石南叶、枸杞芽、枇杷芽，皆治风疾。又有皂荚芽、槐芽、柳芽，乃上春摘其芽和茶作之。故今南人输官茶，往往杂以众叶。淮茅芦竹箬[3]之类不可入，自余山中草木芽叶，皆可和合，椿、柿尤奇。真茶性冷，惟雅州蒙山出者温而主疾。毛文锡《茶谱》云：蒙山有五顶，上有茶园，其中顶曰上清峰。昔有僧人病冷且久，遇一老父谓曰：蒙之中顶茶，当以春分之先后，多构人力，俟雷发声，并手采择，三日而止。若获一两，以本处水煎服，即能祛宿疾，二两当眼前无疾，三两能固肌骨，四两即为地仙矣。其僧如说，获一两余，服之未尽而疾瘳。其四顶茶园，采犹不废，惟中峰草木繁密，云雾蔽亏，鸷兽时出，故人迹不到矣。近岁稍贵其品，制作亦精于他处。陈承曰：近世蔡襄述闽茶颇备。惟建州北苑数处产者，性味与诸方略不同。今亦独名蜡茶，上供御用。碾治作饼，日晒，得火愈良。其他者或为芽，或为末收贮，若微见火便硬，不可久收，色味俱败。惟鼎州一种芽茶，性味略类建茶，今汴中及河北、京西等处磨为末，亦冒蜡茶者，是也。寇宗奭曰：苦荼[4]即今茶也。陆羽有《茶经》，丁谓有《北苑茶录》，毛文锡有《茶谱》，蔡宗颜有《茶对》，皆甚详。然古人谓茶为雀舌、麦颗，言其至嫩也。又有新芽一发，便长寸余，其粗如针，最为上品，其根干、水土力皆有余故也。雀舌、麦颗又在下品，前人未知尔。李时珍曰：茶有野生、种生。种者用子，其子大如指头，正圆黑色。其仁入口，初甘后苦，最戟人喉，而闽人以榨油食用。二月下种，一坎须百颗乃生一株，盖空壳者多故也。畏水与日，最宜坡地荫处。清明前采者为上，谷雨前者次之，此后皆老茗尔。采、蒸、揉、焙，修造皆有法，详见《茶谱》。茶之税，始于唐德宗，盛于宋、元，及于我朝，乃与西番互市易马。夫茶一木尔，下为民生日用之资，上为朝廷赋税之助，其利博哉。昔贤所称，大约谓唐人尚茶，茶品益众。有雅州之蒙顶、石花、露芽、谷芽为第一，建宁之北苑龙凤团[5]为上供。蜀之茶，则有东川之神泉、兽目，硖州之碧涧、明月，夔州之真香，邛州之火井、思安，黔阳之都濡，嘉定之峨眉，泸州之纳溪，玉垒之沙

〔1〕砾：原作"栎"，据《茶经》改。
〔2〕芽：原作"枝"，据《本草纲目》改，与上文合。
〔3〕箬：原作"笋"，据《证类本草》改。
〔4〕荼：原作"茶"，据《证类本草》改。
〔5〕团：原作"园"，据《本草纲目》改。

坪。楚之茶，则有荆州之仙人掌，湖南之白露，长沙之铁色，蕲州蕲门之团面，寿州霍山之黄芽，庐州之六安、英山，武昌之衡山〔1〕，岳州之巴陵，辰州之溆浦，湖南之宝庆、茶陵。吴越之茶，则有湖州顾渚之紫笋，福州方山之生芽，洪州之白露，双井之白毛，庐山之云雾，常州之阳羡，池州之九华，丫山之阳坡，袁州之界桥，睦州之鸠坑，宣州之阳坑，金华之举岩，会稽之日铸，皆产茶有名者。今又有苏州之虎丘茶，清香风韵，自得天然妙处，啜之骨爽神怡，真堪为卢仝七碗之鉴。其名已冠天下，其价几与银等，向为山僧获利，果属吴中佳产也。其次曰天池茶，味虽稍差，雨前采摘者亦甚珍贵。其他犹多，而猥杂更甚。按：陶隐居注苦菜云，酉阳、武昌、庐江、晋陵皆有好茗，饮之宜人。凡所饮物，有茗及木叶、天门冬苗、菝葜叶，皆益人。余物并冷利。又巴东县有真茶，火煏作卷结为饮，亦令人不眠。俗中多煮檀叶及大皂李叶作茶饮，并冷利。南方有瓜芦木，亦似茗也。今人采槠、栎、山矾、南烛、乌药诸叶，皆可为饮，以乱茶云。

茶叶　味苦、甘，微寒，无毒。治瘘疮，利小便，去痰热，止渴，令人少睡，有力，悦志。下气消食，作饮，加茱萸、葱、姜良。破热气，除瘴气，利大小肠。清头目，治中风昏愦，多睡不醒。治伤暑。合醋治泄痢甚效。炒煎饮，治热毒赤白痢。同芎䓖、葱白煎饮，止头痛。浓煎，吐风热痰涎。

阳羡茶　味甘、苦，主清头目，爽精神，消食下气，利水道，为众茶之主，百花之先。故谚有“天子未尝阳羡茶，百草不敢先开花”之句。

虎丘茶　味甘香爽，主清肌骨，养真元，得地土之淳和，禀山川之秀丽，饮之弥多弥善也。

六安茶　主消食调中，祛风邪，升阳气。

天池茶　主生津液，沁齿颊，升阳补脾。陈藏器曰：大抵茶性苦寒，久服令人瘦，去人脂，使人不睡。饮之宜热，冷则聚痰。与榧同食，令人身重。大渴及酒后饮茶，水入肾经，令人腰脚膀胱冷病，兼患水肿挛痹诸疾。汪机曰：头目不清，热熏上也。以苦泄其热，则上清矣。且茶体轻浮，采摘之时，芽蘖初萌，正得春升之气。味虽苦而气则薄，乃阴中之阳，可升可降，利头目，盖本诸此。汪颖曰：一人好烧鹅炙煿，日常不缺。人咸防其生痈疽，后卒不病。访知其人每夜必啜凉茶一碗，乃知茶能解炙煿之毒也。杨士瀛曰：姜茶治痢。姜助阳，茶助阴，并能消暑、解酒食毒。且一寒一热，调平阴阳，不问赤、白、冷、热，用之皆良。生姜细切，与真茶等分，新水浓煎服之。苏东坡以此治文潞公有效。李时珍曰：茶苦而寒，阴中之阴，沉也，降也，最能降火。火为百病，火降则上清矣。然火有五，火有虚实。若少壮胃健之人，心肺脾胃之火多盛，故与茶相宜。温饮则火因寒气而下降，热饮则茶借火气而升散。又兼解酒食之毒，使人神思闿爽，不昏不睡，此茶之功也。若虚寒及血弱之人，饮之既久，则脾胃恶寒，元气暗损，土不制水，精血潜虚。成痰饮，成痞胀，成痿痹，成黄瘦，成呕逆，成洞泻，成腹痛，成疝瘕，种种内伤，此茶之害也。民生日用，蹈其弊者，往往皆是，而害妇妪更多，习俗移人，自不觉耳。况真茶既少，杂茶更多，其为患也，又可胜言哉！人有嗜茶成癖者，时时咀啜不已，久而伤营伤精，血不华色，黄瘁痿弱，抱病不悔，尤可叹惋。晋干宝《搜神记》载：武官因时病后，啜茗一斛二升乃止。才减升合，

〔1〕衡山：《本草纲目》作“樊山”。

便为不足。有客令更进五升，忽吐一物，状如牛脾而有口。浇之以茗，尽一斛二升，再浇五升，即溢出矣。人遂谓之斛茗瘕。嗜茶者观此，可以戒矣。陶隐居《杂录》言：丹丘子、黄山君服茶轻身换骨。《壶公食忌》言苦茶久食羽化者，皆方士谬言误世者也。按：唐补阙母炅《茶序》云，释滞消拥，一日之利暂佳；瘠气侵精，终身之累斯大。获益则功归茶力，贻患则不谓茶灾。岂非福近易知，祸远难见乎？又宋学士苏轼《茶说》云：除烦去腻，世故不可无茶，然暗中损人不少。空心饮茶入盐，直入肾经，且冷脾胃，乃引贼入室也。惟饮食后浓茶漱口，既去烦腻，而脾胃不知，且苦能坚齿消蠹，深得饮茶之妙。古人呼茗为酪奴，亦贱之也。当予早年气盛，每饮新茶必至数碗，轻发汗而肌骨清，颇觉痛快。中年胃气稍损，饮之即觉为害，不痞闷呕恶，即腹冷洞泄。故备述诸说，以警同好焉。又浓茶能令人吐，乃酸苦涌泄为阴之义，非其性能升也。

草茶

以下几种，虽总括入前题内，兹复另列，兼采往代名公记述，以备今人稽考。草茶生江西建昌县西南三十里云居山，茶中最称绝品。是处为黄庭坚所居之地，傍有双井，土人汲以造茶为第一，又称双井茶。黄山谷馈苏东坡诗云：人间风日不到处，天上玉堂森宝书，想见东坡旧居士，挥毫百斛双明珠。我家江南饱云腴，落硙霏霏雪不如，为君唤起黄州梦，独载扁舟向五湖。

草茶　味甘、苦，微寒，无毒。主利胸膈，润肠胃。顺气宽胃，解渴消烦。

龙井茶

产杭州府赤山西北凤篁岭龙井傍。茶味清馥隽永，迥出风尘，冠绝他品。

龙井茶，味苦、甘，凉，无毒。主清利头目，疏畅胸腔，退膀胱热郁。

苦茶

生浙江遂昌县匡山之顶。其山四面峭壁，上多北风，植物之味皆苦，其茶更苦于常茶。

苦茶，味甘、苦，寒，无毒。治诸热，解伤寒邪热，利小便，除烦止渴，生津液。

天柱茶

生直隶潜山县天柱山。唐李德裕有亲知授舒州牧，即今潜山县也。李谓之曰：到彼郡日，天柱茶可惠数角。其人献之数斤，德裕不受。明年，精意求数角投之，德裕曰：是矣，此茶可以消酒肉毒。乃命烹一瓯，沃于肉食而覆之，诘旦开视，其肉已化为水。

天柱茶，味甘、苦，平，无毒。主消一切鸡、猪、鱼肉毒，宽胸膈，下气消痰。

阳羡茶

产直隶宜兴县阳羡山。唐李洒守常州时，有僧献此茶，陆羽以为冠绝他境，可供尚方。以此一言，后遂入贡。阳羡山之巅，有珍珠泉，水味奇胜。唐开元间，桐庐锡禅师筑庵隐迹，偶尝此泉，甚甘之，曰：以此泉烹桐庐茶，不亦称乎！无几，有白蛇衔茶子置庵侧。自是，种之滋蔓，味亦倍佳。皇甫曾送陆鸿渐《南山采茶》诗：千峰待逋客，香茗复丛生。采摘知深处，烟霞磬一声。郭三益《题阳羡南岳寺壁》诗：古木阴森梵帝家，寒泉一勺试新茶。官符星火催春焙，却使山僧怨白蛇。李郢《茶山贡焙歌》：使君爱客情无已，客书金台价无比。春风三月贡茶时，尽逐红旌到山里。焙中清晓朱门开，筐箱尽见新茶来。凌烟触露不停采，官家赤印连帖催。喧阗竟纳不盈掬，一时一饷还成堆。蒸之馥馥香胜梅，研膏驾动轰如雷。茶成拜表贡天子，万人争啖春山摧。驿骑鞭声戛流电，半夜驱天谁复见？十日工程路四千，到时须及清明宴。

阳羡茶，味苦、甘，平，无毒。主消食下气，利水道，升阳气，解外邪。

紫笋茶

产浙江湖州府西北四十里明月峡。故事以清明日进御，先荐宗庙，后分赐近臣。唐时吴兴昆陵贾、崔二郡守造茶宴会。白乐天诗：遥闻境会茶山夜，珠翠歌钟俱绕身。盘上中分两州界，灯前今作一家春。青娥对舞应争妙，紫笋齐尝各斗新。自笑花时客窗下，蒲黄对酒病眠人。

紫笋茶，味苦、甘，平，无毒。主益精神，和脾胃，利六腑。

湾甸茶

产西南夷湾甸州，去云南三千余里，孟通山境内。色如碧玉，价等黄金，其味比之中原殊胜。杨升庵有《湾甸茶歌》云：拓东丹极春满边，湾甸有茶名家传。惜不逢炎皇与岐伯，复不遇鸿渐及玉川。英华阻贡日月篚，芳菲只结烟霞缘。湾甸山蟠赤虺路，滇阴迤西苍莽亘。羊韦羌儿背负笼，笼箬重重香满风。

湾甸茶，味苦、甘，温，无毒。主补脾健胃，生津液，利血脉，治久疟，辟邪气，杀鬼物。昔一人患疟，年余不痊，尫羸已极。医治无功，虔祷于神，久而不懈。一夕，梦神召曰：汝病将瘳矣。明日当有馈汝湾甸茶者，可即浓煎一碗服之。梦醒俟旦，果有亲知从滇中归，惠得斤许。如教煎服，战慄几绝，大汗而苏，永不再发。时有“只愁湾甸茶到得，何虑经年疟未瘳”之语。

附方：治心痛不可忍，十年五年者。煎湖州茶以醋和服之，良。

治噤口痢。用细茶一两炒为末，浓煎一二盏，服之即瘥。

治七星虫尿人，初如粟，渐如火烙。用细茶为末，油调敷之，良。

附：中郎先生《茶谱》

采茶欲精，藏茶欲燥，烹茶欲洁。山顶泉清而轻，山下泉清而重；石中泉清而甘，沙中泉清而冽，土中泉清而厚。流动者良于安静，负阴者胜于向阳；山削者泉寡，山秀者有神；真源无味，真水无香。品茶，一人得神，二人得趣，三人得味，七八人是名“施茶”。初采为茶，老而为茗，再老为荈。

一、采茶

采茶之候，贵及其时。太早则味不全，迟则神散。以谷雨前五日为上，后五日次之，再五日又次之。茶芽紫者为上，面皱者次之，团叶又次之，光面如篆叶者最下。彻夜无云，浥露采者为上，日中采者次之，阴雨中不宜采。产谷中者为上，竹下次之，烂石中者又次之，黄砂中者又次之。

二、造茶

新采拣去老叶及枝梗、碎屑。锅广二尺四寸，将茶一斤半焙之，候锅极热，始下茶急炒。火不可缓，待熟方退火，撒入筛中，轻团那数遍，复下锅中，渐渐减火焙干为度。中为玄微，难以言显。火候均停，色香全美；玄味未究，神味俱疲。

三、辨茶

茶之妙，在乎始造之精，藏之得法，泡之得宜。优劣定乎始锅，清浊系乎末火。火烈香清，锅寒神倦，火猛生焦，柴疏失翠；久延则过熟，早起却还生；熟则犯黄，生则着黑；顺那则甘，逆那则涩。带白带赤无妨，绝焦点者胜。

四、藏茶

造茶始干，先盛旧盒中，外以纸封口。过三日，俟其性复，复以微火焙极干，待冷贮坛中，轻轻筑实，以箬衬紧。将花笋箬及纸数重封扎坛口，上以火偎傅，冷定压之，置茶育中，切勿临风近火。临风易冷，近火先黄。

五、火候

烹茶者要火候为先，炉州通红，茶瓢始上。扇起要轻疾，待有声，稍稍重疾，斯文武之候也。过于文，则水性柔，柔则水为茶降；过于武，则火性烈，烈则茶为水制。皆不足于中和，非茶家要旨也。

六、汤辨

汤有三大辨、十五小辨。一曰形辨，二曰声辨，三曰气辨。形为内辨，声为外辨，气为捷辨。如虾眼、蟹眼、鱼眼、连珠，皆为萌汤，直至涌沸如腾波鼓浪，水气全消，方是纯熟。如初声、振声、骤声，皆为萌汤，直至无声，方是纯熟。如浮气一缕、二缕、三四缕，及缕乱不分，氤氲乱绕，皆为萌汤，直至气直冲贯，方是纯熟。

七、汤有老嫩

汤用嫩而不用老。盖因古人制茶，造则必碾，碾则必磨，磨则必罗，罗则茶为飘尘飞粉。于是和剂印龙凤团，则见汤而茶神便浮，此用嫩而不用老也。今时制茶，不假罗研，全具元体，此汤须纯熟，元神始发也。故曰汤须五沸，茶奏三奇。

八、泡法

探汤纯熟便取起，先注少许壶中，祛荡冷气，倾出，然后投茶。茶多寡宜酌，不可过中失正。茶重则味苦香沉，水胜则色清香寡。两壶后，又用冷水荡涤，使壶冷洁，不则减茶香矣。罐热则茶神不健，壶清则水性常灵。稍俟茶水冲和，然后分，酾不宜早，饮不宜迟。早则茶神未发，退则妙馥先消。

九、投茶

投茶有序，毋火其宜。先茶后汤，曰下没；汤半下茶，复以汤满，曰中投；先汤后茶，曰上投。春秋中投，夏上投，冬下投。

十、饮茶

饮茶以客少为贵。客众则喧，喧则雅趣乏矣。独啜曰神，二客曰胜，三四曰趣，五六曰泛，七八曰施。

十一、香

茶有真香，有兰香，有清香，有纯香。表里如一曰纯香，不生不熟曰清香，火候均停曰兰香，雨前纯具曰真香。更有含香、漏香、浮香、间香，此皆不正之气。

十二、色

茶以青翠为胜，涛以蓝白为佳。黄、黑、红、昏，俱不入品。雪涛为上，翠涛为中，黄涛为下。新泉活火，煮茗玄工，玉茗冰涛，当怀绝技。

十三、味

味以甘润为主，苦涩为下。

十四、点染失真

茶自有真香，有真色，有真味。一经点染，便失其真。如水中着盐，茶中着料，碗中着果，皆失真也。

十五、变不可用

茶始造则青翠，收藏不法，一变至绿，再变至黄，三变至黑，四变至白。食之则寒胃，甚至瘠气成积。

十六、品泉

茶者水之神，水者茶之体；非真水莫显其神，非精茶曷窥其体。山顶泉清而轻，山下泉清而重，石中泉清而甘，砂中泉清而冽，土中泉淡而白。流于黄石为佳，泻出青石无用。流动者愈于安静，负阴者胜于向阳。真源无味，真水无香。

十七、井水不宜茶

《茶经》云：山水上，江水次，井水最下矣。第一方不近江水，卒无木水性。当多积梅雨，其味甘和，乃长养万物之水。雪水虽清，性感重阴，寒人脾胃，不宜多积。

十八、贮水

贮水瓮须置阴庭中，覆以纱帛，使承霜露之气，则英灵不散，神气常存。假令压以木石，封以纸箬，曝以日下，则外耗其神，内闭其气，水神敝矣。饮茶惟贵乎茶鲜水灵，茶失其鲜，水失其灵，则与沟渠水何异?

十九、茶具

桑苎翁煮茶用银瓢，谓过于奢侈，后用瓷器，又不能持久，卒归于银。愚意银者宜贮朱楼华屋，若山斋茆舍，准用锡瓢，亦无损于香色味也。但铜铁忌之。

二十、茶瓯

瓯以雪白者为上，蓝白者不损茶色，次之。

二十一、分茶盒

盒以锡为之，从大坛中分用，用尽再取。

二十二、茶道

造时精，藏时燥，泡时洁。精、燥、洁，茶道尽矣。

二十三、拭盏布

饮茶前后俱用细麻布拭盏，其他易秽，不宜用。

皋芦

陶弘景曰：苦菜注曰，南方有皋芦，亦似茗苦。摘取其叶作屑煮饮，即通夜不睡，煮盐人惟资此饮，而交、广所最重，客来先设，乃加以香芼之物。李珣曰：皋芦生南海诸山中，叶似茗而大，味苦涩，出新平县南。人取作白饮，极重之，如蜀人饮茶也。李时珍曰：皋芦叶，状如茗而大如手掌，挼碎泡饮，最苦而色浊，风味比茗不及远矣。今广人用之，其名曰苦䔲。

皋芦叶　味苦，平，无毒。煮饮止渴，明目除烦，令人不睡。消痰利水，通小肠，治淋，止头痛烦热。噙咽清上隔，利咽喉。胃冷者不可用。

杏仁

杏仁，味甘、苦，温，有小毒。治咳逆上气雷鸣，喉痹，下气，产乳金疮，寒心贲豚。惊痫，心下烦热，风气往来，时行心痛，解肌，消心下急痛满痛，杀狗毒。解锡毒。治腹痹不通，发汗，主温病，脚气，咳嗽上气喘促。入天门冬煎，润心肺。和酪作汤，润声气。除肺热，治上焦风燥，利胸膈气逆，润大肠气秘。杀虫，治诸疮疥，消肿，去头面诸风气皶疱。两仁者杀人。李时珍曰：杏仁能散能降，故解肌散风，降气润燥，消积，治伤损药中用之。治疮杀虫，用其毒也。按：《医余》云，凡索面、豆粉，近杏仁则烂。顷一官兵食粉成积，医师以积气丸、杏仁相半研为丸，熟水下，数服愈。又《野人闲话》云：翰林学士辛士逊，在青城山道院中，梦皇姑谓曰：可服杏仁，令汝聪明，老而健壮，心力不倦。求其方，则用杏仁一味，每盥漱毕，以七枚纳口中，良久脱去皮，细嚼和津液顿咽。日日食之，一年必换血，令人轻健。此申天师方也。又杨士瀛《直指方》云：凡人以水浸杏仁五枚，五更端坐，逐粒细嚼至尽，和滓[1]吞下。久则能润五脏，去尘滓，驱风明目，治肝肾风虚，瞳仁带青，眼翳风痒之病。珍按：杏仁性热降气，亦非久服之药。此特其咀嚼吞纳津液，以消积秽则可耳。古有服杏丹法，云是左慈之方。唐慎微收入《本草》，云久服寿至千万。其说妄诞可鄙，今删具粃谬之辞，存之于下，使读者毋信其诳也。

附方：杏金丹《左慈秘诀》云：亦名草金丹，方出浑皇太子，服之长年不死。夏姬服之，寿年七百，乃仙去也。世人不信，皆由不肯精心修治故也。其法：须人罕到处，寅月镢劚杏树地下，通阳气。二月除树下草，三月离树五步作畦垄以通水，亢旱则引泉灌溉，有霜雪则烧火树下，以救花苞。至五月杏熟自落，收仁六斗，以汤浸去皮及双仁者，用南流水三石，和研取汁两石八斗，去滓，以新铁釜用酥三升，以糠火及炭然釜，少少磨酥至尽，乃内汁入釜，釜上安盆，盆上钻孔，用弦悬车辖至釜底，以纸塞孔，勿令泄气。初着糠火，一日三动车辖，以衮其汁。五日有露液生，十日白霜起。又二日，白霜尽则金花出，丹乃成也。开盆炙干，以翎毛扫下，枣肉和丸梧子大，每服三丸，空心暖酒下，至七日宿疾皆除，瘖盲、挛跛、疝痔、瘿痫、疮肿，万病皆愈。久服通灵不死云云。

苏颂曰：古为用杏仁，修治如法，自朝蒸至午，便以慢火微烘[2]，至七日乃收之。每旦空腹啖之，久久不止，驻颜延年，云是夏姬之法。然杏仁能使人血溢，少误必出血不已，或至委顿，故近人少有服者。或云服至二三年，往往或泻，或脐中出物，皆不可治也。

杏酥法：去风湿，除百病。捣烂杏仁一石，以好酒二石，研滤取汁一石五斗，入白蜜一斗五升搅匀，封于新瓮中，勿泄气。三十日看酒上酥出，即掠取纳瓷器中贮之。取其酒滓团如梨大，置空屋中，作格安之。候成饴脯状，旦服一枚，以前酒下。陈藏器曰：杏酪服之，润五脏，去痰嗽。生、熟俱可，若半生半熟，服之杀人。

青盐陈皮

吴人以橘皮去白，用青盐腌压作脯。或用糖霜拌者，乃不及青盐为佳。

青盐陈皮，味甘、咸，平，无毒。食之主消痰止嗽，润肺生津，利胸膈，化稠黏，去宿食，下逆气。

梅苏

此出于人为者，以乌梅、紫苏叶合沙糖捣成膏子，或印成花鸟人物，馈遗致远，甚为杂味佳品。

梅苏，味甘、酸，平。主消痰利气，生津液，止烦渴，退热，止呕开胃进食。

---

〔1〕滓：《本草纲目》作“津”。

〔2〕烘：原作“炒”，据《证类本草》改。

人乳

吾人自离胞，即以此为命。七尺之躯，百年之寿，犹升九初而先于咫步也。其活人之功，岂次于膏粱美味乎？

人乳，味甘，平，无毒。主补五脏，令人肥白悦泽，老人患口疮不能食，但饮人乳甚良。《服乳歌》云：仙家酒，仙家酒，两个壶芦盛一斗，五行酿出真醍醐，不离人间处处有。丹田若是干涸时，咽下重楼润枯朽。清晨能饮一升余，返老还童天地久。

附方：治初生小儿不尿。人乳四合，葱白一寸，煎滚，分四服饮之，即利。

治误食啖蛇牛肉毒。牛啖蛇者，毛发向后，其肉杀人，但饮人乳汁一升立愈。

上五味所以调和饮食，日用不可无者。《素问》曰：阴之所生，本在五味；阴之五宫，伤在五味。盖人之有生，赖乳哺水谷之养而阴始成。乳哺水谷，五味具焉。非阴之所生于五味乎？五味益五脏，过则伤焉。如甘喜入脾，过食甘则脾伤；苦喜入心，过食苦则心伤；咸喜入肾，过食咸则肾伤；酸喜入肝，过食酸则肝伤；辛喜入肺，过食辛则肺伤。非五宫之伤于五味乎？况醢酱之类，皆人为之，尤易伤人。故曰厚味发热。若纵口腹之欲，饮食无节，未有不致病而夭其天年者矣。故饭糗茹草，不害虞舜；恶酒菲食，不害夏禹；蔬食菜羹，不害孔子。圣人尚尔，何况庸人？所以然者，务在养心。养心莫善于寡欲。夫饮食为口腹之欲，不可绝而可寡也。览者宜自得焉。

备考食物本草纲目卷之十七

草部一二类

山草类十八种

人参

生上党山谷及辽东。二月、四月、八月上旬采根，竹刀刮，曝干，无令见风。根如人形者有神。陶弘景曰：上党在冀州西南，今来者形长而黄．状如防风，多润实而甘。其草一茎直上，四五叶〔1〕相对生，花紫色。高丽人作《人参赞》一云：三桠五叶，背阳向阴。欲来求我，椵树相寻。椵，音假，树似桐，甚大。树荫覆处，则参便多生。春时生苗，多于深山背阴，近椵漆下湿润处。初生小者，三四寸许，一桠五叶；四五年后，生两桠五叶，未有花茎；至十年后生三桠；年深者生四桠，各五叶。三月、四月，有花细小如粟，蕊如丝，紫白色。秋后结子，或七八枚，如大豆，生青，熟红自落。根如人形者神。高丽、百济、潞州太行、紫团山皆产。今沁〔2〕州、辽州；泽州、箕州；平州、易州、檀州、幽州、妫州、并州，并出人参。盖其山与太行绵亘相接故也。新罗国亦年常贡献，但都不及上党者。相传欲试上党参，但使二人同走，一含人参，一空口，度走三五里许，其不含人参者必大喘，含者气息自如，乃真上党参也。寇宗奭曰：上党者，根颇纤长。根下垂，有及尺余者。或十岐者，其价与银等，颇为难得。二人得一窠，则置板上，以新彩绒饰之。李时珍曰：上党，今潞州也，民以人参为地方害，不复采取。今所用者，皆是辽参。其高丽、百济、新罗三国，今皆属于朝鲜矣。其参犹来中国互市。亦可收子，于十月下种，如种菜法。秋冬采者坚实，春夏采者虚软，非地产有虚实也。辽参连皮者黄润，色如防风；去皮者坚白如粉，伪者皆以沙参、荠苨、桔梗采根造作乱之。沙参体虚无心而味淡，桔梗体实有心而味苦。人参亦似之，但味甘微带苦，自有余味，俗名金井玉阑也。其似人形者，谓之孩儿参，尤多假赝。宋苏颂《图经》所绘潞州者，三桠五叶，真人参也。其滁州者，乃沙参之苗叶，沁州、兖州者，皆荠苨之苗叶。误用之，不惟无功，反致乖戾，不可不察。

人参，味甘，微寒，无毒。主补五脏，安精神，定魂魄，止惊悸，除邪气，明目开心益智。久服轻身延年。又治五劳七伤，虚损痰弱，保中守神；消痰，治肺痿，虚而多梦纷纭，肺脾元气不足，短气少气，止渴，生津液。月池翁曰：人参生用气凉，熟用气温。味甘补阳，微苦补阴。气主生物，本乎天，味主成物，本乎地。气味

〔1〕叶：原脱，据《证类本草》补。
〔2〕沁：原作“心”，刘衡如考为“沁”。

生成，阴阳之造化也。凉者，高秋清肃之气，天之阴也，其性降；温者，阳春生发之气，天之阳也，其性升。甘者，湿土化成之味，地之阳也，其性浮；微苦者，火土相生之味，地之阴也，其性沉。人参气味俱薄。气之薄者，生降熟升；味之薄者，生升熟降。如土虚火旺之病，则宜生参凉薄之气，以泻火而补土，是纯用其气也。脾虚肺怯之病，则宜熟参甘温之味，以补土而生金，是纯用其味也。东垣以相火乘脾，身热而烦，气高而喘，头痛而渴，脉洪而大者，用黄柏佐人参。孙真人治夏月热伤元气人，汗大泄，欲成痿厥，用生脉散以泻热火而救金水。君以人参之甘寒，泻火而补元气；臣以麦门冬之苦甘寒，清金而滋水源；佐以五味子之酸温，生肾津而收耗气——此皆补天元之真气，非补热火也。白飞霞云：人参炼膏服，回元气于无何有之乡。凡病后气虚及气虚嗽者，并宜之。有火者，合天门冬膏服之。

附方：治闻雷即昏。一小儿七岁，闻雷即昏倒不知人事，此气怯也。以人参膏与服，尽一斤，自后闻雷自若矣。

治离魂异疾。一人卧，自觉身外有身，一样无别，甚属怪诞。盖人卧则魂归于肝，此由肝虚邪袭，魂不归舍，病名曰离魂。用人参、龙齿各一钱，赤茯苓八分，水一盏，煎半盏，调飞过朱砂末一钱，每夜睡时服。十服后，真者气爽，假者即去矣。

治噤口痢。用人参、黄连各一钱，水煎，细细呷之。

治消渴饮水。用人参为末，鸡子清调服一钱，日三服，效。

人参膏：用人参十两细切，以活水二十盏浸透，入银石器内，桑柴火缓缓煎取十盏，滤汁放过一边。将滓再下水十盏，煎取五盏，与前汁合煎成膏，瓶收，随病作汤使。丹溪云：多欲之人，肾气衰惫，咳嗽不止，用生姜、橘皮煎汤化膏服之。浦江郑君，五月患痢，又犯房室，忽发昏晕，不知人事，手撒目暗，自汗如雨，喉中痰鸣，如曳锯声，小便遗失，脉大无伦，此阴亏阳绝之症也。医令急煎大料人参膏，仍灸气海穴在脐下一寸二分十八壮，右手能动；再三壮，唇口微动；遂与膏服一盏，半夜后服三盏，眼能动；尽三斤，方能言而索粥；五斤而痢止；十斤而全安。若作风治则误矣。

治产后血运。人参一两，紫苏半两，以童尿酒水三合煎服。

治产后不语。人参、石菖蒲、石莲肉等分，每服五钱，水煎服。

治产后喘急，乃血入肺窍，危症也。苏木煎汤，调人参末三钱，服之大效。

黄精

一名戊己芝。为服食要药，以其得坤土之精粹，故谓之黄精。《五符经》云：黄精获天地之淳精，故名为戊己芝，是此义也。根如嫩姜，俗名野生姜。九蒸九曝，可以代粮，又名米铺。苏颂曰：黄精南北皆有，以嵩山、茅山者为佳。二月生苗，高一二尺以来。叶如[1]竹叶而短，两两相对。茎梗柔脆，颇似桃枝，本黄末赤。四月开青白花，状如小豆花。结子白如黍粒，亦有无子者。根如嫩生姜而黄色。二月采根，蒸过曝干用。今遇八月采，山中人九蒸九曝，作果卖，黄黑色而甚甘美。其苗初生时，人多采为菜茹，谓之毕[2]菜，味极美。江南人说黄精苗叶稍类钩吻，但钩吻叶头极尖而根细，而苏恭言钩吻蔓生，恐南北所产之异耳。李时珍曰：黄精野生山中。亦可劈根长

〔1〕如：原误作“以”，据《证类本草》改。
〔2〕毕：《证类本草》等作“笔”。

二寸，稀种之，一年后极稠；子亦可种。其叶似竹而不尖，或两叶、三叶、四五叶，俱对节而生。其根横行，状如葳蕤。俗采其苗，煠熟淘去苦味食之，名笔管菜。昔黄帝问天老曰：天地所生，有食之令人不死者乎？天老曰：太阳之草名黄精，食之可以长生。太阴之草名钩吻，不可食之，入口立死。人信钩吻杀人，不信黄精之益寿，不亦惑乎？按此是以黄精、钩吻之良毒对待而言，非以其状之相似而说也。后世纷纷辨其形体相类，谬矣。饵黄精法：取瓮子去底，釜内安置得所，入黄精令满，密盖，蒸至气溜，即曝之。如此九蒸九曝，若生则戟人咽喉。服之久久，能见鬼神，升腾天府。根、叶、花、实皆可食之，但以相对者是正精，不对者名偏精也。

黄精，味甘，平，无毒。主补中益气，除风湿，安五脏。久服轻身延年不饥。补五劳七伤，助筋骨，耐寒暑，益脾胃，润心肺。单服九蒸九曝食之，驻颜断谷。补诸虚，止寒热，填精髓，下三尸虫。李时珍曰：黄精受戊己之淳气，为补黄宫之胜品。土者万物之母，母得其养，则水火既济，木金交合，而诸邪自去，百病不生矣。《神仙芝草经》云：黄精宽中益气，使五脏调良，肌肉充盛，骨髓坚强，其力增倍，多年不老，颜色鲜明，发白更黑，齿落再生。又能逐下三尸虫：上尸名彭质，好宝货，百日下；中尸名彭矫，好五味，六十日下；下尸名彭居，好五色，三十日下，皆烂出也。《抱朴子》云：黄精服其花，胜其实；服其实，胜其根。但花难得，得其生花十斛，干之才可得五六斗尔。非大有力者，不能办也。日服三合，服之十年，乃得其益。其断谷不及术，术饵令人肥健，可以负重涉险，但不及黄精甘美易食，凶年可与老少代粮。《稽神录》云：临川士家一婢，逃入深山中，久之，见野草枝叶可爱，取根食之，久久不饥。夜息大树下，闻草中动，以为虎攫，上树避之。及晓下地，其身歘然凌空而去，若飞鸟焉。数岁，家人采薪见之，捕之不得，临绝壁，下一网围之，俄而腾上山顶。或云此婢安有仙骨，不过灵药服食尔！遂以酒饵置往来之路，果来，食讫，遂不能去，擒之，具述其故。指所食之草，即是黄精也。

附方：服食法，用黄精根茎不拘多少，细剉阴干捣末，每日水调，任多少。一年内变老为少，久久成仙。

黄耆

秦蜀州郡多有之。根长二三尺以来。独茎，或作丛生，枝干去地二三寸。其叶扶疏作羊齿状，又如蒺藜苗。七月中开黄紫花。其实作荚子，长寸许。八月中采根用，其皮折之如绵，谓之绵黄耆。然有数种，有白水耆、赤水耆、木耆，功用并同，而力不及白水耆。木耆短而理横。今人多以苜蓿根假作黄耆，折皮亦似绵，颇能乱真，但苜蓿根坚而脆，黄蓍至柔韧，皮微黄褐色，肉中白色为异耳。李时珍曰：黄耆叶似槐叶而微尖小，又以蒺藜叶而微阔大，青白色、开黄紫花，大如槐花。结小尖角，长寸许。根长二三尺，以紧实如箭干者为良。嫩苗亦可煠淘茹食。其子收之，十月下种，如种菜法亦可。

黄耆，味甘，微温，无毒。主痈疽久败疮，排脓止痛，大风癞疾，五痔鼠瘘，补虚，小儿百病。妇人子脏风邪气，逐五脏间恶血，补丈夫虚损，五劳羸瘦，止渴，腹痛泄痢，益气，利阴气。虚喘肾衰耳聋，寒热发背，内补。助气，壮筋骨，长肉补血，破癥癖，瘰疬、瘿赘，肠风血崩带下，赤白痢，产前后一切病，月候不匀，痰嗽头风，热毒赤目。治虚劳自汗，补肺气，泻肺火心火，实皮毛，益胃气，去肌热及诸经之痛。寇宗奭曰：防风、黄耆，世多相须而用。唐许胤宗初仕陈，为新蔡王外兵参军时，柳太后病风，不能言，脉沉而口噤。胤宗曰：既不能下药，宜汤气蒸之，药入腠理，周时可瘥。乃造黄耆防风汤数斛，置于床下，气如烟雾，其夕便得语也。防风能制黄耆，黄耆得防风，其功愈大，乃相畏而相使也。人之口通乎地，鼻通乎天。口以养阴，鼻以养阳。天主清，故鼻不受有形而受无形；地主浊，故口受有形而兼乎无形。柳太后之病不言，若以有形之汤，缓不及事，今投以二物，汤气满室，则口鼻俱受。非智者通神，不可回生也。

茎、叶 主疗渴及筋挛，痈肿疽疮。

附方：治小便不通。绵黄耆二钱，水二盏，煎一盏，温服，小儿减半。

治饮酒过多发黄，心下懊侬痛，足胫满，小便黄，或发赤黑黄斑，由大醉当风入水所致。黄耆二两，木兰一两为末，酒服方寸匕，日三。

治白浊因气虚而致。黄耆盐炒半两，茯苓一两为末，每白汤下一钱。

治小便血淋，痛不可忍。黄耆、人参等分为末，用大萝卜三个，切如指厚，蜜二两拌炙令干，勿使焦，蘸末时时食之，更以盐汤送下。

治吐血。黄耆二钱半，紫背浮萍五钱为末，每服一钱，姜、蜜水下。

治阴囊出水作痒。绵黄耆酒炒为末，以熟猪心蘸食之妙。

治胎动不安下黄水，腹中作痛。黄耆、川芎各一两，糯米一合，水一升，煎半升，分二次服。

治咳嗽脓血。黄耆四两，甘草一两为末，服二钱。

白术

处处有之，以蒋山、白山、茅山者为胜。十一月、十二月采者好，多脂膏而甘，其苗可作饮，甚香美。李时珍曰：苍术，处处山中有之。苗高二三尺，其叶抱茎而生梢间，叶似棠梨叶，其脚下叶，有三五叉，皆有锯齿小刺。根如老姜之状，苍黑色，肉白有油膏。白术，人多取根栽莳，一年即稠。嫩苗可茹。吴越间多产之。

白术，味甘，温，无毒。主风寒湿痹，死肌痉疸[1]，止汗除热消食。作煎饵久服，轻身延年不饥。主大风在身面，风眩头痛，目泪出，消痰水，逐皮间风水结肿，除心下急满，霍乱吐下不止，利腰脐间血，益津液，暖胃消谷嗜食。治心腹胀满，腹中冷痛，胃虚下利，多年气痢，除寒热，止呕逆、反胃，利小便。主五劳七伤，补腰膝，长肌肉。治冷气痃癖气块，妇人冷癥瘕，除湿益气，和中补阳，消痰逐水，生津止渴，止泻痢，消足胫湿肿，除胃中热、肌热。得积实，消痞满气分；佐黄芩，安胎清热。服术人忌桃、李、菘菜、雀肉、青鱼。

荠苨

川蜀、江浙皆有之。春生苗茎，都似人参而少差；根似桔梗，但无心为异。润州、陕州尤多，人家收以为果，或作脯啖，味甚甘美，兼可寄远。二月、八月采根暴干。周定王《救荒本草》谓之杏叶沙参，言其叶似杏叶而小，微尖而背白，边有叉牙[2]。苗高一二尺，茎色青白。杪间开五瓣白

〔1〕痉：《本经》作“疸”。

〔2〕牙：原误作“不”，据《救荒本草》改。

碗子花。根形如野胡萝卜，颇肥；皮色灰黝，中间白毛[1]，味甜微寒。亦有开碧花者。嫩苗煠熟水淘，油盐拌食。根换水煮，亦可食。人以蜜煎充果。陶弘景注桔梗，言其叶名隐忍，可煮食之，治蛊毒。江东人藏以为菹，亦可瀹食。或误指桔梗苗即是，殊不知荠苨苗甘可食，桔梗苗苦不可食。

荠苨，味甘，寒，无毒。解百药毒，杀蛊毒，治蛇虫[2]咬，热狂温疾，署毒箭。利肺气，和中明目止痛。蒸切作羹粥食，或作齑菹食，又能压丹石发动。治咳嗽消渴强中，疮毒疔肿。辟沙虱短狐毒。李时珍曰：荠苨寒而利肺，甘而解毒，乃良品也，而世不知用，惜哉！按：葛洪《肘后方》云，一药而兼解众毒者，惟荠苨汁浓饮二升，或煮嚼之，亦可作散服。此草在诸药中，毒皆自解也。又《朝野佥载》云：虎中药箭，食清泥而解；野猪中药箭，豗荠苨而食。物犹知解毒；何况人乎？又孙思邈《千金方》：治强中兴盛，不交精出，消渴之后，发为痈疽，有荠苨丸，此皆取其解毒之功耳。

桔梗

处处有之。根如指大，黄白色。春生苗茎，高尺余；叶似杏叶而长，四叶相对而生，嫩时亦可煮食。夏开小花，紫碧色，颇似牵牛花。秋后结子。八月采根，其根有心。若无心者为荠苨。今人亦以其根泡去苦味，糖拌蜜浸为果饤。

桔梗，味辛，温，有小毒。主胸胁痛如刀刺，腹满肠鸣幽幽，惊恐悸气。利五脏肠胃，补血气，除寒热风痹，温中消谷，疗喉咽痛，下蛊毒，治下痢，破血积气，消聚痰涎，去肺热气促嗽逆，除腹中冷痛，主中恶及小儿惊痫，下一切气，止霍乱转筋，心腹胀痛。补五劳，养气，邪气能除，辟瘟，破癥瘕肺痈，养血排脓，补内漏及喉痹，利窍，除肺部风热，清利头目咽嗌，胸膈滞气及痛。除鼻塞，治寒呕，主口舌生疮，赤目肿痛。

附方：治肺痈咳嗽，胸满振寒，脉数咽干不渴，时出浊唾腥臭，久久吐脓如粳米粥。用桔梗一两，甘草二两，水三升，煮一升，分服。

治喉痹。桔梗二两，水三升，煎一升，顿服。

治伤寒少阴咽痛。桔梗一两，甘草二两，水三升，煮一升，分服；亦治口舌生疮。

治牙疳臭烂。桔梗、茴香等分，烧研傅之。

治衄血不止。桔梗为末，水服方寸匕，四次一日。或加犀角屑，更治吐血下血。

治打击瘀血在胸腹中，久不消，时发动者。桔梗为末，米饮下一刀圭。

治小儿客忤，死不能言。桔梗烧研三钱，米汤服之，仍吞麝香少许。

治中蛊毒下血如鸡鸭肝片，昼夜出血无度，四脏皆损，惟心未毁，或鼻破将死者。苦桔梗为末，以酒服方寸匕，日三服。不能下药，以物拗[3]口灌之，心中当烦，须臾自定。七日内，止当食猪肝肺以补之。

---

〔1〕毛：《救荒本草》作“色”。

〔2〕虫：原误作“蛊”，据《证类本草》改。

〔3〕拗：原误作“拘”，据《证类本草》改。

长松

生古松下〔1〕，根色如荠苨，长三五寸。味甘微苦，类人参，清香可爱。按：《张天觉文集》云，僧普明居五台山，患大风，眉发俱堕，哀苦不堪，忽遇异人，教服长松，示其形状，明采光灿，服之旬余，毛发俱生，颜色如故。今并、代间土人，多以长松杂甘草、山药为汤煎，甚佳。木草、方书皆不载，独释慧祥《清凉传》始叙其详。

长松，味甘，温，无毒。治风血冷气宿疾，温中去风。治大风恶疾，眉发堕落，百骸腐溃，每以一两，入甘草少许水煎服，旬日即愈。又解诸虫毒，补益长年。

附方：长松酒，治一切风，乃庐山休休子所传。长松一两五钱，状似独活而香，乃酒中圣药也。熟地黄八钱，生地黄、黄芪蜜炙、陈皮各七钱，当归、厚朴、黄柏各五钱，白芍药煨、人参、枳壳各四钱，苍术米泔浸炒、半夏制、天门冬、麦门冬、砂仁、黄连各三钱，木香、川椒、胡桃肉各二钱，小红枣肉八个，老陈米一撮，灯心五寸长一百廿根。一料分十剂，绢袋盛之，浸酒十斤饮之。

地榆

处处平原有之。宿根三月内生苗，初生布地，独茎直上，高三四尺。对分出叶，叶似榆叶而稍狭、细长，似锯齿状，青色。七月开花如椹子，紫黑色。根外黑里红，亦入酿酒。其叶山野人缺乏荈茗时采作饮，极香美适口，又可爗茹。其根烧作灰，能烂石，故煮石方中古人每用之。

地榆，味苦，微寒，无毒。主妇人乳产痓痛七伤，带下五漏，止痛，止汗，除恶肉，疗金疮，止脓血，诸瘘恶疮热疮，补绝伤，产后内塞，可作金疮膏，消酒，除渴，明目，止冷热痢、疳痢极效。止吐血鼻衄，肠风，月经不止，血崩，产前后诸血疾并水泻。治胆气不足。汁酿酒，治风痹，补脑。捣汁涂虎犬蛇虫伤。

附方：男女吐血及妇人漏下。用地榆三两，米醋一升，煮十余沸，去滓，食前服一合。

治血痢不止。用地榆晒研，每二钱，掺在羊血上炙熟食之，以捻头煎汤送下。捻头，即寒具，以面为之，详第九卷炊蒸类中。

治毒蛇伤人。新鲜地榆根捣汁饮，兼渍患处。

治久病肠风。地榆三钱，苍术等分，水煎服。

治赤白下痢骨立者。地榆一斤，水三升，煮一升半，去滓，再煎如稠饧，日服三合。

萎蕤

生泰山山谷。今滁州、舒州及汉中、均州皆有之。茎干强直，似竹箭干，有节。叶狭而长，表白里青。亦类黄精而多须，大如指，长一二尺，或云可啖。三月开青花，结圆实。李时珍曰：萎蕤处处山中有之。其根横生，似黄精差小，黄白色，性柔多须，最难燥。其叶如竹，两两相值。亦可采根种之，极易繁也。嫩叶及根并可煮淘食茹。

萎蕤，味甘，平，无毒。主中风暴热，不能动摇，跌筋结肉，诸不足。久服去面皯，好颜色，润泽，轻身不老。心腹结气，虚热湿毒腰痛，茎中寒，及目痛眦烂泪出。时疾寒热，内补不足，去虚劳客热。头痛不安，加而用之，良。补中益气，除烦闷，止消渴，润心肺，补五劳七伤虚损，腰脚疼痛，天行热狂。服食无忌。服诸石人

〔1〕下：原误作“一”，据《本草纲目》改。

不调和者，煮汁饮之。

肉苁蓉

代郡雁门并州，多马处便有之，言是野马精落地所生。生时似肉，以作羊肉羹补虚乏极佳，亦可生啖。河南至多，今第一出陇西，形扁柔润，多花而味甘；次出北国者，形短而少花；巴东、建平间，亦有而不嘉也。今陕西州郡多有之，然不及西羌界中来者，肉厚而力紧。今人又以嫩松梢盐润伪之，不可不辨。

肉苁蓉，味甘，微温，无毒。治五劳七伤，补中，除茎中寒热痛，养五脏，强阴益精气，多子，妇人癥瘕。久服轻身益髓，悦颜色，延年。大补壮阳，日御过倍。治女人血崩，男子绝阳不兴，女子绝阴不产，润五脏，长肌肉，暖腰膝，男子泄精血遗沥，女子带下阴痛。西人多用嫩者作食，只刮去鳞甲，以酒浸洗去黑汁、薄切，合山芋、羊肉作羹，极美好，益人，胜服补药。

赤箭

生郓州、利州、太山、劳山诸处。叶如芍药而小，当中抽一茎，直上如箭干。茎端结实，状若续随子。至叶枯时，子黄熟。其根连一十二枚，犹如天门冬之类，形如黄瓜，亦如芦菔，大小不定。彼人多生[1]啖，或蒸煮食之。苏恭曰：赤箭是芝类，茎似箭干，赤色，端有花，叶赤色，远看如箭有羽。四月开花结实，似苦楝子。核作五六棱，中有肉如面，日暴则枯萎。其根皮肉汁，大类天门冬，惟无心脉尔。去根五六寸，有十余子卫之，似芋，可生啖之。苏颂曰：赤箭今[2]江湖间亦有之。春生苗，初出若芍药，独抽一茎，直上三四尺，如箭杆状，青赤色，故名赤箭芝。茎中空，依半以上，贴茎微有尖小叶。梢头生成穗，开花结子如豆大，其子至夏不落，却透虚入茎中，潜生土内。其根形如黄瓜，连生一十二枚。大者至重半斤，或五六两，肉名“天麻”。二月、三月、五月、八月内采。初得乘润刮去皮，沸汤煮过，暴干收之。嵩山、衡山人，或取生者蜜煎作果食，甚珍之。

赤箭，味辛，温，无毒。主杀鬼精物，蛊毒恶气。久服益气力，长阴肥健，轻身增年，消痈肿，下肢满，寒疝下血。

天麻　主诸风湿痹，四肢拘挛，小儿风痫惊气，利腰膝，强筋力。久服益气轻身长年。治冷气㾓痹，瘫缓不随，语多恍惚，善惊失志。助阳气，补阳气，补五劳七伤，鬼疰，通血脉，开窍，服食无忌。治风虚眩运头痛。李杲曰：肝虚不足者，宜天麻、芎䓖以补之。其用有四：疗大人风热头痛，小儿风痫惊悸，诸风麻痹不仁，风热语言不遂。李时珍曰：天麻乃肝经气分之药。《素问》云：诸风掉眩，皆属于木。故天麻入厥阴之经而治诸病。按：罗天益云，眼黑头旋，风虚内作，非天麻不能治。天麻乃定风草，故为治风之神药。今有久服天麻，遍身发出红丹者，是其祛风之验也。

白茅

处处有之。春生芽，布地如针，俗谓之茅针。亦可啖，甚益小儿。夏生白花，茸茸然，至秋而枯。其根至洁白，六月采之。李时珍曰：茅有白茅、菅茅、黄茅、香茅、芭茅数种，叶皆相似。白茅短小，三四月开白花成穗，结细实，其根甚长，白软如筋而有节。味甘，俗呼丝茅，可以苫盖

---

〔1〕生：原作“至”，据文义改。

〔2〕今：原误作“生”，据《证类本草》改。

及供祭祀苞苴之用。其根干之，夜视有光，故腐则变为萤火。菅茅只生山上，似白茅而长。入秋抽茎，开花成穗如荻花。结实尖黑长分许一，粘衣刺人。其根短硬如细竹根，无节而微甘。黄茅茎上开叶，茎下有白粉。根头有黄毛，根亦短而细硬无节。秋深开花，穗如菅，可为索绹。香茅生湖南及江淮间，叶有三脊，其气香芬，可以包藉及缩酒。芭茅丛生，叶大如蒲，长六七尺，有二种。

茅根 味甘，寒，无毒。治劳伤虚羸，补中益气，除瘀血血闭寒热，利小便，下五淋，除客热在肠胃，止渴坚筋，妇人崩中，久服利人；主妇人月经不匀，通血脉淋沥，止吐衄诸血，伤寒哕逆，肺热喘急，水肿黄疸，解酒毒。李时珍曰：白茅根，甘能除伏热，利小便，故能止诸血哕逆，喘逆消渴，治黄疸水肿，乃良物也。世人因微而忽之，惟事苦寒之剂，致伤冲和之气，乌足知此哉！

茅针即初生苗也 味甘，平，无毒，主下水消渴，能破血通小肠，治鼻衄及暴下血，水煮服之。恶疮未溃者，以酒煮服，一针一孔，二针二孔。

茅花 味甘，温，无毒。主吐血衄血并塞鼻。又傅炎疮不合，罯刀箭金疮，止血并痛。

附方：治伤寒呃逆，此因热甚饮水成暴冷啘者。用茅根切，枇把叶拭去毛、炙香，各八两，水四升，煎二升服。

治反胃，食入即吐。茅根、芦根各二两，水四升，煮二升，顿服得下良。

治五种黄病，小便与汗俱如栀子汁。用生茅根一把细切，以猪肉一斤，合作羹食。

治小便热淋。白茅根四升，水一斗五升，煮取五升服之。

治鼻中衄血不止。茅根为末，米泔水服二钱。

治吐血。用白茅根一握，水煎服之；妇人用根洗净，捣汁日饮一合。

饮酒太过，灼烂脏腑。吃茅根汁一升，良。

治小便出血。茅根煎汤，频饮为佳。

治竹木入肉。白茅根烧末，猪脂和涂之。

治水肿因虚而成，小便不利。用白茅根一大把，小豆三升，水三升，煮干去茅、食豆，水从小便出也。

治妇人阴痒。墙头烂茅、荆芥、皂荚等分，水煎熏洗。

治劳伤溺血。茅根、干姜等分，入蜜一匙，水煎服。

凡人避难深山幽谷之中，取白茅根洗净咀嚼，或石上晒焦捣末，水服方寸匕，可辟谷不饥。

石蒜

处处有之。俗云乌蒜、老鸦蒜。春初生叶如蒜秧及山慈姑叶，背有剑脊，四散布地。七月苗枯，乃于平地抽出一茎如箭干，长尺许。茎端开花四五朵，六出，红色，如山丹花状而瓣长，黄蕊长须。其根状如蒜，皮色紫赤，肉白色，歉年可爊熟水浸过食之。

石蒜，味辛、甘，温，有小毒。主傅肿毒，治疔疮恶核，可水煎服取汗及捣傅之。又，中溪毒者，酒煎半升服，取吐，良。

附方：治产肠下脱。用老鸦蒜一把，水四五杓，煎四杓，熏洗神效。

白鲜

处处有之，以蜀中者为良。今河中、江宁府、滁州、润州皆有之。苗高尺余，茎青，叶稍白如槐，亦似茱萸。四月开花淡紫色，似小蜀葵花。根似小蔓青，皮黄白而心实。山人采嫩苗为菜茹。

白鲜，味苦，寒，无毒。治头风黄疸，咳逆淋沥，女子阴中肿痛，湿痹死肌，不可屈伸起止行步。疗四肢不安，时行腹中大热饮水，欲走大呼，小儿惊痫，妇人产后余痛。一切热毒风，恶风风疮，疥癣赤烂，眉发脱脆，皮肌急，解热黄、酒黄、谷黄、劳黄。通关节，利九窍，通小肠水气。

附方：治产后中风，人虚不可服他药者。一物白鲜皮汤，用新汲水三升，煮取一升，温服。

治鼠瘘瘰疬、已破出脓血者。白鲜皮煮汁，服一升，当吐若鼠子也。

柴胡

一名芸蒿，辛香可食。《博物志》云：芸蒿叶似邪蒿，春秋有白蒻，长四五寸，香美可食。雷公曰：柴胡出在平州平县，即今银州银县也。西畔生处，多有白鹤、绿鹤于此飞翔，是柴胡香直上云间。若有过往闻者，皆气爽也。李时珍曰：银州，即今延安府神木县，五原城是其废迹。所产柴胡长尺余而微白且软，入药甚良。其似邪蒿者可食。

柴胡，味苦，平，无毒。主心腹肠胃中结气，饮食积聚，寒热邪气，推陈致新。久服轻身明目益精，除伤寒心下烦热，诸痰热结实，胸中邪气，五脏间游气，大肠停积水胀及湿痹拘挛。治热劳，骨节烦疼热气，肩背疼痛，劳乏羸瘦，下气消食，宣畅气血。内外热不解，单煮服之良。补五劳七伤，除烦止惊益气力，消痰止嗽，润心肺，添精髓，健忘，除虚劳，散肌热，去早晨潮热，寒热往来，胆瘅，妇人胎前产后诸热，心下痞，胸胁痛。治阳气下陷，平肝胆三焦包络相火，及头痛眩运，目昏赤痛障翳，耳鸣耳聋，诸疟及肥气块痛，妇人热入血室，经[1]水不调，小儿痘疹余热，五疳羸热。

苗 治卒耳聋，捣汁频滴之。

附方：治伤寒余热，伤寒之后，邪入经络所致。柴胡二钱半，甘草一钱，水一盏，煎服。

治小儿骨蒸，十五岁以下，遍身如火，日渐黄瘦，盗汗咳嗽烦渴。柴胡四两，朱砂三两为末，雄猪胆汁拌和，饭上蒸熟，丸绿豆大。每服一丸，桃仁乌梅汤下，日三。

治虚热发热。柴胡、人参等分，每服三钱，姜、枣水煎服。

治湿热黄疸。柴胡一两，甘草二钱半，作一剂，以水一碗，白茅根一握，煎七分，任意时时服尽。

治热利。柴胡、黄芩等分，半酒半水煎七分，浸冷服。

前胡

生陕西、梁汉、江淮、荆襄州郡及相州、孟州皆有之。春生苗，青白色似邪蒿。初出时有白芽，长三四寸，味甚香美。又似芸蒿，七月内开白花，与葱花相类。八月结实。根青紫色，叶如野菊而细瘦，嫩时可食。

---

〔1〕经：原误作“结”，据《本草纲目》改。

前胡，味苦，微寒，微毒。主痰满胸胁中痞，心腹结气，风头痛，去痰下气。治伤寒寒热，推陈致新，明目益精。能去热实及时气内外俱热，单煮服之。治一切气，破癥结，开胃下食，通五脏，主霍乱转筋，骨节烦闷，反胃呕逆，气喘咳嗽，安胎，小儿一切疳气。清肺热，化痰热，散风邪。

防风

汴东、淮浙州郡皆有之。茎叶俱青绿色，茎深而叶淡，似青蒿而短小。春初时嫩紫红色。江东宋亳入采作菜茹，极爽口。李时珍曰：防风生于山石之间。二月采嫩苗作菜，辛甘而香，呼为珊瑚菜。

防风，味甘，温，无毒。主大风头眩痛，恶风风邪，目盲无所见，风行周身，骨节疼痛，久服轻身。烦满胁痛风，头面去来，四肢挛急，字乳金疮内痉。治三十六般风，男子一切劳劣，补中益神，风赤眼，止冷泪及瘫痪，通利五脏关脉，五劳七伤，羸损盗汗，心烦体重，能安神定志，匀气脉。治上焦风邪，泻肺实，散头目中滞气，经络中留湿。

叶　治中风热汗出。

花　主四肢拘急，行履不得，经脉虚羸，骨节间痛，心腹痛。

子　主疗风更优，调食之。

附方：治自汗津津，流之不已。防风为末，浮麦汤下二钱。

治偏正头风作痛。防风、白芷等分为末，炼蜜丸弹子大，每嚼一丸，茶清下。

治妇人崩中。独圣散，用防风去芦头，炙赤为末，每服一钱，以面糊，酒调下，更以面糊酒投之。此药累经效验，不可泛常视之。

土常山

生天台山。苗叶极甘，人用为饮，如蜜也。

土常山叶　味甘，寒，无毒。凉心经，退火邪，作饮大益。

隰草类二十五种

白蒿

一名蘩，一名蒌蒿。《尔雅》谓之皤蒿，即白蒿也。所在有之。叶颇似细艾，上有白毛错涩，粗于青蒿。从初生至秋，白于众蒿。刘禹锡曰：蓬蒿可以为茹，故诗笺云：以豆荐蘩菹也。陆玑《诗疏》云：凡艾白色为皤，今白蒿先诸草发生，香美可食，生、蒸皆宜。苏颂曰：此草古人以为菹。今人但食蒌蒿，不复食此。或疑白蒿即蒌蒿，而孟诜《食疗》又别著蒌蒿条，所说不同，明是二物，乃知古今食品之异也。李时珍曰：白蒿处处有之，有水、陆二种，形状相似，但陆生辛熏，不及水生者香美尔。《诗》云：呦呦鹿鸣，食野之苹。鹿食九种解毒之草，白蒿乃其一也。

白蒿，味甘，平，无毒。主五脏邪气，风寒湿痹，补中益气，长毛发令黑，疗心悬。少食常饥，久服轻身，耳目聪明，不老。生挼醋淹为菹食，甚益人。捣汁服，去热黄及心痛。曝为末，米饮空心服一匙，治夏月暴水痢，烧灰淋汁煎，治淋沥疾，利膈开胃，杀河豚鱼毒。又治遍体恶疮癞疾，以十束如升大，煮取汁，以曲及米，一如酿酒法，候熟服之。

茵陈蒿

处处有之。似蓬蒿而叶紧细，秋后茎枯，经冬不死，至春又生，昔人多莳为蔬。洪舜俞《老圃赋》云："酣糟紫姜之掌，沐醯青陈[1]之丝"是也。今淮扬人二月二日犹采茵陈苗和粉面，作茵陈饼食之。

茵陈蒿，味苦，平，无毒。主风湿寒热邪气，热结黄疸。久服轻身益气耐老，面白悦长年。白兔食之仙。治通身发黄，小便不利，除热去伏瘕，通关节，去滞热伤寒用之。

附方：茵陈羹，治大热黄疸，以茵陈细切，煮羹食之。

青蒿

处处有之。高四尺许，嫩时醋淹为菹，甚香美。《诗》云："呦呦鹿鸣，食野之蒿"是也。苏颂曰：青蒿春生苗叶极细，可食。至夏高四五尺。秋后开细淡黄花，花下便结子如粟米大。茎叶炙干作饮，香气尤佳。寇宗奭曰：青蒿得春最蚤，人剔以为蔬，极美。

青蒿，味苦，寒，无毒。主疥瘙痂痒恶疮，杀虫[2]，留热在骨节间，明目，鬼气尸疰伏留，妇人血气，腹内满，及冷热久痢。秋冬用子，春夏用苗，并捣汁服。亦暴干为末，小便入酒和服。补中益气轻身，补劳驻颜，补中益气轻身，补劳驻颜色，长毛发令黑不老，兼去蒜发，杀风毒。心痛热黄，生捣汁服，并贴之。又治疟疾寒热。生捣敷金疮，止血止疼。烧灰，隔纸淋汁，和石灰煎，治恶疮、瘜肉、黡疤。按：《月令通纂》言，伏内庚日，取青蒿悬于门庭内，可辟邪气，阴干为末。冬至、元旦，各服二钱，良。

子　味甘，冷，无毒。主明目开胃，炒用。治劳瘦，壮健人小便浸用之。治恶疮、疥癣、风疹，煎水洗之。治鬼气，为末，酒服方寸匕。

附方：治男妇虚劳。青蒿细剉，水三升，童便五升，同煎一升，去滓，慢火熬成膏子，每日空心白汤点服三匙。又方，八九月青蒿成实时采之，去枝梗，以童便浸三日，晒干为末，每用乌梅汤服二钱。

治虚劳盗汗，骨蒸烦热。用青蒿一斤，取汁熬膏，入人参末、麦门冬末各一两，熬至可丸，丸如梧子大，每食后，米饮服二十丸，名青蒿煎。

治毒蜂螫人，嚼青蒿涂之即安。

牡蒿

三四月生苗，其叶扁而本狭末奓有秃歧。所在田野有之，嫩叶人采以为茹。鹿食九草，此其一也。秋开细黄花，结实大如车前实，而内子微细不可见，人或以为无子也。

牡蒿，味苦、微甘，温，无毒。主充肌肤，益气，令人暴肥，不可久服，血脉满盛。

---

〔1〕陈：原误作"一"，据《本草纲目》改。

〔2〕虫：《本经》作"虱"。

藁蒿

生高冈。似小蓟，宿根，先于百草。生泽国沮洳处者，叶似斜蒿而细科。二月生茎叶，可食。又可蒸煮，极香。

藁蒿，味辛，温，无毒。蒸煮食之，主破血下气。

夏枯草

此草夏至后即枯，盖禀纯阳之气，得阴气即枯，故有是名。处处有之，生平泽。冬至后生叶，似旋覆。三月、四月开花作穗，紫白色似丹参花，结子亦作穗。五月便枯，四月采之。李时珍曰：原野间甚多。苗高一二尺许，其茎微方，叶对节生，边有细齿。茎端作穗，长一二寸，穗中开淡紫小花，一穗有细子四拉。嫩苗瀹过，浸去苦味，油盐拌之以作菹茹，极佳美。

夏枯草，味辛、苦，寒，无毒。治寒热瘰疬，鼠瘘头疮，破癥，散瘿结气，脚肿湿痹，轻身。

附方：治瘰疬马刀，不问已溃未溃，或日久成漏。用夏枯草六两，水二钟，煎七分，食远温服。虚甚者，煎汁熬膏服，并涂患处，兼以十全大补汤加香附、贝母、远志尤喜。此物生血，乃治瘰疬之圣药也。其草易得，其功甚多。

治汗斑白点。夏枯草煎浓汁，日日洗之。

治产后血运，心气欲绝者。夏枯草捣烂，绞汁服一大盏即苏。

治女人崩漏不止。用夏枯草日干为末，每服方寸匕，米饮下。

治女人赤白带下。夏枯草花开时采，阴干为末，每服二钱，米饮下。

治肝经虚，目睛痛，冷泪不止，羞明怕日。夏枯草半两，香附一两〔1〕为末，每服一钱，腊茶汤下。治刀伤。夏枯草嚼烂，罯上即愈。

青葙

生田野间。嫩苗似苋，可食。长则高三四尺，苗叶花实与鸡冠花一样无别，但鸡冠花穗或有大而扁、或团者，此则梢间出花，穗尖长四五寸，状如兔尾，水红色，亦有黄白色者。子在穗中，与鸡冠子及苋子一样，难辨。

青葙，味苦，微寒，无毒。治邪气皮肤中热，风瘙身痒，杀三虫，恶疮疥虱痔蚀，下部䘌疮。捣汁服，大疗温疠。止金疮血。

红蓝花

即红花也。生梁汉及西域。《博物志》云：张骞得种于西域。今魏地亦种之。苏颂曰：今处处有之。人家场圃所种，冬月布子熟地，至春生苗，夏乃有花。花下作毬猬〔2〕，多刺，花出梂上。圃人乘露采之，采已复出，至尽而罢。毬中结实，白颗如小豆大。其花暴干，以染真红，又作胭脂。李时珍曰：红花二月、八月、十二月皆可以下种。雨后种子如种麻法。初生嫩叶苗亦可食。其叶如小蓟叶。至五月开花，如大蓟花而红色。侵晨采花捣熟，及水淘，布袋绞去黄汁又捣，以酸粟米泔清又淘，又绞袋去汁，以青蒿覆一宿，晒干，或捏成薄饼，阴干收用。其子五月收采，淘净捣碎煎汁，入盐醋椒料拌作蔬食，极其肥美。

红蓝花，味辛，温，无毒。治产后血晕口噤，腹内恶血不尽，绞痛，胎死腹中，

---

〔1〕两：原误作“半”，据《证类本草》改。

〔2〕毬猬：原作“毬汇”，据《证类本草》改。

并酒煮服。亦主蛊毒，多用破留血，少用养血，活血润燥，止痛散肿通经。《养疴漫笔》云：新昌徐氏妇产运已死，但胸膈微热，有名医陆氏曰，血闷也，得红花数十斤乃可活，遂舁亟购得，以大锅煮汤，盛三桶于窗格之下，舁妇寝其上，熏之，汤冷再加。有顷指动，半日乃苏。按：此亦得唐许胤宗以黄耆汤熏柳太后病风之法也。

子 治天行疮痘，水吞数颗，功与花同。

苗 生捣涂游肿。

苦芙

音袄。大如拇指，中空，茎头有薹似蓟，初生可食。《说文》言江南人食之下气，今浙东人清明节采其嫩苗食之，云一年不生疮疥诸疾。亦捣汁和米粉为饼饵食，其色青翠，久留不败也。

苦芙，味苦，微寒，无毒。主面目通身漆疮，烧灰傅之，亦可生食。烧灰疗金疮。又治丹毒。煎汤洗痔，甚验。下气解热。

恶实

古人种子，以肥壤栽。剪苗沟淘为蔬，取根煮曝为脯，云甚益人，今人亦罕食之。三月生苗，起茎高者三四尺。四月开花成丛，淡紫色，结实如枫梂而小，萼上细刺百十攒簇之，一毬有子数十颗。其根大者如臂，长者近尺，其色灰黪。七月采子，十月采根。

恶实，味苦，寒，无毒。主伤寒寒热汗出，中风面肿，消渴热中，逐水。久服轻身耐老。齿痛劳疟，诸风脚缓弱，风毒痈疽，咳嗽伤肺，肺壅疝瘕，冷气积血。浸酒服去风及恶疮。和叶捣碎，傅杖疮、金疮，永不畏风。又治面目烦闷，四肢不健，通十二经脉，洗五脏恶气，可常作菜食，令人身轻。切根，拌豆、面作饭食，消胀壅。茎叶煮汁作汤浴，去皮间习习如虫行。又入盐花生捣，搨一切肿毒。根作脯食甚良。茎叶宜煮汁酿酒服。

子 明目补中，除风伤，风毒肿，诸瘘。研末浸酒服，每日进二三盏，除诸风，去丹石毒，利腰部。又食前熟挼三枚吞之，散诸结节筋骨烦热毒。吞一枚，出痈疽头。炒研煎饮，通利小便，润肺散气，利咽隔，去皮肤风，通十二经，消斑疹毒。

附方：治浮肿身有风水，皮肤欲裂。鼠粘子二两，炒研为末，每温水服二钱，日三。

治痰厥头痛。牛蒡子炒，旋覆花等分为末，茶清下一钱，日二服。

治头目相连大痛。鼠粘子、石膏等分为末，茶清调下。

治咽喉悬痈症。鼠粘子炒过，甘草生用，二件等分，水煎含咽，名启关散。

治喉痹肿痛。牛蒡子六分，马蔺子六分为末，每空心温水服方寸匕，日再服。仍以牛蒡子三两，盐二两，研匀炒热，包熨喉外。

治妇人乳痈。鼠粘子二钱，麝香少许，温酒细吞下。

治水鼓腹如瓮大。鼠粘子一两，微炒为末，面糊丸梧子大，每米饮下十丸。

治积年恶疮，反花疮，漏疮不瘥者。牛蒡根捣，和腊月猪脂，日日封之。

治月水不通，胀痛欲死。牛蒡根蒸三遍，浸酒饮之。

菓耳

今处处有之。其叶青白似胡荽，白花细茎，柔条蔓生，可煮为茹，滑而少味。四月中生子，正如妇入耳珰。按：周定王《救荒本草》云，苍耳叶青白，类粘糊菜叶。秋间结实，比桑椹短小而多刺。嫩苗煠熟，水浸淘拌食，可救饥。其子炒去皮，研为面，可为烧饼食，亦可熬油点灯。

菓耳，味苦、辛，微寒，有小毒。主中风伤寒头痛，大风癫痫，头风湿痹，毒在骨髓,腰膝风毒。夏月采曝为末，水服一二匕，冬月酒服。或为丸，每服二三十丸，日三服。满百日，病出如瘑疥，痒[1]，汁出，或斑驳、甲错皮起，皮落则肌如凝脂。令人省睡，除诸毒螫，杀虫疳湿䘌。久服益耳目聪明，轻身强志。挼叶安舌下，出涎，去目黄，好睡。烧灰，和腊猪脂封疔肿，出根。煮酒服，主狂犬咬毒。

实 味甘，温，有小毒。治风头寒痛，风湿周痹，四肢拘挛痛，恶肉死肌疼痛。久服益气。治肝热明目，一切风气，填髓，暖脚，治瘰疬疥疮。炒香浸酒服，去风补益。

附方：治毒蛇、沙虱、射工等所伤，口噤眼黑，手足强直，毒欢腹内成块，逡巡不教。苍耳嫩苗一握，取汁和酒温灌之，以滓厚[2]傅伤处。

治缠喉风病。苍耳根一把，老姜一块，研汁入酒服，立效。

治水肿小便不利。苍耳子灰，葶苈末等分，每日水下二钱。

治脑漏，流出臭涕，名为鼻渊。苍耳子炒研为末，每日白汤下二钱。

万应膏：治一切痈疽发背，无名恶疔，臁疮杖疮，牙疼喉痹。五月五日采苍耳根叶数担，洗净晒萎，细剉，以大锅五口，入水煮烂，以筛滤去滓，布绢再滤。复入净锅，武火煎滚，文火熬稠搅成膏，以新罐贮封，每以敷贴即愈。牙疼即数牙上，喉痹敷舌上或噙化，二三次即效。每日用酒服一匙，大效。

治大风疠疾。用嫩苍耳、荷叶等分，为末，每服二钱，温酒下。又方用苍耳叶为末，以大枫子油和丸梧子大，每服三四十丸，以茶汤下，日二服。又方五月五日，或六月六日，五更带露采苍耳草，捣取汁，熬作锭子。取鳢鱼一尾即黑鱼，须半斤重者，剖开不去肠，入药一锭，线缝，以酒二碗，慢火煮熟令吃，不过三五个鱼即愈也。忌盐、酱一百日。

治一切大风风毒，杀三虫。五月五日午时，附地刈取苍耳叶，洗曝捣筛，每服方寸匕，酒下，日二夜三若恶心,蜜丸桐子大，服五十丸，轻者日二服。若肌体作粟，或麻豆出，此为风毒出也，可以针刺溃，去黄汁乃止。七夕重九，俱可采用。

治一切风气。苍耳嫩叶一石，切碎，和麦蘖五升作块，于蒿艾中罯二十日成曲。取米一斗，炊作饭，入曲三升酿之。封二七日，成熟，每空心暖服，大效。封此酒，可两重布，勿令密，密则溢出，忌食猪肉。

治女人血虚，风邪攻脑，头旋闷绝，忽死倒地，不知人事者。用苍耳草嫩心，阴干为末，以酒服一钱，其功甚速。亦治男子诸风眩运。

治一切疔疮恶疮危困者。用苍耳草根叶，捣和小儿尿绞汁，冷服一升，日三服，拔根甚验。又方用苍耳根苗烧灰，和醋淀涂之，干再上，不十次，即拔根出。又方用苍耳根三两半，乌梅肉五个，连须葱三根，酒二钟，煎一钟，热服取汗。

治花蜘蛛咬人，与毒蛇无异。用苍耳草捣汁一盏服，仍以滓傅之。

---

〔1〕痒：原误作“成”，据《证类本草》改。
〔2〕厚：原误作“屋”，据《证类本草》改。

治鼻中衄血。苍耳茎叶捣汁一小盏服。

治误吞铜钱。苍耳头一把，以水一升，浸水中十余度，饮水愈。

治痔疾下血。五月五日采苍耳茎叶为末，水服方寸匕，甚效。疫疠盛行时，举家冷水服二钱，能辟邪恶，不沾染病。

治翻花恶疮，有肉如饭粒，破之血出，随生反出。用苍耳叶捣汁，服三合，并涂之，日二上。

治赤白痢下。苍耳草不拘多少，洗净，用水煮烂，去渣入蜜，用武火熬成膏，每服一二匙，白汤下。

治产后痢疾。苍耳叶捣绞汁，温服半盏，日三四服，大效。

治卒中水毒，初觉头目微痛，恶寒骨节强急，日醒暮剧，手足逆冷，三日则虫食下部，六七日脓溃，蚀至五脏，杀人也。捣苍耳草根叶，绞汁服一二升，并以绵染导其下部。

治牙齿痛肿。苍耳子五升，水一斗，煮取五升，热含之，冷即吐去，吐后复含，不过一剂瘥。茎叶亦可。或入盐少许。

鬼草

生陕西鄠县。其叶似葵，其秀如禾，食之令人不忧。

鬼草，味甘，平，无毒。解郁气，令人好颜色。久食轻身不饥延年。

附方：治疟，百方不效。五月五日正午时，采鬼草悬东壁，阴干，临发，五更时以七叶煎汤服，即止。

治妇人临产不顺，手足先出。用鬼草煎酒服下，即得正生。此试过极效者，宜珍重之。

治小儿惊痫。客忤邪气，口闭目上视，性命危急。用鬼草捣汁灌下即苏。

治夫妇不和及无子者。俱用鬼草为末，置床脚下，勿令人知之。

何首乌

一名交藤。本出顺州南河县，今在处有之。岭外江南诸州皆有，以西洛嵩山及河南柏城县者为胜。春生苗蔓，延竹木墙壁间。茎紫色，叶叶相对，如薯蓣而不光泽。春秋开黄白花，如葛勒花。结子有棱，似荞麦而杂小，才如粟大。秋冬取根，大者如拳，各有五棱，瓣似小甜瓜，有赤白二种，赤者雄，白者雌。春采根，秋采花，九蒸九曝，可以当粮。此草本名交藤，因何首乌服之有效而得名也。唐元和七年，僧文象遇茅山老人，遂传此事。李翱乃著《何首乌传》云：何首乌者，顺州南河县人，祖名能嗣，父名延秀。能嗣本名田儿，生而阉弱，年五十八无妻子，常慕道术，随师在山。一日醉卧山野，忽见有藤二株，相去三尺，苗蔓相交，久而方解，解了又交。田儿惊讶其异，至旦遂掘其根，归问诸人无识者。后有山老忽来，示之，答曰：子既无嗣，其藤乃异。此恐是神仙之药，何不服之？遂杵为末，空心酒服一钱，七日而思人道，数月似强健，因此常服。又加至二钱，经年旧疾皆痊，发乌容少。十年之内，即生数男，乃改名能嗣。又与其子延秀服，皆寿百六十岁。延秀生首乌。首乌服药，亦生数子，年百三十岁，发犹黑。有李安期者，与首乌乡里亲善，窃得方服，其寿亦长，遂序其事传之云。何首乌，味甘，性温，无毒。茯苓为使。治五痔、腰膝之病，冷气心痛，积年劳瘦，痃癖风虚败劣，长筋力，益精髓，壮气，驻颜，黑发延年。妇人恶血痿黄，产后诸疾，赤白带下，毒气入腹，久痢不止，其功不可具述。一名野苗，二名文藤，三名夜合，四名地精，五名何首乌。本出处州，江南诸道皆有，苗如木藁，叶有光泽，形如桃柳。其背偏，皆单生不相对。有雌雄，雄者苗色黄白，雌者黄赤，根远不过三尺，夜则苗蔓相交，或隐化不见。春末、夏中、初秋三时，候晴明日，兼雌雄采之，乘润以布帛拭去泥土，勿损皮，烈日曝干，密器贮之，每月再曝。用时去皮为末，酒下最良。遇有疾，即用茯苓汤下为使。凡服，用偶日，二、四、六、八、十日，服讫，以衣覆汗出，导引尤良。忌猪肉、猪血、羊血、无鳞鱼，触之则药无用矣。若首乌根形如鸟兽山岳之状者，最珍贵，极罕得之物也。掘得去皮生吃，得味甘甜，可休粮。赞曰：神效胜道，著在仙书，雌雄相交，夜合昼疏。服之去谷，日居月诸。返老还少，变安病躯。有缘者遇，最尔自如。明州刺史李远附录云：何首乌以出南河县及岭南恩州、韶州、潮州、贺州、广州、潘州、四会县者为上；邕州、桂州、康州、春州、高州、勒州、循州、晋兴县出者次之，真仙草也。五十年者，如拳大，号山奴，服之一年，发髭青黑，一百年者，如碗大，号山哥，服之一年，颜色红悦；一百五十年者，如盆大，号山伯，服之一年，齿落更生；二百年者，如斗大，号山翁，服之一年，颜如童子，行及奔马；三百年者，如栲栳大，号山精，纯阳之体，久服成地仙也。李时珍曰：凡诸名山深山产者，即大而佳也。其修治之法，用何首乌赤、白各一斤，竹刀刮去粗皮，米泔浸一夜，切片，用黑豆三斗，每次用三升三合三勺，以水泡过，砂锅内铺豆一层，首乌一层，重重铺尽，蒸之。豆熟取出去豆，将何首乌晒干，再以豆如前法蒸之，九蒸九晒，乃用为佳。

何首乌，味苦、涩，微温，无毒。治瘰疬，消痈肿，疗头面风疮，治五痔，止心痛，益血气，黑髭发，悦颜色。久服长筋骨，益精髓，延年不老，令有子。亦治妇人产后及带下诸疾，治腹脏一切宿疾冷气，肠风，泻肝经风。

附方：七宝美髯丹，此乃嘉靖初，邵应节真人上进世宗肃皇帝，服饵有效，连生皇嗣者。方用何首乌赤、白各一斤，如前注内修治为末。赤、白茯苓各一斤，去皮研末，以水淘去筋膜及浮者，取沉者捻块，以人乳十碗，浸匀晒干研末。牛膝八两，酒浸一日，同何首乌第七次蒸之，至第九次止，晒干。当归八两，酒浸一日晒。枸杞子八两，酒浸晒。菟丝子八两，酒浸生芽，研烂晒。补骨脂四两，以黑芝麻炒香。并忌铁器，石臼杵为末，炼蜜和丸弹子大，一百五十丸。每日三丸，清晨温酒下，午时姜汤下，卧时盐汤下。其余并丸梧子大，每日空心酒服一百丸。服一剂后，乌须发，壮筋骨，固精气，嗣胤延年，妙难尽述。

宋怀州知州李治，与一武臣同官，怪其年七十余而轻健，面如渥丹，能饮食。叩其术，则服何首乌丸也，乃传其方。后治得病，盛暑中半体无汗，已二年，窃自忧之。造丸服至年余，汗遂浃体，其活血治风之功，大有补益。方用赤、白何首乌各半斤，米泔浸三夜，竹刀刮去皮，切焙，石臼杵为末，炼蜜丸梧子大，每日空心酒下五十丸。末服亦可。

治瘰疬结核，或破或不破，下至胸前者，皆治之。用何首乌洗净，日日生嚼，并取叶捣涂之，大效。

土茯苓

一名冷饭团，一名草禹余粮，一名仙遗粮。昔禹王山行乏食，采此充粮，而弃其余，故有诸名。陈藏器曰：草禹余粮，生海畔山谷，根如盏连缀，半在土上，皮如茯苓，肉赤味涩，人取以当谷下饥。李时珍曰：土茯苓，楚蜀山箐中甚多。蔓生如莼，茎有细点。其叶不对，状颇类大竹叶而质厚滑，如瑞香叶而长五六寸。其根圆大如鸡鸭子，连缀而生。远者离尺许，近或数寸，其肉软，可生啖。有赤白二种，以白者为胜。按：《东山经》云，鼓证之山有草焉，名曰荣莫。其叶如柳，其本如鸡卵，食之已风，即此物也。昔人不知用此，近时弘治、正德间，因杨梅广疮盛行，率用轻粉药取效。毒留筋骨，溃烂终身，孰若此味甘淡和平，解浸淫之毒，绝他时之患，其妙莫及矣。

土茯苓，味甘、淡，平，无毒。食之当谷不饥，调中止泄，健行不睡。健脾胃，强筋骨，去风湿，利关节，治拘挛骨痛，恶疮痈肿。解汞粉、银朱毒。

附方：治杨梅疮。用冷饭团四两，肥皂子七个，水煎代茶饮，一月见效。

治小儿杨梅疮，起于口内，延及遍身。以土茯苓末乳汁调服，月余自愈。

治广筋寒及结毒，因服轻粉，致伤筋骨疼痛，或溃烂恶臭，终身成病者。用土茯苓一两，有热加芩、连，气虚加人参、白术、甘草、白茯苓；血少，加当归、生地黄、白芍药、川芎。水煎代茶，月余即安。又方用冷饭团四两，加四物汤一两，肥皂子七个，川椒四十九粒，灯草七根，水煎日饮。

治瘰疬溃烂。冷饭团切片，水煎服，或入粥内食之，须多食为妙。江西出色白者良。忌铁器发物。

番红花

李时珍曰：番红花出西番回回地面及天方国，即彼地红蓝花也。元时以入食馔用。按：张华《博物志》言，张骞得红蓝花种于西域，则此即一种。或方域地气稍有异耳。

番红花，味甘，平，无毒。治心忧郁积，气闷不散，活血。久服令人心喜。又治惊悸。

附方：治伤寒发狂。用番红花水煎，冷服之。

胭脂

用紫矿染绵而成。今人以之点粉面食品为雅观者。

胭脂，味甘，平，无毒。活血解豆毒，小儿聤耳，浸汁滴之。

附方：治疮疖成漏。用绵胭脂洗水，和猪胆汁搽七次，即愈。

防痘入目。胭脂嚼汁点之。

治小儿鹅口。用胭脂涂上，大效。

大小蓟

苏颂曰：大小蓟处处有之。二月生苗，二三寸时，并根作菜茹食，甚美。四月高尺余，多刺，心中出花头，如红蓝花而青紫色。寇宗奭曰：大小蓟皆相似，花如髻，但大蓟高三四尺，叶皱；小蓟高尺许，叶不皱，以此为辨别耳。作菜虽有微芒，不害人。

大小蓟，味甘，温，无毒。作菜食，除风热，治女子赤白沃，安胎，止吐血鼻衄，令人肥健。捣根绞汁服半升，主崩中血下，立瘥。

附方：治金疮出血不止。小蓟苗捣烂涂之，即止。

治崩中下血。大小蓟根一升，酒一斗，浸五日，任饮。亦可酒煎服，或生捣汁，温服。

木通

古名通草。生石城山谷，今出近道，绕树藤生，汁白，茎有细孔，两头皆通，大者径二三寸，每节有二三枝，枝头有五叶。子长三四寸，核黑瓤白，食之甘美。

木通实，味甘，寒，无毒。主厚肠胃，令人能食，下三焦恶气，续五脏断绝气，使语声足气，通十二经脉。和核食之，除三焦客热，胃口热闭，胃不下食，止渴，利小便。

通草

古名通脱木。生山中，叶似蓖麻，其茎空心，中有白瓤，轻白可爱，女人取以饰物。郭璞言：生江南，高丈许，大叶似荷而肥，茎中瓤正白。今园圃亦有种莳者，用作蜜煎，充果食之，味甘美。

通草，味甘、淡，寒，无毒。利阴窍，治五淋，除水肿癃闭，泻肺，解诸毒虫痛，明目退热，下乳催生。

花上粉 治虫瘘、恶疮、痔疾，纳之。又治瘰疬。

白英

俗名排风子，正月生苗，白色可食。秋开小白花，子如龙葵子。江东夏月取其茎叶煮粥食，极解热毒。

白英，味甘、寒，无毒。治寒热八疸，消渴，补中益气。久服轻身延年。

叶 作羹饮，甚疗劳。

萝藦

陶弘景曰：萝藦作藤，生摘之有白汁，人家多种之。叶厚而大，可生啖，亦蒸煮食之。谚云：去家千里，勿食萝藦枸杞。言其补益精气，强盛阴道，与枸杞叶同也。李时珍曰：萝藦子，一名斫合子。三月生苗，蔓延篱垣，极易繁衍。其根白软，其叶长而后大前尖，根与茎叶断之皆有白汁。六七月开小长花，如铃状，紫白色。结实长二三寸，大如马兜铃，一头尖。其壳青软，中有白绒及浆。霜后枯裂则子飞，其子轻薄，亦如兜铃子。商人取其绒作坐褥代绵，云甚轻暖。

萝藦，味甘、辛，温，无毒。煮叶食之，主虚劳，补益精气，强阴道。捣子傅金疮，生肌止血。取汁傅丹毒及蛇虫毒即消。蜘蛛伤，频治不愈者，捣封二三度，能烂丝毒，即化作脓也。

木莲

一名薜荔，一名木馒头，一名鬼馒头。延树木墙垣而生，四时不凋。厚叶坚强，不花而实。实大如杯，微似莲蓬而稍长，正如无花果子。六七月实内空而红。八月后则满腹细子，大如稗子，一子一须。其味微涩，儿童食之。

木莲，味甘，平，涩，无毒。主壮阳道，固精消肿，散毒排脓，下乳。治久痢，肠痔，心痛，阴痛入骨癞。

叶 治背痈，干末服之，下利即愈。宜兴县一举人，年七十余，患发背，村落中无医药，急取木莲叶烂研绞汁，和蜜饮数升，以滓傅之，遂愈。

汁 治风疡疥癣，涂之。

附方：治疝如斗。木馒头烧研，酒下二钱。

治脱肛。木馒头连皮子切炒、茯苓、猪苓等分为末，每用二钱，米饮下。亦治梦遗，名锁阳丹。

治乳汁不通。木馒头二个，猪前蹄一个，煮烂食之，并汁尽饮，一日即通。无子妇人食之，亦有乳也。

千岁蘽

生太山山谷，藤生如葡萄，叶如桃叶，蔓延木上，汁白而味甘。子赤可食，酢而不甚美。

千岁蘽，味甘，平，无毒。主补五脏，益气，续筋骨，长肌肉，去诸痹。久服轻身不饥耐老，通神明。

豨莶

处处有之。春生苗叶，似芥菜而狭长，文粗。茎高二三尺。秋初有花如菊，结实颇似鹤虱。《救荒本草》言：采其嫩苗，㶬去苦味，熯熟盐拌食之。

豨莶，味苦，寒，有小毒。治热䘌烦满不能食，生捣汁三合服，多则令人吐。又主金疮，止痛，断血生肉，除诸恶疮，消浮肿，捣封之，汤渍散傅并良。治久疟痰癖，捣汁服取吐。捣傅虎伤、狗咬、蜘蛛咬、蚕咬、蠼螋溺疮。治肝肾风气，四肢麻痹，骨痛膝弱，风湿诸疮。苏颂曰：蜀人大夫服豨莶法，五月五日，六月六日，九月九日，采叶去根茎花实，净洗曝干，入甑中层层洒酒，与蜜蒸之，又曝。如此九过，则气味极香美。熬捣筛末，蜜丸服之，甚益元气。治肝肾风气，四肢麻痹，骨间冷，腰膝无力之病甚效。江陵府节度使成讷《进豨莶丸方表》略云：成有弟䜣，年二十一，中风伏枕五年，百医不瘥。有道人钟铭，因睹此患，曰：可饵豨莶丸必愈。其草多生沃壤，高三尺许，结叶相对。当夏五月以来收之，每去地五寸剪刈，以温水洗去泥土，摘叶及枝头。凡九蒸九曝，不必太燥，但以取足为度，仍熬捣为末，炼蜜丸如梧子大，空心温酒或米饮下二三十丸。服至二千丸，所患愈加，不得忧虑，是药攻之力。服至四千丸，必得复故[1]。至五千丸，当复丁壮。臣依[2]法修治，令䜣服之，果如其言。服后须吃饭三五匙压之。五月五日采者佳。奉敕宣付医院译录。又知益州张咏《进豨莶丸表》略云：切以餐石饮水，可作充肠之馔；饵松含柏，亦成救病之功。是以疗饥者不在于羞珍，愈病者何烦于异品。倘获济时之药，辄陈鄙物之形。不耻管窥，辄干天听。臣因修建龙兴观，掘得一碑，内说修养气术，并药方二件。依方差人访问，采觅其草，颇有奇异。金棱银线，素茎紫荄，对节而生。蜀号火枕，茎叶颇同苍耳。不费登高历险，每常求少获多。急采非难，广收甚易。倘能久服，旋见神功。谁知至贱之中，乃有殊常之效。臣自吃至百服，眼目清明。既至千服，髭须乌黑，效验多端。臣本州有都押衙罗守一，曾因中风坠马，失音不语，臣与十服，其病立瘥。又和尚智严，年七十，忽患偏风，口眼㖞斜，时时吐涎。臣与十服，亦便得瘥。今谨修合一百例，差职贡[3]史元奏进。

附方：治疔疮肿毒。端午采豨莶草日干为末，每用半两，热酒调下，汗出即愈。又方豨莶草端午采者一两，乳香一两，白矾烧半两为末。每服二钱，热酒调下。毒重者连进三服，得汗妙。

治隔气。豨莶草焙为末，蜜丸桐子大。每[4]五十丸。

---

〔1〕故：原脱，据《证类本草》补。

〔2〕依：原误作“佐”，据《证类本草》改。

〔3〕贡：《证类本草》作“员”。

〔4〕每：《证类本草》此下有“沸汤下”三字。

蘘荷

生荆襄江湖間，人亦种莳之，北地亦有。春初生叶似甘蕉，根似姜芽而肥，其叶冬枯。根堪为菹。其性好阴，在木下生者尤美。寇宗奭曰：蘘荷八九月间淹贮，以备冬月作蔬。《岁时记》亦云：仲冬以盐藏蘘[1]荷，用备冬储。又以防虫[2]。李时珍曰：昔人云蘘荷江湖多种，今访之，无复识者。惟扬升菴《丹铅录》云：《急就篇》注蘘荷，即今甘露。考之本草，形性相同。甘露即芭蕉也。崔豹《古今注》云：蘘荷似芭蕉而白色，其子花生根中，花未败时可食，久则消烂矣。根似姜，宜阴翳地，依荫而生。又按：王旻《山居录》云，蘘荷宜树阴下，二月种之。一种永生，不须锄耘，但加粪耳。八月初踏其苗令死，则根滋茂。九月初取其傍生根为菹，亦可酱藏。十月中以糠覆其根下，则过冬不冻死也。

蘘荷根，味辛，温，有小毒。主中蛊及疟，捣汁服。治溪毒、蛇虫毒，及诸恶疮。

根心　主稻麦芒入目中不出，以汁注目即出。赤眼涩痛，捣汁点之。

叶　味甘，寒，无毒。治温疟寒热，酸嘶邪气，辟不祥。陶弘景曰：中蛊者服蘘荷汁，并卧其叶，即呼蛊主姓名。按：干宝《搜神记》云，外姊夫蒋士先得疾下血，言中蛊，其家密以蘘荷置于席下。忽大笑曰：蛊我者，张小小也。乃收小小，小小亡走。自此解蛊药多用之，往往验也。多食损药力，又不利脚。人家种之，亦云辟蛇虺诸毒虫也。

附方：治卒中蛊毒，下血如鸡肝，昼夜不绝，脏腑败坏待死者，以蘘荷叶密置患人席下，勿令知之，必自呼蛊主姓名也。

治喉中或舌上生疮，酒浸蘘荷根半日，含漱其汁，瘥，乃止。

---

〔1〕藏蘘：原脱，于义不通，据《证类本草》补。

〔2〕虫：原误作“蛊”，据《证类本草》改。

备考食物本草纲目卷之十八

草部二一类

隰草类四十七种

箬

生南方平泽。其根与茎皆似小竹，其节箨与叶皆似芦荻，而叶之面青背淡，柔而韧。新旧相代，四时常青。南人取叶包米作粽。

箬，味甘，寒，无毒。治吐血，衄血，咯血，下血，并烧存性，温汤服一钱匕。又通小便，利肺气喉痹，消痈肿。

蒲箬 味甘，微寒。主消渴，生啖之，脆美。《诗》云维笋及蒲是也。

附方：治咽喉闭痛。箬叶、灯草烧灰，等分吹之，甚妙。

治耳中作痛，或红肿内胀。将经霜青箬露在外江朽者，烧存性为末，傅入耳中，其疼即止。

治小便不通。干箬叶一两，烧存性，滑石半两为末，每米饮下三钱。

甘蕉

一名芭蕉。《异物志》云：芭蕉结实，其皮赤如火，其肉甜如蜜，四五枚可饱人，而滋味常在牙颊间，故名甘蕉。苏颂曰：甘蕉，今二广、闽中、川蜀皆有，而闽广者实极甘美可啖。他处虽多，而作花者亦少。近时中州种之甚盛，皆芭蕉也。其类亦多，有子者名甘蕉，卷心中抽干作花。初生大萼，似倒垂菡萏，有十数层，层皆作瓣，渐大则花出瓣中，极繁盛。红者如火炬，谓之红蕉；白者如蜡色，谓之水蕉；其花大类象牙，谓之牙蕉。其实亦有青黄之别，品类最多，味甚甘美，曝干可以寄远。北土得之，以为珍果。其茎散解如丝，闽人以灰汤练治，纺绩为布，为之蕉葛。李时珍曰：按，《异物志》云，甘蕉，即芭蕉，乃草类也。望之如树，株大者一围余。叶长丈许，广尺余至二尺。其茎虚软如芋，皆重皮相裹。根如芋魁，青色，大者如车毂，花着茎末，大如酒杯，形色如莲花。子各为房，实随花长，每花一阖，各有六子，先后相次，子不俱生，花不俱落也。蕉子凡三种，未熟时皆苦涩，熟时皆甜而脆，味如葡萄，可以疗饥止渴。一种子大如拇指，长六七寸，锐似羊角，两两相抱者，名羊角蕉。剥其皮黄白色，味最甘美。一种子大如鸡卵，有类牛乳者，名牛乳蕉，味微减。一种子大如莲子，长四五寸，形方正者，味最弱也。并可蜜藏为果。又《海槎录》云：海南芭蕉，常年开花结实。有二种，板蕉大而味淡，佛手蕉小而味甜，通呼为蕉子，不似江南者花而不实。又《虞衡志》云：南中芭蕉有数种：极大者凌冬不凋，中抽一条，长数尺，节节有花，花褪叶根有实，去皮取肉，软烂如绿柿，味极甘冷。四季恒实。土人以饲小儿，云去客热，谓之蕉子，又名牛蕉子。以梅汁渍曝压扁，味甘酸，有微霜，名芭蕉干。一种鸡蕉子，小于牛蕉，亦四季实。一种牙蕉子，小于鸡蕉，尤香嫩甘美，体秋初结子。一种红蕉，叶瘦类芦箬，花色正红如榴花，日拆一两叶，其端有一点鲜绿可爱。春开至秋尽犹芳，俗名美人蕉。一种胆瓶蕉，根出土时肥饱，状如胆瓶也。又费信《星槎胜览》云：南番阿鲁诸国，无米谷，惟种芭蕉、椰子，取实代粮也。

甘蕉，味甘，大寒，无毒。生食止咳润肺，破血合金疮，解酒毒。干者，解肌热烦渴，除小儿客热，压丹石毒。蒸熟晒裂，舂取仁食，通血脉，填骨髓。苏颂曰：性冷不益人，多食冻冷气。

根　味甘，大寒，无毒。主痈肿结热。捣烂傅肿，去热毒。捣汁服，治产后血胀闷。又治黄疸及天行热狂，烦闷消渴，患痈毒并金石发动，躁热口干，并绞汁服之。又治头风游风。

蕉油　以竹筒插入皮中，取出，瓶盛之。味甘，冷，无毒。治头中风热，止烦渴，及汤火伤。梳头，止女人发落，令长而黑。暗风癫痫涎作，运闷欲倒者，饮之取吐，极效。

叶　治肿毒初发，研末和生姜汁涂之。

花　治心痹痛，烧存性研，盐汤点服二钱。

附方：治发背欲死。芭蕉根捣烂涂之；亦能合创口。

治小儿惊风。以芭蕉汁、薄荷汁煎匀。涂头顶，留囟门；涂四肢，留手足心勿涂。甚效。

治消渴饮水。用芭蕉根捣汁，时饮一二合。

治伤寒发狂。芭蕉根捣汁饮之。

治小便血淋涩痛。芭蕉根、旱莲根各等分，水煎服，日二。

治产后血胀。捣芭蕉根绞汁，温服二三合。

治创口不合。芭蕉根取汁，抹之良。

车前草

一名当道草。此草好生道边，故有二种之称。今江湖、淮甸、近汴北地处处有之。春初生苗，叶布地如匙面。累年者长及尺余，中抽数茎，作长穗如鼠尾。花甚细密，青色微赤，结实如葶苈，赤黑色。今人五月采苗，七八月采实。人家园圃或种之，蜀中尤尚。嫩苗作茹，大滑。李时珍曰：王旻《山居录》有种车前剪苗食法，则昔人常以为蔬矣。今野人犹采其叶，沩熟曝干，油酱拌蒸食之，味甚佳。

车前草，味甘，寒，无毒。治金疮止血，衄鼻瘀血，血瘕下血，小便赤。止烦下气，除小虫。主阴癞，及男子泄精尿血。补五脏，明目，利小便，通五淋。

子　味甘，寒，无毒。治气癃止痛，利水道小便，除湿痹。久服轻身耐老。男子伤中，女子淋沥不欲食，养肺强阴益精，令人有子，明目，疗赤痛。去风毒，肝中风热，毒风冲眼，赤痛障翳，脑痛，泪出。压丹石毒，去心胸烦热。治[1]妇人难产，养肝，导小肠热，止暑湿泻痢。陶弘景曰：车前子，性冷利，仙经亦服饵之，云令人身轻，能

〔1〕治：原作“收”，据《证类本草》改。

跳越岸谷，不老长生也。李时珍曰：按，《神仙服食经》云，车前一名地衣，雷之精也，服之形化，八月采之。今车前五月子已老，而云七八月者，地气有不同尔。唐张籍诗云：开州五月车前子，做药人皆道有神。惭愧文君怜病眼，三千里外寄闲人。观此亦以五月采开州者为良，又可见其治目之功。欧阳公常得暴下病，国医不能治。夫人买市人药一帖，进之而愈。力叩其方，则车前子一味为末，米饮服二钱匕。云此药利水道而不动气，水道利则清浊分，而谷脏自止矣。

附方：治小便血淋作痛。车前子晒干为末，每服二钱，车前叶煎汤下。

治难产不出。车前子为末，酒服方寸尺匕。《诗》云："采采芣苡"，芣苡即车前也，能令妇人乐有子。陆玑注云：治妇人产难故也。

鼠曲草

生平岗熟地，高尺余，叶有白毛黄花。《荆楚岁时记》云：三月三日，取鼠曲汁，蜜和为粉，谓之龙舌料，以压时气。料，音板，米饼也。山南人呼为香茅。取花杂榉皮染褐，至破犹鲜。江西人呼为鼠耳草也。汪机曰：鼠耳草，二三月苗长尺许，叶似马齿苋而细，有肥白毛，花黄。土人采茎叶和米粉捣作粑果食。李时珍曰：鼠耳，原野间甚多，二月生苗，茎叶柔软。叶长寸许，白丛[1]如鼠耳之毛。开小黄花成穗，结细子。楚人呼为米曲，北人呼为茸母。故邵桂子《瓮天语》云：北方寒食，采茸母草和粉食之，以袪时令不正之气。宋徽宗诗"茸母初生认禁烟"者是也。

鼠曲草，味甘，平，无毒。治寒痹寒热，止咳。调中益气，止泻除痰，压时气，去热嗽。杂米粉作糗食，甜美。按：《陈氏经验方》云，三奇散，治一切咳嗽，不问久近，无时。用佛耳草五十文，款冬花二百文，熟地黄二两，焙研末，每用二钱，于炉中烧之。以筒吸烟咽下，有涎吐去。予家一获久病此，医治不效，偶在沅州得一婢，用此法，两服而愈也。

瞿麦

处处有之。苗高一尺以来，叶似初生小竹叶而细窄。有茎纤细有节。二月至五月，梢间开花。七月结实作穗子，颇似麦。田野生者，花大如钱，红紫色。人家栽者，花梢小而妩媚，有细[2]白、粉红、紫赤、斑烂数色，俗呼为洛阳花。结实又如燕麦，内有小黑子耳。嫩苗煠熟，水淘过可食。

瞿麦，味苦，寒，无毒。治关格诸癃结，小便不通，出刺，决痈肿，明目去翳，破胎堕子，下闭血。养肾气，逐膀胱邪逆，止霍乱，长毛发。主五淋月经不通，破血块，排脓。

叶　治痔漏并泻血，作汤粥食。又治小儿蛔虫，及丹石药发，并眼目肿痛，及肿毒。捣傅，治浸淫疮，并妇人阴疮。

附方：治小便石淋，乃小便闭涩，茎中如有砂石块作痛也。用瞿麦捣为末，酒服方寸匕，日三服，三日当下石。

天门冬

生奉高山谷，今处处有之。春生藤蔓，打入钗股，高至丈余。叶如茴香，极尖细而疏滑，有逆刺；亦有涩而无刺者，其叶如丝杉而细散，皆名天门冬。夏生细白花，亦有黄色及紫色者。秋结

〔1〕丛：《本草纲目》作"茸"。

〔2〕细：刘衡如考为"红"字。

黑子，在其根枝旁。入伏后无花，暗结子。其根白，或黄紫色，大如手指，长二三寸，可以救荒疗饥。入山便可蒸煮啖之。陶弘景曰：门冬采得，蒸曝去皮，食之甚甘美，止饥。脂润，大补益人。

天门冬，味甘，平，无毒。主诸暴风湿偏痹，强骨髓，杀三虫，去伏尸。久服轻身益气，延年不饥。保定肺气，治喘息促急，肺痿，生痈吐脓。除热，通肾气，止消渴，补五劳七伤，润五脏，镇心经。治吐血咳嗽，消痰润燥，滋阴，清金降火。

附方：服食法，孙真人《枕中记》云：八九月采天门冬根曝干为末。每服方寸匕，日三服。无问山中人间，久服补中益气。治虚劳绝伤，年老衰损，偏枯不随，风湿不仁，冷痹恶疮，痈疽癞疾，鼻柱败烂者，服之皮脱虫出。酿酒服，去癥病积聚，风痰癫狂，三虫伏尸。除湿痹，轻身益气，令人不饥。百日还年耐老。酿酒初熟微酸，久停则香美，诸酒不及也。忌鲤鱼。《臞仙神隐》云：用干天门冬十斤，杏仁一斤，捣末蜜渍，每服方寸匕，名仙人粮。

辟谷不饥：天门冬二斤，熟地黄一斤，炼蜜丸弹子大，每温酒化三丸，日三服。居山远行辟谷良。服十日，身轻目明；二十日，百病愈，颜色如花；三十日，发白更黑，齿落重生；五十日，行及奔马；百日延年不老。

天门冬膏：补肺，疗咳嗽失血，消痰。润五脏，杀三虫，去伏尸，除瘟疫。轻身益气，令人不饥。以天门冬流水泡过，去皮心，捣烂取汁，砂锅文武炭火煮，勿令大沸。以十斤为率，熬至三斤，入蜜四两，熬至滴水不散，瓶盛，埋土中一七，去火毒。每日早晚白汤调服一匙。若动大便，以酒服之。

百部

山野处处有之。春生苗作藤蔓，叶大而尖长，颇似竹叶，面青色而光。其茎青，肥嫩时可煮食。

百部，味甘，微温，无毒。治咳嗽上气，肺热，润肺，传尸骨蒸劳。治疳，杀蛔虫、寸白虫，及一切树木蛀虫，烧[1]之即死。杀虱及蝇蠓。作汤洗牛，大去虱。火炙酒浸，空腹饮，治疥癣，去虫蚕咬毒。

虎杖

处处有之。生下湿地。三月起苗，茎如红蓼，叶圆如杏。六七月开花如菊，四出，色红如桃，次第开落，至九月中方已。陕西山麓水次甚多。人于暑月，以根和甘草同煎为饮，色如琥珀，甘美可爱。瓶置井中，令冷如冰，呼为冷饮子。啜之且尊于茗，极解暑毒。其汁染米粉，作糕益美。浸酒服，破血通月经。孕妇勿服。

虎杖，味微苦，温，无毒。主通利月水，破留血癥结；治大热烦躁，止渴，利小便，压一切热毒。治产后血运恶心，恶血不下，心腹胀满。烧灰贴诸恶疮。

附方：治月水不通。虎杖三两，凌霄花、没药各一两为末，每服热酒下一钱。

治男妇诸般淋疾。用虎杖根洗净，剉一合，水五合，煎一盏去滓，入乳香、麝香少许服之。鄞县尉耿梦得内人，患砂石淋已十三年，每小便痛楚难禁，溺器中所下砂石，剥剥有声，百药不效。偶得此方，服之一夕而愈，乃予目击者出许学士《本事方》。

---

〔1〕烧：《证类本草》作“烬”。

扁竹

春中布地，生道旁。苗似瞿麦。叶似落帚叶而不尖。弱茎引蔓促节。四月开红花。可采茎叶食之。

扁竹，味苦，平，无毒。煮汁饮小儿，疗蛔虫，治小便不通及魃病小儿未断乳，母复孕，致儿病也。

蒺藜

同州沙苑牧马草地最多，而近道亦有之。绿叶细蔓，七月开黄紫花，如豌豆花而小。九月结实作荚子，味甘而微腥。荒年可用，炒去刺，磨面作饼，蒸食以救饥。

蒺藜，味甘，温，无毒。破癥瘕积聚，喉痹乳难。久服长肌肉，明目轻身。补肾，治腰痛泄精，虚损劳乏，妇人带下。

花 阴干为末，每温酒服二三钱，治白癜风。

苗 煮汤洗疥癣，风疮作痒。

附方：服食法，蒺藜子舂去刺，为细末，每新汲水下二钱，日三服，勿令断绝，辟谷长生。服之一年以后，冬不寒，夏不暑；二年，老者复少，变白为黑，齿落更生；三年，身轻羽化。

去瞖还睛：七月七日，收蒺藜子阴干为末，食后水服方寸匕，日二。

蜀葵

处处人家植之。春初种子，冬月宿根亦自生。苗嫩时可茹食。叶似葵菜而大，亦似丝瓜叶，有岐叉。过小满后，长茎高五六尺。花似木槿而大，深红、浅红、紫黑、白色、单叶，千叶之异。昔人谓其疏茎密节，翠蕚艳花，金粉檀心者，颇尽之矣。

蜀葵苗，味甘，微寒滑，无毒。除客热，利肠胃。煮食治丹石发热，大人小儿热毒下痢。作蔬食，滑窍利淋，润燥，易产。孙真人曰：不可久食，钝人志性。若被狗啮者食之，永不瘥也。合猪肉食，令人无颜色。

金盏草

一名杏叶草，一名长春花。苏轼曰：金盏草，生常州。蔓延篱下，叶叶相对。秋后有子如鸡头实。其中变生一虫，脱而能行。中夏采花。周定王《救荒本草》云：金盏儿花，苗高四五寸，叶似初生莴苣叶，厚而狭，抱茎而生。茎柔脆，茎头开花，大如指头，金黄色，状如盏子，四时不绝。其叶味酸，炸熟水浸过，油盐拌食，可以疗饥。李时珍曰：夏月结实在蕚内，宛如尺蠖虫数枚蟠屈之状，故苏氏言其化虫，实非虫也。

金盏草，味酸，寒，无毒。治肠痔下血久不止。

火炭母草

生恩州原野中。茎赤而柔，似细蓼。叶端尖，近梗形方。夏有白花，秋实如椒，青黑色，味甘可食。

火炭母草，味甘，平，有毒。主去皮肤风热，流注骨节，痈肿疼痛。捣烂，以盐酒炒，傅肿痛处，经宿一易之。

益母草

生海滨池泽。今处处有之，园圃及田野极多。春初生苗，如嫩蒿，便可浸洗，淘去苦水，煮作菜食。入夏长三四尺，茎方如黄麻茎，其叶如艾叶而背青。一梗三叶，叶有尖岐。寸许一节，节节生穗，丛簇抱茎。四五月间穗内开小花，红紫色，亦有微白色者。每萼内有细子四粒，粒大如同蒿子，有三棱，褐色。按：《闺阁事宜》云，白花者为益母草，治妇人产后血病；紫花者名还魂丹，功略次之。

益母草茎叶 味苦、微甘，寒，无毒。治瘾疹，可作浴汤。捣汁服，主浮肿下水。消恶毒疔肿，乳痈丹游等毒，并傅之。又服汁，主子死腹中，及产后血胀闷。滴汁入耳中，主聍耳。捣傅蛇虺毒，入面药，令人光泽，治粉刺。活血破血，调经解毒。治胎漏产难，胎衣不下，血运血风血痛，崩中漏下，尿血泻血，疳痢痔疾，打扑内损瘀血，大小便不通。

子 味辛、甘，微温，无毒。主明目益精，除水气。久服轻身，疗血逆大热，头痛心烦，产后血胀。舂仁生食，补中益气，通血脉，填精髓，止咳润肺。治风解热，顺气活血，养肝益心，安魂定魄，调女人经脉，崩中带下，产后胎前诸病。久服令人有子。

附方：济阴返魂丹，治妇人胎前产后诸疾，一切危笃之症。于端午日采紫花益母草，连根茎花子阴干；或用鲜者，煎成膏子，随症用汤调下。胎前脐腹痛，米饮之。胎动不安，或下血不止，当归汤下。产后，童便调下二三匙，能安魂定魄，血气自然调顺，令诸病不生。胎死腹中或胞衣不出，或横生不顺，并用炒盐汤下。产后血运眼黑，血热口渴，烦闷如见鬼神，狂言不省人事，以童便和酒化下。其恶露不尽，结血成块刺疼，上冲心胸者，亦如之。产后血崩漏下，糯米汤下。产后赤白带下，煎胶艾汤下。产后泄泻，枣汤下。产后痢疾，米汤下。产后中风，牙关紧急，半身不遂，失音不语，童便酒下。

治粉刺黑斑，《闺阁事宜》云，五月五日收带根天麻紫花者，晒干烧灰，以商陆捣汁加醋，和搜灰作饼，炭火煅过。收之半年方用，入面药，甚能润肌天麻即益母草。唐天后炼益母草泽面法，五月五日采根苗具者，勿令着土，暴干。仍作一炉，四旁开窍，上下置火。将益母捣罗，以面水和成团，如鸡子大，安放炉火中央。大火烧一炊久，即去大火，留小火养之，勿令火绝。经一伏时出之，瓷器中研，细筛再研，三日收用，如澡头法。

蓍

生少室山谷。今蔡州上蔡县白龟祠旁，其生如蒿作丛，高五六尺，一本一二十茎，至多者五十茎，生便条直，所以异于众蒿也。秋后有花，出于枝端，红紫花，形如菊花。结实如艾实。《史记·龟策传》云：龟千岁，乃游于莲叶之上。蓍百茎，共一根。所生之处，兽无虎狼，虫无毒螫。下有神龟守之，上有云气覆之。天下和平，王道得而蓍经长丈，故曰蓍乃神草也。是以占易者取之。

蓍，味苦、酸，平，无毒。主痞疾，益气充肌肤，明目，聪慧先知，久服不饥不老轻身。

附方：治癖块。用蓍叶、独蒜、穿山甲末，同盐醋捣成饼，量癖大小贴之，两炷香为度。其癖化为血水，从大便泻出。

艾

生田野间。处处有之。以复道及四明者为佳。初春布地生苗，茎类蒿，叶背白，以苗短者为良。灸百病尤胜。近以蕲州者为佳，用充方物，天下重之，谓之蕲艾。相传他处艾灸酒坛不能透，蕲艾一透[1]则直彻内外，为异也。此草多生山原。二月宿根生苗成丛，其茎叶直生，白色，高四五尺。其叶四布，状如蒿，分为五尖，桠上复有小尖，面青背白，有茸而柔厚。七八月，叶间出穗如车前穗。细花结实，累累盈枝，中有细子，霜后始枯。皆以五月五日连茎刈取，暴干收叶。李月池赞云：产于山阴，采以端午。治病灸疾，功非小补。《荆楚岁时记》云：五月五日鸡未鸣时，采艾似人形者，收以灸病，甚验。是日采艾为虎，悬户上，谓之“艾虎”。悬门以辟邪气。

艾，味苦，微温，无毒。主灸百病。可作煎。主吐血下痢，下部䘌疮，妇人漏血，利阴气，生肌肉，辟风寒，使人有子。作煎勿令见风。孟诜曰：春月采嫩艾作菜食，或和面作馄饨如弹子大，吞三五枚，以饭压之，治一切鬼恶气。长服止冷痢。又以嫩艾作干饼子，用生姜煎服，止泄痢及产后泻血，甚妙。

鸡冠

处处有之。三月生苗，入夏高者五六尺，矬者才数寸。其叶青柔，颇似白苋菜。可以油盐炒食，叶亦滑，六七月梢间开花，有红、白、黄三色。其穗圆长，其花宛如鸡冠之状，有围大一二尺者，层层卷出可爱。子在穗中，黑细光滑，与苋实一样。其穗如秕麦状，花最耐久，霜后始凋。

鸡冠苗叶　味甘，凉，无毒。治疮痔及血病。

子　味甘，凉，无毒。止肠风泻血，赤白痢，崩中带下。

花　治痔漏下血，赤白下痢，崩中赤白带下。分赤、白用。

附方：治吐血。用白鸡冠花醋浸煮七次，为末，每服二钱，热酒下。

苎麻

生闽、蜀、江、浙。今直隶池州府南陵县多植之。其他州郡虽有，但不多种耳。苗高七八尺，叶如楮叶而无叉，面青背白，有短毛。夏秋间着细穗青花。其根黄白而轻虚，二月、八月采。按：陆玑《草木疏》云，苎一科数十茎，宿根在土中，至春自生，不须栽种。荆扬间岁三刈，诸园种之岁再刈，便剥取其皮，以竹刮其表，厚处自脱，得里如筋者，煮之，用缉布。今江、浙、闽中尚复如此。李时珍曰：苎，家苎也；又有山苎，野苎也。皆可刮洗煮食救荒，或和米粉作饼饵之，味甚甘美。

苎麻，味甘，寒，无毒。主安胎，贴热丹毒。治心膈热，漏胎下血，产前后心烦，天行热疾，大渴大狂，服金石药人心热。罯毒箭、蛇虫咬。

沤苎汁　止消渴，猫饮之生癞。以苎麻作枕，与产妇枕之，止血运。产后腹痛，以苎安腹上即止也。又蚕咬人，毒入肉，取苎汁饮之。今人以苎[2]近蚕种，则蚕不生是矣。

附方：治痰哮咳嗽。苎根煅存性为末，生豆腐蘸三五钱，食之甚效。未全可，以肥猪肉二三片，蘸食甚妙。

治小便不通。用麻根、蛤粉半两为末，每服二钱，空心新汲水下。

治脱肛不收。苎根捣烂煎汤，入靖桶坐之良。

蠡实

生河东川谷。今陕西诸郡及鼎、澧州亦有之，近汴尤多。叶似薤而长厚，三月开紫碧花。五月

[1] 透：《本草纲目》作“灸”。

[2] 苎：原作“子”，据《证类本草》改。

结实作角子，如麻大而赤色有棱，周定王《救荒本草》言其嫩苗味苦，爆熟换水，浸去苦味，油盐调食。

蠡实，味甘，平，无毒。治皮肤寒热，胃中热气，风寒湿痹，坚筋骨，令人嗜食。久服轻身。止心烦满，利大小便，长肌肤肥大。疗金疮血内流，痈肿，妇人血气烦闷，产后血运，并经脉不止，崩中带下，消一切疮疖，止鼻衄吐血，通小肠，消酒毒，治黄病，杀蕈毒，傅蛇虫咬。治小腹疝痛，腹内冷积，水痢诸病。花、叶主去白虫，疗喉痹。多服令人溏泄，主痈疽恶疮。《列仙传》云：寇先生，宋人，好种此草，食其葩实。

附方：治喉痹危症。用蠡实根及叶二两，水一升半，煮一盏，细饮之，立瘥。或用捣汁三合，蜜一合，慢火熬成，徐徐点之，日五七度。

菊

生雍州川泽及田野，今处处栽。地惟以南阳菊潭者为佳。初春发生细苗，夏茂，秋花、冬实，然种类颇多，惟紫茎气香，叶厚至柔者，嫩时可食。花微大，味甚甘者为真。其茎青而大，叶细气烈，似蒿艾。花小味苦者，名苦薏，非真也。又有白菊，茎叶都相似。仙经以菊为妙用，宜常服之。李时珍曰：菊之品，凡百种，宿根自生，茎叶花色，品品不同。宋人刘蒙泉辈，皆有菊谱，亦不能尽收也。其茎有株蔓、紫赤、青绿之殊，其叶有大小、厚薄、尖秃之异，其花有千叶单叶、有心无心、有子无子、黄白红紫、间色深浅、大小之别，其味有甘、苦、辛之辨。又有夏菊、秋菊、冬菊之分。大抵惟以单叶甘者，取以泡茶汤及入药用。《菊谱》所载甘菊、邓州黄、邓州白者是矣。甘菊始生于山野，今则人皆栽植之。其花细碎，品不甚高，蕊如蜂窠，中有细子，亦可捺种。嫩叶及花皆可炸食。白菊花稍大，味不甚甘，亦秋月采之。菊之无子者，谓之牡菊。烧灰撒地中，能死蛙黾——亦物性相制也。

菊花、叶、根、茎、实　味甘，平，无毒。治诸风头眩肿痛，目中泪出，皮肤死肌，恶风湿痹。久服利血气，轻身耐老延年。疗腰痛去来，除胸中烦热，安肠胃，利五脉，调四肢。又治头目风热，风旋倒地，脑骨疼痛，身上一切游风。作枕，明目。生熟并可食。养目血，去翳膜，主肝气不足。

白菊　味苦、辛，平，无毒。治风眩，能令头不白。染髭发令黑，和巨胜、茯苓蜜丸服之，去风眩，变白不老，益颜色。按：《博物志》言菊有两种，苗花如一，惟味小异，苦者不中食。范致能《谱序》言，惟甘菊一种可食，仍入药饵。其余黄白二花皆味苦，虽不可饵，皆可入药。其治头风，则白者尤良。据此二说，则是菊类自有甘苦二种。食品须用甘菊，入药则诸菊皆可。但不得用野菊、名苦薏者尔。真菊延龄，野菊泄人，正如黄精益寿，钩吻杀人之意。李时珍曰：菊，春生夏茂，秋花冬实，饱经露霜，备受四气。叶枯不落，花槁不零。味兼甘苦，性禀平和。昔人谓其能除风热，益肝补阴，盖不知其得金水之精英尤多，能益金水二脏也。补水所以制火，益金所以平木。木平则风息，火降则热除，用治诸风头目，其旨深微。黄者入金水阴分，白者入金水阳分，红者行妇人血分，皆可入药。神而明之，存乎其人。其苗可蔬，叶可啜，花可饵，根实可药。囊之可枕，酿之可饮。自本至末，罔不有效。宜乎前贤比之君子，神农列之上品，隐士采入酒斝，骚人餐其落英。费长房言九日饮菊酒，可以辟不祥。《神仙传》言康风子、朱孺子皆以服菊花成仙。《荆州记》言胡广久病风羸，饮菊潭水多寿，菊之贵重如此，是岂群芳可伍哉？钟会《菊有五美赞》云：圆花高悬，准天极也。纯黄不杂，后土色也[1]。冒霜吐颖，象贞质也。杯中体轻，神仙食也。《西京杂记》言：采菊花茎叶，杂秫米酿酒，至次年九月始熟，用之。

附方：服食菊花，《玉函方》云，王子乔变白增年方，用甘菊，三月上寅日采苗，名曰玉英；六月上寅日采叶，名曰容成；九月上寅日采花，名曰金精；十二月上寅采根茎，名长生。四件并阴干百日，取等分，以成日合，捣千杵为末，每酒服一钱匕。或以炼熟蜜丸桐子大，酒服七丸，一日三服。百日轻润，一年发白变黑。服之二年，齿落再生。五年八十岁老人变为儿童也。

服食白菊，《太清灵宝方》引，九月九日白菊花二斤，茯苓一斤，并捣罗为末。每服二钱，温酒调下，日三服；或以炼过松脂，和丸鸡子大，每服一丸。久久令人不老延年。

治痘疮入目生翳。用白菊花、谷精草、绿豆皮，等分为末，每用一钱，以干柿饼一枚，粟米泔一盏同煮，候泔尽食柿，日食三枚。浅者五七日，远者半月见效。

治饮酒过量，大醉不醒。九月九日真菊花为末，饮服方寸匕。

治女人阴肿。用甘菊苗捣烂煎汤，先熏后洗。

治疔肿恶疮垂死之症。用菊花一握，捣汁一升，入口即活。此神验方也。冬月采根用之。

治膝风疼痛。用菊花、陈艾作护膝，久则自除也。

治风热头痛。用菊花、石膏、川芎各三钱为末，每服一钱半，茶调下。

地黄

生咸阳川泽，黄土地者佳。二月、八月采根阴干。苏颂曰：地黄，今处处有之，以同州者为上。二月生叶，布地便出，似车前叶，上有皱纹而不光。高者及尺余，低者三四寸。其花似油麻花而红紫色，亦有黄花者。其实作房如连翘，中仁甚细而沙褐色。根如人手[2]指，通黄色，粗细长短不常。种之甚易，根入土即生。大宜肥壤虚地，则根大而多汁。其法：以苇席围编如车轮，径丈余，以壤土实苇席中为坛。坛上又以苇席实土为一级，比下坛径减一尺。如此数级如浮图，乃以地黄根节多者寸断之，莳坛上，层层令满，逐日水灌令茂盛。至春、秋二分时，自上层取之，根皆长大而不断折，不被劚伤故也。得根曝干，出同州者光润甘美。李时珍曰：地黄，今人惟以怀庆者为上，亦各处随时兴废不同尔。其苗初生塌[3]地，叶如山白菜而毛涩，叶面深青色。又似小芥叶而颇厚，不丫叉。叶中撺茎，上有细毛，茎梢开小筒子花，红黄色。结实如小麦粒。根长四五寸，细如手指，皮赤黄色，曝干乃黑。生食作土气，俗叫其苗为婆婆奶。古人种子，今人惟种根。王旻《山居录》云：地黄嫩苗，摘其旁叶作菜，甚益人。本草以二月、八月采根，殊未穷物性。八月残叶犹在，叶中精气未尽归根。二月前苗已生，根中精气已滋于叶，不如正月、九[4]月采者殊好，又与蒸曝相宜。《礼记》云：羊蕨[5]豖薇，则自古已食之矣。陈嘉谟曰：江浙壤地种者，受南方阳气，质

〔1〕后土色也：此后漏引“早植晚发，君子德也”。
〔2〕手：原误作“甘”，据《证类本草》改。
〔3〕塌：原误作“阳”，据《本草纲目》改。
〔4〕九：原误作“之”，据《本草纲目》改。
〔5〕蕨：《本草纲目》引作“苄”。

虽光润而力微；怀庆山产者，禀北方纯阴，皮有疙瘩而力大。

干地黄 其法：用生地黄一百斤，择肥者六十斤，洗净晒令微皱。以拣下者洗净，木臼中捣绞汁尽，投酒更捣。取汁拌前地黄，日中晒干，或火焙干用。味甘，寒，无毒。治伤中，逐血痹，填骨髓，长肌肉，除寒热积聚及痹。疗折跌绝筋。久服轻身不老，生者尤良。又治男子五劳七伤，女子伤中，胞漏下血，破恶血溺血，利大小肠，补五脏内伤不足，通血脉，益气力，利耳目。助心胆气，强筋骨，长志，安魂定魄。治惊悸劳劣，心肺损，吐血鼻衄，妇人崩中血运，产后血虚腹痛。凉血生血，补肾水真阴，除皮肤燥，去诸湿热。主心病掌中热痛，脾气痿蹶嗜卧，足下热而痛。病人虚而多热者，宜加用之。若阴微阳强，相火炽盛，来乘阴位，日渐煎熬，为虚火之证者，宜地黄之属，以滋阴退阳。

熟地黄 近时造法：拣取肥大者，以好酒入砂仁末在内，拌匀，柳木甑于瓦锅内蒸令气透，晾干，再以砂仁酒拌蒸晾。如此九蒸九晾乃止。盖以地黄性泥，得砂仁之香而窜，合和五脏冲和之气，归宿丹田故也。只以汤气炊熟者不可用。味甘，微温，无毒。主填骨髓，长肌肉，生精补血，滋益五脏。治内损不足，通血脉，利耳目，黑须发，男子五劳七伤，女子伤中胞漏，经候不调，胎产百病。滋肾水，益真阴，去脐腹急痛。病后胫股酸痛，坐而欲起，目䀮䀮无所见。凡服地黄，忌葱蒜、萝卜、诸血，令人荣卫涩，须发白。又忌铜铁器，令人肾消。李时珍曰：姜汁浸则不泥膈，酒制则不妨，鲜用则寒，干用则凉，熟用则温。张元素曰：地黄生则大寒而凉血，血热者须用之；熟则微温而补肾，血衰者须用之。又脐下痛属肾经，非熟地黄不能除，乃通肾之药也。王好古曰：生地黄治心热，手足心热，入手足少阴厥阴，能益肾水，凉心血，其脉洪实者宜之。若脉虚者，则宜熟地黄，假火力蒸九数，故能补肾中元气。仲景六味丸，以之为诸药之首，天一所生之元也。汤液四物汤，治藏血之脏以之为君者，癸乙同归一治也。崔元亮《海上方》：治一切心痛，无问新久，以生地黄一味，随人所食多少，捣绞取汁，搜面作馎饦或冷淘食。良久，当利出虫，长一尺许，头似壁宫，后不复患矣。昔有人患此病二年，深以为恨。临卒，戒其家人：吾死后，当刮去病本。从其言，果得虫。置于竹节中，每所食，皆饲之。因食地黄馎饦，亦与之，随即坏烂，由此得方。刘禹锡《传信方》亦纪其事云：贞元十年，通事舍人崔抗女，患心痛垂绝，遂作地黄冷淘食，便吐一物，可方寸匕，状如蛤蟆，无足目，似有口，遂愈。冷淘勿着盐。

叶 治恶疮似癞，十年者，捣烂日涂，盐汤先洗。按：《抱朴子》云，韩子治用地黄苗，喂五十岁老马，生三驹，又活一百三十岁，乃死也。《朝野佥载》云：雉被鹰伤，衔地黄叶点之；虎中药箭，食清泥解之。鸟兽犹知解毒，何况人乎？

实 四月采，阴干，捣末，水服方寸匕，日三服，功与地黄等。

花 为末服食，功同地黄。肾虚腰脊痛，为末，酒服方寸匕，日三。

附方：服食地黄法，用地黄根洗净，捣绞汁，煎令稠，入白蜜更煎，令可丸，丸如桐子大。每晨温酒送下三十丸，百日面如桃花，身轻不老。《抱朴子》云，楚文子服地黄八年，夜视有光。

地黄粥，大能益血生精。地黄切二合，与米同入罐中煮之，候熟，以酥二合，蜜一合，同炒香，入内再煮熟食之。

琼玉膏，常服开心益智，返老还童，辟谷延龄，及治痈疽劳瘵，咳嗽唾血等症。乃铁瓮城申先生方也。生地黄汁十六斤取汁，人参末一斤半，白茯苓末三斤，白沙蜜十斤，滤净，拌匀入瓶内，箬封，安砂锅中，桑柴火煮三昼夜。再换蜡纸重封，漫井底一夜，取起再煮一伏时。每以白汤或酒点服一匙。丹溪云：好色虚人，咳嗽唾血者，服之甚捷。国朝太医院进御服食，议加天门冬、麦门冬、枸杞子末各一斤，赐名益寿永真膏。

治骨蒸劳热。用生地黄一斤，捣三度，绞尽，分每日服一盏。

治咳嗽唾血，劳瘦骨蒸，日晚寒热。用生地黄捣汁，煮白粥临熟，入汁搅匀，空心食之。

治鼻中出血不止。用生地黄、曲蟮、薄荷晒干，等分为末，冷水调下。

治肠风下血。用生熟地黄并酒浸，五味子等分，捣烂蜜丸梧子大，每酒下七十丸。

治小儿初生七八日，大小便血出，乃热传心肺，不可服凉药。只以生地黄汁五七匙，酒蜜各半匙，和服之。

治小便尿血及吐血、衄血。用生地黄汁半升，生姜汁半合，蜜一合，和匀服之。

治产后百病，地黄酒。用地黄汁渍曲二升，糯米一斗，令发如常。酿之至熟，封七日，取清常服是，令相续不断，一月后见效。

天名精

江湖间皆有之。叶似山南菘菜，夏秋抽条，颇似薄荷。花紫白色，味辛而香。李时珍曰：天名精，嫩苗绿色，似皱叶菘芥，微有狐气，淘浸煠之亦可食。长则起茎，开小黄花，如野菊花。结实如同蒿子，最粘人衣。狐气尤甚，炒熟则香。实名鹤虱，生波斯国者尤佳。

天名精叶、根　味甘，寒，无毒。治瘀血血瘕欲死，下血止血痢。利小便，除小虫，去痹，除胸中结热，止烦渴，逐水，大吐下。破血生肌，止鼻衄，杀三虫，除诸毒肿，疔疮瘘痔，金疮内射，身痒瘾疹不已者，揩之立止。按：《异苑》云，宋元嘉中，青州刘愐射一獐，剖五脏，以此草塞之，蹶然而起。愐怪而拔草便倒，如此三度。愐因觅此草种之，愈金疮折伤甚多。

实名鹤虱　味苦、辛，有小毒。为散，以肥肉汁服方寸匕，杀蛔虫。

附方：治男女吐血不止。用天名精，一名皱面草，一名地菘，晒干为末，每服一二钱，以茅花泡汤调下，日二次。

治咽喉肿塞，痰涎壅滞，水不可下者。用鹤虱草，即天名精，连根叶捣汁，鹅翎扫入，去痰即愈。又方用杜牛膝，春夏用茎，秋冬用根一把，青矾半两同研，点患处，令吐脓血痰沫即愈。杜牛膝即天名精。

治缠喉风。用皱面草，细研，以生蜜和丸弹子大，每噙化一二丸即愈。

治骨鲠。用天名精、马鞭草各一握去根，白梅肉一个，白矾一钱，捣作弹丸，绵裹含咽，其骨自软而下也白梅，即以盐淹成白霜梅。

治疔疮。用天名精叶、浮酒糟同捣傅之，立效。

治发背。初起即用天名精捣汁一升，日再服，瘥乃止。

治恶蛇咬伤，用天名精捣傅之。

治大肠虫出不断，断之复生，行坐不得。鹤虱末水调半两服，自愈。

牛膝

生河内[1]川谷。今江、淮、闽、越、关中亦有之，然不及怀庆者为佳。春生苗茎，高二三尺，青紫色，有节如鹤膝及牛膝。叶尖圆似匙，两两相对。于节上生花作穗，至秋结实甚细。以根极长大，至三尺而柔润者为佳。李时珍曰：处处有之，惟以川蜀人家栽种者为良。秋间收子，至春种之，嫩苗可作菜茹。

牛膝茎、叶　治寒湿痿痹，老疟淋闭诸疮，四肢拘挛，膝痛不可屈伸。逐血气，伤热火烂，堕胎。久服轻身耐老。疗伤中少气，男子阴消，老人失溺，补中续绝，益精利阴气，填骨髓，止发白，除脑中痛及腰脊痛，妇人月水不通血结。治阴痿，补肾，助十二经脉、逐恶血，治腰膝怯弱，破癥结，排脓止痛，产后心腹痛并血运，落死胎。强筋，补肝脏风虚。同苁蓉浸酒服，益肾。竹木刺入肉，嚼烂罨之即出。治久疟寒热，五淋尿血茎中痛，下痢，喉痹口疮，齿痛痈肿，恶疮折伤。病人虚羸者，加而用之。

附方：治胞衣不出。用牛膝八两，葵子一合，水九升，煎三升，分三服。

治消渴不止，下元虚损。牛膝五两为末，生地黄汁五升浸之，日曝夜浸，汁尽为度，蜜丸梧子大，每空心温酒下三十丸。

治女人阴痛。牛膝五两，酒三升，煮取一升半，去滓分三服。

去胎。用牛膝一握捣，以无灰酒一盏煎七分，空心服。仍以独根土牛膝涂麝香，插入玉户。

治喉痹乳蛾。新鲜牛膝根一握，艾叶七片，捣和人乳取汁，灌入鼻内，须臾痰涎从口鼻出即愈，无艾亦可。一方用牛膝捣汁，和陈醋灌之。

治折闪挫。用杜牛膝捣罨之。亦治无名恶疮。

治小便血淋，用牛膝根煎浓汁，日饮五服即愈。昔叶朝议亲人患血淋，流下小便在盆内，凝如冻胶，久而有变如鼠形，但无足尔，百治不效。一村医传得此方，服之虽未即愈，而血色渐淡，久乃复旧。后十年，病又作，服之又瘥。

治妇人腹中血块作疼。土牛膝焙捣为末，酒煎温服极效。福州人单用之。

紫菀

近道处处有之。其生布地，花紫色，本有白毛。根甚柔细有白者，名白菀。连根叶取之醋浸，入少盐收藏作菜，辛香，号名仙菜。盐不宜多，多则腐也。

紫菀，味苦，温，无毒。治咳逆上气，胸中寒热结气。去蛊毒痿蹶，安五脏。疗咳唾脓血，止喘悸，五劳体虚，补不足，小儿惊痫。治尸疰，补虚下气，劳气虚热，百邪魅恶鬼。调中消痰止渴，润肌肤，添骨髓，益肺气，主息贲。

淡竹叶

处处原野有之。春生苗，高数寸，细茎绿叶，俨如主落地所生细竹之茎叶。其根一颗数十须，须上结子，与麦门冬一样，但坚硬尔。随时采之，八九月抽茎，结小长穗。俚人采其根苗捣汁，和米作酒曲，甚芳烈。

---

〔1〕内：原误作“生”，据《证类本草》改。

淡竹叶，味甘，寒，无毒。主烦热，利小便，清心。

根 能堕胎催生。

鸭跖草

一名竹叶菜，处处平地有之。三四月生苗，紫茎，竹叶，嫩时可食。四五月开花如蛾形，两叶如翅，碧色可爱。结角尖曲如鸟喙，实在角中，大如小豆。豆中有细子，灰黑而皱，状如蚕屎。巧匠采其花，取汁作画色及彩羊皮灯，青碧如翠黛也。

鸭跖草苗 味苦，大寒，无毒。治寒热瘴疟，痰饮，疔肿，肉癥涩滞，小儿丹毒，发热狂痫，大腹痞满，身面气肿热痢，蛇犬咬、痈疽等毒。和赤小豆煮食，下水气湿痹，利小便，消喉痹。

葵

处处有之。苗叶作菜茹，更甘美。李时珍曰：葵菜，古人种为常食，今之种者颇鲜。有紫茎、白茎二种，以白茎为胜。大叶小花，花紫黄色。其最小者名鸭脚葵。其实大如指顶，皮薄而扁。实内子轻虚如榆荚仁。四五月种者可留子。六七月种者为秋葵。八九月种者为冬葵。经年收采，正月复种者为春葵。然宿根至春亦生。按：王祯《农书》云，葵，阳草也，其菜易生，郊野甚多，不拘肥瘠地，皆有之。为百菜之主，备四时之馔。本丰而耐旱，味甘而无蠹。可防荒俭，可以菹腊，诚蔬茹之要品，民生之资益者也。而今人不复食之，亦无种者。

葵，味甘，寒滑，无毒。为百菜主。又为脾之菜。宜脾，利胃气，滑大肠，宣导积滞。妊妇食之，滑胎易生。煮汁服，利小肠，治时行黄病。除客热，治恶疮，散脓血。女人带下，小儿热毒下痢、丹毒，并宜食之。服丹石人宜食。润燥利窍，功与子同。干叶为末及烧灰服，治金疮出血。张从正曰：凡久病涩滞者，宜食葵菜，自然通利，乃滑以养窍也。苏颂曰：作菜茹甚甘美，但不益人。忌食其心，心有毒也。黄背紫茎者勿食。不可合鲤鱼、黍米、鲊食，害人。李时珍曰：凡被狂犬咬者，永不可食，食之即发。食葵须用蒜，无蒜勿食之。又按：《外台秘要》云，天行斑疮，须臾遍身皆戴白浆，此恶毒气也。高宗永徽四年，此疮自西域东流于海内，但煮葵菜叶，以蒜齑啖之则止。又《圣惠方》亦云：小儿发斑，用生葵发菜叶绞汁，少少与服，散恶毒气。按此即今痘疮也。今之治者，惟恐其大小二便频数，泄其元气，痘不起发。葵菜滑窍，似不相宜，而昔人赖之，岂古今运气不同，故治法亦随时变易欤?

根 味甘，寒，无毒。治恶疮，疗淋，利小便，解蜀椒毒。小儿误吞铜钱不出，煮汁饮之神妙。利窍滑胎，止消渴，散恶毒气。

冬葵子 味甘，寒滑，无毒。主五脏六腑，寒热羸瘦，五癃，利小便。久服坚骨，长肌肉，轻身延年，疗妇人乳难[1]内闭，肿痛，出痈疽头，下丹石毒。通大便，消水气，滑胎，治痢。

附方：治肉锥怪病，有人手足忽长倒生肉刺如锥，痛不可忍者，但食葵菜即愈。

治大便不通七八日，燥结。用冬葵子一合水煎服，神效。

治妊娠患淋。冬葵子一升，水三升，煮二升服。

治胎死腹中。葵子为末，酒服方寸匕即下。

〔1〕难：原脱，据《证类本草》补。

治天行斑疮，即痘疮，此疮自宋高宗永徽四年从西域传流中国，须臾皆戴白浆，此恶毒气也。但煮葵菜叶，以蒜齑啖之则止。

治诸疮不合成漏。先以米泔洗净，取葵菜叶微火烘暖贴之，不过二三百叶，引脓尽即肉生也。忌诸毒物及房事。

治毒蛇及蝎子咬刺。用葵菜捣汁服之。

治误吞铜钱。用葵菜捣汁冷饮。

治二便不通胀急者。生冬葵根捣汁三合，生姜汁一合和匀，分二服，连用即通也。

治消渴引饮，小便不利。葵根五两，水三大盏，煮汁平旦服。日一服。

治胎漏下血，血尽子死。葵根茎烧灰，酒服方寸匕，日三。

治瘭疽恶毒，内中忽生一黤子，大如豆粟，或如梅李，或赤或黑，或白或青。其黡有核，核有深根应心，能烂筋骨，毒入脏腑即杀人。但饮葵根汁，可折其热毒而愈。

治乳痈。葵茎及子为末，酒服方寸匕，日二。

治小儿口唇撮紧。葵根烧灰，酥调涂之。

治妊娠水肿，身重，小便不利，洒淅恶寒，起即头眩。用葵子、茯苓各三两为末，每白汤服方寸匕，日三服，小便利则愈。若转胞者，加发灰，神效。

治临产艰难。冬葵子一合捣破，水二升，煮汁半升顿服，少时便产。昔有孕妇如此服之，登厕立扑儿于厕中也。

治胞衣不下。冬葵子一合，牛膝一两，水二升，煎一升服。

治妇人气脉壅塞，乳汁不行及经络凝滞，奶房胀痛，留蓄作痈者。用葵菜子炒香，砂仁等分为末，热酒服，十日效。

治小便血淋。葵子一升，水三升煮汁，日三服。

治汤火伤。葵菜为末傅之。

治消中便溺，日夜数十次。冬葵根五升，水五斗，煮三斗，每日平旦服二升。

治身面疳疮出黄汁者。葵根烧灰，和猪油涂。

菟葵

苗如石龙芮，而叶光泽，花白似梅，其茎紫黑，煮啖极滑。所在下泽田间皆有。《尔雅》注亦云：菟葵似葵而小，叶状如藜，有毛，汋〔1〕之可食而滑。唐刘梦得所谓“菟葵、燕麦，动摇如风”者是也。

菟葵，味甘，寒，无毒。主下诸石五淋，止虎蛇毒。诸疮，捣汁饮之。涂疮，能解毒止痛。李时珍曰：按，郑樵《通志》云，菟葵，天葵也，生于崖石之间。凡丹石之类，得此而后能神。所以《雷公炮炙论》云：如要形坚，岂忘紫背，谓其能制铅也。此说得于天台一僧。又按：《岣嵝神书》云，紫背天葵，出蜀中，灵草也。生于水际。取自然汁煮汞则坚，亦能煮八〔2〕石拒火也。

---

〔1〕汋：原作“灼”，据《证类本草》改。

〔2〕八：原作“入”，刘衡如考其文义改作“八”。

附方：治蛇蝎咬伤。五月五前斋戒，看桑下有菟葵者，至五日午时，至桑下咒曰：系黎乎俱当苏婆诃。咒毕，乃以手摩桑阴一遍，口啮菟葵及五叶草，嚼熟，以唾涂手，熟揩令遍，再斋戒七日，不得洗手。后有蛇虫蝎虿咬伤者，以此手摩之即愈也。出初虞世《古今录验方》。

龙葵

所在有之。关河间谓之苦菜。叶圆花白，子若牛李子，生青熟黑。但堪煮食，不任生啖。李时珍曰：龙葵、龙珠，一类二种，皆处处有之。四月生苗，嫩时可食，柔滑。渐高二三尺，茎大如箸，似灯笼草而无毛。叶似茄叶而小。五月以后，开小白花，五出，黄蕊。结子正圆，大如五味子，上有小蒂，数颗同缀。其味酸，中有细子，亦如茄子之子，但生青熟黑者为龙葵，生青熟赤者为龙珠，性味仿佛不远。

龙葵，味苦、微甘滑，寒，无毒。食之解劳少睡，去虚热肿，治风，补益男子元气虚竭，女人败血。清热散血，压丹石毒。

子　治疔肿，明目轻身甚良。治风，益男子元气，妇人败血。

茎、叶、根　捣烂，和土傅疔肿、火丹疮良。疗痈疽肿毒，跌扑伤损，消肿散血。

根　与木通、胡荽煎汤服，通利小便。

附方：治发背痈疽。用龙葵一两为末，麝香一分，研匀涂之。

治盘肠生，肠出不收。用老鸦眼睛草一把，即龙葵，水煎，先熏后洗，收乃止。

治跌扑，从高坠下欲死者。取老鸦眼睛草茎叶，即龙葵也。捣汁服，以滓傅患处。

治火丹。用老鸦眼睛草叶，即龙葵叶，入醋细研傅之。

辟除蚤虱。用龙葵叶铺席下，次日尽死。

龙珠

生道旁。子圆似龙葵。其叶挼去汁，可食。

龙珠，味苦，寒，无毒。主变白发为黑，令人不睡，治诸热毒，石气发动，调中解烦。

子　治疔肿。

酸浆

处处有之。苗似水茄而小，叶亦可食。子作房，房中有子如梅李大，皆黄赤色，小儿食之。李时珍曰：酸浆与龙葵，一类二种，苗叶一样，但酸浆茎上有毛为异耳。自五月入秋，开小白花，五出，黄蕊，其花如杯状，无瓣，但有五尖。结一铃壳，凡五棱，一枝一颗，下悬如灯笼之状，故又称灯笼草。其叶嫩时可食。

酸浆，味苦，寒，无毒。治热烦满，定志益气，利水道。捣汁服，治黄病多效。上气咳嗽风热，明目。治传尸伏连，鬼气疰忤邪气，腹内热结，目黄，不下食，大小便涩，骨热，多睡劳乏，呕逆痰壅，痃癖痞满，小儿无辜，疬子寒热，大腹，杀虫，落胎，去蛊毒，并煮汁饮。

子　味酸，平，无毒。主热烦，定志益气。利水道。产难吞之，立产。除热，治黄病，尤益小儿。治骨蒸劳热，尸疰疳瘦，痰癖热结。

败酱

处处原野有之，俗名苦菜，野人食之。江东人每采收储焉。春初生苗，深冬始凋。初时叶布地生，似菘菜叶而狭长，有锯齿，绿色，面深背浅。夏秋茎高二三尺而柔弱，数寸一节，节间生叶，四散如伞，颠顶开白花成簇。南人采嫩者暴蒸作菜食，颇有酱气。

败酱，味苦，平，无毒。主暴热火疮，赤气疥瘙，疽痔，马鞍热气。除痈肿浮肿结热，风痹不足，产后痛。治毒风瘰痹，破多年凝血，能化脓为水，产后诸病，止腹痛，余疹烦渴。治血气心腹痛，破癥结，催生落胞，血运鼻衄吐血，赤白带下，赤眼障膜胬肉，聤耳，疮疖疥癣丹毒，排脓补瘘。

附方：治腹痛有脓。用米仁一两，败酱五钱，附子二钱，捣为末，每以方寸匕，水二升，煎一升，顿服，小便当下即愈。

治产后恶露不止。败酱、当归各六分，续断、芍药各八分，芎䓖、竹茹各四分，生地黄炒一钱二分，水二升，煎八合，空心服。

治产后腰痛，乃血气流入腰腿，痛不可转者。败酱、当归各八分，川芎、芍药、桂心各六分，水二升，煎八合，分二服，忌葱。

治产后腹痛如锥刺者。败酱草五两，水四升，煎二合[1]，日三服良。

迎春花

处处人家栽插之。丛生，高者二三尺，方茎厚叶。叶如出生小椒叶而无齿，面青背淡。节节生小枝，一枝三叶。正月初开小花，状如瑞香花，花黄，不结实。其叶可作茹。

迎春花，味苦涩，平，无毒。肿毒恶疮，取叶阴干，研末二三钱，出汗便瘥。

款冬花

生常山山谷及上党水傍，今关中、雍州、华州涧间。叶似葵而大，根紫色。十二月开黄花，青紫萼，去土一二寸，初出如菊花萼，通直而肥实无子。百草中惟此不顾冰雪，最先春也。虽在冰雪中，至时亦生芽。春时人采以代蔬，香美，极可口。

款冬花，味辛、温，无毒。治咳逆上气，善喘喉痹，诸惊痫寒热邪气，消渴，喘息呼吸。疗肺气心急促，热劳咳，连连不绝，涕唾稠黏，肺痿肺痈，吐脓血。润心肺，益五脏，除烦消痰，洗肝明目及中风等疾。

附方：治久咳不瘥，崔知悌熏法，每旦取款冬花一两，以少蜜拌润，入小锅中，用碗盖覆，碗底钻一孔，孔内安一小笔管，以湿面泥封孔边缝隙，勿令漏气。锅中着炭火，少时烟从筒出，以口含吸咽之。如胸中少闷，须举头，即将指头按住筒口，勿使漏泄，至烟尽乃止。如是五日。至第六日，饱食羊肉馎饦一顿，永瘥。有人病嗽多日，或教燃款冬花三两，于无风处以笔管吸其烟，满口则咽之，数日果效。治咳嗽痰血。款冬花、百合蒸焙，等分为末，蜜丸龙眼大，每卧时嚼一丸，姜汤下。

决明

生龙门川泽，在长安，今处处有之。人家园圃亦莳。夏初生苗，高三四尺许。根蒂紫色。叶似苜蓿而大，七月开黄花。结角，其子如青绿豆而锐，十月采之。其苗可为蔬。李时珍曰：决明有二种，一种马蹄决明，茎高三四尺，叶大于苜蓿而本小于末奓，昼开夜合，两两相贴。秋开淡黄花，

〔1〕二合：《证类本草》作“二升，每服二合”。

五出。结角如初生细豇豆，长五六寸，角中子数十粒，参差相连，状如马蹄，青绿色，入眼目药最良。一种茳芒决明，《救荒本草》所谓山扁豆是也。苗茎似马蹄决明，但叶之本小末尖，正似槐叶，夜亦不合。秋开深黄花，五出。结角大如小指，长二寸许。角中子成数列，状如黄葵子而扁，其色褐，味甘滑。二种苗叶皆可作酒曲，俗呼为独占缸。但茳芒嫩苗及花与角子，皆可瀹茹及点茶食，而马蹄决明苗、角皆不可食。

决明叶 作菜食，利五脏，明目甚良。《物类相感志》言：圃中种决明，蛇不敢入。

子 味咸，平，无毒。治青盲目淫，肤赤白膜，眼赤泪出，久服益精光，轻身，助肝气。以水调末，涂肿毒。熁[1]太阳穴，治头痛。又贴胸心，止鼻洪。作枕，治头风明目，甚于黑豆。益肾解蛇毒。每旦取一匙，按净空心吞之，百日后夜见物光。

茳芒 陶弘景曰：决明叶如茳芒。生道旁，叶略小于决明。味甘，平，无毒。火炙作饮，极香，除痰止咳，令人不睡调中。隋稠禅师采作五色饮以进炀帝者是也。

附方：治多年昏聩失明。决明子二升为末，每服后粥饮方寸匕。

治青盲雀目，不能视物。决明子一升，地肤子五两为末，米饮丸梧子大，每米饮下二三十丸。

治肝血虚少，目睛昏暗。用决明子一升，蔓菁子二升，以酒五升煮，暴干为末，每饮服二钱，温水下，日二服。

治目赤肿痛。决明子炒研茶调，傅两太阳穴，干则易之，一夜即愈。亦治头风作痛。

治发背初起。草决明、生甘草水煎服。

治癣久不愈。决明子一两，入水银、轻粉少许，研不见星，擦破上药立瘥，此东坡家藏方也。

地肤

生荆川平泽及田野，今蜀中、关中近地皆有之。初生薄地，五六寸，根形如蒿，茎赤叶青，大似荆芥。三月开黄白花，结子青白色。八月、九月采实。神仙七精散云：地肤子，星之精也，嫩苗可作蔬茹。一科数十枝，攒簇团团直上，性最柔弱，老时可为帚用。

地肤苗、叶 味苦，寒，无毒。捣汁服，主赤白痢。煎汤洗目，去热暗雀盲涩痛。主大肠泄泻，和气，涩肠胃，解恶疮毒，利小便诸淋。李时珍曰：按，虞抟《医学正传》云，抟兄年七十，秋间患淋二十余日，百方不效，后得一方，取地肤草，捣自然汁服之遂通。至贱之中，有回生之妙如此。

子 味苦，寒，无毒。主膀胱热，利小便，益精气。久服耳目聪明，轻身耐老。去皮肤中热气，使人润泽。散恶疮疝瘕，强阴，治阴卵癞疾，去热风，可作汤沐浴。与阳起石同服，主丈夫阴痿不起。

甘蓝

此是西土蓝也。叶阔可食。李时珍曰：此亦大叶冬蓝之类也。河东、陇西、羌胡多种食之，汉地少有。其叶长大而厚，煮食甘美，经冬不死。春亦有英，其花黄，生角结子，其功与蓝相近也。

甘蓝，味甘，平，无毒。久食，大益肾，填髓脑，利五脏六腑。利关节，通经

〔1〕熁：原作“炊”，据《本草纲目》改。

络中结气，心下结伏气。明耳目，健人少睡，益心力，壮筋骨。作菹经宿色黄。和盐食，治黄毒。

子 治人多睡。

蓼

生雷州川泽。陶弘景曰：今处处有之。其类亦多，人所食有三种：一是青蓼，人家常用，其叶有圆有尖，以圆者为胜，所用即此也。一是紫蓼，相似而紫色。一是香蓼，相似而香，并不甚辛，好食。韩保昇曰：蓼类甚多，有青蓼、香蓼、水蓼、马蓼、紫蓼、赤蓼、木蓼七种。紫、赤二蓼，叶小狭而厚。青、香二蓼，叶亦像似而俱薄。马、水二蓼，叶俱阔大，上有黑点。木蓼，又名天蓼，蔓生，叶似柘叶。六蓼花皆红白，子皆大如胡麻，赤黑而尖扁；惟木蓼花黄白，子皮青滑。诸蓼并冬死；惟香蓼宿根重生，可为生菜。寇宗奭曰：春初以水蓼子入壶卢内，盛水浸湿，高挂火上，日夜使暖，遂生红芽。取为蔬，以备五辛盘。李时珍曰：古人种蓼为蔬，收子入药，故《礼记》烹鸡、豚、鱼、鳖，皆实蓼于其腹中，而和羹脍，亦须切蓼也。后世饮食不用，人亦不复栽，惟造酒曲者用其汁耳。今但以平泽所生香蓼、青蓼、紫蓼为良。

蓼苗、叶 味辛，温，无毒。主归舌，除大小肠邪气，利中益志。干之酿酒，主风冷，大良。作生菜食，能入腰脚。煮汤捋脚，治霍乱转筋。煮汁日饮，治痃癖。捣烂傅狐尿疮。脚暴饮，赤蓼烧灰淋汁浸之，以桑叶蒸罯，立愈。杀虫，伏砒。

子 味辛，温，无毒。主明目温中，耐风寒，下水气，面浮肿，痈疡。归鼻，除肾气，去疬疡，止霍乱，治小儿头疮。孙真人曰：食蓼过多，有毒，发心痛。和生鱼食，令人脱气，阴核痛。二月食蓼，伤人胃。久食令人寒热，损髓，减气，少精。妇人月事来时，食蓼、蒜，喜为淋。大麦面相宜。

附方：治霍乱转筋。用蓼叶一升，水三升，煮二升，入香豉[1]一升，再煮一升半，分三服。

治恶犬咬伤。蓼叶捣如泥，傅之，大效。

水蓼

生下湿水旁，叶似马蓼，大于家蓼，茎赤色，水挼食之，胜于蓼子。今造酒取叶，以水浸之，和面作曲，亦取其辛耳。

水蓼茎、叶 味辛，无毒。治蛇伤，捣傅之。绞汁服之，止蛇毒入腹心闷。又治脚气肿痛成疮，水煮汁渍捋之，大效。

荭草

生水旁，如马蓼而大，今下湿地多有之。其茎粗如拇指，有毛。其叶大如商陆叶。花[2]色浅红，成穗。秋深子成，扁如酸枣仁而小，其色赤黑而肉白，不甚辛。炊熓可食。

荭草茎、叶 有毒。治恶疮，去痹气。

子 味咸，微寒，无毒。治消渴，去热明目，益气。

花 散血消积止痛。

根 治水气脚气，煮浓汁渍之。

---

〔1〕豉：原误作“效”，据《证类本草》改。

〔2〕花：原脱，据《本草纲目》补。

附方：治瘰疬。用水荭花子，不拘多少，一半微炒，一半生用，同研末，食后好酒调服二钱，日三服，不问已溃未溃，久服自效。

治癖块坚硬如石者。用水荭花子一升，另研独颗蒜三十个去皮，新狗脑一个，皮硝四两，石臼捣烂，摊在患处，上用油纸，以长帛束之。酉时贴之，次日辰时取之。未效再贴两三次。倘有脓溃，勿怪，仍看虚实，日逐间服消积等药，利之磨之。服至半月，甚者一月，无不瘥矣。以喘满者为实，不喘者为虚。

治胃脘血气作痛。水荭花一大撮，水二钟，煎一钟服，此百户毛菊庄屡验方也。

治心气㽲痛。水荭花为末，热酒服二钱。又法，男用酒、水各半煎服，女用醋、水各半煎服。一妇年三十病此，一服立效。

海根

生会稽海畔山谷。茎赤，叶似马蓼，根似菝葜而小。胡人蒸而食之也。

海根，味苦，温，无毒。治霍乱中恶心腹痛，鬼气疰忤，飞尸喉痹，蛊毒痈疽恶肿，赤白游疹。蛇咬犬毒，酒及水磨服，并傅之。

含水藤

一名大瓠藤。按：刘欣期《交州记》云，含水藤生岭南及北海边山谷，状若葛，叶似枸杞，多在路旁。行人乏水处便吃此藤，故以为名。陈藏器曰：安南、朱厓、儋耳无水处，皆种大瓠藤，取汁用之。藤状如瓠，断之水出，饮之清美。李时珍曰：顾微《广州记》云，水藤去地一丈，断之更生，根至地水不绝。山行口渴，断取汁饮之。陈氏所谓大瓠藤，盖即此物也。

含水藤中水　味甘，寒，无毒。止烦渴，润五脏，去湿痹，天行时气，利小便。心躁瘴疠，丹石发动，治人身有损痛，沐发令长。

叶　捣傅中水烂疮。

鼠藤

生南海海畔山谷。作藤绕树，茎叶滑净似枸杞，花白，有节心虚，苗头有毛。彼人食之如甘蔗，味极甘。鼠爱食之，故以为名。其嚼咬处，人取为药治疾。

鼠藤，味甘，平，无毒。主丈夫五劳七伤，阴痿，益阳道，小便数白，腰脚痛冷，除风气，壮筋骨，补衰老，好颜色。浓煮服之，取微汗，亦浸酒服。性温，稍令人闷，无苦也。

甘藤

生江南山谷。其藤大如鸡卵，状如木防己。斫断吹之，气出一头。其汁甘美如蜜。

甘藤，味甘，平，无毒。主调中益气、通血气，解诸热，止渴，除烦闷，利五脏，治肾钓气。

叶　研傅蛇虫咬，解热痢及膝肿。

甜藤

生江南山林下，蔓如葛。捣汁，和米粉作糗饵食，甜美。

甜藤，味甘，寒，无毒。主热烦，解毒，调中气，令人肥健，止泄。又治剥马，血毒入肉，及狂犬牛马热黄，傅蛇咬疮。又有小叶尖长，气辛臭者，捣傅小儿腹中闪癖血块。

紫藤

藤皮着树，从心重重又有皮。四月生紫花，可爱。长安人亦种饰庭也。江东呼为招豆藤。其子作角。角中仁炒香，着酒中令酒不败；败酒中用之，亦正。其花挼碎，拭酒醋白腐坏。

紫藤，味甘，微温，有小毒。作煎如糖服之，下水癃病。

牛奶藤

生深山。大如树，牛好食之。其中有粉可食。

牛奶藤，味甘，温，无毒。主救荒，令人不饥。其根食之，令人发落。

备考食物本草纲目卷之十九

草部三六类

芳草类十二种

芎䓖

关陕、川蜀、江东山中多有之，而以蜀川者胜。四五月生叶，名蘼芜，似水芹、胡荽、蛇床辈，作丛而茎细。其叶倍香，江东、蜀人采叶作饮。七八月开碎白花，如蛇床子花。根坚瘦，黄黑色。关中出着形块重实，作雀脑状者为雀脑芎。李时珍曰：蜀地少寒，人多栽莳，深秋茎叶亦不萎也。清明后，宿根生苗，分其枝，横埋之，则节节生根。八月根下始结芎䓖，乃可掘取，蒸暴货之。《救荒本草》云：叶名蘼芜，似芹而微细窄，有丫叉。又似白芷，叶亦细。又似胡荽叶而微壮。一种似蛇床叶而亦粗，嫩叶可熯食。

芎䓖苗及叶　味辛，温，无毒。治咳逆，定惊气，辟邪恶，除蛊毒鬼疰，去三虫。久服通神。主身中老风，头中久风风眩，作饮，止泄泻。点茶，清头目。

花　主入面脂。

根　味辛，温，无毒。治中风入脑头痛，寒痹筋挛缓急，金疮，妇人血闭无子。除脑中冷动，面上游风去来，目泪出，多涕唾，忽忽如醉，诸寒冷气，心腹坚痛，中恶卒疾肿痛，胁风痛，温中内寒。腰脚软弱，半身不遂，胞衣不下。一切风，一切气，一切血。补五劳，壮筋骨，调众脉，破癥结宿血，养新血，吐血鼻血溺血，脑痈发背，瘰疬瘿赘，痔瘘疮疥，长肉排脓，消瘀血。搜肝气，补肝血，润肝燥，补风虚。燥湿，止泻痢，行气开郁。蜜和大丸，夜服，治风痰殊效。齿根出血，含之多瘥。

附方：治妇人气厥头痛及产后头痛。川芎、乌药等分，为末，每服二钱，葱茶调下。

治气虚头痛。川芎为末，腊茶调服二钱，甚捷。曾有妇人产后头痛，一服即愈。

治偏头风，即半片头痛。川芎细剉浸酒，日饮之。

治一切心痛。大川芎一个为末，烧酒服之，一个住一年，两个住二年。

治崩中下血不止，用川芎一两，酒一盏，煎五分，徐徐服之。

治跌扑损胎，子死腹中。川芎为末，酒服方寸七，须臾一二服立出。

治产后乳悬，妇人产后，两乳忽长，细小如肠，垂过小肚，痛不可忍，危亡须臾，名曰乳悬。将川芎、当归各一斤，以半斤剉散，于瓦器内用水浓煎，不拘多少频服。仍以一斤半剉块，于病人床前烧烟，令将口鼻吸之。未愈，再作一料，仍以蓖麻子一粒研细，涂头顶心出夏子益《奇疾方》。

当归

古人娶妻，为嗣续也。当归调血，为女人要药，有思夫之意，故有当归之名，正与唐诗“胡麻好种无人种，正是归时又不归”之旨相同。生川蜀、陕西诸郡，以蜀中者为胜。春生苗，绿叶有三瓣。七八月开花似莳萝，浅紫色，根黑黄色。以肉厚不枯者佳。

当归，味苦[1]，温，无毒。主咳逆上气，温疟，寒热洗洗在皮肤中，妇人漏下绝子，诸恶疮疡。治一切风，一切气[2]，补一切劳损，破恶血，养新血，治痈疽，排脓止痛，和血，治女子诸不足。

附方：治去血过多眩运，不拘伤胎正产，崩中、金疮、拔牙、跌磕，一切失血，心烦眩运，闷绝不省人事。当归二两，川芎一两，每用五钱，水七分，酒三分，煎七分，热服，日再。

治鼻中出血不止。当归焙研末，每服一钱，米饮调下。

治小便出血。当归四两剉碎，酒三升，煮一升服。

治子死腹中不出。当归末酒服方寸七。

治横生倒产。用当归三两，芎䓖一两为末，先以黑豆炒焦，同流水、童便各一盏，煎一盏服。

豆蔻

生南海，今岭南皆有之。苗似芦，其叶似山姜、杜若辈，根似高良姜。二月开花作穗房，生于茎下，嫩叶卷之而生。初如芙蓉花，微红，穗头深色。其叶渐广，花渐出而色渐淡，亦有黄白色者。南人多采花以当果，尤其其嫩者，并穗入盐同淹治，叠叠作朵不散。李时珍曰：豆蔻大如龙眼而形微长，其皮黄白，薄而棱峭，其仁大如缩砂仁而辛香气和。滇广所产，彼人皆用芼茶及作食料，恒用之物。广人取生草豆蔻入梅汁，盐渍令红，暴干荐酒，名红盐草果。其初结小者名鹦哥舌。元朝饮膳皆以草果为上供。南人复用一种火杨梅，伪充草豆蔻，其形圆而粗，气味辛猛而不和，人亦多用之。或云即山姜实也，不可不辨。

豆蔻仁　味辛，温，涩，无毒。主温中，心腹痛，呕吐，去口臭气。下气，止霍乱，一切冷气，消酒毒。调中，补胃健脾消食，去客寒，心与胃痛，治瘴疠寒疟，伤暑吐下泄痢，噎膈反胃，痞满吐酸，痰饮积聚，妇人恶阻带下，除寒燥湿，开郁破气，杀鱼肉毒，制丹砂。陶弘景曰：豆蔻辛烈，甚香，可常食之。和蔬馔中物皆宜久[3]。杲曰：风寒客邪在胃口之上，当心作疼者，宜煨熟食之。朱丹溪曰：草豆蔻性温，能散滞气，消[4]膈上痰。若明知身受寒邪，口食寒物，胃脘作疼，方可温散，用之如鼓应桴。或湿痰郁结而成病者，亦效。若热郁者，不可用，恐积温成热也，必用卮子之剂。李时珍曰：豆蔻治病，取其辛热浮散，能入太阴阳明，除寒燥湿，开郁化食之力而已。南地卑下，

〔1〕苦：刘衡如考作“甘”。
〔2〕气：刘衡如作“血”。
〔3〕久：《证类本草》作“人”。
〔4〕消：原作“则”，据张绍棠本《本草纲目》改。

山岚烟瘴，饮啖酸咸，脾胃常多寒湿郁滞之病，故食料必用，与之相宜。然过多亦能助脾热，损肺伤目。

花 味辛，热，无毒。主下气，止呕逆，除霍乱，调中补胃气，消酒毒。

假苏

一名荆芥，处处有之。叶似落藜而细，初生香辛可啖。李时珍曰：荆芥原是野生，今为世用，遂多栽莳。二月布子，生苗方茎细叶，淡黄绿色。八月开小花，作穗成房，房如紫苏。房内有细子，如葶苈子状。其苗炒食，辛香可啖，人取以做生菜。

假苏茎穗 味辛，温，无毒。治寒热鼠瘘，瘰疬生疮，破结聚气，下瘀血，除湿痹。去邪，除劳渴冷风，出汗，煮汁服之。捣烂醋和傅疔肿肿毒。单用治恶风贼风，口面㖞斜，遍身㾓痹，心虚忘事，益力添精，辟邪毒气，通利血脉，传送五脏不足气，助脾胃。主血劳，风气壅满，背脊疼痛，虚汗，理丈夫脚气，筋骨烦疼及阴阳毒，伤寒头痛，头旋目眩，手足筋急。利五脏，消食下气，醒酒。作菜生熟皆可食，并煎茶饮之。以豉汁煎服，治暴伤寒，能发汗。治妇人血风及疮疥为要药。产后中风身强直，研末酒服。散风热，清头目，利咽喉，消疮肿，治项强，目中黑花，及生疮阴癞，吐血衄血，下血，血痢，崩中痔漏。李时珍曰：荆芥反鱼蟹河豚之说，本草医方并未言及，而稗官小说，往往载之。按：李廷飞《延寿书》云，凡食一切无鳞鱼，忌荆芥。食黄鲿鱼后食之，令人吐血，唯地浆可解。与蟹同食，动风。又蔡绦《铁[1]山丛话》云：予居岭峤，见食黄颡鱼犯荆芥者，立死，甚于钩吻。洪迈《夷坚志》云：吴人魏几道啖黄颡鱼羹，后采荆芥和茶饮，少顷足痒，上彻心肺，狂走，足皮欲裂，急服药，两日乃解。陶九成《辍耕录》云：凡食河豚，不可服荆芥药，大相反。予在江阴，见一儒者因此丧命。《韦航细[2]谈》云：凡服荆芥风药，忌食鱼。杨诚斋曾见一人立致于死也。时珍按：荆芥乃日用之药，其相反如此，故详录之，以为警戒。又按：《物类相感志》言，河豚用荆芥同煮，三五次换水则无毒。其说与诸书不同，何哉？大抵养生者，宁守前说为戒可也。

附方：治产后鼻衄。荆芥焙研末，童子小便服二钱，海上方也。

治小儿一百二十种惊风。用荆芥穗二两，白矾一两，半生半枯为末，糊丸黍米大，朱砂为衣，每姜汤下二十丸，日二服。

治中风，头项强直。八月后以荆芥穗作枕及铺席下，立春日去之。

治中风口噤。荆芥穗为末，酒服二钱，立愈，名荆芥散。贾似道云：此方出《曾公谈录》，前后用之甚验。其子名顺者，病将革，服之立定，真再生丹也。

治产后中风口噤，手足瘈疭，如角弓反张；或产后血晕，不省人事，四肢强直；或心眼倒筑，吐泻欲死。其方名华佗愈风散。用荆芥穗子，微焙为末，每服三钱，豆淋酒调服，或童便服之。口噤则挖齿灌之，断噤则灌入鼻中，其效如神。大抵产后气血俱虚，腠理疏而易于中风也。此方诸书盛称其妙，先贤极赞其能。一妇产后睡久，及醒，昏不知人，用此立见应效。

〔1〕铁：下当脱“围”字。

〔2〕细：刘衡如考作“纪”字。

治瘰疬溃烂，延至胸前两肩，如茄子大，四五年不能疗者，皆治之，其效如神。武进县朱守仁传云：其项不能回顾，用此数日减可。如疮烂破者，用荆芥根下一段切碎，煎汤温洗，良久，看破烂处紫黑，以针一刺去血，再洗三四次愈。用樟脑、雄黄等分为末，麻油调，扫上出水，次日再洗再扫，以愈为度。

治口鼻出血如涌泉，因酒色太过所致。荆芥烧研，陈皮汤服二钱，不过二服效。

治崩中不止。荆芥穗于麻油灯上烧焦为末，每服二钱，童便下。此夏太君娘娘方也。

治疔肿诸毒。荆芥一握切碎，以水五升，煮取一升，分二服，冷饮。

治一切偏风，半身不遂，口眼㖞邪。用青荆芥、青薄荷各一斤，同入砂盆内研烂，生绢绞汁，于瓦器中煎成膏。漉去滓三分之一，将二分日干为末，以膏和丸梧子大，每服三十丸，白汤下，早暮各一服，忌动风物。

治吐血不止。用荆芥连根洗，捣汁半盏，干穗为末亦可。

治痔漏。用荆芥煮汤，日日洗之。

薄荷

处处有之。茎叶似荏而尖长。经冬根不死。夏秋采茎叶曝干，古方稀用。或与薤作齑食。近世治风寒为要药，故人家多莳之。又有胡薄荷，与此相类，但味少甘为别，生江浙间，彼人多以作茶饮之，俗呼为新罗薄荷，近汴洛僧寺或植一二。又有石薄荷，生江南山石间，叶微小，至冬紫色，亦堪生食。李时珍曰：薄荷，人多栽莳。二月宿根生苗，清明前后分之。方茎赤色，其叶对生，初时形长而头圆，及长则尖。吴越、川蜀人多以代茶。苏州所莳者，茎小而气芳，江西者稍粗，川蜀者更粗。入药以苏产为胜。《物类相感志》云：凡收薄荷，须隔夜以粪水浇之，雨后乃往刈收，则性凉，不尔不凉也。野生者，茎叶气味都相似，今独苏州郡城黉宫前有地数十亩所种者为龙脑薄荷，名震天下。其芬芳之妙，比他处者迥别。若离本处，其香愈清烈。今人以之入糖果及作糕饵食之，最佳。

薄荷茎叶　味辛，温，无毒。治贼风伤寒发汗，恶气心腹胀满，霍乱，宿食不消，下气，煮汁服之，发汗。大解劳乏，亦堪生食。作菜久食，却肾气，辟邪毒，除劳气，令人口气香洁。煎汤洗漆疮。通利关节，发毒汗，去愤气，破血止痢，疗阴阳毒，伤寒头痛，四季宜食。治中风失音，吐痰。主伤风头脑风，通关格及小儿风涎为要药。杵汁服，去心脏风热。清头目，除风热，利咽喉，口齿诸病。治瘰疬疮疥，风瘙瘾疹。捣汁含漱，去舌胎语涩。挼叶塞鼻，止衄血。涂蜂螫蛇伤。同薤作齑食相宜。新病瘥人勿食之，令人虚汗不止。瘦弱人久食之，动消渴病。猫食薄荷则醉，物相感尔。戴原礼氏治猫咬，取其汁涂之有效，盖取其相制也。陆农师云：薄荷，猫之酒也；犬，虎之酒也；桑椹，鸠之酒也；茵草，鱼之酒也。《食医心镜》云：薄荷煎豉汤暖酒和饮、煎茶、生食，并宜。盖菜之有益者也。

附方：清上化痰，利咽膈，治风热。以薄荷末炼蜜丸芡子大，每噙一丸。白沙糖和之亦可。

治瘰疬结核，或破未破。以新薄荷二斤取汁，皂荚一挺，水浸，去皮，捣取汁，同于瓦器内熬膏。入连翘末半两，青皮、陈皮、黑牵牛半生半炒各一两，皂荚子一两半，同捣和丸梧子大。每服三十丸，煎连翘汤下。

治衄血不止。薄荷汁滴之，或以干者水煮，绵裹塞鼻。

治血痢不止。薄荷煎汤服。

治蜂叮肿头面。薄荷叶贴之立效。

治水入耳中作痛。薄荷汁滴入，即愈。

积雪草

生荆州川谷。叶圆大如钱，茎细而劲，蔓生，今亦处处有之。八九月采苗叶，可充生菜食之，与薄荷相类，但味少甘。生于江浙间者，彼人多以作茶饮，俗呼为新罗薄荷，又名地钱草。《庚辛玉册》云：地钱，阴草也。生荆楚、江淮、闽浙间，多在宫院寺庙砌缝中。叶圆似钱，引蔓搏[1]地，香如细辛，不见其开花也。

积雪草茎叶 苹叶苦，寒，无毒。治大热恶疮，痈疽浸淫，赤熛皮肤赤，身热。捣傅热肿丹毒。主暴热，小儿寒热，腹内热结，捣汁服之。单用治瘰疬鼠漏，寒热往来。以盐挼贴肿毒，并风疹疥癣。又治风气攻胸，作汤饮之，立效。研汁点暴赤眼良。

附方：治女子少腹痛，月经初来，便觉腰中切痛连脊间，如刀锥不可忍。用积雪草于夏五月采，晒干，捣筛为末，每服方寸匕，好醋和匀，平旦服之。

治齿痛。用连钱草，即积雪草，和水沟污泥同捣烂，随左右塞耳内。

紫苏

处处有之，以背面皆紫者佳。夏采茎叶，秋采子。有数种：水苏，鱼苏，山鱼苏，皆是荏类。李时珍曰：紫苏、白苏，皆以二三月下种，或宿子在地自生。其茎方，其叶圆而有尖，四围有锯齿。肥地者面背皆紫，瘦地者面青背紫。其面背皆白者，即白苏，乃荏也。紫苏嫩时采叶和蔬茹之，或盐及梅滷作菹食，甚香。夏月作熟汤饮之。五六月连根采收，以火煨其根，阴干，则经冬叶不落。八月开细紫花，成穗作房，如荆芥穗。九月半枯时收子，子细如芥子而色黄赤，亦可取油，如荏油。《务本新书》云：凡地畔近道可种苏，以遮六畜。收子打油，燃灯甚明，或熬之以油器物。《丹房镜源》云：苏子油能柔五金八石。《沙洲记》云：乞弗虏之地，不种五谷，惟食苏子。故王祯云：苏有遮护之功，又有灯油之用，不可阙也。今有一种花紫苏，其叶细齿密纽，如剪成之状，香、色、茎、子并无异者，人称回回苏云。

紫苏茎叶 味辛，温，无毒。主下气，除寒中，其子尤良。除寒热，治一切冷气，补中益气，治心腹胀满，止霍乱转筋，开胃下食，止脚气，通大小肠。通心经，益脾胃，煮饮尤胜，与橘皮相宜。解肌发表，散风寒，行气宽中，消痰利肺，和血温中止痛，定喘安胎，解鱼蟹毒。治蛇犬伤。以叶生食作羹，杀一切鱼肉毒。不可同鲤鱼食，生毒疮。汪[2]机曰：宋仁宗命翰林院定汤饮。奏曰：紫苏熟水第一。以其能下胸膈浮气也。盖不知其久则泄人真气焉。寇宗奭曰：紫苏，其气香，其味微辛、甘，能散。令人朝暮饮紫苏汤，甚无益。医家谓芳草致豪贵之疾者，此有一焉。若脾胃寒人多致滑泄，往往不觉。

子 味辛，温，无毒。主下气，除寒温中，治上气咳逆冷气及腰脚中湿气风结气。研汁煮粥长食，令人肥白身香。调中，益五脏，止霍乱呕吐反胃，补虚劳，肥健人，利大小便，破癥结，消五膈，消痰止嗽，润心肺，治肺气喘急，治风顺气，利膈宽肠，

〔1〕搏：张绍棠本《本草纲目》作“铺”。

〔2〕汪：原误作“张”，据《本草纲目》引书例改。

解鱼蟹毒。

附方：

治疯狗咬伤。紫苏叶嚼傅之。

治食蟹中毒。紫苏煮汁饮二升。

治霍乱胀痛，未得吐下。用生苏捣汁饮之佳。干苏煮汁亦可。

治吐血不止。紫苏不拘多少，入大锅内，水煎令干，去滓熬膏，以炒熟赤豆为末，和丸桐子大，每酒下三五十丸。

治刀疮出血不止，以嫩苏叶、桑叶同捣贴之。

治蛇咬人。苏叶捣汁傅之。

治卒然呃逆不止。浓煮紫苏叶顿服三盏即止。

治伤寒劳复、食复欲死者。苏叶同生姜、豆豉煮之饮之。

治奶痈。紫苏煎汤频服，并捣封之。

治梦中遗精。苏子一升炒研末，酒服方寸匕，日再服。

治筋寒症，此症因风寒湿气入于经络致四肢挛急，脚肿不可践地。用苏子二两杵碎，以水三升，研取汁，以粳米二合，入汁作粥煮食妙。

治食蟹中毒。紫苏子煮汁饮之。

治消渴。苏子、萝卜子各炒三两为末，日服二钱。

水苏

处处有之，多生水岸旁。三月生苗，方茎中虚。也似苏叶而微长，密齿，面皱色青，对节生。气甚辛烈。六七月开花成穗如苏穗，水红色。穗中有细子，状如荆芥子。可种易生，宿根亦自生。沃地者苗高四五尺，南人多以作菜，或以煮鸡。江北甚多，而人不取食。

水苏茎叶 味辛，微温，无毒。主下气，杀谷，除饮食，辟口臭，去邪毒，辟恶气。久服通神明，轻身耐老。主吐血衄血，血崩。治肺痿，血痢，崩中带下。主诸气疾及脚肿。酿酒，清[1]酒及酒煮汁常服，治头风目眩及产后中风。恶血不止，服之弥妙。做生菜食，除胃间酸水。

荠苧

处处平地有之。叶似野苏而稍长，有毛气臭。山人茹之，味不甚佳。

荠苧茎叶　味辛，温，无毒。治冷气泄痢。生食除胸间酸水，挼碎傅蚁瘘。

泽兰

处处有之，多生下湿地。叶微香，可煎油及作浴汤，人家多种之。茎方节紫。叶似兰草而不甚香。根名地笋，产妇可作蔬食之。

泽兰叶 味苦，微温，无毒。治金疮，痈肿疮脓，产后金疮内塞，产后腹痛，频产血气衰冷，成劳瘦羸。妇人血沥腰痛，产前产后百病。通九窍，利关节，养血气，破宿血，消癥瘕，通小肠，长肌肉，消扑损瘀血，治鼻血吐血，头风目痛，妇人劳瘦，丈夫面黄。

---

〔1〕清：刘衡如作“渍”。

根　名地笋。味甘、辛，温，无毒。主利九窍，通血脉，排脓治血，止鼻洪吐血，产后心腹痛。产妇可作蔬菜食，佳。

子　治妇人三十六疾。

马兰

湖泽卑湿处甚多。二月生苗，赤茎，白根，长叶有刻齿状，似泽兰而不香尔。南人多采沩晒干为蔬及馒馅。入夏高二三尺，开紫花，花罢有细子。

马兰根叶　味辛，平，无毒。主破宿血，养新血，止鼻衄、吐血，合金疮，断血痢，解酒疸及诸菌毒、蛊毒。生捣，涂蛇咬。主诸疟及腹中急痛，痔疮。李时珍曰：马兰，辛、平，能入阳明血分，故治血，与泽兰同功。近人用治痔漏，云有效。春夏取生，秋冬取干者，不用盐醋，白水煮食，并饮其汁。或以酒煮焙研，糊丸，米饮日日服之。仍用煎水，入盐少许，日日熏洗之。《医学集成》云：治痔，用马兰根捣傅片时，看肉平，即去之；稍迟，恐肉反出也。

香薷

有野生，有家莳。方茎，尖叶，有刻缺，颇似黄荆叶而小。九月开紫花成穗。有细子细叶者，仅高数寸。中州人三月种之，呼为香菜，以充蔬品。

香薷，味辛，微温，无毒。治霍乱腹痛吐下，散水肿，去热风。卒转筋者，煮汁顿服半升，即止。为末水服，止鼻衄。下气，除烦热，疗呕逆冷气。春月煮饮代茶，可无热病，调中温胃。含汁漱口，去臭气。主脚气寒热。朱丹溪曰：香薷属金与水，有彻上彻下之功。解暑，利小便。又治水甚捷，以大叶者浓煎丸服。肺得之，清化行而热自降也。

附方：治通身水肿，深师薷术丸，治暴水、风水、气水，通身皆肿，服至小便利为效。用香薷叶一斤，水一斗，熬极烂，去滓，再熬成膏，加白术末七两，和丸梧子大，每服十丸，米饮下，日五、夜一服。

蔓草类八种

葛

处处有之，江浙尤多。春生苗，引藤蔓，长一二丈，紫色。七月着花，粉紫色，似豌豆花，不结实。根形大如手臂，紫黑色。五月五日午时采根曝干，以入土深者为佳。今人多作粉食。鹿食九草，此其一种。寇宗奭曰：澧、鼎之间，冬月取生葛捣烂，入水中揉出粉，澄成垛，入沸汤中，良久色如胶，其体甚韧。以蜜拌食，擦[1]入生姜少许尤妙。又，切入茶中待宾，甘而有益。又，将生葛根煮熟当果实卖，吉州、南安亦然。李时珍曰：葛有野生，有家种。其蔓延长，取治可作絺绤。其根外紫内白，长者七八尺。其叶有三尖，如枫叶而长，面青背淡。其花成穗，累累相缀，红紫色。其荚如小黄豆荚，亦有毛。其子绿色，扁扁如盐梅子核，生嚼腥气，八九月采之，是为葛谷。其花

〔1〕擦：原作“捺”，据《本草衍义》改。

晒干，亦可炸食。

葛根，味甘、辛，平，无毒。治消渴，身大热，呕吐，诸痹。起阴气，解诸毒。疗伤寒中风头痛，解肌发表，出汗，开腠理，疗金疮，止胁风痛。治天行上气呕逆，开胃下食，解酒毒。治胸膈烦热发狂，止血痢，通小肠，排脓破血。傅蛇虫噬，罯毒箭伤，杀野葛、巴豆、百药毒。生者堕胎，蒸食消酒毒。可断谷不饥，作粉尤妙。作粉止渴，利大小便，解酒，去烦热，压丹石，傅小儿热疮。捣汁饮，治小儿热痞。猘犬伤，捣汁饮，并末傅之。散郁火。

葛谷　味甘，平，无毒。治下痢，十岁以上者。解酒毒。

葛花　主消酒。

附方：治酒醉不醒。生葛汁饮二升便愈。

治数种伤寒，庸人不能分别，今取一药兼治，天行时气，初觉头痛，内热脉洪者。葛根四两，水二升，入豆豉一升，生姜汁少许，煮取半生服。

治中鸩鸟大毒，其羽入酒杯一拂，饮之即烂肠胃。急用葛粉三合，水三盏调服，气绝欲死口噤者，挖开灌之。

治虎咬人疮。生葛煮浓汁洗之，更捣末，水服方寸匕，日夜五六服。

治鼻中出血不止。生葛捣汁，日三服。

治破伤风，痉强欲死。生葛根四大两，以水三升，煮取一升，去滓分服，口噤者灌之。若干者捣末，调三指撮，仍以此及竹沥多服取效。

治金疮。五月五日午时，取葛根晒干为末，遇有刀斧伤，傅之大效。

解诸药毒发狂烦闷，吐下欲死。葛根煮汁，时时服之。

治心火上升，吐血不止。用生葛捣汁半升，顿服之，立瘥[1]。

蓬虆

生荆山平泽及宪句。是覆盆苗，处处有之，秦、吴尤多。苗短不过尺，茎叶皆有刺。花白。子赤黄，如半弹丸大，而下有蒂承之，如柿蒂，小儿多食之。五月采实。其苗叶采无时。陈藏器曰：其类有三种，惟四月熟，状如覆盆而味甘美者为是。李时珍曰：此类凡五种，予尝亲采，以《尔雅》所列者校之，始得其的。一种藤蔓繁衍，茎有倒刺，逐节生叶，叶大如掌，状类小葵，叶面青背白，厚而有毛，六七月开小白花，就蒂结实，三四十颗成簇，生则青黄，熟则紫黯，微有黑毛，状如熟椹而扁，冬月苗叶不凋者，俗名插[2]田藨，本草所谓覆盆子，《尔雅》所谓茥，缺盆也。一种蔓小于蓬虆，一枝三叶，叶面青，背淡白而微有毛，开小白花，四月实熟，其色红如樱桃者，俗亦名藨，即《尔雅》所谓藨者也。故郭璞注云：藨即莓也。子似覆盆而大，赤色，酢甜可食。一种树生者，树高四五尺，叶似樱桃叶而狭[3]长，四月开小白花，结实与覆盆子一样，但色红为异，俗亦名藨，即《尔雅》所谓山莓，陈藏器本草所谓悬钩子者是也。一种就地生蔓，长数寸，开黄花，结实如覆盆子而鲜红不可食者，本草所谓蛇莓是也。

蓬虆，味酸，平，无毒。主安五脏，益精气，长阴令[4]坚，强志倍力，有子。久

〔1〕瘥：原误作“疾”，据《本草纲目》改。
〔2〕插：原误作“割”，据《本草纲目》改。
〔3〕狭：原误作“荚”，据《本草纲目》改。
〔4〕令：此后原衍“人”字，据《证类本草》改。

服轻身不老。疗暴中风，身热大惊。益颜色，长发，耐寒湿。

覆盆子

处处有之，秦州、永兴、华州尤多。长条，四王月红熟，山中人及时采来卖。其味酸甘，外[1]如荔枝，大如樱桃，软红可爱。失时则就枝生蛆，食之多热。收时五六分熟便可采，烈日曝干。今人取汁作煎为果。采时着水，则不堪煎。佛说苏密那花点灯，正言此花也。

覆盆子，味甘，平，无毒。主益气轻身，令发不白。补虚续绝，强阴健阳，悦泽肌肤，安和五脏，温中益力。疗劳损风虚，补肝明目，并宜捣筛，每旦水服三钱。男子肾精虚竭，阴痿能令坚长。女子食之，有子。食之令人好颜色。榨汁涂发，不白。益肾，缩小便。取汁同少蜜煎为稀膏点服，治肺气虚寒。

叶 味微酸、咸、平，无毒。挼绞取汁滴目中，去肤赤，出虫如丝线。明目止泪，收湿气。苏颂曰：按，崔元亮《海上集验方》，治目暗不视物，冷泪浸淫不止，及青盲、天行目暗等疾，取西国草，一名毕楞伽，一名覆盆子，日曝干，捣极细，以薄绵裹之，用饮[2]男乳汁浸，如人行八九里许，用点目中，即仰卧，不过三四日，视物如少年。禁酒、面、油物。李时珍曰：按，洪迈《夷坚志》，潭州赵太尉母病烂弦疳眼二十年，有老媪云，此中有虫，吾当除之。入山取草蔓叶，咀嚼流汁入筒中，还以皂纱蒙眼，滴汁溃下弦，转盼间虫从纱上出。数日，下弦干，复如法[3]滴上弦，又得虫数十而愈。后以治人多验，乃覆盆子叶也。盖治眼妙品。

根 治痘后目翳，取根洗捣，澄粉日干，蜜和少许，点于翳疔上，日二三日自散。百日治之，久即难疗。

悬钩子

生江淮林泽间。茎上有刺。其子如莓子，酸美，人多食之。汪[4]机曰：悬钩枝梗柔软有刺，颇类金樱。四五月结实如覆盆子。采之挈蒂而中实，味酸；覆盆则蒂脱而中虚、味甘为异。李时珍曰：悬钩树生，高四五尺，其茎白色有倒刺。其叶有细齿，青色无毛，背后淡青，颇似樱桃叶而狭长。又似地棠花叶。四月开小白花，结实色红，味酸美可食。

悬钩子，味酸，平，无毒。主醒酒，止渴，除痰，去酒毒。捣汁服，解射工、沙虱毒。

叶 烧研水服，主喉中塞。

根皮 味苦，平，无毒。治子死腹中不下，破血，妇人赤带下，久患赤白痢，脓血腹痛。杀虫毒，卒下血。并浓煮汁饮之。

使君子

俗传藩州郭使君疗小儿多是独用此物，后医家因号使君子也。生交广等州。形如卮子，棱瓣深而两头尖，似诃梨勒而轻。今岭南州郡皆有之，生山野中及水岸。其茎作藤，如手指大。其叶如两指头，长二寸。三月生花，淡红色，久乃深红，有五瓣。七八月结子如拇指大，长一寸许，大类卮

[1] 外：原误作“枝”，据《本草衍义》改。
[2] 饮：原脱，据《证类本草》补。
[3] 法：原脱，据《本草纲目》补。
[4] 汪：原误作“张”，据《本草纲目》改。

子而有五棱，其壳青黑色。内有仁，白色，七八月采之，其仁味如椰子，甘美可食。李时珍曰：原出海南、交趾，今闽之绍[1]武，蜀之眉州，皆栽种之，亦易生。其藤如葛，绕树而上。叶青如五加叶。五月开花，一簇一二十葩，红色，轻盈如海棠。其实长寸许，五瓣合成，有棱，先时半黄，老则紫黑。其中仁长如榧子仁，色味又如栗。久则油黑，不可用。

使君子，味甘，温，无毒。治小儿五疳，小便白浊。杀虫，疗泻痢，健脾胃，除虚热。治小儿百病、疮癣。李时珍曰：凡杀虫药，多是辛平[2]，唯使君子及榧子，甘而杀虫，亦异也。凡大人小儿有虫病，但每月上旬，侵晨空腹食使君子仁数枚，或以壳煎汤咽下，次日虫皆死而出也。或云：七生、七煨食，亦良。忌饮热茶，犯之即泻。此物味甘，气温，既能杀虫，又益脾胃，所以能敛虚热而止泻痢，为小儿诸病要药。俗医乃谓杀虫至尽，无以消食，鄙俚之言也，树有蠹，屋有蚁，国有盗，福耶？祸耶？修养者先去三尸，可类推矣。

附方：治小儿疳膨食积。用使君子、芦荟，等分为末，米饮每服一钱。

治小儿痞块，腹大肌瘦面黄，渐成疳积。使君子仁三钱，木鳖子仁五钱为末，水丸龙眼大，每以一丸，用鸡子一个破顶，入药在内，饭上蒸熟，空心食之。

治小儿腹中蛔虫攻痛，口流涎沫。使君子仁为末，五更米饮调服一钱。

治小儿头面虚肿，阴囊俱浮。使君子一两，去壳，蜜五钱，炙尽为末，每食后米汤下一钱。

旋花

一名旋葍，一名缠枝牡丹，一名鼓子花，一名筋根。所在川泽皆有。蔓生，叶似薯蓣而狭长。花红色。根无毛节，蒸煮堪啖，味甘美。李时珍曰：旋花，田野塍堑皆生。逐节延蔓。叶如菠菜叶而小。至秋开花如白牵牛花，粉红色，亦有千叶者。其根白色，大如箸，不结子。

旋花，味甘、辛，温，无毒。治面皯黑色，媚好益气。

根　主腹中寒热邪气，利小便。久服不饥轻身，续筋骨，合金疮，补劳损，益精气。捣汁服，主丹毒热。陶弘景谓此草根可以辟谷止饥，服之者皆得半年[3]百日不饥不瘦，但志浅嗜深，不能永久服之尔。

木鳖子

出朗州及南中，今湖广诸州及杭、越、全、岳州皆有之。春生苗，作藤生。叶有五桠，状如山药，青色面光。四月生黄花。六月结实，似栝楼而极大，生青，熟红黄色，肉上有软刺。每一实有核三四十枚，其状扁而如鳖，八九月采之。岭南人取嫩实及苗叶作茹，蒸食。寇宗奭曰：木鳖子蔓岁一枯，但根不死，春旋生苗叶如蒲萄。其子一头尖者为雄。凡植时需雌雄相合，麻缠定。及其生也，则去雄者方结实。李时珍曰：木鳖核形扁，礧砢大如围棋子，其仁青绿色。

木鳖子仁　味甘，温，无毒。治折伤，消结肿恶疮，生肌，止腰痛，除粉刺皯䵴，妇人乳痈，肛门肿痛。醋摩，消肿。治疳积痞块，利大肠，泻痢，痔瘤瘰疬。汪机曰：按，刘绩《霏雪录》云，木鳖子有毒，不可食。昔蓟门有人生二子，恣食成痞。其父

[1] 绍：刘衡如考作“邵”。
[2] 辛平：《本草纲目》作“苦辛”。
[3] 年：原脱，据《证类本草》补。

得一方，以木鳖子煮猪肉食之，其幼子当夜死，长子明日死。友人马文诚方书亦载此方，因著此为戒。李时珍曰：南人取其苗及嫩实食之，无恙，则其毒未应至此。或者于猪肉不相得，或犯他物而然，不可尽咎木鳖也。

附方：治拳毛倒睫，因风入脾经，致使风痒，不住手擦，日久赤烂，拳毛入内。将木鳖子仁棰烂，以丝帛包作条，左患塞右鼻，右患塞左鼻，两目俱患，左右俱塞，其毛自分上下。次服蝉蜕药自愈。

治肛门痔漏。用木鳖子仁三个，砂盆内擂如泥，放桶中，入百沸汤一二杓，乘热先熏后洗，日三次，仍涂少许。又方，用木鳖仁带润者，雌雄各五个，研细作七丸，碗覆湿处，勿令干。每以一丸，津唾化开，贴痔上，其痛即止。一夜一丸，自消也。江夏铁佛寺僧蔡病此，痛不可忍，有人传此而愈。用治数人皆有效。

治噤口痢。木鳖子仁六个研泥，分作二分，用面烧饼一个，切作两半。只用半饼作一窍，纳药在内，乘热覆在病人脐上，一时再换半个热饼，其痢即止，遂思饮食。

治瘰子颈。木鳖子仁二个去油研，以鸡子白和，入碗内，蒸食之。日二次，半月效。

牵牛子

处处有之。二月种子，三月生苗，作蔓藤，绕篱墙，高者或二三丈。其叶青，有三尖角。七月生花，微红，带碧色，似鼓子花而大。八月结实，外有白皮裹作球，每球内有子四五枚，大如荞麦，有三棱。有黑白二种，九月收之。李时珍曰：牵牛有黑白二种，黑者处处野生尤多。其蔓有白毛，断之有白汁。叶有三尖，如枫叶。花不作瓣，如旋花而大。其实有蒂裹之，生青枯白。其核与棠球子核一样，但色深黑尔。白者人多种之，其蔓微红无毛，有柔刺，断之有浓汁。叶圆，有斜尖，并如山药茎叶。其花小于黑牵牛花，浅碧带红色。其实与蒂长寸许，生青枯白。其核白色，稍粗。人亦采嫩实蜜煎为果实，呼为天茄，因其蒂似茄也。

牵牛子，味苦，寒，有毒。主下气，疗脚满水肿，除风毒，利小便。治痃癖气块，利大小便。除虚肿，落胎。去腰痛，下冷脓，泻蛊毒药，并一切气壅滞。和山茱萸服，去虚肿。除气分湿热，三焦壅结。逐痰消饮，通大肠气秘风秘、杀虫，达命门。

水草类十六种

水萍

此是水中大萍，非今浮萍。五月有花，白色。即非金沟渠所生者。楚王渡江所得，乃斯实也。陈藏器曰：水萍有三种。大者曰蘋，叶圆，阔寸许。小萍子是沟渠间者。李时珍又以为浮萍处处池泽止水中甚多，季春始生。或云杨花所化。一叶经宿即生数叶。叶下有微须，即其根也。一种背面皆绿者。一种面青背紫、赤若血者，谓之紫萍。

水萍，味辛，寒，无毒。主暴热身痒，下水气，胜酒，长须发，止消渴。久服轻身。下气。以沐浴，生毛发。治热毒，风热狂，熁肿毒，汤火伤，风疹。捣汁服之，主水肿，利小便。为末，酒服方寸匕，治人中毒。为膏，傅面皯。主风湿麻痹，脚气，打扑损伤，目赤翳膜，口舌生疮，吐血衄血，癜风丹毒。李时珍曰：浮萍，其性轻浮，入肺经，达皮肤，所以能发扬邪汗也。世传宋时东京开河，掘得石碑，梵书大篆一诗，无能晓者。真人林灵素逐字辨译，乃是治中风方，名去风丹也。诗云：天生灵草无根干，不在山间不在岸。始因飞絮逐东风，泛梗青青飘水面。神仙一味去沉疴。采时须在七月半，选甚瘫风与大风，些小微风都不算。豆淋酒化服三丸，铁镤头上也出汗。其法：以紫色浮萍晒干，捣细末，练蜜和丸弹子大。每服一粒，以豆淋酒化下，治左瘫右痪，三十六种风，偏正头风，口眼歪斜，大风癞风，一切无名风及脚气，打扑伤折，及胎孕有伤。服过百粒，即为全人。此方后人易名紫萍一粒丹。

附方：治消渴饮水，日至一旦者。浮萍捣汁服之。又方用干浮萍、天花粉等分为末，以人乳汁和丸梧子大。空腹饮服二十丸，三年者，数日愈。

大风症。浮萍草三月采，淘三五次，窨三五日，焙为末，不得见日。每服三钱，食前温酒下。常持观音圣号，忌猪鱼鸡蒜。又方，七月七，取紫背浮萍日干为末半升，入消风散五两，每服五钱，水煎频饮，仍以煎汤洗浴之。

治发背初起，肿焮赤热。浮萍捣和鸡子白涂之。

治鼻中衄血不止。浮萍末吹之。

治痘入目中。浮萍阴干为末，以生羊肝半个，同水半盏煮熟，捣烂嚼汁调末服。甚者不过一服。已伤者，十服见效。

治面生黑斑，用紫背浮萍四两，防己四两，煎浓汁洗之。仍以萍与斑鼾上，日擦三五次。物虽微末，其功甚大，不可小看。

五月五日，取浮萍阴干烧烟，辟除蚊蚋。

蘋

水中大蘋，五月有花，白色。即非金沟渠所生之萍，楚王渡江所得，即斯实也。昔有童谣云：楚王渡江得蘋实，大如瓜，赤如日，剖而食之甜如蜜。苏恭曰；蘋有三种，大者名蘋，中者名荇，叶皆相似而圆。其小者即水上浮萍也。陈藏器曰：蘋叶圆，阔寸许，叶下有一点如水沫。一名芣菜。《尔雅》云：大者曰蘋。又，《诗》云：于以采蘋，于涧之滨。陆玑注云：其粗大者谓之蘋，小者为萍。暮春时始生，可糁蒸为茹，又可以苦酒淹之按酒。李时珍曰：蘋乃四叶菜也。叶浮水面，根连水底。其茎细于莼莕。其叶大如指顶，面青北紫，有细纹，颇似马蹄决明之叶。四叶合成，中折十字。夏秋开小白花，故称白蘋。其叶攒簇如萍，故《尔雅》谓大者为蘋也。《吕氏春秋》云：菜之美者，有昆仑之蘋，即此。《韩诗外传》谓浮者为薸[1]，沉者为蘋；臞仙谓白花者为蘋，小者为荇；杨慎《卮言》谓四叶菜荇；陶弘景谓楚王所得者为蘋——皆无一定之言。盖未深加体审，惟据纸上猜度而已。时珍一一采视，颇得其真云。其叶径一二寸，有一缺而形圆如马蹄者，莼也。似莼而稍尖长者，荇也。其花并有黄白二色。叶径四五寸，如小荷叶而黄花，结实如小角黍者，萍蓬草也。楚王所得萍实，乃此萍之实也。四叶合成一叶，如田字形者，蘋也。如此分别，自然明白。又，项氏言白蘋生水中，青蘋生陆地。按：今之田字草，有水、陆二种。陆生者多在稻田沮洳之处，其叶四片合一，与白蘋一样，但茎生地上，高三四寸，不可食，方士取以煅硫结砂煮汞，谓之水田翁。项氏所谓青蘋，盖即此也。或以青蘋为水草。误矣。《左传》：蘋蘩蕴藻之菜，可荐于鬼神，可羞于王公。

〔1〕薸：原作“藻”，据《本草纲目》改。

蘋，味甘，寒，滑，无毒。治暴热，下水气，利小便。捣涂热疮。捣汁饮，治蛇伤毒入腹内。曝干，栝楼等分为末，人乳和丸服，止消渴。食之已劳。程氏夫妻性好嗜鳖。一日，偶得巨鳖，嘱婢修事，时暂出外。婢念手所杀鳖，不知其几，今此巨鳖，心令欲释之，甘受箠挞耳。遂放池中。主回索鳖，对以忘失，遂遭痛打。后感疫疾将死，家人舁至水阁，以俟命尽。夜忽有物池中出，身负萍藻，涂于婢身。热得凉解，病乃渐愈。主怪不死，诘之，具以实对。主不信，至夜潜窥，则向所失鳖也。阖门惊叹，永不食鳖。

萍蓬草

生南方池泽。叶大似荇。花亦黄，未开时状算袋。其根如藕，饥年可以当谷。李时珍曰：萍蓬草，三月出水，茎大如指。叶似荇叶而大，径[1]四五寸，初生如荷叶。六七月开黄花。结实状如角黍，长二寸许，内有细子一包，如罂粟。泽农采之，洗擦去皮蒸曝，舂取米作粥饭食之。其根大如栗，亦如鸡头子根。俭年人亦食之，作藕香，味如栗子。

萍蓬草子　味甘，涩，平，无毒。主助脾厚肠，令人不饥。

根　味甘，寒，无毒。煮食补虚劳，益气力，久食不饥，厚肠胃。

莕菜

处处池泽有之。叶似莼而茎涩。根甚长。花黄色。郭璞注《尔雅》云：丛生水中。叶圆在茎端，长短随水深浅。江东人食之。陆玑《诗疏》云：荇，茎白而叶紫赤色，正圆，径寸余，浮在水上。根在水底，大如钗股，上青下白，可以按酒。用苦酒浸其白茎，服美。李时珍曰：莕与莼，一类二种也。并根连水底，叶浮水上。其叶似马蹄而圆者，莼也；叶似莼而微尖长者，莕也。夏月俱开黄花者，亦有白花者。结实大如棠梨，中有细子，江南人多食之。

莕菜，味甘，冷，无毒。主消渴，去热，利小便。捣汁服，去寒热。捣傅诸肿毒，火丹游肿。

附方：治谷道生疮。用荇叶捣烂，绵裹纳之下部，每日三次。

莼

叶似凫葵，浮在水上。采茎堪啖。花黄白色，子紫色。三月至八月，茎细如钗股，黄赤色，短长随水浅深，名为丝莼，味甜体软。九月至十月渐粗硬。十一月萌在泥中，粗短，名瑰莼，味苦体涩。人惟取汁作羹，犹胜杂菜。李时珍曰：莼生南方河泽中，惟吴越人善食之。叶如荇菜而差圆，形似马蹄。其茎紫色，大如箸，柔滑可羹。夏月开黄花。结实青紫色，大如棠梨，中有细子。春夏嫩茎未叶者名稚莼。稚者，小也。叶稍舒长者名丝莼，其茎如丝也。至秋老则名葵莼，或作猪莼，言可饲猪也。

莼，味甘，寒，无毒。主消渴热痹。和鲫鱼作羹食，下气止呕。多食压丹石。补大小肠虚气，不宜过多。治热疸，厚肠胃，安下焦，逐水，解百药毒并蛊气。孟诜曰：莼虽冷补，热食及多食亦拥气不下，甚损人胃及齿，令人颜色恶，损毛发。和醋食，令人骨痿。李廷飞曰：多食性滑，发痔。七月有虫着上，食之令人霍乱。陶弘景曰：莼性冷而补，下气。杂鳢鱼作羹食，亦逐水。而性滑，服食家不可多用。苏恭

〔1〕径：原脱，据《本草纲目》补。

曰：莼，久食大宜人。合鲋鱼作羹食，主胃弱不[1]下食者至效。又宜老人，应入上品，故张翰临秋风思吴中之鲈[2]鱼莼羹也。陈藏器曰：莼体滑，常食发气，令关节急，嗜睡。《脚气论》中令人食之，此误极深也。温病后脾弱不能磨化食者多死。予所居近湖，湖中有莼、藕。年中疫甚，饥人取莼食之，虽病瘥者亦死。至秋大旱，人多血痢。湖中水竭，掘藕食之，阖境无他。莼、藕之功，于斯见矣。

水藻

生水中，处处有之。《周南》诗云：于以采藻，于沼于沚，于彼行潦，是也。陆玑注云：藻生水底，有二种，叶如鸡苏，茎如箸，长四五尺；一种叶如蓬蒿，茎如钗股，谓之水藻。二藻皆可食，熟挼去腥气，米面糁蒸为茹，甚滑美。荆扬人饥荒以当谷食。李时珍曰：藻有二种，水中甚多。水藻叶长二三寸，两两对生，即马藻也；聚藻，叶细如丝及鱼鳃状，节节连生，即水蕴也，俗名鳃草，又名牛尾蕴是矣。《尔雅》云：蕴，牛藻也。郭璞注云：细叶蓬茸，如丝可爱。一节数寸，长者二三十节，即蕴也。二藻皆可食。《左传》云：蘋蘩蕴藻之菜，即此。

水藻，味甘，大寒，滑，无毒。主去暴热热利。止渴，捣汁服之。小儿赤白游疹，火焱热疮，捣烂封之。孙思邈曰：凡天下极冷，无过藻菜。但有患热毒肿并丹毒者，取渠中藻菜切捣傅之，厚三分，干即易，其效无比。

蔛草

所在有之，生水旁。叶似泽泻而小，花青白色，亦堪蒸啖。江南人用蒸鱼食，甚美。

蔛草，味甘，寒，无毒。治暴热喘息，小儿丹肿。

羊蹄

生陈留川泽，今所在有之。生下湿地。春生苗，高者三四尺。叶狭长，颇似莴苣而色深。茎节间紫赤，开青白花，成穗。结子三棱，夏中即枯。根似牛蒡而坚实。寇宗奭曰：叶如菜中波棱，但无岐而色差青白，叶厚，花与子亦相似。叶可洁擦碖石，子名金荞麦，烧炼家用以制铅汞。李时珍曰：羊蹄近水及湿地极多。叶长尺余，似牛舌之形，不似波棱。入夏起薹，开花结子，花叶一色。夏至即枯，秋深即生，凌冬不死。根长近尺，赤黄色如大黄、胡萝卜形。其茎叶可瀹为茹，滑美。

羊蹄根 味苦，寒，无毒。治头秃疥瘙，除热，女人阴蚀，浸淫疽痔。杀虫，疗蛊毒，治癣，杀一切虫。醋磨贴肿毒。捣汁二三匙，入水半盏煎之，空腹温服，治产后风秘殊验。

叶 味甘，滑，寒，无毒。治小儿疳虫，杀河鲀毒。作菜食之，止痒。令人下气，不宜多食。滑大腑。连根烂蒸一碗食，治肠痔泻血甚效。

子 治赤白痢。

附方：治喉闭不语，性命危急。用羊蹄独根者，勿见风日及妇人鸡犬，以三年醋研如泥，先以生布拭喉外令赤，然后涂之。

治面上疙瘩紫块，满面俱有。用秃菜根，一名牛舌菜，一名野大黄，即羊蹄菜，捣汁四两，穿山甲十片煅存性，川椒末五钱，生姜汁四两和研，绢包擦之。

酸模

一名山羊蹄，一名山大黄。《尔雅》名蘈芜，又名蓚。所在有之，状似羊蹄叶而小，茎叶俱

[1] 不：原误作“鲈”，据《证类本草》改。
[2] 鲈：原脱，据《证类本草》补。

细，味酸美可食。节间生子，若益母草状。

酸模，味酸，寒，无毒。治暴热腹胀，生捣汁服，当下利。杀皮肤小虫，治疥疗痢。去汗斑，同紫萍捣擦即没。

菖蒲

一名昌阳，一名尧韭，一名水剑草。处处有之。春生青叶，长一二尺许，其叶中心有脊，状如剑。无花实。人以五月五日收之。其根盘屈有节，状如马鞭子。一根旁引三四根，旁根节尤密，一寸不止于九节，有十二节者。采之，初虚软，晒干方坚实。折之中心色微赤，嚼之辛香少滓。人多植于干燥砂石土中，腊月移之尤易活，是为石菖蒲。可以治心痛诸疾。若偶一放花，人得食之，延年不饥。其池泽所生肥大节疏者，气味不烈而和淡，可作果盘，名为白菖。古人以根为菹。

菖蒲，味辛，温，无毒。治风寒湿痹，咳逆上气，开心孔，补五脏，通九窍，明耳目，出音声，治耳聋。久服轻身，不忘，不迷惑，延年益心智，高志不老。又治中恶卒死，客忤癫痫。捣汁解巴豆、大戟毒。勿犯铁，令人吐。忌饴糖羊肉。李时珍曰：国初周颠仙对太祖高皇帝常嚼菖蒲饮水。问其故，云食之无腹痛之疾。高皇帝御制碑中载之。菖蒲气温，味辛，乃手少阴是心、足厥阴是肝之药。心气不足者用之，虚则补其母也。肝苦急，以辛补之是矣。《道藏》中有《菖蒲传》一卷，今略其要云：菖蒲者，水草之精英，神仙之灵药。其法：采紧小似鱼鳞者一斤，以水及米泔浸各一宿，刮去皮切，暴干捣筛，以糯米粥和匀，更入熟蜜搜和，丸如桐子大，稀葛袋盛，置当风处令干。每旦酒饮任下三十丸，临卧更服三十丸。其药以五德配五行，叶青、花赤、节白、心黄、根黑。能治一切诸风，手足顽痹，瘫缓不遂，五劳七伤，填血补脑，坚骨髓，长精神，润五脏，裨六腑，开胃口，和血脉，益口齿，明耳目，除三尸九虫，天行时疾，妇人带下，产后血运，并以酒服。若能久久服之，发白变黑，齿落更生。河内叶敬母中风，服之一年而病愈。仙班寇天师求道，服之数载而丹成，庙前菖蒲，至今犹茂。郑鱼、曾原等，皆以服此得道也。又按：葛洪《抱朴子》云，韩众服菖蒲十三年，身上生毛，冬袒不寒，日记万言。商丘子不娶，惟食菖蒲根，不饥不老，不知所终。《神仙传》云：咸阳王典食菖蒲得长生。安期生采一寸九节菖蒲服，仙去。又按：《臞仙神隐书》云，石菖蒲置一盆于几上，夜间观书则收烟，无害目之患。或置星露之下，至旦取叶尖露水洗目，大能明视，久则白昼见星。端午日以酒服尤妙。苏东坡云：凡草生石上，必须微土以附其根，惟石菖蒲濯去泥土，渍以清水，置盆中，可数十年不枯。节叶坚瘦，根须联络，苍然于几案间，久更可喜。其延年却疾之功，既非昌阳可比；至于忍寒淡泊，不待泥土而生，又岂昌阳所能仿佛哉？

白菖　味甘，无毒。杀诸虫，治疥断虱。

附方：服食法，甲子日，取菖蒲一寸九节者，阴干百日为末，每酒服方寸匕，日三服。或七月七日采之，令人耳目聪明，益智不忘。

治三十六种风久不瘥者，服之悉效。菖蒲薄切晒干三斤，盛以绢袋，玄水一斛即清酒也，悬浸之，密封一百日。视之，如菜绿色，以一斗熟黍米纳入，封十四日取饮。

治癫痫风疾。用九节菖蒲不闻鸡犬声者，去毛捣末，以雄猪心一个批开，砂罐煮汤，调服三钱，日一服。

治尸厥及魇死。勿以火照，俱以菖蒲末吹入鼻中，桂末纳舌下，并以菖蒲根汁灌之。

端午日切菖蒲渍酒饮之，或加雄黄少许，辟除一切邪鬼恶厉之气。

治喉痹肿痛。菖蒲根嚼汁，烧铁秤锤淬酒一杯饮之。

治卒中客忤。菖蒲根捣汁，含之立止。

解一切毒。石菖蒲、白矾等分为末，新汲水下。

治耳中卒然聋闭。菖蒲根一寸，巴豆一粒去心，同捣作七丸。绵裹一丸塞耳，日一换。一方不用巴豆，用蓖麻子。

治阴囊水湿作痒。石菖蒲、蛇床子等分为末，日搽二三次。

治痈疽发背。生菖蒲捣贴之。

香蒲

处处有之。春初生嫩叶，出水时红白色，茸茸然。取其中心入地白蒻，大如匕柄者生啖之，甘脆。又以醋浸，如食笋，大美。《周礼》谓之蒲菹。今人亦有食之者。至夏抽梗于丛叶中，花抱梗端，如武士棒杵，故俚俗谓之蒲槌。花中蕊屑细如金粉，谓之蒲黄。当欲开时，便取之。市廛以蜜搜作果食货卖。李时珍曰：蒲丛生水际，似莞而扁，有脊有柔。二三月生苗，采其嫩根，瀹过作鲊，一宿可食。亦可爆食、蒸食及晒干磨粉作饼食。《诗》云：其蔌伊何？惟笋及蒲。是矣。八九月收叶以为席，亦可作扇，软滑而温。江南又有一种青茅，一名三脊茅，其形似蒲，昔人贡献以供宗庙缩酒。

蒲蒻　味甘，平，无毒。治五脏心下邪气，口中烂臭。坚齿明目聪耳，久服轻身耐老。生啖，止消渴。去热燥，利小便，补中益气，和血脉。捣汁服，治妊妇劳热烦躁，胎动下血。

蒲黄　味甘，平，无毒。主心腹膀胱寒热，利小便，止血，消瘀血。治痢血、鼻衄、吐血、尿血、泻血，通经脉，止女子崩中带下，月候不匀，血气心腹痛，妊妇下血坠胎，血运血癥，儿枕气痛，颠仆血闷，排脓，疮疖游风肿毒，下乳汁，止泄精，久服轻身益气力，延年神仙。寇宗奭曰：蒲黄，汴人初得，罗去滓，以水调为膏，擘为块，食之以解心脏虚热，小儿尤嗜之。过月则燥，色味皆淡，须蜜水和，不可多食，令人自利。

附方：治舌胀大。用蒲黄末掺之，或少加干姜末尤妙。昔有士人妻及宋度宗病此，试之俱效。亦治重舌。

海藻

生海岛上。黑色如乱发。有二种：马尾藻，生浅水中，如短马尾；大叶藻，生深海中及新罗国。叶如水藻而大，海人以绳系腰，没水取之。五月以后，有大鱼吞人，不可取也。今近海诸地采取，亦作海菜，乃立名目，货之四方，以姜、醋淹之作菹。

海藻，味咸，寒，无毒。治瘿瘤结气，颈下硬核痈肿，癥瘕坚积。辟百邪鬼魅下利，利小便。

海蕴　形如乱丝。治同上。

昆布

生海中。叶如手，大似蒲苇，紫赤色，柔韧可食。

昆布，味咸，寒，滑，无毒。治十二种水肿瘿瘤，聚结鼠瘘。含之咽汁，治阴㿉疝肿。孟诜曰：昆布下气，久服瘦人。无瘿气人勿久食。海岛之人爱食之，为无好菜，只食此物。服久相习，病亦不生，遂传说其功于北人。北人食之皆生病，是水土不宜尔。凡是海中菜，皆损人，不可多食。

附方：治膀胱结气，小便不通，昆布羹下之。用高丽昆布一斤，白米泔浸一宿，洗去咸味，以水一斛煮熟，劈细，入葱白一握，寸断之，更煮极烂，乃下盐醋，糁姜橘椒末，调和食之。仍宜食粱米、粳米饭，极能下气。海藻亦可依此法作之。

海带

出东海水中石上。似海藻而粗，柔韧而长，人切食之。

海带，味咸，寒，无毒。主催生，治妇人病。治水病瘿瘤，功同海藻。

越王余算

生南海中。如竹算子，长尺许。《异苑》云：昔晋安越王渡南海，将黑角白骨作算筹。其有余者，弃于水中而生此，故其叶白者似骨，黑者似角，遂名之。相传可食。又，《岭表录异》载沙箸亦似余算之类，此草生于海岸沙中。春时吐苗，其心若骨，白而且劲，可为酒筹。凡欲采者，须轻步向前拔之，不然闻人行声，遽缩入沙中，不可得也。

越王余算，味咸；温，无毒。治水肿浮气结聚，宿滞不消。

水松

出南海及交趾，生海水中。其状如松，海人取食之。

水松，味甘、咸，寒，无毒。治溪毒水肿，催生。

苔草类三种

陟厘

一名水苔，生江南池泽。李时珍曰：陟厘有水中石上生者，蒙茸如发。有水污无石而自生者，缠牵如丝绵之状。今人干之，治为苔脯，堪啖。青苔亦可作脯食，皆利人。汴京市中甚多。

陟厘，味甘，大温，无毒。治心腹大寒，温中消谷。强胃气，止泄痢。捣汁服，治天行病心闷。作脯食，止渴疾，禁食盐。捣涂丹毒赤游。

干苔

李时珍曰：此海苔也。彼人干之为脯。海水咸，故与陟厘不同。张华《博物志》云：石发生海中者，长尺余，大小如韭菜。以肉杂蒸食，极美。

干苔，味咸，寒，无毒。治瘿瘤结气。治痔杀虫，及霍乱呕吐不止，煮汁服。心腹烦闷者，冷水研如泥，饮之即止。下一切丹石诸药毒。纳木孔中，杀蠹。消茶积。烧末吹鼻止衄血。汤浸捣傅手背肿痛。苔脯多食发疮疥，令人痿黄，少血色。有饮嗽人不可食。《夷坚志》云：河南一寺僧尽患瘿疾，有洛阳僧共寮，每食取苔腑同飧。经数月，僧项赘皆消，乃知海物皆能除是疾也。

石蕊

一名蒙顶茶。生太山石上，如花蕊。《晋书》：庾[1]褒入林虑山，食木实，饵石蕊，遂得长年。即此也。李时珍曰：蒙顶茶，生兖州蒙山石上。乃烟雾熏染，日久结成，盖苔衣类也。彼人春初刮取曝干馈人，谓之云茶。其状白色，轻薄如花蕊。其气香美如蕈，其味甘涩如茗。不可煎饮，止宜咀嚼及浸汤啜，清凉有味。庾褒入山饵此，以代茗而已。长年之道，未必尽缘此物也。

石蕊，味甘，温，无毒。主明目，益精气，令人不饥渴，轻身延年。生津润咽，解热化痰。

石草类二种，附一种

景天

生太山川谷，今南北皆有之。人家种于中庭，或盆置屋上。春生苗叶，似马齿苋而大，作层而上。茎极脆弱。夏中开红紫碎花，秋后枯死，亦有宿根者。苗、叶、花并可用。亦极易种，折枝置土中，浇溉旬日便生。李时珍曰：景天人多栽于石山上。二月生苗，脆茎，微带赤黄色。高一二尺，折之有汁。叶淡绿色，光泽柔厚，状似长匙头及胡豆叶而不尖。夏开小白花，结实如连翘而小，中有黑子如粟粒。其叶味微甘苦，炸熟水淘可食。

景天，味苦，平，无毒。治大热火疮，身热烦，邪恶气。诸蛊毒痂疕，寒热风痹，诸不足。疗金疮，止血。煎水沐小儿，去烦热惊气。风疹恶痒，小儿丹毒及发热热狂，赤眼头痛，寒热游风，女人带下。

花 治女人漏下赤白，轻身明目。

醋筒草

湖湘水石处皆有之。叶似木芙蓉面偏。茎空而脆，味酸。开白花。广人以盐酸淹食之。

醋筒草，味酸，无毒。治妇人血气痛，洗焙研末，酒服五分。孕妇勿食，能消胎气。忌鸡、鱼、羊血、湿面。

附：树衣

生树上，如苔。《霏雪录》云：金华山中多树衣，僧家以为蔬，味极美。又，老松树上生衣，名艾纳。和合诸香烧之，烟清聚而不散。又，岭南海岛中槟榔木上有苔，单蒸极臭，用合他香烧之，则香气倍增也。

树衣，味甘，平，无毒。主健脾涩肠，益气止渴，好颜色，变白不老。

---

〔1〕庾：原误作“唐”，据《证类本草》改。下同。

毒草类六种

蒟蒻

出吴，蜀，闽中人亦种之。宜树阴下，掘坑积粪。春时生苗，至五月移之，长一二尺，与南星苗相似，但多斑点。宿根亦自生苗。经二年者，根大如碗及芋魁。其外理白，味亦麻人。秋后采根，须净擦，或捣或片段，以酽灰汁煮十余沸，以水淘洗。换水更煮五六遍，即成冻子。切片，以苦酒五味淹食。不以灰汁则不成也。切作细丝，以沸汤汋过，五味调食，其状如水母丝。

蒟蒻，味辛，寒，有毒。治痈肿风毒，摩傅肿上。捣碎以灰汁煮成饼，五味调食，主消渴。按：《三元延寿书》云，有人患瘵，百物不忌，见邻家修蒟蒻，求食之，美，遂多食而瘵愈。又有病腮痈者数人，多食之亦皆愈。

凤仙

一名金凤。《救荒本草》名小桃红、夹竹桃、急性子、染指甲草。人家庭除园圃多种之，极易生。二月下子，五月可再种。苗高二三尺，茎有红白二色，其大如指，中空而脆。叶长而尖，边有锯齿。桠间开花，或黄或白，或红或紫，或碧或杂色，亦自变易，状如飞禽。自夏初至秋尽，开谢相续。结实累然，大如樱桃，其形微长，色如毛桃，生青熟黄，犯之即自裂，皮卷如拳。苞中有子，似萝卜子而小，褐色。人采其肥茎汋醃，或誊，或以盐腌糟藏，以充莴苣。脆美可啖。嫩花酒浸一宿，亦可食。

凤仙根、茎、叶　味苦、甘、辛，有小毒。治鸡、鱼骨鲠，误吞铜铁，杖扑肿痛。散血通经，软坚透骨。

花　味甘，滑，温，无毒。治蛇伤，擂酒服即解。又治腰胁引痛不可忍者，研饼晒干为末，空心每酒服三钱，活血消积。

子　味苦，温，有小毒。治产难，积块噎膈，下骨鲠，透骨通窍。庖人烹煮硬肉，投数粒，即易烂。

附方：治骨鲠极危者。白凤仙子研水，以竹筒灌入咽中，其物即软，不可着齿。或用根捣汁灌之，尤妙。

水堇

《救荒本草》名胡椒菜，谓其苗作蔬食，味辛而滑也。处处有之，多生近水下湿地。高者尺许。二月生苗丛生，圆茎分枝。一枝三叶，青而光滑，有三尖，多细缺。江淮人三四月采苗瀹过，晒蒸黑色为蔬。四五月开细黄花。结小实大如豆，状如初生桑椹，青绿色。搓散则子甚细，如葶苈子，名为石龙芮。

水堇，味甘，寒，有小毒。久食除心下烦热。主寒热鼠瘘瘰疬，结核聚气。下瘀血，止霍乱。捣汁洗马毒疮，并服之。又能杀鬼毒，即吐出。又涂蛇蝎毒及痈肿。

子　名石龙芮。久服轻身明目不老，补阴气不足，失精茎冷。令人皮肤光泽有子。又能逐风寒湿痹。

商陆

处处平泽有之，叶大如牛舌而厚，俗名章柳根，多生于人家园圃中。春生苗，高三四尺。茎青赤，至柔脆。夏秋开红紫花作朵。根如萝卜而长，八九月采之。昔人种之为蔬，根、苗、茎、叶并可蒸食。或用灰汁煮过亦良。服丹石人食之尤宜。其赤与黄色者，有毒，不可食。周定王《救荒本草》云：章柳茎干，粗似鸡冠花干，上微有楞线，色微紫赤。极易生植。《雷公》云：商陆花白者名白昌，仙人采之作脯，可下酒也。一种赤昌，苗叶绝相类，不可食，有伤筋骨、消肾之毒。

商陆，味辛，平，有毒。治水肿疝瘕，腹满洪直。疏通五脏，散水气，杀鬼精物，通大小肠，泻十种水病。喉痹不通，薄切醋炒，涂喉外，良。孕妇忌食。

茎叶 作蔬食，大治水肿。

花 治人心孔昏塞，喜卧多忘，取花阴干百日捣末，日暮水服方寸匕乃卧。思念所欲事，即于睡中自然醒悟也。

附方：治痃癖如石在胁下，坚硬。用杏仁一两去皮，商陆根汁一升。捣杏仁如泥，煎如膏，每服枣大，空心热酒下，以利恶物为度。

大黄

出蜀中。赤茎，大叶。茎高六七尺而脆，味酸，堪生啖。根巨如碗。

大黄，味苦，寒，无毒。主下瘀血，血闭，破癥瘕积聚，留饮宿食。荡涤肠胃，推陈致新，调中化食，安和五脏。

叶 味酸，寒，无毒。置荐下，辟虫虱。

泽漆

一名猫儿眼睛草，一名绿叶绿花草，一名五凤草。江湖原泽平陆多有之。春生苗，一科分枝成丛，柔茎如马齿苋。叶圆而黄绿，颇似猫睛。茎头凡五叶中分，中抽小茎五枝，每枝〔1〕开细花青绿色，复有小叶承之，齐整如一茎，有白汁粘人。其苗、茎嫩时，人采作菜茹，味甘滑。

泽漆茎叶 味甘、苦，微寒，无毒。治皮肤热，大腹水气，四肢面目浮肿，丈夫阴气不足，利大小肠，明目轻身。治蛊毒。

附录：不可食有大毒草以防误用，共九〔2〕种

毛茛

一名水莨，又名毛建、毛堇、天灸、自灸、猴蒜，皆一物也。下湿处极多。春生苗，高者尺余。一枝三叶，叶有三尖及细缺。四五月开小黄花，甚光艳。结实状如欲绽青桑椹。葛洪云：菜中有水莨，叶圆而光，生水旁，蟹多食之，有大毒。人误食之，狂乱而死。

毛茛，有大毒。误食之，令人狂乱如中风状，或吐鲜血。急以浓甘草汁灌下解之，止。可捣贴未溃恶疮。若已溃者误用，烂入骨。

---

〔1〕枝：原误作“夜”，据《本草纲目》改。

〔2〕九：原作“八”，据原书目录改。

荨麻

音潜。川黔诸处甚多。其茎有刺，高二三尺。叶似花桑，或青或紫，上有毛芒可畏，触之如蜂虿螫咬，急以人尿洗濯乃解。有花无实，凌冬不凋。挼投水中，鱼食之尽死。

荨麻，有大毒。误犯之，吐利不止，惟涂蛇咬及风疹，一夜皆失。

格注草

出齐鲁山泽间。叶似蕨。根紫色，若紫草根。一株有二三十许。

格注草，有大毒。不可食。

海芋

又名观音莲、羞天草、天荷、隔河仙。生蜀中，今处处有之。春生苗，高四五尺。大叶如芋叶而有干。夏秋间抽茎，开花如一瓣莲花，碧色。花中有蕊，长作穗，如观音像在圆光之状。可交铜铁为金。其根似芋魁，大者如升碗，长六七寸——盖野芋之类也。《庚辛玉册》云：羞天草，阴〔1〕草也。生江广深谷涧边。其叶极大，可以遮雨。叶背紫色，花如莲花。根、叶皆有大毒。

海芋，有大毒。误食之，令人闷绝。

透山根、金英草

李时珍曰：按，《岣嵝神书》云，透山根生蜀中山谷。草类蘼芜，可以点铁成金。昔有人采药，误斫此草，刀忽黄，成金也。又《庚辛玉册》云，透山根出武都，取汁点铁，立成黄金。有大毒。人误食之，化为血水。又有金英草，亦生蜀中。状如马齿苋而色红。摸铁成金。亦有大毒，入口杀人，须臾为血水也。又何远《春渚纪闻》云，刘均父吏部罢官归成都，有水银一篋。过峡篋漏，急取渡傍丛草塞之。久而开视，尽成黄金矣。宋初有军士在泽州泽中割马草归，镰皆成金。以草燃釜，亦成黄金。又临安僧法坚言，有客过於潜山中，见一蛇，腹胀大，啮一草，以腹磨之，其腹即小。念此草必能消胀，取置篋中。夜宿旅馆，闻邻房有人病腹胀呻吟，以釜煎药一杯与服。顷之，不复闻声，念已安矣。至旦视之，其人血肉俱化为水，独骸骨在床尔。视其釜，则通体成金矣。观何氏所载，即是透山根，乃金英草之类。如此毒草，不可不知。

透山根、金英草，俱有大毒。入口杀人，能使形骸销毁，骨肉成糜。但可点铁为金，是亦草中之异。

羊踯躅

又名闹羊花，羊不食草、杜鹃花。所在有之。树高二尺，叶似桃叶，花五出，蕊瓣皆黄，气味皆恶。曾有人以其根入酒，饮即死。唐李绅文集云：骆谷多“山枇杷”，毒能杀人。其花明艳，与杜鹃花相似，樵者识之。其说似羊踯躅，未知是否？要亦其类耳。

羊踯躅草　有大毒。误食之，杀人。

钩吻

又名野葛、胡蔓草、断肠草、火把草。生桂州以南，村墟间巷间皆有。蔓生。叶圆而光。春夏嫩苗毒甚，秋冬枯死稍缓。五六月开花似榉柳花。数十朵作穗。生岭南者花黄，生滇中者花赤。昔天姥对黄帝言“黄精益寿，钩吻杀人”是也。

钩吻，有大毒。一叶入口，百孔迸血。烂肠腐胃，速在须臾。急捣蕹菜汁灌之，可复其生。取蕹菜汁滴钩吻苗，即萎死。南人先食蕹菜，后食钩吻，二物相制也。魏

〔1〕阴：原脱，据《本草纲目》补。

武帝啖野葛至尺，以先食此菜。陈藏器曰：钩吻食叶，饮冷水即死，冷水发其毒也。彼土毒死人，悬尸于树，汁滴地上生菌子，收之名菌药。比之钩吻更烈也。李时珍曰：按，李石《续博物志》云，胡蔓草出二广，广人负债急，每食此草而死以诬人。以急水吞即死，慢水吞，死稍缓。或取毒蛇杀之，覆以钩吻，浇水生菌，为毒药害人。葛洪《肘后方》云：凡中野葛毒，口不可开者，取大竹筒洞节，以头拄其两胁及脐中。灌冷水入筒中，数易水，须臾口开，乃可下药解之。惟多饮甘草汁、人屎汁，杀白鸭或白鹅，沥血入口中；或羊血灌之。《岭南卫生方》云：即时取鸡卵抱未成雏者研烂，和麻油灌之，吐出毒物乃生，稍迟即死也。

博落回

生江南山谷。茎叶似蓖麻。茎中空，吹之作声如“博落回”，折之有黄汁出。药人立死，不可轻用入口。

博落回，有大毒。入口即死，无解法，不可忽。

附录：麻药草并误食令人狂乱见鬼毒草共五种

押不芦

李时珍曰：按，周密《癸辛杂识》云，漠北回回地方，有草名押不芦。土人以少许磨酒饮，即通身麻痹而死。加以刀斧亦不知。至三日后，则以少药投之即活。御药院中亦储之。贪官污吏罪甚者，则服百日丹，皆用此也。昔华佗能刳肠涤胃，岂不有此等药耶？

押不芦，有毒。误入咽，令人麻痹而死，加以烧灼斤刃不知，三日后乃可投解药始苏。

莨菪、赤商陆、狼毒、云实花[1]

莨菪　音浪荡。处处有之。苗茎高二三尺。叶似地黄叶而阔二三指。四月开花，紫色。茎荚有白毛。五月结实有壳，作罂子状，如小石榴。房中子至细而扁，青白色，若粟米粒大。

赤商陆　形状见前白商陆下，但色之不同耳。赤者有大毒。

狼毒　出秦晋地。叶似商陆及大黄茎叶，上有毛。根皮黄肉白。

云实　生河间川谷，山原甚多。茎高四五尺，如蔓，中空有刺。其叶如槐。三月开黄花，累然满枝。荚长三寸许，状如肥皂荚。内有子五六粒，正如鹊豆。两头微尖，有黄黑斑纹，厚壳白仁。咬之极坚，有腥气。

莨菪子、赤商陆、狼毒、云实花　皆有大毒。误食之，令人发狂见鬼。以绿豆汁、甘草、升麻、犀角，并能解之。李时珍曰：莨菪子，古方以石灰水煮一伏时，才有萌芽。观其性之异，知其物之毒矣。赤商陆、狼毒、云实花，皆能令人见鬼者，盖此类，皆有大毒。能使痰迷心窍，蔽其神明，以乱其视听故耳。唐安禄山诱奚契丹，饮以莨菪酒，醉而坑之。又，嘉靖四十三年二月，陕西游僧武如香，挟妖术至昌黎县民张柱家，见其妻美，设饭间，呼其全家同坐，将红散入饭内食之。少顷，举家昏迷，任其奸污。复将魇法吹入柱耳中，柱发狂惑，见举家皆是妖鬼，尽行杀死，凡一十六人，并无血迹。

---

〔1〕莨菪、赤商陆、狼毒、云实花：原无此标题，据目录补。

官司执柱，囚之十余日，柱吐痰二碗许。问其故，乃知所杀者，皆其父母兄嫂妻子姊侄也。事口闻，柱与如香并以凌迟处死。世宗肃皇帝命榜示天下，以缉妖党。观此妖药，亦是莨菪之流尔。方其痰迷之时，视人皆鬼矣。解之之法可不知乎?

上草类。若参、术，若地黄、黄精辈，非果非蔬，似不应辑入是编，然以其性气和平，功专滋益，摄生家所常饵之，岂能置而弗录？他如味甘长于作菹，性补胜于疗饥，博采兼收，以备稽考。至常毒、大毒之沉，更能权变审察于仓卒几微之际，庶于卫养之道周密而无阙失之虞矣。

备考食物本草纲目卷之二十

木　部五类

香木类二种

柏

苏颂曰：柏实以乾州者为最。三月开花，九月结子成熟，取采蒸曝，舂擂取仁用。陕州出者尤佳，虽与他柏相类，而其叶皆侧向而生，功效殊别。益州诸葛孔明庙中，有大柏木，相传是蜀世所植，故人多采以作药，其味甘香，异常柏也。陶隐居说：柏忌冢墓上者，而今乾州者皆自乾陵所出，他处皆无大者，但取其州土所宜，子实气味丰美可也。其柏异于他处，木之文理，大者多为菩萨云气、人物鸟兽状，极分明可观。有盗得一株径尺者，值万钱，宜其子实为贵也。寇宗奭曰：予官陕西，登高望柏，千万株皆一一西指。盖此木至坚，不畏霜雪，得木之正气，他木不及，所以受金之正气所制，一一西指也。李时珍曰：《史记》言松柏为百木之长，其树耸直，其皮薄，其肌腻，其花细琐。其实成球，状如小铃，霜后四裂，中有数子，大如麦粒，芬香可爱。柏叶松身者，桧也。其叶尖硬，亦谓之栝。今人名圆柏，以别侧柏。松叶柏身者，枞也。松桧相半者，桧柏也。峨眉山中一种竹叶柏身者，谓之竹柏。

柏实　味甘，平，无毒。主惊悸，益气，除风湿，安五脏。久服，令人润泽美色，耳目聪明，不饥不老，轻身延年。疗恍惚虚损，吸吸历节，腰中重痛，益血止汗。治头风，腰肾中冷，膀胱冷脓宿水，兴阳道，益寿，去百邪鬼魅，小儿惊痫。润肝，养心气，润肾燥，安魂定魄，益智宁神。烧沥，泽头发，治疥癣。李时珍曰：柏子仁，性平而不寒不燥，味甘而补，辛而能润，其气清香，能透心肾，益脾胃，盖仙家上品药也，宜乎滋养之剂用之。《列仙传》云：赤松子食柏实，齿落更生，行及奔马。谅非虚语也。

柏叶　味苦，微温，无毒。治吐血、衄血、痢血，崩中赤白。主轻身益气，令人耐寒暑，去湿痹，生肌。治冷风历节疼痛，止尿血。炙罯冻疮。烧取汁涂头，黑润发鬓。傅汤火伤，止痛灭瘢。服之，疗蛊痢。作汤常服，杀五脏虫，益人。朱丹溪曰：柏属阴与金，善守。故采其叶，随月建方，取其多得月令之气。此补阴之妙药，其性多燥，久得之，大益脾土，以滋其肺。李时珍曰：柏性后凋而耐久，禀坚凝之质，乃多寿之木，所以可入服食。道家以之点汤常饮，元旦以之浸酒辟邪，皆有取于此。麝食之而体香，毛女食之而体轻，亦有证验矣。毛女者，秦王宫人。关东贼至，惊走入山，饥无所食。

有一老者教吃松柏叶，初时苦涩，久乃相宜，遂不复饥，冬不寒，夏不热。至汉成帝时，猎者于终南山见一人，无衣服，身生黑毛，跳坑越涧如飞，乃密围获之，去秦时二百余载矣。事出葛洪《抱朴子》书中。

枝节 煮汁酿酒，去风痹、历节风，烧取𧀫油、疗㾮疥及虫癞良。

脂 治身面疣目，同松脂研匀涂之，数夕自失。

根白皮 治火灼烂疮，长毛发。

附方：服松柏法，孙真人《枕中记》云，尝以三月、四月采新生松叶，长三四寸许，并花蕊阴干。又于深山岩谷中，采当年新生柏叶长二三寸者，阴干为末，白蜜丸如小豆大。常子日未出时焚香东向祝曰：神仙真药，体合自然，精虔服饵，永保长年。祝毕，酒下八十一丸。忌五辛诸肉，益元气，滋脏腑，清明耳目，强壮不衰，延年益寿。

治鼻中出血不止。用柏叶、石榴花研末吹之。

治尿血。柏叶、黄连焙研，酒下三钱。

治大肠下血。随四时方向，春东，夏南，秋西，冬北，采侧柏叶烧研，每米饮下二钱。王涣之舒州病此，陈宜父大夫传方，二服即瘥。

治男女大小蛊痢下血，黑色如茶脚，或如淀色。柏叶焙干为末，与黄连同煎服。

治汤火灼烂。柏叶捣涂之，缚定，二三日愈。

服柏实法，八月连房取实，暴收去壳，研末。每服二钱，温酒下，一日三服，渴即饮水，令人悦泽。

治老人虚秘。柏子仁、松子仁、大麻仁等分，同研，溶蜜蜡丸梧桐子大，以少黄丹汤食前调服二三十丸，日二服。

治肠风下血。柏子十四个，捶碎，囊贮，浸酒三盏，煎八分，服立止。

松

处处有之。其叶有两鬣、五鬣、七鬣。岁久则实繁。中原虽有，不及塞上者佳好也。松黄一如蒲黄，但味差淡。松子多海东来，今关右亦有，但细小味薄也。李时珍曰：松树磥砢修耸多节，其皮粗厚有鳞形，其叶后凋。二三月抽蕤生花，长四五寸，采其花蕊为松黄。结实状如猪心，叠成鳞砌，秋老则子长鳞裂，然叶有二针、三针、五针之别。三针者为栝子松，五针者为松子松。其子大如柏子，惟辽海及云南者，子大如巴豆，可食，谓之海松子，详见果部。孙思邈云：松脂以衡山者为良。衡山东五百里，满谷所出者，与天下不同。苏轼云：镇定松脂亦良。《抱朴子》云：凡老松皮内自然聚脂为第一，胜于凿取及脂成者。其根下有伤处，不见日月者，为阴脂，尤佳。老松余气结气为茯苓。千年松脂化为琥珀。《玉策记》云：千年松树四边枝起，上杪不长如偃盖。其精化为青牛、青羊、青犬、青人、伏龟，其寿皆千岁。

松花一名松黄 味甘，温，无毒。主润心肺，益气，除风止血。亦可酿酒。李时珍曰：多食发上焦热病[1]。苏恭曰：松花即松黄，拂取酒服，令轻身疗病，胜似皮、叶及脂也。苏颂曰：花上黄粉，山人及时拂取，作汤点之甚佳。但不堪停久，故鲜用寄远。李时珍曰：今人收黄和白沙糖、米粉，作糕饼食之，尤佳。

---

〔1〕多食发上焦热病：《本草纲目》此句出自朱丹溪。

松脂 味苦、甘，温，无毒。治痈疽恶疮，头疡白秃，疥瘙风气，安五脏，除热，久服轻身不老延年。除胃中伏热，咽干，消渴，风痹死肌，炼之令白。其赤者，主恶痹。煎膏止痛，排脓抽风，贴诸疮脓血瘘烂。塞牙孔，杀虫，除邪下气，润心肺，治耳聋。古方多用辟谷。强筋骨，利耳目，治崩带。李时珍曰：松叶松实，服饵所须；松节松心，耐久不朽；松脂则又树之津液精华也。在土不朽，流脂日久，变为琥珀，宜其可以辟谷延龄。葛洪《抱朴子》云：上党赵瞿，病癞历年。垂死，其家弃之，送置山穴中。瞿怨泣经月，有仙人见而衰之，以一囊药与之。瞿服百余日，其疮都愈，颜色丰悦，肌肤玉泽。仙人再过之，瞿谢活命之恩，乞求其方。仙人曰：此是松脂，山中便多此物，汝炼服之，可以长生不老。瞿乃归家长服，身体转轻，气力百倍，登危涉险，终日不困，年百余岁，齿不坠，发不白。夜卧忽见屋间有光，大如镜，久而一室尽明如昼。又见面上有采女一人，戏于口鼻之间。后入抱犊山成地仙。于时人闻瞿服此脂，皆竞服之，车运驴负，积之盈室。不过一月，未觉大益，皆辄止焉。志之不坚如此。张杲《医说》有服松丹之法。凡用松脂，先须炼治。用大釜加水置甑，用白茅藉甑底，又加黄砂于茅上，厚寸许。然后布松脂于上，炊以桑薪，汤减频添热水。候松脂尽釜中，乃出之，投于冷水，既凝又蒸，如此二过。其白如玉，然后入用。

松㳻 音诣，火炼松枝取液也。治疮疥及马牛疮。

松叶 味苦，温，无毒。治风湿疮，生毛发，安五脏，守中，不饥延年。细切，以水及面饮服之，或捣屑丸服，可断谷及治恶疾。炙罯冻疮、风疮佳。去风痛脚痹，杀米虫。

附方：服食松脂辟谷方，用松脂十斤，以桑柴灰淋汁一石，煮五七沸，漉出。冷水中旋复煮方，凡十遍，乃白。细研为散，每服一二钱，粥饮调下。日三服，久久服之，不饥延年。

服食松叶，用松叶细切再研，每日食前以酒调下二钱，亦可煮汁作粥食。初服稍难，久则自便矣。令人不老，身生绿毛，轻身益气，绝谷不饥。

治中风。松叶一斤，细切，以酒一斗，煮三升顿服，汗出立瘥。

治满身骨节疼痛，名历节风。以松叶捣汁一升，以酒三升和之，七日后每服一合，日三服。

治风痹脚气松叶酒，他方不疗者此能治之。用松叶煮汁渍米五斗，松汤炊饭。以松叶六十斤，水四石煮汁一石，入饭在内，如常酿酒。入瓮泥封七日，尽醉饮之大效。

乔木类二十种

椿樗

苏颂曰：椿樗二木，南北皆有之。形干大抵相类，但椿木实而叶香可啖，樗木疏而气臭，膳夫亦能熬去其气用之，其材最为无用。《庄子》所谓："吾有大木，人谓之樗，其木拥肿不中绳墨，小枝曲拳不中规矩”者。《尔雅》云：栲，山樗。似樗，亦类漆树。俗语云：櫄、樗、栲、漆，相似如一。陆玑《诗疏》云：山栲与田樗无异，叶差狭尔。吴人采以为茗。李时珍曰：椿、樗、栲，乃一木三种也。椿木皮细肌实而赤，嫩叶香甘可茹。樗木皮粗肌虚而白，其叶臭恶，歉年人或采食。栲木即樗之生山中者，木亦虚大，梓人亦或用之。然爪[1]之如腐朽，不可为栋梁之材也。椿叶，今人于二三月间摘取嫩芽作菹，香美可爱，但微带葱气，然而不似葱之臭浊也。

椿叶 味苦，温，无毒。煮水洗疮疥风疽。樗木根、叶尤良。白秃，不生发，取椿、桃、楸叶心捣汁频涂之。嫩芽瀹食，消风祛毒。椿芽多食动风，熏十二经脉，五脏六腑，令人神昏，血气微。若和猪肉、热面频食则中满，盖拥经络也。

白皮及根皮 味苦，温，无毒。治疳䘌樗根尤良。去口鼻疳虫，杀蛔虫疥䘌，鬼疰传尸，蛊毒下血，及赤白久痢。得地榆，止疳痢。止女子血崩，产后血不止，赤带。肠风泻血不住，肠滑泻，缩小便，蜜炙用。利溺窍，治赤白浊，赤白带，湿气下痢，精滑梦遗，燥下湿，去肺胃陈积之痰。

荚 治大便下血。

附方：治产后肠脱，不能收拾者。樗枝取皮焙干一握，水五升，连根葱五茎，汉椒一撮，同煎至三升，去滓，倾盆内，乘热熏洗。冷则再热，一服可作五次用，洗后睡少时。忌盐、鲜酱、面、发风毒物及用心劳力等事。年深者亦治之。

治女人白带。椿根白皮、滑石等分为末，粥丸梧子大，每空腹，白汤下一百丸。

梧桐

梧桐皮白，叶似青桐，而子肥可食。遁甲书云：梧桐可知日月正闰。生十二叶，一边有六叶。从下數二[2]叶为一月，至上十二月，有闰十三叶，小余者视之，则知闰何月也。故曰：梧桐不生，则九州异。寇宗奭曰：梧桐四月开嫩黄小花，一如枣花。枝头出丝，堕地成油，沾渍衣覆。五六月结子，人收炒食，味如菱、芡。此是《月令》“清明桐始华”者。李时珍曰：梧桐处处有之，树似桐而皮青不散，其木无节直生，理细而性紧。叶似桐而光滑有尖。其花细蕊，坠下如醭。其荚长三寸许，五片合成，老则裂开如箕，谓之橐鄂上，多者五六，少或二三。子大如胡椒，其皮皱。罗愿《尔雅翼》云：梧桐多阴，青皮白骨，似青桐而多子。其木易生，乌衔子堕辄生。但晚春生叶，早秋即凋。古称凤凰非梧桐而不栖，岂亦食其实乎？《诗》云：梧桐生矣，于彼朝阳。《齐民要术》云：梧桐生山石间者，为乐器更鸣响也。

梧子 味甘，平，无毒。主捣汁涂，拔去白发根，下必生黑者。又治小儿口疮，和鸡子烧存性，研掺。

木白皮 烧研和乳汁，涂须发变黄赤。

叶 治发背，炙焦研末蜜调傅，干即易。

白杨

陕西甚多，永、耀间居人修盖，多此木也。其根不时碎札，入土即生根，故易繁种，土地所宜尔。风才至，叶如大雨声。谓无风自动，则无此事。但风微时，其叶孤绝处，则往往独摇，以其蒂长叶重大，势使然也。李时珍曰：白杨木高大。叶圆似梨而肥大有尖，面青而光，背甚白色，有锯

〔1〕爪：原作“剎”，据《本草纲目》改作“爪”。
〔2〕數二：《证类本草》作“数一”。

齿。木肌细白，性坚直，用为梁拱，终不挠曲。与移杨乃一类二种也，治病之功，大抵仿佛。嫩叶亦可救荒，老叶可作酒曲料。

白杨木皮[1] 味苦，寒，无毒。治毒风脚气肿，四肢缓弱不随，毒气游易在皮肤中，痰癖等，酒渍服之。去风痹宿血，折伤，血沥在骨肉间，痛不可忍，及皮肤风痒肿，杂五木为汤，浸损处。治扑损瘀血，并煎酒服。煎膏，可续筋骨。煎汤日饮，止孕痢。煎醋含漱，止牙痛。煎浆水入盐含漱，治口疮。煎水酿酒，消瘿气[2]。

枝 主消腹痛，治吻疮。

榆

处处有之。三月生荚，古人采仁以为糜羹，今无复食者，惟用陈老实作酱耳。按：《尔雅疏》云，榆类有数十种，叶皆相似，但皮及木理有异耳。刺榆有针刺如柘，其叶如榆，瀹为蔬羹，滑于白榆。荒岁农人取皮为粉，食之当粮，不损人。寇宗奭曰：榆皮，初春先生荚者是也。嫩时收贮为羹茹。嘉祐中，丰沛人缺食多用之。李时珍曰：榆，嫩叶炸浸淘过可食。三月采榆钱可作羹，亦可收至冬酿酒。瀹过晒干可为酱，即榆仁酱也。

榆叶 嫩时作羹及炸食，消水肿，利小便，下石淋，压丹石。煎汁，洗酒齄鼻。同酸枣仁等分蜜丸，日服，治胆热虚劳不眠。

荚仁 味微辛，平，无毒。作糜羹食，令人多睡。和牛肉作羹食，主妇人带下。

子酱 似芜荑，能助肺，杀诸虫，下气，令人能食，消心腹间恶气，卒心痛，涂诸痛癣，以陈者良。

白皮 味甘，平，滑利，无毒。治大小便不通，利水道，除邪气。久服，断谷，轻身不饥。其实尤良。疗肠胃邪热气，消肿，治小儿头疮痂疕。通经脉。捣涎，傅癣疮。滑胎，利五淋，治齁喘，疗不眠。生皮捣，和三年醋滓，封暴患赤肿，女人妒乳肿，日六七易，效。利窍，渗湿热，行津液，消痈。磨细罗面，水调和香剂，粘滑胜于胶漆。湿捣如糊，用粘瓦石极有力，汴洛人以石为碓嘴，用此胶之。

槐

处处有之。四五月开黄花，六七月结实，七月七日采嫩实捣汁作煎，十月采老实入药。李时珍曰：槐之生也，季春五日百兔目，十日而鼠耳，更旬而始规，二旬而叶成。初生嫩叶可炸熟，水淘过食，亦可作饮代茶。或采槐子种畦中，采苗食之亦良。其花未开时，状如米粒，炒过煎水染黄甚鲜。其实作荚连珠，中有黑子。《周礼》：秋取槐、檀之火。《淮南子》老槐生火。《天玄主物簿》云：老槐生丹。槐之神异如此。

槐叶 味苦，平，无毒。采嫩芽食之。治邪气产难绝伤及瘾疹，牙齿诸风。煎汤治小儿惊痫，壮热，疥癣及疔肿。

枝 洗疮及阴囊下湿痒，八月断大枝，候生嫩蘖，煮汁酿酒，疗大风痿痹甚效。苏颂曰：刘禹锡《传信方》著硖州王及郎中槐汤灸痔法甚详。以槐枝浓煎汤先洗痔，便以艾灸其上七壮，以知为度。王及素有痔疾，充西川安抚使判官，乘骡入骆谷，其痔大作，状如胡瓜，热气如火，至驿僵仆。邮吏用此法灸至三五壮，忽觉热气一道入

〔1〕皮：原作“叶”，据《本草纲目》改。
〔2〕气：原作“水”，据《本草纲目》改。

肠中，因大泻，先血后便，其痛甚楚。泻后遂失胡瓜所在，登骡而驰矣。

槐实 味苦，寒，无毒。主五脏邪热，久服明目益气，头不白，延年。治五痔疮瘘，以七月七日取之，捣汁铜器盛。日煎令可丸如鼠屎，纳窍中，日三易乃愈。又能堕胎及催生。陶弘景曰：槐子以十月巳日采相连多者，新盆盛，合泥百日，皮烂为水，核如大豆。服之令脑满，发不白而长生。苏颂曰：折嫩槐角作汤代茗，主头风，明目补脑。水吞黑子以变白发。扁鹊明目返老还童法：十月上巳日，取槐子去皮，纳新瓮中，封固二七日。初服一枚，再服二枚，日加一枚。至十日，又从一枚起，终而复始。令可夜读书，延年益气力。李时珍曰：按，《太清草木方》云，槐者虚星之精。十月上巳日采子服之，去百病，长生通神。《梁书》言庾肩吾常服槐实，年七十余，发鬓皆黑，目看细字，亦其验也。

花 味苦，平，无毒。治五痔，心痛目赤，凉大肠，杀腹脏虫及皮肤风热，肠风泻血，赤白痢，并炒研服。又炒香频嚼，治失音及喉痹。又疗吐血、衄血、血崩。

木皮、根白皮 治中风、皮肤不仁。浴男子阴疝卵肿，浸洗五痔，一切恶疮，妇人产门痒痛。煮汁漱口齿风疳䘌血。

槐胶 治一切风，筋脉抽掣，及急风口噤，或四者不收，顽痹，或周身如虫行。

附方：槐角丸，治五种肠风泻血。粪前有血名外痔，粪后有血名内痔，大肠不收名脱肛，谷道四面弩肉突出举痔，头上有孔名瘘疮，内有虫名虫，痔并皆治之。槐角去梗炒一两，地榆、当归酒焙，防风、黄芩、枳壳麸炒各半两，为末，酒糊丸梧子大。每服五十丸，米饮下。

治脱肛。槐角、槐花各等分，炒为末，用羊血蘸药炙熟食之，以酒送下。猪腰子去皮蘸炙亦可。

檀

处处有之，有黄白二种。叶皆如槐，堪为汤饮。木理细腻，堪作斧柯，质重而坚，状与梓榆、荚蒾[1]相似。陈藏器曰：檀叶有至夏不生者，忽然叶开，当有大水，农人候之以占水旱，号为水檀。又有一种，叶如檀，高五六尺，生高原，四月开花正紫，亦名檀树，其根如葛，可作粉食之。

檀皮及根皮 味辛，平，有小毒。和榆皮为粉食，可断谷救荒。

荚蒾

叶似木槿及榆，作小树，其子如溲疏[2]，两两相对而色赤味甘。陆玑《诗疏》云：檀、榆之类也。所在山谷有之。陈藏器曰：生北土山林中，皮堪为索。

荚蒾枝叶 味甘、苦，平，无毒。治三虫，下气消谷，煮汁和米作粥，饲小儿甚美。

厚朴实

生梓州，木高三四丈，径一二尺，春生叶如槲叶，四季不凋。红花细碎，五六月盛开。结实如冬青子，生青熟赤，有核。七八月采之，味甘美。

厚朴实，味甘，平，无毒。主消食宽中利气。

---

〔1〕蒾：原脱，据《本草纲目》及下文补。

〔2〕溲疏：原作“疏溲”，据《本草纲目》卷三十六溲疏条改。

皮　治伤寒中风头痛，消痰下气，疗霍乱腹痛胀满。

杜仲

出商州、成州、峡州近处大山中。树高数丈，叶似辛夷，其皮折之，白丝相连。初生嫩芽可食。

杜仲芽　味甘，平，无毒。治口渴，补虚损。

皮　治腰膝痛，益精气，坚筋骨，强志，除阴下痒湿，小便余沥。久服轻身耐老。脚中酸疼，不欲践地。

合欢

苏恭曰：此树叶似皂荚及槐，极细。五月花发，红白色，上有丝茸。秋实作荚，子极薄细。所在山谷有之，今东西京第宅山池间亦有种者。枝甚柔，叶细而繁密，互相交紬，每一风来，辄自相解，了不牵缀，至夜则合。嫩时炸熟水淘，可食。

合欢，味甘，平，无毒。主安五脏，和心志，令人欢乐无忧。久服，轻身明目，得所欲。崔豹《古今注》云：欲蠲人之忿，则赠以合欢，植之庭除，使人不忿。故嵇康《养生论》云：合欢蠲忿，萱草忘忧。

附方：治肺痈唾浊，心胸甲错。取夜合皮一掌大，水三升煎服。

治跌仆折骨。夜合皮，去粗皮四两，炒黑色，芥菜子一两，炒。共为细末，每服二钱，临卧时温酒下。以滓傅患处，接骨其妙。

皂荚

所在有之。树高大，叶如槐叶，初生嫩芽，以为蔬茹，最益人。

皂荚叶　洗风疮。

荚　味咸，温，有小毒。治风痹死肌邪气，风头泪出。利九窍，杀精物，通关节，消痰杀虫，开[1]中风口噤，破坚癥，腹中痛，能堕胎。又将浸酒中，取尽其精，煎成膏涂帛，贴一切肿痛。溽暑久雨时，合苍术烧烟，辟瘟疫邪湿气。独用烧烟，熏久痢脱肛。庞安常《伤寒总论》云：元祐五年，自春至秋，蕲、黄二[2]郡人患急喉痹，十死八九，速者半日一日而死。黄州推官潘昌言[3]得黑龙膏方，救活数十人也。其方治九种喉痹：急喉痹、缠喉风、结喉、烂喉、遁虫、虫蝶、重舌、木舌、飞丝入口。用大皂荚四十挺切，水三斗，浸一夜，煎至一斗半。入人参末半两，甘草末一两，煎至五升，去滓。入无灰酒一升，釜煤二匕，煎如饧，入瓶封埋地中一夜。每温酒化下一匙，或扫入喉内，取恶涎尽为度。后含甘草片。又孙用和《家传秘宝方》云：凡人卒中风，昏昏如醉，形体不收，或倒或不倒，或口角流涎，须臾不治，便成大病。此症风涎潮于上，胸痹气不通，宜用救急稀涎散吐之。用大皂荚肥实不蛀者四挺，去黑皮，白矾光明者一两，为末。每用半钱，重者一钱，温水调灌。不大呕吐，只是微微稀冷涎，或出一升二升。当待惺惺，乃用药调治。

子　味辛，温，无毒。炒，舂去赤皮，以水浸软，煮熟，糖渍食之，疏导五脏风热壅。嚼食，治痰膈吐酸，又能和血润肠。

---

〔1〕开：《本草纲目》此下有“胃”字。

〔2〕二：原作“一”，据《本草纲目》改。

〔3〕言：原作“有”，据《本草纲目》改。

附方：治鬼魇死。用皂荚末吹入鼻孔即活。

治自缢将绝。用皂荚末少许吹鼻中，立苏。

治水溺死。纸裹皂荚末纳下部，须臾出水即活。

治急喉痹，逡巡不救。皂荚末少许点患处，外以醋调厚封项下，须臾便破，出血即愈。或挼水灌之亦良。

治咽喉肿痛。牙皂一条，去皮，米醋浸炙七次，勿令太焦为末，每吹少许入咽，吐涎即止。治诸风五痫，取痰如神。大皂荚兰斤，去皮、子，以蜜四两涂上，慢火炙透，捶碎，以熟水浸一时，挼取汁，慢火熬成膏，入麝香少许，摊在夹绵纸上，晒干，剪作纸花。每用三四片，入淡水一小盏中洗淋下，以筒吹汁入鼻内。待痰涎流尽，吃芝麻饼一个，涎尽即愈，立效。

治大小便关格不通。用皂荚烧研，白水下三钱，立行。

治妇人难产。皂角子二枚吞下之即下。

治下痢不止，诸药不效，服此三服，宿垢去尽，即变黄色，屡试屡验。皂荚子瓦上焙为末，米糊丸，桐子大。每茶下四五十丸。

《神仙传》云：左亲骑军崔言，一旦得大风恶疾，双目昏盲，眉发自落，鼻梁崩倒，势不可救。遇异人传方：用皂角刺三斤，烧灰蒸一时久，日干为末。日晡浓煎大黄汤，调一钱匕服之，一旬眉发再生，肌润目明。后入山修道，不知所终。

治腹中肠脏生痈，不可药治者。皂角刺不拘多少，好酒一碗煎至七分，温服。其脓血悉从小便中出，极效。不饮酒者，水煎亦可。

无患子

一名菩提子，一名鬼见愁。生深山中，树甚高大，枝叶皆如椿，但其叶对生。五六月开白花。结实大如弹丸，状如银杏及苦楝子，生青熟黄，老则文皱，黄时肥如油炸之形，味辛且硬。其蒂下有二小子，相粘承之。实中一核，坚黑似肥皂荚之核，而正圆如珠。壳中有仁如榛子仁，亦辛膪，可炒食。崔豹《古今注》云：昔有神巫曰瑶眊，能符劾百鬼，得鬼则以其木棒击杀之。世人相传以此木为器用，以厌鬼魅，道家禳解方中亦用之。又释子取为念珠，故有无患、鬼愁、菩提诸名。今人以十月采实，煮熟去核，捣和麦面或豆面，作澡药去垢，同于肥皂，用洗珍珠甚妙。《山海经》云：秩[1]周之山，其木多桓，子著酒中饮之，辟恶气。即此也。今武当山所出一种，亦名鬼见愁，乃是树荚之子，其形正如刀豆子而色褐，又是一物，非无患也。

无患子中仁 味辛，平，无毒。煨食，辟恶，去口臭。烧之，辟邪恶气。

核外肉 味微苦，平，有小毒。浣垢，去面皯。喉痹，研纳喉中立开。又主飞尸。

无食子

一名没石子，一名麻茶泽。生西戎砂碛间，树似柽，波斯人食之以当果。段成式《酉阳杂俎》云：无食子出波斯国，呼为摩泽树，高六七丈，围八九尺。叶似桃而长。三月开花白色，心微红。子圆如弹丸，生青，熟乃黄。其树一年生无食子；一年树，一年生拔屡子，大如指，长三寸，中仁如栗黄可啖。李时珍曰：按，《方舆志》云，大食国有如栗子树，一年生如栗子而长，名曰蒲卢

〔1〕秩：原作“袂”，据《山海经》改。

子，可食。次年则生麻茶泽，即没石子也。间[1]岁互生，一根异产如此。《一统志》云：没石子，出大食诸番。树如樟，实如中国茅栗。

无食子，味苦，温，无毒。治赤白痢，肠滑，生肌肉。肠虚冷痢，益血生精，和气安神，乌髭发，治阴疮阴汗，小儿疳䘌，冷滑不禁。

诃黎勒

生岭南，广州最盛。树似木槵，花白。子形似橄榄，青黄色，皮肉相着，七八月成熟，六棱者佳。《岭南异物志》云：广州法性寺有四五十株，子极小而味不涩，皆是六路。每岁州贡，只以此寺者。寺有古井，木根蘸水，水味不咸。每子熟时，有佳客至，则院僧煎汤以延之。其法：用新摘诃黎勒五枚，甘草一寸，破之，汲井水同煎，色若新茶。今其寺谓之乾明古寺，尚在，旧木犹有六七株。南海风俗尚贵此汤，然煎之不必尽如昔时之法也。诃黎勒未熟悉时随风飘堕者，谓之随风子，暴干收之，益小者佳，彼入尤珍贵之。

诃黎勒，味苦，温，无毒。治冷气，心腹胀满，下食。破胸膈结气，通利津液，止水道，黑髭发。下宿物，止肠澼久泄，赤白痢。消痰下气，化食开胃，除烦治水。调中，止呕，霍乱，心腹虚痛。奔豚肾气，肺气喘急，五膈气。肠风泻血，崩中带下，怀孕漏胎、及胎动欲生，喘闷气胀。并患痢人肛门急痛，产妇阴痛，和蜡烧烟熏之，及煎汤熏洗。治痰嗽咽喉不利，含二三枚殊胜。实大肠，敛肺降火。嵇含《草木状》言，作饮久服，令髭发白者变黑。《广异记》云：高仙芝在大食国得诃黎勒，长三寸，置抹肚下，便觉腹中痛，因大利十余行，疑诃黎勒为祟。后问大食长老云：此物人带，一切病消。下利者，乃出恶物尔。仙芝宝之，后被诛，失所在。

叶　治气，消食消痰，止渴及泄痢，煎饮服，功同诃黎勒。唐包佶有《病中谢李吏部惠诃黎勒叶》诗。

附方：刘禹锡《传信方》云：予苦赤白下利，诸药不效，转为白脓。令狐将军传此方，用诃黎勒三枚，两炮一生，并取皮末之，若只水泻，以滚水服下。加甘草末一钱，有积加三钱。

治小儿风痰壅闭，语音不出，气促喘闷，手足动摇。诃子半生半炮，去核，大腹皮等分，水煎服。

治下疳。大诃子烧灰，放麝少许。先以米泔水洗，后搽之，或以荆芥、黄柏、甘草、马鞭草、葱白煎汤洗亦可。昔方士周守真唐靖烂茎一二寸，用此取效也。出洪迈《夷坚志》。

榉

山中处处有之。多生溪间水侧。叶似樗而狭长。大者高五六丈，合二三人抱。其实如榆钱之状，乡有采其叶为甜茶。

榉叶　味苦，寒，无毒。作饮凉心肺，挼贴火丹及肿烂恶疮，盐捣罯之。

木皮　味苦，大寒，无毒。夏日煎饮去热。治时行头痛，热结在肠胃。安胎，止妊妇腹痛。疗水气，断痢。

附方：治通身水肿。榉树皮煮汁，日饮之。

〔1〕间：原作“开”，据《本草纲目》改。

柳

苏颂曰：今处处有之，俗所谓杨柳者也。其类非一。蒲柳即水杨也，枝劲韧，可为箭笴，多生河北。杞柳生水旁，叶粗而白，木理微赤，可为车毂。今人取其细条，火逼令柔，屈作箱箧，孟子所谓"杞柳为桮棬"者，鲁及河朔尤多。李时珍曰：杨柳纵横倒顺插之皆生。春初生柔荑，即开黄蕊花。至春晚叶长成后，花中结细黑子。蕊落而絮出如白绒，因风而飞著衣物能生虫，入池沼即化为浮萍。古者春取榆、柳之火。陶朱公言：种柳千株，可足柴炭，其嫩芽可作汤饮，代茶叶。

柳叶嫩芽 味苦，寒，无毒。治天行热病，传尸骨蒸劳，下水气，疗白浊，解丹毒，治腹内血，止痛。煎水洗漆疮及恶疥疮。煎膏续筋骨，长肉止痛。又服之，治金石发大热毒，汤火气入腹及疔疮。

柳华 初发时黄蕊是也。若其飞絮，乃是华后所结之实矣。止血治湿痹，四肢挛急，膝痛，风水黄疸，金疮恶疮。

柳实 主溃痈，逐脓血。

柳絮 可以捍毡，代羊毛为茵褥，柔软性凉，宜与小儿卧室尤佳 。

枝及根白皮 治痰热淋疾，黄疸白浊。煮酒漱齿痛，作浴汤洗风肿发痒。

附方：治吐血咯血。柳絮焙研，米饮服一钱，大效。

治金刃出血。柳絮封之即止。

治走马牙疳。未成絮柳花烧成性，入麝少许吹之。

治脚多湿汗。用杨花安鞋内及袜内穿之。

治眉毛脱落，垂柳叶阴干为末，每用姜汁于铁器中调，夜夜摩之。

治乳痈初起坚硬紫色，众疗不瘥。柳根皮捣烂，火烘帛裹熨之，冷更易，一宿即消。

治反花恶疮，肉出如饭粒，根深脓溃。柳枝叶三斤，水五升，煎汁二升，熬如饧，日涂三次。

芜荑

近道亦有之，以太原者良。大抵榆类而差小，其实亦早成。比[1]榆乃大，气臭。郭璞《尔雅》注云：无姑，姑榆也。生山中，叶圆而厚，剥取皮合渍之，其味辛香，所谓芜荑也。采实阴干用。今人又多取作屑，以芼五味，惟陈者良。人收藏之多以盐渍，最宜食品。李时珍曰：芜荑有大小两种，小者即榆荚也，揉取仁，酝为酱，味尤辛。人多以外物相和，不可不择去之。

芜荑，味辛，平，无毒。治五内邪气，散皮肤骨节中淫淫温[2]行毒，去三虫，化食，逐寸白，散肠中嗢嗢喘息。主积冷气，心腹疼痛，肌肤节中风淫淫如虫行，五脏皮肤肢节邪气。长食治五痔，杀中恶虫毒，诸病不生。治肠风痔瘘，恶疮疥癣。杀虫止痛，治妇人子宫风虚，孩子疳泻冷痢。得诃子、豆蔻良，和猪脂[3]捣涂热疮，和蜜治湿癣，和沙牛酪或马酪，治一切疮。作酱甚香美，功尤胜于榆仁。可少食之，过多发热，为辛故也。秋月食之尤宜人。

---

〔1〕比：原作"此"，据《本草纲目》改。

〔2〕温：原误作"湿"，据《证类本草》改。

〔3〕脂：《本草纲目》作"胆"。

棕榈

出岭南、四川，今江南亦有之。木高一二丈，无枝条，叶大而圆，有如车轮，萃于树杪。其下有皮重叠裹之，每皮一匝为一节。三[1]旬一条，皮转复生上，六七月生黄白花。八九月结实，作房如鱼，子黑色。九月、十月采其皮用，可作绳，入水千年不烂。昔有人开冢得一索，已生根。岭南有桄榔、槟榔、椰子、冬叶、虎散、多罗等木，叶皆与棕榈相类。李时珍曰：棕榈川、广甚多，今江南亦种之，最难长。初生叶如白及叶，高二三尺，则木端数叶大如扇，上耸，四散歧裂，其茎三棱，四时不凋。其干正直无枝，近叶处有皮裹之，每长一层，即为一节。干身赤黑皆筋络，宜为钟杵，亦可旋为器物。其皮有丝毛，错纵如织，剥取缕解，可织衣、帽、褥、椅之属，大为时利。每岁必两三剥之，否则树死，或不长也。三月于木端茎中出数苞，则成花穗，黄白色。结实累累，大如豆，生黄熟黑，甚坚实。或云：南方此木有两种，一种有皮丝，可作绳；一种小而无丝，惟叶可用帚。其子曰棕鱼，皆言有毒，不可食，而广、蜀人蜜煮醋浸以供佛、寄远，苏东坡亦有食棕笋诗，乃制去其毒尔。

棕榈笋及子 味苦、涩，平，无毒。治涩肠，止泻痢，肠风崩中带下，及养血。又云：有小毒，戟人喉，未可轻服。

皮 止鼻衄吐血，破癥。治肠风，赤白痢，崩中带下，烧存性用。主金疮疥癣，生肌止血。

附方：治大肠下血。棕笋煮熟切片，晒干为末，蜜汤或酒服一二钱。

治血崩不止。棕榈皮烧存性，空心淡酒服三钱。一方加煅白矾等分。

治鼻血不止。棕榈灰随左右吹之。

橉木

此木最硬，梓人谓之橉筋木是也。木入染绛用，叶亦可酿酒。

橉木灰 味甘，温，小毒。治卒心腹[2]癥瘕，坚满痃癖。淋汁八升，酿米一斗，待酒熟，每温饮半合，渐增到一二盏，即愈。

海红豆

树高二三丈，叶似梨叶而圆。按：宋祁《益部方物图》云，红豆叶如冬青而圆泽，春开花白色，结荚枝间。其子累累如缀珠，若大红豆而扁，皮红肉白，以似得名，蜀人用为果饤。

海红豆，味微寒，有小毒。治人黑皮鼾黯，花癣，头面游风，宜入面药及澡豆。

灌木类十七种

桑

李时珍曰：桑有数种。有白桑，叶大如掌而厚；鸡桑，叶花而薄；子桑，先椹而后叶；山桑叶尖而长。以子种者，不若压条而分者。桑生黄衣，谓之金桑，其木必将槁矣。《种树书》云：桑以

---

〔1〕三：《本草纲目》作“二”。

〔2〕腹：原作“肠”，据《本草纲目》改。

构接，则桑大。桑根下埋龟甲，则茂盛不蛀。

桑椹 味酸、甘，性寒。单食止消渴，利五脏关节，通[1]血气。久服不饥，安魂镇神，令人聪明，变白，不老。多收曝干为末，蜜丸日服。捣汁饮，解中酒毒。酿酒服，利水气消肿。李时珍曰：椹有乌、白二种。杨氏《产乳》云：孩子不得与桑椹，令儿心寒。陆玑《诗疏》云：鸠食桑椹多则醉伤其性，何耶？《四时月令》云：四月宜饮桑椹酒，能理百种风热。其法：用椹汁三斗，重汤煮至斗半，入白蜜二合，酥油一两，生姜一合煮令得所，瓶收。每服一合，和酒饮之。亦可以汁熬烧酒藏之，经年味力愈佳。史言魏武帝军乏食，得干椹以济饥。金末大荒，民皆食椹，获活者不可深计。则椹之干湿皆可救荒，平时不可不收采也。

桑根白皮 味甘，寒，无毒。治伤中五劳六极，羸瘦，崩绝脉，补虚益气。去肺中水气，唾血热渴，水肿腹满胪胀，利水道，去寸白，可以缝金疮。治肺气喘满，虚劳客热，头痛，内补不足。煮汁饮，利五脏。入散用，下一切风气水气。调中下气，消痰止渴，开胃下食，杀腹脏虫，止霍乱吐泻。研汁，治小儿天吊惊痫客忤，及傅鹅口疮大验。泻肺，利小肠，降气散血。

皮中白汁 治小儿口疮白漫，拭净涂之便愈。又涂金刃所伤燥痛，须臾血止。仍以白皮裹之甚良。涂蛇、蜈蚣、蜘蛛伤有验，取枝烧沥，治大风疮疥，生眉发。

叶 味苦、甘，寒，有小毒。主除寒热出汗。汁解蜈蚣毒。煎浓汁服，除脚气水肿，利大小肠。炙热煎饮，代茶止渴。煎饮利五脏，通关节，下气。嫩叶煎酒服，治一切风。蒸熟捣署风痛出汗，并扑损瘀血。挼烂涂蛇虫伤。研汁治金疮及小儿吻疮。煎汁服，止霍乱腹痛吐下，亦可以干叶煮之。

鸡桑叶 煮汁熬膏服，去老风及宿血，治劳热咳嗽，明目长发。

附方：治金刃伤疮。新桑白皮烧灰，和马粪涂疮上，数易之。亦可煮汁服之。

治破伤、中风。桑沥、好酒对和温服，以醉为度。醒服消风散。

治诸骨鲠咽。红椹子细嚼先咽汁，后咂滓，新水送下。干者亦可。

治青盲洗法。昔武胜军宋仲孚患此二十年，用此法，二年目明如故。于端午、重阳、立冬日，采桑叶风干，按日煎汤洗眼，至百度，屡试有验。正月初八、二月初八、三月初六、四月初四、五月初六、六月初二、七月初七、八月二十、九月十二、十月十三、十一月初二、十二月三十。

治小儿重舌。桑根白皮煮汁，涂乳上饮之。

治须发早白。黑桑椹一斤，蝌蚪 即三月内池塘中初生蛤蟆乌 一斤，瓶盛封闭，悬屋东百日，尽化为黑泥，以染白发如漆。

治脱肛。黄皮桑树叶三升，水煎过，带温罨纳之。

治疮口不合。经霜黄桑叶为末傅之。

治汤火伤。经霜桑叶，烧存性为末，油和傅之，三日即愈。

治手足麻木，不知痛痒。霜降后桑叶煎汤频洗。

解中蛊毒，令人腹内坚痛，面黄青色，淋露骨立，病变不常。桑木心剉一斛，入

[1] 通：原作“痛”，据《证类本草》改。

釜中，以水三斗淹之，煮取二斗澄清，微火煎五升。空心服五合，则吐蛊毒出也。

治传尸劳，此症极恶。用桑树白皮灰二斗蒸透，以釜中汤三四斗淋之又淋，凡三度，极浓。澄清，止取二斗以渍赤小豆三斗一宿，晒干复渍，灰汁尽乃止。以豆蒸熟，或羊肉或鹿肉作羹，进此豆饭。初食一升至二升，重者再作一料，体中疼痒淫淫为愈。

楮

楮实生少室山，所在有之。八月、九月采实。苏恭曰：此有二种，一种皮有斑花文，谓之斑谷，今人用皮为冠者；一种皮白无花，枝叶大相类。但取其叶似葡萄叶，作瓣而有子者为佳。其实初夏生，大如弹丸，青绿色，至六七月渐深红色，乃成熟。八九月采，水浸去皮、穰，取中子。段成式《酉阳杂俎》云：谷田久废必生构。叶有瓣曰楮，无曰构。陆氏《诗疏》云：江南人绩其皮以为布。又捣以为纸，长数丈，光泽甚好。又食其嫩芽以当菜茹。今楮纸用之最博，楮布不见有之。李时珍曰：楮、谷，乃一种也，不必分别，惟辨雌雄耳。雄者皮斑而叶无桠叉，三月开花成长穗，如柳花状，不结实，歉年人采花食之。雌者皮白而叶有桠叉，亦开碎花，结实如杨梅，半熟时水澡去子，蜜煎作果食。二种树并易生，叶多涩毛。南人剥皮捣煮造纸，亦缉练为布，不坚易朽。裴渊《广州记》言：蛮夷取谷皮熟捶为褐里罽布，以拟毡，甚暖也。其木腐后生菌耳，味甚佳好。

楮实 味甘，寒，无毒。治阴痿水肿，益气充肌明目。久服，不饥不老，轻身。壮筋骨，助阳气，补虚劳，健腰膝，益颜色。苏颂曰：仙方单服其实。正赤时，收子阴干筛末，水服二钱匕，益久乃佳。《抱朴子》云：柠木实，赤者服之，老者成少，令人彻视见鬼神。道士梁须年七十，服之更少壮，到百四十岁能行及走马。

叶 味甘，凉，无毒。治小儿身热，食不生肌，可作浴汤。又主恶疮，生肉，治刺风身痒。治鼻衄数升不断者，捣汁三升，再三服之，良久即止。嫩茹之，去四肢风痹，赤白下痢。炒研搜面作饦饨，食之主水痢，利小便，去风湿肿胀白浊，疝气癣疮。

枝茎 治瘾疹痒，煮汤洗浴。捣浓汁饮半升，治小便不通。

树白皮 逐水利小便，治水肿气满喉痹。煮汁酿酒饮，治水肿入腹，短气咳嗽。为散服，治下血血崩。

皮间白汁 治癣，傅蛇、虫、蜂、蝎、犬咬。一名五金胶漆，以其能合朱砂为团也。今人用粘金箔。古法粘经书，以楮树汁和飞面调糊接纸，永不脱解，过于胶漆。

附方：治水鼓。楮实一斗，水二斗，熬成膏。茯苓三两，白丁香一两半为末。以膏和丸梧子大，从少至多，服至小便清利，胀减为度。

治痢日夜百余度者。取干楮叶三两，炒捣为末。每服方寸匕，乌梅汤下，日再服。取羊肉裹末纳肛中，利出即止。

治小儿下痢赤白作渴，得水又呕逆者。楮叶炒香，浸水中，至水绿，去叶。以木瓜一个，切纳水中，煎二三沸，细细饮之。

治脱肛。用五花构叶，即楮叶，阴干为末，每服二钱，米饮调下。

治恶蛇咬。用谷树叶，即楮叶也，同麻叶捣汁浸。

治肝热生翳。楮实子研细，食后蜜汤服一钱，日再服。

治喉痹喉风。五月五日，或六月六日、七月七日，采楮实阴干。每用一个为末，井华水服之，重者以两个。

治鱼骨鲠咽。楮叶捣汁啜之。

枳壳

生商州川谷。今洛西、江湖州郡皆有之，以商州者为佳。木如橘而小，高五七尺。叶如橙、多刺。春生白花，至秋成实，九月十月采者为枳壳。今人以汤泡去苦味，蜜渍糖拌，用作果饤甚佳。

枳壳，味苦、酸，微寒，无毒。治风痹淋痹，通利关节，劳气咳嗽，背膊闷倦。散留结胸膈痰滞，逐水消胀满大肠[1]风，安胃止风痛，遍身风疹，肌中如麻豆恶疮[2]。肠风痔疾，心腹结气，两胁胀虚，关膈壅塞。健脾开胃，调五脏，下气，止呕逆，消痰。治反胃霍乱泻痢，消食。破癥结痃癖五膈气，及肺气水肿，利[3]大小肠，除风明目。炙热熨痔肿。泄肺气，除胸痞，治里急后重。

附方：治产后肠出不收。枳壳煎汤浸之，良久即入也。

酸枣

嵩阳子云：余家于滑台，今酸枣县即滑之属邑也。其树高数丈，径围一二尺，木理极细。坚而且重，可为车轴及匙、箸等。其树木皮亦细而硬，文如蛇鳞。其枣圆小而味酸，其核微圆，色赤如丹。其肉酸滑好食，山人以当果。

酸枣，味酸，平，无毒。治心腹寒热，邪结气聚，四肢酸痛湿痹。久服安五脏，轻身延年。烦心不得眠，脐上下痛，血转久泄，虚汗烦渴，补中益肝气，坚筋骨，助阴气，能令人肥健。筋骨风，炒[4]仁研汤服。

附方：治胆虚不眠，心多惊悸。用酸枣仁一两，炒香捣为散，每服二钱，竹叶汤调下。

治虚烦不眠。《深师方》酸枣仁汤，用酸枣仁二升，知母、干姜、茯苓、芎䓖各二两，甘草炙一两。以水一斗，先煮枣仁减三升，乃同煮取三升分服。

治骨蒸不眠，心烦。用酸枣仁一两，水二盏，研绞取汁，下粳米二合煮粥，候熟下地黄汁一合，再煮匀食。

蕤核

生函谷川及巴西。今出彭城，大如乌豆，形圆而扁，有文理，状似胡桃核。又出雍州，树生，叶细似枸杞而狭长，花白，子附茎生，紫赤色，大如五味子，茎多细刺。五月六月熟，紫赤可食。

蕤核仁 味甘，温，无毒。治心腹邪热结气，明目目赤，痛伤泪出，目肿眦烂。久服轻身益气，不饥，强志，明耳目，破心下结痰。

胡颓子

树高六七尺，其枝叶软如蔓。其叶微似棠梨，长狭而尖，面青背白，俱有细点如星，老则星起如麸，经冬不凋。春前生花朵如丁香，蒂极细，倒垂，正月乃敷白花。结实小长，俨如山茱萸，上亦有细星斑点，生青熟红，立夏前采实，酸涩。核亦如山茱萸，但有八棱，软而不坚。核内白绵如丝，中有小仁，小儿食之当果。

〔1〕肠：原作“胁”，据《证类本草》改。

〔2〕疮：《本草纲目》作“痒”。

〔3〕利：原脱，据《证类本草》补。

〔4〕炒：原作“砂”，据《本草纲目》改。

胡颓子，味酸，平，无毒。止水痢。

根 煎汤洒恶疮疥并犬马瘑疮。吐血不止，煎水饮之；喉痹痛塞，煎酒灌之，皆效。

叶 治肺虚短气喘咳剧者，取叶焙研，米饮服二钱。

金樱子

今南中州郡多有，而以江西、剑南、岭外者为胜。丛生郊野中，大[1]类蔷，四月开白花，夏秋结实，亦有刺。黄赤色，形如小石榴，十一月、十二月采。江南、蜀中人熬作煎，酒服，云补治有殊效。李时珍曰：山木间甚多。花最白腻。其实大如指头，状如石榴而长。其核细碎而有白毛，如营实之核而味甚涩。

金樱子，味酸涩，平，无毒。治脾泄下痢。止小便利，涩精气，久服令人耐寒轻身。苏颂曰：洪州、昌州，皆煮其子作煎，寄馈人。服食家用煎和鸡头实粉为丸服，名水陆丹，益气补真甚佳。朱丹溪曰：经络隧道，以通畅为和平。而昧者取涩性为快，熬金樱为煎食之。自不作靖，咎将谁执？李时珍曰：无故而服之，以取快欲则不可；若精气不固者服之，何咎之有？

花 止冷热痢，杀寸白虫，和铁粉研匀，拔白发涂之，即生黑者，亦可染须。

叶 治痈肿，嫩叶研烂，入少盐涂之，留头泄气。又金疮出血，五月五日采，同桑叶、苎叶等分，阴干研末傅之，血止口合，名军中一捻金。

附方：治久痢不止，严紧绝妙方。罂粟壳醋炒，金樱花叶及子等分，为末，蜜丸芡子大。每服五、七丸，陈皮煎汤化下。

郁李

山野处处有之。子熟赤色，亦可啖。树高五六尺[2]，叶、花及树并似大李；惟子小若樱桃，甘酸而香，有少涩味也。寇宗奭曰：郁李子如御李子，红熟堪啖，微涩，亦可蜜煎食，惟陕西甚多。

郁李核仁 味酸，平，无毒。治大腹水肿，面目四肢浮肿，利小便水道。主肠中结气，关格不通。泄五脏膀胱急痛，宣腰胯冷脓，消宿食下气，破癖气，下四肢水。酒服四十九粒，能泻结气，破血润燥。专治大肠气滞，燥涩不通。研和龙脑，点赤眼。

冬青

冬月青翠，故名冬青。江东人呼为冻青。肌白有文作象齿笏，其叶堪染绯。李邕云：冬青出五台山，似椿子，赤如郁李，微酸性热。与此小异，当是两种冬青。李时珍曰：冻青，亦女贞别种也，山中时有之。但以叶微团而子赤者为冻青，叶长而子黑者为女贞。按：《救荒本草》云，冻青树高丈许，树似枸骨子树而极茂盛。又叶似栌子树叶而小，亦似椿叶微窄而头颇圆，不尖。五月开细白花，结子如豆大，红色。其嫩叶炸熟，水浸去苦[3]味，淘洗，五味调之可食。

冬青子及木皮 味甘、苦，凉，无毒。浸酒去风虚，补益肌肤。皮之功同。

叶 烧入面膏。治瘅[4]瘃，灭瘢痕，殊效。

〔1〕大：原作“山”，据《本草纲目》改。
〔2〕尺：原作“丈”，据《本草纲目》改。
〔3〕苦：原作“有”，据《本草纲目》改。
〔4〕瘅：《证类本草》作“皲”。

南烛

生高山，经冬不凋，今惟江东州郡有之。株高三五尺，叶类苦楝而小，凌冬不凋。冬生红子作穗。人家多植庭除间，俗谓之南天烛，不拘时采枝叶用。其子如茱萸，九月熟，酸美可食。叶不相对，似茗而厚圆，味小酢，冬夏常青。枝茎微紫，大者亦高四五丈，而甚肥脆，易催折也。作饭之法，见谷部青精干石䭀饭下。李时珍曰：南烛，吴楚山中甚多。叶似山矾，光滑而味酸涩。三月开花。结实如朴树子成簇，生青，九月熟则紫色，内有细子，其味酸甘，小儿食之。《古今诗话》云：南烛叶，临水生者尤茂。寒食采其叶，渍水染饭，色青而光，能资阳气。

南烛子　味酸、甘，平，无毒。治强筋骨，益气力，固精驻颜。

枝叶　味苦，平，无毒。止泄除睡，强筋益气力。久服轻身长年，令人不饥，变白却老。

五加皮

近道处处有之，东间弥多。春生苗，茎、叶俱青，作丛。赤茎又似藤葛，高三五尺，上有黑刺。叶生五枚〔1〕作簇者良，四叶、三叶者最多，为次。每一叶下生一刺。三四月开白花，结青子，至六月渐黑色。根若荆根，皮黄黑，肉白色，骨硬。李时珍曰：五加皮，春月于旧枝上抽条，山人采为蔬茹。正如枸杞生北方沙地者皆木类，南方坚地者如草类也。唐时惟取峡州者充贡。

五加皮同茎　味辛，温，无毒。治心腹疝气，腹痛，益气疗躄，小儿三岁不能行。疽疮阴蚀，男子阴痿，囊下湿，小便余沥，女人阴痒及腰脊痛，两脚疼，痛痹风弱，五缓虚羸，补中益精，坚筋骨，强志意。久服，轻身耐老。破逐恶风血，四肢不遂，贼风伤人，软脚臂腰，主多年瘀血在皮肌，治痹湿内不足。明目下气，治中风骨节挛急，补五劳七伤。酿酒饮，治风痹，四肢挛急。作末浸酒饮，治目僻眼䁾。

叶　作蔬食，去皮肤风湿。陶弘景曰：煮根茎酿酒饮益人。道家用此作灰煮石，与地榆并有秘法。昔孟绰子、士董固相与言云：宁得一把五加，不用金玉满车；宁得一斤地榆，不用明月宝珠。又昔鲁定公母服五加酒，以致不死，尸解而去。张子声、杨建始、王叔牙、于世彦等，皆服此酒而房室不绝，得寿三百年。亦可为散，以代汤茶。王君云：五加者，五车星之精也。水应五湖，人应五德，位应五方，物应五车。故青精入茎，则有东方之液；白气入节，则有西方之津；赤气入华，则有南方之光；玄精入根，则有北方之饴；黄烟入皮，则有戊己之灵。五神镇生，相转育成。饵之真仙，服之者反婴。李时珍曰：五加治风湿痿痹，壮筋骨，其功良深。仙家所述，虽若过情，盖奖辞多溢，亦常理尔。造酒之方：用五加根皮洗净，去骨、茎、叶，亦可以水煎汁，和曲酿米，酒成时时饮之。亦可煮酒饮。加远志为使更良。一方：加木瓜煮酒服。谈野翁《试验方》云：神仙煮酒法，用五加皮、地榆，刮去粗皮各一斤，袋盛，入无灰好酒二斗中，大坛封固，安大锅内，文武火煮之，坛上安米一合，米熟为度。取出火毒，以渣晒干为丸。每旦五十丸，药酒送下，临卧再服。能去风湿，壮筋骨，顺气化痰，添精补髓。久服延年益老，功难尽述。王纶《医论》云：风病饮酒能生痰火，惟五加一味浸酒，日饮数杯，最有益。诸浸酒药，惟五加与酒相合，且味美也。

枸杞、地骨皮

今处处有之。春生苗叶，如石榴叶而软薄堪食。其茎干高三五尺，作丛。六月、七月生小红紫

〔1〕枚：据刘衡如考作“叉”。

花，随便结红实，形微长如枣核。其根名地骨。陆玑《诗疏》云：一名苦杞，春生作羹茹。李时珍曰：古者枸杞、地骨产常山者为上，其他丘陵阪岸者皆可用。后世惟取陕西良，而又以甘州者为绝品。其子圆如樱桃，暴干紧小少核，干亦红润甘美，其味如葡萄，可作果食，异于他处者。《种树书》言：收子及掘根种于肥壤中，待苗生，剪为蔬食，甚佳。

枸杞、地骨皮，味苦，寒，无毒。主五内邪气，热中消渴，风痹风湿。久服坚筋骨，轻身不老，耐寒暑。下胸胁气，客热头痛，补内伤大劳嘘吸，强阴，利大小肠。补精气诸不足，易颜色，变白，明目安神，令人长寿。又细剉拌面煮熟吞之，去肾家风，益精气。去骨热消渴，解骨蒸肌热消渴，风湿痹。坚筋骨、凉血。治在表无定之风邪，传尸有汗之骨蒸。泻肾火，降肺中伏火，去胞中火，退热，补正气。治上膈吐血。煎汤漱口，止齿血，治骨槽风，治金疮神验。去下焦肝肾虚热。

苗 味苦，寒。主除烦益志，补五劳七伤。壮心气。去皮肤骨节间风，消热毒，散疮肿。和羊肉作羹，益人，除风明目。作饮代茶，止消渴热烦。益阳道，解面毒。与乳酪相恶。汁注目中，去风障赤膜昏痛，去上焦心肺客热。

枸杞子 味苦，寒。治坚筋骨，耐老，除风，去虚劳，补精气。主心病嗌干心痛，渴而引饮，肾病消中。滋肾润肺，榨油点灯，明目。陶弘景曰：枸杞叶作羹小苦。俗谚云：去家千里，勿食枸杞。此言补益精气，强盛阴道也。苏颂曰：茎叶及子，服之轻身益气。《淮南枕中记》载西河女子服枸杞法：正月上寅采根，二月上卯治服之；三月上辰采茎，四月上巳治服之；五月上午采其叶，六月上未治服之；七月上申采花，八月上酉治服之；九月上戌采子，十月上亥治服之；十一月上子采根，十二月上丑治服之。又有花、实、根、茎、叶作煎，或单榨子汁煎膏服之者，其功并同。世传蓬莱县南丘村多枸杞，高者一二丈，其根盘结甚固，其乡人多寿考，亦饮食其水土之气使然。又润州开元寺大井旁，生枸杞，岁久。土人目为枸杞井，云饮其水，甚益人也。李时珍曰：按，刘禹锡《枸杞井》诗云，僧房药树依寒井，井有清泉药有灵。翠黛叶生笼石甃，殷红子熟照铜瓶。枝繁本是仙人仗，根老能成瑞犬形。上品功能甘露味，还知一勺可延龄。又《续仙传》云，朱孺子见溪侧二花犬逐入于枸杞丛下。掘之得根，形如二犬。烹而食之，忽觉身轻。周密《浩然斋日抄》云，宋徽宗时，顺州筑城，得枸杞于土中，其形如獒状，驰献阙下，乃仙家所谓千岁枸杞，其形如犬者。据前数说，则枸杞之滋益，不独子，而根亦不止于退热而已。但根、苗、子之气味稍殊，而主治亦未必无别。盖其苗乃天精，苦甘而凉，上焦心肺客热者宜之；根乃地骨，甘淡而寒，下焦肝肾虚热者宜之。此皆三焦气分之药，所谓热淫于内，泻以甘寒也。至于子则甘平而润，性滋而补，不能退热，止能补肾润肺，生精益气。此乃平补之药，所谓精不足者，补之以味也。分而用之，则各有所主；兼而用之，则一举两得。世人但知用黄芩、黄连，苦寒以治上焦之火，黄柏、知母，苦寒以治下焦阴火，谓之补阴降火，久服致伤元气。而不知枸杞、地骨甘寒平补，使精气充而邪火自退之妙，惜哉！

附方：枸杞煎，治虚劳，退虚热，轻身益气，令一切痈疽永不发。用枸杞十斤，春夏用茎叶，秋冬用根实，以水一石，煮取五斗五升，以滓再煮，取一斗五升，澄清去滓，再煎取一斗，入锅煎如饧，收之，每早酒服一合。

金髓煎，枸杞子逐日摘红熟者，不拘多少，以无灰酒浸之。蜡纸封固，勿令泄气，两月足，取入砂盆中。擂烂，滤取汁，司浸酒入银锅内。慢火熬之，不住手搅，恐粘住不匀。候成膏如饧，净瓶密收。每早温服二大匙，夜卧再服。百日身轻气壮，积年不辍，可以羽化。

枸杞酒，补虚去劳，益颜色，肥健人，治肝虚下泪服。用生枸杞子五升捣破。绢袋盛，浸好酒二斗中，密封勿泄气，二七日。服之任性，勿醉。

兵部尚书刘嵩石，讳天和，麻城人。所集《保寿堂方》载地仙丹云：昔有异人赤脚张传此方于猗氏县一老人，服之寿百余，行走如飞，发白反黑，齿落更生，阳事强健。此药性平，常服能除邪热，明目轻身。春采枸杞叶名天精草，夏采花名长生草，秋采子名枸杞子，冬采根名地骨皮，并阴干，用无灰酒浸一宵，晒露四十九昼夜，取日精月华气，待干为末，炼蜜丸如弹子大。每早晚各用一丸细嚼，以隔夜百沸汤下。

石南

南北皆有之。生于石上，株极有高大者。江湖间出者，叶如枇杷，上有小刺，凌冬不凋。春生白花成簇。秋结细红实。关陇间出者，叶似莽草，青黄色，背有紫点，雨多则并生，长及二三寸。根横细，紫色。无花实，叶至茂密。南北人多移植亭院间，阴翳可爱，不透日气。《魏王花木志》云：南方石南树野生。二月开花，连着实。实如燕覆子。八月熟。民采取核，和鱼羹尤美。今无用者。

石南，味辛、苦、平，有毒。主养肾气，内伤阴衰，利筋骨皮毛。疗脚弱五脏邪气，除热。女子不可久服，令思男。能添肾气，治软脚烦闷疼，杀虫，逐诸风。浸酒饮，治头风。毛文锡《茶谱》云：湘人四月采杨桐草，捣汁浸米蒸，作为饭[1]食，必采石南芽为茶饮，乃去风也。暑月尤宜。杨桐即南烛也。

木槿

小木也。可种可插，其木如李。其叶末尖而有桠齿。其花小而艳，或白或粉红，有单叶、千叶者。五月始开，故逸书《月令》云："仲夏之月，木槿荣"是也。结实轻虚，大如指头，秋深自裂，其中子如榆荚、泡桐、马兜铃之仁。种之易生。嫩叶可茹，作饮代茶。

木槿，味甘，平，滑，无毒。止肠风泻血，痢后热渴，作饮服之，令人得睡，并炒用。治赤白带下，肿痛疥癣，洗目令明，润燥活血。

山茶

产南方，树生，高者丈许，枝干交加。叶颇似茶叶而厚硬有棱，中阔头尖，面绿背淡。深冬开花，红瓣黄蕊。周定王《救荒本草》云：山茶嫩叶炸熟，水淘可食，亦可蒸晒作饮。

山茶，治吐血衄血，肠风下血。

木天蓼

有三种，而功用仿佛，盖一类也。其子可为烛，其芽可食。故陆玑《诗疏》云：木天蓼为烛，明如胡麻。薛田《咏蜀诗》有"地丁叶嫩和岚采，天蓼芽新入粉煎"之句。

木天蓼，味辛，温，有小毒。治癥结积聚，风劳虚冷，细切酿酒饮。

---

〔1〕饭：原作"饮"，据《本草纲目》改。

楤木

生江南山谷。高丈余，直上无枝，茎上有刺。山人折取头茹食，谓之吻头。李时珍曰：今山中亦有之。树顶丛生叶，山人采食，谓之鹊不踏，以其多刺而无枝故也。

楤木，味辛，平，有小毒。治水癊，煮汁服一盏，当下水。如病已困，取根捣碎，坐之取气，水自下。

寓木类二种

茯苓

生太山山谷大松下。二月、八月采，阴干。陶弘景曰：今出郁州。大者如三四升器，外皮黑而细皱，内坚白，形如鸟兽鳖者良。虚赤者不佳。性无朽蛀，埋地中三十年，犹色理无异也。《淮南子》言：千年之松，下有茯苓，上有兔丝。《典术》言：松脂入地千岁为茯苓，望松树赤者有之。《广志》言：茯神乃松汁所作，胜于茯苓。或云即茯苓贯着松根者。生朱提、濮阳县。李时珍曰：下有茯苓，则上有灵气如丝之状，山人亦时见之。今人或以为兔丝，非矣。非兔丝子之兔丝也。注《淮南子》者，以兔丝子及女萝为说，误矣。茯苓有大如斗者，有坚如石者，绝胜。其轻虚者不佳，盖年浅未坚故尔。刘宋王微《茯苓赞》云：皓苓下居，彤丝上荟。中状鸡凫，其容龟蔡。神侔[1]少司，保延幼艾。终志不移，柔红可佩。观此彤丝，即兔丝之证矣。

茯苓，味甘，平，无毒。治胸胁逆气，忧恚惊邪，恐悸，心下结痛，寒热烦满咳逆，口焦舌干，利小便。久服，安魂养神，不饥延年。止消渴好睡，大腹淋沥，膈中痰水，水肿淋结，开胸腑，调脏气，伐肾邪，长阴，益气力，保神气。开胃止呕逆，善安心神。主肺痿痰壅，心腹胀满。小儿惊痫，女人热淋。补五劳七伤，开心益志，止健忘，暖腰膝、安胎。止渴，利小便，除湿益燥，和中益气，利腰脐间血。逐水缓脾，生津导气，平火止泄。除虚热，开腠理，泻膀胱，益脾胃。治肾积奔豚。服茯苓忌米醋及酸物。

茯神 味甘，平，无毒。主辟不祥，疗风眩风虚，五劳口干。止惊悸、多恚怒，善忘，开心益智，安魂魄，养精神，补劳乏，主心下急痛坚满。人虚而小肠不利者，加而用之。

附方：服茯苓法。苏颂曰，《集仙方》多单饵茯苓。其法取白茯苓五斤，去黑皮捣筛，以熟绢囊盛，于二斗米下蒸之，米熟即止，暴干又蒸。如此三遍，乃取牛乳二斗和合，着铜器中微火煮如膏收之。每食以竹刀割，随性饱食，辟谷不饥也。如欲食谷，先煮葵汁饮之。

又茯苓酥法。白茯苓三十斤山之阳者甘美，山之阴者味苦，去皮薄切，暴干蒸之。以汤淋去苦味，淋之不止，其汁当甜。乃暴干，筛末。用酒三石，蜜三升相和，置大瓮中，搅之百匝，密封勿泄气。冬五十日，夏二十五日，酥自浮出酒上，掠取。其味极甘美，作掌大块，空室中阴干，色赤如枣。饥时食一枚，酒送下，终日不食，名神仙

〔1〕侔：原作“眸”，据《本草纲目》改。

度世之法。

《经验后方》服法。用华山梃子茯苓，削如枣大方块，安新瓮内，好酒浸之。纸封一重，百日乃开。其色当如饧糖，可日食一块，至百日肌体润泽，一年可夜视物，久久肠化为筋，延年耐老，面若童颜。

《嵩高记》用茯苓、松脂各二斤，淳酒浸之，和以白蜜，日三服之，久久通灵。

又法，白茯苓去皮，酒浸十五日，漉出为散。每服三钱，水调下，日三服。

孙真人《枕中记》云，茯苓久服，百日病除，二百日昼夜不眠，三年役使鬼神，四年后玉女来侍。

葛洪《抱朴子》云，任子季服茯苓十八年，玉女从之，能隐能彰，不食谷，灸瘢灭，面体玉泽。

琥珀

李时珍曰：虎死则精魄入地化为石，此物状似之，故谓之虎魄。俗文从玉，以其类玉也。梵书谓之阿湿摩揭婆，是海松木中津液，初若桃胶，后乃凝结，复有枫脂入地，千年变为琥珀，不独松脂变也。大抵木脂入地于千年皆化，但不及枫、松有脂而经年岁耳。

琥珀，味甘，平，无毒。安五脏，定魂魄，杀精魅邪鬼。消瘀血，通五淋。壮心，明目磨翳，止心痛颠邪，疗蛊毒，破结癥，治产后血枕痛。止血止肌，合金疮，清肺利小肠。陈藏器曰：和大黄、鳖甲作散，酒下方寸匕，下恶血，妇人腹内血尽即止。宋高祖时，宁州贡琥珀枕，碎以赐军士，傅金疮。

附方：治鱼骨鲠咽，六七日不出。用琥珀珠一串，推入鲠所，牵引之即出。

苞木类一种

竹

竹类甚多，竹笋已载菜部，今有竹实，附录于此。

竹实 主通神明，轻身益气。陶弘景曰：竹实出蓝田。江东乃有花而无实。顷来斑斑有实，状如小麦，可为饭食。旧有竹实，鸾凤所食。今近道竹间，时见开花小白，如枣花。亦结实，如小麦子，无气味而涩．江浙人号为竹米，以为荒年之兆，其竹即死，必非鸾凤所食者。近有余干人，言竹实大如鸡子，竹叶层层包裹，味甘胜蜜，食之令人心膈清凉，生深竹林茂盛蒙密处。顷因得之，但日久汁枯干而味尚存尔。乃知鸾凤所食非常物也。李时珍曰：按，陈藏器《本草》云，竹肉一名竹实，生苦竹枝上，大如鸡子，似肉脔，有大毒。须以灰汁煮二度炼讫，乃依常菜茹食；炼不熟则戟人喉、出血、手爪尽脱也。此说与前人所说竹实相似，恐即一物，但苦竹上者有毒尔。与竹米之竹实不同。

上木类，若松柏后凋，贞坚比操；梧桐劲洁，鸾凤高栖。神仙来往其间，云气蟠结其际。虽曰木质凡姿，诚天地之英华梃萃也。今或摘实以当果，或采叶以作蔬，使日用常行之外，更能按方服食，不难立地成仙，况于延年却疾者乎。

备考食物本草纲目卷之二十一

火　部十种

燧火

李时珍曰：周官司爟氏四时变国火以救时疾，季春出火，季秋纳火，民咸从之。盖人之资于火食者，疾病寿夭生焉。四时钻燧，取新火以为饮食之用，依岁气而使天亢不及，所以救民之时疾也。榆、柳先百木而青，故春取之，其火色青。枣、杏之木心赤，故夏取之，其火色赤。柞、楢之木理白，故秋取之，其火色白。槐、檀之木心黑，故冬取之，其火色黑。桑、柘之木肌黄，故季夏取之，其火色黄。天文大火之次，于星为心。季春龙见于辰而出火，于时为暑。季秋龙伏于戌而纳火，于时为寒。顺天道而百工之作息皆因之，以免水旱灾祥之流行也。后世寒食禁火，乃季春改火遗意，而俗作介推事，谬矣。道书云：灶下灰火谓之伏龙屎，不可爇香事神。

榆柳火　主助春生之气，利肝胆，调筋脉。

枣杏火　主滋蕃茂之气，养心血，通神明。

柞楢火　主敛耗散，秉肃清，利肺而滋水源，制阳而益精髓。

槐檀火　主补肾脏，益阴血，使遍体调和，周身通畅。

桑柘火　主补脾胃，壮真元。

桑柴火

桑柴火，煮物食之，主益人。又煮老鸡及猪羊等肉，俱能令极烂。能解一切毒，又治痈疽发背不起，瘀肉不腐，阴疮瘰疬流注，臁疮顽疮，然火吹灭，日灸二次，未溃拔毒止痛，已溃补接阳气，去腐生肌。凡一切补药诸膏，宜此火煎之，但不可点艾，伤肌。李时珍曰：桑木能利关节，养津液，得火则拔引毒气，而祛逐风寒，所以能去腐生新。《抱朴子》云：一切仙药，不得桑煎不服。桑乃箕星之精，能助药力，除风寒痹诸痛，久服终身不患风疾故也。陈藏器曰：桑柴火炙蛇，则足见。《一统志》云：昔有人于浙江永康县金豚山遇一大龟，束之归。龟作人言曰：游不良时，为君所得，人甚怪之，载上吴王，王命烹之，焚薪数百车，语犹如故。诸葛恪命燃老桑，顷成糜烂。

稻穗火

稻穗火，烹煮饮食，安人神魂，利五脏六腑，秽柴不宜作食，道家所忌。

麦穗火

麦穗火，煮饮食，主消渴咽干，利小便。

松柴火

松柴火，煮饭益人，壮筋骨，煎茶不佳。

栎柴火

栎柴火，煮猪肉食之不发风，煮鸡鹅鱼腥等物，易烂且良。

茅柴火

茅柴火，炊煮饭食，主明目解毒。其锅底墨即百草霜，主吐血，一切阳火上升之症。

芦火、竹火

芦火、竹火，宜煎一切滋补药。李时珍曰：凡服汤药，虽品物专精，修治如法，而煎药者卤莽造次，水火不良，火候失度，则药亦无功。观夫茶味之美恶，饭味之甘餲，皆系于水火烹饪之得失，即可推矣。是以煎药须用小心老成人，以深罐密封，新水活水，先武后文，如法服之，未有不效者。火用陈芦、枯竹，取其不强，不损药力也。桑柴火取其能助药力，桴炭取其力慢，栎炭取其力紧。温[1]养用糠及马屎、牛屎者，取其暖而能使药力匀遍也。

炭火

李时珍曰：烧木为炭。木久则腐，而炭入土不腐者，木有生性，炭无生性也。葬家用炭，能使虫蚁不入，竹木之根自回，亦缘其无生耳。古者冬至、夏至前二日，垂土、炭于衡两端，轻重令匀，阴气至则土重，阳气至则炭重也。

栎炭火 宜锻炼一切金石药。

烰炭火 宜烹煎焙炙百药丸散。

生炭火 煎茶味美而不浊。治吞金银铜铁在腹，烧红急为末，煎汤呷之。甚者刮末三钱，井水调服，未效再服。又解水银轻粉毒，带火炭纳水底，能取水银出也。

上立炭 带之辟邪恶鬼气。除夜立之户内，亦辟邪恶。

附方：治汤火灼疮。炭末香油调涂立愈。

治白癞头疮。生炭烧红投沸汤中，温洗一二次，其疮立愈。

治阴囊湿痒。桴[2]炭、紫苏叶末，扑之。

治肠风下血。用生炭三钱，枳壳烧存性五钱，为末[3]。每服三钱，米饮下，即效。

返魂烟 姚可成曰：返魂草，出东夷海岛诣山，夷人采得曝干，货来中国，形细如丝，略似鹿角菜。相传海外有鬼国，彼俗人病将死，即舁置深山。昔有国王女病革，弃去之。昏愦中闻芬馥之气，见卧傍有草，乃就而嗅之，使觉遍体清凉，霍然而起，奔入宫中。人以为异，叩得是草。今闽广诸处，烧入竹筒，吸烟满口，使窍穴俱遍，仍嘘出之，口行二三次，去百疾，强健轻身。然夷狄之习，岂中国所宜效？违令越礼，莫此为甚，姑录以备博识者。

返魂烟，吸之，主利头目，解风邪，逐恶气，去百病，强健轻身。

姚可成曰：火乃有形无质，性烈而人畏焉。岂属饾饤中物？故辑入是编。第自古之燧人，教民熟食以来，炊爨烹庖，何能一日亡之。且火附木生，性因木异，故火之

〔1〕温：原作“湿”，据《本草纲目》改。

〔2〕桴：原缺损不辨，据《本草纲目》补。

〔3〕五钱，为末：原缺，据《本草纲目》补。

为用，宁独后于食物乎。具录数条，以便趋用。

金　部十种

金

金屑生益州。陶弘景曰：金之所生，处处皆有，梁、益、宁三州多有，出水沙中，作屑，谓之生金。建平、晋安亦有金沙，出石中，烧熔鼓铸为砣，虽被火亦未熟，犹须更炼。高丽、扶南及西域外国成器，皆炼熟可服。李时珍曰：金有山金、沙金二种，其色七青、八黄、九紫、十赤，以赤为足色。和银者性柔，试石则色青；和铜者性硬，试石则有声。《宝货辨疑》云：马蹄金象马蹄，难得。橄榄金出荆湖岭南。胯子金象带胯，出湖南北。瓜子金大如瓜子。麸金如麸片，出湖南及高丽。砂金细如沙屑，出蜀中。叶子金出云南。《地镜图》云：黄金之气赤，夜有火光及白鼠。或云：山有薤，下有金。凡金曾在冢墓间及为钗钏溲器者，陶隐居谓之辱金，不可合炼。《宝藏论》云：金有二十种。又外国五种。还丹金出丹穴中，体含丹砂，色尤赤，合丹服之，稀世之宝也。麸金出五溪、汉江，大者如瓜子，小者如麦，性平无毒。山金出交广南韶诸山，衔石而生。马蹄金乃最精者，二蹄一斤。毒金即生金，出交广山石内，赤而有大毒，杀人，炼十余次，毒乃已。此五种皆真金也。水银金、丹砂金、雄黄金、雌黄金、硫黄金、曾青金、石绿金、石胆金、母砂金、白锡金、黑铅[1]金，并药制成者。铜金、生铁金、熟铁金、鍮石金，并药点成者。以上十五种，皆假金也，性顽滞有毒。外国五种，乃波斯紫磨金、东夷青金、林邑赤金、西戎金、占城金也。

金屑　味辛，平，生者有毒。熟者无毒。镇精神，坚骨髓，通利五脏邪气，服之神仙。疗小儿惊伤五脏，风痫失志，镇心安魂魄。癫痫风热，上气咳嗽，伤寒肺损吐血，骨蒸劳极作渴，并以薄入丸散服。

金浆　长生神仙。久服，肠中尽为金色。李时珍曰：金乃西方之行，性能制木，故疗惊痫风热肝胆之病，而古方罕用，唯服食家言之。《淮南》淮南三十六水法，亦化为浆服饵。葛洪《抱朴子》言：饵黄金不亚于金液，其法用豕负革肪、苦酒，炼之百遍即柔，或以樗皮治之，或以牡荆酒、磁石消之为水，或以雄黄、雌黄合饵，皆能地仙。又言丹砂化为圣金，服之升仙。《别录》陈藏器亦言久服神仙，其说盖自秦皇、汉武时方士传流而来，岂知血肉之躯，水谷为赖，可能堪此金石重坠之物，久在肠胃乎？求生而丧生，可谓愚也矣。故《太清法》云：金禀中宫阴己之气，性本刚，服之伤损肌肉。又《东观秘记》云：亡人以黄金塞九窍则尸不朽。此虽近于理[2]，然亦诲盗矣。曷若速化归虚之为愈也哉。

附方：治水银入耳，能蚀人脑。以金枕耳边自出也。

治水银入肉，令人筋挛。唯以金物熨之，水银当出蚀金，候金白色是也，频用取效。

〔1〕铅：原作“松”，据《本草纲目》改。

〔2〕理：原作“埋”，据《本草纲目》改。

银

银屑生永昌。陶弘景曰：银之所出处，亦与金同，但是生土中也。炼饵法亦似金。永昌属益州，今属宁州。苏颂曰：银在矿[1]中与铜相杂，土人采得，以铅再三煎炼方成，故为熟银。生银则生银矿中，状如硬锡。其金坑中所得，乃在土石中渗漏成条，若丝发状，土人谓之老翁须，极难得。方书用生银，必得此乃真。李时珍曰：闽、浙、荆、湖、饶、信、广、滇、贵州诸、交趾诸处，山中皆产银，有矿中炼出者，有沙土中炼出者。其生银，俗称银笋、银牙者也，亦曰出山银。独孤滔《丹房镜源》所谓"铅坑中出褐色石，形如笋，打破即白，名曰自然牙，曰自然铅，亦曰生铅，此有变化之道，不堪服食"者是也。《管子》云：上有铅，下有银。《地镜图》云：山有葱，下有银。银之气，入夜正白，流散在地，其精变为白雄鸡。《宝藏论》云：银有十七种，又外国四种。天生牙生银坑内石缝中，状如乱丝，色红者上，入火紫白如草根者次之。衔黑石者最奇，生乐平、鄱阳产铅之山，一名龙牙，一名龙须，是正生银，无毒，为至药根本也。生银生石矿中，成片块、大小不定，状如硬锡。母砂银生五溪丹砂穴中，色理红光。黑铅银得子母之气。此四种为真银。有水银银、草砂银、曾青银、石绿银、雄黄银、雌黄银、硫黄银[2]、胆矾银、灵草银，皆是以药制成者。丹阳银、铜银、铁银、白锡银，皆以药点化者，十三种皆假银也。外国四种：新罗银、波斯银、林邑银、云南银，并精好。

银屑 味辛，平，有毒。主安五脏，定心神，止惊悸，除邪气，久服轻身长年。定志，去惊痫，小儿癫疾狂走。破冷除风。

银薄 坚骨，镇心明目，去风热癫痫，入丸、散用。

生银 味辛，寒，无毒。治热狂惊悸，发痫恍惚，夜卧不安谵语，邪气鬼祟，服之明目镇心，安神定志。小儿诸热丹毒，并以水磨服之，功胜紫雪。

赤铜

李时珍曰：铜有赤铜、白铜、青铜。赤铜出川、广、云、贵诸处山中，土人穴山采矿炼取之。白铜出云南，青铜出南番。惟赤铜为用最多，且可入药。人以炉甘石炼[3]为黄铜，其色如金；砒石炼为白铜，杂锡炼为响铜。《山海经》言出铜之山有四百六十七，今则不知其几也。《宝藏论》云：赤金一十种，丹阳铜、武昌白慢铜、一生铜、生银铜，皆不出陶冶而生者，无毒，宜作鼎器；波斯青铜可为镜；新罗铜可作钟；石绿、石青、白青等铜，并是药制成。铁铜以苦胆水浸至生赤，煤熬炼成而黑坚。锡坑铜大软可点化。自然铜见本条。《鹤顶新书》云：铜与金银同一根源也，得紫阳之气而生绿，绿二百年而生石，铜始生于中，其气禀阳，故质刚戾。《管子》云：上有陵石，下有赤铜。《地镜图》云：山有磁石，下有金若铜。草茎黄秀，下有铜器。铜器之精，为马为僮。《抱朴子》云：铜有牝牡。在火中尚赤时，令童男、童女以水灌之，铜自分为两段，凸起者牡也，凹下者牝也。以牝为雌剑，牡为雄剑，带之入江湖，则蛟龙水神皆畏避也。

赤铜屑 味苦，平，微毒。贼风反折，熬使极热，投酒中，服五合，日三。或以五斤烧赤，纳二斗酒中百遍，如上服之。又治腋臭，以醋和如麦饭，袋盛，先刺腋下脉去血，封之，神效。明目，治风眼，接骨焊齿，疗女人血气及心痛。同五倍子能染须发。《朝野佥载》云：定州崔务坠马折足，医者取铜末和酒服之，遂瘥，及亡后十

[1] 矿：原作"铫"，据《证类本草》改。
[2] 硫黄银：原缺，据《本草纲目》补入，与下文"十三种"合。
[3] 炼：原误作"铜"，据《本草纲目》改。

年改葬，视其胫骨折处，犹有铜锲束之也。

铅

出蜀郡平泽，今有银坑处皆有之，烧矿而取。李时珍曰：铅生山穴石间，人挟油灯，入至数里，随矿脉上下曲折斫取之。其气毒人，若连月不出，则皮肤痿黄，腹胀不能食，多致疾而死。《地镜图》云：草青茎赤，其下多铅，铅锡之精为老妇。《宝藏论》云：铅有数种：波斯铅，坚白为天下第一。草节铅，出犍为，银之精也。衔银铅，银坑中之铅也，内含五色，并妙。上饶乐平铅，次于波斯、草节。负版铅，铁苗也，不可用。倭铅，可勾金。《土宿真君本草》云：铅乃五金之祖，故有五金狴犴、追魂使者之称，言其能伏五金而死八石也。雌黄乃金之苗，而中有铅象，是黄金之祖矣。银坑有铅，是白金之祖矣。信铅杂铜，是赤金之祖矣。与锡同气，是青金之祖矣。朱砂伏于铅而死于硫，硫恋于铅而伏于硇，铁恋于磁而死于铅，雄恋于铅而死于五加[1]。故金公变化最多，一变而成胡粉，再变而成黄丹，三变而成密陀僧，四变而为白霜。《雷氏炮炙论》云：令铅住火，须仗修天；如要形坚，岂忘紫背。注云：修天，补天石也。紫背，天葵也。

铅，味甘，寒，无毒。主镇心安神，治伤寒毒气，反胃呕哕，蛇蜴所咬，炙熨之。疗瘿瘤，鬼气疰忤。锉为末，和青木香，敷疮肿恶毒。消瘰疬痈肿，明目固牙，乌须发，治实女，杀虫坠痰，治噎膈消渴风痫，解金石药毒。

黑锡灰 主积聚，杀虫，同槟榔末等分，五更米饮服。李时珍曰：铅禀北方癸水之气，阴极之精，其体重实，其性濡滑，其色黑，内通于肾，故《局方》黑锡丹，《宣明》补真丹皆用之。得汞交感，即能治一切阴阳混淆，上盛下虚，气升不降，发为呕吐眩运，噎膈反胃，危笃诸疾。所谓镇坠之剂，有反正之功。但性带阴毒，不可多服，恐伤人心胃耳。铅性又能入肉，故女子以铅珠纴耳，即自穿孔；实女无窍者，以铅作铤，逐日纴之，久则自开，此皆昔人所未知者也。铅变化为胡粉、黄丹、密陀僧、铅白霜，其功皆与铅同。但胡粉入气分，黄丹入血分，密陀僧镇坠下行，铅白霜专治上焦胸膈，此为异耳。方士又铸为梳，梳须发令光黑，或用药煮之，尤佳。

附方：取轻粉毒。出山黑铅五斤，打壶一把，盛烧酒十五斤，纳土茯苓半斤，乳香三钱，封固，重汤煮一日夜，埋土中，出火毒。每日早晚任性饮数杯，后用瓦盆接小便，自有粉出为验。服至筋骨不痛，乃止。

铅丹

即今熬铅所作黄丹也。炒铅丹法：用铅一斤，土硫黄十两，硝石一两。熔铅成汁，下醋点之，滚沸时下硫一块。少顷下消少许。沸定，再点醋，依前下少许消、黄，待为末，则能成其丹矣。

铅丹，味辛，微寒，无毒。治吐逆反胃，惊痫癫疾，除热下气，炼化还成九光。久服通神明。止小便，除毒热。

锡

李时珍曰：锡出云南、衡州。许慎《说文》云：锡者，银铅之间也。《土宿本草》云：锡受太阴之气而生，二百年不动成砒，砒二百年而锡始生。锡禀阴气，故其质柔。二百年不动，遇太阳之气乃成银。今人置酒于新锡器内，浸渍日久或杀人者，以砒能化锡，岁月尚近，便被采取，其中蕴毒故也。又曰：砒乃锡根。银色而铅质，五金之中独锡易制，失其药则为五金之贼，得其药则为五

[1] 加：原作“知”，据刘衡如考改。

金之媒。《星槎胜览》言：满剌加国，于山溪中淘沙取锡，不假煎炼成块，名曰斗锡也。

锡，味甘，寒，微毒。治恶毒风疮。李时珍曰：洪迈《夷坚志》云，汝人多病瘿。地饶风沙，沙入井中，饮其水则生瘿。故金房间人家，以锡为井阑，皆夹锡钱镇之，或沉锡井中，乃免此患。

古镜

镜者景也，有光景也。鉴者监也，监于前也。《轩辕内传》言：帝会王母，铸镜十二，随日用之。此镜之始也。或云始于尧臣尹寿。

古镜，味辛，无毒。治惊痫邪气，小儿诸恶，煮汁和诸药煮服。文字弥古者佳。辟一切邪魅，女人鬼交，飞尸蛊毒，催生，及治暴心痛，并火烧淬酒服。百虫入耳鼻中，将镜就敲之，即出。小儿疝气肿硬，煮汁服之。李时珍曰：镜乃金水之精，内明外暗。古镜如古剑，若有神明，故能辟邪魅忤恶。凡人家宜悬大镜，可辟邪魅。《刘根传》云：人思形状，可以长生，用九寸明镜照面，熟视令自识己身形，久则身神不散，疾患不入。葛洪《抱朴子》云：万物之老者，其精悉能托人形惑人，惟不能易镜中真形。故道士入山，以明镜径九寸以上者背之，则邪魅不敢近，自见其形，必反却走。转镜对之，视[1]有踵者山神，无踵者老魅也。群书所载，古镜灵异，往往可证，谩摄于下方：《龙江录》云，汉宣帝有宝镜，如八铢钱，能见妖魅，帝常佩之。《异闻记》云：隋时王度有一镜，岁疫令持镜诣[2]里中，有疾者照之即愈。《樵牧闲谈》云：孟昶时张敌得一古镜，径尺余，光照寝室如烛，举家无疾，号无疾镜。《西京杂记》云：汉高祖得始皇方镜，广四尺，高五尺，表里有明，照之则影倒见；以手捧心，可见肠胃五脏；人疾病照之，则知病之所在；女子有邪心，则胆张心动。《酉阳杂俎》云：无劳县舞溪石窟有大镜，径丈，照人五脏，云是始皇照骨镜。叶法善有一铁镜，照物如水。人有疾病，照见脏腑。《宋史》云：秦宁县耕夫得镜，厚三寸，径尺二，照见水底，与日争辉。病热者照之，心骨生寒。《云仙录》云：京师王氏有镜六鼻，常有云煙，照之则左右前三方事皆见。黄巢将至，照之，兵甲如在目前。《笔谈》云：吴僧一镜，照之知未来吉凶出处。又有火镜取火，水镜取水，皆镜之异者也。

诸铜器

诸铜器，有毒。治霍乱转筋，肾堂及脐下疰痛，并炙器隔衣熨其脐腹肾堂。古铜器畜之，辟邪祟。李时珍曰：铜器盛饮食茶酒，经夜有毒。煎汤饮，损人声。赵希鹄《洞天录》云：山精水魅多历年代，故能为邪祟。三代钟鼎彝器，历年又过之，所以能辟祟也。陈藏器曰：铜器上汗有毒，令人发恶疮内疽。

铁

今江南、西蜀有炉冶处皆有之。初炼去矿，用以铸泻器物者，为生铁。再三销拍，可以作鍱者，为镭铁，亦谓之熟铁。以生柔相杂和，用以作刀剑锋刃者，为钢铁。锻家烧铁赤沸，砧上打下细皮屑者，为铁落。锻灶中飞出如尘，紫色而轻虚[3]，可以莹磨铜器者，为铁精。作针家磨鑢细末

---

〔1〕视：原作“神”，据《本草纲目》改。

〔2〕诣：原作“诸”，据刘衡如考改。

〔3〕轻虚：此下原有“可轻虚”三字，显系衍文，据《本草纲目》删。

者，谓之针砂。取诸铁于器中水浸之，经久色青沫出可以染皂者，为铁浆。以铁拍作片段，置醋糟中，积久衣生刮取者，为铁华粉。入火飞炼者，为铁粉。又马衔、秤锤、车辖及锯、杵、刀、斧，并俗用有效。李时珍曰：铁皆取矿土炒成。秦、晋、淮、楚、湖南、闽、广诸山中皆产铁，以广铁为良。甘肃土锭铁，色黑性坚，宜作刀剑。西番出宾铁尤胜。《宝藏论》云：铁有五种，荊铁出当阳，色紫而坚利；上饶铁次之；宾铁出波斯国，坚利可切金玉；太原、蜀山之铁顽滞；刚铁生西南瘴海中山石上，状如紫石英，水火不能坏，穿珠切玉如土也。《土宿本草》云：铁受太阳之气。始生之初，卤石产焉。一百五十年而成磁石，二百年孕而成铁，又二百年不经采炼而成铜，铜复化为白金，白金化为黄金，是铁与金银铜一根源也。今取磁石碎之，内有铁片，可验矣。铁禀太阳之气，而阴气不交，故燥而不洁，性与锡相得。《管子》云；上有赭，下有铁。

铁，此柔铁也，即熟铁。味辛，平，有毒。主坚肌耐痛。

劳铁　疗贼风，烧赤投酒中饮。

生铁　味辛，微寒，微毒。治下部及脱肛。镇心安五脏，治痫疾，黑鬓发及恶疮癣疥，蜘蛛咬，蒜磨，生油调傅。散瘀血，消丹毒。李时珍曰：铁于五金，色黑配水，而其性则制木，故痫疾宜之。《素问》治阳气太盛，病狂善怒者，用生铁落，正取伐木之义。

诸铁器

铁杵　妇人横产，胞衣不下，烧赤淬酒饮，自顺。

铁秤锤　味辛，温，无毒。治贼风。止产后血瘕腹痛，及喉痹热塞，烧赤淬酒，热饮。治男子疝痛，女子心腹妊娠胀满，漏胎，卒下血。

铁斧　妇人产难横逆，胞衣不出，烧赤淬酒服。亦治产后血瘕，腰腹痛。李时珍曰：古人转女为男法，怀妊三月，名曰始胎，血脉未流，象形而变，是时宜服药，用斧置床底，系刃向下，勿令本妇知。恐不信，以鸡试之，则一窠皆雄也。盖胎化之法，亦理之自然。故食牡鸡，取阳精之全于天产者；佩雄黄，取阳精之全于地产者；操弓矢，藉斧斤，取刚物之见于人事者。气类潜感，造化密移，物理所必有。故妊妇见神像异物，多生鬼怪，即其征矣。象牙、犀角，纹逐象生；山药、鸡冠，形随人变。以鸡卵告灶而抱雏，以苕帚扫猫而成孕。物且有感，况于人乎？

铁刀　治蛇咬毒入腹，取两刀于水中相摩，饮其汁。百虫入耳，以两刀于耳门上摩敲作声，自出。磨刀水，服，利小便。涂脱肛痔核，产肠不上，耳中卒痛。

铁锯　治误吞竹木入咽，烧故锯令赤，渍酒热饮。

布针　治妇人横产，取二七枚烧赤淬酒七遍，服。

铁锁　治齆鼻不闻香臭，磨石上取末，和猪脂绵裹塞之，经日肉出，瘥。

钥匙　治妇人血噤失音冲恶，以生姜、醋、小便同煎服。弱房人亦可煎服。

铁钉　治酒醉齿漏出血不止，烧赤注孔中即止。有犯罪者，遇恩赦免，取枷上铁及钉等收之。后入官带之，得除免。

马衔　即马勒口铁也。治小儿痫，妇人难产，临时持之，并煮汁服一盏。治马喉痹，肿连颊，吐血气数，煎水服之。

马镫　治田野磷火，人血所化，或出或没，来逼夺人精气，但以马镫相戛作声即灭。故张华云：金叶一振，游光敛口。

姚可成曰：金银得天地英华之气以生，禀西方刚劲之气以成，支居申酉，于属庚辛，百炼不耗，愈煅愈精。固为镇国之宝，传世之珍。今封饶者饰为碗碟杯斝，豪青者冶为锅釜瓶罂。既可以置饮食，经久而不败，又颇有试验良毒之奇勋，故金银于饮食不无裨补，特附其类于简末云云。

玉石部二十三种

玉

生蓝田山谷。《别宝经》云：凡石韫玉，但将石映灯看之，内有红光，明如初出日，便知有玉也。苏颂曰：晋鸿胪卿张匡邺使于阗，作《行程记略》云，采玉之地曰玉河，在于阗城外，源出昆仑，西流一千三百里，至于阗界牛头山，乃疏为三河：一曰白玉河，二曰绿玉河，三曰乌玉河。其源虽一，而其玉随地而变。每岁五、六月大水暴涨，则玉随流而至，夷人因以取得之。李时珍曰：按，《太平御览》云，交州出白玉，夫余出赤玉，挹娄出青玉，大秦出菜玉，西蜀出黑玉。蓝田出美玉，色如蓝，故曰蓝田。《淮南子》云：钟山之玉，炊以炉炭，三日三夜，而色泽不变，得天地之精也。观此诸说，则产玉之处亦多矣，而今不出者，地方恐为害也，故独以于阗玉为贵焉。古礼玄珪苍璧，黄琮赤璋，白琥玄璜，以象天地四时而立名尔。《礼记》云：石蕴玉则气如白虹，精神见于山川也。《博物志》云：山有谷者生玉。《尸子》云：水圆折者有珠，方折者有玉。《地镜图》云：二月山中草木生光下垂者有玉，玉之精如美女。《玉书》云：玉有山玄文、水苍文。生于山而木润，产于水而流芳，藏于璞而文采露于外。观此诸说，则玉有山产、水产二种。中国之玉多在山，于阗之玉则在河也。其石似玉者，珷玞、琨、珉、璁、瓔也。北方有罐子玉，雪白有气眼，乃药烧成者，不可不辨，然皆无温润。稗官载火玉色赤，可烹鼎；暖玉可辟寒气；寒玉可辟酷暑；香玉闻之有香；软玉性则质柔；观日玉，洞见日中宫阙，此皆稀世之至宝也。

玉屑　味甘，平，无毒。除胃中热，喘息烦满，止渴。屑如麻豆服之，久服轻身长年。润心肺，助声喉，滋毛发。滋养五脏，止烦躁，宜共金、银、麦门冬等同煎服，有益。饵玉当以消作水印为佳，已成器物者不堪用。

玉泉　玉之泉液也。以仙室玉池中者为上，一名玉液。今仙经三十六水法中，化玉为玉浆，称为玉泉，服之长年不老，然功劣于自然泉液也。味甘，平，无毒。治五脏百病，柔筋强骨，安魂魄，长肌肉，益气，利血脉，久服耐寒暑，不饥渴，不老神仙。人临死服五斤，三年色不变。疗妇人带下十二病，除气癃，明耳目，久服轻身长年，治血块。《天宝遗事》：杨贵妃含玉咽津以解肺渴。王莽遗孔休玉曰：君面有疵，美玉可以灭瘢。后魏李预得餐玉之法，乃采访蓝田，掘得若环璧杂器形者，大小百余枚，捶作屑，日食之，经年云有效验，而好酒损志。及疾笃，谓妻子曰：服玉当屏居山林[1]，排弃嗜欲，而吾酒色不绝，自致于死，非药之过也。尸体必当有异于人，勿使速殡，令后人知餐服之功。时七月中旬，长安毒热，停尸四日，而体色不变，口无秽气。张华云：服玉用蓝田榖玉白色者，平常服之，则应神仙。有人临死服五斤，死经三年，其色不变。古来发冢

〔1〕林：原作“休”，据《本草纲目》改。

见尸如生者，其身腹内外，无不大有金玉。汉制，王公皆用珠襦玉匣，是使不朽故也。炼服之法，水屑随宜。虽曰性平，而服玉者亦多发热，如寒食散状。金玉既天地重宝，不比余石，若未深解节度，勿轻用之。《抱朴子》云：服金者，寿如金；服玉者，寿如玉。但其道迟成，须服一二百斤，乃可知也。玉可以乌米酒及地榆酒化之为水。亦可以葱浆消之为粭，亦可饵以为丸，亦可以烧为粉。服之一年以上，水火不沾，水火不灼，刃之不伤，百毒不死。不可用已成之器，伤人无益，得璞玉乃可用也。赤松子以玄虫血渍玉为水服之，故能乘烟霞上下。玉屑与水服之，俱令人不死。所以不及金者，令人数数发热，似寒食散状也。若服玉屑，宜十日一服雄黄、丹砂各一刀圭，散发洗沐冷水，迎风而行，则不发热也。董君异常以玉醴与盲人服，旬日而目愈也。李时珍曰：汉武帝取金茎露和玉屑服，云可长生，即此物也。但玉亦未必能使生者不死，唯使死者不朽尔。养尸招盗，曷若速朽归虚之为愈哉。

白玉髓

生蓝田玉石间。此即玉膏也，别本以为玉泉者是矣。《山海经》云：密山上多丹木，丹水出焉，西流注于稷泽。其中多白玉，是有玉膏。其源沸沸汤汤，黄帝是食是飨。是生玄玉，玉膏所出，以灌丹木。黄帝乃取密山之玉，榮而投之钟山之阳，瑾瑜之玉为良，坚栗精密，泽而有光，五色发作，以和柔刚。天地鬼神，是食是飨。君子服之，以御不祥。谨按密山亦近于阗之间。是食者，服食也。是飨者，祭祀也。服之者，佩服也。玉膏，即玉髓也。《河图玉版》云：少室之山，有白玉膏，服之成仙。《十洲记》云：瀛洲有玉膏如酒，名曰玉醴，饮数升辄醉，令人长生。《抱朴子》云：生玉之山，有玉膏流出，鲜明如水精，以无心草末和之。须臾成水，服之一升[1]长生。皆指此也。陈藏器曰：金玉石间水饮之，亦长生润泽。

白玉髓，味甘，平，无毒。治妇人无子，不老延年。

青玉

生蓝田。张华言合玉浆用穀玉，正缥白色，不夹石。大者如升，小者如鸡子，取于穴中者，非今作器物玉也。出裴乡县旧穴中。黄初时，诏征南将军夏侯尚求之。李时珍曰：按，《格古论》云，古玉以青玉为上，其色淡青，而带黄色。绿玉深绿色者佳，淡者次之。菜玉非青非绿，如菜色，此玉之最低者。

青玉，味甘平[2]，无毒。主妇人无子，轻身不老长年。

璧玉　味甘，无毒。主明目益气，使人多精生子。李时珍曰：璧，瑞玉圜也。此玉可为璧，故曰璧玉。璧外圆象天，内方象地。《尔雅》云：璧大六寸谓之瑄，肉倍好谓之璧，好倍肉谓之瑗。

玉英　味甘，主风瘙皮肤痒。生山窍中，明白可作镜，一名石镜，十二月采。

合玉石　味甘，无毒。主益气，疗消渴，轻身辟谷。生常山中丘，如彘肪[3]。李时珍曰：此即碾玉砂也，玉须此石碾之乃光。

---

〔1〕升：原作“水”，据《本草纲目》改。
〔2〕甘平：原作“平平”，据《本草纲目》改。
〔3〕肪：原作“肋”，据《证类本草》改。

青琅玕

生蜀郡平泽。亦是昆仑山上树名，又《九真经》中大丹名。陈藏器曰：青琅玕生大海底，高尺余，如树，有根茎，茎上有孔，如物点之。渔人以网罾得之，初从水出微红，后渐青。《总龟》云：生南海石崖间，状如笋，质似玉。《玉册》云：生南海石崖内，自然感阴阳之气而成，似珠而赤。《列子》云：蓬莱之山，琅玕之树丛生。据诸说，则琅玕生于西北山中及海山崖间。其云生于海底网取者，是珊瑚，非琅玕也。在山为琅玕，在水为珊瑚，珊瑚亦有碧色者。今回回地方出一种青珠，与碧靛相似，恐是琅玕所作者也。《山海经》云：开明山北有珠树。《淮南子》云：曾城九重，有珠树在其西。珠树即琅玕也。

青琅玕，味辛，平，无毒。治身痒，火疮痈疡，疥瘙死肌。白秃，浸淫在皮肤中，煮炼服之。又主石淋，破血，产后恶血不止。水磨服之，或煮服之，即止。亦可火烧投酒中服。

云母

生太山山谷、齐山、庐山及琅琊北定山石间。云华五色具，云英色多青[1]，云珠色多赤，云液色多白，云砂色青黄，磷石色正白。陶弘景曰：按仙经云母有八种，向日视之，色青白多黑者名云母，色黄白多青者名云英，色青白多赤者名云珠，如沐露乍黄乍白者名云砂，黄白皛皛者名云液，皎然纯白明澈者名磷石，此六种并好服，各有时月。其黯黯纯黑，有文斑斑如铁者名云胆，色杂黑而强肥者名地涿，此二种并不可服。炼之有法，宜精细，不尔[2]，入腹大害人。今江东惟用庐山者为胜，青州者亦好，以沙土养之，岁月生长。 苏颂曰：今兖州云梦山及江州、淳州、杭越间亦有之，生土石间。作片成层可析，明滑光白者为上，其片有绝大而莹洁者。今人以饰灯笼，亦古扇屏之遗意也。服食大抵以白泽者为贵。《抱朴子》云：云母有五种，而人不能别，当举以向日视之，阴地不见杂色也。五色并具而多青者名云英，宜春服之；五色并具而多赤者名云珠，宜夏服之；五色并具而多白者名云液，宜秋服之；五色并具而多黑者名云母，宜冬服之；但有青黄二色者名云砂，宜季夏服之；皛皛纯白者名磷石，四时可服也。古方服五云甚多，然修炼节度，恐非文字可详，不可轻饵也。服五云之法：或以桂葱水玉化之为水，或以露于铁器中，以原水熬之为水；或以消石合于筒中埋之为水；或以蜜溲为酪；或以秋露渍之百日，韦囊挻[3]以为粉；或以无颠草樗血合饵之。服至一年百病除，三年返老还童，五年役使鬼神。胡演曰：炼云母粉法，八九月间取云母，以矾石拌匀，入瓦罐内封口，三伏时则自柔软，去矾，次日取百草头上露水渍之，百日，韦囊挻以为粉。 李时珍曰：道书言盐汤煮云母可为粉。又云：云母一斤，盐一斗渍之，铜器中蒸一日，臼中捣成粉。又云：云母一斤，白盐一升，同捣细，入重布袋挼之，沃令盐味尽，悬高处风吹，自然成粉。

云母，味甘，平，无毒。主身皮死肌，中风寒热，如在车船上，除邪气，安五脏，益子精，明目，久服轻身延年。下气坚肌，续绝补中，疗五劳七伤，虚损少气，止痢，久服悦泽不老，耐寒暑，志高神仙。唐慎微曰：《明皇杂录》云，开元中，名医纪朋，观人颜色谈笑，知病浅深，不待诊脉。帝召入掖庭，看一宫人，每日昃则笑歌啼号若狂疾，而足不能履地。朋视之曰：此必因食饱而大促力，顿仆于地而然。乃

---

〔1〕多青：原缺，据《证类本草》补。

〔2〕尔：原作“石”，据《证类本草》改。

〔3〕挻：原作“挺”，据刘衡如考证改。

饮云母汤，熟寐而失所苦。问之，乃言太华公主载诞，某当主讴，惧声不能清长，因吃豚蹄羹，饱而歌大曲，唱罢觉胸中甚热，戏于砌台，因坠下，久而方苏，遂病此也。又《经效方》云：青城山丈人观主康道丰，治百病云母粉方，用云母一斤，拆开揉入大瓶内筑实，上浇水银一两封固，以十斤顶火煅赤取出，却拌香葱、紫连翘草二件，合捣如泥，后以夹绢袋盛，于大水盆内摇取粉，余滓未尽，再添草药重捣取粉。以木盘一面，于灰上印一浅坑，铺纸倾粉在内，候干焙之，以面糊丸梧子大。遇有病者，服之无不效。知成都府辛谏议，曾患大风，众医不愈，道丰进此，服之神验。抱朴子曰：他物埋之即朽，着火即焦；而五云入猛火中经时不焦，埋之不腐。故服之者长生，入水不濡，入火不烧，践棘不伤。李时珍曰：昔人言云母壅尸，亡人不朽。盗发冯贵人冢，形貌如生，因共淫之；发晋幽公冢，百尸纵横及衣服皆如生人，中并有云母壅之故也。

附方：服食云母，用上白云母二十斤薄擘，以露水八斗作汤，分半淘洗二次。又作二斗作汤，纳芒硝十斤，木器中渍二十日，取出绢袋盛，悬屋上，勿见风日，令燥。以鹿皮为囊揉之，从旦至午，筛滓复揉，得好粉五斗，余者弃之。以粉[1]一斗纳崖蜜二斤，搅糊，入竹筒中，薄削封口漆固，埋北垣南崖下，入地六尺，覆土。春夏四十日、秋冬三十日出之，当成水。若洞洞不消，更埋三十日。此水能治万病，及劳气风疼。每以温水一合和服之，日三服。十日小便当变黄，二十日腹中寒澼消，三十日龋齿更生，四十日不畏风寒，五十日诸病皆愈，颜色日少，长生神仙。

珊瑚

生南海，又从波斯国及师子国来。今广州亦有，云生海底作枝柯状，明润如红玉，中多有孔，亦有无孔者，枝柯多者更难得。取珊瑚，先作铁网沉水底，珊瑚贯中而生，岁高二三尺，有枝无叶，因绞网出之，皆摧折在网中，故难得完好者。汉积翠池中，有珊瑚高一丈二三尺，本三柯，上有四百六十三条，云是南越王赵佗所献，夜有光景。晋石崇家有珊瑚高六七尺。寇宗奭曰：珊瑚有红油色者，细纵文可爱；有如铅丹色者，无纵文，为下品。波斯国海中有珊瑚洲，海人于舶上堕铁网水底取之，珊瑚所生磐石上，白如菌，一岁而黄，二岁变赤，枝干交错，高三四尺。人没水以铁发其根，系网舶上，绞而出之，失时不取则腐蠹。李时珍曰：珊瑚生海底，五七株成林，谓之珊瑚林。居水中直而软，见风日则曲而硬，变红色者为上，汉赵佗谓之火树是也。亦有黑色者，不佳，碧色者亦良。昔人谓碧者为青琅玕，俱可作珠。许慎《说文》云：珊瑚色赤，或生于海，或生于山。据此则生于海者为珊瑚，生于山者为琅玕，尤可征矣。

珊瑚，味甘，平，无毒。主去目中翳，消宿血。为末吹鼻，止鼻衄。明目镇心，止惊痫。点眼，去飞丝。陈藏器曰：珊瑚刺之汁流如血，以金投之为金浆，以玉投之玉髓，久服长生。

附方：治目翳未坚，不可乱药。宜以珊瑚研如粉，日少少点之，三日愈。

玛瑙

一名文石。陈藏曰：玛瑙生西国玉石间，亦美石之类，重宝也。寇宗奭曰：玛瑙非玉非石，自是一类。有红、白、黑三种，亦有文如缠丝者。西人以小者为玩好之物，大者碾为器。李时珍曰：

〔1〕粉：原作“水”，据《本草纲目》改。

玛瑙出西南诸国，云得自然灰即软，而可加磋琢也。曹昭《格古论》云：多出北地、南番、西番，非石非玉，坚而且脆，刀刮不动，其中有人物鸟兽形者最贵。顾荐《负暄录》云：玛瑙出产有南北，大者如斗，其质坚硬，碾造费工。南玛瑙产大食国等国，色正红无瑕，可作杯口斝。西北者色青黑，宁夏、瓜、沙、羌地砂碛中得者尤奇。有柏枝玛瑙，花如柏枝。有夹胎玛瑙，正视莹白，侧视则若凝血，一物二色也。截子玛瑙黑白相间。合子玛瑙黑中有一白线间之。锦红玛瑙其色如锦。缠丝玛瑙红白如丝。此皆贵品。浆水玛瑙有淡水花。酱斑玛瑙，有紫红花。皆价低。又紫云玛瑙出和州，土玛瑙出山东沂州，亦有红色云头、缠丝、胡桃花者。竹叶玛瑙出淮右，花如竹叶，并可作桌面、屏风。金陵雨花台小玛瑙，止可充玩耳。试玛瑙法：以砑木不热者为真。

玛瑙，味辛，寒，无毒。主目生障翳，为末日点。辟恶，熨目赤烂。

宝石

李时珍曰：宝石出西番。回鹘地方诸坑井内，云南、辽东亦有之。有红、绿、碧、紫数色：红者名剌子，碧者名靛子，翠者名马价珠，黄者名木难珠，紫者名蜡子。又有雅鹘石、猫睛石，形如猫眼，随时转换，又有石榴子、红扁豆等名色，皆其类也。《山海经》言骡山多玉，凄水出焉，西注于海，中多采石。采石，即宝石也。碧者，唐人谓之瑟瑟。红者，宋人谓之鞢鞨。今通呼为宝石，以镶首饰器物。大者如指头，小者如豆粒，皆碾成珠状。张勃《吴录》云：越巂、云南河中出碧珠，须祭而取之，有缥碧、绿碧。此即碧色宝石也。

宝石，主去翳明目，入点药中，治灰尘入目，以之拭拂即去。

玻璃

李时珍曰：玻璃出南番。有酒色、紫色、白色，莹澈与水晶相似，碾开有雨点花者为真。《梁四公子记》云：扶南人来卖碧玻璃镜，广一尺半，内外皎洁，向明视之，不见其质。

玻璃，味辛，寒，无毒。主惊悸心热，安心明目，去赤眼，熨热肿，摩翳障。

水晶

出信州、武昌。亦玻璃之属，有黑白二色，性坚而脆，刀刮不动，色澈如泉，清明而莹。

水晶，味辛，寒，无毒。主熨目，除热泪。亦入点目药。穿串吞咽中，推引诸哽物。

琉璃

一名火齐。《南州异物志》云：琉璃本质是石，以自然灰治之，可为器，石不得此则不可释。佛经所谓七宝者，琉璃、车渠、玛瑙、玻璃、真珠是也。李时珍曰：按，《魏略》云，大秦国出金银琉璃，有赤、白、黄、黑、青、绿、缥、绀、红、紫十种。此乃自然之物，泽润光采，逾于众玉。今俗所用，皆销冶石汁，以众药灌而为之，虚脆不贞。《格古论》云：石琉璃出高丽，刀刮不动，色白，厚半寸许，可点灯，明于牛角者。

琉璃，主身热目赤，以水浸冷熨之。

白石英

生华阴山谷及太山。大如指，长二三寸，六面如削，白澈有光，长五六寸者弥佳。其黄端白棱，名黄石英；赤端白棱，名赤石英；青端赤棱，名青石英；黑泽有光，名黑石英。仙经惟贵白泽无瑕者，其四色英，俱不复用。苏恭曰：白石英所在皆有，今泽州、虢州、洛州山中俱出。虢州者大，径三四寸，长五六寸。今通以泽州者为胜。李时珍曰：泽州有英鸡，食石英，性最补。见禽部。

白石英，味甘，微温，无毒。治消渴、阴痿不足，咳逆，胸隔间久寒，益气，除风湿痹，久服轻身长年。疗肺痿，下气，利小便，补五脏，通日月光，耐寒热。实大肠。治肺痈吐脓。

五色石英 治心腹邪气，女人心腹痛，镇心，胃中冷气，益毛发，悦颜色，治惊悸，安魂定魄，壮阳道，下乳汁。

附方：服石英法，白石英一斤，打成豆大，于砂盆中和粗砂，着水挼二三千下，洗净又挼，仍安柳箕中，入蒿叶少许，同水熟挼至光净，即以绵袋盛，悬门上。每日未梳前，以水或酒吞七粒，用饭二匙压下小腹。一切秽恶、白酒、牛肉、石家所忌者，皆不忌[1]。久则新石推出陈石，石常在小腹内温暖，则气息调和，筋络通利，腰臀坚强，百病自除。石若得力，一斤即止。若不得力，十斤亦须再服。此物光滑，既无浮碎，着人作疮，伤人肠胃，又无石气发作诸病也。

石煮猪肉法，白石英一两，袋盛，水三斗[2]，煮四升，猪肉一斤，同葱、椒、盐、豉煮，以汁作羹食。

石煮牛乳法，白石英五两，捣碎密绢盛，以牛乳三升，酒三升，同煎至四升，去石，以瓶收之。每食前暖服三合。治虚损劳瘦，皮燥阴痿，脚弱烦疼。

紫石英

生太山山谷，泷州、会稽山中亦多。其色淡紫，其质莹澈，大小不一，皆五棱，两头如箭镞，头如樗蒲者更佳。煮水饮之，暖而无毒，比之白石英，其力倍矣。

紫石英，味甘，温，无毒。主心腹咳逆邪气，补不足，女子风寒在子宫，绝孕十年无子。久服温中，轻身延年。疗上气心腹痛，寒热邪气结气，补心气不足，定惊悸，安魂魄，填下焦，止消渴，除胃中久寒，散痈肿，令人悦泽，善肺气，治惊痫。

丹砂

一名朱砂，生符陵山谷，即涪州，属四川。出广、临州者并佳，光明莹澈者最胜。如云母片者，谓之云母砂。如樗蒲子、紫石英者，谓之马齿砂，亦好。如大小豆及大块圆滑者，谓之豆砂。细末碎者，谓之末砂。此二种不可服食，但可画用。苏恭曰：丹砂有十数品，最上者为光明砂，云一颗别生一石龛内，大者如鸡卵，小者如枣栗，形似芙蓉，破之如云母，光明照彻，在龛中石台上生，得此者佩之以辟邪恶。其次或出石中，或出水内，形块大者如拇指，小者如杏仁，光明无杂，名马牙砂，又名无重砂，入药及画俱善，俗间亦少有之。其磨笼、新井、别井、水井、火井、芙蓉、石末、石堆、豆末等砂，形类颇相似。比之以上各种又为下矣。雷敩曰：砂凡百等，不可枚举。有妙硫砂，如拳许大，有十四面，面面如镜，若遇阴沉天雨，即镜上有红浆汁出。有梅柏砂，如梅子许大，夜有光生，照见一室。有白庭砂，如帝珠子许大，面上有小星见。有神座砂、金座砂、玉座砂，不经丹灶，服之而自延寿命。次有白金砂、澄水砂、阴成砂、辰锦砂、芙蓉砂、镜面砂、箭镞砂、曹末砂、土砂、金星砂、平面砂、神末砂等，难以一一细述也。苏颂曰：今出辰州、宜州、阶州，而辰州为最。生深山石崖间，土人采之，穴地数十丈[3]始见其苗，乃白石，谓之朱砂床。砂生石上，其大者如鸡卵，小者如石榴子，状若芙蓉、箭镞，连床者紫黯若铁色，而光明莹澈，碎之崭岩作墙壁，又似云母片可拆者，真辰砂也。宜砂亦颇相似，色亦甚赤，为用不及辰砂。盖出土石间，非白石床所生也。然近宜州邻地春州、融州皆有砂，故其水尽赤。每烟雾郁蒸之气，

---

〔1〕白酒……不忌：凡十二字，原脱，据《本草纲目》补。

〔2〕三斗：原作“三升”，据刘衡如考改。

〔3〕丈：《证类本草》作“尺”。

亦赤黄色，土人谓之朱砂气，尤能作瘴疠为人患也。寇宗奭曰：丹砂出蛮峒锦州界猎獠峒老鸦井，其井深广数十丈，先聚薪于井焚之。其青石壁迸裂处，即有小龛。龛中自有白石床，其石如玉，床上乃生砂，小者如箭镞，大者如芙蓉，光明可鉴。张果《丹砂要诀》云：丹砂者，万灵之主，居之南方。或赤龙以建号，或朱鸟以为名。上品生于辰、锦二州石穴，中品生于交、桂，下品生于衡、邵。名有数种，清浊体异，真伪不同。辰、锦上品砂，生白石床之上，十二枚为一座，色如未开莲花，光明耀目。亦有九枚为一座。七枚、五枚者次之。每座中有大者为主，四围小者为臣朝护环拱之。四面杂砂一二斗，中有芙蓉头成颗者，亦入上品。又有如马牙光明者，为上品；白光若云母，为中品。又有紫灵砂，圆长似笋而红紫，为上品；石片棱角生青光，为下品。交、桂所出，但是座上及打石得，形似芙蓉头面光明者，亦入上品；颗粒而通明者，为中品；片段不明澈者，为下品。衡、邵所出，虽是紫砂，得之砂石中者，亦下品也。有[1]溪砂，生溪州砂石之中；土砂，生土穴之中，土石相杂，故不入上品，不可服饵。唐李德裕《黄冶论》云：光明砂者，天地自然之宝，在石室之间，生灵床之上。如初生芙蓉，红芭未拆。细者环拱，大者处中，有辰居[2]之象，有君臣之位。光明外澈，采之者，寻石脉而求，此造化之所铸也。《土宿真君》曰：丹砂受青阳之气，始生矿石，二百年成丹砂而青女孕，又二百年而成铅，又二百年成银，又二百年复得太和之气，化而为金，故诸金皆不若丹砂金之为上也。修治丹砂法：以好砂研末，流水飞三次用。

丹砂，味甘，微寒，无毒。治身体五脏百病，养精神，安魂魄，益气明目，杀精魅邪恶鬼。通血脉，止烦渴，悦泽人面，镇心，主尸疰抽风。解胎毒痘毒，驱邪疟。久服通神明不老，轻身神仙。能化为汞。青霞子曰：丹砂外包八石，内含金精，禀气于甲，受气于丙，出胎见壬，结块成庚，增光归戊，阴阳升降，各本其原，自然不死。若以气衰血败，体竭骨枯，八石之功，稍能添益。若欲长生久视，保命安神，须饵丹砂。丹砂之灵，能重能轻，能暗能明。人擎一斛，力难升举；万斤遇火，轻速上腾。鬼神寻求，莫知所在。《抱朴子》曰：临沅县廖氏，世世寿考。后徙去，子孙多夭折。他人居其故宅，复多寿考。疑其井水赤，乃掘之，得古人埋丹砂数十斛也。故此水而得寿，况炼服者乎！夏子益《奇疾方》云：凡人自觉本形作两人，并行并卧，不辨真假者，离魂病也。用人参、辰砂、茯苓，浓煎日饮，真者气爽，假者自化。《类编》云：钱丕少卿夜多恶梦，通宵不寐，自虑非吉。遇邓州推官胡用之曰：昔常如此。有道士教戴辰砂如箭镞者，涉旬即验，四五年不复有梦。因解髻中绛囊遗之。即夕无梦，神魂安静。道书谓丹砂辟恶安魂，观此二事可征矣。

附方：服食丹砂。三皇真人炼丹方，丹砂一斤，研末重筛，以醇酒沃之如泥状。盛以铜盘，置高阁上，勿令妇人见。燥则复以酒沃令如泥，阴雨疾风则藏之。尽酒三斗，乃暴之，三百日当紫色。斋戒沐浴七日，静室饭丸麻子大，常以平旦向日吞三丸。一月三虫出，半年诸病瘥，一年须发黑，三年神人至。

预解痘毒。初发时或未出时，以朱砂末半钱，蜜水调服。多者可少，少者可无，重者可轻也。

辟禳瘟疫。丹砂一两研细，蜜丸麻子大，常以太岁日平旦。太岁日，如甲子年，不拘何月，凡遇甲子日是也。一家大小，勿食诸物，向东各吞三七丸，勿令近齿，永无瘟疫。

---

〔1〕有：原作“百”，据《本草纲目》改。
〔2〕居：原作“君”，据《本草纲目》改。

治产后舌出不收。丹砂傅之，暗掷盆盎作堕地声惊之，即自收也。

治子死腹中不出。朱砂一两，水煮数沸，为末。酒服。

治产后癫狂。丹砂二钱，研细飞过，乳汁调，分四服，无灰酒下。

灵砂

《丹药秘诀》云：升灵砂法，用新锅安逍遥炉上，蜜揩锅底，文火下烧，入硫黄二两熔化，投水银半斤，以铁匙急搅，作青砂头。如有焰起，喷醋解之。待汞不见星，取出细研，盛入水火鼎内，盐泥固济，下以自然火升之，干水十二盏为度，取出如束针纹者，成矣。《庚辛玉册》云：灵砂者，至神之物也。硫汞制而成形，谓之丹基。夺天地造化之功，窃阴阳不测之妙。可以变化五行，炼成九转。其未升鼎者，谓之青金丹头；已升鼎者，乃曰灵砂。灵砂有三：以一伏时周天火而成者，谓之金鼎灵砂；以九度抽添用周天火而成者，谓之九转灵砂；以地数三十日炒炼而成者，谓之老火灵砂。并宜桑灰淋醋煮伏过用，乃良。

灵砂，味甘，温，无毒。治五脏百病，善神安魂魄，益气明目，通血脉，止烦满，益精神，杀精魅恶鬼气。久服通神明不老，轻身神仙，令人心灵。主上盛下虚，痰涎壅盛，头旋吐逆，霍乱反胃，心腹冷痛，升降阴阳，既济水火，调和五脏，辅助元气。研末，糯糊为丸，枣汤服，最能镇坠，神丹也。《茅亭客话》载，以灵砂饵猢狲、鹦鹉、鼠、犬等，变其心，辄会人言。丹之为通灵者，故曰灵砂。

附方：养正丹，又名交泰丹，乃宝林真人谷伯阳方也。却邪辅正，助阳接真。治元气亏虚，阴邪交荡，上盛下虚，气不升降，呼吸不足，头旋气短，心怯惊悸，虚烦狂言，盗汗，腹痛腰痛，反胃吐食，霍乱转筋，咳逆。又治中风涎潮，不省人事，阳气欲脱，四肢厥冷。伤寒阴盛自汗，唇青脉沉。妇人产后月候不匀，带下腹痛。用黑盏一只，入黑铅熔汁，次下水银，次下朱砂，炒不见星，少顷乃下硫黄末，急搅。有焰，酒醋解之。取出研末，糯粉煮糊丸绿豆大。每服二十丸，盐汤下。四味皆等分。此药升降阴阳，既济心肾，神效不可具述。

雄黄

生武都山谷、敦煌山之阳。纯而无杂，其赤如鸡冠，光明烨烨者佳。其但纯黄似雌黄色无光者，不任作仙药，但可合理病药耳。

雄黄，味苦，寒，有毒。治寒热，鼠瘘恶疮，疽痔死肌，杀精物恶鬼邪气百虫毒，胜五兵。炼食之，轻身神仙。得铜可作金。人佩之，鬼神不敢近。入山林，虎狼伏，涉川水，毒物不敢伤。

附方：治卒中邪魔。雄黄末吹鼻中。

治鬼击成卒病，血漏腹中，烦满欲绝。雄黄粉酒服一刀圭，日三服，化血为水也。

辟禳魇魅。以雄黄带头上，终身不魇。

石膏

生齐山山谷及齐卢山、鲁蒙山。今出钱塘县，皆在地中，雨后时时自出，取之如棋子，白澈最佳。李时珍曰：石膏有软硬二种。软石膏，大块生于石中，作层如压扁米糕形，每层厚数寸。有红白二色，红者不可服，白者洁净，细文短密如束针，正如凝成白蜡状，松软易碎，烧之即白烂如粉。其中明洁，色带微青，而长细如白丝者，名理石也。与软石膏乃一物二种，碎之则形色如一，不可辨矣。硬石膏，作块而生，直理起棱，如马齿坚白，击之段段横解，光亮如云母、白石英，有墙壁，烧之亦易敢，仍硬不作粉。其似硬石膏成块，击之块块方解，墙壁光明者，名方解石也，烧之则姹散亦不烂。与硬石膏乃一类二种，碎之则形色如一，不可辨矣。大抵四种性气皆寒，俱能去大热结气，但石膏又能解肌发汗为异尔。令人又以石膏收豆腐，乃昔人所不知。

石膏，味辛，微寒，无毒。治中风寒热，心下逆气惊喘，口干舌焦，不能息，腹中坚痛，除邪鬼，产乳金疮。除时气头痛身热，三焦大热，皮肤热，肠胃中结气，解肌发汗，止消渴烦逆腹胀，暴气喘咽热。治伤寒头痛如裂，壮热皮如久燥。和葱煎茶，去头痛。下乳，揩齿益齿。除胃热肺热，散阴邪，缓脾益气。止阳明经头痛，发热恶寒，日晡潮热，大渴引欲，中暑潮热，牙痛。

理石 即石膏中之长文细直如丝而明洁色带微青者。味甘寒，无毒。治身热，利胃解烦，益精明目，破积聚，去三虫。除营卫中去来大热结热，解烦毒，止消渴，及中风痿痹。渍酒服，疗癖，令人肥悦。

长石 状似石膏而块不扁，性坚硬洁白，有粗理，起齿棱，击之则片片横碎。光莹如云母、白石英，亦有墙壁似方解石，但不作方块尔。烧之亦然，但烢声为异尔。味辛、苦，寒，无毒。治身热，胃中结气。

方解石 与长石[1]相似，皆光洁如白石英，但以敲之断截片段者为长石，块块方棱者为方解石，盖一类二种，亦可通用。味辛，大寒，无毒。治胸中留热结气。

石钟乳

生少室山谷及太山阴处岸下，溜汁[2]所成，如乳汁，黄白色，空中相通，二月、三月采，阴干。陶弘景曰：第一出始兴，而江陵及东境名山石洞亦皆有。惟通中轻薄如鹅翎管，碎之如爪甲，中无雁齿，光明者为善。凡乳生于深洞幽穴，皆龙蛇潜伏，或龙蛇毒气，或洞口阴阳不均，或通风气，雁齿涩，或黄或赤，乳无润泽，或煎炼火色不调，一煎已后不易水[3]，则生火毒，服即令发淋。又乳有三种：石乳者，其山洞纯石，以石津相滋，阴阳交媾，蝉翼纹成，其性温；竹乳者，其山洞遍生小竹，以津相滋，乳如竹状，其性平；茅山之乳者，其山有土石相杂，遍生茅草，以茅津相滋为乳，乳色稍黑而滑滑，其性寒微。一种之中，有上中下色，皆以光泽为好。李时珍曰：按，范成大《桂海志》云，桂林接宜、融山洞穴中，钟乳甚多。仰视石脉涌起处，即有乳床，白如玉雪，石液融结成者。乳床下垂，如倒数峰小山，峰端渐锐且长如冰柱，柱端轻薄中空如鹅翎。乳水滴沥不已，且滴且凝，此乳之最精者，以竹管仰承取之。

石钟乳，味甘，温，无毒。治咳逆上气，明目益精，安五脏，通百节，利九窍，下乳汁。益气，补虚损，疗脚弱疼冷，下焦伤竭，强阴。久服延年益寿，好颜色，不老，令人有子。不炼服之，令人淋。《种树书》云：凡果树，作穴纳钟乳末少许固密，则子多而味美。纳少许老树根皮间，则树复茂。信然，则钟乳益气、令人有子之说，亦可类推。但恐嗜欲之人，未获其福，而先受其祸也。然有禀赋异常之人，又不

〔1〕长石：《本草纲目》作“硬石膏”。
〔2〕汁：原作“汗”，据文义改。
〔3〕水：原作“小”，据《证类本草》改。

可执一而论。张杲《医说》载：武帅雷世贤多侍妾，常饵砂、母、钟乳，日夜煎炼，以济其欲。其妾父苦寒泄不嗜食，求丹十粒服之，即觉脐腹如火，少焉热狂，投井中，救出遍身发紫泡，数日而死；而世贤胥服饵千计，了无病恼，异哉！

附方：李补阙服乳法，主五劳七伤，咳逆上气，治寒嗽，通音声，明目益精。安五脏，通百节，利九窍，下乳汁，益气补虚损，疗脚弱疼冷，下焦伤竭，强阴。久服延年益寿不老，令人有子。取韶州钟乳，无问厚薄，但颜色明净光泽者即堪入炼，惟黄赤二色不任用。置放金银器中，大铛着水，沉器煮之，令沸水如鱼眼，水减即添。乳少三日三夜，乳多七日七夜，候干，色变黄白即熟。如疑其生，更煮满十日最佳。取出去水，更以清水再煮半日，其水色清不变即止，则乳无毒矣，入瓷钵中，玉锤着水研之。觉干涩，即添水，常令如稀米泔状。研至四五日，揩之光腻，如书中白鱼，便以水洗之，不随水落者即熟，落者更研，乃澄取暴干。每用一钱五分，温酒空腹调下，兼和丸散用。其煮乳若黄浊水，切勿服。服之损人咽喉，伤肺，令人头痛，或下利不止。其有犯者，但食猪肉解之。

石脑

陶弘景曰：此石亦钟乳之类，形如曾青而白色黑斑而软，易破。今茅山东及西平山并有之，凿土龛取出。苏公曰：出徐州宋里山，初在烂石中，入土一丈以下得之，大如鸡卵，或如枣许，触着即散如面，黄白色。土人号为握雪礜石，云服之长生。李时珍曰：按，《抱朴子·内篇》云，石脑芝生滑石中，亦如石中黄子状，但不皆有耳。打破大滑石千计，乃可得一枚。初破之，在石中五色光明而自得，服一升得长生。乃石芝也。

石脑，味甘，温，无毒。治风寒虚损，腰脚疼痹，安五脏，益气。《真诰》载姜伯真在大横山服石脑，时时使人身热而不渴，即此。

石髓

按：《列仙传》言，邛疏煮石髓服，即钟乳也。《仙经》云：神山〔1〕五百年一开，石髓出，服之长生。王列入山见石裂，得髓食之，因撮少许于嵇康，化为青石。《北史》云：龟兹国北大山中，有如膏者，流出成川，行数里入地，状如醍醐，服之齿发更生，病人服之皆愈。方缜《编年录》云：高展为并州判官，一日见砌间沫出，以手撮涂老吏面，皱皮顿改，如少年色。展以为神药，问承天道士。道士曰：此名地脂，食之不死。乃发砌，无所见。此数说皆近石髓也。

石髓，味甘，温，无毒。治寒热，羸瘦，无颜色，积聚，心腹胀满，食欲不消，皮肤枯槁，小便数疾，癖块，腹内肠鸣，脚痛，腰疼冷，性壅，宜寒瘦人。

石脑油

李时珍曰：石油所出不一，出陕之南州、鄜州、延州、延长，及云南之缅甸、广之南雄者，自石岩流出，与泉水相杂，汪汪而出，肥如肉汁。土人多以草挹入缶中，黑色颇似淳漆，作雄硫气。土人多以燃灯甚明，得水愈炽，不可入食。其烟甚浓，沈存中宦西时，扫其煤作墨，光黑如漆，胜于松烟。张华《博物志》载：延寿〔2〕县南山石泉注为沟，其水有脂，挹取着器中，始黄后黑如凝膏，燃之极明，谓之石漆。段成式《酉阳杂俎》载：高奴县有石脂水，腻浮水上如漆，采以膏车及

〔1〕山：原作“仙”，据《本草纲目》改。
〔2〕寿：原作“毒”，据《本草纲目》改。

燃灯。康誉之《昨梦录》载：猛火油出高丽东，日烘石热所出液也，惟真琉璃器可贮之。入水涓滴，裂焰遽发；徐沥入水，鱼鳖皆死。边人用以御敌。此数说，皆石脑油也。国朝正德末年，嘉州开盐井，偶得油水，可以照夜，其光加倍。沃之以水则焰弥甚，扑之以灰则灭。作雄硫气，土人呼为雄黄油，亦曰硫黄油。近复开出数井，官司主之。此亦石油，但出于井尔。盖皆地产雄、硫、石脂诸石，源脉相通，故有此物。王冰谓龙火得湿而焰，遇水而燔，光焰诣天，物穷方止，正是此类，皆阴火也。

石脑油，味辛、苦，有毒。治小儿惊风，化涎，可和诸药作丸散。涂疮癣虫癞，治针箭入肉药中用之。其性走窜，诸器皆渗，惟瓷器、琉璃不漏。

石面

李时珍曰：石面不常生，亦瑞物也。或曰饥荒则生之。唐玄宗天宝三载，武威番禾县醴泉涌出，石化为面，贫民取食之。宪宗元和四年，山西云、蔚、代三州山谷间，石化为面，人取食之。宋真宗祥符五年四月，慈州民饥，乡宁县山生石脂如面，可作饼。仁宗嘉祐七年三月，彭城地生面；五月，钟离县地生面。哲宗元丰三年五月，青州临朐、益都石皆化面，人取食之。

石面，味甘，平，无毒。主益气调中，食之止饥。

石芝

葛洪曰：芝有石、木、草、菌、肉五类，各近百种。道家有石芝图。石芝者，石象芝也。生于海隅名山岛屿之涯，有积石处。其状如肉，有头尾四足如生物，附于大石。赤者如珊瑚，白者如截肪，黑者如泽漆，青者如翠羽，黄者如紫金，皆光明洞彻。大者十[1]余斤，小者三四斤，须斋祭取之，捣末服。其类有七明九光芝，生临水高山石崖之间。状如盘碗，不过径尺，有茎连缀之，起三四寸。有七孔者名七明，九孔者名九光，光皆如星，百步内夜见其光。常以秋分伺之，捣取方寸匕，入口则翕然身热，五味甘美。得尽一斤，长生不老，可以夜视也。玉脂芝，生于有玉之山，玉膏流出，千百年凝而成芝。有鸟兽之形，色无常彩，多似玄玉、苍玉及水精。得而末之，以无心草汁和之，须臾成水。服至一升，得长生也。石蜜芝生少室石户中，有深谷不可过，但望见石蜜从石户上入石偃盖中，良久辄有一滴。得服一升，长生不老也。石桂芝生石穴中，有枝像似桂树，而实石也。高尺许，光明而味辛。李时珍曰：神仙之说，渺茫不知有无；然其所述之物，则非无也。贵州普定分司署内有假山，山间有树，根干枝条皆石，而中又叶如榴，袅袅茂翠，开花似桂微黄。嘉靖丁巳，佥事焦希程赋诗纪之，以比康于断松化石之事，而不知其名。时珍按图及《抱朴子》之说，此乃石桂芝也。海边有石梅，枝干横斜；石柏，叶如侧柏，亦是石桂之类也。

石芝，诸芝捣末，或化水服，令人轻身，长生不老。

姚可成曰：玉之温润，圣贤比德，故君子佩之而不忘；丹汞玄灵，神仙可希，

故上士服之而不置。虽于食物稍迂，然为清修所尚，岂区区务以咀嚼为事哉。详厥数条，以广趋向。

〔1〕十：原作“千”，据《本草纲目》改。

土　部五种

黄土

三尺以上曰粪，三尺以下曰土。凡用当去上恶物，勿令入客水。

黄土，味甘，平，无毒。治泄痢冷热赤白，腹内热毒绞痛，下血，取干上，水煮三五沸，绞去滓，暖服一二升。又解诸药毒、中肉毒、合口椒毒、野菌毒。陈藏器曰：土气久触，令人面黄。掘土犯地脉，令人上气身肿。掘土犯神杀，令人生肿毒。李时珍曰：按，刘跂《钱乙传》云，元丰中，皇子仪国公病瘈疭，国医未能治，长公主举乙入，进黄土汤而愈。神宗召见，问黄土愈疾之状。乙对曰：以土胜水，木得其平，则风自退尔。上悦，擢太医丞。又《夷坚志》云：吴少师得疾，数月消瘦，每日饮食入咽，如万虫攒攻，且痒且病，皆以为劳瘵，迎明医张锐诊之。锐令明旦勿食，遣卒诣十里外，取行路黄土至，以温酒二升搅之，投药百粒饮之。觉痛几不堪，及登溷，下马蝗千余，宛转，其半已困死，吴亦惫甚，调理三日乃安。因言夏月出师，燥渴，欲涧水一杯，似有物入咽，遂得此病。锐曰：虫入人脏，势必孳生，饥则聚咂精血，饱则散处脏腑。苟知杀之而不知扫取，终无益也。是以请公枵腹以诱之，虫久不得土味，又喜酒，故乘饥毕集，一洗而空之。公大喜，厚赂谢之，以礼送归。

附方：治小儿吃土。用干黄土一块，研末，浓煎黄连汤调下。

治小儿乌沙惊风，遍身都乌者。急推向下，将黄土一碗，捣末，入久醋一种，炒热包定熨之，引下至足，刺破为妙。

治目卒无见。黄土搅水中，澄清洗之。

治攧扑欲死。一切伤损，从高坠下，及被木石所迮，落马扑车，瘀血凝滞，气绝欲死者，亦活。用净土五升蒸熟，以故布重裹作二包，更互熨之。勿大热，恐破肉，取痛止则已，神效之方。

治蜈蚣螫伤。画地作王字，内取土掺之，即愈。

治蜂蚁叮螫。反手取地[1]上土傅之。或入醋调。

治蠼螋尿疮。画地作蠼螋形，以刀细取腹中土，唾和涂之，再涂即愈。孙真人云：予得此疾，经五六日不愈，或教此法，遂瘳。乃知万物相感，莫晓其由也。

太行山土

在河南怀庆府城北。昔王烈入太行，忽闻山北雷声，往视裂开数百丈，石间一孔径尺，有清泥流出。烈取抟之，即凝腻若粉糕，气味如香粳饭，食之甚美。

太行山土，味甘，食之不饥，延年益寿，辟疠逐疫，久服成地仙。

〔1〕地：原缺，据《本草纲目》补。

乐荣山土

在云南临安府城南，其土香美，作饼炙熟可食，僰妇嗜之，当粮。

乐荣山土，味甘，食之不饥，助脾胃，生智慧，多信谊，重然诺。

观音粉

生江浙诸山，其实土也。因感普门之济众，故以为名。蒿莱野人姚可成纪其略曰：流寇之猖獗，自甲戌迄今，殆无宁岁。由秦陇、中州，历楚蜀至南都之凤阳、庐州、太平、安庆诸郡邑，无不被其残戮，且频年旱潦洊臻，凶荒并至。天时人事，两失其和。致年来米珠薪桂，百物腾踊，较之往昔，数倍于前，故民生曰蹙，流漓日重，当事者深为扼腕。近闻越中有掘得观音粉为救荒者，噫嘻！是果普门之神通示现以救民命者欤？说固不经，然历历有证，特拈笔以纪其异：衢民某，贫不能活，欲之僻自尽，路遇一媪，指谓曰：汝饥无食，此山下有粉，盍取食之？复口授饵法甚详，言讫不见。某心异之。乃以锹锄垦苗，去浮土尺除，果得白土如垩，尝之甚甘，于是哄闻阖中。凡金、衢、严三郡有山处，皆作坎如阱，颇如山人取煤炭之术，其土累累不绝，动以万计，活民亦不可胜数。其作饵之法：和以米粉三之一，即恣其一饱，当使果腹而无他患。或贪馋之辈，杂以腥羶；逐利之徒，鬻诸市肆，辄味变而不适用。其尤异者，为山土豪家，不能无基址侵削之虑，而纷纷取土之民复伙，莫能禁，乃以粪秽投坎，顷之，视其室中衣饰器皿，无不污损，而土穴了无伤害。此崇祯丙子十一月事也。兹庚辰，辛巳之交，荒歉更甚，吾吴素称饶沃，斗粟迫至千文，饿殍盈途，死亡枕藉。而京口、毘陵为尤甚。诸台捐糜赈济，极尽焦劳，奈杯水车薪，愈遏愈炽。正点金术尽，巧妇炊穷，忽金坛县界延庆寺前有巾袍两人，指示饥民，掘取腻土，与向时浙中所得者无异。于是自金沙之石子涧山至云阳、句曲有山处，延袤数百里，无不取食，得活者甚众。两台缄土奏闻，疏辞恳切，不五六年，灵迹踵见。曰非国运之正隆，民命之未尽，妖孽潜形，祯详献瑞，而得徼大士灵济若是之异乎？

观音粉，味甘，无毒。作饼食之不饥，延年去百疾，身体强健。不可与一切荤菜及猪、羊、鸡、肉、焦腥等物同食，食之主生恶病。

石碱

出山东济宁诸处，彼人采蒿蓼之属，开窖浸水，漉起晒干，烧灰，以原水淋汁，每百引入粉面二三斤，久则凝淀如石连汁，货之四方，澣衣发面，甚获利也。他处以灶灰淋浓汁亦去垢、发面，今市肆炊制面食，欲其松而且浮，往往以碱水作酵，比之酒母尤胜。

石碱，味辛、苦，温，无毒。主去湿热，止心痛。消痰，磨积块。去食滞，洗涤垢腻。量虚实用，过服损人。杀齿虫，去目翳，治噎膈反胃。同石灰烂肌肉，溃痈疽瘰疬，去瘀肉。点痣黡疣赘痔核神效。

姚可成曰：地列三才，非土焉能博厚？性兼四德，万类咸赖生成。吾人于一饭之顷而后土之功居多。宁不于是编之末，附录数条，以备稽考？

备考食物本草纲目卷之[1]二十二

摄生诸要[2]

五味所补

酸入肝，苦入心，甘入脾，辛入肺，咸入肾。

五味所伤

过于酸，肝气以津，脾气乃绝。过于苦，脾气不濡，胃气乃厚。过于甘，心气喘满，色黑，肾气不衡。过于辛，筋脉阻弛，精神乃失。过于咸，骨气劳，短肌，心气抑。

五味所走

酸走筋，筋病无多食酸。苦走骨，骨病无多食苦。甘走肉，肉病无多食甘。辛走气，气病无多食辛。咸走血，血病无多食咸。

五脏所禁

肝病禁辛，心病禁咸，脾病禁酸，肺病禁苦，肾病禁甘。

五脏所忌

肝病无多食酸，酸则肉胝䏝而唇揭。心病无多食苦，苦则皮裂而毛拔。脾病无多食甘，甘则骨痛而发落。肺病无多食辛，辛则筋急而爪枯。肾病无多食咸，咸则脉凝泣而变色。

五味所宜

肝色青，宜食甘，粳米、枣、葵、牛肉皆甘。心色赤，宜食酸，小豆、李、韭、犬肉皆酸。脾色黄，宜食咸，大豆、栗、藿、豕肉皆咸。肺色白，宜食苦，小麦、杏、薤、羊肉皆苦。肾色黑，宜食辛，黄黍、桃、葱、鸡肉皆辛。

五谷以养五脏

麦养肝，黍养心，稷养脾，稻养肺，豆养肾。

五果以助五脏

李助肝，杏助心，枣助脾，桃助肺，栗助肾。

---

〔1〕之：原无，据本书体例补。

〔2〕摄生诸要：原脱，据原书目录补。

五畜以益五脏

鸡补肝，羊补心，牛补脾，犬补肺，彘补肾。

五菜以充五脏

葵利肝，藿利心，薤利脾，葱利肺，韭利肾。

食物相反

黍米不可与葵菜同食。大豆不可与葵菜同食。小豆不可与鲤鱼同食。

李子不可与鸡子并蜜同食。菱角与枣子俱不可与蜜同食。杨梅不可与葱同食。柿子、水梨不可与蜜同食。

苦苣不可与酪同食。蓼不可与鱼鲙同食。苋菜不可与鳖同食。竹笋不可与糖同食。薤不可与牛肉同食。苦苣、生葱不可与蜜同食。荠菜不可与兔肉同食。川椒不可与鳗、鲴、鳅、鳝同食。

牛肉不可与栗子同食。牛肝不可与鲇鱼同食。马肉不可与姜及苍耳同食。羊肉不可与鱼鲙及乳酪同食。羊肚不可与小豆、梅子同食。羊肠不可与犬肉同食。羊肝不可与猪肉及椒同食。猪肉不可与牛肉、芫荽三味同食，食之烂肠。兔肉不可与姜同食，令人霍乱。麋鹿肉不可与鲩鱼及虾同食。鹿脂不可与梅、李同食。

鸡肉不可与鱼汁及兔肉同食。鸡子不可与鳖及葱、蒜同食，主损气。野鸡不可与胡桃、麻菇、鲫鱼、荞麦、葱、面、鲇鱼同食，食之生虫发癞。鹌鹑不可与菌子同食，令人生痔。雀肉不可与李子同食。鸭肉不可与鳖同食。

鲤鱼不可与犬肉同食。鲫鱼不可与糖饼、猪肉同食。黄鱼不可与荞面同食。虾不可与糖同食，令人损精。

凡饮食不宜错杂。物性之相反甚多，一或犯之，轻则致病，重则殒身，不可不慎，知者避之。

服药忌食

有白术、苍术勿食桃、李及雀肉、胡荽、大蒜、青鱼鲊。有巴豆勿食芦笋羹及野猪肉。有黄连、桔梗勿食猪肉。有半夏、菖蒲勿食饴糖、羊肉。有空青、朱砂勿食生血物。有天门冬勿食鲤鱼。有茯苓勿食米醋。有牡丹皮勿食生胡荽。有鳖甲勿食苋菜。有常山勿食生菜。有商陆勿食犬肉。有藜芦勿食狸肉。有地黄勿食萝卜[1]。有细辛勿食生菜。有甘草勿食菘菜。

凡服一切药，不可食生胡荽及蒜与果实，又不可多食肥猪、犬肉，油腻鱼腥等物。犯之不惟药不奏功，且有意外之虑，慎之慎之。

妊娠忌食

食姜令子多指、目病。食永酱绝产。豆酱合藿食堕胎。食桑椹、鸭子，令子倒生、心寒。食山羊肉，令子多疾，肝尤不可食。食鲤鱼鲙及鸡子，令儿成疳、多疮。食犬肉，令子无声音。食兔肉，令子缺唇。食骡、驴、马肉，延月、难产。鸡肉合糯米食之，令儿多寸白虫。鸡子、干姜食之，令儿多疮。食雀肉、饮酒，令子心淫乱。

---

〔1〕卜：原作“葡”，据文义改。

合豆酱、雀肉同食，令子面上生鼾斑。食茨菰能消胎气。食麋脂及梅、李，令子青盲。鳝同白鸡食，令子瘖哑。食鳖，令子项短及损胎。食蟹，令子横生。食浆水，令子骨瘦不成人。

诸兽有毒

兽歧尾、鹿豹文、羊独角及多角、羊心有孔、白羊黑头、黑羊白头、白马黑头、曝肉不燥、肉不沾土、白马青蹄、马蹄夜目、犬悬蹄肉、米瓮中肉、肝有黑色、肉多黑星。

诸鸟有毒

鸭目白者、鸡有四距、白鸟玄首、玄鸟白首、鸟足不伸、腹有八字、鸟四距六距。

诸鱼有毒

鱼目有睫、目能开合、脑中连珠、鱼无腮者、两目不同、腹下丹字、鳖目白者、颔下有骨、虾煮不弯、虾白须者、蟹腹下有毛者、蟹两目相向者。

诸果有毒

桃仁双仁及果为成核者俱有毒。五月食未成核之果，令人发疮疖及寒热。秋冬果落地恶虫缘食者，食之令人患久漏。

解诸食毒

菱多腹胀，暖酒和生姜饮之即消。瓜多腹胀，食盐汤或白鲞汁解之。诸菜毒，甘草、胡粉解之。诸菌毒，地上挖一坎，淘泥浆澄清饮之。闭口川椒毒，饮水或食蒜解之，鸡毛灰亦解。饮酒大醉不醒，大豆汁解之，或葛花、椹子、柑子皮汁皆可解。牛肉毒，猪脂炼油，每服一匙，温水送下，四五服即解。猪肉毒，大黄汁或杏仁汁解之。鸡子毒，醇醋或煮秫米解之。犬肉不消，杏仁去皮尖，水煮饮之。诸鱼毒，橘皮，芦苇根汁或大豆汁皆可解。河豚毒，芦根汁或扁豆汁皆可解。鳖毒，黄芪[1]、吴蓝煎汤服解之。蟹毒，冬瓜汁，或紫苏汁、煮干蒜汁解之。误食金子，金鸠肉或鹧鸪肉解之。

治食方法

洗猪肚用面、洗猪脏用砂糖不气。煮笋用薄荷，加少盐则不莶。洗鱼滴生油一二点则无涎，煮鱼下末香不腥。煮鹅下樱桃叶数片易软。煮陈腊肉将熟，取烧红生炭投入锅中，则不油莶气。煮诸般肉封锅口，用楮实子一二粒同煮，易烂且香。夏月肉，单用醋煮，可留十日。凡煮肉宜用桑柴火，烧肉不宜用。

酒酸用赤小豆一升炒焦，袋盛入酒坛中，味即香美。

孙真人逐月调养事宜

正月，肾气受病，肺气微弱。宜减咸酸，增辛辣，助肾补肺，安养胃气。

二月，肾微肝旺，宜戒酸增辛，助肾补肝。宜清膈去痰泄小水，表微汗，以散玄冬蕴伏之气。

---

〔1〕芪：原脱，据《本草纲目》补。

三月，肾气已息，心气渐临，木气正旺。宜减甘补辛，补精益气，懒散形骸，便宜安泰，以顺天时。

四月，肝脏已病，心脏渐壮。宜增酸减苦，以补肾助肝，调养胃气。

五月，肝脏气休，心火旺相。宜减酸增苦，益肝补肾，以固精气。

六月，肝微脾旺。宜节饮食远声色，此时阴气内伏，暑毒外蒸，纵意当风食冷，故人多暴泄之患。须饮食温软，不令太饱，时饮粟米温汤、豆蔻熟水，最妙。

七月，肝心少气，肺金初旺。宜安静性情，增咸减辛，助气补筋，以养脾胃。

八月，心脏[1]气微，肺金正旺。宜减苦增辛，助筋补血，养心肝脾胃，勿犯风邪，庶无疮疡疫痢。

九月，阳气衰，阴气盛，暴风时起，忌孔隙贼风伤人，无恣醉饱。宜减苦增甘，补肝益肾，助脾胃，养元和。

十月，心肺气弱，肾气强盛。宜减辛增苦，以养肾气，以助筋力。

十一月，肾脏正旺，心肺衰微。宜增苦绝咸，静摄以迎初阳。

十二月，土气旺相，水气不行。宜减甘增苦，补心助肺，调理肾脏。

凡此之道，皆五行制化之理。平则安宁，互相济养；乱则失度，祸患蘇生。养生者可不知乎？

治蛊论方

原蛊毒症第一

陶隐居云[2]：按，蛊者，起于蛮俗贪婪，造蛊图富，取百虫聚于瓮中，经年间开视之，必有一虫，食尽诸虫。此虫凶毒，即此名蛊，能隐形似鬼神，与人作祸，然终是虫毒。咬人致死者，或从诸窍中出，信候收之，晒干。有患蛊者，烧为黑灰，服少许立愈，亦是以类相伏耳。

凡以蛊虫疗蛊，必知蛊名乃可。如蛇蛊，用蜈蚣蛊虫；蜈蚣蛊，用蛤蟆蛊虫；蛤蟆蛊，复取蛇蛊虫。盖取相制伏者，即可治之也。见王守溪本草单方，所用即虫灰也。

闽、广、蜀诸州，大抵有蛊，其种不一。有蛇蛊，有金蚕蛊，有蜈蚣蛊，有蛤蟆蛊，有狗蛊，有鱼蛊，有挑生蛊，其术变幻不常。蛊亦有牝牡，交合有定期。蛊家迎降，置水与交，毒浮其上，乃以针眼刺取。然必欲纳诸人腹，假以孕育，故不论亲疏约便以饮食药饵点入毒之。特不置热羹中者，过热则消烂也。毒初入腹无所觉，久则孳长，食人气血脏腑[3]，楚痛备极，惟啜百沸汤少止，须臾又甚矣。临绝，耳目鼻口

〔1〕脏：原作“藏”，因本书“藏”“臟”双出，则统一为“脏”。下同。

〔2〕陶隐居云：关于“蛊毒”的这段论述，《本草纲目》中引自“陈藏器”。

〔3〕脏腑：原作“藏府”，据文义改。

涌出虫数多，形状如一。渍于水，暴干，久而得水复活，又为蛊人种子。见《夷坚志》。

一名金蚕蛊者，有虫蚕身蠕动，金色烂然，蛊家奉事之者，日饲以蜀锦四寸，收取粪，干而屑之，置少许饮食中。人误吞之，能化形腹中，咂啮肠胃。此人病死，复完形而出，虫日得所欲，蛊家日获他财。久而致富，即以数倍之息为银酒器等数十件，并虫身祝置小箬笼，夜捐之路，俾使人见而拾取，谓之嫁金蚕。得之者，现形眉眼，或胸腹手臂。若畏恶之，委之水，投之火，脚践棰舂，刀截斧磔，皆不能害，暂縻灭而复生全，衾裯饮馔之间，往往而在。此等恶习，是必地方官长留心剔害，获此奸徒，磔其首，刳其肠，歼其孽种，灭其妻孥。被祸者，庶得伸雪而拔沉冤也，愿之望之。池州进士邹阆，误拾金蚕，见怪症内。

有挑生毒者，亦蛊类也。鱼肉菜果，能反生于腹中，治见怪症内。《怪症集良方》第四卷。

有鱼蛊者，一人婚彼地女，告归而要以如约，已而负盟毒发，所中鱼蛊。或教其家缚之临水，而不与饮食，饥渴久之，脘作呕恶，吐出鱼鳔数多，后调理而愈。闻其下缓蛊，有经年后发或二三年发者，但如期往，彼即自为解耳。

有宦归，中狗蛊，食秽噬人，人不敢近而死。其人狠戾，亦凶报也。

一宦归，中虱蛊，遍身出虱。或教之以降神巫妇通寝，泄毒而愈。

凡中蛊毒者，其症面目青黄，力乏身痛，唇干口燥，烦躁迷闷，胸膈胀满，肚痛如咬，又如虫行，唾吐鲜血，小便淋沥，大便脓血杂下，或嗜食糠秽。所食常物，下咽成虫，蚀脏而死，死易傍人。

试蛊毒法第二

凡中蛊毒，试嚼黄豆不觉腥，及含大豆皮脱烂，噙白矾味甘不涩者，是蛊也。黄豆一作黑豆。又中挑生毒者，候五更以绿豆嚼试，若香甘者是。是知欲试嚼之豆，似黄豆、黑豆、绿豆俱可，要在凑便即取试耳。

凡中蛊毒，不论年月近远，但煮一鸡卵去壳，以小银簪插入其中，并含入口，一饭之顷取视，簪卵俱黑者是。

又若干人家饮食，即以犀角搅之，白沫泛起，则为有毒。又银簪银箸，俱可搅试。

又以水一碗，唾津入水，其唾沉则是蛊，浮则非也。

凡中蛊，用败鼓皮烧为末，酒服方寸匕，病人当自呼蛊主姓名，还可令其人呼蛊名解之。

又蘘荷根即芭蕉根卧席下亦然。昔蒋士先得疾下血，所亲知蛊也，密以蘘荷根布席下，士先呼自笑曰：蛊我者，张小也。乃捕小，小走，自此解。

又法，烧病人所卧床箦，以照病人，即能自言所蛊。宋淳熙中，古田人林绍先之母，遭毒垂尽。或教以当烧床箦照之，必能自言。母果自言某年月日，为黄谷与妻赖氏所毒，其所毒术物现在彼厨房。林告集搜之，得银珂领子、五色线环珓及小木棋二，分书五顺五逆其上，盛以七孔盒；又针两包，各五十枚，而十一枚无眼，率非良家常物。既鸣官，捕谷。讯治则佯死，释则复苏。府帖为主簿余靖按之。余睹其幻态，不胜忿，辄手斩之，诣府自劾。府帅陈魏公具状闻，语提刑师稷究实。谢率丞尉至谷家，一大蜈蚣出现，并□赖论诛。其环珓、顺逆棋以卜所祸者，针以承毒，既用去眼，是所毒十一人矣。蛊喜食锦，故用五色线。既自厌足，将嫁祸于他，必谬以珍物伴置道旁，诱人收之，故有银珂领子之类。余薄勇于除凶，士大夫并作诗歌以颂之。

防蛊毒法第三

蛊乃聚毒虫于器所成，故字从虫从皿。中之者，猛者速发，其缓者不即病，或经数月，计程计年，隐订其期而发。彼亦有解法，但顺听其要约，获其欢心，则得其解，否则不救也。方其用时，不但食物中，或置屋梁，或染树叶，伺人于下饮食，有蛛丝飞下，着所食物，最为难防。野食者伞□之，或家亦用幔可也。

有一严官，为其下所□欲伺隙毒之，而官饮食俱内自办，无由下。使人密瞋其观书，常以指沾唇脂而展书，遂被其密糁书中以进之，本官遂遭蛊毒。此类不可不知。

凡在人家饮食，将举箸，先云：汝家莫有蛊否？仍取盘尖上一脔置桌上，已而怀归投厕中，则不能伤。此秘法也。

凡在人家饮酒，未举杯，先以食指或中指蘸酒，左旋一圈于桌上，示以古礼祭酿祖，亦避毒法，又酒杯中不映面手影者不可饮，此酒有毒，或入蒙汗麻药，如川乌、草乌之类。

又咒法：凡入蛊家，默诵七遍，则其术不行。咒曰：姑苏琢，摩耶琢，吾知蛊毒生四角。父是穹窿穷，母是舍耶女。眷属百千万，吾今悉知汝。摩诃萨摩诃。解毒咒见《夷坚志》，建炎中，李枢入蜀及峡僧事等。诵后或有小蜘蛛等物见，必亟杀灭之，是为咒验。

又厌法：从右入门，举眼从左直上，数屋椽一遍。或以脚踢门槛三下，则吉。此亦以仓促入蛊家言。

又防蛊：用预知子缀一枚衣领中，遇蛊则有声报耳，亦能疗蛊毒方见后。药名预知，有以也。

一方：荸荠果，俗名地栗，须用江南所产大者，切晒为末。常随身备带，每以白汤调二钱匕服之。传闻下蛊之家，见有此物，便不敢措其术云。

治蛊毒方四

既知中毒，急以石榴根皮煎汁饮之，吐出活物，无不愈者。

又吐剂：用猬皮灰、乱发灰各方寸匕，生麻子汁五升，桃根皮引东白者、槲树北阴白皮各五两。上五件先取槲皮、桃根煮取浓汁三升，和麻子汁、猬皮灰令匀。患人隔宿少食，旦服一大升，须臾著盆水，以鸡翎探吐水中，如牛涎、犊胎及诸虫并出。

止用猬皮烧末，水服方寸匕，毒自出。

用槲木北阴白皮一大握，长五寸，水三升煮一升，分服，即吐蛊。

用大戟、桃根白皮引东者，以火烘之，斑蝥[1]去足翅炒。三物等分，捣罗为末，

〔1〕蝥：原作“毛”，据文义改。

以冷水服方寸匕。

取桑木心，剉得一斗，入釜中，以水渰之，令上有一二寸水。煮取二斗，澄取清汁，煎之得五升，要微火。旦服五合，令吐蛊毒。

又方：服麝香一钱匕，令吐蛊毒。

解蛊毒，用瓜蒂为末，或煎汤服，令吐毒物。

用马蔺根末，水服一钱，随吐出蛊。

《肘后方》治蛊毒，吐血或下血如羊肝，日数十行者。用苦瓠一枚，以苦酒一升，水二升，煮取一升，稍稍饮之，当下虫或吐蛤蟆蝌蚪[1]之状，一月后乃尽。据所下物当是蛤蟆蛊正方。

又吐剂八味方：五倍二两，硫黄一钱，甘草三寸，半炒出火毒，半生用。丁香、木香、麝香各一分，轻粉三分，糯米廿粒，共入小砂瓶内。水十分，煎取七分，候药面生皱纹为熟，滤清服。令病人平正仰卧，头要高阁，觉腹中有冲心者三，即不得动。顷间作吐，用桶盛之，如鱼鳔之类，即是恶物。吐罢，饮茶一盏，泻亦无妨。旋煮白粥补，忌生冷、油腻、酱醋。十日后，仍服解毒丸三两服，又经旬日平服。据所吐物，是治鱼蛊正方。

解毒丸方：真百草霜三钱，豆豉七粒，巴豆二粒去壳。下二味研细，入草霜研和，滴水丸绿豆大，以香茅汤吞下，每服七丸。此方连前方，为嘉祐中范兵部师道守福州时，揭示于石者。

治蛊，取败鼓皮广五寸，长一尺；蔷薇根五寸，如足拇指大；茛菪根剉，才二升。酒三升，煮取二升，服之，当下蛊虫，即愈。

一方，用预知子，采，阴干，石臼内捣末，水煎二钱，温服，立已。

治蛊毒，以茜草根、芭蕉根各三两，切，水四升，煮取二升服。

又治蛊毒，用极咸盐三升，热饮一升，探口令吐宿物使尽，不吐更服。吐讫复饮，三吐乃止。此法大胜诸治，俗谓浅近而不用，待毙而已。凡有此病，即须先用之。若霍乱，切忌热饮，必冷饮乃可。

疗挑生毒：杨一方剂云，在上则取之，其法用热茶一瓯，投胆矾半钱于中，候矾化尽呷下，良久，以鸡翎探吐，即出毒物。在下则泻之，以米饮下郁金末二钱，毒则泻下。其吐泻补剂，用人参、白术为末，各半两，同无灰酒半升，纳瓶内慢火熬半日许，温服之。日一杯，五日乃止。

又有中挑生毒者，宋肇庆守陈可大，莆田人。肋下肿起，忽大如碗。取升麻末二大钱，冷白汤调下，连服之，遂泄出生葱数茎，根须皆具，肿即消。再服平胃散苍术、厚朴、陈皮、甘草四味，食白粥，经旬复常。

吉利草：交广俚俗多畜蛊毒，惟吉利草解之极验。其草茎似金钗股，形类石斛，根类芍药疑即今吴下吉祥草是也。吴黄武中，江夏李侯徙合浦。始入境遇毒，其伻名吉利者，得是草与服遂解，伻忽不知所之。伺后遂以此济人，不计其数，因以吉利名之。又良耀草，枝叶如麻黄，秋结子如小栗，解毒功亚于吉利。

[1] 蚪：原作“斗”，据文义改。

绵大戟：用生向阳处者。冬月取根，阴干，削去皮，为末，糊丸如桐子。每服二十丸，力壮者三十丸。或只用末，每服三分，力壮者五分，俱空心白汤下。良久，腹中刺痛，其蛊毒之物自然利下。候痛定，方用温粥补之。调养五六日，胃气稍平，仍前再进一服，调摄如前。中毒浅者，一二服愈。日深者，五七服方除病根。

治一切蛊：杀鹁鸽热血，随多少服之。

有单方赤芹，一名小解，取向阳干地生者佳，春夏枝叶并青，秋冬茎如绛色。茎叶似狼毒，但狼毒之根头大而须细，类萝卜，此草根类远志。冬月采根，阴干，随身备用。倘遇饮食中，防有蛊毒，即取寸许一节，细嚼。有毒即下数次，无毒不行。若毒重，空心嚼二寸许，白汤送下，得大利，百毒尽除，其功不可尽述。

治草蛊，其状咽中刺痛欲死，用晒干胞衣为末，熟水调下一钱匕。或谓用胞衣，恐远干事情，岂即金线重楼，一名紫河车，即胞衣草是耶？又名血竭草，血见愁草。

校后记

《备考食物本草纲目》（22卷，并卷首1卷）是我国现存部头最大、内容最丰富的饮食疗法专著，成书于明代末年。

一、作者与成书

此书原题："元东垣李杲编辑，明濒湖李时珍参订"，但从此书内容来看，以李时珍《本草纲目》内容为主，显然不可能为元代李东垣所著。一般认为，此乃书商为了提高本书的身价而伪作。据《历代中药文献精华》作者考证："日本学者松平士龙、国人王重民，均认为该书为明代姚可成撰。[1]"但此说也未得到学界的普遍公认。其真正的作者是谁，学术界尚无定论，但姚可成为该书的辑补者，似乎没有什么争议。

该书内容中涉及的年号最晚是明崇祯十三年（1640年）和崇祯十四年（1641年）。这就是"卷之二十一·观音土"条所记的崇祯年间闹饥荒，民食观音土的事实。此外，其他卷也引用了一些明末诗人和文人的诗文。卷二珍珠泉条下就引了曹学佺（1574—1639）的诗。这说明书中各卷所题李杲（东垣）编辑、李时珍（濒湖）参订的字样纯属托名，毋庸多辩。

本书卷首，为姚可成所辑应该是毫无疑问的。能明确是姚氏补入的内容有卷首的《救荒辟谷诸方》、《救荒野谱》（即王西楼《野菜谱》易名者）和《救荒野谱补遗》（姚可成撰）。这些内容与本书正文风格迥异，所著内容也大相径庭。

除此之外，只有"卷之二十一"各部之后有明确署名为"姚可成曰"的各部小节内容。令人不解、又为王重民氏忽略的另一个事实是：前20卷正文均无"姚可成曰"的各部小节，为什么仅见于卷二十一呢？卷二十一收录的是火部、金部、玉石部、土部，一般认为这些部类中并无食物可取。如果我们仔细阅读该卷中所有的"姚可成曰"，不难发现，卷二十一只是全书的后加附录而已。

卷二十一"姚可成曰"字样凡4见（见火部末、金部末、玉石部末、土部末）。其中金部之末姚氏云："……金银于饮食不无裨补，特附其类于简末云云。"又土部末云："……土之功居多，宁不于是编之末，附录数条，以备稽考？"这些文句表明，卷二十一实际上是附录。既屡称之为"附"，则意味着并非正文所属。很奇怪的是，只有在卷二十一，才出现公元1638年以后的年号（崇祯末年之事），而此前20卷，竟无一处提及崇祯年间事。

卷二十二为《摄生诸要》和《治蛊论方》，后者与食物本草并无瓜葛。而《摄生诸要》中的诸兽有毒、诸鸟有毒、诸鱼有毒、诸果有毒等内容，在前20卷各部之后已经出现。若要说此卷辑者与前20卷辑者为同一人，则这种重复是不太多见。

而实际上，似乎只有把卷二十一、二十二看成是原 20 卷本《食物本草》的附录，才能有比较圆满的解释。这些附录的补辑者应该就是姚可成。在补充这些内容时，他并不隐讳，直署其名。

“卷之一”至“卷之二十”的主体内容，基本来自于李时珍的《本草纲目》。因此，不能排除姚可成选辑汇编而使之成书的可能，也不能排除姚氏只是在其他作者已辑之书的基础上加以增补的可能性。但是在目前的情况，书前作者只能姑署姚可成。

二、主要内容与特点

《备考食物本草纲目》卷之首主要记载了 120 味救荒的野菜。其中 60 味转录于明代王西楼的《救荒野谱》（又名《野菜谱》），另外的 60 味为姚可成补辑。这些内容均为简短的诗歌体裁，除了能为灾荒之年提供可食野蔬之品名及食用部位之外，其内容也并非真正意义上的药物养生学著作，大多以浓重的笔墨渲染灾情民情，更类似于文学作品。

本书正文部分凡 22 卷，前 21 卷，分为 16 类，阐述食药之物。次第为：水部（卷一至四）、谷部（卷五）、菜部（卷六至七）、果部（卷八至九）、鳞部（卷十）、介部（卷十一）、蛇虫部（卷十一）、禽部（卷十二）、兽部（卷十三至十四）、味部（卷十五至十六）、草部（卷十七至十九）、木部（卷二十）、火部、金部、玉石部、土部（卷二十一）、摄生诸要、治蛊论方（卷二十二）。共计 16 部 58 类。

本书是在李时珍《本草纲目》的基础上，予以修订增辑，蔚为大观。水部载各类天水、地水、名水、毒水等 94 种以及各地名泉等 665 处，谷部 67 味，菜部 134 味，果部 121 味，鳞部 113 味，介部 45 味，蛇虫部 21 味，禽部 77 味，兽部 61 味，味部 72 味，草部 152 味，木部 42 味，火部 10 味，金部 10 味，玉石部 23 味，土部 5 味。末卷为《摄生诸要》，详述饮食调理事宜及治疗论方。本书除收辑了调理、补养、食饵诸方面的文献资料外，更辑录了大量可供食用、救荒、治病却疾的野菜、野草。

很明显，原作者将常用饮食物置于书前，其余的放在书后。虽然各部之下的更细一层的分类有很多依袭《本草纲目》的地方，但在大的分部编排上仍然是按食物本草的特点来处理的。

中国药学中向有“药食同源”的说法，这说明中药和食物在起源和应用上关系极为密切。有些物品的确很难绝对说它是药品还是食品（如生姜、大枣等），因而古人甚至有“以之充饥则谓之食，以之疗病则谓之药”的说法，以使用目的作为划分药、食的标准。了解这一点，对理解《食物本草》为什么收载如此众多的药用食物是有帮助的。

本书收载的食物实际为 1682 种（目录所载为 1689 种，不计大毒草），所载的食物种类为古代同类书籍之冠，几乎囊括了古今所有的食物，其内容的丰富令人叹为观止。

除水部以外，各食物条一般的体例是先以小字介绍其产、采、形态等内容，次用大字书写该品的性味功效和各部位的治疗作用，最后列举单方及制备服用方法。其资料来源主要是《本草纲目》，但一般不注明原出处，统而述之，偶或夹入作者自己增补的材料。全书所载品目有二分之一取自《本草纲目》，而水部、鳞部、介部等处则有作者辑录新增的内容。例如海参，现已是尽人皆知的名贵海味，它最早是记载在本书中的。由于本书流传不广，故过去本草界一直认为海参是清代《本草从新》第一次记载。

本书增补内容最多的地方是水部。也可以这么说，水部是本书最有特色的部分。这一部分分成天水、地水、名水、毒水、名泉5类。这5类中又以名水、名泉两类分别介绍，令人耳目一新。名水类介绍了37处有名的江、湖、溪、潭，并列举它们各自不同的功用。名泉集中了全国650处名泉（目录为657处），各泉条下用小字依次介绍其方位、地势形状、水色水质以及历代文人名士题诗题字等，然后用大字述其性味功效。这是第一次全面地介绍各地名泉治疗作用的养生著作。以此为线索，对开发利用我国的矿泉水资源不无好处。

在水部“西粤诸泉”一节中，记载了“古辣泉”。其文曰：“在横州北八十里。土人以泉酿酒，既熟，不煮，但埋土中。日足取出，色微红而味甚甘，可以致远，虽曝烈日中不变。古辣泉水，味甘。主散风寒暑湿之邪，辟邪祟，治疟疾，往来寒热。”用古辣泉酿成的酒今已不传，如果重新发掘，必将为我国的酿酒业重开一朵新花。此外，许多名泉条下载录了名人墨客的诗词题字，生动有趣地介绍了各名泉的来历、特点以及其所在环境的风光。这些名泉多数曾是当地的名胜古迹，有关它们的这些资料对当今旅游事业的发展也有所帮助，有助于提高人们的旅游情趣。

三、本次校点的相关说明

《备考食物本草纲目》现存于国内的有4部，分别藏于北京图书馆、中国中医研究院、南京中医药大学。各本情况如下：

1. 中国中医研究院藏本：仅存前半部，第十一卷以下（含卷十一）均缺。扉页记作《备考食物本草纲目》。《全国中医图书联合目录》（以下简称《联目》）著录为明崇祯十一年戊寅（1638年）吴门书林刊本，并将此残本和七卷本的《食物本草》混为一谈。该本有李时珍序和陈继儒序。陈序署的时间是崇祯戊寅，这也就是原《联目》编者误定刊年的原因。但该本之前仍有姚可成所附的《救荒野谱补遗》等内容，故其刊刻年绝不会早于1642年。

2. 南京中医药大学藏本：足本二十二卷，但仅有李时珍序。此本在1985年由中医古籍出版社影印，影印前言称此本为“天启刻清修二十二卷本”。该影印本漫漶残缺之处甚多，甚至有整页残脱现象。

3. 北京图书馆藏本：有两种本子。其中一本有郑振铎题词。该本有钱允治、李时珍、谷中虚3个序，各序之后，有前两个版本所缺的“《食物本草》总论”。据王重民《中国善本书提要》介绍，美国国会图书馆亦有收藏。据载该本为南城翁氏刻印。北京图书馆定其刊刻时代为明末刻清修。

我们这次校点《备考食物本草纲目》，以明崇祯十一年戊寅（1638年）吴门书林刻本为底本，以中医古籍出版社影印南京中医学院所藏明崇祯刻清修补重印本为底本，缺漏讹误处以北京图书馆藏明刊本及中国中医研究院藏明刊本（仅前十卷）予以校补。该书多参引前代本草及医方书，故以《本草纲目》（人民卫生出版社1975年刘衡如校点本）、《证类本草》（人民卫生出版社1957年影印晦明轩本）为主要参校本。

在点校中，为了适应现代读者的习惯，我们进行了一些必要的技术处理。

1. 凡引文讹误处，均予校注。原系刘衡如考证核校出来的谬误，则径注明刘氏之见。原因刻板疏忽所致明显笔误或其时俗字，则径改，不另加注。

2. 原书目录分卷排列，分别位于各卷之前。现将目录统一集中于书前。

3. 卷首之目录，原分两个部分，一为总目，一为药目。关于药物的总目部分为“草类：食茎叶二十六种、食叶五十三种、食苔三种、食根十一种、食苗叶三种、食实六种、食根苗三种；木类：食根二种、食实二种、食根叶三种、食叶十一种、食花二种、食皮二种、食苗二种”与正文的差别很大，正文并不按此内容分类排列，因此无法照录而省略，并根据正文，结合药目给出目录，并出脚注说明。

4.《备考食物本草纲目》原书，除“卷之首”之外，均署有“元东垣李杲编辑；明濒湖李时珍参订”。诚如上考，作者不可能是元代李东垣，故也不存在李时珍“参订”，故予以删除。

5.《备考食物本草纲目》除水部及其他少数部类外，大部分资料摘取自《本草纲目》。因此，本次校点的主要他校本是《本草纲目》（刘衡如校点，人民卫生出版社，1975—1981年）。利用《本草纲目》，我们补齐了相当一部分缺脱的文字。但是《本草纲目》原来错误的地方，《食物本草》往往照录。对此，我们每多借助刘衡如先生精详的校勘，再核对原文，予以纠正。若文字虽有出入，但其义可通或不相悖逆者，则一般不加更改，一仍其旧。凡系经刘衡如先生考证后作出的校勘，我们则径注依据刘先生的考校，非欲图省事，实不敢贪人之功。

赵琼　樊凯芳　于晓强　闫川慧

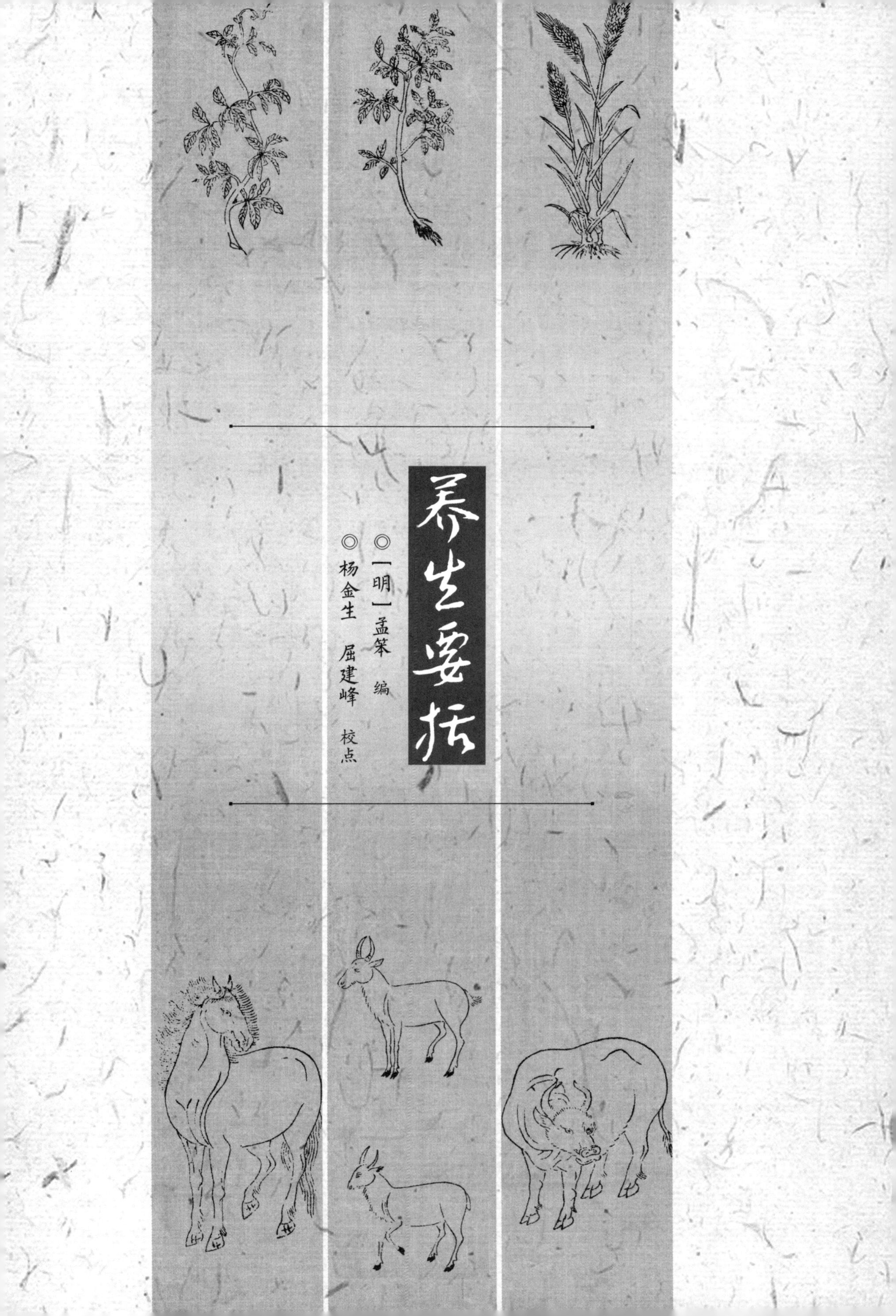
养生要括
◎〔明〕孟笨 编
◎杨金生 屈建峰 校点

内容提要

《养生要括》系明代医家孟笨撰写的一部以食物为主的养生本草专著。此书不分卷。前有总论一篇，作者提出养生三要：戒轻杀、善调理、知避忌。接着为“五味宜忌”与“升降浮沉”两篇简要的药性短论，主要是引用《素问》和刘完素、李东垣等前人相关论述。在各论部分收集242种药物，分为8个部分，包括水部15种、火部7种、土部13种、谷部42种、菜部52种、果部48种、鳞部47种、介部18种。其中，以食物药为主，也包括火部与土部等非食物药。作者在每个条目下大致说明每味药的性味、功效、主治及禁忌等，并以双行小字或眉批的方式给出重要的处方。本书的内容主要来自李时珍的《本草纲目》，作者在文中以“笨曰”“愚谓”等形式发表个人看法。本次校点以明崇祯七年（公元1634年）初刻本为底本进行校点。

养生要括引

吾乡有孟福兆先生者，以积学称易坛，祭酒则为王郑；既而长博士，秉铎赤城则为孙胡。乃擢令藁城，丕振弦歌之响，则又为卓鲁也。而又世精岐黄之旨，由嗜味以通性命，列几而进干增备焉，则《养生要括》之书所由刻乎。人之生也，饮食以滋之，使其顺寒燠之序，而不溺于饥渴之情，则可以循日用，保天和，而无俟药石以伐其后与。饮食之失调而功药石，又药石之失御也。而押掷其饮食之躯，则宥生者不得不反本而求其养之之要。且古以之通于治也，以仁义为粱肉，不得已而刑罚加之。此亦湔肠洗胃，而诊疗之极思已。倘于饔飧美哉之节，各叩其宜，则油油然而引恬以养，而仓、扁之三尺可措而不用。故先生于食物本草三致意焉。而以药性及验方，备爽口之谳，则所以卫吾养者，如周庶鉴而求口实乎？且先生唱明大易，易之理，继需于蒙，亟以饮食之道，象云天而昭晏乐，至观颐而灵龟耽虎之喻，益加节焉。乃无妄之药则勿之而有喜，此亦先仁义而后刑罚之至教耶？是可以明先生之治藁矣。且是刻也，阐先训，垂逖施，全民生，穷物理，于是乎备抑古所称名姓之后，其德博爱，其智业解，能知性命吉凶之数，而贯幽达微不失细小者，其先生也。夫余何所为玄晏。

崇祯甲戌岁菊月上澣史氏朱兆柏漫题

食物本草叙

余尝谓医为性命之学，本草是博物之书。《药性赋》一大篇文字，妇人女子皆当令熟读之。今业兹术者，第诵习歌括，一切苟且从事，至举目前品物辩质者，有不能置对，则何遽以人之性命邀幸也哉？孟福兆与余同通籍，而两受事于台，每谈及药饵，凿凿有据。盖其尊之先人以善医名浙中，令弟先生世其业，家固多方书也。日夕相对，无不指授，为寻常饭。而《本草》一书，遂为案头册子。福兆之言曰：吾先公之所有事也，其忌诸名署清暇乎？自撰录丹铅乙之，大都是目前食品，于性命最为关切，而秘密神剂，亦分汇备载之，可谓约而尽矣。仍不自秘而谋之梓，俾知医者，且就近事博习焉。匕箸之间，了然识性，知避忌，病何从生？尝闻老人有病不须服药，且以食治之，夫亦谓食生气也。食味相犯，即此是病，对时求治，到处是药耳。嗟乎！人生不为宰相，且为名医。名医之子，多有秘而不传者。独吾儒道广大，博爱谓仁，目前切近工夫尤要。是书也，孟福兆之仁也，孝思也。

仙都山寅年弟李邦梁书

目　录

养生要括

果部 / 1894

鳞类 / 1903

养生要括

会稽山人　孟笨伯山甫　编

总　论

所谓养生者，养吾心生机也。一要戒轻杀。毛羽鳞甲之属，皆吾一体，如牝牡有交，即夫妇之合也，何为轻杀于合婚之日？胎卵有育，即男女之生也，何为轻杀于分娩之时？逢寿而庆，乐其生也。物亦爱生，何为轻杀以贺寿？临丧而哀，痛其死也。物亦恶死，何为轻杀以治丧？诸如此类，忍心害物，先自斩其生机，何用养为？唯取之有道，用之有节，合万物之生以养心，则物我咸得矣。二要善调理。天生万物，总此五行。以五行分五味，以五味合五脏，精相贯也。然五脏纳味，随四时为乘谢。衰则用补，旺则用泄，察物性而调理适中，则六神和合矣。三要知避忌。家居食物品正，一一避忌，亦无难也。独晏客侈多品，客亦每品尝之，讵知品各有忌，一时并食，战斗冲击，腑脏必受其毒矣。轻则生疾，重则殒身，可不戒哉？三者全而造化在心，可以积德，可以长年，可以绵福于无穷，此之谓《要括》。

五味宜忌〔1〕

刘完素曰：寒热温凉，四气生于天；酸苦辛咸甘淡，六味成乎地。是以有形为味，无形为气。气为阳，味为阴。阳气出上窍，阴味出下窍。气化则精生，味化则形长。故地产养形，形不足温之以气；天产养精，精不足补之以味。辛甘发散为阳，酸苦漏泄为阴。咸味涌泄为阴，淡味渗泄为阳。辛散、酸收、甘缓、苦坚、咸软，各随五脏之病而制，药性之品味，其功用宁有穷哉？

岐伯曰：木生酸，火生苦，土生甘，金生辛，水生咸。五谷为养，五果为助，五畜为益，五菜为充。气合而服之，以补精益气。此五味各有所利，四时五脏病随所

〔1〕五味宜忌：原无，校点时据文义加。

宜也。

五欲[1]：肝欲酸，心欲苦，脾欲甘，肺欲辛，肾欲咸，此五味合五脏之气也。

五宜：青色宜酸，肝病宜食麻、犬、李、韭。赤色宜苦，心病宜食麦、羊、杏、薤。黄色宜甘，脾病宜食粳、牛、枣、葵。白色宜辛，肺病宜食黄黍、鸡、桃、葱。黑色宜盐，肾病宜食大豆黄卷、猪、栗、藿。

五禁：肝病禁辛，宜食甘，粳、牛、枣、葵。心病禁咸，宜食酸，麻、犬、李、韭。脾病禁酸，宜食咸，大豆、豕、栗、藿。肺病禁苦，宜食麦、羊、谷、薤。肾病禁甘，宜食辛，黄黍、鸡、桃、葱。

五走：酸走筋，筋病毋多食酸；苦走骨，骨病毋多食苦；甘走肉，肉病毋多食甘；辛走气，气病毋多食辛；咸走血，血病毋多食咸。

五伤：酸伤筋，辛胜酸；苦伤气，咸胜苦；甘伤肉，酸胜甘；辛伤皮毛，苦胜辛；咸伤血，甘胜咸。

五过：味过于酸，肝气以津，脾气乃绝；味过于苦，脾所不濡，胃气乃厚；味过于甘，心气喘满，肾气不平；味过于辛，筋脉沮绝，精神乃失；味过于咸，大骨气劳，短心气抑。

时珍曰：五走五伤者，本脏之味自伤也，即阴之五宫，伤在五味也。五过者，本脏之味，伐其所胜也，即脏气偏胜也。

思邈曰：春宜省酸，增甘以养脾；夏宜省苦，增辛以养肺；秋宜省辛，增酸以养肝；冬宜省咸，增苦以养心；四季宜省甘，增咸以养肾。

升降浮沉

李杲曰：药有升降浮沉，化生长收藏成，以配四时，春升夏浮，秋收冬藏，土居中化。是以味薄者，升而生；气薄者，降而收；气厚者，浮而长；味厚者，沉而藏；气味平者，化而成。但言补之以辛甘温热，及气味之薄者，即助春夏之升浮，便是泻秋冬收藏之药也。在人之身，肝心是矣。但言补之以酸苦咸寒，及气味之厚者，即助秋冬之降沉，便是泻春夏生长之药也。在人之身，肺、肾是矣。

李时珍曰：酸咸无升，甘辛无降。寒无浮，热无沉，其性然也。而升者引之以咸寒，则沉而直达下焦；沉者引之以酒，则浮而上至颠顶。此非窥天地之奥而达造化之权者，不能至此。一物之中，有根升稍降，生升熟降，见升降在物亦在人也。

〔1〕五欲：此后文字原为双行小字，为阅读方便，校点时改为单行大字。后同不注。

水 部[1]

李时珍曰：水者，坎之象也。其体纯阴，其用纯阳，上则为雨露霜雪，下则为海河泉井。流止寒温，气之所钟既异；甘淡咸苦，味之所入不同。是以昔人分别九州水土，以辨人之美恶寿夭。盖水为万化之源，土为万物之母，饮资于水，食资于土。饮食人之命脉也，而营卫赖之。然则水之性味，尤慎疾卫生者之所当潜心也。撮曰：坎离交则养身无病，水火济则食物益人。故水用清洁，以多为美；火用文武，以烂为佳。

立春雨水

是日，夫妻各饮一杯，还房，当获时有子，神效。宜煎发散及补中益气药。

梅雨水 洗疮疥，灭瘢痕，入酱易热。

立春、清明二节贮水 谓之神水，宜浸造诸风，脾胃虚损，诸丹丸散，及药酒久留不坏。

寒露、冬至、小寒、大寒四节及腊日水 宜浸造，滋补五脏，及痰火积聚、虫毒，诸丹丸，并煮酿药酒，与雪水同功。

立秋日五更井华水 长幼各饮一杯，能却疟痢百病。

小满、芒种、白露三节内水 并有毒，造药、酿酒、醋一应食物皆易败坏，人饮之，亦生脾胃疾。

液雨水 立冬后十日为入液，至小雪为出液，得雨谓之雨水。百虫此皆伏蛰，至来春雷鸣乃出也。杀百虫宜煎，杀虫消积之药。

露水

甘、平、无毒。秋露繁时以盘收取，煎如饴，令人延年不饥。禀肃杀之气，宜煎润肺杀祟之药，及调疥癣虫癞诸散。

百草头上秋露 未晞时收取，愈百疾，止消渴，令人身轻不饥。八月朔日收取，磨墨，点太阳穴，止头痛；点膏肓穴，治劳瘵，谓之天灸。

百花上露 令人好颜色。

柏叶上露、菖蒲上露 并能明目，旦旦洗之。

韭叶上露 去白癜风，旦旦涂之。

甘露

气味甘，大寒，无毒。食之润五脏，长年不饥神仙。

甘露蜜 气味甘，平，无毒。治胸膈诸热，明目止渴。

冬霜

气味甘，寒，无毒。食之解酒热，伤寒鼻塞，酒后诸热面赤者。和蚌粉傅暑月痱疮及腋下赤肿，立瘥。

〔1〕水部：此书原无分部，校点时据内容加入。

腊雪

气味甘，冷，无毒。解一切毒，治天行时气瘟疫，小儿热痫狂啼，大人丹石发动，酒后暴热，黄疸，仍小温服之。洗目，退赤。煎茶煮粥，解热止渴。宜煎伤寒火暍之药。

夏冰

气味甘，冷，无毒。解烦渴，消暑毒。伤寒阳毒，热盛昏迷者，以冰一块置于膻中，良。以解烧酒毒。

神水

气味甘，寒，无毒。治心腹积聚及虫病，和獭肝为丸服。又，饮之，清热化痰，定惊安神。时珍解曰：《金门记》云，五月五日午时有雨，急伐竹竿中必有神水，沥取为药。

流水

气味甘，平，无毒。主五痨七伤，肾虚脾弱，阳盛阴虚，目不能瞑，霍乱吐利，伤寒后欲作奔豚。

虞抟[1]云：顺流水，性顺而下流，故治下焦腰膝之证，及通利大小便之药用之。急流水，湍上峻急之水，其性急速而下达，故通二便、风痹之药用之。逆流水，其性逆而倒上，故发吐痰饮之药用之也。煮粥烹茶，味亦有异。

井泉水

井水新汲，疗病利人。平旦第一汲为井华水。凡井水有远从地脉来者为上，有泛近处江湖渗来者次之，其城市近沟渠污水杂入者，须煎滚，停一时，候澄乃用之。或桃、杏仁，或黑盐，能清水散结，饮之无疾。

井华水　气味甘，平，无毒。治酒后热痢，洗目中肤翳，治人大惊，九窍、四肢指歧皆出血，以水噀面。和朱砂服，令人好颜色，镇心安神。治口臭，堪炼诸药石，投酒、醋令不腐。宜煎补阴之药，宜煎一切痰火气血药。

新汲水　治消渴反胃，热痢热淋，小便赤涩，却邪调中，下热气，并宜饮之。射痈肿令散，洗漆疮。治坠损肠出，冷喷其身面，则肠自入也。又解闭口椒毒，下骨鲠。解砒石、乌喙、烧酒、煤炭毒，治热闷昏瞀烦渴。

醴泉

气味甘，平，无毒。治心腹痛，疰忤鬼气邪秽之属，并就泉空腹饮之。又止热消渴，及反胃霍乱，亦以新汲者为佳。

乳穴水

气味甘，温，无毒。久服肥健人，能食，体润不老。与钟乳同功。藏器曰：近乳穴处流出之泉也，人多取作饮、酿酒，大有益。

山崖泉水

气味甘，平，无毒。治霍乱烦闷，呕吐腹空，转筋。恐入腹，宜多服之，名曰洗

〔1〕抟：原作“持”，据文义改。

肠，勿令腹空，空则更服，人皆惧此，然尝试有效。但身冷力弱者，防致脏寒，当以意消息之。或山有玉石美草木者，为佳。或山有黑土毒石恶草者，不可用。

地浆

气味甘，寒，无毒。解中毒烦闷，解一切鱼肉、果菜、药物、诸菌毒。疗霍乱及中暍卒死者，饮一升，妙。

弘景曰：此掘黄土地作坎，深三尺，以新汲水沃[1]入，搅浊，少顷取清用之，故曰地浆。《宝鉴》云：中暑霍乱，乃暑热内伤，七神迷乱所致。阴气静则神藏，躁则消亡，非至阴之气不愈。地浆作于墙阴坎中，为阴中之阴，能泻阳中之阵也。

百沸汤

气味甘，平，无毒。助阳气，行经络，熨霍乱转筋入腹及客忤死。

时珍曰：按，汪颖云，热汤须百沸者佳。若半沸者，饮之反伤元气作胀。或云，热汤漱口损齿。病目人勿以热汤洗浴，冻僵人勿以热汤濯之，能脱指甲。铜瓶煎汤服，损人之声。

生熟汤

气味甘，咸，无毒。调中消食，凡痰疟及宿食毒恶之物，胪胀欲作霍乱者，即以盐投中进一二升，令吐尽食便愈。凡霍乱及呕吐不能纳食及药，危甚者，先饮数口即定。

诸水有毒

井水沸溢不可饮。古井、眢井不可入，有毒杀人。阴地流泉有毒，二八月行人饮之成瘴疟，损脚力。泽中停水，五六月有鱼鳖精，人饮之成瘕病。沙河中水饮之，令人瘖。两山夹水，其人多瘿。花瓶水饮之杀人，腊梅尤甚。炊汤洗面，令人无颜色，洗体令人成癣，洗脚令人疼痛生疮。铜器上汗入食中，令人生疽[2]、发恶疮。冷水沐头、热泔沐头，并成头风，女人尤忌之。水经宿，面上有五色者，有毒，不可洗手。时病后浴冷水损心胞，盛暑浴冷水成伤寒，汗后入冷水成骨痹。产后洗浴成痉风，多死。酒中饮冷水，多成手颤。酒后饮茶水成酒癖。饮水便睡成水癖。小儿就瓢及瓶饮水，令语讷。夏月远行，勿以冷水濯足；冬月远行，勿以热汤濯足。箓曰：天一生水，本味清养人者也，而成以地六，则凡一切毒物载焉，而养人者不无害人者混之，所以不可不慎。

火　部

时珍曰：《周官》司爟氏四时变国火以救时疾，季春出火，季秋纳火，民咸从

〔1〕沃：原作“汰”，据《本草纲目》改。

〔2〕疽：原作“疸”，据《本草纲目》改。

之。盖人之资于火食者，疾病寿夭生焉。四时钻燧取新火，以为饮食之用，依岁气而使无亢不及，所以救民之时疾也。【煎药须用小心老成人，以深罐密封，新水、活火，先武后文，如法服之，未有不效者。】

桑柴火

宜煎一切补药诸膏，但不可点艾，伤肌。

栎炭火

宜煅炼一切金石药。

烰炭火

宜烹、煎、焙、炙百药丸散。

白炭火

解水银、轻粉毒。

带火炭

纳水底能取水银出也，亦辟邪恶。

芦火、竹火

宜煎一切滋补药。

艾火

灸百病。若灸诸风冷疾，入硫黄末少许，尤良。愚谓：火生于木，木之青、红、白、黑、黄各分五行，则火之功用亦必各分五宜矣，世持日用不知耳。

土　部

李时珍曰：土者具五色，而以黄为正色，其五味而以甘为正味，是以禹贡辨九州岛之土色。周公辨十有二壤之土性，兼五行生万物，在人则脾胃应之，故诸土入药，皆取其助戊己之功矣。

黄土

气味甘，平，无毒。治泄痢冷热赤白，腹内热毒，绞结痛，下血。取干土，水煮三五沸，绞[1]去滓，热服一二升，又解诸药毒、中肉毒、合口椒毒、野菌毒。

东壁土

气味甘，温，无毒。治下部疮，脱肛，止泄痢，霍乱烦闷，温疟。点目去翳。同蚬壳为末，傅豌豆疮，疗小儿风脐，摩干湿二癣，极效。

〔1〕绞：原作“硬”，据《本草纲目》改。

太阳土

人家动土犯禁，主小儿病气喘。但按九宫看太阳在何宫，取其土煎汤饮之，喘即定。

柱下土

治腹痛暴卒，水服方寸匕。胎衣不下，取宅中柱下土研末，鸡子清和服之。

桑根下土

治中恶风、恶水而肉肿者，水和傅上，灸二三十壮，热气透入即平。

白蚁泥

治恶疮肿毒，用松木上者，同黄丹各炒黑，研，和香油涂之，取愈乃止。

蚯蚓泥

气味甘、酸，寒，无毒。治赤白久热痢，取一升，炒烟尽，沃汁半升，滤净饮之。小儿阴囊忽虚热肿痛，以生甘草汁入轻粉末调，涂之。以盐研傅疮，去热毒及蛇犬伤。傅狂犬伤，出犬毛，神效。

螺蛳泥

性凉。主反胃吐食，取螺蛳一斗，水浸取泥，晒干，每服一钱，火酒调下。

粪坑底泥

治发背诸恶疮，阴干为末，新水调傅，其痛立止。

田中泥

治蚂[1]蝗入人耳，取一盆，枕耳边，闻气自出。人误吞蚂蝗入腹者，酒和一二升服，当利出。

井底泥

涂汤火疮。疗妊娠热病，取傅心下及丹田，可护胎气。

灶心土

名伏龙肝。气味辛，微温，无毒。治妇人崩中吐血，止咳逆血。醋调涂痈肿毒气，止鼻洪、肠风、带下、尿血、泄精，催生下胞，及小儿夜啼。治心痛狂颠，风邪蛊毒，妊娠护胎，小儿脐疮，重舌风噤，反胃中恶，卒靥诸疮。

釜脐墨

气味辛，温，无毒。治中恶蛊毒，吐血血运，以酒或水温服二钱。亦涂金疮，止血生肌，消食积，舌肿喉痹，口疮，阳毒发狂。

笨曰：人之疾病感于土之燥湿者居多，故因二以疗治，则立办易而取效捷也。特择土之紧要者录之，卫生者不可不知也。

〔1〕蚂：原作“马”，据文义改。后一“蚂”字同，不另注。

谷部

李时珍曰：《周官》有五谷、六谷、九谷之名。诗人有八谷、百谷之歌，谷之类可为烦矣。五方之气，九州之产，百谷各异其性，岂可终日食之而不知其气味损益乎？

糯米

性温，酿酒则热，熬饧〔1〕尤甚，故肺脾虚寒者，宜之。

气味苦，温、无毒。作饭令人温中止泄，大便坚，能行荣卫中血积，解芫青、斑蝥毒。补中益气，止霍乱后吐逆，以一合研，水服之，暖脾胃，缩小便，收自汗，发痘疮。【夏痢噤口，糯谷一升，炒出花，去谷，用姜汁拌湿再炒，为末，每服一匙，汤下。三服即止。又，糯米入猪肚内蒸，葱捣，作丸子，日日服之，可治虚劳不足。糯米、小麦同炒为末，每服三钱，米饮下，治自汗不止。】

米泔　甘，凉，无毒。益气，止烦渴霍乱，解毒。食鸭肉不消，顿饮一盏即消。

粳米

粳有早、中、晚三收〔2〕，以晚白米第一，早熟米不及也。得天地中和之气，同造化生育之功，故补益良多。

味甘，性温，无毒。益气，止烦，止渴，止泄，补中，壮筋骨，益肠胃，通血脉，和五脏，好颜色。合芡实作粥食，益精强志，聪耳明目。【米饮下，治自汗不止。】

小麦

秋种夏熟，受四时气足，兼有寒热温凉，故麦凉，曲〔3〕温，麸冷，面热，宜其然也。

味甘，微寒，无毒。除客热，止烦渴咽燥，利小便，养肝气，止漏血、唾血，令女人易孕。养心气，心病宜食之。煎汤饮，治暴淋。熬末服，杀肠中蛔虫。陈者煎汤饮，止虚汗。烧存性，油调，涂诸疮汤火伤灼。

面　甘，温，有微毒。不能消热止烦。补虚，久食实人肤体。厚肠胃，强气力，养气补不足，助五脏。傅痈肿损伤，散血止痛。生食，利大肠。水调服，止鼻衄、吐血。【北多霜雪，故面无毒；南方雪少，故面有毒。江南麦花夜发，故发病；江北麦花昼发，故宜人。】

麸　治时疾热疮，汤火疮烂，扑损伤折瘀血，醋炒署贴之。和面作饼，止泄痢，调中去热，健人。醋蒸，熨手足风湿痹痛，寒湿脚气，互易至汗出，并良。末服，止虚汗。

面筋　味甘，凉，无毒。解热和中，痨热人宜煮食之。宽中益气。

洗出粉　苦，凉，无毒。补中，益气脉，和五脏，调经络。又，炒，一合汤服，

〔1〕饧：原作“锡”，据《本草纲目》改。
〔2〕收：原作“枚”，据《本草纲目》改。
〔3〕曲：原作“面”，据《本草纲目》改。

断下痢。醋熬成膏，消一切痈肿汤火伤。

麦苗 气味辛，寒，无毒。消酒毒暴热，酒疸目黄，并捣烂绞汁，日饮之，又解蛊毒。煮汁滤服，除烦闷，解时疾狂热，退胸膈热，利小肠。作齑食，益颜色。

浮麦 味甘、咸，无毒。益气除热，止自汗盗汗，骨蒸虚热，妇人痨热。

大麦

作饭食之有益，煮粥甚滑，磨面作酱甘美，久服宜人。熟则有益，带生则冷而损人。

味咸，温、微寒，无毒。消渴除热，益气调中，补虚劣，壮血脉，益颜色，实五脏，化谷食，止泄，不动风气。久食令人肥白，滑肌肤。为面胜于小麦，无燥热。

面 平胃止渴，消食，疗胀满。久食，头发不白。和针砂、没石子等染发黑色，宽胸下气，凉血，消积进食。

荞麦

为面作饼，配蒜食之。久食动风，令人头眩。和猪、羊肉热食，须眉脱落。

味甘，平、寒，无毒。实肠胃，益气力，续精神，能炼五脏滓秽，降气宽肠，磨积滞，消热肿风痛，除白浊白带，脾积泄泻。以沙糖水，调炒面二钱服，治痢疾。炒焦，热水冲服，治绞肠沙痛。

稷

稷与黍一类二种也，黏者为黍，不黏者为稷。稷可作饭，黍可酿酒。

味甘，寒，无毒。益气补不足，治热压丹石毒发热，解苦瓠毒，作饭食安中，利胃宜脾，凉血解暑。

黍

肺之谷也。肺病宜食之。黑黍曰秬，供祭祀用。

气味甘，温，无毒。久食令人多热烦，益气补中。烧灰和油涂杖疮，止痛，不作瘢。嚼浓汁，涂小儿鹅口疮有效。

粱[1] 有青、黄、白三种

黄粱米 味甘，平，无毒。益气和中，止泄。去客风顽痹，止霍乱下痢，利小便，除烦热。

白粱米 味甘，微寒，无毒。除胸膈中客热，益五脏气，缓筋骨。凡患胃虚并呕吐食及水者，以米汁二合，姜汁合和，服之佳。炊饭食之，和中止烦渴。

青粱米 气味甘，微寒，无毒。治胃痹热，消渴。止泄痢，利小便，益气补中轻身。长年煮粥食之，健脾，治泄精。

青粱米可辟谷，以纯苦酒浸三日，百蒸百晒藏之，远行日，一飧之可度十日。若重飧之，四百九十日不饥。

粟

粟类多种而并细于诸粱。有青、赤、黄、白、黑诸色，肾之谷也。肾病宜食之。

---

〔1〕粱：原误作“梁”，据文义改。

味咸，微寒，无毒。养肾气，去脾胃中热，益气。陈者苦寒，治胃热消渴，利小便。水煮服，治热腹痛及鼻衄。为粉和水滤汁，解诸毒，治霍乱及转筋入腹，又治卒得鬼打，解小麦毒发热。治反胃热痢，煮粥食益丹田，补虚损，开肠胃。【御粟作粥食甚美，行风气，逐邪热，治反胃，胸中痰滞。一名罂子粟。】

秫

粟之黏者曰秫。有赤、白、黄三色，皆可酿酒熬糖，作糕食之。肺之谷也，肺病宜食之。黏滞易成黄积。

味甘，微寒，无毒。利大肠，疗漆疮。治筋骨挛急，杀疮疥毒热，生捣，和鸡子白傅毒肿，良。主犬咬、冻疮，嚼傅之。治肺疟及阳盛阴虚，夜不得眠，及食鹅鸭成癥，妊娠下黄汗。

稗米

气味甘、辛、苦，微寒，无毒。作饭食，益气宜脾，故曹植有“芳菰精稗”之称。

根　治金疮及伤损血出不已，捣傅，或研末渗之即止，甚验。

薏苡仁

炊饭作面食，主不饥、温气。煮饮，止消渴，杀蛔虫。

味甘，微寒，无毒。久服轻身益气。除筋骨中邪气不仁，利肠胃，消水肿，令人能食。治肺痿，肺气积脓血，咳嗽涕唾，上气。煎服，破毒肿，去干湿脚气，健脾益胃，补肺清热，去风胜湿。炊饭食，治冷气。煎饮，利小便热淋。

胡麻

即脂麻也。服食当九蒸九晒，熬捣饵之，断谷长生。蒸不熟，令人发落。其性与茯苓相宜。

味甘，平，无毒。补中益气，润养五脏，补肺气，止心惊，利大小便，耐寒暑，逐风湿，治劳气，产后羸困，催生落胞。细研涂发，令长白。蜜蒸饵，治百病，长肌肉，填髓脑，久服轻身不老，坚筋骨，明耳目，耐饥渴延年，疗金疮止痛。炒食，不生风病，风人久食，则步履端正，语言不謇。生嚼，涂小儿头疮。煎汤，浴恶疮、妇人阴疮，大效。【牙齿痛肿：胡麻五升，水一斗，熬汁五升，含漱吐之。不过二剂，神良。】

麻油　味甘，寒，无毒。治虚劳，滑肠胃，行风气，去头面游风，润肌肉。与乳母食之，孩子永不生病。陈者煎膏，生肌长肉，止痛，消痈肿，补皮裂，解热毒、食毒、虫毒，杀诸虫蝼蚁。入药以乌麻油为上，白麻油次之。须自榨[1]乃良。

黑大豆

气味甘，平，无毒。久服令人身重。生研，涂痈肿。煮汁饮，杀鬼毒，止痛，逐水胀，下瘀血，散五脏结积内寒。入药，治下痢脐痛。冲酒，治风痉及阴毒腹痛。牛胆贮之，止消渴。炒黑热，投酒中饮之，治风痹，瘫缓口噤，产后头风。食罢生吞半两，去心胸烦热，明目，镇心温补，久服好颜色。【男子便血，黑豆一升，炒焦研末。热酒

〔1〕榨：原作“窄”，据《本草纲目》改。

淋之，去豆饮酒，神效。】

大豆黄卷 芽长五寸用之，名黄卷。黑属水，性寒，为肾之谷。入肾功多。味甘，平，无毒。治湿痹，筋挛膝痛，五脏不足，胃气结积。益气止痛，去黑皯，润肌肤皮毛。破妇人恶血，宜肾，除胃中积热，消水病胀满。

黄大豆

味甘，温，无毒。宽中下气，利大肠，消水胀肿毒。研末，热水和，涂痘后痈。

赤小豆

心之谷也，其性下行，利小便，消胀除肿，止吐，解酒病，除寒热痈肿，排脓散血，通乳汁，下胞衣。

味甘、酸，平，无毒。散气，去关节烦热，坚筋骨，健脾胃。

绿豆

味甘，寒，无毒。煮食，消肿下气，压热解毒，止泄痢，利小便胀满。作枕，明目，治头风头痛，除吐逆。补益元气，和�五脏，去浮风，润皮肤。煮汁，止消渴。解一切药草、牛、马、金石诸毒。治痘毒，利肿胀。

粉 味甘，凉、平，无毒。解诸热，益气，解酒食诸毒。治发背痈疽疮肿，及汤火伤灼。痘疮湿烂不结痂疕者，干扑之良。新水调服，治霍乱转筋，解诸药毒，心头尚温者。解菰菌、砒毒。

芽 味甘，平，无毒。解酒毒、热毒，利三焦。

白豆

味甘，平，无毒。补五脏，调中，助十二经脉，暖肠胃，杀鬼气。肾之谷，肾病宜食之。

蚕豆

味甘、微辛，平，无毒。快胃，和脏腑。

豇豆

有红、白数色。此豆可菜、可果、可谷。备用最多，为肾之谷也。

味甘、咸，平，无毒。理中益气，补肾健胃，和五脏，调营卫，生精髓，止消渴、吐逆泄痢、小便数，解鼠莽毒。

白扁豆

其子充实，白而微黄，其气腥香，其性温平，得乎中和，脾之谷也。入太阴气分，通利三焦。

味甘，微温，无毒。和中下气，补五脏，主呕逆。久服，头不白。疗霍乱吐利不止，研末和醋服之。行风气，治女子带下。解酒毒、河豚鱼毒，解一切草木毒，生嚼及煮汁饮取效。止泄痢，消暑，暖[1]脾胃，除湿热，止消渴。

花 焙研服，治崩带。作馄饨食，治泄痢。擂水饮，解中一切药毒，功同扁豆。

〔1〕暖：原作“热”，据《本草纲目》改。

刀豆

同猪肉、鸡肉煮食尤美，盖暖而补元阳也。

味甘，平，无毒。温中下气，利肠胃，止呃逆，益肾补元。

豆腐

始于汉淮南王刘安。发肾气、疮疥、头风，杏仁可解。

味咸，寒，有小毒。宽中益气，和脾胃，消胀满，下大肠浊气，清热散血。

陈廪米

味咸、酸，温，无毒。下气除烦渴，调胃止泄，补五脏，炊饭食，止痢，补中益气，坚筋骨，通血脉。研末服，去卒心痛。

糕

味甘，温，无毒。粳糕养胃厚肠，益气和中。糯糕益气暖中，缩小便，坚大便，效。粳者易消，糯者难化。

角黍

味甘，温，无毒。五月五日，取粽尖和截疟药，良。

寒具

即今馓[1]子也。味甘、咸，温，无毒。利大小便，润肠，温中益气。

蒸饼

味甘，平，无毒。养脾胃，温中化滞，益气和血，止汗，利三焦，通水道。

小麦曲

味甘，温，无毒。消谷止痢，平胃气，消食痔，治小儿食痫。调中下气，开胃，疗脏腑中风寒。主霍乱，心膈气，痰逆，除烦，破癥结。补虚，去冷气，除肠胃中寒，不下食，令人有颜色。落胎，并下鬼胎。

大麦曲

味甘，温，无毒。消食和中，下生胎，破血。

面曲、米曲

味同前。消食积、酒积、糯米积，研末酒服，立愈。余功同小麦曲。

神曲

味甘、辛，温，无毒。化水谷宿食，癥结积滞。健脾暖胃，治赤白痢。其功与曲同。闪挫腰痛者，煅过淬酒，温服有效。妇人产后欲回乳者，炒研，酒服二钱，日二，即止。

红曲

味甘，温，无毒。消食活血，健脾燥胃，治赤白痢，下水谷。酿酒，破血，行药势，杀山岚瘴气，治打扑伤损。治女人血气痛及产后恶血不尽，擂酒饮之，良。

---

〔1〕馓：原作“馓”，据《本草纲目》改。

饴糖

饴糖属土而成于火，大发湿中之热。凡中满吐逆、秘结牙䘌、赤目疳病者，切宜忌之。

味甘，大温，无毒。补虚乏，止渴去血。补虚冷，益气力，止肠鸣咽痛，治唾血，消痰，润肺止嗽，健脾胃，补中，治吐血。打损瘀血者，熬煎酒服，能下恶血。脾弱不思食人少用。能和胃气，亦用和药。解附子、草乌头毒。

酱

面酱咸，豆酱甜，用能制食物之毒，多食生痰动气。妊娠合雀食之，令儿面黑。麦酱和鲤鱼食，生口疮。

味咸，冷，利，无毒。除热止烦满，杀百药及热汤火毒。杀一切鱼肉、菜蔬、蕈毒，并治蛇虫蜂虿等毒。酱汁灌入下部，治大便不通。灌耳中，治飞蛾虫蚁入耳。涂猘犬嗷及汤火伤灼，未成疮者有效。又中砒毒，调水服即解。

醋

醋类甚多，惟米醋、糟醋为良。多食损筋骨，亦损胃，又损人颜色。酸属木，脾病毋多食酸。服茯苓、丹参忌之。

味酸、苦，温，无毒。消痈肿，散水气，杀邪毒，理诸药，消毒，治产后血运，除癥块坚积，消食，杀恶毒，破结气、心中酸水痰饮。下气除烦，治妇人心痛血气，并产后及损伤金疮，出血昏运。杀一切鱼、肉、菜毒。醋[1]磨青木香止卒心痛、血气痛。浸黄柏含之，治口疮。调大黄末，涂肿毒。煎生大黄服，治痃癖甚良。散瘀血，治黄疸黄汗。

酒

以陈为美。人知戒早饮，而不知夜饮更甚。既醉既饱，睡而就枕，热拥伤心伤目，夜气收敛，酒以发之，乱其清明，劳其脾胃，停湿生疮，动火助欲，因而致病者多矣。扁鹊云：过饮腐肠烂胃，溃髓蒸筋，伤神损寿，戒之，戒之。酒后忌芥辣并茶，缓筋骨，伤肾脏。笨曰：今人赴席，茶酒相迫而来，非惟无益，而又害之矣。

味苦、甘、辛，大热，有毒。行药势，杀百邪、恶毒气，通血脉，厚肠胃，润皮肤，散湿气，消忧发怒，宣言畅意。养脾气扶肝，除风下气，解马肉、桐油毒，丹石发动诸病，热饮之甚良。

烧酒

过饮败胃伤胆，丧心损寿，甚则黑肠腐胃而死。与姜、蒜同食，令人生痔。盐冷水、绿豆粉解其毒。

味甘，大热，有大毒。消冷积寒气，燥湿痰，开郁结，止水泄，治霍乱、疟痢、噎膈、心腹冷痛、阴毒欲死，杀虫辟瘴，利小便，坚大便，洗赤目肿痛，有效。

酒糟

味甘、辛，无毒。温中消食，除冷气，杀腥，去草菜毒，润皮肤，调脏腑。罯扑

〔1〕醋：原作“酸”，据《本草纲目》改。

损瘀血，浸水洗冻疮。捣傅蛇咬、蜂叮毒。

醋糟

味酸，微寒，无毒。治气滞风壅，手背脚膝痛，炒热布裹熨之，三两换当愈。

干饧糟

味甘，温，无毒。治反胃吐食，暖脾胃，化饮食，益气缓中。

米粃糠

味甘，平，无毒。通肠开胃，下气磨积块，作糗食不饥，充滑肤体，可以颐养。

菜　部

李时珍曰：凡草木之可茹者，谓之菜。韭、薤、葵、葱、藿，五菜也。《素问》云：五谷为养，五菜为充，所以辅佐谷气，疏通壅滞也。

韭

韭之美在黄，黄乃未出土者。春食则香，夏食则臭，多食则能昏神暗目，酒后尤忌，热病后亦忌。五月多食乏气力，冬月多食动宿饮吐水。生则辛而散血，熟则甘而补中，乃肝之菜也。

味辛、微酸，温，涩，无毒。

叶　煮鲫鱼鲊食，断卒下痢。

根叶　煮食，温中下气，补虚益阳，调和脏腑，止泄血脓、腹中冷痛。捣汁服，治胸痹刺痛如锥，即吐出心中恶血，甚验。治肥白人中风失音。疗狂犬咬人，亦涂诸蛇虺、蝎虿、恶虫毒。煮食归肾，壮阳，止泄精，暖腰膝。炸熟，以盐醋空心吃十顿，治胸膈噎气。又灌初生小儿，吐去恶水恶血，永无诸病。主吐血、唾血、衄血、尿血，妇人经络逆行，打扑伤损。捣汁澄清，和童便饮之，能消散胃脘瘀血，甚效。饮生汁，主上气喘息欲绝，解肉脯毒，煮汁饮，止消渴，益汗。熏产妇血运，洗肠痔脱肛。【狂犬咬者，急于无风处，以冷水洗净，即服韭汁一碗，隔七日又一碗，四十九日共饮七碗。须百日忌食酸、盐，一年忌食鱼腥，终身忌食犬肉。】

韭子　味辛、甘，温，无毒。治梦中泄精溺血，暖腰膝，治鬼交，甚效。补肝及命门，治小便频数遗尿，女人白淫白带。

葱

主发散，多食昏人神。肺之菜也，肺病宜食之。

味辛，平，无毒。治伤寒寒热，中风，面目浮肿。能出汗，通关节，止衄血，利大小便。治阳明下痢下血，达表和中，止血。除风湿，虫积心痛，止大人阳脱、阴毒腹痛、小儿盘肠内钓、妇人妊娠溺血。通乳汁，散乳痈，利耳鸣，涂猘犬伤，制蚯蚓毒，杀一切鱼肉毒。治伤寒骨肉碎痛，喉痹不通，除肝中邪气。安中，利五脏，杀百药毒。根，治伤寒头痛。

胡葱 味辛，温，无毒。温中下气，消谷杀虫，利五脏不足，气疗肿毒。

薤

有赤白二种：白者，补而美；赤者，苦而无味。入手阳明经，宜去青留白，白冷而清热也。多食发热病。

薤白 味辛、苦，温、滑，无毒。归骨。除寒热，去水气，温中，散结气。煮食，耐寒，调中，补不足，止久痢冷泻，肥健人。能泄下焦阳明气滞，治胸痹刺痛，下气散血，安胎。治女人带下赤白，作羹食之。骨鲠在咽者，食之即下。与蜜同捣，涂汤火伤甚速。温补助阳道。

蒜

春食苗，夏初食薹，五月食根。辛能散气，热能助火，伤肺损目，昏神伐性。凡发背痈疽，取独头蒜横截一分安肿头上，炷艾灸之，不计壮数。惟要痛者灸至不痛、不痛者灸至痛极而止。疣赘之类，灸之成痂自脱，神效。醋浸经年良。

大蒜 味辛，温，有毒。归五脏，散痈肿䘌疮，除风邪，杀毒气，下气，消谷化肉，去水恶痒气，除风湿，破冷气，烂痃癖，伏邪恶，宣通温补。疗疮癣，杀鬼去痛，健脾胃，治肾气，止霍乱转筋腹痛，除邪祟，解瘟疫，疗劳疟。水捣烂服，治中暑不醒。捣贴足心，止鼻衄不止。和豆豉丸服，治暴下血，通水道。捣汁饮，治吐血心痛。煮汁饮，治角弓反张。同鲫鱼丸，治膈气。同蛤分丸，治水肿。同黄丹丸，治疟痢、孕痢。同乳香丸，治腹痛。捣膏敷脐，能达下焦消水，利大小便。贴足心，能引热下行，治泄泻暴痢及干湿霍〔1〕乱，止衄血。纳肛中，能通幽门，治关脉不通。

小蒜 味辛，性热，有小毒。归脾、肾。主霍乱，腹中不安，消谷理胃，温中，除邪痹毒气。下气，治蛊毒。傅蛇虫、沙虱疮，涂疔肿甚良。

叶 治心烦痛，解诸毒，小儿丹疹。

油菜

先患腰脚者，不可多食。又损阳气，发疮及口齿病。又能生腹中诸虫。一名芸薹，即薹菜也。今分二种。

茎叶 味辛，温，无毒。治风游丹肿、乳痈，破癥瘕结血，治产后血气及瘀血。煮食，治腰脚痹。捣叶，傅女人吹奶。治瘭疽、豌豆疮，散血消肿，伏蓬砂。

子 治梦中泄精，与鬼交。取油傅头，令发长黑。行滞血，破冷气，消肿散结，治产难，产后心痛诸疾，赤丹热肿，金疮血痔。【天炮疮：用油菜捣汁，调大黄、芒硝、生铁衣等分，涂之，即愈。】【血痢腰痛：以芸薹菜叶捣汁一合，入蜜一合，温服。】

白菜

多食发皮肤风瘙痒，有足疾者忌之。气虚胃冷人，多食恶心吐沫。气壮人则相宜。

茎叶 味甘，温，无毒。通利肠胃，除胸中烦，解酒渴。消食下气，治瘴气，止热气嗽，冬汁尤佳。和中，利大小便。【飞丝入目，白菜揉烂，帕包，滴汁三二点入目，即出。】

〔1〕利大小便……干湿霍：凡二十一字原脱，据《本草纲目》补。

子　作油，涂头长发。

芥菜

其种甚多，大叶者良，细叶有毛者害人。有疮疡、痔疾、便血者忌之。性辛热而散，故能通肺开胃，利气豁痰。久食辛散太甚，耗人真元，肝木受病，昏人眼目。

茎叶　味辛，温，无毒。归鼻，除肾经邪气[1]，利九窍，明耳目。安中，久食温中。止咳嗽上气，除冷气。主咳逆下气，去头面风。通肺豁痰，利膈开胃。

子　味辛，热，无毒。治风毒肿及麻痹，醋研傅之。扑损瘀血，腰痛肾冷，和生姜研涂贴之。又治心痛，酒调服之。研末作酱食香美，通利五脏。研末水调，涂顶囟，止衄血。治胃寒吐食，风冷气痛，口噤唇紧。余功同菜。【霍乱吐泻：用芥子捣细，和傅脐上。】【反胃吐食：芥子末，酒服方寸，七日三服。白芥子辛烈更甚，治病尤良。】

萝卜

属土，有金与水，生食升气，熟食降气。入太阴、阳明、少阳气分，故所主解肺、脾、肠胃之病，凡人饮食过度，生食咽之便消。多食动气，惟生姜能解其毒。

根，辛、甘；**叶**，辛、苦，温，无毒。利关节，理颜色，炼五脏恶气，制面毒，行风气，去邪热气。消痰止咳，治肺痿吐血。温中补不足，同羊肉、银鱼煮食，治痨瘦咳嗽。同猪肉益人。生捣服，治噤口痢。捣汁服，治吐血衄血，宽胸膈，利大小便。生食，止渴宽中。煮食，化痰消导。杀鱼腥气，治豆腐积。主吞酸，化积滞，解酒毒，散瘀血，甚效。末服，治五淋。丸服，治白浊。煎汤，洗脚气。饮汁，治下痢及失音，并烟熏欲死。生捣，涂打扑汤火伤。

子　味辛、甘，平，无毒。研汁服，吐风痰。同醋研，消肿毒。下气定喘，治痰，消食，除胀，利大小便，止气痛，下痢后重，发疮疹。

生姜

要热则去皮，要冷则留皮。久服伤心气，积热患目。凡病痔多食兼酒，立发痈疮。多食生恶肉，甚验。

味辛，微温，无毒。去臭气，通神明，归五脏，除风邪寒热，伤寒头痛，鼻寒咳逆上气，止呕吐，去痰下气，去水气满。和半夏，主心下急痛。和杏仁作煎，下急痛气实，心胸拥隔冷热气，神效。捣汁和蜜服，治中热呕逆，不能下食。散烦闷，开胃气，破血调中。汁解药毒。治痰喘胀满，冷痢腹痛，转筋心痛，杀腹内长虫。益脾胃，散风寒，解菌蕈诸物毒。生用发散，熟用和中，解食野禽中毒，成喉痹。浸汁，点赤眼。捣汁和黄明胶熬，贴风湿痛甚妙。【凡中风、中暑、中气、中毒，一切卒暴之病，用姜汁与童便饮，立可解散。】【治痢方，以生姜切细，和好茶一两碗，任意呷之。热痢留皮，冷痢去皮，大妙。】

胡萝卜

味甘、辛，无毒。下气补中，利胸膈肠胃，安五脏，令人健食，有益无损。

子　治久痢。

〔1〕归鼻，除肾经邪气：原作“归鼻肾经除其邪气”，据《本草纲目》改。

茴香

味辛，平，无毒。治诸瘘、霍乱及蛇伤，膀胱胃间冷气及育肠气，调中止痛，呕吐。治干湿脚气，肾劳，癫疝阴疼，开胃下气。补命门不足，暖丹田。

莳萝即小茴香

子 气味辛，温，无毒。治小儿气胀，霍乱呕逆，腹冷不下食，两肋痞满。健脾，开胃气，温肠，杀鱼肉毒，补水脏，治肾气，壮筋骨，主膈气，消食，滋食味。

菠薐菜

多食令人脚弱，发腰痛，动冷气。先患腹冷者，必破腹。凡人久病大便溜滞不通及痔漏之人，宜常食之，滑以养窍，自然通利。

菜及根 味甘，冷，滑，无毒。利五脏，通肠胃热，解酒毒，服丹石人食之佳，通血脉，开胸膈，下气调中，止渴润燥，根尤良。

菾菜

菾，音甜。味甘、苦，大寒，滑，无毒。治时行壮热，解风热毒，夏月以菜作粥食，解热，止热毒痢。捣烂，傅灸疮，止痛易瘥。捣汁服，主冷热痢，又止血生肌，及诸禽兽伤傅之，立愈。煎汤饮，开胃通心膈，宜妇人。补中下气，理脾气，去头风，利五脏。

根 通经脉，下气开胸膈。

子 煮半生捣汁服，治小儿热。醋浸揩面去粉滓，润泽有光。

荠菜

味甘，温，无毒。利肝和中，利五脏，明目益胃。

根叶 烧灰治赤白痢，极效。

子 治腹胀。去风毒邪气，治瘇去翳，解热毒，久服视物鲜明。

花 布席下，辟虫，又辟蚊蛾。阴干研末，枣汤日服二钱，治久痢。

鹅肠菜

味酸，平，无毒。治积年恶疮痔不愈。破血，下乳汁，产妇宜食之。产后腹有块痛，以酒炒绞汁温服。又暴干为末，醋糊和丸，空腹服五十丸，取下恶血。【治恶疮，有神效之功，捣汁涂之。作菜食益人，须五月五日者乃验。】

鸡肠草

味微辛、苦，平，无毒。治毒肿，止小便利，主遗溺，洗手足伤水烂。五月五日作灰和盐，疗一切疮及风丹，遍身痛痒。取汁和蜜服，疗小儿赤白痢，甚良。

苜蓿

谓其宿根自生，北人甚重之，江南不甚食，以无味也。内有米如穄，米可为饭，亦可酿酒，多食瘦人。

味苦，平，涩，无毒。安中利人，可久食。利五脏，轻身健人，洗去脾胃间邪热，通小肠诸恶毒，煮和酱食，亦可作羹。利大小肠，干食益人。

苋

味甘，冷，利，无毒。

白苋 补气除热，通九窍。

赤苋 主赤痢，射工沙虱。

紫苋 杀虫毒，治气痢。六苋并利大小肠，治初痢，滑胎。

苋实 治青盲，明目除邪，利大小便，去寒热，久服益气力，不饥轻身。治白翳，杀蛔虫，益精，肝风客热，翳目黑花。

马齿苋 味酸，寒，无毒。治诸种瘘、疣目，捣揩之。破痃癖，止消渴，能肥肠，令人不思食。女人赤白下，饮汁。治反胃诸淋、金疮流血，破血癖癥瘕，小儿尤良。用汁，治紧唇面疱。解马汗、射工毒，涂之瘥。治自尸脚阴肿。作膏，涂湿癣、白秃、杖疮。又主三十六肿风，煮粥止痢及疳痢，主肠痈。

生菜

味苦，寒，无毒。补筋骨，利五脏，开胸膈拥气，通经络，止脾气，令人齿白，聪明少睡，可煮食之，解酒毒、热毒，止消渴，利大小肠。

莴苣菜

【莴苣有毒，百虫不敢近，蛇虺触之则目瞑不见物。人中其毒，以姜汁解之。】

味苦，冷，微毒。煎酒服，通乳汁，杀虫蛇毒，余功同生菜。

子 治阴肿痔漏，下血伤损作痛。小便不通，捣饼贴脐中即通。

蕨萁及根

味甘，寒，滑，无毒。去暴热，利水道，令人睡。补五脏不足，气壅，经络筋骨间毒气。根，烧灰油调，傅蛇蜷伤。蕨粉味甘滑美，久食令人目暗，鼻塞[1]，发落，腹胀。小儿食之脚弱。四皓食芝而寿，夷齐食蕨而夭。

薇

味甘，寒，无毒。久食不饥，调中，利大小肠，利水道，下浮肿，润大肠。

野蚕豆

味辛，平，无毒。破血止血，生肌。捣汁服之，疗五种黄病，以瘥为度。利五脏，明耳目，去热风，令人轻健。长食不厌，甚益人。止热疟，活血平胃。

藜叶

味甘，平，微毒。杀虫。煎汤，洗虫疮，漱齿䘌。捣烂，涂诸虫伤，去癜风。

芋

子 味辛，平，滑，有小毒。宽肠胃，充肌肤，滑口。冷啖，疗烦热止渴，破宿血，去死肌。和鱼煮食，甚下气补虚。

叶茎 味辛，冷，滑，无毒。除烦止泻，疗妊妇心烦迷闷，胎动不安。又盐研，傅蛇虫咬，并痈肿毒痛，及罯毒箭。

〔1〕塞：原作“寒”，据《本草纲目》改。

梗 擦蜂螫尤良。汁涂蜘蛛伤。

多食难克化，滞气困脾。煮汁，洗腻衣白如玉。

山药

根 味甘，温，无毒。补五劳七伤，益气力，长肌肉，镇心神，安魂魄，补心气不足，开达心孔，多记事，强筋骨，主泄精，益肾气，健脾胃，止泄痢，化痰涎，润皮毛，止腰痛，充五脏，除烦热。生捣，贴肿硬毒，能消散。久服，耳目聪明，轻身不饥延年。【山药半生半炒为末，每服二钱，于下痢噤口甚效。】痰气喘急，生山药捣烂半碗，入甘蔗汁半碗和匀，顿热饮之，立止。

子 味甘，温，无毒。补虚损，强腰脚，益肾，食之不饥。

百合

根 味甘，平，无毒。治邪气腹胀心痛，利大小便，补中益气，除浮肿胪胀，痞满，寒热，通身疼痛，及乳难，喉痹，止涕泪。安心定胆，益志，养五脏。治颠邪狂叫，惊悸，产后血狂运，杀虫毒气，胁痈、乳痈发背，诸疮肿。心急黄，宜蜜蒸食之。温肺止嗽。

花 治小儿天泡湿疮。暴干研末，菜子油涂，良。

子 酒炒微赤，研末汤服，治肠风下血。

竹笋

味微寒，无毒。消渴，利水道，益气，可久食。利膈，下气，化热，消痰，爽胃。

苦竹笋 明目，解酒毒，除热气，健人。治出汗，中风失音。

淡竹笋 除头痛头风，并妊妇头旋，颠仆惊悸，温疫迷闷，小儿惊痫天吊。余功皆同。【老竹干者，烧研入盐，擦牙疳。】

茄子

味甘，寒，无毒。治寒热五脏劳，治温疾，传尸劳气。醋摩，傅肿毒。老裂者烧灰，治乳裂。散血止痛，消肿宽肠。【多食必腹痛下痢，及痈疮痼疾。秋后食，多损目。】【牙齿肿痛，来年糟茄烧灰，频频干擦，立效。】

蒂 烧灰米饮，服二钱，治肠风下血不止及血痔。治口齿疮䘌。生切，擦癜风。

根及枯茎叶 治冻疮皴裂，煮汤渍之良。散血消肿，治血淋下血、血痢、阴挺、齿䘌口蕈。

壶卢

味甘，平，滑，无毒。治消渴，恶疮，鼻口中肉烂痛。除烦，治心热。利小肠，润心肺，治石淋。【败瓢，消胀杀虫，治痔漏下血，崩中带下赤白。苦瓢者为佳，年久者尤妙。】

冬瓜

味甘，微寒，无毒。治小腹水胀，利小便，止渴。益气耐老，除心胸满，去头面热。消热毒痈肿。切片摩痱子，甚良。利大小肠，压丹石毒。【凡发背痈疽，切片置疮上，热则易之，其毒自散。】【收瓜，忌酒、漆、麝香及糯米，触之必烂。】

子 甘，平，无毒。食之令人悦泽，好颜色，益气不饥，久服轻身耐老。去皮肤风及黑皯，润肌肤。治肠痈。

皮 可作丸服，亦入面脂。主驴马汗入疮肿痛，阴干为末涂之，又主折伤损痛。

叶 治肿毒，疗蜂叮。主消渴、疟疾、寒热，又焙研傅多年恶疮。

藤 可煎水洗脱肛，捣汁服，解木耳毒。

南瓜

味甘，温，无毒。补中益气。

越瓜

【即菜瓜也。可充酱豉，糖醋、藏渍皆宜。】味甘，寒，无毒。利肠胃，止烦渴，利小便，解酒毒，宣泄热气。烧灰，傅口吻疮及阴茎热疮。

黄瓜

味甘，寒，有小毒。清热解渴，利水道。多食动寒热，多疟病，积瘀热，损阴血，发疥疮。脚气虚肿，百病、天行病后，不可食之，小儿切忌，滑中生疳虫，不可多用醋。【小儿热痢，嫩黄瓜同蜜，食十余枚，良。】

丝瓜

味甘，平，无毒。治痘疮不快，枯者烧存性，入朱砂研末，蜜水调服，甚妙。煮食，除热利肠。老者烧存性服，去风化痰，凉血解毒，杀虫，通经络，行血脉，下乳汁，治大小便下血，痔漏，崩中，黄积，疝痛卵肿，血气作痛，痈疽疮肿，齿䘌，痘疹胎毒。暖胃补阳，固气和胎。【小肠气痛：绕脐冲心，连蒂老丝瓜烧存性，研末。每服二钱，热酒调下，二三服，效。】【血崩不止：老丝瓜烧灰，棕榈烧灰等分，盐酒或盐汤服。】

根 烧存性，治齿䘌脑漏，杀虫解毒。

叶 治癣疮，频挼掺之。疗痈疽疔肿、卵㿗。

西瓜

味甘，寒，无毒。解烦热，利大小便，除热痢，解酒毒，宽中下气。

仁 与甜瓜仁同效。

甜瓜

味甘。滑肠止渴，除烦热，利小便，通三焦间壅塞气，治口鼻疮。暑月食之，永不中暑。

仁 味甘，寒，无毒。治腹内结聚，破溃脓血，最为肠胃壅要药。炒食，补中宜人，清肺润肠，和中止渴。多食发黄疸，令人阴下湿痒。

紫菜

味甘，寒，无毒。治热气烦塞咽喉，煮汁饮之。病瘿瘤脚气者，宜食之。

石花菜

味甘、咸，大寒，滑，无毒。去上焦浮热，发下部虚寒。

鹿角菜

味甘，大寒，滑，无毒。下热风气，疗小儿骨蒸热劳。服丹石人食之，能下石力。解面热。

龙须菜

味甘，寒，无毒。治瘿结热气，利小便。

睡菜

味甘、微苦，寒，无毒。治心膈邪热不得眠。

木耳

各木皆生，其良毒亦必随木性，不可不审。然今货者亦多杂木，惟桑、柳、楮、榆、槐之耳为可用。

桑耳 味甘，平，有毒。黑者，主女子漏下赤白汁，血病癥瘕，积聚阴痛，阴阳寒热无子，疗月水不调。其黄熟陈白者，止久泄，益气不饥。其金色者，治癖饮积聚，腹痛，金疮，止血衄，肠风泻血，妇人心腹痛。利五脏，宣肠胃气。【崩中漏下，桑耳炒黑为末，酒服方寸匕，日三服，取效。】

槐耳 味苦、辛，平，无毒。治五痔脱肛，下血心痛，妇人阴中疮痛。治风，破血，益力。【槐耳烧存性，为末水服。心痛不止，饮热水一升，蛇虫立出，即止。】

柳耳 治反胃吐痰，补胃理气。

榆耳 同青粱米、紫苋实，蒸熟为末，酒下，令人辟谷不饥。【八月采之，以黄酒渍曝。】

柘耳 治肺痈，咳唾脓血腥臭，不问脓成未成，用一两研末，同百齿霜二钱，糊丸梧子大，米饮下三十丸，效甚捷。

香蕈

生桐、柳、枳、椇木上，紫色者名香蕈，白色者名白蕈，皆因湿气熏成。

味甘，平，无毒。益气不饥，治风破血。

松蕈 治溲浊不禁，食之有效。

杉菌

味甘、辛，微温[1]，无毒。治心脾气疼及暴心痛。

天粉蕈

味甘，平，无毒。益气杀虫。

蘑菰蕈

味甘，寒，无毒。益肠胃，化痰理气。

鸡坳

味甘，平，无毒。益胃清神，治痔。

地耳

味甘，寒，无毒。明目益气，令人有子。

---

〔1〕温：原作“湿”，据《本草纲目》改。

石耳

味甘，平，无毒。久食益色，至老不改，令人不饥，大小便少，明目益精。

黄花菜

即萱草花也，一名忘忧，一名宜男，俗名鹿葱。

苗花　味甘，凉，无毒。煮食，治小便赤涩，身体烦热，除渴疸，消食，利湿热。作菹，利胸膈，安五脏，令人好欢乐无忧，轻身明目。

根　治沙淋，下水气。酒疸，黄色遍身者，捣汁服。大热衄血，研汁一大盏，和生姜汁半盏，细呷之。吹乳痈肿痛，擂酒服，以滓封之。

青、赤、黄、白、黑、紫六芝，昔四皓采芝，群仙服食，则芝亦菌属可食者，但世人不知，故不详载。

果　部

李时珍曰：木实曰果，草实曰蓏，熟则可食，干则可脯，丰俭可以济时，疾苦可以备药，辅助粒食以养民生。故《素问》云：五果为助。

李

味苦、酸，微温，无毒。曝食，去痼热，调中，去骨节间劳热，肝病宜食之。

核仁　苦，平，无毒。治僵仆踒折，瘀血骨痛，令人好颜色。治女子少腹肿满，利小肠，下水气，除浮肿。治面鼾黑子。

根白皮　大寒，无毒。消渴，止心烦逆、奔豚气。煎水含漱，治齿痛。煎汁饮，主赤白痢。炙黄煎汤，日再饮之，治妇人卒赤白下有验。治小儿暴热，解丹毒。不沉水者有毒，多食令人胪胀，发虚热。

杏

味酸，热，有小毒。生食，多伤筋骨。曝脯食，止渴，去冷热毒，心病宜食之。

核仁　味甘、苦，温，冷利，有小毒。两仁者杀人，可以毒狗。治惊痫，心下烦热，风气往来，时行头痛，解肌，消心下急满痛，杀狗毒，解锡毒。治腹痹不通，发汗，主瘟病脚气，咳嗽，上气喘促。入天门冬煎，润心肺。和酪作汤，润声气。除肺热，治上焦风燥，利胸膈气逆，润大肠气秘。杀虫，治诸疮疥，消肿，去头面诸风气，皶疱。【上气喘急，杏仁、桃仁各半两，去皮、尖，炒研，用水调生面，和丸如梧子大，每服十丸，姜蜜汤下。喘气湿肿，小便淋涩，用杏仁一两，去皮、尖，熬研，和米煮粥，空心吃二合，妙。食停气涌膨胀，用杏仁三百粒，巴豆二十粒，同炒色变，去豆不用，杏仁为末，橘皮汤调下。】

乌梅

味酸，温，无毒。下气，除热烦满，安心，止肢体痛，偏枯不仁，死肌，去青黑痣，蚀恶肉去痹。利筋脉，止下痢，好睡口干。水渍汁饮，治伤寒烦热。止渴，调中去痰，治疟瘴，止吐逆霍乱，除冷热痢。治虚劳骨蒸，消酒毒。和建茶、干姜为丸服，止休息痢，大验。敛肺涩肠，止久嗽泻痢，反胃噎膈，蛔厥吐利，消肿杀虫，解鱼毒、马汗毒、硫黄毒。【小便尿红，乌梅烧存性，研末，醋糊丸梧子大，每服四十丸，酒下。便痢脓血，乌梅一两去核，烧过为末，服二钱，米饮下立止。痰厥头痛如破者，乌梅肉三十个，盐三撮，酒三升，煮一升顿服，取吐即愈。蛔虫上行，出于口鼻，乌梅煎汤顿饮并含之，立效。】

白梅

味酸、咸，平，无毒。和药点痣，蚀恶肉。刺在肉中者，嚼傅之即出。治刀箭伤，止血，研烂傅之。乳痈肿毒，杵烂贴之，佳。治中风惊痫，喉痹痰厥，僵仆，牙关紧闭者，取梅肉揩擦牙龈，涎出即开。又治泻痢烦渴，霍乱吐下，下血，血崩，功同乌梅。

核仁 明目，益气不饥，除烦热。治代指忽然肿痛，捣烂和醋浸之。

根 治风痹。初生小儿，取根同桃、李根煮汤浴之，无疮热之患。煎汤饮治霍乱，止休息痢。

桃

味辛、酸、甘，热，微毒。作脯食，益颜色。肺之果，肺病宜食之。【生桃多食，令人膨胀及生痈疖。食饱入水，令人成淋及寒热病。能发丹石毒。】

核仁 苦、甘，平，无毒。治瘀血血闭，癥瘕邪气。杀小虫，止咳逆上气，消心下坚硬，除卒暴击血，通月水，止心腹痛，治血结、血秘、血燥，通润大便，破蓄血。又每夜嚼一枚，和蜜涂手面，良。主血滞、风痹骨蒸、肝疟寒热、鬼疰疼痛、产后血病。【桃仁行血，宜连皮尖生用。润燥活血，宜汤浸，去皮尖，炒黄用，或麦麸同炒，或烧存性，各随本方。双仁者有毒，不可用。】【产后血闭，桃仁二十枚，去皮尖，藕一块，水煎服之，良。】

桃枭 杀百鬼精物，杀精魅五毒不祥，疗中恶腹痛，治肺气腰痛。疗心痛，酒磨暖服之。主吐血，诸药不效，烧存性，研末，米汤调服有验。治小儿虚汗，妇人妊娠下血。破伏梁结气，止邪疟。烧烟，熏痔疮。烧黑油调，傅小儿头上肥疮软疖。

花 杀诸恶鬼，令人好颜色。除水气，破石淋，利大小便，下三虫，消肿满，下恶气，治风狂。

栗

【栗，乃肾之果，肾病宜食之。】味咸，温，无毒。益气，厚肠胃，补肾气，令人耐饥。生食，治腰脚不遂。疗筋骨断碎，肿痛瘀血，生嚼涂之有效。【肾主[1]大便，人有寒泄如注，令食煨栗二三十枚，即愈。】

栗楔 一球三颗，其中扁者为栗楔。治筋骨风痛，活血尤效。

〔1〕主：原作“属”，据《本草纲目》改。

栗壳 治反胃，止泻血、消渴，煮汁饮之。

枣

生者味甘、辛，热，无毒。多食令人热渴膨胀，动脏腑，损脾元，助湿热。干者味甘，平，无毒。治心腹邪气，平胃气，通九窍，助十二经，生津液，久服轻身延年。补中益气，坚志强力，除烦闷，润心肺，止嗽，补五脏。治虚损，除肠胃癖气。小儿患秋痢，与蛀枣食之，良。杀乌头、附子、天雄毒。【卒急心痛诀云：一乌梅一个枣，七个杏仁一处捣，男酒女醋送下之，不害心疼直到老。】【伤寒热病后，口干咽痛，大枣二十枚，乌梅十枚，捣，入蜜丸，含一杏仁，咽[1]汁甚效。】【反胃吐食，大枣一枚去核，同斑蝥一枚，去头翅，入在内煨熟，去蝥，空心食之，白汤下，良。】

核中仁 治腹痛邪气。

核 烧研掺胫疮，良。

枣皮 与老桑树皮，并取北向者，等分烧研，每用一合井水煎澄，取清洗目，一月三洗，昏者复明，忌荤酒房事。

梨

味甘、微酸，寒，无毒。治热止渴。切片，贴汤火伤不烂。治客热中风不语，治伤寒热发，解丹石热气惊邪，利大小便，除贼风，止心烦、气喘、热狂。作浆，吐风痰，润肺凉心，消痰除火，解疮毒、酒毒。【反胃转食，用大雪梨一个，以丁香十五粒，刺梨内，湿纸包四五重，煨熟，食之。】痰喘气急，梨剜空，纳小黑豆[2]令满，留盖系定糠火煨熟，捣作饼，每日食之至效。用梨一颗，刺五十孔，每孔纳椒一粒，面裹，灰火煨熟，停冷去椒食，治嗽。

木瓜

【木瓜入手、足太阴血分，气脱能收，气滞能和。】味酸，温，无毒。治湿痹脚气，霍乱大吐下，转筋不止。治脚气冲心，取嫩者一颗，去子煎服，佳。强筋骨，下冷气，止呕逆，心膈痰唾，消食。止水利后渴不止，作饮服之。止吐泻奔豚及水肿、冷热痢、心腹痛。调营卫，助谷气，去湿和胃，滋脾益肺，治腹胀善噫，心下烦痞。

核 治霍乱烦躁气急。

枝叶皮根 煮汁饮，并止霍乱转筋，疗脚气，治热痢。

山楂

味酸，冷，无毒。煮汁服，止水痢。沐头洗身，治疮痒。煮汁，洗漆疮多瘥。治腰痛有效。消食积，补脾，治小肠疝气，发小儿疮疹。健胃，行结气。治妇人产后儿枕痛，恶露不尽，煎汁，入沙糖服之。化血块、气块，活血。

频婆

【大而长者为柰，圆者为林檎，一类二种也。】味甘，无毒。多食令人肺壅胪胀，病人尤忌。补中焦诸不足气，和脾。治卒食饱，气壅不通者，捣汁服。益心气，耐饥，生

〔1〕咽：原作“热”，据《本草纲目》改。
〔2〕豆：原脱，据《本草纲目》补。

津止渴。

乌柿

火熏者杀虫，疗金疮、火疮，生肉止痛。治狗啮疮，断下痢。服药口苦及呕逆者，食少许即止。

黄柿

【日干者性冷，生柿弥冷，火熏者性热。】和米粉作米糗，蒸与小儿食，止下痢、下血有功。作饼及糕与小儿食，治秋痢。

柿饼、柿花 补虚劳不足，消腹中宿血，涩中厚肠，健脾胃气，开胃涩[1]肠，消痰止渴。治吐血，润心肺，疗肺痿心热、咳嗽，润声喉、杀虫。温补，多食去面皯。治反胃咯血，血淋肠澼，痔漏下血。

柿霜 清上焦心肺热，生津止渴，化痰宁嗽，治咽喉、口舌疮痛。【胫腔烂疮，用柿霜、柿蒂等分烧研傅之，甚效。】

绿柿 利水，解酒毒，去胃中热。止烦渴，润心肺，除腹脏冷热。

牛奶柿、丁香柿 止消渴，去烦热，令人润泽，镇心，久服悦人颜色，令人轻健。

柿蒂 治嗽逆哕气，煮汁服。【反胃吐食，干柿三枚，随柿蒂捣烂，酒服甚妙。】

安石榴

甘者，治咽喉燥渴。能理乳石毒，制三尸虫。酸者，治赤白下痢、脱肛、腹痛、崩中带下。【肠滑久痢：用酸榴一个，煅，烟尽，出火毒一夜，研末。仍以酸榴一枚，煎汤服，神效无比。】

酸榴皮 止下痢，漏精。治筋骨风、脚腰不遂。取汁点目，止泪下。

东行根 煎服，治蛔虫、寸白，治口齿痛。

榴花 阴干为末，和铁丹服一年，变白发如漆。千叶者，治心热吐血，又研末吹鼻，止衄血立效，亦傅金疮出血。【九窍出血：石榴花揉塞之取效，叶亦可。】

橘

【橘肉食之，生痰滞肺气。同螃蟹食，令人患软痈。皮归脾、肺二经气分，留白则补脾胃，去白则理肺气。】味甘者，润肺。酸者，聚痰，止消渴，开胃，除胸中膈气。

黄橘皮 苦、辛，温，无毒。治胸中瘕热逆气，利水谷。久服，去臭，下气，通神。止呕咳，治气冲胸中、吐逆霍乱，疗脾不能消谷，止泄，除膀胱留热，停水五淋，利小便，去寸白虫。清痰涎，治上气咳嗽，破癥瘕痃癖。疗呕哕反胃，嘈杂，时吐清水，痰痞痃疟，大肠闭塞，妇人乳痈。入食料，解鱼腥毒。

青橘皮 味苦、辛，温，无毒。治气滞下食，破积结及膈气，破坚癖，去下焦湿，治左胁肝经积气。治胸膈气逆胁痛，小腹疝痛，消乳肿，疏肝胆，泻肺气。【法制青皮，用青皮一斤浸，去苦味，去瓤，拣净，白盐花五两，炙甘草六两，茴香四两，甜水一斗煮

〔1〕涩：原作“湿”，据《本草纲目》改。

之，不住搅，勿令着底，候水重，慢火焙干，勿令焦，去甘草、茴香，蜜收用，服之安神调气，消食，解酒益胃，每食后嚼数片。乃真人献宋仁宗妙方也。】

橘核 治肾疰腰痛，膀胱气痛，肾冷，炒研，每温酒服一钱，或酒煎服之。治酒渣风鼻赤，炒研，每服一钱，胡桃一个擂酒服，以知为度。小肠疝气及阴核疼痛，炒研，五钱，老酒煎服，或酒糊丸服，甚效。

叶 导胸膈逆气，入厥阴，行肝气，消肿散毒，乳痈胁痛用之行经。

柑

味甘，大寒，无毒。利肠胃中热毒，解丹石，止暴渴，利小便。

皮 甘，寒，无毒。下气调中，解酒毒及酒渴。去白焙，研末点汤，入盐饮之。治产后肌浮，为末酒服。伤寒饮食劳复者，浓煎汁服。

山柑皮 治咽喉痛，效。

叶 治聤耳流水或脓血，取嫩头七个，入水数滴，杵汁滴之效。

橙

味酸，寒，无毒。洗去酸汁，切，和盐、蜜，煎成贮食。止恶心，能去胃中浮风恶气。行风气，疗瘿气，发瘰疬，解鱼蟹毒。【多食伤肝气，发虚热。痔疮肿痛，隔年风干橙，于桶内烧烟熏之，神效。】

皮 作酱醋香美，散肠胃恶气，消食下气，去胃中浮风气，和盐贮食，去恶心，解酒病，糖作橙丁汁美，消痰下气，利膈宽中。【闪伤腰痛，用橙子核，炒研酒服三钱，即愈。】

柚

味酸，寒，无毒。消食，解酒毒，治饮酒人口气，去肠胃中恶气。疗妊妇不思食，口淡。

皮 下气消食，快膈，散愤懑之气，化痰。

佛手柑

味辛、酸，无毒。下气，除心头痰水。煮酒饮，治痰气咳嗽。煎汤，治心下气痛。

金橘

味酸、甘，温，无毒。下气快膈，解醒辟臭，皮尤佳。

枇杷

味甘、酸，无毒。止渴，利气，通肺气，止吐逆，主上焦热，润五脏。

叶 治呕哕不止，妇人产后口干。煮汁饮，主渴疾。治肺气热嗽及肺风疮、胸面上疮，和胃降气，清热解暑毒，疗脚气。

花 治头风。鼻流清涕，辛夷等分研末，酒服二钱，日二服。

木白皮 生嚼咽汁，止吐逆，不下食，煮汁冷服，尤佳。

杨梅

味酸、甘，温，无毒。盐藏食，去痰止呕哕，消食下酒。干作屑，临饮酒时服方寸匕，止吐酒，止渴，和五脏，能涤肠胃，除烦愦恶气。烧灰服，断下痢甚验。盐者

常含一枚，咽汁，利五脏，下气。【多食令人发热，损齿及筋。】

核仁 治脚气。

树皮及根 煎汤洗恶疮、疥癣。煎水，漱牙痛。服之，解砒毒。烧灰，油调涂汤火伤。

樱桃

味甘，热，涩，无毒。调中益脾气，令人好颜色，美志。止泄精、水谷痢。【多食伤筋骨，败血气，令人吐，有暗风，并寒热病人不可食。】

东行根 煮汁服，立下寸白蛔虫。

花 治面黑粉滓。

叶 用以煮老鹅，易软熟。

银杏

味甘、苦，性温，有小毒。熟食，温肺益气，定喘嗽，缩小便，止白浊。生食，降痰消毒，杀虫解酒。嚼浆，涂鼻面手足，去皶疱、皯䵳、皴皱及疥癣、疳䘌、阴虱。【多食令人气壅，胪胀，昏顿。小儿多食，发惊引疳。食满千枚者死。三棱为雄，一棱为雌。取汁作面糊浆裹衣，虱虫遗灭。】

胡桃

味甘，平、温、无毒。食之令人肥健，润肌，黑须发。多食，利小便，去五痔。捣和胡粉，拔白须发，内孔中则生黑毛。烧存性，和松脂研，傅瘰疬疮。食之令人能食，通润血脉，骨肉细腻。治损伤石淋，同破故纸蜜丸服。补下焦，补气养血，润燥化痰，益命门，利三焦，温肺润肠，治虚寒喘嗽，腰脚重痛，心腹疝痛，血痢肠风，散肿毒，发痘疮，制铜毒。油者，杀虫攻毒，治痈肿，疠风疥癣，杨梅白秃诸疮，润须发。【多食生痰，动肾火，动风，脱人眉。】【便毒初起：胡桃七个烧研，酒服三服见效。】胡桃四两捣膏，入破纸、杜仲、萆薢各四两，拌均，丸梧子大，每空心温酒、盐汤下五十丸，益血补髓，强筋壮骨，延年明目，悦心润肌，能除百病。小肠气痛，胡桃一枚烧灰，研末温酒服之效。

榛子

味甘，平，无毒。益气力，实肠胃，令人不饥，健行，止饥，调中开胃，甚验。

荔枝

味甘，平，无毒。止渴，益人颜色。止头重心躁、背膊劳闷，通神益智，健气。治瘰疬瘤赘、赤肿疔肿、发小儿痘疮。

核 治心痛、小肠气痛、妇人血气刺痛，以一枚煨存性研末，新酒调服。治癞疝气痛。【呃逆者：荔枝七枚，连皮、核，烧存性为末，白汤调服即止。】

龙眼

味甘，平，无毒。治五脏邪气，安志，厌食，除蛊毒，去三虫。久服强魂聪明，轻身不老，通神明。开胃益脾，补虚长志。食品以荔枝为贵，而资益则龙眼为良，盖荔枝性热，而龙眼性和平也。

橄榄

味酸、甘，温，无毒。生食煮饮，并消酒毒，解河豚鱼毒，嚼汁咽之，治鱼鲠。生啖煮汁，能解诸毒。开胃，下气止泻，生津液，止烦渴，治咽喉痛。

核 治小儿痘疮倒靥。烧研，服之，治下血。

榧实

味甘，平，涩，无毒。常食治五痔，去三虫蛊毒、鬼疰恶毒，疗寸白虫。消谷，助筋骨，行营卫，明目轻身，令人能食。多食一二升，亦不发病。多食滑肠，五痔人宜之。治咳嗽、白浊，助阳道。【多食引火入肺，大肠受伤。】

槟榔

【味厚气轻，沉而降，阴中阳也。多食亦发热。】味苦、辛，温，涩，无毒。消谷逐水，除痰癖，杀三虫，伏尸寸白，治腹胀。生捣，末服，利水谷道。傅疮生肌肉，止痛。烧灰，傅口吻白疮，宣利五脏六腑壅滞，破胸中气，下水肿，治心头积聚。除一切风，下一切气，通关节，利九窍，补五劳七伤，健脾调中，除烦，破癥结。主贲豚、膀胱诸气，五膈气，风冷气，脚气，宿食不消。治冲脉为病，气逆里急，治泻痢后重，心腹诸痛，大小便气秘，痰气喘急，疗诸疟，御瘴疠。

凤尾焦实

味甘，温，无毒。补中益气，除痰咳，补虚损，好颜色，令人肥健。消食，止嗽，治虚羸，悦人，久服无损。

桄榔子

味苦，平，无毒。破宿血。面作饼，炙食腴美，令人不饥，补益虚羸损乏，脚腰无力，久服轻身辟谷。

无花果

味甘，平，无毒。开胃，止泄痢。治五痔、咽喉痛。

叶 治五痔肿痛，煎汤频熏洗之，取效。

皂荚

味苦，大寒，无毒。炙黄入药，治热病下痰，通经络，疗小儿痞气。

川椒

味辛，温，有毒。治邪气咳逆，温中，逐骨节皮肤死肌，寒热痹痛，下气，久服头永不白，轻身增年。除六腑寒冷，伤寒温疟，大风汗不出，心腹留饮宿食，肠澼下痢，泄精，女子字乳余疾，散风邪水肿黄疸，鬼疰蛊毒，杀虫鱼[1]毒。久服开腠理，通血脉，坚齿发，明目，调关节，耐寒暑。治头风下泪，腰脚不遂虚损，留结破血，下诸石水，治咳嗽，腹内冷痛，除齿痛。破癥结开胸，治天行时气，产后宿血，壮阳，疗阴汗，暖腰膝[2]，缩小便，止呕逆。通神去老，益血，利五脏，下乳汁，灭

〔1〕鱼：原作“余”，据《本草纲目》改。

〔2〕膝：原作“腊”，文义欠通，据《本草纲目》改。

瘢，生毛发，散寒除湿，解郁结，消宿食，通三焦，温脾胃，补肾命门，杀蛔虫，止泻痢。【多食令人乏气喘促，口闭杀人。五月食椒，损气伤心，令人多忘，久食失明，伤血脉。】【肾风囊疮，川椒、杏仁调膏，涂掌心，合阴囊而卧，甚效。】

椒目 治水腹胀满，利小便，治十二种水气及肾虚，耳卒鸣聋，膀胱急，止气喘。

胡椒

【纯阳，走气助火，昏目发疮，多食损肺，令人吐血。】味辛，大温，无毒。下气，温中，去痰，除脏腑中风冷，去胃口虚冷气，宿食不消，霍乱气逆，心腹卒痛，冷气上冲。调五脏，壮肾气，治冷痢，杀一切鱼肉毒，去胃寒吐水，大肠寒滑，暖肠胃，除冷湿，反胃虚胀，冷积阴毒，牙齿浮热作痛。

吴茱萸

【陈久者良，闭暑有毒，多食伤神走气，动火昏目发疮，令人起伏气，咽喉不通。】

味辛，温，有小毒。温中下气止痛，除湿痹，逐风邪，开腠理，咳逆寒热。利五脏，去痰冷逆气，饮食不消，心腹诸冷绞痛，中恶心腹痛，治霍乱转筋，胃冷吐泻，产后心痛，治遍身㿏痹刺痛，腰脚软弱，利大肠壅气，肠风痔疾。杀三虫。杀恶虫毒、牙齿虫䘌、鬼魅疰气。下产后余血，治肾气脚气水肿，通关节，起阳健脾。主痢，止渴，厚肠胃，肥健人。治痞满塞胸，咽膈不通，润肝燥脾[1]，开郁化滞，治吞酸，厥阴痰涎头痛，阴毒腹痛，疝气血痢，喉舌口疮。

茶叶

味苦、甘，微寒，无毒。治瘘疮，利小便，去痰热，止渴，令人少睡有力，悦志。下气消食，作饮，加茱萸、葱、姜良。破热气，除瘴气，利大小肠。清头目，治中风昏愦，多睡不醒，治伤暑。合醋，治泄痢甚效。炒，煎饮，治热毒赤白痢。同芎䓖、葱白煎饮，止头痛。浓煎，吐风热痰涎。【久食令人瘦，去人脂，使人不睡。饮之宜热，冷则聚痰。酒后饮茶，入肾经，令人腰脚膀胱冷痛，患水肿挛痹诸疾。】

葡萄

味甘、平，涩，无毒。治筋骨湿痹，益气倍力强志，令人肥健耐饥，忍风寒，久食轻身不老，可作酒。逐水，利小便，除肠间水，调中治淋。时气痘疮不出，食之或研酒饮甚效。【多食令人卒烦闷眼昏。】

根及藤叶 煮浓汁细饮，止呕哕及霍乱后恶心。孕妇子上冲心，饮之即下，胎安。治腰脚肢腿痛，煎汤淋洗之良。又饮汁，利小便，通小肠，消肿满。

野葡萄 止渴，悦色益气。藤治哕逆。伤寒后呕哕，捣汁饮之，良。止渴，利小便。根治下焦热痛，消肿毒。

甘蔗

【甘蔗，脾之果。多食发虚热，动衄血。煎饴则热，水成汤则冷。】味甘，平，涩，无

〔1〕脾：原作“皮”，文义欠通，据《本草纲目》改。

毒。下气，和中助脾。利大小肠，消痰止渴，除心胸烦热，解酒毒，止呕反胃，宽胸膈。

沙糖

【甘蔗汁煎成。沙糖中凝结如石，白者为糖霜，多食令人心痛，生长虫，消肌肉，损齿，发疳䘌。】味甘，寒，无毒。治心腹热胀，口干渴，润心肺，大小肠热，解酒毒。腊月瓶封窖粪坑中，患天行热狂者，绞汁服，良。和中助脾，缓肝气。

莲实

味甘，平，涩，无毒。补中养神，益气力，除百疾，久服轻身耐老，不饥延年。主五脏不足伤中，益十二经络血气，止渴止痢，治腰痛及泄精。多食令人欢喜。交心肾，厚肠胃，固精气，强筋骨，补虚损，利耳目，除寒湿，止脾泄久痢、赤白浊、女人带下崩中、诸血病。捣碎和米作粥饭食，轻身益气，令人强健，安靖上下君相火邪。【久痢噤口：石莲肉炒为末，每服二钱，陈仓米调下，便觉思食，甚妙，加入香莲丸尤妙。】

藕

味甘，平，无毒。治热渴，散留血，生肌，久服令人心欢。止怒止泄，消食，解酒毒及病后干渴。捣汁服，止闷除烦，开胃，治霍乱，破产后血闭。捣膏，署金疮并伤折，止暴痛。生食，治霍乱后虚渴。蒸食，甚补五脏，实下焦。同蜜食，令人腹脏不生诸虫，亦可休粮。

汁　解射菵毒、蟹毒。捣浸澄粉服食，轻身益年。【血气上冲，口干腹痛，用生藕汁三升饮之。】

莲蕊须　清心通肾，固精气，乌须发，悦颜色，益血，止血崩、吐血。

藕节　捣汁饮，主吐血不止及口鼻出血，消瘀血，解热毒。产后血闷，和地黄研汁，入热酒、童便饮。能止咳血、唾血、血淋、溺血、下血、血痢、血崩。

莲心　治血渴〔1〕、产后渴，生〔2〕，研末，米饮服二钱，立愈。止霍乱，清心去热。【食莲子不去心，令人作吐。】

莲花　镇心益色，驻颜身轻。

莲蓬壳　破血。治血胀腹痛及产后胎衣不下，酒煮服之。水煮服之，解野菌毒。

荷叶　止渴，落胞破血，治产后口干，心肺躁烦。治血胀腹痛，产后胎衣不下，酒煮服之。

荷蒂　安胎，去恶血，留好血，止血痢，杀菌蕈毒，并煮水服。生发元气，补助脾胃，涩精滑，散瘀血，消水肿、痈肿，发痘疮。治吐血、咯血、衄血，下血溺、血淋、崩中、产后恶血、损伤败血。

芰实

【一名蔆，一名沙角。】味甘，平，无毒。安中，补五脏，不饥轻身。蒸暴和蜜饵

---

〔1〕渴：原为墨丁，据《本草纲目》补。

〔2〕生：原作“主”，据《本草纲目》改。

之，断谷长生，解丹石毒。鲜者，解伤寒积热，止消渴，解酒毒、射菵毒。捣烂澄粉食，补中延年。

乌蓤壳　入染须药方，亦止泄痢。

芡实

味甘，平，涩，无毒。治湿痹，腰脊膝痛，补中，除暴疾，益精气，强志，令耳目聪明，久服轻身不饥，耐老神仙。开胃助气，止渴益肾，治小便不禁，遗精白浊带下。

地栗

味甘，微寒，滑，无毒。消渴痹热，温中益气，下丹石，消风毒，除胸中实热气，可作粉食。明耳目，消黄疸，开胃下食。作粉食，厚人肠胃，不饥，能解毒，服金石宜之。疗五种膈气，消宿食，饭后宜食之。治误吞铜物。主血痢、下血、血崩，辟虫毒。【小儿麸炒食，多下结痛。】

慈姑

味甘，微寒，无毒。治百毒。产后血闷，攻心欲死，产难胞衣不下，捣汁服一升，又下石淋。

叶　治诸恶疮肿，小儿游瘤丹毒，捣烂涂之，即便消退，甚佳。

凡果未成核者，食之令人发痈疖及寒热。凡果落地有恶虫缘过者，食之令人患九漏。凡果双仁者，有毒杀人。凡瓜双蒂者，有毒杀人。沉水者，杀人。凡果忽有异常者，根下必有毒蛇，食之杀人。

鳞　类

愚[1]谓：鳞类甚多。取其日用不离者，分其寒热，别其宜忌，毋使偶中其毒。亦卫生之一紧要者。

鲤鱼

味甘，平，无毒。煮食，治咳逆上气，黄疸，止渴，治水肿脚满[2]下气，治怀妊身肿及胎气不安。煮食，下水气，利小便。作鲙，温补，去冷气痃癖气块，横关伏梁，结在心腹。烧末，能发汗，定气喘咳嗽，下乳汁，消肿。米饮调服，治大人小儿暴痢。用童便浸煨，止反胃及恶风入腹。

胆　治目热赤痛，青盲明目，久服强悍，益志气。点眼，治赤肿翳痛。滴耳，治聋。

〔1〕愚：当为本书作者。此书其他各部均引李时珍语为导，唯鳞部作者自撰导言。

〔2〕满：原作“漏”，据《本草纲目》改。

鳞 治产妇滞血腹痛，烧灰酒服，亦治血气。烧灰，治吐血、崩中漏下、带下、痔瘘、鱼鲠。

鲢鱼

味甘，温，无毒。温中益气。多食令人热中发渴，又发疮疥。

鳙鱼

味甘，温，无毒。暖胃益人，食之已疣。多食动风热，发疮疥。

草鱼

味甘，温，无毒。暖胃和中。

胆 治喉痹飞尸，水和搅服。一切骨鲠，竹木刺在喉中[1]者，以酒化二枚，温呷取吐。

青鱼

味甘，平，无毒。治脚气湿痹。同韭白煮食，治脚气，脚弱烦闷，益气力。

胆 阴干，用点暗目，涂热疮，消赤目肿痛，吐喉痹痰涎及鱼骨鲠，疗恶疮。

鲻鱼

味甘，平，无毒。开胃，利五脏，令人肥健，与百经无忌。其子满腹，味美，腌之以为佳品。

白鱼

经宿者勿食，令人腹冷。炙食亦少动气，多食生痰。与米同食，患腰痛。味甘，平，无毒。开胃下气，去水气，令人肥健，助脾气，调五脏，理十二经络，舒展不相及气，治肝气不足，补肝明目，助血脉。灸疮不发者，作脍食之，良。患疮疖人食之发脓。

石首鱼

【石首即白鲞也。合莼菜作羹，开胃益气，诸病不忌。】味甘，平，无毒。炙食，能消瓜成水，治暴下痢及卒腹痛不消，消宿食，主中恶。鲜者不及。

勒鱼

味甘，平，无毒。开胃暖中，作鲞尤良。

鲚鱼

味甘，温，无毒。鲊贴痔瘘。多食助火痰。

鲥鱼

味甘，平，无毒。补虚劳。蒸下油，瓶盛，埋土中，取涂汤火伤效。连鳞蒸食，佳。

嘉鱼

味甘，温，无毒。食之令人肥健悦泽。煮食，治肾虚消渴，劳瘦虚损。

〔1〕刺在喉中：原作“在喉中刺”，据《本草纲目》改。

鲳鱼

味甘，平，无毒。食之令人肥健，益气力。子有毒，令人痢下。

鲫鱼

【诸鱼属火，独鲫鱼属土，有调胃实肠之功，诸病不忌。】【多食亦能动火。】味甘，温，无毒。合五味煮食，主虚羸，温中下气，止下痢肠痔。合莼作羹，主胃弱不下食，调中益五脏。生捣，涂恶核肿毒不散及瘑疮。同小豆捣，涂丹毒。烧灰和酱汁，涂诸疮十年不瘥者。以猪脂煎灰服，治肠痈。合小豆煮汁服，消水肿。炙油，涂妇人阴疳诸疮，杀虫止痛。酿白矾烧研饮服，治肠风血痢。酿硫黄煅研、酿五倍子煅研，酒服，并治下血。酿茗叶煨服，治消渴。酿胡蒜煨研饮服，治膈气。酿绿矾煅研饮服，治反胃。酿盐花烧研，掺齿疼。酿当归烧研，指牙乌髭，止血。酿砒烧研，治急疳疮。酿白盐煨研，搽骨疽。酿附子炙焦，同油涂头疮白秃头，治小儿头疮、口疮、重舌目翳。烧研饮服，疗咳嗽，治下痢。酒服，治脱肛及妇人阴脱，仍以油调搽之。酱汁和，涂小儿面上黄水疮。

子 调中，益肝气。

鲙 治久痢赤白，肠澼，痔疾，大人小儿丹毒风眩。治脚气及上气。温脾胃，去寒结气。

鳊鱼

味甘，温，无毒。调胃气，利五脏。和芥食之，能助肺气，去胃风消谷。作鲙食之，助脾气，令人能食。作羹臛食宜人。功与鲫同，疳痢人勿食。

鲈鱼

味甘，平，有小毒。补五脏，益筋骨，和肠胃，治水气，多食宜人。作鲊尤良，暴干香美，甚益肝肾，安胎补中。作鲙尤佳。

罽鱼[1]

味甘，平，无毒。治腹内恶血，去腹内小虫，益气力，令人肥健。补虚劳，益脾胃。治肠风泻血。

鲨鱼

【居沙沟中，俗呼为阿渌鱼，溪涧中小鱼也。】味甘，平，无毒。暖中益气。

石鮅鱼

味甘，平，有小毒。治疮疥癣。

黄鲴鱼

【状似白鱼，而头尾不昂，扁身细鳞，长仅数寸，形狭而偏，鳞细而密，性好群游。】味甘，温，无毒。白煮汁饮，止胃寒泄泻。

〔1〕罽鱼：即鳜鱼。

鲦鱼

味甘，温，无毒。煮食暖胃，止冷泻。

银鱼

味甘，平，无毒。作羹食，宽中健胃。

鱵鱼

【形同银鱼，但喙尖有一细骨如针者。】味甘，平，无毒。食之无疫。

金鱼

味甘、咸，平，无毒。治久痢噤口，病势欲危。用金鱼一尾重二三斤者，如常治净，用咸酱、葱，必入胡椒末三四钱，煮熟，置病人前嗅之，欲吃随意，连汤食一饱，病即除根，屡治效。

鳢鱼

味甘，寒，无毒。有疮者[1]不可食，令人瘢白。疗五痔，治湿痹[2]，面目浮肿，下大水。下大小便壅气。作鲙与脚气、风气人食，良。主妊娠，有水气。

鳗鲡鱼

味甘，平，有毒。治五痔疮瘘，杀诸虫。治恶疮，妇人阴疮虫痒，治傅尸疰气劳损，暖腰膝，起阳。疗湿脚气，腰肾间湿风痹，常如水洗，以五味煮食，甚补益。患诸疮瘘疬疡，风人宜长食之。治小儿疳劳及虫心痛。妇人带下，疗一切风瘙如虫行。又压诸草石药毒，不能为害。【腹下有黑点者，毒甚。与银杏同食，患软风。重四五斤及水行昂头者，不可食，死人。四目者，杀人。背有白点者，杀人。背有白点，无鳃者，不可食。妊娠食之，令胎有疾。】

骨及头 炙研入药，治疳痢、肠风、崩带。烧灰敷恶疮，熏痔瘘，杀诸虫。烧烟熏蚊，令化为水；熏毡及屋舍竹木，断蛀虫；置骨于衣箱，断诸蠹。

鳝鱼

味甘，大温，无毒。补中益血，疗瀋唇。补虚损，妇人产后恶露淋沥，血气不调，羸瘦，止血，除腹中冷气肠鸣及湿痹气。善补气，妇人产后宜食。补五脏，逐十二风邪。患湿风恶气人，作臛，空腹饱食，暖卧，取汗如胶腿脚中出，候汗干，暖五枝汤浴之，避风，三五日一作，甚妙。专贴一切痔瘘、㖞疮引虫。【黑者有毒，病后食之，多复多食令人霍乱，发诸疮，亦损人寿。大者有毒杀人。蛇化者，右项下有白点，通身浮水上即弃之。】

血 涂癣及瘘。疗口眼㖞斜，同麝香少许，左㖞涂右，右㖞涂左，正即洗去。治耳痛，滴数点入耳。治鼻衄，滴数点入鼻。治疹后生翳，点少许入目。治赤疵，同蒜汁、墨汁频涂之，又涂赤游风头。烧研服，止痢，主消渴，去冷风，除痞癥，食不消。百虫入耳，烧，绵裹塞之，立出。

---

〔1〕有疮者：原脱，据《本草纲目》补。

〔2〕痹：原作“脾”，据《本草纲目》改。

鳅鱼

味甘，平，无毒。暖中益气，醒酒，解消渴。【灯心煮鳅甚妙。不可合犬血食。】同米粉煮羹食，调中收痔。【阳事不起，煮鳅鱼食之。】

鳣鱼

味甘，平，有小毒。利五脏，肥美人。多食难克化。

鲟鱼

味甘，平，无毒。补虚益气，令人肥健。煮汁饮，治血淋。

鼻肉　作脯，补气，下气。

子　食之肥美，杀腹内小虫。

鲇鱼

味甘，温，无毒。治百病，作臛补人。疗水肿，利小便，治口眼㖞斜，活鲇切尾尖[1]，朝吻贴之即正。又五痔下血肛痛，同葱煮食之。赤目赤须无鳃者，不可食，并杀人。

黄颡鱼

味甘，平，有微毒。肉能醒酒，祛风。煮食，消水肿，利小便。烧灰，治瘰疬久溃不收敛及诸恶疮。

河豚

味甘，温，无毒。补虚去湿气，暖脚，去痔疾，杀虫，伏硇砂。河豚肝及子有大毒，惟橄榄、芦根煮汁可解。味虽珍美，修治失法，食之杀人。厚生者宜慎之。

比目鱼

味甘，平，无毒。补虚益气力，多食动气。

鮹鱼

味甘，平，无毒。治五痔下血，瘀血在腹。

鲛鱼

味甘，平，无毒。作鲙补五脏，功亚于鲫。亦可作𩸞、鲊。

乌贼鱼

味酸、平、无毒，益气强志，益人通月经。【血及胆如墨，可以书字，逾年即迹[2]灭，味珍美，动风气。】

骨　名海螵蛸。味咸，微温，无毒。治女子赤白漏下，经汁血闭，阴蚀肿痛，寒热癥瘕，无子，惊风入腹，腹痛环脐，丈夫阴中肿痛，令人有子，又止疮多脓汁不燥。疗血崩杀虫。炙研饮服，治妇人血瘕，大人、小儿下痢。杀小虫。治眼中热泪及一切浮翳，研末和蜜点之。久服益精，主女子血枯病，伤肝唾血、下血，治疟消瘿。研末敷小儿痘疮、疳疮臭烂，丈夫阴疮，汤火伤，跌伤出血。烧存性，酒服，治妇人

〔1〕尾尖：原作“尖尾”，据《本草纲目》乙转。
〔2〕迹：原脱，据《本草纲目》补。

小户嫁痛。同鸡子黄，涂小儿重舌鹅口。同蒲黄末，傅舌肿，血出如泉。同槐花末吹鼻，止衄血。同银朱吹鼻，治喉痹。同白矾末吹鼻，治蝎螫疼痛。同麝香吹耳，治聤耳有脓及耳聋。【疔疮恶肿：先刺出血，以海螵蛸末掺之，其疔即出。】

章鱼

味甘、咸，寒，无毒。养血益气。

飞鱼

味甘、酸，无毒。治妇人难产，烧黑，研末，酒服一钱。临月带之，令人易产。

水母

味咸，温，无毒。治妇人劳损，积血带下，小儿风疾，丹毒，汤火伤。疗河鱼之疾。

虾

【有数种。海虾极大，去壳名虾米，作羹亦鲜，能动风发疥。】味甘，温，有小毒。治五野鸡病，小儿赤白游肿，捣碎傅之。作羹，治鳖瘕。托痘疮，下乳汁。法制壮阳道，煮汁吐风痰，捣膏傅虫疽。

鱼脍

味甘，温，无毒。温补，去冷气湿痹，除膀胱水，腹内伏梁气块，冷痃结癖，疝气，喉中气结，心下酸水。开胃口，利大小肠，补腰脚，起阳道。宜脚气、风气人。治上气喘咳。鲫脍治久痢、肠澼、痔疾，大人小儿丹毒风眩。【昔人有食鱼脍而生病者，用药下出，已变虫形，脍缕尚存。有食鳖肉而成积者，用药下出，已成动物而能行。】

鱼鲊

味甘、咸，平，无毒。治癣疮，和柳叶捣碎，炙热傅之。取酸臭者，连糁和屋上尘，傅虫疮及马瘑疮。治聤耳、痔瘘、诸疮有虫，疗白驳、代指[1]病，主下痢脓血。

鳔

味甘，平，无毒。竹木入肉，经久不出者，取白傅疮上四边，肉烂即出。止折伤血出不止，烧灰，傅阴疮、瘘疮、月蚀疮。一名鲢鳠，乃鱼白也。多以石首鳔作胶，以为工匠日用之物。今人以鳔煮冻，以姜醋食之。

鳔胶

味甘、咸，平，无毒。烧存性，治妇人产难、产后风搐，皮伤风痉。止呕血，散瘀血，消肿毒，伏硇砂。

鱼脂

味甘，温，有小毒。治癥疾。

鱼鳞

食鱼中毒，烦乱或成癥积，烧灰，水服二钱。诸鱼鳞烧灰，主鱼骨鲠。鱼子，治目中障翳。以鲤、鲫鱼为佳。

---

〔1〕指：原作“子”，据《本草纲目》改。

介　类

李时珍曰：介虫三百六十，而龟为之长，龟盖介虫之灵者也。《周礼》：春献鳖蜃，秋献龟鱼，祭祀供蠯蠃蚳，以授醢人。则介物亦圣世供馔之所不废者，而可无辨乎？

水龟

甲　味甘，平，有毒。治漏下赤白，破癥瘕、痎疟、五痔、阴蚀，温痹，四肢重弱，小儿囟不合，久服轻身不饥。惊恚气，心腹痛，不可久立，骨中寒热，伤寒劳役，或肌体寒热欲死，以作汤，良。久服益气资智，使人能食。烧灰，治小儿头疮难燥，女子阴疮。壳，主久嗽，断疟。壳炙，末，酒服，去风脚弱。版，治血淋痹。烧灰，治脱肛。下甲补阴不足，去瘀血，止血痢，续筋骨，治劳倦，四肢无力，腰脚酸痛，补心肾，益大肠，止久痢久泄，主难产，消痈肿。烧灰，傅臁疮。

肉　酿酒，治大风缓急，四肢拘挛，或久瘫缓不收，皆瘥。煮食除湿痹、风痹、身肿踒折。治筋骨疼痛及一二十年寒嗽，止泻血、痢血。【龟肉作羹大补。六甲日、十二月俱不可食，损人神。】

龟、鹿皆灵而有寿。龟首常藏向腹，能通任脉，故取其甲以补心、补肾、补血，皆以养阴也。鹿鼻常反向尾，能通督脉，故取其角，以补命、补精、补气，皆以养阳也。观龟甲所主诸病，皆属阴虚血弱，自可心解矣。

鳖

肉　味甘，平，无毒。治伤中益气，补不足。热气湿痹，腹中激热，五味煮食，当微泄。妇人漏下，五色羸瘦，宜常食之。治妇人带下，血瘕腰痛。去血热，久食性冷。作臛食，治久痢，长髭须。作丸服，治虚劳，痃癖脚气。【有三足者、赤足者、独目者、头颈不缩者、其口四陷者、腹下有王字卜字文者（有此文者，皆蛇化也）、在山上者，并有毒，杀人，不可食。】

甲　治心腹癥瘕，坚积寒热，去痞疾息肉，阴蚀痔核，恶肉。疗温疟，血瘕腰痛，小儿胁下坚。消疮肿、肠痈，并扑损瘀血，补阴补气。除老疟疟母，阴毒肠痛，劳复食复[1]，斑痘烦喘，小儿惊痫，妇人经脉不通、难产、产后阴脱，丈夫阴疮、石淋，敛溃痈。

蟹

味咸，寒，有小毒。治胸中邪气，热结痛，㖞僻面肿，能败漆。烧之致鼠。解结散血，养筋益气，散诸热，治胃气，理经脉。消食，以醋食之。利肢节，去五脏中烦热气，益人。产后肚痛，血不下者，以酒食之。筋骨折伤者，生捣炒罯之。能续断

〔1〕复：原作“服”，据《本草纲目》改。

绝筋骨，去壳同黄捣烂，微炒，纳入疮中，筋即连也。小儿解颅不合，以鳌同白芨末捣涂，以合为度。杀莨菪毒，解鳝鱼毒，治疟及黄疸。捣膏涂疥疮、癣疮，捣汁滴耳聋。【有独鳌、独目、两目相向、大足、四足、腹下有毛、腹中骨头、背有星点、足斑目赤者，有毒害人，冬瓜汁、紫苏豉汁、芦根汁皆可解之。妊妇食之，令子横生。】

蝤蛑 解热气，治小儿痞气，煮食。

蟛蜞 取膏，涂湿癣、疽疮。壳烧存性，蜜调，涂冻疮及蜂虿伤。酒服，治妇人儿枕痛及血崩腹痛。

鲎

味辛、咸，平，微毒。治痔，杀虫。尾烧焦，治肠风泻血，崩中带下及产后痢。

牡蛎

味咸，平、微寒，无毒。治伤寒寒热，温疟洒洒，惊恚怒气，除拘缓，鼠瘘，女子带下赤白。久服强骨节，杀邪鬼，延年，除渴，热在关节，营卫虚热，去来不定，烦满，心痛气结，止汗止渴，除老血。疗泄精，涩大小肠，止大小便。治喉痹咳嗽，心胁下痞热。粉身，止大人、小儿盗汗。同麻黄根、蛇床子、干姜为粉，去阴汗。治女子崩中，除风热风疟，鬼交精出。男子虚劳，补肾安神，去小儿惊痫，去胁下坚满瘰疬，一切疮。化痰，消疝瘕积块、瘿疾结核。

蚌

味甘、咸，冷，无毒。止渴除热，解酒毒，去眼赤。明目除湿，主妇人劳损下血。除烦，解热毒，血崩带下，痔瘘，压丹石药毒。以黄连末纳入取汁，点赤眼眼暗。蚌粉，治诸疳，止痢并呕逆，醋涂痈肿。【多食发风，动冷气。雀入大水，即蚌也。】

烂壳粉 治反胃，心胸痰饮，用米饮服。化痰消积，止白浊、带下痢疾，除湿肿水嗽，明目，搽阴疮、湿疮、痱痒。

煓岸

肉 功同蚌。

壳 炼粉用。治妇人漏下赤白，寒热，破石淋，杀禽兽贼鼠。能除五脏间热，肌中鼠鼷，止烦满，补中，去厥痹，利机关，消水瘿、气瘿、痰饮。

真珠〔1〕，龙珠在颔，蛇珠在口，鱼珠在眼，鲛珠在足，蚌珠在腹，鳖珠亦在足，真珠入厥阴肝经，故能安魂定魄，明目。治聋，又止遗精白浊，解痘疔毒，下死胎胞衣。

蚬

【多食发嗽及冷气，消肾。】味甘、咸，冷，无毒。治时气，开胃，压丹石药毒及疔疮，下湿气。通乳，糟煮食，良。生浸取汁，洗疔疮。去暴热，明目，利小便，下热气，脚气湿毒，解酒毒目黄。浸汁服，治消渴。生蚬浸水，洗痘痈无瘢痕。

壳 止痢，治阴疮，疗失精反胃。烧灰饮服，治反胃吐食，除心胸痰水。化痰止呕，治吞酸心痛及暴嗽。烧灰，涂一切湿疮，与蚌粉同。

〔1〕真珠：原脱，据《本草纲目》补。

石决明

壳 咸，平，无毒。治目障翳痛，青盲，久服益精。肝肺风热，骨蒸劳极，通五淋。肉与壳功同。

蛤蜊

肉 味咸，冷，无毒。润五脏，止消渴，开胃，治老癖为寒热，妇人血块，宜煮食之，醒酒。【其壳火炼作粉，名曰蛤蜊粉。又有一种状如绿粉，谓海粉，功亦能化痰软坚。】

海蛤粉 治热痰、湿痰、老痰、顽痰、疝气、白浊、带下。同香附末、姜汁调服，主心痛。清热利湿，化痰饮，定喘嗽，止呕逆，消浮肿，利小便，止遗精白浊、心痹疼痛，化积块，解结气，消瘿核，散肿毒，治妇人血病。油调，涂汤火伤。

蛏

肉 味甘，温，无毒。补虚，主冷痢，煮食之。去胸中邪热，烦闷。饭后食之，与服丹石人相宜，治妇人产后虚损。【天行病后不可食。】

魁蛤即蚶也

肉 味甘，平，无毒。治痿痹、泄痢、便脓血。润五脏，止消渴，利关节。服丹石人宜食之，免生疮肿热毒。治心腹冷气，腰脊冷风。健胃，温中，消食，起阳，益血色。

淡菜

味甘，温，无毒。治虚劳伤惫，精血衰少及吐血，久痢肠鸣，腰痛疝瘕，妇人带下，产后瘦瘠，产后血结，腹内冷痛。治癥瘕，润毛发，治崩中。煮食之，能补五脏，益阳事，理腰脚气，能消宿食，消瘿气。【多食令人头目闷暗，发丹石，令人肠结，久食脱发。】

车螯

肉 甘、咸，冷，无毒。解酒毒，消渴，并痈肿。【多讹为昌娥，是大蛤，即蜃也。】

壳 治疮疖肿毒，烧赤醋淬二度，为末，同甘草等分，酒服，并以醋调傅之。消积块，治痈疽发背焮痛。

龟脚〔1〕

味甘、咸，平，无毒。利小便。

海蠃

味甘，冷，无毒。治目痛累年，或三四十年，生蠃取汁洗之，或入黄连末，取汁点之。合菜煮食，治心痛。

田蠃

味甘，大寒，无毒。治目热赤痛，止渴。煮食，疗热醒酒。用真珠、黄连末纳入

〔1〕龟脚：此为俗名。《本草纲目》中正名曰“石蜐”。

良久，取汁注目中，止目痛。煮食，利大小便，去腹中结热，目下黄，脚气冲上。小儿急硬，小便赤涩，手足浮肿，生浸取汁饮之。捣肉，傅热疮。压丹石毒，利湿热，治黄疸。捣烂贴脐，引热下行，止噤口痢，下水气淋闭。取水搽痔疮、胡臭。烧研，治瘰疬癣疮。

螺蛳

肉 味甘，寒，无毒。明目下水，止渴，醒酒解热，利大小便，消黄疸水肿，治反胃、痢疾、脱肛、痔漏。

壳 火煅过用。治痰饮积及胃脘痛，反胃膈气，痰嗽鼻渊，脱肛痔疾，疮疖下疳，汤火伤。

校后记

《养生要括》不分卷，为明代医家孟笨编集，初刻于明崇祯七年甲戌（1634年），是一部以讨论食物药为主的养生本草专著。

一、作者与成书

孟笨，字福兆，又字伯山，号会稽山人，会稽（今浙江绍兴）人。生活于明代后期，生卒年及生平事迹不详。据本书朱兆柏序称其“擢令藁城”，又云“是可以明先生之治藁”，说明孟笨曾任藁城县令。孟笨先人为浙中名医，其弟继承家业，以医为业，而孟笨则读书行政。李邦良序亦云：“孟福兆与余同通籍，而两受事于台。”但是由于受家庭影响，且自少阅读家中所藏医书，兼以对养生保健有着较高的兴趣，故孟笨本人“每谈及药饵，凿凿有据”。

孟笨认为：“所谓养生者，养吾心生机也。”他因此而提出养生“三要”：戒轻杀、善调理、知避忌。三者均与饮食相关，故采撷李时珍《本草纲目》之主要与食物药相关的内容，著成《养生要括》一书。

二、主要内容与特色

《养生要括》于论药之前，有总论一篇与药性短论两篇。其“养生三要”的观点即在总论中提出。他指出：“毛羽鳞甲之属，皆吾一体……忍心害物，先自斩其生机。”因此，首先就要“戒轻杀”。在本书的242种药物中，完全未收禽兽类食物，这是食物养生类书籍中的一个特例。其次要“善调理”，也就是指“衰则用补，旺则用泄，察物性而调理适中，则六神和合”。第三要“知避忌”，孟氏因此而在总论之后提出“五味宜忌”与“升降浮沉”两篇简要的药性短论，主要是引用《素问》和刘完素、李东垣等前人相关论述，并在各味中提出配伍及疾病药忌。

《养生要括》收集242种药物，分为8个部分，包括水部15种、火部7种、土部13种、谷部42种、菜部52种、果部48种、鳞部47种、介部18种。其中大部分为食物药，也含小部分如火部与土部等非食物药。大致说明每味药的性味、功效、主治及禁忌等，并以双行小字或眉批的方式给出重要的处方。本书的内容主要来自李时珍的《本草纲目》，作者以“笨曰”“愚谓”等形式发表个人看法。

如在土部中，“笨曰：人之疾病感于土之燥湿者居多，故因土以疗治，则立办易而取效捷也。特择土之紧要者录之，卫生者不可不知也。”这可能就是孟笨将非食物之土部药收入本书的理由。在谷部“酒”中，又有“笨曰：今人赴席，茶、酒相迫而来，非惟无益，而又害之矣。”对人们的不良饮食习惯提出批评。

三、本次校点的相关说明

据《中国中医古籍总目》记载，《养生要括》现仅存明崇祯七年（1634年）初刻本，本次以此为底本进行校点。但底本中错讹字较多，因其内容主要来自于李时珍的《本草纲目》，故以金陵本《本草纲目》作为校本。

原书没有给出明确的分部标题，但在正文中，其实有着明确的分部，每一部的开头均有一小段文字总论。如水部之前“李时珍曰：水者，坎之象也……然则水之性味，尤慎疾卫生者之所当潜心也。”火部之前“时珍曰：……盖人之资于火食者，疾病寿夭生焉。”各部无一例外。故在本次校点中，补出各部标题，以便于阅读与检索。

原书无目录，现根据正文补出目录。

杨金生　屈建峰

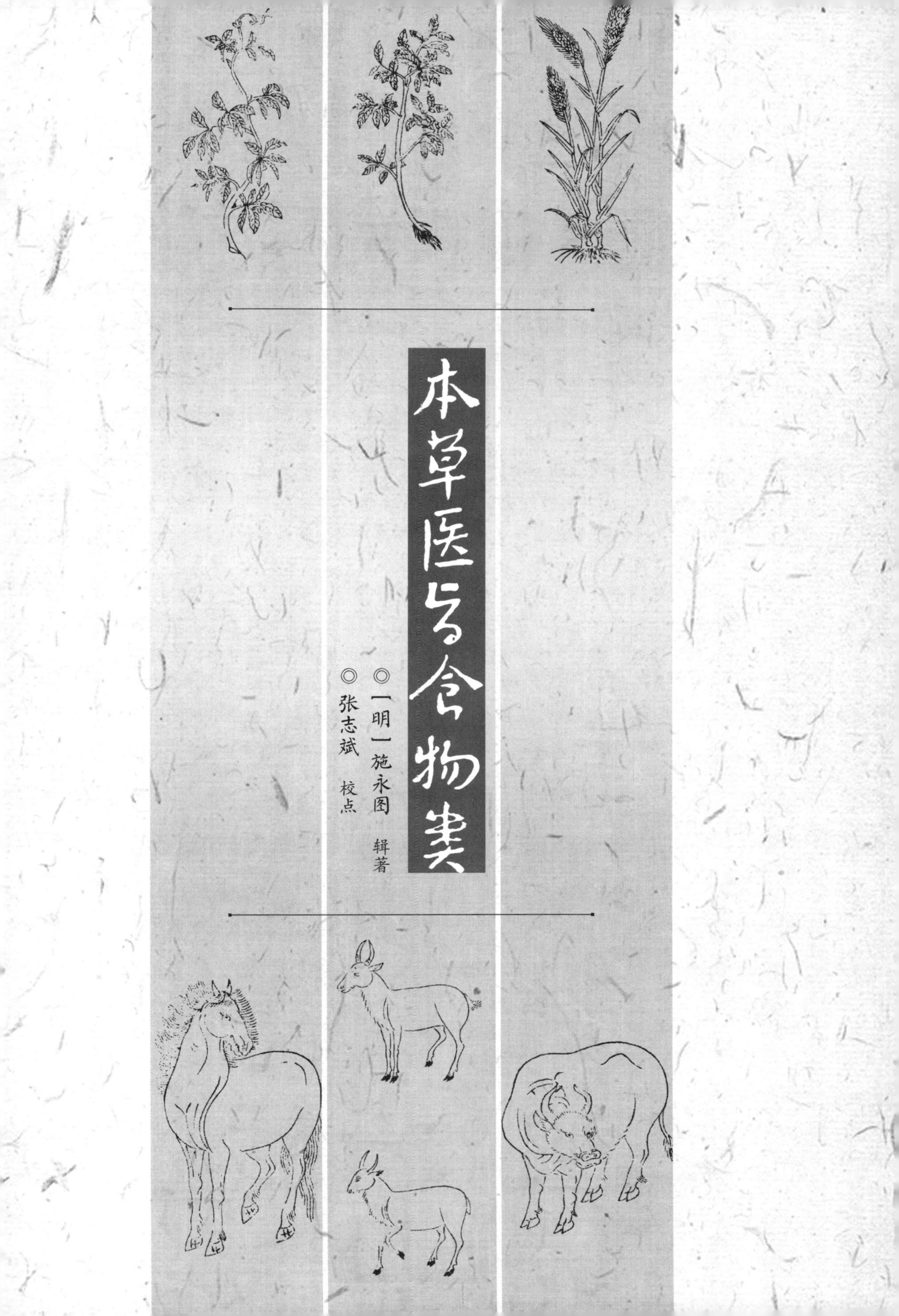
本草医旨食物类
◎〔明〕施永图 辑著
◎张志斌 校点

内容提要

《本草医旨食物类》，又称《山公医旨》，明末清初施永图（字山公）所辑著，是一部食养食治专著。全书分为5卷，将食物分成8类。卷一为“食物要诀”，包括食物禁忌、诸品有毒、食物五味与五脏的关系等总论性的内容；卷二为水类47种、五谷类72种、蔬菜类137种；卷三为果类99种（包括附录诸果）、禽类67种（实际上为66种，最后一种鸠鸟为附录）；卷四为兽类71种（包括诸血、诸朽骨、六畜心、六畜毛蹄甲等）；卷五为鳞类58种（包括鱼胶、鱼鳞、鱼子等，实为60种）、介类23种（实为25种）。故原书目录记载总共为574种，实际记载为577种。每一食物名称之下，小字注出作者认为较重要的内容，或为食物别名，或为食物的来源，或为种类形状，或为制取方法等。正文完全突出“味”与“治”。“味”即性味良毒，“治”即功效主治。其后才根据不同食物的情况，有选择性地辑录附方等内容。此书的主体内容来自于李时珍的《本草纲目》，施永图选取了《本草纲目》中与饮食物有关的内容，删繁就简，而成其书。此书产生于明末，可以说就此开创了一种食物本草的撰写之风。清代各种以《本草纲目》为基础，从各个不同侧面进行删增选录的食物本草著作很多，而《本草医旨食物类》正是此风之先。本次校点，以日本国立公文馆所藏明末清初刊本为底本。

食物类自序

天有雨露而万物化生，人得饮食而万灵荣畅。况饮食之道，通于神明。诗歌燕享，礼重蒸尝。易垂噬嗑，何一非饮食之训乎？天生五谷以开万世粒食之原，即生羽毛鳞介、昆虫草木之物，以为五谷之助。但五方之水土既殊，则五方之生产各异。其中相生相克之道，相宜相反之情，如同水火，命在须臾。世人往往习而不察，以致养命之原，反为戕生之斧，岂上天好生之至意乎？余故纂成《医旨》，而“食物”一类。另列一编，备悉甘苦寒热之性，有毒无毒之分，与夫主治消解之方、简便神效之法。令人一开卷间，洞若观火，人人咸知养性，物物尽属尊生，以此而寿国寿民，世登熙皞。则此编之垂，倘与天地民物互相发明，则与上天好生之至意，未必无小补云。

山公施永图题

目　录

本草医旨食物类卷之一

本草医旨食物类卷之二

本草医旨食物类卷之三

本草医旨食物类卷之四

本草医旨食物类卷之五

本草医旨食物类卷之一

鸳湖　施永图山公甫　辑著
男　施衮、裘、冕　校参

食物要诀计二十二则[1]

饮食禁忌[2]

食猪肉：忌生姜、荞麦、葵菜、胡荽、梅子、炒豆、羊肝、麋鹿、龟鳖、鹌鹑、驴肉、牛马肉。

猪肝：忌鱼鲙、鹌鹑、鲤鱼肠子。

猪心肺：忌饴、白花菜、吴茱萸。

羊肉：忌梅子、小豆、豆酱、荞麦、鱼鲙、鲊。

羊心肝：忌梅、小豆、生椒、苦笋。

犬肉：忌菱角、牛肠、蒜、鲤鱼、鳝鱼。

白狗血：忌羊肉、鸡肉。

牛肉：忌黍米、韭薤、生姜、猪肉、犬肉、栗子。

牛肝：忌鲇鱼。

牛乳：忌生鱼、酸物。

驴肉：忌凫茈、荆芥茶、猪肉。

马肉：忌仓米、生姜、苍耳、粳米、猪肉、鹿肉。

兔肉：忌生姜、橘皮、芥末、鸡肉、鹿肉、獭肉。

獐肉：忌梅、生菜、李、鸽、虾。

麋鹿：忌生菜、菰蒲、鸡、鮠鱼、雉、虾。

鸡肉：忌蒜葱、獭兔、犬肉、鲤鳖、野鸡、芥李。

鸡子：忌同鸡。

雉肉：忌荞麦、木耳、胡桃、鲫鲇、猪肝、鹿肉。

---

〔1〕计二十二则：原无，据原书目录改。

〔2〕饮食禁忌：本段所忌食物原用小字，为利于语义完整且便于标注现代标点，均改为大字。此后“服药食忌”“解诸毒”“治食方法”各段均同，不另注。

野鸭：忌胡桃、木耳。
鸭子：忌李子、鳖肉。
鹌鹑：忌菌子、木耳。
雀肉：忌李子、酱、生肝。
鲤鱼：忌猪肝、葵菜、犬肉、鸡肉。
鲫鱼：忌芥末、蒜、猪肝、鸡雉、鹿肉、糖。
青鱼：忌豆藿。
鱼鲊：忌豆藿、麦酱、蒜葵、绿豆。
黄鱼：忌荞麦。
鲈鱼：忌奶酪。
鲟鱼：忌干笋。
鮰鱼：忌野猪、野鸡。
鲇鱼：忌牛肝、鹿肉、野猪。
鳅鳝：忌犬肉、桑柴煮。
鳖肉：忌苋菜、薄荷、芥末、桃子、鸡鸭、猪兔。
螃蟹：忌荆芥、柿子、橘子、软枣。
虾子：忌猪肉、鸡肉。
李子：忌蜜、浆水、鸭、雀肉、鸡、獐。
橙橘：忌槟榔、獭肉。
桃子：忌鳖肉。
枣子：忌葱、鱼。
枇杷：忌热面。
杨梅：忌生葱。
银杏：忌鳗鲡。
慈姑：忌茱萸。
诸瓜：忌油饼。
沙糖：忌鲫鱼、葵菜。
荞麦：忌猪肉、羊肉、雉肉、黄鱼。
黍米：忌葵菜、蜜、牛肉。
绿豆：忌榧子（杀人）、鲤鱼鲊。
炒豆：忌猪肉。
生葱：忌蜜、鸡、枣、犬肉、杨梅。
韭薤：忌蜜、牛肉。
胡荽：忌猪肉。
胡蒜：忌鱼鲙、鱼鲊、鲫鱼、犬肉、鸡。
苋菜：忌蕨、鳖。
白花菜：忌猪心肺。

梅子：忌猪肉、羊肉、獐肉。
凫茈：忌鲈肉。
生姜：忌猪肉、牛肉、马肉、兔肉。
芥末：忌鲫鱼、兔肉、鸡肉、鳖。
干笋：忌沙糖、鲟鱼、羊心肝。
木耳：忌鸡肉、野鸭、鹌鹑。
胡桃：忌野鸭、酒、雉。
栗子：忌牛肉。

服药食忌

服甘草：忌猪肉、菘菜、海菜。
黄连、胡黄连：忌猪肉、冷水。
苍耳：忌猪肉、马肉、米泔。
桔梗、乌梅：忌猪肉。
仙茅：忌牛肉、牛乳。
半夏、昌蒲：忌羊肉、羊血、饴糖。
牛膝：忌牛肉。
阳起石、云母、钟乳、硇砂、礜石：并忌羊血。
商陆：忌犬肉。
吴茱萸：忌猪心、猪肉。
丹砂、空青、轻粉：并忌一切血。
补骨脂：忌诸血、芸薹。
地黄、何首乌：忌一切血、葱、蒜、萝卜。
细辛、藜芦：忌狸肉、生菜。
荆芥：忌驴肉及河豚、一切无鳞鱼、蟹。
紫苏、天门冬、丹砂、龙骨：忌鲤鱼。
巴豆：忌野猪肉、菰笋、酱、豉、冷水。
苍术、白术：忌雀肉、青鱼、菘菜、桃、李。
薄荷：忌鳖肉。
麦门冬：忌鲫鱼。
常山：忌生葱、生菜。
附子、乌头、天雄：忌豉汁、稜米。
牡丹：忌蒜、胡荽。
厚朴、蓖麻：忌炒豆。
鳖甲：忌苋菜。
威灵仙、土伏苓：忌面汤、茶。
当归：忌湿面。
丹参、伏苓、伏神：忌醋、及一切酸。

凡服药不可杂食肥猪犬肉、油腻羹、鲙、腥臊、陈臭诸物。

凡服药不可多食生蒜、胡荽、生葱、诸果、诸滑滞之物。

凡服药不可见死尸、产妇、淹秽等事。

妊娠忌食

食子姜，令子多指，生疮。

食永酱，绝产。

豆酱合藿食，坠胎。

食桑椹、鸭子，令子倒生，心寒。

食山羊肉，令子多疾，肝尤不可食。

食鲤鱼鲙及鸡子令儿成疳，多疟。

食犬肉，令儿无声。

食兔肉，令子缺唇。

食骡、驴、马肉，延月难产。

鸡肉合糯米食之，令儿多寸白虫。

鸡子，干姜食之，令儿多疮。

食雀肉饮酒，令子心淫乱。

雀肉合豆酱食，令子面多黑。

五味所补

酸入肝，苦入心，甘入脾，辛入肺，咸入肾。

五味所伤

过于酸，肝气以津，脾气乃绝。过于苦，脾气不舒，胃气乃厚。过于甘，心气喘满，色黑，肾气不衡。过于辛，筋脉阻驰，精神乃失。过于咸，骨气劳，短肌，心气抑。

五味所走

酸走筋，筋病无多食酸。苦走骨，骨病无多食苦。甘走肉，肉病无多食甘。辛走气，气病无多食辛。咸走血，血病无多食咸。

五脏所禁

肝病禁辛，心病禁咸，脾病禁酸，肺病禁苦，肾病禁甘。

五脏所忌

肝病无多食酸，酸则肉胝胎而唇揭。心病无多食苦，苦则皮槁而毛拔。脾病无多食甘，甘则骨痛而发落[1]。肺病无多食辛，辛则筋结而爪枯。肾病无多食咸，咸则脉凝泣而变色。

五味所宜

肝色青，宜食甘，粳米、枣、葵、牛肉皆甘。心色赤，宜食酸，小豆、李、韭、犬肉皆酸。脾色黄，宜食咸，大豆、栗、藿、豕肉皆咸。肺色白，宜食苦，小麦、

〔1〕落：原作“治”，文义欠通，据《素问》改。

杏、薤、羊肉皆苦。肾色黑，宜食辛，黄黍、桃、葱、鸡肉皆苦。

五谷以养五脏

麦养肝，黍养心，稷养脾，稻养肺，豆养肾。

五果以助五脏

李助肝，杏助心，枣助脾，桃助肺，栗助肾。

五畜以益五脏

鸡补肝，羊补心，牛补脾，犬补肺，彘补肾。

五菜以充五脏

葵利肝，藿利心，薤利脾，葱利肺，韭利肾。

诸兽毒

兽歧尾、鹿豹文、羊独角、羊六角、兰心有孔、白羊黑头、黑羊白头、白马黑头、曝肉不燥、肉不沾土、马蹄夜目、犬悬蹄肉、米瓮中肉、肝有黑色、肉多黑星，皆有毒[1]。

诸鸟毒

鸭目白者、鸡有四距、白鸟玄首、玄鸟白首、鸟足不伸、卵有八字、鸟四距六趾者，皆有毒。

诸鱼毒

鱼目有睫、目能开合、脑中连珠、鱼无鳃者、二目不同、腹下丹字、鳖目白者、额下有骨、虾煮不弯、虾白须者、蟹腹下毛、两目相向，皆有毒。

诸果毒

桃、杏双仁及果未成核者，俱有毒。五月食未成核者之果，令人发疮疖及寒热。秋冬果落地，恶虫缘食者，食之久漏。

诸水有毒

水府龙宫，不可触犯。水中有赤脉，不可断之。井中沸溢，不可饮。但于三十步内，取青石一块，投之即止。古井、眢井不可入，有毒杀人。夏月阴气在下，尤忌之。但以鸡毛投之，盘旋而舞不下者，必有毒也。以热醋数斗杀之，则可入矣。古冢亦然。古井不可塞，令人盲聋。阴地流泉有毒，二、八月行人饮之，成瘴疟，损脚力。泽中停水，五六月有鱼鳖精入，饮之成瘕病。沙河中水饮之，令人喑。两山夹水，其人多瘿。流水有声，其人多病。花瓶水饮之杀人，腊梅尤甚。经宿炊汤洗面，令人无颜色；洗体，令人成癣；洗脚，令人疼痛生疮。铜器上汗入食中，令人生疽，发恶疮。冷水沐头及热泔沐头，并成头风，女人尤忌之。水经宿，面上有五色者，有毒，不可洗手。时病后浴冷水，损心胞。盛暑浴冷水，成伤寒。汗后入冷水，成骨痹。产后洗浴，成痉风，多死。酒中饮冷水，成手颤。酒后饮茶水，成酒癖。饮水便睡，成水癖。小儿就瓢及瓶[2]

〔1〕皆有毒：原无，据“诸鸟毒”体例补。后“诸鱼毒”同，不另注。

〔2〕瓶：原脱，据《本草纲目》补。

饮水，令语讷。夏月远行，勿以冷水濯足；冬月远行，勿以[1]热水濯足。

解诸毒

菱多腹胀，暖酒和生姜饮之即消；瓜多腹胀，食盐汤或白鲞汁解之。

诸菜毒，甘草、湖粉解之；诸菌毒，地浆汁解之。

蜀椒毒，饮水或食蒜解之，鸡毛灰亦解。

大醉不醒，大豆汁、葛花、椹子、柑子皮汁，皆可解。

中六畜肉毒，六畜干屎末、伏龙肝末、黄柏末、赤小豆烧末、东壁土末、白扁豆并水服；饮人乳汁、头垢一钱，水服，起死人；豆豉汁服。

马肉毒，芦根汁、嚼杏仁、甘草汁、饮美酒。

马肝毒，猪骨灰、牡鼠屎、豆豉、狗屎灰、人头垢，并水服。

牛马生疔，泽兰根擂水、猪牙灰水服、生菖蒲捣酒、甘菊根擂水、甘草煎汤服、取汁。

牛肉毒，猪脂化汤饮、甘草汤、猪牙灰水服。

独肝牛毒，人乳服之。

狗肉毒，杏仁研水服。犬肉不消，杏仁去皮尖，末，煮饮。

羊肉毒，甘草煎水服。

猪肉毒，杏仁研汁、猪屎绞汁、韭菜汁、朴硝煎汁、猪骨灰调末、大黄汤。

药箭肉毒，大豆煎汁、盐汤。

诸肉过伤，本畜骨灰水服、生韭汁、芫荽煎汁。

食肉不消，还饮本汁即消，食本兽脑亦消。

鸡子毒，醇醋或煮秫米饮之。

诸鱼毒，橘皮、芦苇根汁，或大豆汁皆可解。

河豚毒，芦根水，或扁豆汁皆可解。

鳖毒，黄吴蓝煎汤服。

蟹毒，冬瓜汁，或紫苏汁煮干蒜汁解之。

误食金子，金鸠肉，或鹧鸪肉解之。

补遗诸肉有毒

牛独肝、黑牛白头、牛马生疔死、猪羊心肝有孔、马生角、马鞍下黑肉、马肝、六畜自死首向北、马无夜眼、白马青蹄、猘犬肉、六畜自死口不闭、鹿白臆、诸畜带龙形、诸兽赤足、诸畜肉中有米星、兽并头、禽兽肝青、脯沾屋漏、诸兽中毒箭死、祭肉自动、诸肉经宿未煮、六畜五脏着草自动、脯曝不燥、生肉不敛水、六畜肉热血不断、煮肉不熟、肉煮熟不敛水、六畜肉得咸酢不变色、肉落水浮、肉汁器盛闭气、六畜肉随地不沾尘、奶酪煎脍、六畜肉投犬，犬不食者。已上并不可食，能杀人，令人生痈肿疔毒。

---

〔1〕以：原脱，据《本草纲目》补。

诸心损心。诸脑损阳滑精。六畜脾一生不可食。诸肝损肝。诸血损血败阳。经夏臭脯痿人阴，成水病。鱼馁肉败。诸脂燃灯损目。本生命肉令人神魂不安。春不食肝，夏不食心，秋不食肺，冬不食肾，四季不食脾。

治食方法

洗猪肚，用面。洗猪脏，用沙糖，不气。煮笋，入薄荷、加盐，则不蔹。煮鱼，下木[1]香不腥。煮腊肉，将熟，取烧红炭投锅中则不油蔹气。煮诸般肉，封锅口，用楮实子二粒同煮，易烂且香。夏月肉，单用醋煮，可当十日。凡烧肉忌桑柴火。酒酸，用赤小豆一升，炒焦袋盛，入酒坛中，味即香美。

孙真人按月调养事宜

正月，肾气受病，肺气微弱。宜减酸增辛，助肾补肺，养胃气。

二月，肾微肝旺。宜戒酸增辛，助肾补肝；宜静膈去痰，泄小水，表微汗，以散玄冬蕴伏之气。

三月，肾气已息，心气渐临，木气正旺。宜减甘增辛，补精益气；宜懒散形骸，便宜安泰，以顺天时。

四月，肝脏已病，心脏渐壮。宜增酸减苦，补肾助肝，调养胃气。

五月，肝脏气休，心火旺相。宜减[2]酸增苦，益肝补肾，固精气。

六月，肝微脾旺。宜节饮食，远声色。此时阴气内伏，暑毒外蒸，纵意当风食冷，故人多暴泄之患。须饮食温软，不令太饱，时饮粟米温汤、豆蔻热水最宜。

七月，肝心少气，肺金初旺。宜安静性情，增咸减辛，助气补筋，以养脾胃。

八月，心脏气微，肺金正旺。宜减苦增辛，助筋补血，养心、肝、脾胃。勿犯邪风，庶不生疮作疫痢。

九月，阳气衰，阴气盛，暴风时起，忌孔隙贼风伤人，无恣醉饱。宜减苦增甘，补肝益肾，助脾胃，养元和。

十月，心肺气弱，肾气强盛。宜减辛增苦，养肾气，以助筋力。

十一月，肾脏正旺，心肺衰微。宜增苦绝咸，静摄以迎初阳。

十二月，土气旺相，水气不行。宜减甘增苦，补心助肺，调理肾脏。

凡此之道，皆五行生化之理，养生之本也。平则安宁，互相济养；过则失常，祸患由生。养生之道，可不慎欤？

〔1〕木：原作“末”，据文义改。
〔2〕减：原作“咸”，据文义改。

本草医旨食物类卷之二

鸳湖　施永图山公甫　辑著
男　施衮、袠、冕　校参

水　类计四十七则〔1〕

施子曰：水为坎象，其体纯阴，其用纯阳。上则为雨露霜雪，下则为江海河泉。流止寒温，气之所钟既异；甘咸淡苦，味之所入不同。是以昔人分别九州水土，以辨人之强弱寿夭。盖水为万物之源，土为万物之母。饮资于水，食资于土。天之生人，水谷以养之。故曰：水去则荣竭，谷去则卫亡。仲景曰：水入于经，其血乃成；谷入于卫，脉道乃行。水之于人，不亦重乎！故先列水部。天水类十三、地水类三十六。

天雨水

地气升为云，天气降为雨。味：平，无毒。治：心病鬼疰，狂邪诸毒，入火炭解毒，可饮。

立春雨水　宜煎发散及补中益气药。古方：妇人无子，是早，夫妇各饮一杯，可以有孕，取其资始发育万物之义也。

梅雨水　入火炭解毒，洗癣疥，灭瘢痕，入酱易熟，沾衣易烂，浣垢如灰汁。用梅叶汤洗之，其梅斑乃脱。芒种后逢壬为入梅，小暑后逢壬为出梅。此皆湿热之气，人受其气则生病，物受其气则生霉，则此水不可造酒醋。

液雨水　治杀百虫，宜煎杀虫消积之药。立冬后十日为入液，至小雪为出液，百虫饮此皆伏蛰。

潦水

淫雨为潦。味：甘，平，无毒。治：煎调脾胃、去湿热之药。仲景治伤寒，瘀热在内，煎用潦水者，取其味薄而不助湿气，利热也。

〔1〕计四十七则：原无，据原书目录补。后各类均同此。

露水

阴气之液。味：甘，平，无毒，禀肃杀之气。宜：煎润肺杀祟之药，及调疥癣虫癞诸散。是浓繁秋露也，作盘以收之，煎令稠，食之延年不饥。以之作酒，名秋露白，香冽最佳。在百草头上者，愈百病，止烦渴，令人身轻不饥，肌肉润泽。八月朔日收取，磨墨，点太阳穴止头痛，点膏肓穴治劳瘵，谓之天灸。

柏叶及菖蒲上露 并能清心明目。

百花上露 益人颜色。

菲叶上露 去白癜风。俱要清旦涂之。

凌霄上露 入目损明。东方朔曰：日初出处露皆如饴，煎之久服不饥。故汉武帝作承露盘以盛之。

甘露

名膏露，名瑞露，一名天酒，又名神浆。神灵之精，仁瑞之泽也。味：甘，大寒，无毒。治：食之润五脏，长年不饥，久服成仙。其凝如脂，其甘如饴。《晋书》云：王者敬养耆老，则降于松柏；尊贤容众，则降于竹苇。杜镐云：甘露非瑞也。乃草木将枯，精华顿发于外，谓之雀饧。

甘露蜜

生巴西绝域，状如饧。味：甘，平，无毒。治：胸膈诸热。明目止渴。

明水

名方诸水。方诸，大蚌也。向月取之，得水二三合。味：寒，无毒。主：明目定心，去小儿烦热，止渴。《周礼》：明诸承水于月，陈撰以为玄酒。取其清明纯洁，敬之至也。

冬霜水

阴盛则露结为霜，霜能杀物，而露能滋物，性随时异也。味：甘，寒，无毒。治：食之解酒热，伤寒鼻塞，酒后诸热面赤者。和蚌粉敷，暑月痱疮，及腋下赤肿，立瘥。治寒热疟疾，用秋后霜一钱，热酒服，愈。凡收霜，以鸡羽扫之瓶中，密封阴处，久不坏。

腊雪

洗除瘴疠蝗虫也。凡花五出，惟雪花六出，阴之成数也。味：甘，冷，无毒。治：一切毒，解天行时疫，小儿热痫狂啼，大人丹石发动，酒后暴热，黄疸。仍小温服之。

洗目退赤。煎茶煮粥，解热止渴。宜煎伤寒火暍之药，抹痱最佳。因大寒之水，故治诸病。冬至后第三戊为腊，腊雪大宜菜麦，又杀虫蝗，密封阴处，数年不坏。用水浸五谷种，则耐旱不生虫。洒席间，则蝇自去，腌一切果食。永不蛀虫。春雪生虫，亦易坏。

冰雹水

阴阳相搏之气，盖沴气也。味：咸，冷，有毒。如酱味不正，当取一二升入瓮中，即佳。阳之专气为雹，阴之专气为霰。阴包阳为雹，阳包阴为霰。雪六出而成花，雹三出而成实。阴阳之辨也。

夏冰

太阴之精，柔变为刚。《周礼》：凌人掌冰，以供祭祀宾客。味：甘，冷，无毒。治：去热烦，熨人乳石发热肿，解烦渴，消暑毒。伤寒阳毒盛昏迷者，以冰一块，置于膻中，即愈。亦解烧酒毒。

止可浸物。若暑月食之，与气候相反，入腹令寒热相激，久必成疾。宋徽宗食冰太过，病脾疾，百医不效。杨介即以冰煎大理中丸，服之即愈。此治受病之原。

神水

五月五日午时，有雨，急伐竹竿中，必有神水，沥取为药。味：甘，寒，无毒。治：心腹积聚及虫病，和獭肝为丸服，立愈。饮之清热化痰，定惊安神。

半天河水

名上池水。在上天泽之水，此竹篱头水及空树穴中水也。味：甘，寒，无毒。治：鬼疰狂邪，诸气恶毒，洗诸疮，主蛊毒，杀鬼疫。恍惚妄语，与饮，勿令知之。槐树间者，主诸风及恶疮，风瘙疥疮。辟禳时疫，以半天河水饮之。身体白驳，取树木孔中水洗之，捣桂末唾和敷之，日再上。涂聋耳，敷丹毒。

屋漏水

味：苦，大毒。误食必生恶疾、恶疮。以洗犬咬疮，即愈。

流水

远来活水也，名千里水；从西来者，名东流水；波扬无数者，名甘烂水。古云流水不腐。味：甘，平，无毒。治：病后虚弱。扬之万遍，煮药禁神最验。治五劳七伤，肾虚脾弱，阳盛阴虚，目不能瞑及霍乱吐痢，伤寒后欲作奔豚。

东流水、千里水 皆取其性顺疾速，通膈下关，皆堪荡涤邪秽，并羸弱之病。用以煎药，宜以陈芦劳水，取其水不强，火不盛也。无江水，则以千里水代之。炼云母石粉，则用东流水。

甘烂水 即名劳水。用流水二斗，置大盆中，以杓高扬之千万遍，取以煎药。水性本咸而体重，劳之则甘而体轻，温而性柔，取其不助肾气而益脾胃，故煎伤寒阴症等药用之。

顺流水 性顺而下流，故治下焦腰膝之证及通利大小便之药用之。

急流水 其性急速而下达，故通二便、风痹之药用之。

逆流水 洄澜之水。其性逆而倒上，故发吐、痰饮之药用之。治中风、卒厥、头风、疟疾、咽喉诸病。

倒流水 取其回旋流，止上而不下也。

附方：治目不得瞑。乃阳盛阴虚，用半夏汤取远流水八升，扬之万遍，取其清五升煮之，欲苇薪火秫米一升，半夏五合，徐炊至一升，去渣饮汁，一日三饮，以安为度。治汗后奔豚。茯苓一两，炙甘草二钱半，桂枝三钱，大枣二枚，以甘烂水二升煮之。治服药烦闷。饮东流水一二升。

昔有患小便闭者，医不能治。取急流之水煎药，一饮而愈，则水可不择乎！昔浔州城中，忽一日马死数百，询其故，知先几日有雨，流出山谷中蛇虫之毒，马饮其水而致然也，则近谷之池沼，不可不慎。

井泉水

地脉也。如用停污浊暖水，不惟无益而有损。凡井水有远从地脉来者，为上。如城市人家稠密，沟渠污水，杂入井中者，不可用。如用，必须煎滚，稍停一时，候秽下坠，取上面清水用之。亦可如雨浑浊，须擂桃、杏仁连汁投入水中，搅匀，片时则水清矣。《易》曰"井泥不食"，慎之。

凡井以黑铅为底，能清水散结，人饮之无疾。入丹砂镇之，令人多寿。

井华水 平旦第一汲者，为井华水。最佳，取天一真气，浮于水面，性同雪水。味：甘，平，无毒。治：酒后热痢，洗目中肤翳。九窍出血，以水噀面。和朱砂服，令人好颜色，镇心安神，治口臭。堪炼诸药石，投酒、醋令不腐，并一切痰火气血药。

新汲水 治消渴反胃，热病热淋，小便赤涩，却邪调中。下热气，宜饮之。射痈肿令散，洗漆疮。治坠损肠出，冷喷其身面，则肠自入也。又解闭口椒毒，下鱼骨鲠，解马刀毒，解砒石、乌喙、烧酒、煤炭毒，治热闷昏瞀烦渴。五方之异，各分水、土、金石、草木，尚随水土之性，况人为万物之灵乎！贪淫有泉，仙寿有井，信夫！《淮南子》云：山气多男，泽气多女，水气多喑，风气多聋，林气多癃，水气多伛，下气多尰，石气多力，险气多瘿，暑气多夭，寒气多寿，谷气多痹，邱气多狂，魔气多仁，陵气多贪，坚土人刚，弱土人脆，墟土人大，沙土人细，息土人美，耗土人丑，轻土多利，重土多迟，清水音小，浊水音大，湍水人清，迟水人重，皆应其类也。青州气慓轻，人声急，其泉酸以苦。梁州其气刚勇，人声塞，其泉苦以辛。兖豫其气平静，人声端，其泉甘以苦。雍冀其气壮烈，人声捷，其泉咸以辛。

一妇人寒热病经年，华佗至十一月令坐石槽中，平旦用冷水灌，至百冷颤欲死，良久冷汗出，以粉扑之而愈。大将房伯玉患冷疾，徐嗣伯至冬月冰雪时，令伯玉解衣坐石上，取新汲冷水从头浇之，尽一百斛，背下有热气，病人云热不可忍，疾遂愈。

附方：九窍出血，血不止。用新汲水随左右洗足即止。一方用冷水噀面。一方冷水浸纸贴顾上，以熨斗熨之立止。金疮血出不止。冷水浸之即止。犬咬血出。以水洗至而止，绵裹之。蝎虿螫伤。以水浸冷布拓之暖即易。马汗入疮。或马毛入疮肿，入腹杀人，以冷水浸之，频易水，仍饮好酒立愈。鱼骨鲠咽。取水一杯合，合句水张口取水气，哽当自下。中砒石毒。多饮新汲井水，得呕利佳。中乌喙毒。方同上。中蒙汗毒。饮冷水即安。中煤炭毒。一时晕倒，不救杀人，急以清水灌之。服药过剂。卒呕不已，新汲水一升。烧酒醉死。急以新汲水浸其发，外用帛浸湿贴其胃膈，仍细细灌之至苏乃已。饮酒齿痛。井水频含漱之。破伤风病。火速命妇人取无根水一盏，入百草霜调捏作饼，入患处，三五换，如神。坠损肠出，眼睛突出。一二寸者，以新汲水灌清睛中，数易之，自入。时行火眼。患人每日于井上视井，旋匝三遍，能泄火气。心闷汗出。不识人，新汲水和蜜饮之，甚效。呕吐阳厥。卒死者，饮新汲水三升佳。霍乱吐泻。勿食热物，饮冷水一碗，仍以水一盆浸两足，立止。厌禳瘟疫。腊旦除夜，以小豆、川椒各七粒投井中，勿令人知，能却瘟疫。又法，元旦以大麻子三七粒投井中。口气臭恶。正旦含井华水吐弃厕下，数度即瘥也。心腹冷痛。男子病，令女人取水一杯饮之，女人病，令男子取一杯饮之。寒热注病，火病恶寒，疔毒疽疮。凡手指及诸处有疮起发痒，身热恶寒，或麻木，此极毒之疮也。急用针刺之，挤去恶血，候血尽，口噙凉水吮之，水温再换，吮至痛痒皆住即愈，此妙法也。妇人将产。井华水服半升，不作晕。初生不啼。取冷水灌之，外以葱白茎细鞭之，即啼。

节气水

一年二十四节气，一节主半月，水之气味随之变迁。立春、清明二节贮水，谓之神水。宜浸造诸风、脾胃虚损诸丹、丸、散及药酒，久留不坏。寒露、冬至、小寒、大寒四节及腊日水，宜浸造滋补五脏及痰火积聚、虫毒诸丹、丸并煮酿药酒，与雪水同功。立秋日五更井华水，长幼各饮一杯，能却疟痢百病。端午日午时水，宜造疟疾、疮疡、金疮、百蛊毒诸丹丸。小满、芒种、白露三节内水，并有毒，造药、酿酒醋、一应食物皆易败坏，人饮之亦生脾胃疾。

醴泉

水之精也。味甘如醴，流之所及，草木皆茂，饮之令人多寿。醴泉无源，王者德盛，升平则出。味：甘，平，无毒。治：心腹痛，疰忤鬼气，邪秽之属，并就泉，空腹饮之。又止热消渴，及反胃、霍乱为上，亦以新汲者为佳。食之润五脏，长年不饥。治胸膈诸毒，明目，止渴。

玉井水

诸有玉处，山泉皆是也。味：甘，平，无毒。治：久服神仙，令人体润，毛发不白。山有玉而草木润，身有玉而毛发黑。玉既重宝，水又灵长。太华山有玉水溜下，土人得服之长生。

乳穴水

近乳穴处流出之泉也。人多取以酿酒最佳。味：甘，温，无毒。治：久服肥健，人能食，体润不老，与乳同功。

温泉

一名沸泉。汤泉多作硫黄气，浴之则袭人肌肤，下有硫黄也。味：辛，热，微毒。治：诸风，筋骨挛缩及肌皮顽痹，手足不遂，无眉发。疥癣诸疾在皮肤骨节者，入浴，浴讫，当大虚惫，可随病与药及饮食补养。非有病人，不宜轻入。庐山有温泉，方士往往教患疥癣、风癞、杨梅疮者饱食入池，久浴得汗出乃止，旬日自愈也。

碧海水

咸水也，色碧故名。碧海味咸，色黑，水行之正也。味：咸，小温，有小毒。煮浴，去风瘙疥癣。饮一合，吐下宿食胪胀。

盐胆水

此乃盐初熟，槽中沥下黑汁也。味：咸、苦，有大毒。治：蚀䘌、疥癣、瘘疾、虫咬及马牛为虫蚀、毒虫入肉生子。六畜饮一合，当时死，人亦然。凡疮有血者，不可涂之。痰厥不省，灌之，取吐良。今人用此水以收豆腐。

阿井水

在兖州阳谷县，即古东阿县，取井水煮胶，谓之阿胶。其性趋下，清而且重。味甘、咸，平，无毒。治下膈，疏痰，止吐。

山岩泉水

此山岩土石间所出之泉也。味：甘，平，无毒。治：霍乱烦闷，呕吐，腹空转筋，恐入腹，宜多服之，名曰洗肠。勿令腹空，空则更服，人皆惧此，皆当试有效，但身冷力弱者，防[1]致脏寒，当以意消息之。

古井中水

有毒，人中之难活。欲入者，试以鸡毛，投之直下者无毒，如回旋者有毒。先以熟醋数斗投井，方可用。洗诸疮皆愈。

粮罂中水

乃古冢中食罂中水也。取清澄久远者佳。味：辛，平，有小毒。治：鬼气中恶疰忤，心腹痛，恶梦鬼神，杀蛔虫。进一合，不可多饮，令人心闷。又云：洗眼见鬼。

附方：噎疾，古冢内罐罂中水，但得饮之即愈。

赤龙浴水

此泽间小泉有赤蛇在中者，取水服。味：小毒。主：瘕，结气诸瘕，恶虫入腹及咬人生疮者。

车辙中水

车行迹也。治疬疡风，五月五日取洗之，甚良。牛蹄中水亦可。

地浆水

此掘黄土地作坎深三尺，以新汲水沃入，搅浊，少顷取清用之，故曰地浆。味：甘，寒，无毒。治：解中毒烦闷，解一切鱼肉、果菜、药物、诸菌毒。疗霍乱及中暍卒死者，饮一升，妙。又，枫树上菌食之，令人笑不休，饮此即解。

附方：热渴烦闷。地浆一盏饮之。干霍乱病。不吐不痢，胀痛欲死，地浆饮五盏，即愈。大忌米汤。服药过剂。闷乱者，地浆饮之。闭口椒毒。吐白沫，身冷欲死者，地浆饮之。中野芋毒。土浆饮之。黄鲿鱼毒。食此鱼，犯荆芥，能害人，服地浆解之。中砒霜毒。地浆调铅粉服之解。

滚汤水

热汤须百沸者佳，若饮半沸者，腹胀，泄泻病胀。味：甘，平，无毒。治：助气，行经络，熨霍乱手足转筋入腹及客忤死。滚汤漱口，损齿病目。人冻僵者，勿以滚汤洗浴。铜器煎汤，服之损音。

生熟水

以新汲水与百沸汤和匀一盏，故曰生熟。今人谓之阴阳水。味：咸，无毒。熬盐投入饮之，消食解毒。治：气胀痰疟，如人大醉及食瓜果过度，以生熟汤浸之即解，汤皆化为酒果气。凡宿食毒恶之物，胪胀作霍乱者，以盐投水中，进一二升，令吐尽痰食便愈。凡霍乱及呕吐，不能纳食及药，危甚者，先饮数口即定。

---

〔1〕防：原作“妨”，文义欠通，据《本草纲目》改。

齑水

此乃作黄齑菜水也。味：酸、咸，无毒。治：吐诸痰饮宿食，酸苦涌泄为阴也。

浆水

浆酢也。炊粟米熟，投冷水中浸五六日，味酢生白花，色类浆，故名。若浸至败者，害人。以粟米饮酿而成者。味：甘、酸，微温，无毒。调中引气，宣和强力，开胃解烦，止霍乱泄痢，消食去睡，止呕，白肤体。似水者性冷，妊娠忌食。不可同李子食，食之令吐痢。丹溪云：善化滞物，暮宜作粥饮之，以理脏腑。浆水性凉善走，故解烦渴而化滞物。

附方：霍乱吐下。酸浆水煎干姜屑呷之。过食脯腊。筋痛闷绝，浆水煮粥，入小鹰屎和食。滑胎易产。酸浆水和水少许顿服。手指肿痛。浆水入，少蓝热渍之，冷即易之。面上黑子。每夜以暖浆水洗面，以布揩赤，用白檀香磨汁涂之。骨鲠在咽。磁石火煅醋淬，陈橘红焙，多年浆水脚炒，等分为末，别以浆水脚和丸，芡子大。每含咜一丸。

甑气水

炊饭时盛取之，常沐小儿头，令发黑润有益。

附方：小儿诸疳。遍身或面上生疮烂成孔，或杨梅疮，用蒸糯米时甑蓬四边水，以盘取，扫疮上，不数日即效，用之神妙。

铜壶滴漏水

性：滑，上可至颠，下可至泉。宜：煎四末之药。

三家洗碗水

治恶疮久不瘥，煎沸入盐洗之，不过三五度。

磨刀水

味：咸，寒，无毒。治：利小便，消热肿。

附方：小便不通。磨刀交股水一盏，服之效。肛门肿痛。欲作痔疮，急取屠刀磨水服之，甚效。盘肠生产。肠干不上者，以磨刀水少润肠，煎好磁石一杯，温服，自然收上，乃扁鹊方也。蛇咬毒攻。以两刀于水中相摩，饮其汁。耳中卒痛。磨刀铁浆滴入即愈。

浸蓝水

味：辛、苦，寒，无毒。治：除热，解毒，杀虫。治误吞水蛭，成积胀黄瘦，饮之取下，则愈。染布衣。疗咽喉病及噎疾，温服良。

猪槽中水

无毒。治诸蛊蛇咬，可以浸疮。

溺坑水

无毒。主解河豚鱼毒。消渴重者，饮一小盏，三度即愈。

洗手足水

治病后劳复，或因梳头或食物复发，取一合饮之效。

洗儿水

治胎衣不下，服一盏，勿令知之。

洗碗水

治恶疮久不愈者，煎沸，以盐投入，洗之立效。

蟹膏水

以膏投漆中，化为水，可用和药。又，蚯蚓去泥，以盐涂之，或入葱管中，化为水，治热病癫痫等疾，敷潦疮丹毒。

冬腊水

用以作酒，可以储久。

卤水

味：苦、咸，无毒。主：大热消渴，去烦除邪及下蛊毒，柔肌肤，去湿热，消痰，磨积块，洗垢腻。多服损人。

花水

味：平，无毒。如远行无水，和苦栝蒌为丸，服之永无渴。

五谷类计七十二则

凡祭祀，黍、稷、稻、粱者。黍，糯米也；稷，粟米也；稻，粳米也；粱，小米也。

粳米

即今白稻米，有早中晚三项，以白晚米为佳。味：甘、苦，气平温，微寒，无毒。止泄痢，壮筋骨，通血脉，和五脏，补脾气，止烦闷，其功最大。小儿初生，煮粥汁如乳，量食之，开胃助神，甚佳。稍长，合芡实煮粥食之，益精强志。香粳尤胜，新粳少动风气，陈者下气。

一方，谷芒刺喉用鸭涎吃下立愈。北粳白而陈者凉，南粳赤而新者热。和苍耳食。卒心痛，急烧仓米灰和蜜服之，不尔即死。

粟米

即祭祀稷米，俗称芦粟，山东最多。味：咸，寒，无毒。和中益气，养肾，去脾胃中热，止痢消渴，利小便，压丹石毒，解小麦毒。小儿初生，研细煮粥如乳，少与饮之，甚佳。陈者更妙。但不可与杏仁同食，恐发吐泻。春为粉食，主气弱，食不消化，呕逆，解诸毒。又云，酸，寒。主寒中，消热渴，解积。

《千金方》：治反胃，食即下即吐，以粟米为粉，水圆如桐子大，每九个煮烂吞之，日服三五次即效。

糯稻米

即黍之黏者，肺之精也。肺病人宜食之，其气温，与黍同性，功能补肺。味：苦，温，甘，平，无毒。补中益气，实肠。多食则发热。有云：性微寒，杂肉食不利于胎，久食身软以缓筋。又云：寒，使人多睡，发风动气。又云：凉，补中益气，行荣，冲胃中积血。所论盖不同，所谓缓筋多睡之类，为其性懦所致。若畏其性寒，则岂宜于造酒？农家于冬月用作糍，喂牛，免于冻伤最验。则是，糯米性当依经文所言“甘，温、平”者为是。

稻秆 治黄病通身，煮汁服。

《产宝方》：治胎动不安，腹痛下黄水，用糯米一合，黄芪、川芎各五钱，水一升，同煎至八合，作二次温服。

黍米

即糯米黍角也。黍有数种，稷之精者为黍，粟之精者为秫。味：甘，温，无毒。主：补中益气。食多令人烦热，昏五脏，软筋骨，令人好睡。小儿多食不能行，绝血脉。不可与白酒、葵菜、牛肉同食。有赤、黑数种。今北地所种多是秫黍，又名黄糯，只以之作酒，谓之黄米酒。此米虽动风，惟肺病宜食。

赤黍米

人谓之红莲米，不可与蜜及葵同食，性热，多食难消。其色赤者，中有火，食之烦热。北人以之造酒。

秫米

即粱米、粟米之黏者，味酸，性热，黏滞，易成黄积。小儿不宜多食。秫者，肺之谷也，肺病宜食之。味：甘，微寒。止寒热，利大肠，疗漆疮，杀疮疥毒。热拥五脏气，动风。作饭最粘，惟可作酒。

黄粱米

治阳盛阴虚，夜不得暝。半夏汤中用之，取其益阴气而利大肠。味：甘，平，无毒。益气和中，止泄痢，去风湿痹。其穗大，毛长，不耐水旱，号曰竹根黄。其香美过于诸粱，惟得中和之气耳。黄者，四洛出；白者，东吴出；青者，襄阳出。皆补脾胃，养五脏。

白粱米

味：甘，微寒，无毒。主：除热益气，移五脏气，续筋骨，止烦满。其谷稍长而多芒。

青粱米

早熟少收。味：甘，微寒，无毒。主：胃脾热中，止泄痢，益气补中，健脾消渴。一云，此米醋浸三日，百蒸日暴，裹藏远行，一餐可度数日。味短而涩，夏月食之极凉。

籼米

音仙。似粳而小，最早熟，出占城国。味：甘，温，无毒。治：温中益气，养胃和脾。除湿止泄。

秆 治反胃，烧灰淋汁，温服令吐。盖胃中有虫，能杀之也。

稷米

关西谓之糜子米，又名穄米。以其早熟，清香，因以祭祀。味：寒，无毒。主：益气，补不足。又云，性冷，发冷病，解瓠毒。味极淡，谷下品也。多食发二十六种冷病，不可与瓠子同食。治益气，补不足，治热，压丹石毒发热，解苦瓠毒。作饭食，安中利胃宜脾，凉血解暑。

陈廪米

廪米年久，其性多凉，但炒则温，与马肉同食发痼疾。味：酸，平，无毒。宽中平胃，主下气，消食，除烦渴，调胃，止泄泻。多食易饥。然粳米陈者性冷，频食令人目利。

秫蔔[1]

一名芦穄。其谷长而多米，粒亦大，北地种之，以备荒，亦可酿酒。

香稻米

味：甘，软，其气香甜。红者谓之香红莲，其熟最早。晚者谓之香稻米。皆开胃益中，滑涩补精。惜不能多种耳。

茭米

即茭白子也，一名雕胡。可作饼食。性微寒，无毒。古人以为美馔，作饭亦脆而涩。治：止渴，解烦热，调肠胃。

芮米[2]

音瑞，国名。芮、蓬、狼三种，皆荒年之谷。味：甘，寒，无毒。主：利肠胃，久食不饥，去热，益人。可为饭，生水田中芮子似小麦而小，四月熟。见《本草》。

狼尾子米

味：平，无毒。作饭食之，令人不饥，生泽池中。

粃米

即精米上糠粃也。味：甘，平。通肠胃，下气消积，充泽肤体。年荒可以充饥，昔陈平食糠而肥是也。

糵米

即发芽谷也。性温，味苦，无毒。除烦，消食，与麦芽同功。

蓬草米

味：酸，平，无毒。作饭食之，无异粳米，盖俭年物也。

稗子米

即稊稗。有二种，一种黄白色，一种紫黑色。味：辛、甘，苦，微寒，无毒。治：作饭食，益气宜脾。

苗根　治：金疮及伤损，血出不已，捣敷或研末糁之即止。能杀虫，煮以沃地，蝼蚓皆死。

东廧[3]

蔓生，其子如葵子，其粉白，可作饘粥，六月种，九月收，牛食之尤肥。

---

〔1〕秫蔔：《本草纲目》本名作“蜀黍”，别名作“蜀秫”“芦穄”。

〔2〕芮米：此药名误出，实际上就是芮米的误写。

〔3〕廧：原作“癗”，文义欠通，据《本草纲目》改。

子　味甘，平，无毒。治：益气轻身，久服不饥，坚筋骨，能步行。

罔米

音网。生水田中，苗似小麦而小，四月熟，可作饭。味：甘，寒，无毒。作饭。治热，利肠胃，益气力，久食不饥。

荋草

一名自然谷，又名禹余粮，食之如大麦，七月熟。

子　味甘，无毒。治：不饥，轻身，补虚损，温肠胃，止呕逆，久食健人。

薏苡仁

种出交趾，昔马援载之而归者。味：甘，微寒，无毒。治：筋急拘挛，不可屈伸，久风湿痹，下气，久服轻身益气，除筋骨中邪气不仁，利肠胃，消水肿，令人能食。炊饭、作面食，主不饥，温气。煮饮，止消渴，杀蛔虫，治肺痿，肺气，积脓血，咳嗽，涕唾上气。煎服，破毒肿，去干湿脚气，大验。健脾益胃，补肺清热，去风胜湿。炊饭食，治冷气。煎饮，利小便，热淋。薏苡仁属土，阳明药也，故能健脾益胃。虚则补其母，故肺痿肺痈用之。筋骨之病，以治阳明为本，故拘挛筋急，风痹者用之。土能胜水除湿，故泄痢水肿用之。辛稼轩忽患疝疾，重坠大如杯，一道人教以薏珠用东壁黄土炒过，水煮为膏用，数服即消。

附方：薏苡仁饭。治冷气，用薏苡仁舂熟，炊为饭食，气味欲如麦饭乃佳，或煮粥亦好。薏苡仁粥。治久风湿痹，补正气，利肠胃，消水肿，除胸中邪气，治筋脉拘挛，薏苡仁末同粳米煮粥，日日食之良。风湿身疼。日晡剧者，张仲景麻黄杏仁薏苡仁汤治。麻黄三两，杏仁十二枚，甘草、薏苡仁各一两，以水四升，煮取二升，分再服。水肿喘急。用郁李仁二两，研，以水滤汁煮薏苡仁饭，日二食之。沙石热淋。痛不可忍，用玉株即薏苡仁也，子叶根皆可用，水煎热饮，夏月冷饮，以通为度。消渴饮水。薏苡仁煮粥饮，并煮粥食之。周痹缓急。偏者，薏苡仁十五两，大附子十枚，炮为末，每服方寸匕，日三。肺痿咳唾。脓血，薏苡仁十两，杵破，水三升煎一升，酒少许服之。肺痈咳唾。心胸痛闷者，以醇苦酒煮薏苡仁，令浓，微温顿服，有血当吐出愈。肺痈咯血。薏苡仁三合，捣烂，水二大盏，一盏入酒少许，分二服。喉卒痈肿。吞薏苡仁二枚良。痈疽不溃。薏苡仁一枚吞之。孕中有痈。薏苡仁煮汁吞，频频饮之。牙齿䘌痛。薏苡仁、桔梗，生研未，点服，不拘大人小儿可服。

根　味甘，微寒，无毒。治：下三虫，煮汁糜食甚香，去蛔虫，大效。煮服堕胎。治卒心腹烦满及胸胁痛者，挫，煮浓汁，服三升乃定。捣汁和酒服，治黄疸有效。

附方：黄疸如金。薏苡根煎汤顿服。蛔虫心痛。薏苡根一斤，切，水七升，煮三升，服之，虫死尽出也。经水不通。薏苡根一两，水煎服之，不过数服效。牙齿风痛。薏苡根四两，水煮含嗽，冷即易之。

叶　治：作饮气香，益中，空膈。暑月煎饮，暖胃，益气血。初生小儿浴之无病。

胡麻

即芝麻。叶名青蘘，茎名麻藍。任胡地甚大，入中国则小，一名巨胜。味：甘，气寒，无毒。治虚劳，滑肠胃，行风气，通血脉，去头风，润肤。乳母食后生吃一合，令子永不生热病。久食抽人肌肤。生者性寒而治疾，炒则性热而发病，蒸食性温而充饥。

附方：服食胡麻。用上党胡麻三斗，淘净蒸九度，去皮炒香为末，用白蜜或枣膏为丸，温酒下，日三服，忌毒鱼犬肉生菜，服至百日，能除一切痼疾，一年身面光泽不饥，二年白发还黑，三年齿落更生，久服长生。治诸虫咬。嚼生芝麻，涂之即愈。小儿头面诸疮。方同上。

叶 治：捣汁沐发，去风除垢，能令发常光润。以叶一握，同子五升浸三日去滓，沐发。

麻油 性冷，常用则发冷疾，滑骨髓。三：通大小肠，治蛔心痛，敷[1]一切疮疥癣，杀诸虫。熬熟油经宿即动风，有牙齿疾并脾胃病者，切不可食。若煎炼食之，与火无异。治产妇胞衣不下。生油摩踵，生秃发，治喑哑。

黄麻 治：破血，通小便。

附方：热淋胀痛。麻皮一两，炙甘草三分，水二盏，煎一盏服，日三取效。跌扑折伤。疼痛接骨方，黄麻烧灰，头发灰，各一两，乳香五钱为末，每服三钱，温酒下立效。

麻根 治：捣汁或煮汁服，主瘀血，石淋，治产难胞不出，破血壅胀。带下、崩中不止者，以米煮服之效。治热淋下血，止取三九枚，洗净，水五升，煮三升，分服，血止神验。根及叶捣汁服，治挞打瘀血，心腹满，气短，及踠折骨痛不可忍者，皆效。无则以麻煮汁代之。

沤麻汁 治：止消渴，治瘀血。

麻蕡

音文。即今苎麻，蕡[2]，其子也。味：辛，平，有毒。主：劳伤，利脏，下血寒气，破积，止痹，散脓。多食令见鬼狂走。久服通神明，轻身。

麻子 味甘，平，无毒。入足太阳经，手阳明经。

苘实

一名䔾苘麻，即今贝母。味：苦，平，无毒。主：赤白冷痢，破痈肿，亦可食。

罂粟

即今开五色花者。味：甘，平，无毒。行风气，逐邪热，疗反胃，胸中痰滞。丹石发动不下食，和竹沥煮粥食极佳。然性寒，以有竹沥，利大小肠，不宜多食，又过度则动膀胱气。

粟壳 性涩，止泄痢，涩肠胃。凡人虚劳嗽咳及热涩泄痢者，用之则效。然劫病之功固多，而杀人过于锋刃，慎之，戒之。

小麦

味：甘，微寒，无毒。去皮则热，面热而麸凉。带皮用，主除热，止烦渴咽干，养肝气，利小便，止漏血吐血，令女人易孕，养心病。煎汤饮，治暴淋。熬末服，杀肠蛔虫。陈者煎汤饮，止虚汗。烧存性，油调，涂诸疮、汤火伤灼。用小麦为饭，须晒干，以少水润，舂去皮，可免面热之患。孙真人曰：麦乃心之谷，主养心气，心病宜食之。秋种冬长，春秀夏实，具四时之气，为五谷之贵。北地之麦日开花，南方夜开花。夜花故多阴寒，食之发病。

---

〔1〕敷：原作“傅”，因书“敷”与“傅”字双出，据文义统一为“敷”。后同不注。

〔2〕蕡：音 fèi。《本经》云：“花名麻蕡”。苏恭谓：蕡是麻子，非花也。时珍云：此当是麻子连壳者。

附方：消渴心烦。用小麦作饭及粥食。老人五淋。身热腹满，小麦一升，通草二两，水三升煮一升，饮之即愈。项下瘿气。用小麦一升，醋一升，渍之，晒干为末，以海藻洗，研末三两，和匀。每以酒服方寸匕，日三。眉炼头疮。用小麦烧存性，为末，油调敷。白癜风癣。用小麦摊石上，烧铁物压出油，搽之甚效。汤火伤灼。未成疮者，用小麦炒黑，研入腻粉，油调涂之，如犯冷水，必致烂。金疮肠出。用小麦五升，水九升，煮取四升，绵滤取汁，待极冷，令病人卧席上，含汁噀之，肠渐入。

浮麦 即水淘浮起者，焙用。味：甘，咸，寒，无毒。治：益气除热，止盗汗虚热，妇人劳热。

麦麸 治：时疾热疮，汤火疮烂，扑损伤折，瘀血。醋炒和面作饼，止泄痢，调中，去热，健人。以醋拌，蒸热，袋盛，包熨[1]人马冷失腰脚伤折处，止痛散血。醋蒸，熨手足风湿痹痛，寒湿脚气，互易至汗出，并良。末服，止虚汗。麸乃麦皮也，与浮麦同性，而止汗之功次于浮麦，盖浮麦无肉也。凡疮疡肿烂沾渍或小儿暑月出痘疮，溃烂不能着席睡卧者，并用夹褥盛麸缝合，藉卧，性凉而软，诚妙法也。

附方：虚汗盗汗。用浮小麦，文武烧为末，每服三钱半，米引下，日三服，或煎汤代茶饮。产后虚汗。小麦麸、牡蛎等分为末，以猪肉汁调服二钱，日二服。走气作痛。用酸醋拌麸皮炒热，袋盛熨之。灭诸瘢痕。春夏用大麦麸，秋冬用小麦麸，筛粉和酥敷之。小儿眉疮。小麦麸炒黑，研末，酒调敷之。小便尿血。面麸炒香，以肥猪肉蘸食之。

面 甘，温，有微毒。不能消热止烦。性壅热，小动风气，发丹石毒，多食长宿澼如黑气。治：补虚，久食实人肤体，厚肠胃，强气力，养气补虚，助五脏。水调服，治人中暑，马病肺热，敷痈肿损伤，散血止痛。生食，利大肠。水调服，止鼻衄吐血。东南卑湿，春多雨水，故面性热，食之烦渴，动风气。西北高燥而少雨，故其性温，北人禀厚，故常食而不病。西边面性凉，亦宜少食，不可与粟同食，惟萝卜、汉椒能解其毒。

麦粉 甘凉，无毒。治：补中，益气脉，和五脏，调经络。又炒一合，汤服，断下痢。醋熬成膏，消一切痈肿、汤火伤。

面筋 味：甘，凉，无毒。治：解热和中。劳热人煮食之，宽中益气。

麦麨 即糗也，以麦蒸，磨成屑。味：甘，微寒，无毒。治：消渴，止烦。

麦苗 味：辛，寒，无毒。治：消酒毒，暴热，酒疸目黄，并捣烂绞汁，日饮之。又解蛊毒。煮汁滤服，除烦闷，解时疾狂热，退胸膈热，利小肠。作齑食，益颜色。

麦奴 麦穗将热时，上有黑霉者也。治：热烦，天行热毒，解丹石毒。治阳毒、温毒，热极发狂，大渴及温疟。

秆 治：烧灰，入去疣痣、蚀恶肉膏中用。

大麦

味：咸，甘温，微寒，无毒。主消渴，除热，调中益气，宽脏胃，化谷食，壮气血。又云：令人多热，为五谷长，平胃消食，疗胀暴食，亦令脚软，以其下气也。久

〔1〕熨：原作“治”，文义欠通，据《本草纲目》改。

食令人头发不白，补虚劳，壮血脉，实五脏，益颜色，滑肌肥体。为面胜于小麦，无燥病。丹溪云：初熟时，人多炒而食之，有火能生热病。

麦蘖　补胃消食，破癥结冷气，止心腹胀满，止霍乱，下气消痰，催生落胎，亦行上焦滞血。治产后秘结，膨胀不通，胃气虚者宜服之，以代戊己腐熟水谷[1]。又久食消肾，戒之。孙真人方：麦芒入目，煮大麦汁洗之，即出。

大麦奴　治：解热疾，消药毒。仙方：小便不通，用大秸煎浓汁，频服。

荞麦

味：甘，平，寒，无毒。实肠胃，益气力，续精神。久食动风，令人头眩。和猪肉食之，令人患风癞，脱须眉。虽动诸疾，犹挫丹石，炼五脏滓秽，能消肠胃间积滞。神方：专治小儿火丹赤肿，以荞麦面，醋调敷之，立愈。又新方：烧荞麦穰作灰淋，可洗六畜疮，并驴马躁蹄。降气宽肠，消磨积滞，消热肿风痛，除白浊白滞，脾积泄泻。以沙糖水调炒面二钱服，治痢疾。炒焦，热水冲服，治绞肠痧痛。

秸　烧灰淋汁，取盐熬干，同石灰等分，蜜收，能烂痈疽，恶肉，去靥痣最良。穰作荐，辟壁虱。

苦荞麦

味：甘，温，有小毒。多食伤胃，发风动气，能发诸病，有黄疾人，尤当忌之。

附方：明目枕。苦荞麦皮、黑豆皮、绿豆、决明子、菊花同作枕，虽年至老耄，明察秋毫，甚效如神。

雀麦

米　味：甘，平，无毒。治：充饥滑肠。

苗　味：甘，平，无毒。治：女人产不出，煮汁饮之。

附方：胎死腹中，胞衣不下。上充心，用雀麦一把，水五升，煮二升，温服。

穬麦

又名芒粟。味：甘，无毒。主轻身除热，久服令人多力，健行。作蘖，温，消食和中，作饼食，不动气，甚益人。

黑豆

味：甘，平，寒，无毒。散五脏结积，除胃热，逐水气，消肿胀，散瘀血，治湿痹。炒食，消谷气，止膝痛、腹胀。乍食体重，忌食猪肉。凡十岁以下小儿，不宜食，恐一时食肉拥气致危。煮食及饮汁甚凉，解热毒，大小便血，并解乌头、附子、丹石诸毒。一种小黑豆尤佳。入盐煮熟，时常食之，最能补肾。《产宝方》：治产后中风，角弓反张，口禁挛搐，五缓六急，手足麻痹，头旋眼眩，呕吐烦闷，恶血不下，用黑豆一升，炒令极热，投清酒三升，令热饮，自半钟至一钟，得微汗身润，风邪出矣。如无前症，产后稍[2]饮，亦能逐败血，散结气，除痛免疾。李仙姑治女人少年鬓发黄白，用黑豆一升，青石榴一个，搥碎，好醋三升，同煮豆烂，去豆不用，

〔1〕以代戊己腐熟水谷：原作“以伐戊巳腐但熟水谷”，据《本草纲目》改。
〔2〕稍：原作“消”，文义欠通，据文义改。

再煎至升，收贮。每早敷发，则润黑矣。《衍义》云：煮食则凉，炒食则热，作腐则寒，作豉则冷，作酱则平，牛食则温，马食则凉。马华以黑豆入盐煮，时常食之，最能补肾。盖豆乃肾之谷，以盐通肾，所以妙也。李守愚每晨水吞黑豆一名马料豆，二七枚，谓之五脏谷，到老不衰。

大豆黄卷

名豆糵，黑大豆为糵，芽生五寸，便干之，名为黄卷。味：甘，平，无毒。治：湿痹筋挛，膝痛，五脏不足，胃气结积。益气止痛。去黑皮，润肌肤，破妇人恶血，除胃中积热，消水病胀满。

大黄豆

有黑、白、黄、褐、青、斑数色。黑者，名乌豆，可入药、作豉。黄者，可作腐、榨油及合酱、炒食而已。味：甘，温，无毒。治：宽中下气，利大肠，消水胀、肿毒，研末，熟水和涂痘后痈。

附方：痘后生疮。黄豆烧黑，研末，香油调涂。

豆油 味：甘，热，微毒。治：涂疮疥。

秸 烧灰，入点痣，去恶肉。

白豆

即今之饭豆。味：平，无毒。补五脏，暖肠胃，益气和中，调十二经脉之气，杀鬼气，用以作酱作腐极佳。

赤小豆

味：甘、酸，平，无毒。主：下水，排脓血，去热肿，止泻痢，通小便，消胀满，除烦渴，下乳汁，解小麦毒。久食令人虚，黑瘦枯燥。和鲤鱼煮食，愈脚气，水肿。痢后气满，不能饮食，宜煮食之。不可同鱼鲊食。又云：能去衣上油迹。《产书》云：治女人乳汁不行，煮汁饮之，即下。《广利方》：治诸般无名肿毒，痈疽起初起时，用小豆为末，并水调敷，毒气立散。又解小麦毒。《东坡方》：治中酒呕吐烦乱，煮赤小豆汁，徐徐饮之即愈。又方：治小儿火丹赤毒上下走，用豆为末，好醋调敷，效。《食疗方》：治男妇水肿腹胀，腿足脚气浮肿，以红豆煮汁，用鲤鱼作羹，食子，湿水自小便中出，即愈。

花 名腐婢。解酒毒，令人多饮不醉。

绿豆

味：甘，寒，无毒。主消渴，治丹毒，消烦热，除风疹，和五脏，安精神，行经脉，厚肠胃，补中益气。解一切食物、诸药、牛马、金石等毒，消肿下气，用以作枕，能明目，治头风。皮寒肉平，用之勿去皮，始疗病。磨粉作饼炙佳。一云，为粉荡皮，能解酒毒。以水调服之，亦能解菰、砒毒。其叶亦能下气。

豌豆

即寒豆。味：甘，平，无毒。调荣卫，益中，平气。又云：食之动气。治消渴，淡煮食之，良。治寒热，除吐逆，止泄痢，利小便、腹胀满，下乳汁，杀鬼毒，解石毒。其性属土，故脾胃中用之。

扁豆

即羊眼豆。味：甘，平，微温，无毒。主：和中下气，治霍乱吐痢转筋，解一切草木及酒毒，生嚼亦解河豚鱼毒。

花 主女子赤白带下，干末米饮和服。有黑白二种。黑者少冷，患寒热病及患冷气人未可食。

叶 治霍乱转筋，捣汁，入醋少许，温服之。又治蛇咬，捣敷立效。

藤 治霍乱，同芦葬、人参、仓米等分，煎服。

附方：霍乱吐利。扁豆、香薷各一升，水六升煮一升，分服。霍乱转筋。白扁豆为末，醋和服。消渴饮水。金豆丸，用白扁豆浸去皮，为末，以天花粉汁同蜜和丸梧子大，金薄为衣，每服二三十丸，天花粉汁下，日二服。忌炙煿、酒色。次服滋肾药。血崩不止。白扁豆花，焙干为末，每服二钱，空心，以豆煮饮，入盐少许，调下即效。一切泄痢。白扁花正开者，择净，勿洗，以滚汤瀹过，和猪脊筋一条，葱一根，胡椒七粒，酱半勺，就以扁豆花汁和面，包作小馄饨，炙熟食之。赤白带下。白扁豆炒为末，用米饮每服二钱。毒药堕胎。女人服草药堕胎，腹痛者，生白扁豆去皮，为末，米饮服方寸匕，煎浓汁饮亦可。中砒霜毒。白扁豆生研，水绞汁饮。六畜肉毒。白扁豆烧存性，研涂，水服之良。诸鸟肉毒。生扁豆末，冷水服之。恶疮痂痒。作痛，以扁豆捣涂，痂落即愈。

蚕豆

味：甘，温，气微辛。主：快胃，利五脏。多食则发胀，可合酱炒食。

豇豆

味：甘、咸，平，无毒。治：理中益气，补肾健胃，和五脏，调荣卫，生精髓，止消渴、吐逆、泄痢、小便数。解鼠蛇毒。

刀豆

味：甘，平，无毒。治：温中下气，利肠胃，止呃逆，益肾补元。暖而补元阳，人病后，呃逆不止，令取刀豆烧存性，白汤调服二钱，即止。此亦取其下气归元而逆自止也。

黎豆

味：甘，微温，有小毒。多食令人闷。治：温中益气。

凡裙带豆、毛豆、虎爪豆、劳豆、筋豆、蛾眉豆其种不同，俱可食。

大豆豉

淡豉 味：苦，寒，无毒。治：伤寒头痛寒热，瘴气恶毒，烦躁满闷，虚劳喘急，两脚疼冷，杀六畜胎子诸毒。治时疾热病发汗，熬末，能止盗汗，除烦。生捣为丸服，治寒热风，胸中生疮。煮服，治血痢腹痛。研涂，阴茎生疮。治疟疾骨蒸，中毒药，蛊气犬咬，下气调中。治伤寒温[1]毒，发斑呕逆。

蒲州豉 味：咸，寒，无毒。治：解烦热热毒，寒热虚劳，调中发汗，通关节，

[1] 温：原作“无”，文义欠通，据《本草纲目》改。

杀腥气，伤寒鼻塞。

灰州豉 汁亦除烦热。

造淡豉法。用黑大豆二三斗，六月内淘净，水浸一宿，沥干，蒸熟，取出摊席上，候微温，蒿覆。每三日一看，候黄衣上遍，不可太过，取晒。簸净，以水拌，干湿得所，以汁出指间为准，安瓮中筑实，桑叶盖厚三寸，密封泥。于日中晒七日，取出曝一时，又以水拌入瓮。七次，再蒸过，摊去火气，瓮收，筑封，即成矣。

造咸豉法。用大豆一斗，水浸三日，淘蒸，摊，罯，候上黄，取出簸净，水淘，漉干，每四斤入盐一斤，姜丝半斤，椒、橘、苏、茴、杏仁，拌匀，入瓮，上面水浸过一寸，以叶盖封，只晒一月，乃成也。

造豉汁法。十月至正月，用好豉三升，清麻油熬令烟断。以一升拌豉，蒸过摊冷晒干，拌再蒸，凡三遍。以白盐一斗，捣和，以汤淋汁三四斗，入净釜，下椒、姜、葱、橘丝同煎，三分减一，贮于不津器中，香美绝胜也。有麸豉、瓜豉、酱豉，诸品皆可为之，但充食品，不入药用也。

豆黄

造法：用黑豆一斗，蒸熟，铺席上，以蒿覆之，如罯酱法，待上黄，取出晒干，捣末收用。味：甘，温，无毒。忌猪肉。治：湿痹膝痛，五脏不足气，胃气结积。壮气力，润肌肤，益颜色，填骨髓，补虚，能食健人。以炼猪脂和丸，每服百丸，神验秘方也。肥人勿服。生嚼，涂阴痒汗出。

附方：脾弱不食。饵此当食。大豆黄二升，大麻子三升，熬香为末，每服一合，饮下，日四五服任意。打击青肿。大豆黄为末，水和涂之。

豆腐

味：甘、咸，寒，有小毒。治：宽中益气，和脾胃，消胀满，下大肠浊气，消热散血。性平，发肾气，疮疥头风，杏仁可解。有人好食豆腐中毒，医不能治。作腐家言：莱菔入汤中，则腐不成。遂以莱菔汤下药而愈。大抵暑月，恐有人汗，尤宜慎之。

饭诸谷皆可为之

新炊饭 治人尿床，以热饭一盏，倾尿床处，拌与食之，勿令病者知。又，乘热敷肿毒良。

寒食饭 馈饭也。治：灭瘢痕及杂疮，研末敷之。烧灰酒服，治食饮成积，黄瘦腹痛者，甚效。伤寒食后复发，用此饭，烧，研末，饮服二三钱，效。

祀灶饭 治：卒噎，取一粒食之，即下。烧研，搽鼻中疮。

盆边零饭 治：鼻中生疮，烧研敷之。

齿中残饭 治：蝎咬毒痛，敷之即止。

飧饭 飧音孙。即水饭也。治：热食解渴除烦。

荷叶烧饭 治：厚脾胃，通三焦，资助生发之气。

青精干石䭀饭

音信。《本草》名乌饭。谓以酒、蜜、药草辈〔1〕，溲而曝之也。味：甘，平，无毒。

〔1〕辈：原作“荤”，文义欠通，据《本草纲目》改。

治：曰进一合，不饥，益颜色，坚筋骨，能行，益肠胃，补髓，灭三虫。久服变白却老。

粥

小麦粥 治：止消渴烦热。

寒食粥 用杏仁和诸花作之。治：咳嗽下血，益气调中。

糯米、秫米、黍米粥 味：甘，温，无毒。治：益气，治脾胃虚寒，泄痢吐逆，小儿痘疮白色。

粳米、籼米、粟米、粱米粥 味：甘，平、温，无毒。治：利小便，止烦渴，养脾胃。

粟米粥 气薄，味淡，阳中之阴也，所以淡渗下行，能利小便。一人病淋，素不服药，予合专啖粟米粥，绝去他味，每余减月余痊，此五谷治病之理也。每晨起食粥一大碗，空腹胃虚，谷气便作，所补不细，又极柔腻，与肠胃相得．最为饮食之妙诀。

赤小豆粥 利小便，消水肿，脚气，辟邪疠。

绿豆粥 解热毒，止烦渴。

御米粥 治反胃，利大肠。

萝卜粥 消食利膈。

薏苡仁粥 除湿热，利肠胃。

胡萝卜粥 宽中下气。

莲子粉粥 健脾胃，止泄痢。

马齿苋粥 治痹，消肿。

芡实粉粥 固精气，明耳目。

油菜粥 调中下气。

菱实粉粥 益肠胃，解内热。

莙蓬菜粥 健胃益脾。

栗子粥 补肾气，益腰脚。

波稜菜粥 和中润燥。

薯蓣粥 补精，固肠胃。

荠菜粥 明目利肝。

芋粥 宽肠胃，令人不饥。

芹菜粥 去伏热，利大小肠。

百合粉粥 润肺调中。

芥菜粥 豁痰辟恶。

葵菜粥 润燥宽肠。

花椒粥 辟瘴御寒。

韭菜粥 温中暖下。

茴香粥 和胃治疝。

葱豉粥 发汗解肌。

苏子粥　下气利膈。

茯苓粉粥　清上实下。

竹叶汤粥　止渴清心。

松子仁粥　润心肺，调大肠。

枸杞子粥　补精血，益肾气。

酸枣仁粥　治烦热，益胆气。

薤白粥　治老人冷痢。

胡椒粥、茱萸粥、辣米粥　并治心腹疼痛。

麻子粥、胡麻粥、郁李仁粥　并润肠，治痹。

生姜粥　温中辟恶。

酥蜜粥　养心肺。

猪肾粥、羊肾粥、鹿肾粥　并补肾虚诸疾。

羊肝粥、鸡肝粥　并补肝虚明目。

牛乳粥　补虚羸。

羊汁粥、鸡汁粥　并治劳损。

鸭汁粥、鲤鱼汁粥　并消水肿。

鹿角胶入粥食，助元阳，治诸虚。炒面入粥食，止白痢。烧盐入粥食，止血痢。

麨

河东人以麦为之，北人以粟为之，东人以粳米为之，炒干饭磨成也。为干糗粮。

米麦面　味：甘、苦，微寒，无毒。治寒中，除热渴，消石气。和水服，解烦热，止泄，实大肠。炒米汤，止烦渴。

糕

以黍糯合粳米磨粉而成者。又，以粢米粉合豆未、糖、蜜蒸成者，曰饵。味：甘，温，无毒。粳米糕易消导，粢糕难克化，损脾或积，小儿尤宜禁之。

粳糕　养胃厚肠，益气和中。

粢糕　益气暖中，缩小便，坚大便，效。

附方：老人泄泻。干糕一两，姜汤泡化，成饭。

粽

名角黍，俗作粽，五月五日为祭屈原，作此投江，以饲蛟龙也。味：甘，温，无毒。治：五月五日，取粽尖和截疟药，良。

寒具

名捻头，又名环饼，即今馓子也。以糯粉和面，入盐，捻成环钏之形，油煎食之。味甘，咸，无毒。治利大小便，润肠胃，温中益气。

蒸饼

以小麦面为之。味：甘，平，无毒。治：消食，养脾胃，温中化滞，益气和血，并止汗，利三焦，通水道。

附方：积年下血。寒食蒸饼，乌龙尾各一两，皂角七挺，去皮，酥炙为末，蜜丸，米饮，每服二十丸。崩中下血。陈年蒸饼，烧存性，米饮服二钱。盗汗自汗。每夜卧时带饥吃蒸饼一枚，不过数日乃止。一切折伤。寒食蒸饼，为末，每服二钱，酒下甚验。汤火伤灼。馒头饼烧存性，研末，油调遍敷之。

女曲

蒸小麦为饭，和成罨之，待上黄衣取晒。味：甘，温，无毒。治：消食下气，止泄痢，下胎，破冷血。

黄蒸

磨米麦粉，罨成，待其熏蒸成黄，又名麦黄。味治：并同女曲。温补，能消诸生物，温中下气，消食除烦，治食黄汗。

附方：阴黄疸疾。或黄汗染衣，涕唾皆黄，用好黄蒸二升，每夜以水二升，浸微暖，于铜器中，平旦绞汁半升，极效。

曲

名酒母，以米麦曲，包罨而成者，陈者炒香，入药更佳。

小麦曲 味：甘，温，无毒。麸皮曲凉，入大肠经。治：消谷止痢，平胃气，消食痔。治小儿食痫，调中下气，开胃，疗脏腑中风寒，主霍乱，心膈气，痰逆，除烦，破癥结，补虚，去冷气，除肠胃中塞，不下食。令人有颜色，落胎，并下鬼胎，止河鱼之疾。

大麦曲 味：同前。治：消食和中。下生胎破血，取五升，以水一斗，煮三沸，分五服，其子如糜，令母肥盛。

面曲、米曲 味：同前。治：消食积、酒积、糯米积，研末，酒服立愈。其功同小麦曲。

附方：米谷食积。炒曲末，白汤调服二钱，日三服。三焦滞气。陈曲炒，莱菔子炒，等分。每用三钱，水煎，入麝香少许，服。小腹坚大。如盘，胸满不能消化，用曲末汤服方寸匕，日三。水痢百起。六月六日，曲炒黄，马兰子等分为末，米汤服方寸匕。无马兰子用牛骨灰代之。赤白痢下。水谷不消，以曲熬粟米粥，服方寸匕，日四五服。酒毒便血。曲一块，湿纸包煨，为末，空心米饮服二钱，神效。伤寒食复。曲一饼，煮汁饮之良。胎动不安。或上抢心，下血者，生曲饼研末，水和绞汁服三升。狐刺尿疮。曲末和独头蒜，杵如麦粒，纳疮孔中，虫出愈。

神曲

取诸神会聚之日造之，故名神曲。味：甘、辛，温，无毒。阳中之阳也。入足阳明经。凡用须火炒黄，以助土气，陈久者良。治：化水谷宿食，癥结积滞，健脾暖胃，养胃气。治赤白痢，消食下气，除痰逆、霍乱、泻痢、胀满诸疾。其功与曲同。闪挫腰痛者，煅过淬酒，温服有效。妇人产后欲回乳者，炒研，酒服二钱，日二，即止甚验。五月五日，或六月六日，或三伏日，用白面百斤，青蒿自然汁三升，赤小豆末、杏仁泥各三升，苍耳自然汁、野蓼自然汁各三升，以配白虎、青龙、朱雀、玄武、勾陈、螣蛇六神，用汁和面、豆、杏仁，作饼，麻叶或楮叶包署，如造酱黄法，待生黄衣，晒收之。神曲，治目病。生用，能发其生气；熟用，能敛其暴气也。

红曲

以白粳米作饭为之。味：甘，温，无毒。酿酒则辛热有小毒，发肠风痔瘘、脚气、哮喘咳嗽。治：消食活血，健脾燥胃，治赤白痢下水谷。酿酒，破血，行药势，杀山岚瘴气，治打扑损伤。治女人血气痛及产后恶血不尽，擂酒饮之良。

饴糖

用麦蘖或谷芽煎熬而成者。味：甘，大温，无毒。多食动脾气。饴糖属土，而成于火，大发湿中之热。凡中满吐逆、秘结、牙䘌、赤目、疳病者，切宜忌之。生痰动火最甚，甘属土，肾病毋多食。其甘伤肾，骨痛而齿落皆指此类也。治：补虚乏，止渴去血，补虚冷，益气力，止肠鸣、咽痛。治吐血，消痰润肺，止嗽，健脾胃，补中，治吐酸。打损瘀血者，熬焦酒服，能下恶血。又伤寒大毒嗽，于蔓菁、薤汁中煮一沸，顿服之，良。脾弱不思食人，少用。能和胃气，亦用和药，解附子、草乌头毒。

酱

面酱、咸豆酱、甜酱、豆油大麦酱、麸酱，皆咸耳。味：咸，冷，无毒。治：除热，止烦满，杀百药及热汤火毒，杀一切鱼肉、菜蔬、蕈毒，并治蛇虫蜂虿等毒。酱汁灌入下部，治大便不通。灌耳中，治飞蛾、虫蚁入耳。涂猘犬咬及汤火伤灼未成疮者，有效。又中砒毒，调水服即解。

附方：手指掣痛。酱清和蜜，温热浸之愈，乃止。疬疡风驳。酱清和石硫黄，细末，日日揩之。妊娠下血。豆酱二升，去汗取豆炒，研，酒服方寸匕，日三。妊娠尿血。豆酱一大盏，熬干，生地黄二两，为末，每服一钱，米饮下。浸淫疮癣。酱瓣和人尿涂之。解轻粉毒。服轻粉口破者，以三年陈酱化水，频漱之。当以豆酱陈久者佳，小麦酱杀药力，不如豆酱。

榆仁酱

取榆仁，水浸一伏时，袋盛，揉洗去涎，以蓼汁拌晒，如此七次，同发过面曲，如造酱法下盐晒之，每一升，曲四斤，盐一斤，水五升。味：辛美，温，无毒。治：利大小便，心腹恶气，杀诸虫。不宜多食。

芜荑酱

造法与榆仁酱同。味：辛美，微臭，温，无毒。多食落发〔1〕。杀三虫，功力强于榆仁酱。北人亦多食乳酪酥脯甘美之物，皆生虫之萌也。而不生虫者，盖食中多胡荽、芜荑卤汁，杀九虫之物也。

醋

醋有数种，如米醋、麦醋、曲醋之类，惟米醋陈久者，可入药饮，气全也。

米醋 味：酸、苦，温，无毒。大麦醋，微寒，余醋并同。多食损人肌脏，多食损筋骨，亦损胃，不益男子，损人颜色。醋发诸药，不可同食。酸属木，脾病毋多食酸，酸伤脾，肉皱而唇揭。服茯苓、丹参人，不可食醋。治：消痈肿，散水气，杀邪毒，理诸药，消毒。治产后

〔1〕发：原作“晏”，文义欠通，据《本草纲目》改。

血晕，除癥块坚积，消食，杀恶毒，破结气、心中酸水痰饮，下气除烦。治妇人心痛血气，并产后及伤损金疮出血昏晕，杀一切鱼肉菜毒。酸磨青木香，止卒心痛、血气痛。浸黄柏含之，治口疮。调大黄末，涂肿毒。煎生大黄服，治痃癖，甚良。散瘀血，治黄疸黄汗。

米醋。三伏时用仓米一斗，淘净蒸饭，摊冷，盦黄，晒簸，水淋净，别以仓米二升蒸饭，和匀入甕，以水淹过，密封暖处，三七日成矣。糯米醋。秋社日用糯米一斗，淘蒸，用六月六日造成小麦大曲和匀，用水一斗，入瓮，封酿三七日成矣。粟米醋。用陈粟米一斗，淘浸七日，再蒸淘熟，入瓮密封，日久搅之，七日成矣。米醋比诸醋最酽，入药多用，用之谷气全也，故胜糟醋。产妇房中常以火炭沃醋气为佳，酸益血也。以磨雄黄，涂蜂虿毒，亦取其收而不散之义。今人食酸则齿软，谓其水生木，水气弱木气强，故如是。一婢抱儿，落炭火上烧灼，以醋泥敷之，旋愈无痕。

附方：身体卒肿。醋和蚯蚓屎涂之。白虎风毒。以三年酿醋五煎五沸，切葱白三升，煎一沸，滤出，以布染乘热裹之，痛止乃已。霍乱吐痢。盐醋煎服，甚良。霍乱烦胀。未得吐下，以好苦酒三升，饮之。足上转筋。以故绵浸醋中，甑蒸熟，裹之，冷即易，勿停，取瘥止。出汗不滴。瘦怯腰脚并耳聋者，米醋浸荆三棱，夏四日，冬六日，为末，醋汤调下三钱，即瘥。腋下胡臭。三年酿醋和石灰敷之。疬疡风病。醋和硫黄末敷之。痈疽不溃。苦酒和雀屎如小豆大，傅疮头上，即穿也。舌肿不消，以醋和釜底墨傅舌之上下，脱则更傅，须臾即消。木舌肿强。糖醋时时含漱。牙齿疼痛。米醋煮枸杞白皮一升，取半升，含漱即瘥。鼻中出血。醋和胡粉半枣许，服。又法，用醋和土涂阴囊，干即易之。塞耳治聋。以醇醋微火炙附子，削尖塞之。面黯雀卵。苦酒浸术，常常拭之。中砒石毒。饮酿醋得吐即愈，不可饮水。服硫黄发痈。醋和豉研膏敷之，燥则易。食鸡子毒。饮醋少许即消。浑身虱出。方见石部盐石。毒杀伤螫。清醋急饮一二杯，令毒气不散，然后用药。蝎刺螫人。醋磨附子汁，敷之。蜈蚣咬毒。醋磨生铁，敷之。蜘蛛咬毒。同上方。蠼螋尿疮。以醋和胡粉，敷之。诸虫入耳。凡百节、蚰蜒、蚁入耳，以苦酒注入，起行即出。汤火伤灼。即以酸醋淋洗，并以醋泥涂之，甚妙，亦无瘢痕也。狼烟入口。以醋少许饮之。足上冻疮。以醋洗足，研藕敷之。胎死不下。月未足者，大豆煮醋服三升，立便分解，未下再服。胞衣不下。腹满则杀人，以水入醋少许，噀面神效。鬼击卒死。吹醋少许入鼻中。乳痈坚硬。以罐盛醋，烧热石投之二次温渍之，冷则更烧石投之，不过三次即愈。疔肿初起。用面圈住，以针乱刺疮上，铜器煎醋沸，顿入圈中，令容一盏，冷即易，三度根即出也。

酒

酒有秫、黍、粳、糯、粟、曲、蜜、葡萄等类种，惟米酒可以入药。

米酒 味：苦、甘、辛，大热，有毒。久饮伤神，损寿，软筋骨，动气痢。醉卧当风，则成癜风。醉浴冷水，成痛痹。服丹成人，饮之头痛吐热。凡酒，忌诸甜物。酒浆照人无影，不可饮。祭酒自耗，不可饮。酒合乳饮，令人气结，同牛肉食，令人生虫。酒后卧黍穰、食猪肉，患大风。酒后食芥及辣物，缓筋骨。酒后饮茶，伤肾脏，腰脚重坠，膀胱冷痛，兼患痰饮，水肿消渴，挛痛之疾。一切毒药，因酒得者，难治。又酒得咸而解者，水制火也，酒性上而咸润下也。又畏枳椇、葛花、赤豆花、绿豆粉者，寒胜热也。治：行药势，杀百邪恶毒气，通血脉，厚肠胃皮肤，散湿气，消忧发怒，宣言畅意，养脾气，扶肝，除风，下气，解马肉、桐油毒，丹石发动诸病，热饮之甚良。

糟底酒 三年腊糟下取之。开胃下食，暖水脏，温肠胃，消宿食，御风寒，杀一切蔬菜毒，止呕哕，摩风瘙、腰膝疼痛。

老酒 腊月酿造者，可经数十年不坏。和血养气，暖胃辟寒，发痰动火。

春酒 清明酿造者，亦可经久。常服令人肥白。蠼螋尿疮饮之至醉，须臾虫出如米也。

社坛馀作酒 治小儿语迟，纳口中佳。又以喷屋四角，辟蚊子。饮之治聋。

糟笋节中酒 味：咸，平，无毒。治：饮之主哕气呕逆，或加小儿乳及牛乳同服。又摩疬疡风。

东阳酒 味：甘，辛，无毒。治：用制诸药良。大寒凝海，惟酒不冰，明其性热，独冠群物，药家多用以行其势，人饮多则体疲神昏，是其有毒故也。三人冒雾晨行，一人饮酒，一人饱食，一人空腹。空腹者死，饱食者病，饮酒者健，此酒势辟恶，胜于作食之效也。

附方：惊怖卒死。温酒灌之即醒。鬼击诸病。着人，如刀刺状，胸膈腹内切痛，不可抑按，或吐血、鼻血、下血，一名鬼排。以醇酒吹两鼻内。马气入疮。或马汗、马毛入疮，皆致肿痛烦热，入腹则杀人。多饮醇酒，至醉即愈，妙。虎伤人疮。但饮酒，常令大醉，当吐毛出。蛇咬成疮。暖酒淋洗疮上，一日三次。蜘蛛疮毒。方同上。毒蜂螫人。方同上。咽伤声破。酒一合，酥一匕，干姜末三匕，和服，日二次。三十年耳聋。酒三斤，渍牡荆子一升，七日去滓，任性饮之。天行余毒。手足肿痛欲断，作坑深三尺，烧热，灌酒，着履居坑上，以衣拥之，勿令泄气。下部痔䘌。掘地作小坑，烧赤以酒沃之，纳吴茱萸在内，坐之，不过三度，良。产后血闷。清酒一升，和生地黄汁煎服。身面疣目。盗酸酒酹，洗而咒之曰：疣疣不知羞，酸酒酹洗你头，急急如律令。咒七遍，自愈。断酒不饮。酒七升，朱砂半两，瓶浸紧封，安猪圈内，任猪摇动，七日取出，顿饮。丈夫脚冷。不随，不能行者，用醇酒三斗，水三斗，入瓮中，灰火温之，渍脚全膝，常着灰火，勿令冷，三日止。海水伤裂。凡人为海水咸物所伤及风吹裂痛不可忍，用蜜半斤，水酒三十斤，防风、当归、羌活、荆芥各二两，为末，煎汤浴之，一夕即愈。

附诸酒方

愈疟酒。治诸疟疮，频频温饮之。四月八日，水一石，曲一斤，为末，俱投水中，待酢煎之，一石取七斗，待冷，入曲四斤，一宿，上生白沫，起，炊秫一石，冷酘三日酒成。

屠苏酒。元旦饮之，辟疫疠，一切不正之气。造法：用赤木桂心七钱五分，防风一两，菝葜五钱，蜀椒、桔梗、大黄五钱七分，乌头二钱五分，赤小豆十四枚，以三角丝囊盛之，除夜悬井底，元旦取出，置酒中煎数沸，举家东向，从少至长，次第饮之。药滓还投井中，岁饮此水，一世无病。

逡巡酒。补虚益气，去一切风痹湿气，多服益寿耐老，好颜色。造法：三月三日收桃花三两三钱，五月五日收马兰花五两五钱，六月六日收脂麻花六两六钱，九月九日收黄甘菊花九两九钱，阴干。十二月八日取腊水三斗。待春分，取桃仁四十九枚好者，去皮尖，白面十斤正，同前花和，作曲，纸包四十九日。用时白水一瓶，曲一丸，面一块，封，良久成矣。如淡，再加一丸。

五加皮酒。去一切风湿痿痹，壮筋骨，填精髓。用五加皮洗，刮去骨，煎汁，和曲米酿成，饮之。或切碎袋盛，浸酒煮饮。或加当归、牛膝、地榆诸药。

白杨皮酒。治风毒脚气，腹中痰癖如石。以白杨皮切片，浸酒起饮。

女贞皮酒。治风虚，补腰膝。女贞皮切片，浸酒，煮饮之。

仙灵脾[1]酒。治偏风不遂，强筋坚骨。仙灵脾一斤，袋盛，浸无灰酒二斗，密封三日，饮之。

薏苡仁酒。去风湿，强筋骨，健脾胃。用绝好薏苡仁粉同曲米酿酒，或袋盛煮酒饮之。

天门冬酒。润五脏，和血脉，久服除五劳七伤。癫痫[2]恶疾，常令酒气相接，勿令大醉，忌生冷，十日当出风疹毒，三十日乃已，五十日不知风吹也。冬月用天门冬去心，煮汁同曲米酿成，初熟微酸，久乃味佳。

百灵藤酒。治诸风。百灵藤十斤，水一石，煎汁三斗，入糯米三斗，神曲九斤，如常酿成，三五日更炊糯饭，按之即熟，澄清，日饮，以汗出为效。

白石英酒。治风湿周痹，肢节湿痛及肾虚耳聋。用白石英、磁石煅醋淬七次，各五两，绢袋盛，浸酒中五六日，温饮，酒少更添之。

地黄酒。补虚弱，壮筋骨，通血脉，治腹痛，变白发。用生肥地黄绞汁，同曲米封密器中，五七日启之，有绿汁，真精英也。宜先饮之，乃滤汁藏贮，加牛膝汁绞更速，亦有加群药者。

牛膝酒。壮筋骨，治痿痹，补损，除久疟。用牛膝煎汁，和曲米酿酒，或切碎袋盛，浸酒煮饮。

当归酒。和血脉，坚筋骨，止诸痛，调经水。当归煎汁，或酿，或浸，并如上法。

菖蒲酒。治三十六风，一十二痹，通血脉，治血痿，久服耳目聪明。石菖蒲煎汁，或酿，或浸，并如上法。

枸杞酒。补虚弱，益精气，去冷风，壮阳道，止目泪，健腰脚。用甘州枸杞子煮烂捣汁，和曲米酿酒，或以子同生地黄袋盛，浸酒饮。

人参酒。补中益气，通治诸虚。用人参末同曲米酿酒，或袋盛浸酒煮饮。

薯蓣酒。治诸风眩晕，益精髓，壮脾胃。用薯蓣粉同曲米酿酒，或同山茱萸、五味子、人参诸药浸酒，煮饮。

茯苓酒。治头风虚眩，暖腰膝，主五劳七伤。用茯苓粉同曲米酿酒饮之。

菊花酒。治头风，明耳目，去痿痹，消百病。用甘菊花煎汁，同曲米酿酒，或加地黄、当归、枸杞诸药亦佳。

黄精酒。壮筋骨，益精髓，变白发，治百病。用黄精、苍术各四斤，枸杞根、柏叶各五斤，天门冬三斤，煮汁一石，同曲十斤，糯米一石，如常酿酒饮。

桑椹酒。补五脏，明耳目。治水肿不下则满，下之则虚，入腹则十无一活。用桑椹捣汁，煎过，同曲米如常酿酒。

术酒。治一切风湿筋骨诸病，驻颜色，耐寒暑。用术三十斤，去皮捣，以东流水三石，渍三十日，取汁，露一夜，浸曲米酿成饮。

蜜酒。孙真人治风癣，用沙蜜一斤、糯饭一升，曲五两，熟水五升，同入瓶内封七日成酒。寻常以蜜入酒代之，亦良。

蓼酒。久服聪明耳目，脾胃健壮。以蓼煎汁和曲米酿酒饮。

姜酒。治偏风，中恶疰忤，心腹冷痛。以姜浸酒，暖服一碗即止。一法，用姜汁和曲造酒，

〔1〕脾：原作“皮”，文义欠通，据《本草纲目》改。
〔2〕痫：原脱，文义欠通，据《本草纲目》补。

如常服之佳。

葱豉酒。解烦热，补虚劳，治伤寒头痛寒热及冷痢肠痛，解肌发汗。并以葱根豆豉浸酒煮饮。

茴香酒。治肾气痛，偏坠牵引，及心腹痛。茴香浸酒，煮饮之。舶茴香尤妙。

缩砂酒。消食和中，下气，止心腹痛。砂仁炒研，袋盛浸酒，煮饮。

莎根酒。治心中客热，膀胱、胁下气郁，常忧不乐。以莎根一斤，切，熬，袋盛，浸酒百夜，服之，常令酒气相续。

茵陈酒。治风疾，筋骨挛急。用茵陈蒿炙黄一斤，秫米一石，曲三斤，如常酿酒饮。

青蒿酒。治虚劳久疟。青蒿捣汁煎过，如常酿酒饮。

百部酒。治一切久近咳嗽。百部根切炒，袋盛，浸酒，频频饮之。

海藻酒。治瘿气。海藻一斤，洗净，浸酒，日夜细饮。

黄药酒。治诸瘿气。万州黄药切片，袋盛，浸酒，煮饮。

仙茆酒。治精气虚寒，阳痿膝弱，腰痛痹缓，诸虚之病。用仙茆九蒸九晒，浸酒饮。

通草酒。续五脏气，通十二经脉，利三焦。通草子煎汁，同曲米酿酒饮。

南藤酒。治风虚，逐冷气，除痹痛，强腰脚。石南藤煎汁，同曲米酿酒饮。

松液酒。治一切风痹脚气。于大松下掘坑，置瓮承取其津液一斤，酿糯米五斗，取酒饮之。

松节酒。治冷风虚弱，筋骨挛痛，脚气缓痹。松节煮汁，同曲米酿酒饮。松菜煎汁亦可。

柏叶酒。治风痹，历节作痛。东向侧柏叶煮汁，同曲米酿酒饮。

椒柏酒。元旦饮之，辟一切疫疠不正之气。除夕以椒三七粒，东向侧柏叶七枝，浸酒一瓶，饮之。

竹叶酒。治诸风热病，清心畅意。淡竹叶煎汁，如常酿酒饮。

槐枝酒。治大麻痿痹。槐枝煮汁，如常酿酒饮。

枳茹酒。治中风身直，口僻眼急。用枳壳刮茹，浸酒饮之。

牛蒡酒。治诸风毒，利腰脚。用牛蒡根切片，浸酒饮之。

巨胜酒。治风虚痹弱，腰膝疼痛。用巨胜子二升炒香，薏苡仁二升，生地黄半斤，袋盛酒浸饮之。

麻仁酒。治骨髓风毒，痛不能动者。取大麻子中仁炒香，袋盛浸酒饮之。

桃皮酒。治水肿，利小便。桃皮煎汁，同秫米酿酒饮。

红曲酒。治腹中及产瘀血。红曲浸酒，煮饮之。

神曲酒。治闪肭腰痛。神曲烧赤，浸酒煮饮之。

柘根酒。治耳聋。方具柘根下。

磁石酒。治肾虚耳聋。用磁石、木通、菖蒲等分，袋盛酒浸，日饮。

蚕沙酒。治风缓顽痹，诸节不遂，腹内宿痛。用原蚕沙炒黄，袋盛浸酒饮。

花蛇酒。治诸风顽痹，恶疮疥癞。用白花蛇一条，袋盛，同曲置于缸底，糯饭盖之三七日，取酒饮。有药煮酒方〔1〕。

乌蛇酒。治疗酿法同上。

〔1〕有药煮酒方：《本草纲目》作“又有群药煮酒方甚多”。

蚺蛇酒。治诸风痛痹，癞风恶疮。用蚺蛇肉一斤，羌活一两，袋盛，同曲置于缸底，糯米盖之，酿酒饮。亦可浸酒。

蝮蛇酒。治恶疮诸瘘，恶风顽痹，癫疾。取活蝮蛇一条，同酒一斗，封埋马溺处，周年取出，蛇已化，每服数杯。

紫酒。治卒风，口偏不语及角弓反张，烦乱欲死及膨胀不消。以鸡屎白一升，炒焦，投酒中，待紫色，去滓，频饮。

豆淋酒。破血去风，治男子中风，阴毒腹痛，小便尿血，妇人产后一切中风诸病。用黑豆炒焦，以酒淋之，温饮。

霹雳酒。治疝气偏坠，妇人崩中下血，胎产不下。以铁器烧赤，浸酒饮之。

龟肉酒。治十年咳嗽。酿法详见龟条。

虎骨酒。治臂胫疼痛、历节风、肾虚膀胱寒痛。虎胫骨一具炙黄，搥碎，同曲米如常酿酒饮。亦可浸酒饮之。

麋骨酒。治阴虚肾弱，久服令人肥白。麋骨煮汁，同曲米如常酿酒饮之。

鹿头酒。治虚劳不足，消渴，夜梦鬼物，补肾精气。鹿头煮烂，捣泥，连汁和曲米酿酒饮，少入葱椒。

鹿茸酒。治阳虚痿弱，小便频数，劳损诸虚。用鹿茸、山药浸酒服之。

戊戌酒。大补元阳。其性大热，阴虚无冷病人，不宜饮之。用黄狗一只，煮糜，连汁和曲米酿酒饮之。

羊羔酒。大补元气，健脾胃，益腰肾。宣和化成殿真方：用米一石，如常浸浆，嫩肥羊肉七斤，曲十四两，杏仁一斤，同煮烂，连汁拌末，入木香一两，同酿，勿犯水，十日熟极，甘滑。一法，羊肉五斤，蒸烂酒浸一宿，入消梨七个，同捣取汁，和曲米酿酒，饮之。

腽肭脐酒。助阳气，益精髓，破癥结冷气，大补益人。腽肭脐酒浸，擂烂，同曲米如常酿酒，饮之。

烧酒

味：辛、甘，大热，有大毒。过饮败胃，伤胆，丧心，损寿。甚则黑肠腐胃而死，与姜蒜同食，令人生痔。盐、冷水、绿豆粉解其毒。**治：消冷积寒气，燥湿痰，开郁结，止水泄，治霍乱吐疾、噎膈、心腹冷痛、阴毒欲死，杀虫辟瘴，利小便，坚大便，洗赤目肿痛有效。**烧酒纯阳毒物也，面有细花者为真，与火同性，得火易燃，同乎焰硝。北人四时饮之，南人止暑月饮之。其味辛甘，升阳发燥。其气燥热，胜湿祛寒。故能开怫郁而消沉积，通膈噎而散痰饮，治泄疟而止冷痛也。辛先入肺，和水饮之，则抑使下行，通调水道而小便长白。热能燥金耗血，大肠受刑，故令大便燥结。与姜、蒜同饮，即生痔也。若夫暑月饮之，汗出而膈快身凉；赤目洗之，泪出而肿消赤散。此乃从治之方焉。过饮不节，能杀人顷刻。近来市沽又加以砒石、草乌、辣灰，香药助而引之，是假盗以刃矣。善摄生者宜戒之。有人病赤目，以烧酒入盐饮之，而痛止肿消。盖烧酒性走，引盐通行经脉，使郁结开而邪热散，此反治劫剂也。

暹罗酒。以烧酒复烧三次，入珍宝异香。其坛，每个用檀香十数斤烧烟熏如漆，然后入酒，蜡封置土中，二三年绝去烧气，取出用之。曾有人携至舶，能饮三四杯即醉。有积病者，饮一二杯即愈，且杀蛊。予亲见二人饮此，打下活虫二寸许，谓之鱼蛊云。

附方：冷气心痛。烧酒入飞盐饮即止。阴毒腹痛。烧酒温饮，汗出即愈。耳中有核。如枣核大，痛不可忍者，以火酒滴入仰之半时，即可钳出。风虫牙痛。烧酒浸花椒，频频嗽之。呕逆不止。真火酒一杯，新汲井水一杯，和服，甚妙。寒湿泄泻。小便清者，以头烧酒饮之，即止。寒痰咳嗽。烧酒四两，猪脂、蜜、香油、茶末各四两，同浸酒内，煮成一处，每日挑食，以茶下之，取效。

葡萄酒

酿酒　味：甘，辛热，微毒。有热疾、齿疾、疮疹不可饮。治：暖腰肾，驻颜色，耐寒。

烧酒　味：辛，甘，大热，有大毒。大热大毒甚于烧酒，北人习而不觉，南人切不可轻生饮之。治：益气调中，耐饥强志，消痰破癖。

糟

酒糟　味：甘，辛，无毒。治：温中消食，除冷气，杀腥，去草菜毒，润皮肤，调脏腑。罯扑损瘀血，浸水洗冻疮，捣傅蛇咬蜂叮毒。酒糟有曲蘖之性，能活血行经止痛，故止伤损有功。治腕折伤，筋骨痛不可忍者，用生地黄一斤，藏瓜姜糟一斤，生姜四两，都炒熟，布裹罨于伤处，冷即易之。又只用藏瓜姜糟一物，入赤小豆、术，和匀，罨于断伤处，以杉片或白桐片夹之，云不过三日即痊可也。

附方：手足筋裂。红糟、腊猪脂、姜汁、盐，等分，研烂，炒热擦之，裂内甚痛，少顷即合，再擦数次即安。鹤膝风病。酒醅糟四两，肥皂一个去子，芒硝一两，五味子一两，砂糖一两，姜汁半瓯，研匀，日日涂之，如入烧酒尤妙也。暴发红肿。痛不可忍者，腊糟糟之。杖疮青肿。用湿绵纸补伤处，以烧过酒糟捣烂，厚铺纸上，良久，痛处如蚁行，热气上升即散。

大麦醋糟　味：酸，微寒，无毒。治：气滞腹胀。手背脚膝痛，炒热布裹，熨之，三两换当愈。

干饧糟　味：甘，温，无毒。治：反胃吐食，暖脾胃，化饮食，益气缓中。饧以蘖成，暖而消导，故其糟能化滞缓中，养脾止吐也。用干饧六两，生姜四两，二味同捣，作饼，或焙，或晒，入炙甘草末二两，盐少许，点汤服之。

附方：脾胃虚弱。平胃散等分末一斤，入干糖糟炒二斤半，红枣三百个煮取肉，焙干，研为末，逐日点汤服。

蔬菜类计一百三十七则

萝卜

子即莱菔子，苗即蔓菁也。味：甘，温，平，无毒。散气，利大小便。及炮煮食，大下气，消谷，去痰癖，利关节，炼五脏恶气。制[1]面毒并豆腐毒，止咳嗽，疗肺痿吐血。温中，补不足，能肥健人，润肤肌，生汁，主消渴。治噤口痢大验。同猪羊肉、鲫鱼煮食，更补。服地黄、何首乌等药者，食之无补，且发白。大者坚而皆熟食之，化痰消谷；小者脆而宜生啖之，止渴宽中。丹溪云：熟者多食停滞膈间，成溢饮，以其甘多辛少也。

苗　名芜菁。味：辛，凉。治乳痈初肿，痛作寒热，取以去土，不必洗净，用盐少许捣和，敷乳患处，热即换之。冬无叶，根亦可代。

子　即莱菔。治黄疸，皮肤及目黄如金色，小水热。亦用子碾为末，白滚汤调服。《产宝方》：治妊娠水道不通，用子为末，灯心汤下。《千金方》：治黄汗染衣皆黄，用子为末，水调下。《丹溪方》：用莱菔子治喘嗽，下气消食，以冲墙壁。水研服，吐风痰；醋研涂，消肿毒。

胡萝卜

味：甘，平，无毒。宽中下气，散肠胃邪滞。

韭菜

味：辛、微酸，温，无毒。归心下气，安五脏，除肠热，令人能食，利病人，可久食。又云，益阳事，暖腰膝，止泄尿血，除胸腹冷痛痃癖。春食香，夏食臭，冬食动宿饮，五月食昏人乏力。不可与牛肉与蜜同食，酒后亦宜忌食。丹溪云：韭汁冷饮，下肠中瘀血甚验。以其属金而有水与土，其性急，又能充肝气。多食则神昏。初生小儿以汁灌之，即吐恶血，永无病。

其子治虚劳损肾，梦遗滑精溺白。用子为末，空心温酒调服。未出土者，为韭黄，食之动滞气。其花动风。根治诸癣，主养发。大抵葱、韭皆宜常食，葱冷而韭温，于人最有益。

薤

即小蒜也。味：辛、苦，气温，入手阳明经，归脾经，无毒。主：金疮疮败，轻身不饥耐老，宜心归骨，菜中之芝也。除寒热，温中消谷，主霍乱，腹中不安，散结痢，止久痢冷泄及妇人赤白带下，通神安魄，续筋骨。解骨鲠，食之即下。有赤白二种。白者味美而补，赤者苦而无味。又云，白色者虽有辛而不晕五脏。凡用薤宜[2]去青留白，以白冷而青热也。故断赤痢，取薤白同黄柏煮服，以其性冷而解毒也。又治霍乱干呕不息，煮汁服之。又捣生汁，治疥疮及犬虎咬。又治产后诸痢并汤火伤。但发热病，不宜多食。又不可与牛肉同食，令人作癥瘕。又与蜂蜜相反。《千金方》：蛇虫沙虱咬毒，捣小蒜敷之即愈。

葱

葱叶温、白与须平，味辛，无毒。主明目，补中不足。其茎白，入手太阴经、足阳明经，可作汤，主伤寒寒热中风，面目肿，骨肉疼，喉痹不通，安胎归目，除奸

〔1〕制：原作“治”，文义欠通，据《本草纲目》改。
〔2〕用薤宜：原作“用葱韭皆”，文义欠通，据《本草纲目》改。

邪，利五脏，益瞳精，杀百药毒，通大小肠，疗霍乱转筋、奔豚气、脚气、心腹痛、目眩及心迷闷。止衄、汗蔽不出，能达表和里，除肝经邪气，解百药毒，杀一切鱼肉毒，又治打扑损并刀伤杖疮。连根用，主伤寒头痛。茎叶用盐研，贴蛇伤水肿，治蚯蚓毒。此冻葱也，经冬不凋，不结子，分茎莳种，茎叶俱软，气味香佳，切忌与蜜同食。又一种楼葱，即龙爪葱，亦冻类。又胡葱、汉葱、茖葱，数种不同，大抵以发散为功，多食昏神，只调和食品可也。

花　与吴茱萸煎服，治心痛。

葱白　治磕打伤损，头脑破骨及手脚骨折，或指头破烈，血流不止，用葱白捣烂，焙热封裹损处，甚效。《产乳方》：治妊娠四五个月，初胎下血者，取葱白一大把，煎汤饮之即安。《集要方》：治大小便不通，杵葱白填脐中，艾火灸七壮立下。

胡葱

味：辛，温，平。消谷下气，杀虫。久食伤神，令人多忘，损目发风。胡臭人不可食，食之臭愈甚。

胡荽

又名芫荽。味：辛，气温，微毒。主消谷，治五脏，补不足，利大小肠，通小腹气及心窍，拔四肢热，止头痛。久食损人精神，令人多忘，发腋臭、口臭、脚气、金疮。久病人食之，脚软。

根　发痼疾。

子〔1〕　主小儿秃疮，油煎敷之。主蛊、五痔及食肉中毒，吐下血不止，煮，令取汁服。又治小儿痘疹不出，欲令速出，用酒煎沸，勿令泄气，候冷去滓，微微从项以下喷身令遍，除面勿喷，包暖即出。

小蒜

味：辛，温，有小毒。归脾肾。主霍乱，腹中不安，消谷理胃，温中，除邪痹、毒气、疔疮等毒。华佗用蒜虀吐人恶物，云即是此。不可与鱼脍同食，与蜜相反。《千金方》：治蛇虫沙虱咬毒，捣小蒜敷之。

大蒜

味：辛，气温，有毒，属火。主散痈肿䘌疮，除风邪，杀毒气，消食下气，健胃，化肉食，破冷气，烂痃癖，辟瘟疫瘴气，伏邪恶蛊毒、蛇虫溪毒。治中暑，霍乱转筋腹痛，烂嚼温水送之。又，鼻衄不止，捣碎，涂脚心，止即拂去。此物性最热，气极晕，煮为羹臛甚俊美，熏气亦微，下气，温中，消谷。生食伤肝气，损目光，面无颜色，又伤肺伤脾，引痰助火，昏神。醋浸经年者佳。

叶　亦可食。

独子者　攻毒。如痈疽发背，恶疮肿核初发，取紫皮独头者，切片贴肿心，炷艾灸其上，觉痛即起，焦者，用新者再灸。疮初痛者灸不痛，不痛者灸痛，痒者亦然，

〔1〕子：原作“手”，文义欠通，据《本草纲目》改。

以多灸为良，无不效者。疣赘之类，亦以此灸之。一切肿毒，用独头蒜三四颗捣烂，入麻油和研，厚贴肿处，干再易之。又治鱼骨鲠，以蒜塞鼻中，自出。又治毒蛇咬，捣蒜敷，立愈。

蔓菁

又名芜菁，其根即莱菔类。味：温，无毒。利五脏，消食益气，令人肥健，可常食。其子，能明目。北方种之甚多，春食苗，夏食心，秋食茎，冬食根，菜中最有益于用者。南方地不同，所种形类皆变。

菘菜

味：甘，温，无毒。利肠胃，除胃中烦，解酒渴，去鱼腥，消食下气，止瘴，止热嗽、胸膈闷。或食之觉冷，姜能制之。一云，夏至前食发皮肤风痒，动气发病。紫花菘行风气，去邪热。其花头，糟食美，服甘草勿食。其子作油，敷头长发，涂刀不锈音秀。北人居南方，不胜地土之宜遂病，忌菘菜。牛肚菘，叶最厚，味甘；紫菘，叶薄细，味少苦；白菘，似蔓菁，犹一类也。北地无菘，即传种到彼，形色俱变。

芥菜

味：辛，气温，无毒，归鼻。除肾邪，利九窍，明耳目，安中，除邪气，止咳嗽冷气，去头面风。多食动风气，生食发丹石。不可同兔肉食，食则生恶疮。同鲫鱼食，发水肿。

子　主敷射工及疰气、疝气，发汗，胸膈痰冷，面黄。又和药为膏，治骨节痛。治风肿毒及麻痹，醋研敷之。扑损瘀血，腰痛肾冷，和生姜研，微暖，涂贴。心痛，酒醋服。丹溪云：痰在皮里膜外，非此不能达。又治游肿诸毒，用子为末，猪胆调和如泥，敷之。

但其类多。青芥，叶粗大，味辣妙；紫芥，作齑佳；白芥，尤辛美，俱入药。出太原。有便血、痔漏者忌之。

苋菜

味：甘，寒，无毒。通九窍。又云，食之动风，令人烦闷，冷中损腹。

子　主青盲白翳，明目，除邪，利大小便，利九窍。治赤白痢，去寒热，杀蛔虫，久服益气力，轻身不饥。

叶　忌与鳖同食。

丹溪云：苋有六种。人苋、赤苋、白苋、紫苋、五色苋，其一即马齿苋也。下血，又入血分，且善走。与马齿同食，下胎，临产煮食，易产。又有野生一种灰条苋，亦可食，亦入药。治蛇虫、射工螫者，以紫苋菜捣汁，倾一升，敷伤处，即愈。菜子，治肝经风热，上攻眼目赤痛，生翳遮障不明，青盲亦瞎，并宜服之，为末，每夜茶服方寸匕。

马齿苋

又名五行草，俗名酱瓣草。味酸，气寒，性滑，无毒。主目盲白翳，利大小便，止赤白下，去寒热，杀诸虫，止渴，破癥结痈疮。服之，长年不老。和梳垢，封疔肿。又烧为灰，和陈醋滓，先灸疔肿，后封之，根即出。又敷豌豆疮，良。生捣汁服，当利下恶物，去白虫，亦治疳痢。

子 可明目，以主三十六种风结疮，以水煮澄清，内腊三两，煎成膏，涂之。又涂白秃、湿癣，敷杖疮，又疗多年恶疮，又治马咬、马汗、射工毒。

一种叶大者不堪，唯叶小而节间有水银者可用，去茎用叶。此菜感阴气之多，而生食之，宜和以蒜，余见“苋菜”下。治大人小儿血痢，捣汁一合，入蜜二匙，空心温饮。《产宝方》：治产后血痢，脐腹痛，小便不利，捣汁三合，煎沸入蜜一合，搅服之。《广利方》：治大人小儿一切肿毒，火丹恶疮，捣汁敷之。

葵菜

吴瑞曰：即蜀葵、锦葵，今人未有食之者。味甘，气寒，阴中之阳，无毒。为百菜长，滑利，不可多食。能宣导积壅，主客热，利小便，治恶疮及带下，散脓血[1]。煮食，主丹石发结热。

叶 烧为末，敷金疮。捣碎，敷汤火疮。炙煮与小儿食，治热毒下痢。及大小丹痢，捣汁服。孕妇煮食之，易产。其心伤人，不可食。其叶黄而茎赤者，勿食。不可以鲤鱼、黍米同食。天行症后食之，失明。

花 治淋涩水肿，催生落胎，并一切疥疮，小儿风疹子。

子 有赤、白二种。赤者治赤带，白者治白带，空心酒调末服之。又赤治血燥，白治气燥并痎疟。又，冬葵子秋种，经冬至春始结子者，主脏腑寒热羸瘦，五癃，利小便，疗妇人乳难，下乳汁。久服坚骨，长肌肉，轻身延年。产难取一二合，杵破，水煮服之。痈疖未溃者，水吞三五粒，便作头出脓。

根 主恶疮，疗淋，利小便。服丹石人宜之。

落葵菜

又名胡胭脂，俗名滕儿菜。味：酸，寒，无毒。主滑中，散热。其子紫色，女人以渍粉敷面，鲜华可爱。取蒸晒干，按去皮，取仁细研，和白蜜敷之甚妙。被犬咬者食此菜，终身不愈。

茄

一名落苏。味：甘，寒，有小毒。动风，发疮及痼疾，患冷人尤不可食。蔬圃中惟此无益。丹溪谓：茄属土，故甘而喜降火。用根煎汤，洗足疮。蒂烧灰，治口疮甚效，皆甘以缓火之意。又，用根及枯茎并叶煎汤，洗冻疮，并烧灰，敷穿烂处，即愈。秋茄尤不宜食。《鬼遗方》：治磕打损伤，肌肤青肿，用枝上老黄大茄子一个，切作一指厚，片瓦上焙干，为末，临睡酒调二钱服，一夜即消。

菠薐菜

味冷，微毒。利五脏，通肠胃，解热毒酒毒。北人多食肉与面，食此则平；南人多食鱼鳖水米，食此则冷。故多食冷大小肠，发腰痛，令人脚弱不能行。一云，服丹

〔1〕散脓血：此前原衍“恶”字，据文义删。

石人食之佳。刘禹锡《佳话录》云：此菜来自西域颇棱国，误呼菠薐。《艺苑雌黄》亦云。

苦荬

野生，叶大，味欠佳。味冷，无毒。疗面目黄，强力止困，敷蛇虫咬良。又，汁敷疔肿，根即出。蚕妇食之坏蚕蛾。

莙荙

即著蒿菜。道家忌之。味：平，淡，微毒。补中下气，理脾胃，去头风，利五脏冷气。多食则动气，先患腹冷人食之破腹。茎灰淋汁，洗衣洁白如玉色。

荠菜

即野菜。味甘，气温，无毒。主利肝气，和中。

其实　名菥蓂子。主明目，目暴赤痛，去障翳。根汁点目中，亦效。

根　烧灰，治赤白痢，蜜汤调。

其花　辟诸虫，三月三日，曰未出，采放床席下，甚妙。

青菜

味甘，平。四季常有。通肠胃结滞，利大小便，和中下气。

白菜

味甘，温，无毒。主通利肠胃，除胸烦，解酒毒。

蕲菜

味甘，无毒。主女子崩中带下，止血养精，保脉益气，令人肥健嗜食。又止烦热渴燥，去伏热，杀药毒。置酒酱中香美。和醋食，损齿。作齑，煮食、生啖并得。又有荻蕲、赤蕲、水蕲。荻蕲根美；赤蕲根、叶俱佳；水蕲滑地所生，不及高田者宜人。三、八月勿食，恐病蛟龙瘕。

莕菜

一名著莛菜。冷气人不可食，多食则动气破腹。味：甘、苦，大寒。主：时行壮热，解风热毒，止热痢，开胃通膈，及治小儿热毒。其花与根，妇人宜食。夏日作饭最凉。

蕹菜

味：甘，平，无毒。治：解胡蔓草毒，即葛根毒，煮食之。捣汁和酒服，治难产。蔓生花白，摘其苗以土壅之即活。与野葛相伏，取汁滴野葛即死。

薢菜

多食发痼疾，生热。味：辛，温，无毒。治：腹内冷气，消食，利胸膈，豁冷疾[1]心腹痛。

荇菜

生湖陂中，叶紫赤圆，径寸余，浮水面，茎如银股，上青下白。《诗》所谓参差荇菜是也。可腌为菹。

〔1〕疾：《本草纲目》作“痰”。

紫菜

生海中，凡海中之菜，皆有毒。味：甘，寒。下热解烦，疗瘿瘤结气。多食令人腹痛，发气，吐白沫，饮少醋即消。其中有小螺蛳，误食损人，须择出。凡海菜皆然。凡瘿结积块之疾，宜常食紫菜，乃咸能软坚之义。

鹿角菜

生东南海中石崖间，久浸则化为胶。大寒，无毒。下热动风。疗小儿骨蒸，解面热。不可久食，发痼疾，损经络血气，冷脚冷痹，损腰肾，少颜色。

白花菜

一名羊角菜。又一种名黄花菜，即同此类。味：甘，气臭，性寒。生食苦，腌以为葅。治：下气。煎洗痔，敷风湿痹痛，酒止疟。多食动风气，滞腑脏，令人胃闷满，伤脾。

生菜

味：苦，寒。解热毒，消酒毒，止渴，利大小肠。

羊蹄菜

以形似名。味：苦，寒，无毒。根用醋磨，涂癣疥速效。治疠疡风，并大便卒涩不通，喉痹卒不能语，肠风痔血，产后风。锉根取汁，煎服殊验。《诗》曰“言采其蓫”，即此。

苦菜

味：苦，寒，无毒。主：五脏邪气，伤谷，胃痹肠癖，消热，并治恶疮。久服，安心益气，聪察少卧，轻身耐老，耐饥寒，调十二经脉，虽冷甚益人。捣汁饮，除面目及舌下黄。其白汁，涂疔肿拔根，滴痈上立溃，点痣自落，敷蛇咬，明目，治诸痢、血淋痔。

东风菜

味：甘，寒，无毒。主：风毒壅热，头痛目眩，肝热眼赤。入羹臛，煮食甚美。此菜生平泽，茎高二三尺，叶似杏叶而长，极厚且软，上有细毛，先春而生，故有东风之号。

油菜

味：甘。主：滑胃，通结气，利大小便。冬种春长，形色俱似白菜，根微紫，抽嫩心，开黄花，取其薹为菜茹甚佳。

子 枯取以榨油，味如麻油，但略黄耳。

黄瓜菜

名黄花菜。形似油菜，但味少苦，微寒，无毒。治：通结气，利肠胃。性亦相类，生平泽中，取为羹茹亦甚香美。

藕丝菜

味：甘，涩，性寒。解热渴烦毒，下瘀血。即今鸡头子管也。

莫菜

味：酢而滑，生水浸湿地。去皮肤风热。茎大如箸，赤节，节生一叶，似柳叶而厚且长，有毛刺，可为羹。始生时，又可生食。

芸薹菜

胡臭人不可食。道家特忌，以为五荤之一。味：甘，温，无毒。散游风丹肿，乳痈。煮食，主腰脚痹，破瘕结血。多食损阳气，发疮，口齿痛，又生腹中诸蛊。

子 取油，敷头发长而黑，下产后瘀血。治女人吹乳，小儿火丹，捣烂敷之。有人骨肉疼，额角红肿，痛不可忍，取叶捣敷，随手而愈。

堇菜

此下四种皆远方所出。叶止霍乱，与香薷同大。味：甘，寒，无毒。主：蛇蝎毒及消痈肿。捣汁，洗马毒疮，治鼠瘘瘰疬、生疮结核，下瘀血，止霍乱，久食除心烦热。

翘摇菜

生平泽中，紫花，蔓生。味：辛，平，无毒。主：破血止血，生肌。充生菜食之，又主五种黄病。煮熟食，甚益人，和五脏，明耳目，去热风，令人轻健。活血明目：用豆为末，甘草汤日服二钱。热疟不止：捣汁服之。

荏菜

味：辛，温，无毒。主：调中，去臭气。

子 主咳逆下气，温中补体。可以榨油。生食，止渴润肺。

萝勒菜

味：辛，温，微毒。调中消食，去恶气，消水气，宜生食。多食壅关节，涩荣卫，令血脉不行，动风，发脚气。烧灰，疗齿根烂疮。

子 主目翳，风赤眵泪。

根 主小儿黄烂疮，煅末敷之甚效。北人呼之为兰香是也。

繁缕

一名鹅肠菜。味：酸，平，无毒。合鳝鲊食发消渴，令人多忘。治：积年恶疮、痔不愈，破血，下乳汁，产妇宜食之。产后腹有块痛，以酒炒，绞汁温服。又暴干为末，醋糊和丸，空腹服五十丸，取下恶血。治恶疮有神效之功，捣汁涂之，作菜食，益人。须五月五日者乃验。能去恶血，不可久食，恐血尽也。

附方：食治乌髭。繁缕为齑，久久食之，能乌髭发。小便卒淋。繁缕草，满两手，水煮，常常饮之。产妇有块。方见上。丈夫阴疮。茎及头溃烂，痛不可忍，久不瘥者，以五月五日繁缕烧焦五分，入新出蚯蚓屎二分，入少水，和研作饼贴之，干即愈。禁酒、面、五辛及热食等物，甚效。

鸡肠草

味：微辛、苦，平，无毒。治：毒肿，止小便利，疗蠼螋溺疮，主遗溺，洗手足伤水烂。五月五日，作灰和盐，疗一切疮及风丹遍身痒痛，亦可捣封，日五六易之。作菜食，益人，去脂膏毒气。又烧敷疳䘌。取汁和蜜服，疗小儿赤白痢甚良。研末或烧灰揩齿，去宣露。

水苦荬

根，味：微苦、辛，寒，无毒。治：风热上壅，咽喉肿痛及项上风疬，以酒磨服。

翻白草

一名天藕，人多生食之，荒年人掘以和饭。

根 味：甘，微苦，平，无毒。治：吐血下血，崩中疟疾，痈疮。

仙人杖草

味：甘，小温，无毒。治：作茹食，去痃癖，除风冷。久服长生，坚筋骨，令人不老。

蒲公英

苗 味：甘，平，无毒。治：妇人乳痈水肿，煮汁饮及封之，立消。解食毒，散滞气，化热毒，消恶肿、结核、疔肿。掺牙，乌须发，壮筋骨。白汁涂恶刺、狐尿刺疮即愈。

附方：还少丹。越王曾遇异人得此方，至老不衰，用蒲公英一斤。一名耩耨草，又名蒲公罂，生平泽中，三四月甚有之，秋亦有花。连根带叶取一斤，洗净，勿令见天日，阴干，入斗子。解盐一两，香附子五钱，二味为细末，入蒲公草内腌一宿，分为二十团，用皮纸三四层裹，扎定，用六一泥，即蚯蚓粪，如法固济，入灶内焙干，乃以武火煅通红为度，冷定取出去泥为末，早晚擦牙漱之，吐咽任便，久久方效。

生瓜菜

味：甘，微寒，无毒。治：走注攻头面四肢及阳毒伤寒壮热，头痛，心神烦燥，利胸膈，捣汁饮之。又生捣，贴肿。

蕺菜

名鱼腥草。

叶 味：辛，微温，有小毒。多食令人气喘。食蕺不利人脚，恐由闭气故也。今小儿食之，便觉脚痛。小儿食之，三岁不行。久食发虚弱，损阳气，消精髓。素有脚气人食之，一世不愈。治蛷螋尿疮。淡竹筒内煨熟，捣，敷恶疮白秃。散热毒痈肿，疮痔脱肛，断痁疾，解硇毒。

附方：背疮热肿。蕺菜捣汁涂之，留孔以泄热毒，冷即易之。痔疮肿痛。鱼腥草一握，煎汤熏洗，仍以草挹痔即愈。疔毒作痛。鱼腥草捣烂敷之，痛一二时不可去草，痛后一二日即愈。小儿脱肛。鱼腥草擂如泥，先以朴硝水洗过，用芭蕉叶托住药，坐之自入也。虫牙作痛。鱼腥草、花椒、菜子油等分捣匀，入泥少许，和作小丸如豆大，随着左右塞耳内，两边轮换，不可一齐用，恐闭耳气，塞一日夜，取看有细虫为效。断绝疟疾。紫蕺一握，捣烂绢包，周身摩擦，得睡有汗即愈，临发前一时作之。恶蛇虫伤。鱼腥草、皱面草、柏树叶、草决明，一处杵烂，敷之甚效。

茼蒿

一名蓬蒿。味：甘，平，无毒。主：安心气，养脾胃，消痰饮，利肠胃。多食动风气，熏人心，令气满。

水芹

味：甘，平，寒，无毒。主：女子赤白带下，止血，养精益气，保血脉，消烦渴，令人肥健嗜食，利齿。

蒌蒿

多生江边。味：甘，辛。生水泽中，叶似艾青，白色，长数寸，食之香脆而美，叶可为茹。又一种曰莪蒿，曰邪蒿。作羹臛，俱绝佳。

蕨

生山中者有毒，澄其粉而食。味：甘，寒，滑。去暴热，利水道，令人睡弱。与小儿食之，脚软不能行。又云寒，补五脏不足气。壅经络筋骨间毒气，令人消阳事，眼暗鼻塞，腹胀发落，非良物也。

根 烧灰，油调，敷蛇蜷毒。

附方：肠风热毒。蕨菜花，焙为末，每服二钱，米饮下。

《搜神记》曰：郗鉴镇丹徒二月出猎，有甲士折一枝食之，觉心中淡淡成疾，后吐出一小蛇，悬屋前渐干，成蕨。遂明此物不可生食也。

水蕨

似蕨，生水中。味：甘，苦，寒，无毒。治：腹中痞积，淡煮食一二日，即下恶物。忌杂食一月余，乃佳。

薇

薇生水旁，叶似萍，蒸食利人。味：甘，寒，无毒。治：久食不饥，调中，利大小肠，利水道，下浮肿，润大肠。

鹿藿

名野绿豆，鹿喜食之，故名。其子大如椒子，黑色，可煮食，或磨面作饼蒸食。味：苦，平，无毒。治：蛊毒，女子腰腹痛，肠痈，瘰疬。疗疡气，止头痛。

灰藋

其子炊为饭，香滑。若生墙下、树下者，不可用。

茎叶 味：甘，平，无毒。治恶疮虫蚕蜘蛛等咬，捣烂和油敷之。亦可煮食，作汤浴疥癣风瘙，烧灰纳齿孔中杀虫䘌，含漱去甘疮，以灰淋汁蚀瘜肉，除白癜风，黑子面䵟着肉作疮。

附方：疔疮恶肿。野灰藋茅叶烧灰，拨破疮皮，唾调少许，点之血出为度。

子仁 味：甘，平，无毒。治：炊饭磨面食，杀三虫。

藜菜

处处有之，即灰藋之红心者。

叶 味：甘，平，微毒。治：杀虫。煎汤，洗虫疮，漱齿䘌。捣烂，涂诸虫伤，去癜风。

附方：白癜风。红灰藋五斤，茄子根茎三斤，苍耳根茎五斤，并晒干烧灰，以水一斗，煎汤淋汁，熬成膏。别以好乳香半两，铅霜等分，腻粉一分，炼成牛脂二两，和匀，每日涂三次。

茎　治：烧灰，和荻灰、蒿灰等分，水和，蒸取汗，煎膏点疣赘黑子，蚀恶肉。

醍醐菜

味：甘，温，无毒。治：月水不利，捣叶绞汁，和酒煎服一盏。

附方：伤中崩赤。醍醐杵汁，拌酒煎沸，空心服一盏。

附录　茅膏菜。味甘，平，无毒。煮服，主赤白久痢。生茅中，高一尺，有毛，如油腻粘人手，子作角生。鸡侯菜。味辛，温，无毒。久食温中益气。孟娘菜。味苦，小温，无毒。主妇人腹中血结，羸瘦。男子阴囊湿痒，强阳道。令人健行不睡，补虚，去痔瘘瘰疬瘿瘤。生四明，诸山冬夏常有，叶似升麻，方茎，山人采茹之。优殿。味辛，温，无毒。温中去恶气，消食生安。南人种为茹。以豆酱食之，芳香好味。

秦荻藜

生下湿地，所在有之，人所啖者。此物于生菜中最香美。味：辛，温，无毒。治：心腹冷胀，下气消食。和酱醋食之，破气甚良。又，末之和酒服，疗心痛悒悒塞满气。

子　治肿毒。捣末，和醋封之，日三易。

五辛菜

元旦立春，以葱、蒜、韭、蓼、蒿、芥，辛嫩之菜，杂和食之，取迎新之义，谓之五辛盘。味：辛，温，无毒。热病后食，多损目。治：岁朝食之，助发五脏气。常食温中，去恶气，消食下气。

生姜

能强御百邪，故谓之姜。味：辛，微温，无毒。去皮则热，留皮则凉，辛而甘温，气味俱厚，浮而升扬也。秦椒为之使，杀半夏、莨菪毒，恶黄芩、黄连、天鼠粪。治：久服去臭气，通神明，归五脏，除风邪寒热，伤寒头痛鼻塞，咳逆上气，止呕吐，去痰下气，去水气满。疗咳嗽时疾。和半夏，主心下急痛。和杏仁作煎，下急痛气实，心胸拥隔，冷热气，神效。捣汁和蜜服，治中热呕逆，不能下食，散烦闷，开胃气。汁作煎服，下一切结实冲胸膈恶气，神验。除壮热，治痰喘，胀满，冷痢，腹痛转筋，心满，去胸中臭气，狐臭，杀腹内长虫。益脾胃，散风寒，解菌蕈诸物毒。生用发散，熟用和中。解食野禽中毒成喉痹。浸汁，点赤眼。捣汁和黄明胶熬，贴风湿痛，甚妙。

干生姜

主：治嗽温中，治胀满，霍乱不止，腹痛冷痢，血闭。病人虚而冷，宜加之。姜屑，和酒服，治偏风。肺经气分之药，能益肺。姜枣味辛甘，专行脾之津液，而和荣卫药中用之，不独专于发散也。生姜之用有四：制半夏、厚朴之毒一也；发散风寒二也；与枣同用辛温，益脾胃元气，温中去湿三也；与芍药同用，温经散寒四也。姜为呕家圣药，盖辛以散之，呕乃气逆不散，此药行阳而散气也。夜间勿食生姜，姜气温，主开发，夜则气本收敛，反开发之，则远天道矣。若有病人，则不然也。俗言：上床萝卜下床姜。姜能开胃，萝卜消食也。凡早行山行宜含一块，不犯雾露清湿之气及山岚不正之邪。凡中风、中暑、中气、中毒、中恶、干霍乱、一切卒暴之病，用姜汁与童尿服，立可解散。盖姜能开痰下气，童尿降火也。

附方：治痢方[1]。以生姜切细，和好茶一两盅，任意呷之，便瘥。若是热痢，留姜皮；冷痢，去皮。因姜能助阳，茶能助阴，二物皆消散恶气，调和阴阳，且解湿热及酒食暑气之毒，不问赤白通宜用。痰澼卒风。生姜一两，附子一两，水五升，煮取二升，分再服。忌猪肉、冷水。胃虚风热。用姜汁半杯，生地黄汁少许，蜜一匙，水三合，和服之。疟疾寒热。生姜四两，捣自然汁一酒杯，露一夜，于发日五更面北立饮即止，未止再服。寒热痰嗽。初起者，烧姜一块，含咽之。咳嗽不止。生姜五两，饧半升，火煎热食，服三四次即妙，神效。久患咳噫。生姜汁半合，蜜一匙，煎温呷服，三服愈。小儿咳嗽：生姜四两，煎汤浴之。暴逆气上。嚼姜两三片，屡效。干呕厥逆。频嚼生姜，呕家圣药也。呕吐不止。生姜一两，醋浆二合，银器煎收四合，连滓呷之。又杀腹内长虫。心痞呕哕。心下痞坚，生姜八两，水三升，煮一升；半夏五合，洗，水五升，煮一升，取汁同煮一升半。分再服。反胃羸弱。用母姜三斤，捣汁作粥食。用生姜切片，麻油煎过为末，软柿[2]醮末嚼吃。霍乱欲死。生姜五两，牛儿屎一升，水四升，煎二升，分再服，即止。霍乱转筋。入腹欲死。生姜三两，捣，酒一升，煮三两沸，服，仍以姜捣，贴痛处。霍乱腹胀。不得吐下，用生姜一斤，水七升，煮三升，分三服。腹中胀满。绵裹煨姜，内下部，冷即易之。胸胁满痛。生姜一片，捣渣，留汁慢炒，待润以绢包于患处款款熨之，冷再以汁炒，再熨，良久豁然宽快。大肠不通。生姜削长二寸，涂盐，内下部立通。消渴饮水。干生姜末一两，以鲫鱼胆汁和丸梧子大，每服七丸，米饮下。湿热发黄。生姜时时周身擦之，其黄自退也。一方加茵陈蒿尤妙。暴赤眼肿。用古铜钱刮姜，取汁，于钱唇点之泪出，今日点明日愈。一治暴风客热，目赤睛痛肿者，腊月取生姜捣绞汁，阴干取粉入铜青末等分，每以少许沸汤泡，澄清温洗，泪出妙。舌上生胎。诸病热胎，以布染井水抹后，用姜片时时擦之，自去。满口烂疮。生姜自然汁，频频漱吐，亦可为末搽之，甚效。牙齿疼痛。老生姜，瓦焙，入枯矾末，同擦之。有人日夜呻吟，用之即愈。喉痹毒气。生姜二斤捣汁，蜜五合，煎匀，每服一合，日五服。中莴苣毒、中诸药毒、猘犬伤人。并饮生姜汁即解。虎伤人疮。内服生姜汁，外以汁洗之，用白矾末敷上。蜘蛛咬人。炮姜切片，贴之良。刀斧金疮。生姜嚼，敷，勿动，次日即生肉，甚妙。闪拗手足。生姜、葱白捣烂，和面炒热，盦之。跌仆伤损。姜汁和酒调生面，贴之。百虫入耳。姜汁少许，滴之。腋下狐臭。姜汁频涂，绝根。赤白殿风。生姜频擦之，良。两耳冻疮。生姜自然汁熬膏涂。发背初起。生姜一块，炭火炙一层，刮一层，为末，以猪胆汁调涂。诸疮痔漏。用生姜连皮切大片，涂白矾末炙焦，研细，贴之勿动，良。产后血滞。冲心不下，生姜五两，水八升煮服。产后肉线。老姜连皮三斤，捣烂，入麻油二斤，拌匀炒干，先以熟绢五尺折作方结，令人轻轻盛起肉线，使之屈曲，作三团纳入产户，乃以绢袋盛姜就近熏之，冷则更换，熏一日夜，缩入大半，二日尽入也。脉溢怪症。生姜自然汁和水各半盏，服即安。蝮蛇螫人。姜末敷之，干即易。

姜皮 味：辛，凉，无毒。治：消浮肿，腹胀痞满，和脾胃，去翳。

叶 味：辛，温，无毒。治：食鲙成癥，捣汁饮即消。

〔1〕治痢方：原在“附方”二字之前，据文义后移。

〔2〕柹：原作“拌”，文义欠通，据《本草纲目》改。

附方：**打伤瘀血**。姜叶一升，当归三两，为末，温酒服。

干姜

作干姜法：水淹三日，去皮，置东流水中六日，更刮去皮，晒干，置瓷坛中酿三日，乃成。

味：辛，温，无毒。久服令人目暗[1]。余同生姜，孕妇不可食干姜，令胎内消，盖其性热，而辛散故也。**治：胸满，咳逆上气，温中止血，出汗，逐风湿痹，肠澼下痢，生者尤良。寒冷腹痛，中恶霍乱胀满，风邪诸毒，皮肤间结气，止唾血，治腰肾中疼冷，冷气破血，去风，通四肢关节，开五脏六腑，宣诸络脉，去风毒冷痹，夜多小便，消痰下气。治转筋吐泻，腹脏反胃，干呕，瘀血扑损，止鼻红，解冷热毒，开胃，消宿食，主心下寒痞，目睛久赤。**干姜气薄味厚，半沉半浮，可升可降，阳中之阴也。又曰：大辛大热，阳中之阳。其用有四：通心助阳一也；去脏腑沉寒痼冷二也；发诸经之寒气三也；治感寒腹痛四也。生则逐寒邪而发表，炮制除胃冷而守中。同五味子用以温肺，同人参用以温胃。干姜入肺中利肺气，入肾中燥下湿，入肝经引血药生血，同补阴药亦能引血药入气分生血。故血虚发热，产后大热者用之。止唾血、痢血，须炒黑用之。有血脱色白而夭不泽脉濡者，此大寒也，宜干姜之辛温以益[2]血，甘[3]热以温经。

附方：**脾胃虚冷**。干姜浆水煮透，取焙干，捣末，粥饮丸梧子大，每服三五十丸，白汤下。**脾胃虚弱**。饮食难化无力，肌瘦，用干姜炒研四两，以白饧切块，水浴过，入铁铫溶化，和丸梧子大，每空心米饮下三十丸。**头晕吐逆**。胃冷生痰也，用川干姜炮二钱半，甘草炒一钱二分，水一钟半，煎减半服，累用有效。**心脾冷痛**。用干姜、高良姜等分，炮，研末，糊丸梧子大，每食后，猪皮汤下三十丸。**心气卒痛**。干姜末，米饮服一钱。**中寒水泻**。干姜炮研，粥服二钱，立效。**寒痢青色**。干姜切大豆大，每米饮服六七枚，日三夜一，累用得效。**血痢不止**。干姜烧黑存性，放冷，为末，每服一钱，米饮下。神妙。**脾寒疟疾**。用干姜、高良姜等分为末，每服一钱，水一盏，煎至七分服。**冷气咳嗽**。干姜末，热酒调服半钱，或饧糖服。**虚劳不眠**。干姜为末，汤服一盏，取微汗出。**吐血不止**。干姜为末，童子小便调服二钱，良。**鼻衄不止**。干姜削尖[4]，煨，塞鼻中即止。**齆鼻不通**。干姜末蜜冷调，塞鼻中。**冷泪目昏**。干姜粉一字，泡汤，点洗之。**赤眼涩痛**。白姜末，水调，贴足心，甚妙。**目忽不见**。令人嚼母姜，以舌日舐六七次，以明为度。**目中卒痛**。干姜削圆滑[5]，内眦[6]中，有汁[7]出拭之。味[8]尽更易。**牙痛不止**。姜炮、川椒等分，为末，掺之。**痈疽初起**。干姜一两，炒紫研末，醋调，敷四围留头，自愈。**瘰疬不敛**。干姜为末，姜汁打糊，和作剂，以黄丹为衣，每日随疮大小入药在内，追脓尽生卤，口合为度。如不合，以葱白汁调大黄末，搽之即愈。**虎狼伤人**。干姜末敷之。**猘犬伤人**。干姜末，水服

[1] 暗：原作“睹”，文义欠通，据《本草纲目》改。
[2] 益：原作“阴”，文义欠通，据《本草纲目》改。
[3] 甘：《本草纲目》作“大”。
[4] 尖：原作“煎”，文义欠通，据《本草纲目》改。
[5] 滑：原作“贴”，文义欠通，据《本草纲目》改。
[6] 眦：原作“背”，文义欠通，据《本草纲目》改。
[7] 汁：原作“汗”，文义欠通，据《本草纲目》改。
[8] 味：原作“末”，文义欠通，据《本草纲目》改。

二匕[1]，生姜汁服亦良，并以姜炙热熨之。蛇蝎螫人。干姜、雄黄等分为末，袋盛佩之。蝎螫，即以敷之，便定。

茴香

煮臭肉下少许即无臭气，酱入末亦香，故曰回香。大回香，性热，多食伤目，发疮。食料不宜过用。

子 味：辛，平，无毒。苦辛，微寒。涩、苦、辛，得酒良，炒黄用。阳也，浮也，入手足少阴、太阴经。治：诸瘘，霍乱及蛇伤，膀胱胃间冷气及育肠气，调中止痛，呕吐。治干湿脚气，肾劳，㿗疝阴疼，开胃下气，补命门不足，暖丹田。

附方：瘴疟发热。连背项者，茴香子捣汁服之。大小便闭。鼓胀气促，八角茴香七个，大麻仁半两，为末，生葱白三七根，同研，煎汤调五苓散末服之，日一服。小便频数。茴香不拘多少，淘净，入盐少许，炒研为末，炙糯米糕蘸食之。伤寒脱阳。用茴香末，以生姜自然汁调敷腹上。外用茴香末，入益丸散服之。肾虚腰痛。茴香炒研，以猪腰子剖开，掺末入内，湿纸裹，煨熟，空心食之，盐酒送下。腰痛如刺。用八角茴香炒研，每服二钱，食前盐汤下。外以糯米一二升炒热袋盛，拴于痛处。腰重刺胀。八角茴香炒为末，食前，酒服二钱。疝气入肾。茴香炒，作二包，更换熨之良。小肠气坠。用八角茴香、小茴香各三钱，乳香少许，水服取汗。用大茴香一两，花椒五钱，炒研，每酒服一钱。膀胱疝痛。用舶茴香、杏仁各一两，葱白焙干，五钱，为末。每酒服二钱，嚼胡桃送下。胁下刺痛。小茴香一两炒，枳壳五钱麸炒，为末，每服二钱，盐酒调服，神效。辟除口臭。茴香煮羹及生食并得。蛇咬久溃。小茴香捣末敷之。

茎叶 味：与子同。治：煮食，治卒恶心，腹中不安。治小肠气，卒肾气冲胁，如刀刺痛，喘息不得，生捣汁一合，投热洭一合，和服。恶毒痈肿，用茴香苗叶捣汁一升服之，日三四服，其滓以贴肿上。冬月用根。

莳萝即小茴香

苗 味：辛，温，无毒。治：下气利膈。

子 味：辛，温，无毒。治：小儿气胀，霍乱呕逆，腹冷不下食，两肋痞满，健脾开胃气，温肠，杀鱼肉毒，补水脏，治肾气，壮筋骨，主膈气消食，滋食味。

竹笋

诸竹笋 味：甘，微寒，无毒。诸笋皆发冷血及气。笋同羊肝食，令人目盲。治：消渴，利水道，益气，可久食。利膈下气，化热，消痰，爽胃。

苦竹笋 气味：苦，甘，寒。治：不睡，去面目并舌上热黄，消渴。明目，解酒毒，除热气，健人，理心烦闷，益气力，利水道，下气化痰，理风热脚气，并蒸煮食之，治出汗，中风失音。干者烧研，入盐，擦牙疳。

篁竹笋 治：消渴，风热，益气力，发气胀。蒸、煮、炒食皆宜。

淡竹笋即中母笋 味：甘，寒。治：消痰，除热狂壮热，头痛头风，并妊妇头旋颠仆，惊悸，瘟疫迷闷，小儿惊痫天吊。多食令人发迷闷脚气。

箭笋 新可食，作笋干佳。但硬而难化，不可与小儿食。

---

〔1〕水服二匕：原作“水调二七”，文义欠通，据《本草纲目》改。

青笋 味：甘。止肺痿，吐血，鼻衄，治五痔，并妊娠。

猫笋 味：甘，温。生于冬，不出土者曰冬笋，又名潭笋。利九窍，通血脉，治吐血衄血及产后心腹痛，一切血症。食之肥白人。小儿痘疹不出，煮粥食，即有发生之意。笙笋味亦然。大抵笋类滋味爽人，然性冷难化，不益脾胃，是宜少食。唯素患痰疾之人，最宜多食。

桃竹笋 味：苦，有小毒。主治：六畜疮中蛆，捣碎纳之，蛆尽出。

刺竹笋 味：甘、苦，有小毒。食之落人发。

酸笋 味：酸，凉，无毒。治：作汤食，止渴，解酲，利膈。

芦笋 味：甘，寒，无毒。治：隔寒客热，止渴，利小便，解诸毒。其根疗五噎膈气，烦闷吐逆，不纳饮食，日日煎浓汤饮，甚效。又解河豚毒。

蒲笋 去热燥，利小便。

芋

芋有六种，青芋、紫芋、真芋、白芋、连禅芋、野芋。野芋名老芋，形叶相似，如一根。有大毒，并杀人，不可食。

芋子 味：辛，平滑，有小毒。生则有毒，味莶不可食，性滑下石，服饵家所忌。多食动宿冷。多食难克化，滞气困脾。治：宽肠胃，充肌肤，滑口。冷啖，疗烦热止渴，令人肥白，开胃，通肠闭，产妇食之破血。饮汁，止血渴，破宿血，去死肌，和血。煮食，甚下气，调中补虚。十月后晒干，收之，冬月食不发病。芋以姜同煮过，换水再煮，方可食之。

附方：腹中癖气。生芋子一斤，压破，酒五斤，渍二七日，空腹每饮一升，神良。身上浮风。芋煮汁浴，慎风半日。疮冒风邪。肿痛，用白芋烧灰，敷之，干即易。头上软疖。用大芋，捣敷之，即干。

叶茎 味：辛，冷滑，无毒。治：除烦止泻，疗妊妇心烦闷，胎动不安。又盐研，敷蛇虫蛟，并痈肿毒痛及罯毒箭。梗擦蜂螫尤良。汁涂蜘蛛伤。刘阳隐居王屋山，见一蜘蛛为蜂所螫，坠地，腹鼓欲裂，徐行入草，啮破芋梗，以疮就嚼处磨之，良久腹消如故。自后用治蜂螫验。

附方：黄水疮。芋苗晒干，烧存性，研搽。

附录 野芋。形叶与芋相似，芋种三年不采，成梠芋，并能杀人，误食之烦闷垂死者，惟以土浆及粪汁、大豆汁饮之，则活矣。野芋根辛冷，有大毒。醋摩敷虫疮、恶癣。其叶捣，涂毒肿初起无名者，即消。亦治蜂虿螫，涂之良。

土芋

根，味：甘，辛，寒，有小毒。治：解诸药毒，生研，水服，当吐出恶物便止。煮熟食之，甘美不饥，厚人肠胃，去热嗽。

白苣

味：苦，寒，无毒。治：补筋骨，利五脏，开胃膈拥气，通经络，止脾气，令人齿白，聪明少睡。可煮食之，解热毒，酒毒，止消渴，利大小肠。

莴苣

味：苦，冷，微毒。久食昏人目，患冷人不宜食。莴苣有毒，百虫不敢近，蛇虺触之，则目瞑不见物。人中其毒，以姜汁解之。紫莴苣有毒，入烧炼用。治：利五脏，通经脉，开胸膈，功同白苣。利气，坚筋骨，去口气、白齿，明眼目，通乳汁，利小便，杀虫蛇毒。

附方：乳汁不通。莴苣菜煎酒服。小便不通。莴苣菜捣敷脐上，即通。小便尿血。同上方，甚效。沙虱水毒。莴苣菜汁涂之良。蚰蜒入耳。莴苣叶干者一分，雄黄一分，为末，糊丸枣核大，蘸生油塞耳中，引出。百虫入耳。莴苣捣汁，滴入自出也。

子　主治：下乳汁，通小便，治阴肿，痔漏下血，伤损作痛。

莼

又一种石莼，生南海石上，似紫菜，青色。味：甘，寒，无毒。主：消渴，热痹[1]。同鲫鱼作羹，最佳。下水，利小便，解百药毒及虫气，下气，止呕。其性滑，不益脾，多食发痔，损胃及齿发、面色。三月至八月取者，味甜体滑；九月至十二月取者，味苦体涩。虽水草性冷，然食之拥气，大抵不宜多食。

石莼　治风秘不通，五肠气，并脐下结气。煮汁治痼疾。

石花菜

生南海沙石间，有红、白二种。味：甘、咸，大寒滑，无毒。治：去上焦浮热，下部虚寒。

龙须菜

生东南海边石上，丛生，无枝叶。味：甘，寒，无毒。治：瘿结热气，利小便。

睡菜

五六月生田塘中，土人采根，为盐菹，食之好睡。味：甘、微苦，寒，无毒。治：心膈邪热，不眠。

零余子

即山药藤上所结子也。长圆不一，皮黄肉白，煮肉去皮食之，胜于山药，美于芋子。霜后收。味：甘，温，无毒。治：补虚损，强腰脚，益肾，食之不饥。

甘薯

南人用当米谷果食，蒸炙皆香美。味：甘，平，无毒。治：补虚乏，益气，健脾胃，强肾阴。功同薯蓣。

百合

根　味：甘，平，无毒。治：邪气腹胀心痛，利大小便，补中益气，除浮肿胪胀痞满，寒热，通身疼痛及乳难痹，止涕泪，百邪鬼魅，涕泣不止，除心下急满痛。治脚气热软，安心定胆，益志，养五脏，治颠邪狂叫，惊悸，产后血狂运，杀蛊毒气，胁痈乳痈，发背诸疮。心急，黄疸，宜蜜蒸食之。治百合病，温肺止嗽。

花　主治：小儿天泡湿疮，暴干研末，菜子油涂良。

子　主治：酒炒微赤，研末汤服，治肠风下血。

〔1〕痹：原作“脾”，据《本草纲目》改。

山丹

即红百合。燕齐人采其花之未开者，干而货之，名红花菜。

根 味：甘，凉，无毒。治：疮肿，惊邪，女人崩中。

花 味：同根，治：活血。其蕊，敷疔疮恶肿。

草石蚕

即今甘露子也。五月掘根，蒸煮食之，味如百合，可为菜，又可充果。味：甘，平，无毒。不宜生食及多食，生寸白虫。与诸鱼同食，令人吐。治：浸酒，除风破血。煮食，治溪毒。焙干，主走注风，散血止痛。其节亦可捣末，酒服，和五脏，下气，清神。

壶卢

名匏瓜。瓠与冬瓜气类相同。又有瓠瓠，亦是瓠类。小者名瓢，食之乃胜瓠。此等皆利水道，所以在夏月食之。俗作葫芦。

壶瓠 味：甘，平滑，无毒。甘冷。多食，令人吐利，患脚气虚胀。冷气者食之，永不除也。治：消渴，恶疮，鼻口中肉烂痛，利水道，消热，服丹石人宜之。除烦，治心热，利小肠，润心肺，治石淋。浙人食匏瓜，多吐泻，谓之发暴，盖此物以暑月壅成故也。惟与香菜同食，则可免。

附方：腹胀黄肿。用亚腰壶芦连子烧存性，每服一个，食前温酒下，不饮酒者，白汤下，十余日见效。

叶 味：甘，平，无毒。治：为茹耐饥。

蔓、须、花 治：解毒。

附方：预解胎毒。七八月或三伏日或中秋日剪壶芦须，如环子脚者，阴干，于除夜煎汤浴，小儿则可免出痘。

子 治齿断，或肿或露，齿摇疼痛，用八两同牛膝四两，每服五钱，煎水含嗽，日三四次。

苦瓠

瓠即匏也。有苦、甘二种，甘者大，苦者小。

瓤及子 味：苦，寒，有毒。治：大水，面目四肢浮肿，下水，令人吐利，石淋，吐呀嗽，囊结疰蛊，痰饮。又煮汁渍阴，疗小便不通。煎汁滴鼻中出黄水，去伤冷鼻塞，黄疸，吐蛔虫。治痈疽恶疮，疥癣，龋齿，有虫𧏾者，又可制汞。

花 治一切瘘疮。霜后收，曝，研末敷之。

蔓 治淋疮，煎汤浴之，即愈。

败瓠

瓠乃匏壶破开为之者。近世方药亦时用之，当似苦瓠者为佳，年久者尤妙。味：苦，平，无毒。治：消胀杀虫，治痔漏下血，崩中，带下赤白。

冬瓜

冬瓜以其冬熟也。

白冬瓜 味：甘，微寒，无毒。治：小腹水胀，利小便，止渴，捣汁服，止消渴，烦闷，解毒，益气，耐老，除心胸满，头面热，消热痈肿。切片，摩痱子甚良。

利大小肠，压丹石毒。热者食之佳，冷者食之瘦人。煮食练五脏，为其下气故也。欲得体瘦轻健者，则可长食之，若要肥者勿食也。凡患发背及一切痈疽者，削一大块置疮上，热则易之，分散热毒气甚良。冬瓜性走而急。寇氏谓其分散热毒气，盖亦取其走而性急也。久病者、阴虚者忌之。孙真人言：九月勿食，令人反胃，须霜降食之乃佳。玟瓜一颗，和桐叶，与猪食之，一冬虽不多与诸物食，自然不饥，长三四倍也。

附方：积消热渴。白瓜去皮，食后吃三二两，五七度良。消渴不止。冬瓜一枚，削皮，埋湿地中一月，取出破开，取清水，日饮之，或烧熟绞汁饮之。消渴骨蒸。大冬瓜一枚，去瓤，入黄连末填满，安瓮内，待瓜消尽同研，丸梧子大，每服三四十丸，煎冬瓜汤下。产后痢渴。久病津液枯竭，四肢浮肿，口舌干燥，用冬瓜一枚，黄土泥厚五寸，煨熟，绞汁饮，亦治伤寒痢渴。小儿泄痢。冬瓜汁饮之。小儿魃病。寒热如疳，用冬瓜、萹蓄各四两，水二升，煎汤浴之。婴孩寒热。冬瓜炮熟后，绞汁。水病危急。冬瓜不拘多少任意吃之，神效无比。发背欲死。冬瓜截去头，合疮上，瓜烂截去，更合之，瓜未尽疮已小敛矣，乃用膏贴之。痔疮肿痛。冬瓜煎汤洗之。马汗入疮。干冬瓜，烧研洗净，敷之。食鱼中毒。冬瓜汁饮之良。面黑令白。冬瓜一个，竹刀去皮，切片，酒一升半，水一升，煮烂，滤去滓，熬成膏，瓶收，每夜涂之。

瓜练 瓤也。味：甘，平，无毒。治：绞汁服，止烦躁热渴，利小肠，治五淋，压丹石毒，洗面澡身，去皯黷，令人悦泽白皙。

附方：消渴烦乱。冬瓜瓤干者一两，水煎饮。水肿烦渴。小便少者，冬瓜白瓤水煮汁，淡饮之。

白瓜子 冬瓜仁也。味：甘，平，无毒。性寒，久服寒中。治：令人悦泽好颜色，益气不饥，久服轻身耐老，除烦满不乐。可作面脂，去皮肤风及黑皯，润肌肤，治肠痈。

附方：多年伤损。不产者，瓜子末，温酒服之。消渴不止。小便多，用干冬瓜子、麦门冬、黄连各二两，水煎饮之。冬瓜黄叶俱治消渴，不拘新干。男子白浊。陈冬瓜仁炒，为末，每空心米饮服五钱。女子白带。方同上。

瓜皮 治：可作丸服，亦入面脂，主驴马汁入疮肿痛，阴干为末，涂之。又主折伤损痛。

附方：跌仆伤损。用干冬瓜皮一两，真牛皮胶一两，挫入锅内，炒存性研末，每服五钱，好酒热服，仍饮酒一瓯厚盖，取微汗，其痛即止，一宿如初，极效。损伤腰痛。冬瓜皮烧研，酒服一钱。

叶 主治：肿毒杀蜂，疗蜂叮，主消渴，疟疾寒热。又焙研，敷多年恶疮。

附方：积热泻痢。冬瓜叶嫩心，拖面煎饼，食之效。

藤 治烧灰可出绣黥，煎汤洗黑皯，并疮疥。捣汁服，解木耳毒。煎水洗，脱肛。烧灰，可淬铜铁，伏砒石。

南瓜

种出南番，转入闽浙，今燕京诸处亦有之矣。二月下种，宜沙沃地。味：甘，温，无毒。多食发脚气，黄疸。不可同羊肉食，令人气壅。治：补中益气。

越瓜

又名菜瓜。越瓜南北皆有，二三月下种，生苗就地引蔓，青叶黄花，并如冬瓜花叶而小。夏秋之间结瓜，有青、白二色，亦可作菹。味：甘，寒，无毒。生食多冷中动气，令人心痛，脐下癥结，发诸疮。又令人虚弱，不能行，不益小儿。天行病后不可食，又不得与牛奶酪及鲊同食。菜瓜能暗人耳目，观驴马食之即眼烂可知。治：利肠胃，止烦渴，利小便，去烦热，解酒毒，宣泄热气。烧灰，敷口吻疮及阴茎热疮。和饭作鲊，久食益肠胃。

黄瓜

味：甘，寒，有小毒。不可多食，动寒热，多疟病，积瘀热，发疰气，令人虚热，上逆少气，损阴血，发疮疥，脚气，虚胀百病。天行病后不可食之，小儿切忌。滑中，生疳虫，不可多用醋。治：清热解渴，利水道。

附方：小儿热痢。嫩黄瓜同蜜，食十余枚良。水病肚胀。用胡瓜一个，破开，连子以醋煮一半至烂空心，俱食之，须臾下水也。咽喉肿痛。老黄瓜一枚，去子，入硝填满，阴干为末，每以少许吹之。火眼赤痛。五月取老黄瓜一条，上开小孔，去瓤，入芒硝令满，悬阴处，待硝透出刮下，留点眼，甚效。汤火伤灼。五月五日，掐黄瓜入瓶内封，挂檐下，取水刷之良。

叶 味：苦，平，有小毒。治：小儿闪癖，一岁用一叶，生挼，搅汁服，得吐下良。

根 治：捣，敷狐刺毒肿。

丝瓜

味：甘，平，无毒。入药用老者。治：痘疮不快，枯者烧存性，入朱砂末，蜜水调服，甚妙。煮食，除热利肠。老者烧存性服，去风化痰，凉血解毒，杀虫通经络，行血脉，下乳汁，治大小便下血，痔漏崩中，黄积，疝痛卵肿，血气作痛，痈疽疮肿，齿䘌，痘疹胎毒。暖胃补阳，固气和胎。丝瓜，本草诸书无考，惟痘及脚痈方中，烧灰用之，亦取其性冷解毒耳。丝瓜老者，筋络贯串，房膈联属，故能通人之脉络脏腑而去风解毒，消肿化痰，祛痛杀虫，及治诸血病也。

附方：痘疮不快。初出或未出，多者令少，少者令稀，老丝瓜近蒂三寸，连皮烧存性，研末，砂糖水服。痈疽不敛。疮口太深，用丝瓜捣汁，频抹之。风热腮肿。丝瓜烧存性，研末水调，搽之。肺热面疮。苦丝瓜、皂荚，并烧灰等分，油调搽。玉茎疮溃。丝瓜连子捣汁，和五倍子末，频搽之。坐板疮疥。丝瓜皮焙干为末，烧酒调搽之。天泡湿疮。丝瓜汁调辰粉，频搽之。手足冻疮。老丝瓜烧存性，和腊猪脂调之。肛门酒痔。丝瓜烧存性，研末，酒服二钱。痔漏脱肛。丝瓜烧灰，多年石灰、雄黄各五钱，为末，以猪胆、鸡子清及香油和调，贴之，收上乃止。肠风下血。霜后干丝瓜，烧存性，为末，空心酒服二钱。下血危笃。丝瓜烧存性，槐花减半，为末。每空心米饮服二钱。酒痢便血。腹痛或如鱼脑五色者，干丝瓜一枚，连皮烧研，空心酒服二钱。一方煨食之。血崩不止。老丝瓜烧灰，棕榈烧灰，等分，盐酒或盐汤服。经脉不通。干丝瓜一个，为末，用白鸽血调成饼，晒干研末，每服二钱，空心酒下，先服四物汤三服。乳汁不通。丝瓜连子烧存性，研，酒服一二钱，被覆取汗即通。干血气痛。妇人血气不行，上冲心膈，变为干血气者，用丝瓜一枚，烧存性，空心酒温服。小肠气痛。连脐冲心，连蒂老丝瓜烧存性，研末，每服三钱，热酒调下，甚者不过二三服即消。卵肿偏坠。丝瓜架上初结者留下，待瓜结尽叶落取下，烧存性为末，炼蜜调成膏，每晚好酒服一匙。如在左，左睡，在右，右睡。腰痛不止。天罗布瓜子仁炒焦，擂，酒服，以渣敷之。喉闭肿痛。天罗瓜研汁，灌之。卒然中风。防风、荆芥一两，升麻半两，姜三片，水一盏，煎[1]半盏，以丝瓜子研取浆半盏，和匀灌之。如手足麻痒，以羌活煎汤洗之。化痰止嗽。天罗即丝瓜，烧存性为末，枣肉和丸弹子大，每服一丸，温酒化下。风虫牙痛。经霜干丝瓜，烧存性为末，擦之。风气牙痛。生丝瓜一个，擦盐，火烧存性，研末频擦，盐尽即愈。腮肿以水调贴之。食积黄疸。丝瓜连子烧存性，为末，每服二钱。因面得病，面汤下。因酒得病，温酒下。连进数服愈。小儿浮肿。天罗、灯草、葱白等分，煎浓汁服，并洗之。

叶　治癣疮，频挼掺之。疗痈疽，疔肿，卵癞。

附方：虫癣。清晨采露水丝瓜叶七片，逐片擦七下，如神。忌鸡、鱼发物。阴子偏坠。丝瓜叶烧存性三钱，鸡子壳烧灰二钱，温酒调服。头疮生蛆。头皮内时有蛆出，以刀切破，挤丝瓜叶汁搽之，蛆出尽绝根。汤火伤灼。丝瓜叶焙研，入辰粉一钱，蜜调搽之，生者捣敷，一日即安。刀疮神药。古石灰、新石灰、丝瓜根初种放两叶者、生菜根各等分，捣一千下，作饼，阴干，为末，擦之，止血定痛，生肌如神效。

藤、根　味：同上。治：齿䘌脑漏，杀虫解毒。

附方　诸疮久溃。丝瓜儿根，熬水扫之，大凉即愈。喉风肿痛。丝瓜根以瓦瓶盛水浸，饮之。脑崩流汁。用丝瓜藤近根三五尺，烧存性，每服一钱，温酒下，以愈为度。牙宣露痛。《海上妙[2]方》用丝瓜藤阴干，临时火煅存性，研，搽即止。最妙。咽喉骨鲠。七月七日取丝瓜根阴干，烧存性，每服二钱，以原鲠物煮汤服之。腰痛不止。丝瓜根烧存性，为末，每温酒服二钱，神效甚捷。

苦瓜

味：苦，寒，无毒。治：除邪热，解劳乏，清心明目。

子　味：苦、甘，无毒。治：益气壮阳。

稍瓜

味：甘，寒。治：利肠胃，去烦热，止渴，利小便，解酒热，宣泄热气。多食动气，发疮冷中，令脐下癥痛及虚弱不能行。小儿不宜食，不可同奶酪及鱼鲊食。若空心食之，令胃脘痛。一云，和饭并齑食，亦益脾胃。

甜瓜

味：寒，无毒。少食主消渴，除烦热，利小便，通三焦壅塞，夏月不中暑气，并主口鼻疮。多食令阴下湿痒生疮，动宿冷气，并虚热，手脚无力。破腹落水沉者、双顶双蒂者，皆有毒，杀人，切不可食。取瓜蒂，用槟榔裹，挂东墙风干，治身面四肢浮肿，下水，杀虫毒，咳逆上气，风痫，喉风，痰涎，酒后反食诸果，病在胸腹中，皆吐下之，去鼻中息肉，疗黄疸及暴急黄。

花　主心痛，咳逆。无发人捣叶汁涂头上，发即出。

---

〔1〕煎：原作“水”，文义欠通，据《本草纲目》改。
〔2〕妙：疑为衍字。

王瓜

味：苦，气寒，无毒。主：消渴，内痹，瘀血月闭，寒热酸疼，益气愈聋，疗诸邪气热结，鼠瘘，散痈肿留血，止小便，数遗不禁。除黄疸，行乳汁，通经水。

菜瓜

味：甘，寒，有毒。治：利肠胃，止消渴。不可多食。

金鸡爪[1]

味：甘，平，无毒。主：五痔，头风，小腹拘急，和五脏，醒酒。其木造屋，则屋中酒味皆淡。

西瓜

味：甘，寒，无毒。治：消暑热，解烦渴，宽中下气，利小水，治血痢。

芝

青芝生泰山，赤芝生霍山，黄芝生嵩山，白芝生华山，黑芝生常山，紫芝生高夏山谷。六芝皆六月八日采。

青芝 一名龙芝。味：酸，平，无毒。治：明目，补肝气，安精魂，仁恕。久食轻身不老，延年神仙，不忘强志。

赤芝 一名丹芝。味：苦，平，无毒。治：胸中结，益心气，补增智慧不忘。久食轻身不老，延年神仙。

黄芝 一名金芝。味：甘，平，无毒。治：心腹五邪，益脾气，安神忠信和乐。久食轻身不老，延年神仙。

白芝 一名玉芝，素芝。味：辛，平，无毒。治：咳逆上气，益肺气，通利口鼻，强志意勇悍，安魄。久食轻身不老，延年神仙。

黑芝 一名玄芝。味：咸，平，无毒。治：癃利水道，益肾气，通九窍，聪察。久食轻身不老，延年神仙。

紫芝 一名木芝。味：甘，温，无毒。治：耳聋，利关节，保神，益精气，坚筋骨，好颜色。久服轻身不老，延年，疗虚劳，治痔。

木耳

生于朽木之上。地生为菌，木生为蛾。北人曰蛾，南人曰蕈。味：甘，平，有小毒。多动风气，发痼疾，令人肋下急，损经络，背膊闷人。木耳，恶蛇虫从下过者有毒。枫木上生者，令人笑不止。采归色变者有毒，夜视有光者、欲烂不生虫者并有毒，并生捣冬瓜蔓汁解之。赤色及仰生者并不可食。治：益气，不饥，轻身，强志，断谷，治痔。一人患痔，诸药不效，用木耳煮羹食之而愈。

附方：眼流冷泪。木耳一两，烧存性，木贼一两，为末，每服二钱，以清米泔煎服。血注脚疮。桑耳、诸耳、牛屎菰各五钱，胎[2]发灰男用女，女用男三钱，研末，油和涂之，或干

---

〔1〕爪：原误作“瓜”。据其主治，当为枳椇，枳椇别名“金鸡爪”，故改。

〔2〕胎：原作“脂”，文义不通，据《本草纲目》改。

涂之。**崩中漏下**。木耳半斤，炒见烟，为末。每服二钱一分，头发灰三分，共二钱四分，以应二十四气，好酒调服，出汗。**新久泄痢**。干木耳一两，炒，鹿角胶二钱半，炒，为末。每服三钱，温酒调下自止。**血痢下血**。木耳炒，研，五钱，酒服，即可。亦用井花水服，或以水煮盐醋食之，以汁送下。**一切牙痛**。木耳、荆芥等分，煎汤频漱。

桑耳 桑上寄生。味：甘，平，有毒。黑者主治女子漏下赤白汁，血病，癥瘕积聚，阴痛，阴阳寒热，无子，疗月水不调。其黄熟陈白者，止久泄，益气不饥。其金色者，治癖饮，积聚，腹痛，金疮，治女子崩中，带下，月闭血凝，产后血凝，男子痃癖，止血衄，肠风泻血，妇人心腹痛，利五脏，宣肠胃，排毒气，压丹石人热发，和葱豉作羹食。

槐耳 槐树上菌也。味：苦，辛，平，无毒。治：五痔，脱肛下血，心痛，妇人阴中疮痛，治风，破血，益力。

榆耳 八月采之。治：令人不饥。

柳耳 治：补胃理气。

附方：反胃吐痰。柳树蕈五七个，煎汤服，即愈。

柘耳 名柘黄。治：肺痈，咳唾脓血腥臭，不问脓成未成，用一两研末，同百齿霜二钱，糊丸梧丸子，大米饮下三十丸，效甚捷。

杨栌耳 味：平，无毒。治：老血结块，破血止血，煮服之。

杉菌

出宜州，生积年杉木上。味：甘、辛，微温，无毒。治：心脾气疼及暴心痛。

皂荚蕈

生皂荚树上木耳也，不可食。味：辛，有毒。治积垢作痛，泡汤饮之，微泄效，未已，再服。又治肿毒初起，磨醋涂之良。

附方：肠风泻血。皂角树上蕈，瓦焙为末。每服一钱，温汤下。

香蕈

皆因湿气熏蒸而成，生山僻处者有毒，杀人。生深山烂枫木上，小于菌而薄黄黑色，味甚香美，最为佳品。味：甘，平，无毒。治：益气不饥，治风破血。松蕈治溲浊不禁，食之有效。

葛花菜

惟太和山采取，云乃葛之精华也。味：苦、甘，无毒。治：醒神，治酒积。

天花蕈

又名天花菜，出山西五台山，形如松花而大，香气如蕈，白色，食之甚美。味：甘，平，无毒。治：益气杀虫。

蘑菇蕈

又名肉蕈。出山东淮北诸处，采之长二三寸，本小末大，白色柔软，其中空虚，状如未开玉簪花。俗名鸡腿蘑菇，谓其味如鸡也。一种状如羊肚，有蜂窠眼者，名羊肚菜。味：甘，寒，无毒。有毒动气发病，不可多食。治：益肠胃，化痰理气。

鸡㙡

出云南，生沙地间，丁蕈也。又广西横州，出雷菌，遇雷过即生，须疾采之。味：甘，平，无毒。治：益胃，清神，治痔。

舵菜

海舶船上所生菌也。味：咸、甘，无毒。治：瘿结气，痰饮。

土菌

地生者为菌，木生者为檽。江东人呼为蕈。味：甘，寒，有毒。菌子有数般，槐树上者良，野田中者有毒，杀人。又多发冷气，令人腹中微微痛，发五脏风，拥经脉，动痔病，令人昏昏多睡，背膊四肢无力。菌冬春无毒，夏秋有毒，有蛇虫从下过也，夜中有光者、欲烂无虫者、煮之不熟者、煮干照人无影者、上有毛下无纹者、仰卷赤色者，并有毒，杀人。中其毒者，地浆及粪汁解之。煮菌投以姜屑、饭粒，若黑色者杀人，否则无毒。凡中其毒者，必笑不止，解之以苦茗、白矾，勺新水并咽之，无不立愈。治：烧灰敷疮疥。

竹蓐

慈竹林夏月逢雨滴汁着地，生蓐似鹿角，白色可食。味：甘、咸，寒，无毒。苦竹肉有大毒。治：一切赤白痢，和姜酱食之。苦竹肉，灰汁炼过食，杀三虫毒邪气，破老血。

雚菌

生东海地泽及渤海章武。味咸，平，有小毒。若得酒良，畏鸡子。治：心痛，温中，去长虫、白癣、蛲虫、蛇螫毒，癥瘕诸虫、疽蜗。去蛔[1]虫，寸白，恶疮，除腹内冷气，治白秃。

附方：蛔虫攻心。吐清汁者，雚菌一两，杵末，羊肉臛和食之，日一顿，大效。

地耳

石耳之属生于地者也。状如木耳，春夏生雨后，即早采之。味：甘，平，无毒。治：久食益色，至老不改，令人不饥，大小便少，明目益精。

附方：泻血脱肛。石耳五两，炒，白枯矾一两，密陀僧半两，为末，蒸饼丸梧子大，每米饮下二十丸。

枸杞

味：苦，寒，根大寒，子微寒，无毒。无刺者，是其茎叶，补气益精，除风明目，坚筋骨，补劳伤，强阴道。久食令人长寿，根名地骨。寇宗奭曰：枸杞当用梗皮，地骨当用根皮，其子当用红实。谚云：去家千里，莫食枸杞。言其补益强盛，无所为也。和羊肉作羹，和粳米煮粥，入葱豉五味，补虚劳尤胜。南邱多枸杞，村人多寿，食其水土也。润州大井，有老枸杞树，井水益人，名著天下。与乳酪相反。

茭白

即雕胡。味：甘，冷，无毒。去烦热。又云，主五脏邪气，肠胃痛热，心胸浮热，

〔1〕蛔：原作“疣”，据《本草纲目》改。

消渴，利小便。又名菰根。多食令人下焦冷，发冷气，伤阳道。糟食之甚佳。不可与蜜同食。

苦芙

味：苦，寒。主：面目遍身漆疮，并丹毒。生山谷下湿处，浙东人清明节争取嫩者生食，以为一年不生疮疥。又煎汤洗痔疮，甚验。村人捣去汁，和米为食，色青，久留不败。

山药

皮褐肉白名山药，皮黄黑而扁名薯蓣，郑越所生者名薯。味：温，平，无毒。主伤中，补虚羸，除寒热邪气，补中，益气力，长肌肉。又云，主头面游风，头风眼眩，下气。主腰痛，补劳瘦，充五脏，除烦热，强阴，凉而能补润皮毛，主泄精健忘，久服耳目聪明，轻身不饥，延年定魄。《本草》谓之薯蓣，江南人又呼为薯。南地种之，但性冷于北地者耳。

决明

花黄，庭中可植。明目清心，去头眩风。味：甘，温。苗高三二尺，春取为蔬。花与子可点茶，又堪入蜜饯。

芎苗

味：辛，温，无毒。主：咳逆，定惊风，辟邪恶，除蛊毒鬼疰，去三虫。久服通神。川中产者良。本地者点茶，亦清头目。

蒟蒻

又名生头。生戟，入喉出血，毒猛不可食。味：辛，寒。叶与天南星相似，但茎斑花紫，南星茎无斑，花黄为异耳。性冷，主消渴。采其根，捣碎，以灰汁煮之成饼，五味调和，为茹食。又蜀人取以作酱，味酢美。

假苏

味：辛，温，无毒。主：除寒热鼠瘘，瘰疬生疮。破结聚气，下瘀血，除湿痹，辟邪气，通利血脉。传送五脏，能发汗，消渴，除冷风。治头风眩晕，妇人血风等为要药。治产后血晕，并产后中风身僵直者，捣为末，童便调，热服。口噤者，挑齿灌之，或灌鼻中，神效。末和醋，敷疔肿风毒即差。初生新嫩者，辛香可啖，取之，可作生菜。即今之荆芥也。

紫苏

味：辛，甘，气温。主：下气，除寒中，解寒发表，通心经，治心腹胀满，开胃下便，止脚气，通大小肠。煮汁饮之，治蟹毒。

子　尤良。主肺气喘急，咳逆，润心肺，消痰气，腰脚中湿风结气，调中下气，止霍乱呕吐反胃，利大小便，破癥结，消五膈。又杵为末，酒调服。

有几种，面背皆紫者佳，主梦泄。一和水苏，主吐血，衄血，血崩，血痢，产后中风，下气，辟口臭，去毒恶气，久服通神明，轻身耐老，一名鸡苏。

薄荷

本名苛。辛辣之物，故猛政为苛政。味：辛，苦，气凉温，无毒。入手太阳经，厥阴经。主：贼风伤寒，发汗，通利关节，去头脑风及小儿风涎，惊风壮热。乃上行之药，能引诸药入荣卫。又主风气壅，并下气，消宿食恶气，心腹胀满，霍乱，骨蒸劳热。用其汁与众药熬为膏，亦堪生食。大病后不可食，恐令汗出不止。猫食之即醉。一种名石薄荷，又云龙脑薄荷、南薄荷，又名水苏。

香薷

味：辛，气微温，无毒。止霍乱，腹痛吐下，下气除烦，调中温胃，治伤暑，利小便，散水肿。又治口气，暑月煮以代茶，可消热病。又有一种香菜，味甘，可食，三月种之。香薷宜冷，不宜热，冷却暑气，热则无益。

苹

大者为苹，小者为萍。味：辛、酸，寒，无毒。主：暴热身痒，下水气，入酒，长须发，主消渴，下气，久服轻身。季夏始生，可糁蒸为茹。《诗》所谓“采苹”，“采藻”，以供祭祀者是也。

昔楚昭王渡江，获苹实如斗，剖而食之，甜如蜜，即此秀结而成，不能常有。苹有三种，唯背赤者佳。

藻

有二种，皆可食。煮熟，挼去腥气，米面糁蒸为茹，甚佳。饥年可以充食。一种海藻，味苦，寒，咸，无毒。主瘿瘤气，颈下核。破散结气痈肿，癥瘕坚气，腹中上下鸣，下十二水肿。疗皮间积聚暴溃，留气热结，利小便。一名海带，不可与甘草同食。

蒲蒻

味：甘，微寒。主：消渴。生啖之脆美。《诗》云“维笋及蒲”是也。

蓼

味辛，气温，无毒。主：明目，温中，耐风寒，下水气，面目浮肿，痈疡瘰疬，归鼻，除肾气。

叶　归舌，除大小肠气，利中。霍乱转筋，多取煮汤及热捋脚。又消脚气，肿痛成疮，频淋洗之。此菜人所多食，或暴干蒸食更佳。

葛根

味：甘，寒，无毒。主：痈肿恶疮。冬月取生者，以水中揉出粉，成垛，煎沸汤，擘块下汤中，良久色如胶，其体甚韧，以蜜汤拌食之，加生姜屑尤佳。治中热酒渴，多食利小便。切片点茶亦甘美。又，生者煨熟，食之极补。

白蘘荷

微温。主：中蛊及疟。有赤白二种，根茎皆可为菹。

鹿葱

味：甘，凉，无毒。根治沙淋，下水气，主酒疸，黄色通身者，捣汁。嫩苗煮食。又主小便涩，身体烦热。花名宜男，炒以煎茶。又，安五脏，利心志，令人好欢乐，忘忧，轻身明目，利胸膈，又名忘忧草。《诗》曰“焉得谖草”，亦即此也。

苜蓿

如灰料头而高大，多食令冷气入筋中，即瘦人。同蜜食令人下痢。味：甘，淡。嫩采食之，利大小肠，去脾胃间邪热。干食益人。

马兰

味：辛，温。生水泽中，采为菜茹。根治呕血，擂汁饮之立止。

黄精

《仙书》：太阳之草，名黄精，食之长生；太阴之草，名狗吻，食之即死。味：甘，平，无毒。补中益气，除风湿，益脾润肺。九蒸九暴食之。又言饵之，可以长生。

甘露子

味：甘，平，无毒。一名滴露。利五脏，下气，清神。

甘蓝

味平。补骨髓，利五脏，利[1]关节，通经中结气，明耳目，健人，少睡，益心力，壮筋骨，治黄毒。煮作菹食，去心结伏气。

紫苑

药中多用。味：苦、辛，温，无毒。主：咳嗽，寒热结气，去蛊毒痿蹶，安五脏，疗咳唾脓血，补虚劳，消痰止渴，润肌肤，添骨髓。连根叶采之，醋浸，少入盐，收藏待用。其味辛香，甚佳，号名仙菜。性怕盐，多则腐也。

〔1〕利：原作“并”，文义欠通，据《本草纲目》改。

本草医旨食物类卷之三

鸳湖　施永图山公甫　辑著
男　施衮、袠、冕　校参

果　部计九十九则

施子曰：木实曰果，草实曰蓏。丰凶可以济饥，疾病可以备药。《素问》云：五果为助，以五味五色应五脏。【李杏桃栗枣】欲知五谷之丰歉，但看五果之盛衰。【李主小豆，杏主大麦，桃主小麦，栗主稻，枣主禾。】《周官》辨五地之物，山林宜皂物【柞栗之属】，川泽宜膏物【菱芡之属】，五陵宜核物【桃李之属】。甸师掌野果，蓏扬人树果蓏珍异之物，以时藏之。可见果蓏之土产既异，良毒辣性殊，可不慎欤？故集草本之实，列为果部。

李

实　味：苦，酸，微温，无毒。其苦涩者不可食，令人胪胀，发虚热。临木食之令发痰疟，不可合雀肉食，合蜜食损五脏，不可合浆水食，发霍乱涩气，服术人忌之。治：曝食，去痼热，调中，去骨节间劳热。肝病宜食之。

核仁　味：苦，平，无毒。治：僵仆踒折，瘀血胃痛，令人好颜色，女子小腹肿满，利小肠，下水气，除浮肿，治面皯黑子。

附方：女人面皯。用李核仁去皮细研，以鸡子白和如稀饧，涂之，至旦，以浆水洗去后，涂胡粉，不过五六日效，忌见风。蝎虿蜇痛。苦李仁嚼涂之，良。

根白皮　味：大寒，无毒。治：消渴，止心烦逆，奔豚气。治疮，煎水含漱。治齿痛，煎汁饮汁。主赤白痢，炙黄煎汤，日再饮之。治女人卒赤白下有验。治小儿暴热，解丹毒。苦李根皮，味咸，治脚下气，主热毒烦躁，煮汁服，止消渴。

附方：小儿丹毒。从两股走及阴头，用根烧为末，以田中流水和涂之。咽喉卒塞。无药处，以皂角末吹鼻取嚏，仍以李树近根皮磨水，涂喉外，良验。

花　味：苦，香，无毒。治：令人面泽，去粉滓皯黯。

叶　味甘，酸，平，无毒。治：小儿壮热，痁疾惊痫，煎汤浴之良。

附方：恶刺疮痛。李叶、枣叶，捣汁点之，效。

树胶　味：苦，寒，无毒。治：目翳，定痛消肿。

杏

实　味：酸，热，有小毒。生食多伤筋骨。杏之类梅者，味酸；类桃者，味甘。凡杏性皆热，小儿多食致疮痈，膈热。多食动宿疾，令人目盲，须眉落。多食生痰热，昏精神，产妇尤忌之。治：曝脯食，止渴，去冷热毒。心病宜食之。心之果，故宜食。

核仁　修治：五月采之。凡用杏仁，以汤浸去皮尖，炒黄，或用面麸炒过。凡用双仁者，必拣去。每斤入白火石一斤，乌豆三合，以东流水同煮，从巳至午，取出晒干。用治风寒肺病药中，亦有连皮尖用者，取其发散也。味：甘，苦，温、冷利，有毒，两仁者，杀人，可以毒狗。杏仁性热，因寒者可用杏仁作汤。如白沫不解者，食之令气壅身热。汤经宿者，动冷气。凡杏、桃诸花，皆五出，若六出，必双仁，为其反常，故有毒也。得火良，恶黄芩、黄芪、葛根，畏蘘草。治：咳逆，上气雷鸣，喉痹下气，产乳金疮，寒心贲豚，惊痫，心下烦热，风气往来，时行头痛，解肌，消心下急满痛，杀狗毒，解锡毒，治腹痹不通，发汗，主温病脚气，咳嗽上气，喘促。入天门冬煎，润心肺。和酪作汤，润声气，除肺热，治上焦风燥，利胸膈气逆，润大肠气秘，杀虫，治诸疮疥，消肿，去头面诸风气皶疱。杏仁气薄，味厚浊，而沉坠降也，阴也，入手太阴经。其用有三：润肺也，消食积也，散滞气也。杏仁散结，润燥，除肺中风热咳嗽。杏仁下喘治气也，桃仁疗狂治血也，俱治大便秘，当分气血。昼则便难行阳气也，夜则便难行阴血也，故虚人便闭不可过泄。脉浮者属气，用杏仁，陈皮；脉沉者属血，用桃仁，陈皮。手阳明与手太阴为表里，贲门主往来，魄门主收闭，为气之通道，故并用陈皮，佐之。

附方：杏金丹。至五月杏熟自落，收仁六斗，以汤浸去皮及双仁者，用南流水三石和研，取汁两石八斗，去滓，以新铁釜，用酥三斤，以糠火及炭燃釜，少少磨酥至尽，乃内汁入釜，釜上安盆，盆上钻孔，用弦悬车辖至釜底，以纸塞孔，勿令泄气。初着煻火，一日三动车辖，以滚其汁。五日有露液生，十日白霜起，又二日白霜尽，即金花出，丹乃成也。开盆炙干，以翎扫下，枣肉和丸梧子大。每服三丸，空心暖酒下。至七日宿疾皆除。喑盲、挛跛、疝[1]痔、瘿痫、疮肿，万病皆愈。久服通灵不死。杏酥法。去风虚，除百病。捣烂杏仁一石，以好酒二石，研，滤取汁一石五斗，入白蜜一斗五升，搅匀，封于新瓮中，勿泄气。三十日看酒上酥出，即掠取，纳瓷器中贮之。取其酒滓团如梨大，置空屋中，作格安之。候成饴脯状，旦服一枚，以前酒下。又法。治肺燥喘热，大肠秘，润五脏。用杏仁去皮研细，每一斤[2]，入水一升半，捣稠汁。入生姜四两，甘草一寸，银石器中慢火熬成稀膏，入酥二两同收。每夜沸汤点服一匙。万病丸。治男妇五劳七伤，一切诸疾。杏仁一斗二升，童子小便煮七次，以蜜四两拌匀，再以童便五升于碗内重蒸，取出，日晒夜露数日。任意嚼食，即愈。补肺丸。治咳嗽。用杏仁二大升，山中者不用，去双仁者，以童子小便二斗浸之，春夏七日，秋冬二七日，连皮尖于砂盆中研，滤取汁，煮令鱼眼沸，候软如面糊即成。以粗布摊曝之，可丸即丸，服之。食前后总须服三五十丸，茶、酒任下。忌白水粥。咳嗽

〔1〕疝：原作“仙”，文义欠通，据《本草纲目》改。

〔2〕斤：《本草纲目》作“升”。

寒热。用杏仁半斤，去皮、尖，童子小便浸七日，漉出，温水淘洗，砂盆内研如泥，以小便三升煎如膏。每服一钱，熟水下。妇人、室女服之，尤妙。**咳逆上气**。不拘大人小儿，以杏仁三升，去皮尖，炒黄，研膏，入蜜一升，杵熟。每食前含之咽汁。**上气喘急**。李仁，桃仁各半两，去皮尖，炒研，用水调生面，和丸梧子大。每服十丸，姜蜜汤下，微利为度。**喘促浮肿**。小便淋涩，用杏仁一两，去皮尖，熬研，和米煮粥，空心吃一合，妙。**头面风肿**。杏仁捣膏，鸡子黄和涂帛上，厚裹之，干则又涂，不过七八次即愈。**风虚头痛**。欲破者，杏仁去皮、尖，晒干研末，水九升，研，滤汁，煎如麻腐状，取和羹粥食，七日后大汗出，诸风渐退。此法神妙，可深秘之。慎风冷、猪、鸡、鱼、蒜、醋。**头面诸风**。眼瞤鼻塞，眼出冷泪，用杏仁三升，研细，煮四五沸，洗头，待冷汗尽，三度愈。**偏风不遂**。失音不语，生吞杏仁七枚，不去皮尖，逐日加至七七枚，周而复始，食后仍饮竹沥，以瘥为度。**破伤风肿**。杏仁杵膏，厚涂上，燃烛遥炙之。**金疮中风**。角弓反张，用杏仁杵碎，蒸令气溜，绞脂，服一小升，兼摩疮上良。**温病食劳**。杏仁五两，酢二升，煎取一升，服之，取汗瘥。**心腹结气**。杏仁、桂枝、橘皮、诃黎勒皮等分，为丸，每服三十丸，白汤下。无忌。**喉痹痰嗽**。杏仁去皮，熬黄，三分，和桂末一分，研泥，裹含之，咽汁。**疾热生疮**。方同上。**卒失音声**。方同上。**肺病咯血**。杏仁四十个，以黄腊炒黄，研入青黛一钱，作饼，用柿饼一个，破开包药，湿纸裹，煨熟食之，取效。**卒不小便**。杏仁二七枚，去皮尖，炒黄，研末，米饮服之。**血崩不止**。诸药不效，服此立止。用甜杏仁上黄皮，烧存性为末，每服三钱，空心热酒服。**五痔下血**。杏仁去皮尖及双仁者，水三升，研滤汁，煎减半，同米煮粥食之。**谷道䘌痛**。肿痒，杏仁杵膏，频频敷之。**阴疮烂痛**。杏仁烧黑，研成膏，时时敷之。**产门虫疽**。痛痒不可忍，用杏仁去皮，烧存性，杵烂绵裹，纳入阴中，取效。**身面疣目**。杏仁烧黑，研膏，擦破，日日涂之。**面上皯疱**。杏仁去皮，捣，和鸡子白，夜涂之，旦以暖酒洗去。**耳出脓汁**。杏仁炒黑，捣膏，绵裹纳入，三四易之妙。**鼻中生疮**。杏仁研末，乳汁和敷。**疳疮蚀鼻**。杏仁烧压，取油敷之。**牙齿虫䘌**。杏仁烧存性，研膏发裹，纳虫孔中。杀虫去风，其痛便止，重者不过一日止。**风虫牙痛**。杏仁针刺于灯上烧烟，乘热搭病牙上，又复烧搭七次，绝不疼，病牙逐时断落也。**小儿脐烂**。杏仁去皮，研敷。**小儿咽肿**。杏仁炒黑，研烂，含咽。**针入肉内**。不出者，双杏仁捣烂，以车脂调贴，其针自出。**狗咬伤疮**。烂嚼杏仁涂之。**食狗不消**。心下坚胀，口干发热，妄语，杏仁一升，去皮尖，水三升煎沸，去渣取汁，分三服，下肉为度。**一切食停**。气满膨胀，用红杏仁三百粒，巴豆二十粒，同炒，色变去豆不用，研杏为末，橘皮汤调下。**白癜风斑**。杏仁连皮尖，每早嚼二七粒，揩令赤色，夜卧再用。**诸疮肿痛**。杏仁去皮，研滤取膏，入轻粉，麻油调搽，神效，不拘大人小儿。**小儿头疮**。杏仁烧研，敷之。**蛆虫入耳**。杏仁捣泥，取油滴入，非出则死。

花　味：苦，温，无毒。治：补不足，女子伤中寒热痹，厥逆。

叶　治：人卒肿满，身面洪大。煮浓汁，热渍，亦少少服之。

枝　治坠伤。取一握，水一升，煮减半，入酒三合和匀，分服，大效。

根　治食杏多，致迷乱将死。切碎煎汤服即解。

巴旦杏

味：甘，平、温，无毒。治：止咳下气，消心腹逆闷。

梅

半黄者，以烟熏之为乌梅。青者，盐腌曝干为白梅。

实 味：甘、酸，平，无毒。多食损齿，伤筋，蚀脾胃，令人发膈上痰热，服黄精人忌食之。食梅齿𪘏者，嚼胡桃肉解之。食梅则津液泄者，水生木也。津液泄则伤肾，肾属水，外为齿故也。梅花开于冬，而实熟于夏，得木之全气，故其味最酸，所谓曲直作酸也。肝为乙木，胆为甲木，人之舌下有四窍，四窍通胆液，故食梅则津生者，类相感也。

乌梅 用须去核，微炒之。味：酸，温，平，涩，无毒。寒，忌猪肉。治：下气，除热烦满，安心，止肢体痛、偏枯不仁、死肌，去青黑痣，蚀恶肉，去痹，利筋脉，止下痢。好唾口干，水渍汁饮。治伤寒烦热，止渴，调中，去痰，治疟瘴，止吐逆霍乱，除冷热痢。治虚劳骨蒸，消酒毒，令人得睡。和建茶，干姜为丸服，止休息痢，大验。敛肺涩肠，止久嗽，泻痢，反胃，噎膈，蛔厥吐利，消肿涌痰，杀虫，解鱼毒、马汗毒、硫黄毒。

白梅 名盐梅，霜梅。取大青梅，以盐汁渍之，日晒夜渍，十日成矣，久乃上霜。味：酸、咸，平，无毒。治：和药点痣，蚀恶肉。刺在肉中者，嚼敷之即出。治刀箭伤，止血，研烂敷之。乳痈肿毒，杵烂贴之佳。除痰，治中风惊痫，喉痹。痰厥僵仆，牙关紧闭者，取梅揩擦牙龈，涎出即开。又治泻痢，烦渴，吐痢，霍乱吐下，下血血崩，功同乌梅。乌梅，脾肺二经血分药也，能收肺气，治燥嗽，肺欲收，急食酸以收之。乌梅，白梅所主诸病，皆取其酸收之义。

附方：痈疽疮肿。已溃未溃，皆可用盐白梅烧存性，为末，入轻粉少许，香油调，涂四围。消渴烦闷。乌梅肉二两，微炒为末，每服二钱，水二盏，煎一盏，去滓，入豉二百粒，煎至半盏，温服。泄痢口渴。乌梅煎汤，日饮代茶。产后痢渴。乌梅肉二十个，麦门冬十二分，每以一升煮七合，细呷之。赤痢腹痛。用陈白梅同真茶、蜜水各半，煎，饮之。便痢脓血。乌梅一两，去核，烧过为末。每服二钱，米饮下，立止。久痢不止。用乌梅肉二十个，水一盏，煎六分，食前分二服饮。大便下血。及酒痢，久痢不止，月乌梅三两，烧存性，为末，醋煮米糊，和丸梧子大。每服空心米饮下二十丸，日三。小便尿血。乌梅烧存性，为末，醋糊丸梧子大。每服四十丸，酒下。血崩不止。乌梅肉七枚，烧存性，研末，米饮服之，日二。大便不通。气奔欲死，乌梅十颗，汤浸去核，丸枣大，纳入下部，少时即通。霍乱吐痢。盐梅煎饮，细细饮之。蛔虫上行。出于口鼻，乌梅煎汤，频饮并吞之，即安。水气满急。乌梅、大枣各三枚，水四升，煮二升，纳蜜和匀，含咽之。心腹胀痛。短气欲绝者，乌梅二七枚，水五升，煮沸，纳大钱二七枚，煮二升半，顿服之。顿咳不已。乌梅肉，微炒，罂粟壳去筋膜蜜炒，等分，为末。每服二钱，睡时蜜汤调下。痰厥头痛。如破者，乌梅肉三十个，盐三撮，酒三升，煮一升，顿服取吐即愈。伤寒头痛。壮热，胸中烦痛，四五日不解，乌梅十四枚，盐五合，水一升，煎半升，温服，取吐，吐后避风良。折伤金疮。干梅烧存性，敷之一宿瘥。猘犬伤毒。乌梅末，酒服二钱。指头肿毒痛。痛甚者，乌梅和鱼鲊，捣封之妙。小儿头疮。乌梅烧灰，生油调涂。香口去臭。暴干梅脯，常时含之。硫黄毒发。令人背膊疼闷，目睹漠漠，乌梅肉焙一两，砂糖半两，浆水一大盏，煎七分，呷之。

核仁 味：酸，平，无毒。治：明目益气，不饥，除烦热，治代指忽然肿痛，捣烂和醋浸之。

花 味：酸、涩，无毒。

叶 味：酸，平，无毒。治：休息痢及霍乱。煮浓汁饮之。清水揉梅叶，洗焦葛衣，经夏不脱，有验。夏衣生霉点，梅叶煎汤洗之即出，甚妙。

附方：中水毒病。初起头痛恶寒，心烦拘急，旦醒暮剧。梅叶捣汁三升，饮之良。下部虫䘌。梅叶，桃叶一斛，杵烂，蒸极热，内小器中，隔布坐蒸之，虫尽死也。月水不止。梅叶，焙，棕榈皮灰各等分，为末。每服二钱，酒调下。

根 治风痹出土者杀人。初生小儿取根，同桃、李树根煮汤浴之，无疮热之患。煎汤饮，治霍乱，止休息痢。

榔梅

实 味：甘、酸，平，无毒。治：生津止渴，清神下气，消酒。

桃

实 味：辛、酸、甘，热，微毒。多食令人有热。能发丹石毒，生者尤损人。食桃饱，入水浴，令人成淋及寒热病。生桃多食，令人膨胀及生痈疖，有损无益。五果列桃为下以此。桃与鳖同食，患心痛。服术人忌食之。治：作脯食，益颜色。肺之果，肺病宜食之。

冬桃 食之解劳热。

核仁 七月采，取仁阴干，凡使须去皮，用白术、乌豆二味，同于地锅中煮二伏时，漉出，劈开心，黄如金色乃用。桃仁行血，宜连皮尖生用。润燥活血，宜汤浸去皮尖，炒黄用。或麦麸同炒，或烧存性，各随本方。双仁者有毒，不可食。味：苦、甘，平，无毒。治瘀血，血闭，癥瘕邪气，杀小虫，止咳逆上气，消心下坚硬，除卒暴击血，通月水，止心腹痛。治血结、血秘、血燥，通润大便，破畜血，杀三虫。又每夜嚼一枚，和蜜涂手面良。主血滞，风痹，骨蒸，肝疟寒热，鬼疰疼痛，产后血病。桃仁苦重于甘，气薄味厚，沉而降，阴中之阳，手足厥阴经血分药也。苦以泄滞血，甘以生新血，故破凝血者用之。其功有四：治热入血室一也，泄腹中滞血二也，除皮肤血热燥痒三也，行皮肤凝聚之血四也。肝者，血之源。血聚则肝气燥，肝苦急，急食甘以缓之。桃仁之甘，以缓肝散血，故张仲景芪当汤用之以治伤寒。

附方：延年去风。用桃仁五合，去皮，用粳米饭浆同研，绞汁令尽，温温洗面，极妙。风劳毒肿。用桃仁一升，去皮尖，熬令黑烟出，热研如脂膏，以酒三升，搅和服，暖卧取汗，不过三度瘥。骨蒸作热。桃仁一百二十枚，留尖去皮及双仁，杵为丸。平旦井花水顿服之令尽。量饮酒至醉，仍须任意吃水，隔日一剂，百日不得食肉。上气喘急。方见杏仁。上气咳嗽。胸满气喘，桃仁三两，去皮尖，以水一大升，研汁，和粳米二合，煮粥食之。卒得咳嗽。桃仁三升，去皮，杵，着器中，蜜封蒸熟，晒干，绢袋盛，浸二斗酒中，七日可饮，日饮四五合。卒然心痛。桃仁七枚，去皮尖，研烂，水一合服之。人好魇寐。桃仁熬去皮尖，三七枚，以小便服之。崩中漏下。桃核烧存性，研细，酒服方寸匕，日三。妇人难产。用桃仁一个，劈开，一片书可字，一片书出字，吞之即生。产后身热。如火，皮如粟粒者，桃仁研泥，同腊猪脂敷之，日一易之。产后血闭。桃仁二十枚，去皮尖，藕一块，水煎服之良。产后阴肿。桃仁烧，研，敷之。男子阴肿。作痒，用桃仁炒香为末，酒服方寸匕，日二，仍捣敷之。小儿卵癞。方同上。小儿烂疮。初起肿浆似火疮，桃仁研烂，敷之。小儿聤耳。桃仁炒，研，绵裹，日日塞之。风虫牙痛。针刺桃仁，灯上烧，烟出吹灭，安痛齿上咬之，不过五六次即愈。唇干裂痛。桃仁捣，和猪脂敷。大便不快。用桃仁三两，去皮尖，吴茱萸二两，食盐一两，同炒熟，去盐、茱，每嚼桃仁五七粒。

桃毛 毛，桃实上毛也。刮取用之。味：辛，平，微毒。治：破血闭，下血瘕，寒热积聚，无子，带下诸疾。疗崩中，破癖气，治恶鬼邪气。

桃枭 此是桃实着树，经冬不落者。正月采之，中实者良。味：苦，微温，有小毒。治：杀百鬼精物，杀精魅五毒不祥。疗中恶腹痛，治肺气，腰痛，破血。疗心痛，酒磨，暖服之。主吐血，诸药不效，烧存性，研末，米汤调服有验。治小儿虚汗，妇人妊娠下血，破伏梁结气，止邪疟。烧烟，熏痔疮。烧黑，油调敷小儿头上肥疮软疖。

花 三月三日采，阴干之。桃花勿用千叶者，令人鼻衄不止、目黄。收花拣净，以绢袋盛，悬檐下令干用。味：苦，平，无毒。治：杀疰恶鬼，令人好颜色，悦泽人面，除水气，破石淋，利大小便，下三虫，消肿满，下恶气。治心腹痛及秃疮，利宿水、痰饮积滞，治风狂。研末，敷头上肥疮，手足㾦疮。

叶 柔嫩者名桃心，入药尤胜。味：苦，平，无毒。治：除尸虫，出疮中小虫，治恶气，小儿寒热客忤。疗伤寒时气，风痹无汗，治头风，通大小便，止霍乱腹痛。

茎及白皮 树皮、根皮皆可用，根皮尤良，并取东行者，刮去青皮取白皮入药。味：苦，平，无毒。治：除邪鬼中恶腹痛，去胃中热，治疰忤心腹痛，解蛊毒，辟疫疠，黄疸身目如金，杀诸疮虫。

桃胶 味：苦，平，无毒。治：炼服，保中不饥，忍风寒，下石淋，破血。治中恶，疮毒，主恶鬼邪气，和血益气，治下痢，止痛。

栗

实 味：咸，温，无毒。吴栗虽大，味短，不如北栗。凡栗日中暴干食，即下气补益，不尔犹有木气，不补益也。火煨去汗，亦杀木气。生食则发气，蒸炒热食则壅气。凡患风水人，不宜食。味咸，生水也。栗作粉食，胜于菱芡。但以饲孩儿，令齿不生。小儿不可多食，生则难化，熟则滞气，膈食生虫，往往致病。治：益气，厚肠胃，补肾气，令人耐饥。生食，治腰脚不遂。疗筋骨断碎，肿痛瘀血，生嚼涂之有效。

栗楔 音屑。一球三颗，其中扁者，栗楔也。治：筋骨风痛，活血尤效。每日生食七枚，破冷痃癖，又生嚼，罯恶刺，出箭头，敷瘰疬肿毒痛。栗，肾之果也。肾病宜食之。相传有人患腰脚弱，往栗树下食数升，便能起行，此是补肾之义。然应生啖，若服饵则宜蒸曝之。有人内寒暴泄如注，令食煨栗二三十枚，顿愈。肾主大便，栗能通肾，于此可验。

附方：小儿疳疮。嚼栗子敷之。苇刺入肉。方同上。马咬成疮。独颗栗子烧研，敷之。小儿口疮。大栗煮熟，日日与食之，甚效。金刃斧伤。用独壳大栗研敷，或仓卒嚼敷亦可。马汗入肉。成疮者，嚼栗子敷之。

栗荴 音孚。栗内薄皮也。味：甘，平，涩，无毒。治：捣散和蜜涂面，令光急，去皱文。

附方：骨鲠在咽。栗子内薄皮烧存性，研末，吹入咽中即下。用栗子肉上皮半两，为末，鲇鱼肝一个，乳香二钱半，共捣丸梧子大。看鲠远近，以线系，绵裹一丸，水润吞之，提线钓出也。

栗壳 栗之黑壳也。味：同荴。治：反胃，消渴，煮汁饮之。煮汁饮，止泻血。

附方：鼻衄不止。累医不效，栗壳烧存性，研末，粥饮服二钱。

毛球 栗外刺包也。治：煮汁，洗火丹毒肿。

花 治瘰疬。

树皮 治：煮汁洗沙虱溪毒，疔疮毒。治：丹毒五色无常。剥皮有刺者，煎水洗之。

根 治偏肾气，酒煎服之。

天师栗

今武当山所卖娑罗子，恐即此物也。味：甘，温，无毒。治：久食已风挛。

枣

生枣 味：甘、辛，热，无毒。多食令人寒热。凡羸瘦者，不可食。多食令人热渴，膨胀，动脏腑，损脾元，助湿热。

大枣 八月采，曝干。此即晒干大枣也。味最良美，故宜入药，今人亦有用胶枣之肥大者。味：甘，平，无毒。有齿病疳病虫䘌人，不宜啖枣。小儿尤不宜食。又忌与葱同食，令人五脏不和；与鱼同食，令人腰腹痛。今人蒸枣，多用糖蜜拌过，久食最损脾，助湿热也。啖枣多，令人齿黄生䘌。治：心腹邪气，安中，养脾气，平胃气，通九窍，助十二经，补少气少津液，身中不足。大惊，四肢重。和百药久服，轻身延年。煮取肉，和脾胃药甚佳。补中益气，坚志强力，除烦闷，疗心下悬，除肠澼。久服不饥，神仙。润心肺，止嗽，补五脏。治虚损，肠胃癖气，和光粉烧。治疳痢，与蛀枣食之良。杀乌头、附子、天雄毒。和阴阳，调荣卫，生津液。大枣气味俱厚，阳也。温以补不足，甘以缓阴血。邪在荣卫者，辛甘以解之，故用姜枣以和荣卫，生发脾胃升腾之气。枣属土而有火。味甘，性缓，甘先入脾。补脾者，未尝用甘，故令人食甘多者，脾必受病也。枣为脾之果，脾病宜食之，谓治病和药。枣为脾经血分药也，若无故频食，则生虫损齿，贻害多矣。

附方：调和胃气。以干枣去核，缓火逼燥，为末，量多少入少生姜末，白汤点服，调和胃气甚良。反胃吐食。大枣一枚，去核，用斑蝥去头翅，入在内，煨熟去蝥，空心食之，白汤下良。小肠气痛。大枣一枚，去核，用斑蝥一枚，去头翅，入枣内，纸包煨熟，去蝥食枣，以桂心、荜澄茄汤下。伤寒热病。后口干咽痛，喜唾，大枣三十枚，乌梅十枚，捣，入蜜丸，含一杏仁，咽汁甚效。妇人脏燥。大枣汤煮之，大枣十枚，小麦一升，甘草二两。每服一两，水煎服之，亦补脾气。妊娠腹痛。大红枣十四枚，烧焦为末，以小便服之。大便燥寒。大枣二枚，去核，入轻粉半钱，缚定煨熟，食之。仍以枣汤送之。烦闷不眠。大枣十四枚，葱白七茎，水三升，煮一升，顿服。肺疽吐血。因啖辛味热物致伤者，用红枣连核烧存性，百药煎煅过，等分为末，每服一钱，米饮下。久服香身。用大枣肉和桂心、白瓜仁、松树皮为丸，久服之。走马牙疳。新枣肉一枚，同黄柏烧焦为末，油和敷之，若加砒少许，更妙。诸疮久坏。不愈者，枣膏三升，煎水频洗，取愈。痔疮疼痛。大肥枣一枚，剥去皮，取水银掌中，以唾研令极熟，敷枣瓤上，纳入下部良。下部虫痒。蒸大枣取膏，以水银和，捻长三寸，以绵裹，夜纳下部中，明日虫尽出也。卒急心疼。《海上方》诀云，一个乌梅二个枣，七个杏仁一处捣，男酒女醋送下之，不害心疼直到老。食椒闭气。京枣食之即解也。

三岁陈枣核中仁 味：燔之苦，平，无毒。治：腹痛，邪气恶气卒疰忤。

核　烧研，掺胫疮良。

叶　味：甘，温，微毒。散服使人瘦，久卽呕吐。治：覆麻黄，能令出汗。和葛粉，揩热痱疮良。治小儿壮热，煎汤浴之。

木心　味：甘、涩，温，有小毒。治：中蛊腹痛，面目青黄，淋露骨立，剉取一斛，水淹三寸，煮至二斗澄清，煎五升，旦服五合，取吐即愈。又煎红水服之，能通经脉。

根　治：小儿赤丹从脚跗起，煎汤频浴之。

皮　主治同老桑树皮。并取北向者，等分烧研，每用一合，并水煎，澄取清，洗目，一月三洗，昏者复明。忌荤酒房事。

仲思枣

味：甘，温，无毒。治：补虚益气，润五脏，去痰嗽冷气。久服令人肥健，好颜色，神仙，不饥。

苦枣

处处有之，色青而小，味苦不堪，人多不食。味：苦，大寒，无毒。治：伤寒热伏在脏腑，狂荡烦满，大小便闭塞，取肉煮，研，和蜜丸服。

梨

梨种殊多，并皆冷利，多食损人，故俗人谓之快果，不入药用。味：甘、微酸，寒，无毒。多食令人寒中萎困。金疮、乳妇、血虚者，尤不可食多食成冷痢。治：热嗽，止渴。切片贴汤火伤，止痛不烂。治客热中风不语，治伤寒热发，解丹石热气惊邪，利大小便，除贼风，止心烦，气喘，热狂。作浆，吐风痰。卒暗风不语者，生捣汁频服。胸中痞塞热结者，宜多食之。润肺凉心，消痰除火，解疮毒、酒毒。

附方：痰喘气急。梨剜空，纳小黑豆令满，留盖合住，扎定，糠火煨熟，捣作饼，每日食之，至效。暗风失音。生梨捣汁一钱，饮，日再服。小儿风热。昏懵躁闷不能食，用消梨三枚，切破以水二升煮，取汁一升，入粳米二合，煮粥食之。赤目弩肉。日夜痛者，取好梨一颗，捣汁，以绵裹黄连一钱，浸汁，仰卧点之。赤眼肿痛。鹅梨一枚，捣汁，黄连末半两，腻粉一字，和匀绵裹，浸梨汁中，日日点之。反胃转食。用大雪梨一个，以丁香十五粒，刺大梨内，湿纸包四五重，煨熟食之。

花　治：去面黑粉滓。

叶　治：霍乱吐利不止，煮汁服。作煎，治风，治小儿寒疝。捣汁服，解中菌毒。

附方：小儿寒疝。用梨叶浓煎七合，分作数服，饮之大良。中水毒病。用梨叶一把，捣烂，以酒一盏，搅饮。蛷[1]螋尿疮。出黄水，用梨叶汁[2]涂之，干即易。食梨过伤。梨叶煎汁，解之。

木皮　治：解伤寒时气。

鹿梨

味：酸、涩，寒，无毒。治：煨食治痢。

---

〔1〕蛷：《本草纲目》作“蠼”。

〔2〕汁：原作“一”，文义欠通，据《本草纲目》改。

根皮 味：同实。治：疮疥。煎汁洗之。

附方：一切疮。鹿梨散，用鹿梨根、蛇床子各半斤，真剪草四两，硫黄三钱，轻粉一钱，为末，麻油调，敷之。小儿涂于绢衣上，着之七日，不解自愈。一切癣。鹿梨根刮皮，捣烂，醋和，麻布包擦之。干者为末，以水和搽之。

棠梨

即甘棠。味：酸、甘、涩，寒，无毒。治：烧食，止滑痢。

枝叶 味：同实。治：霍乱吐泻不止，转筋腹痛。取一握，同木瓜二两煎汁，细呷之。

附方：反胃吐食。棠梨叶油炒，去刺，为末，每旦酒服一钱。

海红

又名海棠梨。

子 味：酸、甘，平，无毒。治：泄痢。

木瓜

凡使木瓜，勿犯铁器，以铜刀削去硬皮并子，切片晒干，以黄牛乳汁拌蒸，从巳至未，待如膏煎，乃晒用也。味：酸，温，无毒。不可多食，损齿及骨。治：湿痹脚气，霍乱大吐下，转筋不止。治脚气冲心，取嫩者一颗，去子，煎服佳。强筋骨，下冷气，止呕逆，心膈痰唾，消食，止水利后渴不止。作饮服之，止吐泻、奔豚及水肿、冷热痢、心腹痛。调荣卫，助谷气，去湿和胃，滋脾益肺。治腹胀善噫，心下烦痞。木瓜入手、足太阴血分，气脱能收，气滞能和。木瓜得木之正酸，能入肝，故益筋与血病，腰肾脚膝无力，皆不可缺也。

附方：脚气肿急。用木瓜切片，囊盛踏之。脚筋挛痛。用木瓜数枚，以酒水各半煮烂，捣膏，乘热贴于痛处，以帛裹之，冷即换，日三五度。脐下绞痛。木瓜三片，桑叶七片，大枣三枚，水三升，煮半升，顿服即愈。小儿洞痢。木瓜捣汁服之。霍乱转筋。木瓜一两，酒一升，煎服，不饮酒者，煎汤服。仍煎汤浸青布，裹其足。霍乱腹痛。木瓜五钱，桑叶三片，枣肉一枚，水煎服。发槁不泽。木瓜浸油。反花痔疮。木瓜为末，以鳝鱼身上涎贴之，以纸护住。辟除壁虱。以木瓜切片，铺于席下。

木瓜核 治：霍乱，烦躁气急。每嚼七粒，温水咽之。

枝叶皮根 味：并酸、涩，温，无毒。治：煮汁饮，并止霍乱吐下转筋，疗脚气。枝作杖，利筋脉。根叶煮汤淋足，可以已蹶。木材作桶，濯足甚益人。枝叶煮汁饮，治热痢。花，治面黑粉滓。

楂子

音渣。名木桃。木瓜酸香而性脆，木桃酢涩而多滓，故谓之楂。味：酸、涩，平，无毒。多食伤气，损齿及筋。治：断痢，去恶心咽酸，止酒痰黄水。煮汁饮，治霍乱转筋，功与木瓜相近。

榠楂

音榠渣，俗呼为木梨。气辛香，置衣箱中杀蠹鱼。榠楂乃木瓜之大而黄色，无重蒂者也。楂子乃木瓜之短小而味酢涩者也。榅桲则楂类之生于北土者也。三物与木瓜皆是一类各种，故其形状、功用，不甚相远。味：酸，平，无毒。治：解酒去痰，食之去恶心，止心中酸水。煨食，止痢。浸油梳头，治发白发赤。煮汁服，治霍乱转筋。

榲桲

音温孛。似楂子而小，置衣笥中亦香。味：酸、甘，微温，无毒。发毒热，秘大小肠，聚胸中痰，壅涩血脉。不宜多食。治：温中下气，消食，除心间酸水，去臭，辟衣鱼，去胸膈积食，止渴除烦。将卧时啖一两枚，生熟皆宜。主水泻肠虚，烦热，散酒气，并宜生食。

木皮 治：捣末敷疮。

山楂

音渣。名棠梂子。有赤黄二色，肥者如小林擒，小者如指头。九月乃熟，小儿采而卖之。闽人取熟者，去皮核捣，和糖蜜，作为楂糕，以充果物。九月霜后，取带熟者去核曝干，或蒸熟去皮核，捣作饼子，日干用。味：酸，冷，无毒。生食多令人嘈烦，易饥，损齿。治：煮汁服，止水痢。沐头洗身，治疮痒。煮汁，洗漆疮多瘥。治腰痛有效。消食积，补脾。治小肠疝气，发小儿疮疹，健胃，行结气。治妇人产后儿枕痛，恶露不尽，煎汁入沙糖，服之立效。化饮食，消肉积，癥瘕痰饮，痞满吞酸，滞血痛胀，化血块气块，活血。山楂大能克化饮食，若胃中无食积，脾虚不能运化，不思食者，多服之，则反克伐脾胃生发之气也。凡脾弱食物不克化，胸腹酸剌胀闷者，于每食后嚼二三枚绝佳，但不可多用，恐反克伐也。煮老鸡硬肉，入山楂数颗即易烂，则其消肉积之功益可推矣。一小儿因食积黄肿，腹胀如鼓，偶住羊机树下取食之至饱，归而大吐痰水，其病遂愈。

附方：偏坠疝气。山棠梂肉、茴香炒各[1]一两为末，糊丸梧子大。每服一百丸，空心白汤下。老人腰痛，及腿痛。用棠梂子、鹿茸炙等分为末，蜜丸梧子大。每服百丸，日二服。肠风下血。用寒药、热药及脾弱药，俱不效者，独用山里果子俗名酸枣，又名鼻涕团，干者为末，艾汤调下，应手即愈。痘疹不快。干山楂为末，汤点服之，立出红活。又法，山楂五个，酒煎，入水温服，即出。食肉不消。山楂四两，水煮食之，并饮其汁。

核 治：吞之化食磨积，治癞疝。

附方：难产。山楂核，七七粒，百草霜为衣，酒吞下。

赤瓜木 味：苦，寒，无毒。治：水痢，头风身痒。根，主消积，治反胃。茎叶，煮汁洗漆疮。

庵罗果

西洛甚多。味：甘，温，无毒。动风疾，凡天行病及食饱后俱不可食。同大蒜辛物食，令人患黄。治：食之止渴，主妇人经脉不通，丈夫营卫中血脉不行，久食令人不饥。

叶 治渴疾，煎汤饮。

柰

名频婆，此有三种。大而长者为柰，圆者为林檎，皆夏熟。小者味涩为梣，秋熟，一名楸子。味：苦，寒，有小毒。多食令人肺壅胪胀，有病人尤甚。治：补中焦诸不足气，和脾。治卒食饱气壅不通者，捣汁服。益心气，耐饥，生津止渴。

〔1〕各：原作"研"，文义欠通，据《本草纲目》改。

林檎

味：酸、甘，温，无毒。多食令人百脉弱，多食者发热及冷痰涩气，令人好唾，或生疮疖，闭百脉。其子食之令人烦心。治：下气消痰，治霍乱肚痛。消渴者宜食之，疗水谷痢，泄精，小儿闪癖。

附方：水痢水止。林檎半熟者十枚，水二升，煎一升，并林檎食之。小儿下痢。林檎、查[1]子，同研汁，任意服之。小儿闪癖。头发竖黄，瘰疬瘦弱者，干林檎脯，研末，和醋敷之。

东行根　治：百虫，蛔虫，消渴，好唾。

柹[2]

音柹。俗作柿，非矣。其种亦多，红柹所在皆有。

烘柹　味甘，寒，涩，无毒。生柹性冷，鹿心柹尤不可食，令人腹痛。凡柹皆凉，不至大寒，食之引痰，为其味甘也。口干者，食多动风。凡柹同蟹食，令人腹痛作泻，二物俱寒也。一人食蟹，多食红柹，至夜大吐，继之以血，昏不省人。一道者云：惟木香可解，乃磨汁灌之，即渐苏醒而愈也。治：通耳鼻气，治肠澼[3]不足，解酒毒，压胃间热，止口干，续经脉气。饮酒食红柹，令人易醉，或心痛欲死，《别录》言"解酒毒"，失之矣。

白柹、柹霜　白柹，即干柹生霜者。其法：用大柹去皮，捻扁，日晒夜露至干，内瓮中待生白霜，乃取出。今人谓之柹饼，亦曰柹花。其霜谓之柹霜。味：甘，平，涩，无毒。干者性冷，生柹弥冷，火熏者性热。治：补虚劳不足，消腹中宿血，涩中厚肠，健脾胃气，开胃涩肠，消痰止渴，治吐血，润心肺，疗肺痿，心热咳嗽，润声喉，杀虫，温补。多食去面皯。治反胃，咯血，血淋肠澼，痔漏下血。

霜　清上焦心肺热，生津止渴，化痰宁嗽，治咽喉口舌疮痛。干柹属金而有土，属阴而有收意，故止血，治咳亦可为助也。柹乃脾肺血分之果也，其味甘而气平，性涩而能收，故有健脾涩肠，治嗽止血之功。盖大肠者，肺之合而胃之子也，真正柹霜乃其精液，入肺病上焦药尤佳。刘掾云：病脏毒下血凡半月，自分必死。一方只以干柹烧灰，饮服二钱遂愈。又王璆《百一方》云：曾通判子病下血十年，亦用此方，一服而愈，为散、为丸皆可。与本草"治肠澼，消宿血，解热毒"之义相合。则柹为太阴血分之药，益可征矣。有人三世死于反胃病，至孙得一方，用干柹饼同干饭，日日食之，绝不用水饮，如法食之，其病遂愈。

附方：肠风脏毒。方说见上。小便血淋。用干柹三枚，烧存性，研末，陈米饮服。用白柹、乌豆、盐花煎汤，入墨汁服之。热淋涩痛。干柹、灯心等分，水煎日饮。小儿秋痢。以粳米煮粥，入干柹末，再煮三两沸食之，奶母亦食之。反胃吐食。干柹三枚，连蒂捣烂，酒服，甚效。切勿以他药杂之。痰嗽带血。青州大柹饼，饭上蒸熟，批开，每用一枚掺真青黛一钱，卧时食之，薄荷汤下。产后咳逆。气乱心烦，用干柹切碎，水煮汁呷。妇人蒜发。干柹五枚，以茅香煮熟，枸杞子酒浸焙研，各等分，捣丸梧子大。每服五十丸，茅香汤下，日三。面生皯黯。干柹，日日食之。鼻窒不通。干柹同粳米煮粥日食。耳聋鼻塞。干柹三枚，细切，以粳米三合，豆豉少

〔1〕查：《本草纲目》作"构"。

〔2〕柹：现代规范字作"柿"。但作者特地将"柹"字作了鉴别，认为"俗作柿，非也"，故保留原字。

〔3〕澼：原作"补"，文义欠通，据《本草纲目》改。

许，煮粥，日日空心食之。痘疮入目。白柹，日日食之良。臁胫烂疮。用柹霜、柹蒂等分，烧研，敷之甚效。解桐油毒。干柹饼食之。

乌柹 火熏干者。味：甘，温，无毒。治：杀虫，疗金疮火疮，生肉止痛。治狗啮疮，断下痢。服药口苦及呕逆者，食少许即止。

醂柹 音览。水藏者性冷，盐藏者有毒。醂，藏柹也。水收、盐浸之外，又有以熟柹用灰汁澡三四度，令汁尽，着器中，经十余日，即可治病，非宜。治：涩下焦，健脾，消宿血。

柹糕 用糯米洗净一斗，大干柹五十个，同捣粉，蒸食，如干，入煮枣泥和拌之。治：作饼及糕，与小儿食，治秋痢。黄柹和米粉作糗，蒸与小儿食，止下痢、下血有效。

柹蒂 味：涩，平，无毒。治咳逆哕气，煮汁服。人之阴气依胃为养，土伤则水挟相火直冲清道而上作咳逆。古人以为胃寒，既用丁香、柹蒂。不知其孰为补虚，孰为降火？不能清气利痰，惟有助火而已。

附方：咳逆不止。用柹蒂、丁香各二钱，生姜五片，水煎服，或为末，白汤点服。

木皮 治下血，晒焙，研末，米饮服二钱，两服可止。汤火疮，烧灰，油调敷。

根 治血崩，血痢下血。

椑柹

音卑士。名漆柹，捣碎浸汁谓之柹漆，可以染罾、扇诸物。柹大如杏，惟堪生啖，不可为干也。味：甘，寒，涩，无毒。椑生啖，性冷，服石家宜之，不入药用，不可与蟹同食。治：压丹石药发热，利水，解酒毒，去胃中热。久食令人寒中，止烦渴，润心肺，除腹脏冷热。

君迁子

味：甘，涩，平，无毒。治：止消渴，去烦热，令人润泽，镇心。久服悦人颜色，令人轻健。

安石榴

甘石榴 味：甘、酸，温，涩，无毒。多食损人肺。多食损齿，令黑。凡服食药物人，忌食之。榴者，留也。其汁酸，性滞恋成痰。治：咽喉燥渴，能理乳石毒，制三尸虫。

酸石榴 味：酸，温，涩，无毒。治：赤白痢，腹痛，连子捣汁，顿服一枚。止泻痢，崩中，带下。

附方：肠滑久痢。用酸石榴一个，煅烟尽，出火毒一夜，研末，仍以酸榴一块，煎汤服，神效无比。久泻不止。方同上。痢血五色。或脓，或水，冷热不调，酸石榴五枚，连子捣汁二升，每服五合，神妙。小便不禁。酸石榴烧存性，无则用枝烧灰代之。每服二钱，用楮白皮切，焙，四钱，煎汤一盏，入榴灰再煎至八分，空心温服，晚再服。捻须令黑。酸石榴结成时，就东南枝上拣大者一个，顶上开一孔，入水银半两于中，原支封之，麻扎定，牛屎封，护待经霜摘下，倾出壳内水，以鱼鳔笼指蘸水捻须，久久自黑也。

酸榴皮 凡使榴皮、叶、根，勿犯铁，并不计干湿，皆以浆水浸一夜，取出用，其水如黑汁也。味：同实。治：止下痢，漏精，治筋骨风，腰脚不遂，行步挛急疼，涩肠。取汁点目，止泪下。煎服，下蛔虫，止泻痢，下血脱肛，崩中带下。

附方：粪前有血。令人面黄，用酢石榴皮，炙，研末，每服二钱，用茄子枝煎汤服。肠滑久痢。用石榴一个劈破，炭火簇烧存性，出火毒，为末。每服一钱，别以酸石榴一瓣，水一盏，煎汤调和服，神效异常。久泻。陈石榴皮酢者，焙研细末。每服二钱，米饮下，患二三年，或二三月，百方不效者，服之便止，不可轻忽之也。小儿风痫。大生石榴一枚，割去顶，剜空，入全蝎五枚，黄泥固济，煅存性，为末。每服半钱，乳汁调下，或防风汤下亦可。

酸榴东行根　味：同皮。治：蛔虫寸白。青者，入染须用。治：口齿病，止涩，泻痢，带下，功与皮同。

榴花　治阴干为末，和铁丹服一年，变白发如漆。铁丹，飞铁之丹也，亦铁粉之属。千叶者，治心热吐血。又研末，吹鼻止衄血立效，亦敷金疮出血。

附方：金疮出血。榴花半斤，石灰一升，捣和阴干，每用少许敷之，立止。鼻出衄血。酢榴花二钱半，黄蜀葵花一钱，为末，每服一钱，水一盏，煎服，乃止。九窍出血。石榴花，揉塞之取效。叶亦可。

橘

小曰橘，大曰柚。自是两种。若不分别，误以柚皮为橘，是贻无穷之患矣。

橘实　味：甘，酸，温，无毒。食之多痰，恐非益也。多食悬膈生痰，滞肺气。同螃蟹食，令人患软痈。治：甘者润肺，酸者聚痰，止消渴，开胃，除胸中膈气。橘皮下气消痰，其肉生痰聚饮，表里之异如此，凡物皆然。今人以蜜煎橘充果食甚佳，亦可酱菹也。

黄橘皮　名陈皮。橘皮疗气大胜。以东橘为好，西江者不如，须陈久者为良。以色红日久者为佳，故陈皮去白者，橘红也。凡使勿用柚皮、皱子皮二件。须去白膜一重，锉细。味：苦、辛，温，无毒。治：胸中瘕热逆气，利水谷。久服去臭，顺气通神，下气，止呕咳。治气冲胸中吐逆，霍乱。疗脾不能消谷，止泄，除膀胱留热，停水五淋，利小便，去寸白虫，清痰涎，治上气咳嗽，开胃，主气痢，破癥瘕痃癖，疗呕哕反胃，嘈杂，时吐清水，痰痞痎疟，大肠闷塞，妇人乳痈。入食料解鱼腥毒。橘皮气薄味厚，阳中之阴也。可升可降，为脾肺二经气分药。留白则补脾胃，去白则理肺气，同白术则补脾胃，同甘草则补肺，独用则泻肺损脾。其体轻浮，一能道肾中寒邪，二破滞气，三益脾胃。加青皮减半用之，去滞气，推陈致新。但多用久服，损元气也。橘皮能散能泻，能湿能补，能和化痰治嗽，顺气理中，调脾快膈，通五淋，疗酒病，其功当在诸药之上。橘皮，苦能泄能燥，辛能散，温能和，其治百病，总是取其理气燥湿之功，同补药则补，同泻药则泻，同升药则升，同降药则降。脾乃元气之母，肺乃摄气之钥，故橘皮为二经气分之药，但随所配而补泻升降也。陈皮、枳壳利其气，而痰自下，盖此义也。同杏仁治大肠气闷，同桃仁治大肠血闷，皆取其通滞也。

附方：宽中丸。治脾气不和，冷气胀满。用橘皮四两，白术二两，为末，酒糊丸梧子大。每食前木香汤下三十丸，日三服。橘皮汤。治男女伤寒，并一切杂病呕哕，手足逆冷者，用橘皮四两，生姜一两，水二升，煎一升，徐徐呷之即止。嘈杂吐水。真橘皮去白，为末，五更安五分于掌心舐之即睡，三日，必效。皮不真则不验。霍乱吐泻。广陈皮去白，五钱，真藿香五钱，水二盏，煎一盏，时时温服。用陈橘皮末二钱，汤点服。不省者灌之，仍烧砖沃醋布裹砖安心下，熨之便活。反胃吐食。真橘皮，以日照西壁土炒香为末，每服二钱，生姜三片，枣肉一枚，水二钟，煎一钟，温服。卒然食噎。橘皮二两，汤浸去瓤，焙，为末，以水二大盏，煎半盏，热服。诸气呃噫。橘皮二两，去瓤，水一升，煎五合，顿服，或加枳壳尤良。痰膈气胀。陈皮三钱，水煎热服。卒然失声。橘皮半两，水煎徐呷。经年气嗽。橘皮、神曲、生姜焙干，等分为末，蒸饼和丸梧子大，每服三五十丸，食后、夜卧各一服。化食消痰。胸中热气，用橘皮半两，微熬为末，水煎，代茶细呷。下焦冷气。干陈橘皮一斤，为末，蜜丸梧子大，每食前温酒下三十丸。大肠闷塞。陈皮连白，酒煮焙研末，每温酒服二钱，米饮下可。途中心痛。橘皮去白，煎汤饮之甚良。食鱼蟹毒。方同上。风痰麻木。用橘红一斤，逆流水五碗，煮烂去滓，再煮至一碗，顿服，取吐。乃吐痰圣药也。不吐，加瓜蒂末。产后尿闷。不通者，陈皮一两去白为末，空心温酒服二钱，一服即止。产后吹奶。陈皮一两，甘草一钱，水煎服即散。妇人乳痈。用真橘皮，汤浸去白，晒，曲炒微黄，为末，每服二钱，麝香调酒下，初发者一服见效，名橘香散。鱼骨鲠咽。橘皮常含，咽汁即下。

青橘皮 乃橘之未黄而青色者，薄而光，其气芳烈，今人多以小柑、小柚、小橙伪为之，不可不慎辨之。入药以汤浸去瓤，切片，醋拌丸，炒过用。味：苦、辛，温，无毒。治：气滞，下食，破积结及膈气逆，胁痛，小腹疝痛，消乳肿，疏肝胆，泻肺气。青皮乃足厥阴引经之药，能引食入太阴之仓，破滞消坚，皆治在下之病，有滞气则破滞气，无滞气则损真气。青皮乃肝胆二经气分药，故人多怒有滞气，肋下有郁积，或小腹疝疼，用之以疏通二经，行其气也。若二经实者，当先补而后用之。又云，疏肝气加青皮，炒黑则入血分也。小儿消积多用青皮，最能发汗。有汗者不可用，久疟热甚，必结癖块，宜多服。清脾汤内有青皮，疏利肝邪，则癖自不结也。

附方：理脾快气。青橘皮一斤，日干，焙末，甘草末一两，檀香末半两，和匀收之，每用一二钱，入盐少许，白汤点服。疟疾寒热。青皮一两，烧存性，研末，发前温酒服一钱，临时再服。伤寒呃逆。四花青皮全者，研末，每服二钱，白汤下。产后气逆。青橘皮为末，葱白，童子小便煎二钱，服。妇人乳岩。因久积忧郁，乳房内核如指头，不痛不痒，五七年成痈，名乳岩，不可治也。用青皮四钱，水一盏半，煎一盏，徐徐服之，日一服，或用酒服。聤耳出汁。青皮烧，研末，绵包塞之。唇燥生疮。青皮烧研，猪脂调涂。

橘瓤上筋膜 治：口渴吐酒，炒熟煎汤饮，甚效。

橘核 凡用须以新瓦焙香，去壳，取仁，研碎入药。味：苦，平，无毒。治肾疰腰痛，膀胱气痛，肾冷，炒研，每温酒服一钱，或酒煎服之。治酒齄风鼻赤，炒研，每服一钱，胡桃肉一个，擂，酒服，以瘥为度。小肠疝气及阴核肿痛，炒研五钱，老酒煎服，或酒糊丸服，甚效。橘核入足厥阴，与青皮同功，故治腰痛㿗疝在下之病，不独取象于核也。《和剂局方》治诸疝痛及内㿗，卵肿偏坠，或硬如石，或肿至溃，有橘核丸，用之有效。品味颇多，详见本方。

附方：腰痛。橘核、杜仲各二两，炒，研末，每服二钱，盐酒下。

叶 味：苦，平，无毒。治：导胸膈逆气，入厥阴，行肝气，消肿散毒，乳痈胁痛，用之行经。

附方：肺痈。绿橘叶洗捣，绞汁一盏，服之，吐出脓血即愈。

柑

味：甘，大寒，无毒。多食令人肺冷生痰，脾冷发痼癖，大肠泻痢，发阴汗。治：利肠胃中热毒，解丹石，止暴渴，利小便。

附方：难产。柑橘瓤，阴干，烧存性，研末，温酒服二钱。

皮 味：辛、甘，寒，无毒。橘皮苦、辛，温；柑皮辛、甘，寒。外形虽似而气味不同，多食令肺燥。治：下气调中，解酒毒及酒渴，去白，焙，研末，点汤入盐饮之。治产后肌浮，为末，酒服。伤寒饮食劳复者，浓煎汁服。山柑皮，治咽喉痛，效。

核 治：作涂面药。

叶 治：聤耳流水或脓血，取嫩头七个，入水数滴，杵，取汁滴之，即愈。

橙

味：酸，寒，无毒。暖，多食伤肝气，发虚热。与猿肉同食，发头旋恶心。治：洗去酸汁，切，和盐蜜煎成贮食，止恶心，能去胃中浮风恶气，行风气，疗瘿气，发瘰疬，杀鱼蟹毒。

皮 味：苦、辛，温，无毒。治：作酱、醋香美，散肠胃恶气，消食下气，去胃中浮风气。和盐贮食，去恶心，解酒病。糖作橙丁，甘美，消痰下气，利膈宽中，解酒。

附方：香橙汤。宽中快气，消酒。用橙皮二斤，切片，生姜五两，切焙，擂烂，入炙甘草末一两，檀香末半两，和作小饼。每嚼一饼，沸汤入盐送下。痔疮肿痛。隔年风干橙子，桶内烧烟熏之，神效。

核 治：面皯粉刺，湿研，夜涂之。

附方：闪挫腰痛。橙子核炒研，酒服三钱，即愈。

柚

味：酸，寒，无毒。治：消食，解酒毒。治饮酒人口气，去肠胃中恶气，疗妊妇不思食，口淡。

皮 味：甘、辛，平，无毒。治：下气。宜食，不入药。消食快膈，散愤懑之气，化痰。

枸橼

名香橼、佛手柑。

皮瓤 味：辛、酸，无毒。治下气，除心头痰水。煮酒饮，治痰气咳嗽。煎汤，治心下气痛。

根叶 治：同皮。

金橘

名金柑。味：甘，酸，无毒。治：下气快膈，止渴解酲，辟臭。皮尤佳。

枇杷

其叶似琵琶，故名。

实 味：甘、酸，平，无毒。多食发痰热，伤脾。同炙肉及热面食，令人患热黄疾。治：止渴，下气，利肺气，止吐逆，主上焦热，润五脏。

叶 凡用，须火炙，以布拭去毛，不尔射人肺，令咳不已。或以粟杆作刷，刷之尤易洁净。凡采得，秤湿叶重一两，干者三叶重一两，乃为气足堪用。粗布拭去毛，以甘草汤洗一遍，用绵再拭，每一两以酥二钱半涂上炙过。用治胃病，以姜汁涂炙。治肺病，以蜜水涂炙乃良。味：苦，平，无毒。煮汁饮之则小冷。治：卒啘不止，下气，煮汁服。若不暇煮，但嚼汁咽亦瘥。治呕哕不止，妇人产后口干，煮汁饮。主渴疾，治肺气热嗽及肺风疮，胸面上疮。和胃降气，清热解暑毒，疗脚气。枇杷叶气薄味厚，阳中之阴。治肺胃之病，大都取其下气之功耳。气下则火降痰顺，而逆者不逆，呕者不呕，渴者不渴，咳者不咳矣。治肺热嗽甚有功。一妇人患肺热久嗽，身如火炙，肌瘦将成痨，以枇杷叶、木通、款冬花、紫菀、杏仁、桑白各等分，大黄减半，如常治干为末，蜜丸樱桃大。食后、夜卧各含化一丸，未终剂而愈矣。

附方：湿病发哕。因饮水多者，枇杷叶去毛炙香、茅根各半斤，水四升，煎二升，稍稍饮之。反胃呕哕。枇杷叶去毛炙、丁香各一两，人参二两，每服三钱，水一盏，姜三片煎。衄血不止。枇杷叶去毛，焙，研细末，茶服一二钱，日三。酒皻赤鼻。枇杷叶、栀子仁等分，为末，每服二钱，温酒调下，日三。面上风疮。方同上。痔疮肿痛。枇杷叶蜜炙，乌梅肉焙，研末，先以乌梅汤洗贴之。疥疮溃烂。枇杷叶煎汤洗之。

花　治：头风，鼻流清涕，辛夷等分，研，酒服二钱，日二服。

木白皮　治：生嚼咽汁，止吐逆不下食，煮汁冷服尤佳。

杨梅

实　味：酸、甘，温，无毒。热，微毒。久食令人发热，损齿及筋。忌生葱同食，发疮致痰。治：盐藏食，去痰，止呕哕，消食下酒。干作屑，临饮酒时服方寸匕，止吐酒，止渴，和五脏，能涤肠胃，除烦愦恶气。烧灰服，断下痢甚验。盐者，常含一枚，咽汁，利五脏，下气。

附方：下利不止。杨梅烧，研，每米饮服二钱，日二服。头痛不止。杨梅为末，以少许，嗅鼻取嚏妙。头风作痛。杨梅为末，每食后薄荷茶服二钱，或以消风散同煎服，或同捣末，以白杨梅肉和丸弹子大，每食后葱茶嚼下一丸。

核仁　治脚气。

树皮及根　治：煎汤，洗恶疮疥癣。煎水，漱牙痛；服之，解砒毒。烧灰油调，涂汤火伤。

附方：中砒毒。心腹绞痛，或吐不吐，面青肢冷，用杨梅树皮煎汤二三碗，服之。

樱桃

味：甘，热，涩，无毒。多食令人吐。有暗风人不可食，食之立发。伤筋骨，败血气，有寒热病人不可食。治：调中，益脾气，令人好颜色，美志。止泄精、水谷痢。小儿食之过多，无不作热，樱桃属火性，大热而发湿，旧有热病及喘嗽者，得之立病，且有死者也。

叶　味甘，平，无毒。煮老鹅易软熟。治蛇咬，捣汁饮，并敷之。

东行根　治：煮汁服，立下寸白、蛔虫。

枝　治：雀卵斑皯，同紫萍、牙皂、白梅肉研，和，日用洗面。

花　治：面黑粉滓。

山樱桃

实　味：辛，平，无毒。治：止泄肠澼，除热调中，益脾气，令人好颜色，美志，止泄精。

银杏名白果

核仁 味：甘、苦，平，涩，无毒。多食令人胪胀，壅气动风。小儿食多昏霍，发惊引疳。同鳗鲡鱼食，患软风。治：生食引疳，解酒。熟食益人。熟食，温肺益气，定喘嗽，缩小便，止白浊。生食，降痰，消毒杀虫。嚼浆涂鼻面手足，去皶疱䵟黯皴皱及疥癣、疳䘌、阴虱。能入肺经，益肺气，定喘嗽，缩小便。生捣能浣油腻，则其去秽浊之功可类推矣。其花夜开，人不得见。盖阴毒之物，故又能杀虫消毒，然食多，则收令太过，令人气壅生胀，昏愦，故物类相感。白果食满千个者死。

附方：寒嗽痰喘。白果七个，煨熟，以熟艾作七丸，每果入艾一丸，纸包，再煨香，去艾，吃。小便频数。白果十四枚，七生七煨，食之取效止。小便白浊。生白果仁十枚，擂水饮，日一服，取效止。赤白带下。下元虚惫，白果、莲肉、红枣各五钱，胡椒一钱半，为末。用乌骨鸡一只去肠，盛药，瓦器煮烂，空心食之。肠风下血。银杏煨熟，出火气，食之，米饮下。肠风脏毒。银杏四十九枚，去壳，生研之，百药煎末和丸弹子大。每服二三丸，空心细嚼，米饮送下。牙齿虫䘌。生银杏，每食后嚼一二个，良。手足皴裂。生白果嚼烂，夜夜涂之。鼻面酒皶。银杏，酒酻糟同嚼烂，夜涂旦洗。头面癣疮。生白果仁，切断，频擦之效。下部疳疮。生白果，杵，涂之。阴虱作痒。阴毛际肉中生虫如虱，或红或白，痒不可忍者，白果仁嚼细，频擦之取效。狗咬成疮。白果仁嚼细，涂之。乳痈溃烂。服银杏半斤，以四两研酒服之，以四两研敷之。水疔暗疔。水疔色黄，麻木不痛，暗疔疮口色红，使人昏狂，并先刺四畔，后用银杏去壳浸油中年久者，捣盦之。

胡桃

名核桃，又名羌桃。

核仁 味：甘，平，无毒。性热不可多食，多食动痰饮，令人恶心吐水，动风气，脱人眉。同酒食，多令人咯血，生痰，动火。胡桃属土而有火性热。本草云"甘，平"，是无热矣。然又云"动风，脱人眉"，非热何以伤肺耶！治：食之令人肥健，润肌，黑须发。多食利小便，去五痔。捣和胡粉，拔白须发，内孔中，则生黑毛。烧存性，和生脂研，敷瘰疬疮。食之令人能食，通润血脉，骨肉细腻。治损伤，石淋。同破故纸、蜜丸服，补下焦，补气养血，润燥化痰，益命门，利三焦。温肺，润肠，治虚寒喘嗽，腰脚重痛，心腹疝痛，血痢肠风，散肿毒，发痘疮，制铜毒。

油胡桃 味：辛，热，有毒。治：杀虫攻毒，治痈肿、疠风，疥癣、杨梅、白秃诸疮，润须发。破故纸属火，能使心包与命门之火相通。胡桃属水，主润血养血。血属阴恶燥，故油以润之，佐破故纸，有木火相生之妙。故古有云：黄柏无知母，破故纸无胡桃，犹水母之无虾也。油胡桃有毒，伤人咽肺，而疮科取之，用其毒也。

附方：小便频数。胡桃煨熟，临时嚼之，温酒下。石淋痛楚。便中有石子者，胡桃肉一升，细米煮浆粥一升，相和顿服，即瘥。风寒无汗。发热头痛，核桃肉、葱白、细茶、生姜等分，捣烂，水一钟，煎七分，热服，覆衣取汗。产后气喘。胡桃肉，人参各五钱，水一盏煎七分，顿服。久嗽不止。核桃仁五十个，煮熟，去皮，人参五两，杏仁三百五十个，面炒，汤浸去皮，研匀，入炼蜜丸梧子大。每空心细嚼一丸，人参汤下，临卧再服。食物醋心。胡桃烂嚼，以生姜汤下，立止。食酸齿齼。细嚼胡桃即解。误吞铜钱。多食胡桃，自化出也。胡桃与铜钱共食，即成粉可证矣。揩齿乌须。胡桃仁烧过，贝母各等分，为散，日用之。眼目暗昏，四月内，取风落小胡桃，每日午时食饱，以无根水吞下，偃卧，觉鼻孔中泥腥气为度。赤痢不止。胡桃仁、枳壳各七个，皂角不蛀者，一挺，新瓦上烧存性，研为细末，分作八服，每临卧时一服，二更一服，五更一服，荆芥茶下。血崩不止。胡桃肉十五枚，灯上烧存性，研作一服，空心温酒调下，神效。急心气痛。核桃一个，枣子一枚，去核，夹桃纸裹煨熟，以生姜汤一钟，细嚼送下，永久不发，名盏落汤。小肠气痛。胡桃一枚，烧灰研末，热酒服之。便毒初起。用胡桃七个，烧研酒服，不过三服见效。鱼口毒疮。端午日午时，取树上青胡桃，筐内阴干，临时取烧为末，黄酒服，少行一二次，有脓自大便出，无脓即消，二三服平。一切痈肿。背痈、附骨疽，未成脓者，胡桃十个，煨熟去壳，槐花一两，研末，杵匀，热酒调服。疔疮恶肿。胡桃一个，平破取仁，嚼烂，安壳内，合在疮上，频换甚效。痘疮倒陷。胡桃肉一枚，烧存性，干胭脂半钱，研匀，胡荽煎汤调服。小儿头疮。久不愈，胡桃和皮，灯上烧存性，碗盖出火毒，入轻粉少许，生油调涂，一二次愈。酒齄鼻赤。方见橘核。聤耳出汁。胡桃仁烧研，狗胆汁和，作挺子，绵裹塞之。伤耳成疮。出汁者，用胡桃杵取油，内入。火烧成疮。胡桃仁烧黑，研敷。压扑伤损。胡桃仁捣和，温酒顿服，便瘥。疥疮瘙痒。油核桃一个，雄黄一钱，艾叶杵熟一钱，捣匀绵包，夜卧裹阴囊，历效，勿洗。

胡桃青皮　味：苦、涩，无毒。治：染髭及帛皆黑。《仙方》取青皮压油，和詹糖香涂毛发，色如漆也。

附方：乌髭发。胡桃皮、蝌蚪等分，捣泥涂之，一染即黑。用青胡桃三枚，和皮捣细，入乳汁三盏，于银石器内调匀，搽须发三五次，每日用胡桃油润之良。疬疡风。青胡桃皮捣泥，入酱清少许，令匀，先以泔洗后，敷之。白癜风。青胡桃皮一个，硫黄一皂子大，研匀，日日掺之取效。嵌甲。胡桃皮烧灰，贴之。

皮　治止水痢。春月研皮汁沐头至黑，煎水可染褐。

壳　治烧存性，入下血崩中药。

榛

仁　味：甘，平，无毒。治：益气力，实肠胃，令人不饥，健行，止饥，调中，开胃，甚验。

阿月浑子名胡榛子

仁　味：辛，温，涩，无毒。治：诸痢，去冷气，令人肥健，治腰冷，阴肾虚痿弱，房中术多用之。得木香、山茱萸良。

无名木皮　味：辛，大温，无毒。治：阴肾萎弱，囊下湿痒，并煎汁浴，极妙。

槠子

江南，皮树如栗，有苦、甜二种。治作粉食、糕食，褐色甚佳。

仁　味：苦、涩，平，无毒。酸、甘，微寒，不可多食。治：食之不饥，令人健行，止泄痢，破恶血，止渴。

皮叶　治：煮汁饮，止产妇血。嫩叶贴臁疮，一日三换良。

钩栗

名甜槠子。味：甘，平，无毒。治：食之不饥，厚肠胃，令人肥健。

橡实

名象斗。其壳煮汁，可染皂也。

实 治：霜后收采，去壳蒸之，从巳至未，挫作五片，日干，取子换水浸十五次，淘去涩味，蒸极熟食之，可以充饥。味：苦，微温，无毒。治：下痢，厚肠胃，肥健人，涩肠止泻，煮食止饥，御歉岁。橡子非果非谷而最益人，服食未能断谷，啖之尤佳。无气而受气，无味而受味，消食止痢，令人强健不倦。

附方：水谷下痢。日夜百余行者，橡实二两，楮叶炙，一两，为末。每服一钱，食前乌梅汤调下。血痢不止。上方加缩砂仁半两。下痢脱肛。橡斗子烧存性，研末，猪脂和敷。痔疮出血。橡子粉、糯米粉各一升，炒黄，滚水调作果子，饭上蒸熟食之，不过四五次效。

斗壳 治：入药并宜捣细炒焦，或烧存性，研用。味：涩，温，无毒。治：为散及煮汁服，止下痢，并可染皂，止肠风，崩中带下，冷热泻痢，并染须发。

附方：下痢脱肛。橡斗壳烧存性，研末，猪脂和搽，并煎汁洗之。肠风下血。橡斗子壳，用白梅肉填满，两个合定，铁线扎住，煅存性，研末。每服二钱，米饮下。一方用硫黄填满，煅研，酒服。走马牙疳。橡斗壳，入盐满，合定，烧透出火毒，研末，入麝香少许，先以米泔漱过，搽之。风虫牙痛。橡斗五个，入盐在内，皂荚一条，入盐在内，同煅过，研末。日搽三五次，荆芥汤漱之良。

木皮、根皮 味：苦，平，无毒。治：恶疮，因犯露致肿者，煎汁日洗，令脓血尽乃止。亦治痢，止水痢，消瘰疬。

槲实俗谓之栎橿子

仁 味：苦，涩，平，无毒。治：蒸煮作粉，涩肠止痢，功同橡子。

槲叶 治：须微炙，令焦。味：甘、苦，平，无毒。治：疗痔止血及血痢，止渴，活血，利小便，除面上皻赤。

木皮 俗名赤龙皮。味：苦，涩，无毒。治：煎服，除虫及漏，甚效。煎汤，洗恶疮，良。能吐瘰疬，涩五脏，止赤白痢，肠风下血。

荔枝生岭南及巴中

实 味：甘，平，无毒。多食令人发虚热。生荔枝多食发热，烦渴，口干，衄血，如过度，饮蜜浆一杯便解。荔枝气味纯阳，其性畏热。鲜者食多即龈肿口痛，或衄血也，病齿𪘨及火病人尤忌之。食荔枝多则醉，以壳浸水饮之即解。治：止渴，益人颜色，食之止烦渴、头重心躁、背膊劳闷。通神益智，健气。治瘰疬瘤赘、赤肿疔肿，发小儿痘疮。荔枝属阳，主散无形质之滞气，故瘤赘赤肿者用之，苟不明此，虽用之无应。

附方：痘疮不发。荔枝肉浸酒饮，并食之，忌生冷。疔疮恶肿。用荔枝五个或三个，不用双数，以狗粪中米淘净为末，与糯米粥同研成膏，摊纸上贴之，留一孔出毒气。用荔枝肉、白梅各三个，捣作饼子，贴于疮上，根即出也。风牙疼痛。用荔枝连壳烧存性，研末，擦牙即止，乃治诸药不效仙方也。用大荔枝一个，剔开填盐满壳，煅研，搽之即愈。呃逆不止。荔枝七个，连皮核烧存性，为末，白汤调下立止。

核 味：甘，温，涩，无毒。治：心痛，小肠气痛，以一枚煨存性，研末，新酒调服。治癞疝气痛，妇人血气刺痛。

附方：脾痛不止。荔枝核为末，醋服二钱，数服即愈。妇人血气。刺痛，用荔枝核，烧存性，半两，香附子，炒，一两，为末。每服一钱，盐汤、米饮任下。疝气癞肿。用荔枝核炒黑色，大茴香炒，等分为末，每服一钱，温酒下。阴肾肿痛。荔枝核烧研，酒服三钱。肾肿如斗。荔枝核、青橘皮、茴香等分，各炒，研，酒服二钱，日三。

壳 治：痘疮出[1]不爽快，煎汤饮之。又解荔枝热，浸水饮。

附方：赤白痢。荔枝壳、橡斗壳炒、榴皮炒、甘草炙，各等分，每以半两，水一盏半煎七分，温服，日二服。

花及根 治：喉痹肿痛，用水煮汁，细纽含咽，取瘥止。

龙眼名圆眼

实 味：甘，平，无毒。生者沸汤瀹过，食不动脾。治：五脏邪气，安志厌食，除蛊毒，去三虫。久服强魂聪明，轻身不老，通神明，开胃益脾，补虚长智。食品以荔枝为贵，而资益则龙眼为良，盖荔枝性热，而龙眼性和平也。

附方：归脾汤。治思虑过度，劳伤心脾，健忘怔忡，虚烦不眠，自汗惊悸。用龙眼肉、酸枣仁炒、黄芪炙、白术焙、伏神各一两，木香半两，炙甘草二钱半，㕮咀，每服五钱，姜三片，枣一枚，水二钟煎。

核 治：胡臭。六枚同胡椒二七枚，研过，遇汗出即擦之。

龙荔

出岭南，状如小荔枝而肉朱如龙眼，不可生吃，但可蒸食。

实 治甘热，有小毒。生食令人发痫，或见鬼物。

橄榄名青果

实 味：酸、甘，温，无毒。味温而甘，醉饱宜之，然性热，多食能致上壅。橄榄盐过则不苦涩，同栗子食甚香。凡食橄榄，必去两头，其性热也。过白露摘食，庶不病痁。治：生食、煮饮，并消酒毒。解鯸鲐鱼毒，嚼汁咽之。治鱼鲠，生啖。煮汁，能解诸毒，开胃下气，止泻，生津液，止烦渴。治咽喉痛，咀嚼咽汁。能解一切鱼鳖毒。鯸鲐鱼即河豚也，人误食其肝及子，必迷闷至死，惟橄榄及木煮汁，能解之，其木作舟楫，拨着鱼皆浮出，故知物有相畏如此者。一富人食鳜鱼，被鲠横在胸中，不上不下，痛几死。忽遇渔人张九，令取橄榄与食，时无此果，以核乃研末，急流水调下，骨遂下而愈。今人煮河豚、团鱼，皆用橄榄，乃知橄榄能治一切鱼鳖之毒也。

附方：初生胎毒。小儿落地时，用橄榄一个，烧研，朱砂末五分，和匀，嚼生芝麻一口，吐唾和药，绢包如枣核大，安儿口中，待咂一个时顷，方可与乳。此药取下肠胃秽毒，令儿少疾及出痘稀少也。唇裂生疮。橄榄炒研，猪脂和涂[2]之。牙齿风疳。脓血有虫，用橄榄少研，入麝香少许，贴之。下部疳疮。橄榄烧存性，研末，油调敷之，或加孩儿茶等分。

榄仁 味：甘，平，无毒。治：唇吻燥痛，研烂敷之。

核 味：甘、涩，温，无毒。治：磨汁服，治诸鱼骨鲠及食鲙成积。又治小儿痘

[1] 出：此后原衍“空”字，据《本草纲目》删。
[2] 涂：原作“调”，文义欠通，据《本草纲目》改。

疮倒靥，烧研，服之，治下血。

附方：肠风下血。橄榄核，灯上烧存性，研末。每服二钱，陈米饮调下。阴肾癞肿。橄榄核、荔枝核、山楂核等分，烧存性，研末。每服二钱，空心茴香汤调下。耳足冻疮。橄榄核烧研，油调涂之。

木威子

实 味：酸，辛，无毒。治：心中恶水，水气。

庵摩勒

名余甘子。味初食苦涩，良久更甘。仁亦入药用。如枳橘子状，俗作果子啖之。核有五六棱，盐而蒸之尤美。

实 味：甘，寒，无毒。治：风虚热气，补益强气。合铁粉一斤，用变白不老。取子压汁，和油涂头，生发去风痒，令发生如漆黑也。主丹石伤肺，上气咳嗽。久服轻身，延年长生，服乳石人宜常食之。为末，点汤服，解金石毒，解硫黄毒。

毗梨勒

出西域及南海诸国，谓之三果。

实 味：苦，寒，无毒。作浆性热。治：风虚热气，功同庵摩勒，暖肠腹，去一切冷气，作浆染须发变黑色，下气止泻痢，烧灰，干血有效。

附方：大风发脱。毗梨勒烧灰，频擦有效。

五敛子

食之多汁，味甘且酸，尤宜与众果参食。实，味：酸、甘、涩，平，无毒。治：风热，生津止渴。

五子实

大如梨而内有五核，故名。

实 味：甘，温，无毒。治：霍乱、金疮宜食之。

榧实

味：甘，平，涩，无毒。性热，同鹅肉食，生断节风，又上壅人，忌火气。榧煮素羹，味更甜美。猪脂炒榧，黑皮自脱。榧子同甘蔗食，其渣自软。又云，榧子皮反绿豆，能杀人也。治：常食治五痔，去三虫蛊毒，鬼疰恶毒。食之疗寸白虫，消谷，助筋骨，行营卫，明目轻身，令人能食。多食一二升亦不发病，多食滑肠。五痔人宜之。治咳嗽、白浊，助阳道。

柀子 味：甘，温，有毒。治：腹中邪气，去三虫，蛇螫虫毒，鬼疰伏尸。榧子肺家果也，火炒食之，香酥甘美，但多食则引火入肺，大肠受伤尔。榧子杀腹间大小虫，小儿黄瘦有虫积者，宜食之。

附方：寸白虫。日食榧子七颗，满七日，虫皆化为水也。用榧子一百枚，去皮，火燃啖之，经宿虫消下也。胃弱者啖五十枚。好食茶叶。每日食榧子七枚，以愈为度。令发不落。榧子三个，胡桃三个，侧柏叶一两，捣，浸雪水，梳头发，永不落且润也。卒吐血出。先食蒸饼两三个，以榧子为末，白汤服三钱，日三服。

榧华　春月生采，即榧子华。味：苦。治：水气，去赤虫，令人好色。忌久服。

海松子

新罗松子。状如小栗，三角，其中仁香美，东夷当果食之。

仁　味：甘，小温，无毒。新罗松子甘美，大温，去皮食之甚香，与云南松子不同。食胡羊肉不可食松子。治：骨节风，头眩，去死肌，变白，散水气，润五脏，不饥，逐风痹寒气，虚羸少气。补不足，润皮肤，肥五脏。主诸风，温肠胃。久服轻身，延年不老。润肺，治燥结咳嗽。同柏子仁，治虚秘。

附方：肺燥咳嗽。用松子仁一两，胡桃仁三两，研膏，和熟蜜半两，收之，每服二钱，食后沸汤点服。大便虚秘。松子仁、柏子仁等分研泥，溶白蜡和丸梧子大。每服五十丸，黄芪汤下。

槟榔

尖者为槟，圆者榔。槟榔生南海，岭南人啖之，以当果食。言南方地湿，不食此无以祛瘴疠也。生食其味苦涩，得扶留藤与瓦屋子灰同咀嚼之，则柔滑甘美。

槟榔子　凡使用白槟及存坐稳正心坚有锦文考为妙，半白半黑并心虚者，不入药用。以刀刮去底，细切之，勿令经火，恐无力。若熟使，不如不用。味：苦、辛，温，涩，无毒。交州者味甘，广州者味涩，白者味甘，赤者味苦。味辛而苦，纯阳也，无毒，多食亦发热。治：消谷逐水，除痰澼，杀三虫、伏尸、寸白。治腹胀，生捣末服，利水谷道。敷疮，生肌肉，止痛。烧灰，敷口吻白疮。宣利五脏六腑壅滞，破胸中气，化水肿，治心痛积聚，除一切风，下一切气，通关节，利九窍，补五劳七伤，健脾调中，除烦，破癥结。主贲豚膀胱诸气、五隔气、风冷气、脚气，宿食不消。治冲脉为病，气逆里急。治泻痢后重，心腹诸痛，大小便气秘，痰气喘急。疗诸疟，御瘴疠。味厚气轻，流而降，阴中阳也。苦以破滞，辛以散邪，泄胸中至高之气，使之下行，性如断石之沉重，能坠诸药至于下极，故治诸气后重如神也。岭南人以槟榔代茶御瘴，其功有四。一曰醒能使之醉。盖食之久则熏然颊赤，若饮酒然。苏东坡所谓"红潮登颊醉槟榔"也。二曰醉能使之醒。盖酒后嚼之，则宽气下痰，余酲顿解。朱晦庵所谓"槟榔收得为祛痰"也。三曰饥能使之饱。四曰饱能使之饥。盖空腹食之则充然气盛如饱，饱后食之则饮食快然易消，又且赋性疏通而不泄气，禀味严正而更有余甘，有是德故有是功也。

附方：痰涎为害。槟榔为末，白汤每服一钱。呕吐痰水。白槟榔一颗，烘热，橘皮二钱半，炙，为末。水一盏煎半盏，温服。醋心吐水。槟榔四两，橘皮一两，为末。每服方寸匕，空心生蜜汤调下。伤寒痞满。阴病下早成痞，按之虚软而不痛。槟榔、枳实等分为末，每服二钱，黄连煎汤下。伤寒结胸。汗下后者，槟榔二两，酒一盏，煎一盏，分二服。蛔厥腹痛，方同上。心脾作痛。鸡心槟榔、高良姜各一钱半，陈米百粒，同以水煎服之。膀胱诸气。槟榔十二枚，一生一熟，为末。酒煎服之良。本脏气痛。鸡心槟榔，以小便磨半个服，或用热酒调末一钱，服之。腰肿作痛。槟榔为末，酒服一钱。脚气壅痛。以沙牛尿一盏，磨槟榔一枚，空心暖服。干霍乱病。心腹胀痛，不吐不利，烦闷欲死，用槟榔末五钱，童子小便半盏，水一盏，煎服。大肠湿闷。大槟榔一枚，麦门冬煎汤磨汁，温服，或以蜜汤调末二钱服亦可。大小便闷。槟榔为末，蜜汤调服二钱，童子小便、葱白同煎，服之。小便淋痛。面煨槟榔、赤芍药各半两，为末。每服三钱，入灯心水煎，空心服，日二服。血淋作痛。槟榔一枚，以麦门冬煎汤，细磨浓汁一盏，顿热空心服，日二服。虫痔里急。槟榔为末，每日空心，以白汤调服二钱。诸虫在脏。久不瘥者，槟榔半两，炮，为末。每服二钱，以葱、蜜煎汤，调服一钱。金疮恶心。白槟榔四两，橘皮一两，为末。每空心生蜜汤服二钱。丹从脐起。槟榔末，醋调敷之。小儿头疮。水磨槟榔，晒取粉，和生油涂之。口吻生疮。槟榔烧研，入轻粉末，敷之良。聤耳出脓。槟榔末吹之。

大腹子

向阳者为槟榔，向阴者为大腹。

大腹子 味：辛、涩，温，无毒。治：与槟榔同功。

大腹皮 鸩鸟多集槟榔树上。凡用槟榔皮，宜先以酒洗后，以大豆汁再洗过，晒干，入灰火烧煨，切用。味：辛，微温，无毒。治：冷热气攻心腹，大肠蛊毒，痰膈醋心，并以姜盐同煎，入疏气药用之良。下一切气，止霍乱，通大小肠，健脾开胃，调下，降逆气，消肌肤中水气浮肿，脚气壅逆，瘴疟痞满，胎气恶阻，胀闷。

附方：漏疮恶秽。大腹皮煎汤洗之。乌癞风疮。大腹子生者或干者，连全皮，勿伤动，以酒一升浸之，慢火熬干，为末，腊猪脑和敷。

椰子

中有浆，饮之得醉。

椰子瓤 味：甘，平，无毒。治：益气治风，食之不饥，令人面泽。

椰子浆 味：甘，温，无毒。多食冷而动气，其性热，故饮之者多昏如醉状。《异物志》云：食其肉则不饥，饮其浆则增渴。治：止消渴，涂头益发令黑。治吐血，水肿，去风热。椰子生海南极热之地，土人赖此解夏月毒渴，天之生物，各因其利也。

椰子皮 不拘时日采，其根皮，入药，炙用。一云，实皮亦可。味：苦，平，无毒。治：止血，疗鼻衄。吐逆霍乱，煮汁饮之。治卒心痛，烧存性，研，以新汲水服一钱，极验。

壳 治：杨梅疮，筋骨痛，烧存性，临时炒热，以滚酒泡服二三钱，暖覆取汗，其痛即止，神验。

无漏子

波斯枣，生波斯国，状如枣。实，味：甘，温，无毒。治：补中益气，除痰嗽，补虚损，好颜色，令人肥健。消食止咳，治虚羸，悦人，久服无损。

桄榔子

其木似槟榔而光利，故名。

子 味：苦，平，无毒。治：破宿血。

面 味：甘，平，无毒。治：作饼炙食，腴美，令人不饥，补益虚羸损乏，腰脚无力，久服轻身辟谷。

莎木面

莎，音梭。皮中有白粉如米屑，干之捣末，以水淋过，似面，可作饼食者，胜桄榔面。

莎面 味：甘，平，温，无毒。治：补益虚冷，消食温补。久食不饥长生。

波罗蜜

梵语也。因此果味甘，故名之。

瓤　味：甘、香、微酸，平，无毒。治：止渴，解烦，醒酒，益气，令人悦泽。

核中仁　味：同瓤。治：补中益气，令人不饥轻健。

无花果名映日果

实　味：平，无毒。治：开胃，止泄痢，治五痔，咽喉痛。

叶　味：甘、微辛，平，有小毒。治：五痔肿痛，煎汤频熏洗之，取效。

附录〔1〕　文光果。出景州，肉味如栗，五月成熟。天仙果。出四川，如樱桃，其味至甘。古度子。出交广诸州，子如石榴，味酸，煮以为粽食之。

阿勃勒

生拂林国，状似皂荚而圆长，味甘好吃，此即波斯皂荚也。

子　味：苦，大寒，无毒。治：心膈间热风，心黄，骨蒸寒热，杀三虫。炙黄入药，治热病，下痰，通经络，疗小儿疳气。

附录　罗望子。出广西，壳长数寸，如肥皂及刀豆色，煨食甘美。

沙棠果

状如棠，黄花赤实，甘味如李，而无核。

实　味：甘，平，无毒。治：食之却水病。

棎子

音蟾。实如梨，七八月熟，色黄味甘酢而核甚坚。

实　味：甘，涩，无毒。治：生食之，止水痢。熟和蜜食之，去嗽。

麂目

大者如木瓜，小者如梅李，而小斜不周正，七八月熟，色黄味酸，以蜜浸食之佳。味：酸、甘，小冷，无毒。多食发冷痰。

都桷子

味甜酢，果而无核，里面如素。味酢，以盐、酨沤食，或蜜藏皆可。

实　味：酸、涩，平，无毒。治：久食益气，止泄安神，温肠治痔。久服无损，解酒，止烦渴。

都念子

子如小枣，蜜渍食之，甘美益人，生岭南。

实　味：甘、酸，小温，无毒。治：痰嗽哕气，暖腹脏，益肌肉。

都咸子

其树如李，子大如指，取子及皮、叶曝干作饮，极香美也。

子、皮、叶　味：甘，平，无毒。治：火干作饮，止渴润肺，去烦除痰。去伤寒清涕，咳逆上气，宜煎服之。

〔1〕附录：原无此二字，附录三果原在“无花果”条下正文之前，据《本草纲目》补出“附录”二字，并后移。后各条附录均同，不另注。

摩厨子

生西域及南海。

实 味：甘、香，平，无毒。治：益气，润五脏，久服令人肥健，安神养血，生肌，久服轻健。

附录 齐墩果。生波斯域。人压为油，煎饼果。德庆果。炙而食之，味如猪肉也。

韶子

生岭南，子大如栗，有棘刺。

实 味：甘，温，无毒。治：暴痢，心腹冷气。

马槟榔

味甘，内有核，颇似大枫子而壳稍薄，圆长斜扁不等，核内有仁亦甜。

实 味：甘，寒，无毒。

核仁 味：苦，寒，无毒。凡嚼之者，以冷水一口送下，其甜如蜜，亦不伤人也。治：产难，临时细嚼数枚，井华水送下，须臾立产。再以四枚去壳，两手各握二枚，恶水自下也。欲断产者，常嚼二枚，水下，久则子宫冷，自不孕矣。伤寒热病，食数枚，冷水下。又治恶疮肿毒，内食一枚，冷水下，外嚼涂之，即无所伤。

枳椇音止矩

实 味：甘，平，无毒。多食发蛔虫。治：头风，小腹拘急，止渴除烦，去膈上热，润五脏，利大小便，功用同蜂蜜。枝叶煎膏亦同。止呕逆，解酒毒，辟虫毒。一男子年三十余，因饮酒发热，又兼房劳虚乏，乃服补气血之药，加葛根以解酒毒，微汗出，人反懈怠，热如故，此乃气血虚，不禁葛根之散也。必须鸡距子解其毒，遂煎药中加而服之，乃愈。

木皮 味：甘，温，无毒。治五痔，和五脏。

秦椒

名花椒。秦地所产者，故言秦椒。八九月采实。

椒红 味：辛，温，有毒。恶栝楼、防葵，畏雌黄。治：除风邪气，温中，去寒痹，坚齿发，明目。久服轻身，好颜色，耐老增年，通神。疗喉痹，吐逆，疝瘕，去老血，产后余疾，腹痛出汗，利五脏，上气咳嗽，久风湿痹。治恶风遍身，四肢瘘痹，口齿浮肿摇动。女人月闭不通，产后恶血痢，多年痢。疗腹中冷痛。生毛发，灭瘢，能下肿湿气。

附方：膏痹尿多。其人饮少，用秦椒二分，出汗，去蒂二分，为末，水服方寸匕，日三服。手足心肿。乃风也。椒、盐末等分，醋和，敷之良。损疮中风。以面作馄饨，包秦椒，于灰中烧之令热，断开口，封于疮上，冷即易之。久患口疮。大椒，去闭口者，水洗，面拌煮作粥，空腹吞之，以饭压下。重者可再服，以瘥为度。牙齿风痛。秦椒煎醋，含漱。百虫入耳。椒末一钱，醋半钱，浸良久，少少滴，自出。

蜀椒

名川椒。生武都山谷及巴郡。八月采实，阴干。凡使南椒，须去目及闭口者，以酒拌湿蒸，从巳至午，放冷密盖，无气后取出，便入瓷器中，勿令伤风也。凡用秦椒、蜀椒，并微炒使出汗，乘热入竹筒中，以梗捣去里面黄壳，取红用。未尽再捣，或只炒热隔红铺地上，以碗覆，待冷，碾取红用。

椒红 味：辛，温，有毒。大热，多食令人乏气喘促。口闭者杀人。五月食椒，损气伤心，令人多忘。久食令人失明，伤血脉。杏仁为之使，得盐味佳。畏款冬花、防风、附子、雄黄，可收水银。中其毒者，凉水、麻仁浆解之。治：邪气咳逆，温中，逐骨节皮肤死肌，寒热痹痛，下气。久服头不白，轻身增年，除六腑寒冷，伤寒温疟，大风汗出，心腹留饮，宿食肠澼，下痢泄精，女子字乳余疾。散风邪瘕结，水肿，黄疸，鬼疰，蛊毒，杀虫鱼毒。久服开腠理，通血脉，坚齿发，明目，调关节，耐寒暑，可作膏药。治头风下泪，腰脚不遂，虚损留结，破血，下诸石水。治咳嗽，腹内冷痛。除齿痛，破癥结，开胸。治天行时气，产后宿血，壮阳，疗阴汗，暖腰膝，缩小便，止呕。通神，去老，益血，利五脏，下乳汁，灭瘢，生毛发。散寒除湿，解梦结，消宿食，通三焦，温脾胃，补右肾命门，杀蛔虫，止泄泻。椒纯阳之物，乃手足太阴、右肾命门气分之药。其味辛而麻，其气温以热，禀南方之阳，受西方之阴，故能入肺散寒，治咳嗽。入脾除湿，治风寒湿痹，水肿泻痢。入右肾，补火，治阳衰溲数，足弱久痢诸证。一妇年七十余，病泻五年，百药不效。予以感应丸五十丸投之，大便二日不行，再以平胃散加椒红、茴香、枣肉为丸，与服，遂瘳。每因怒食举发，服之即止。此除湿消食、温脾补肾之验也。凡人呕吐，服药不纳者，必有蛔虫在膈间，蛔虫闻药则动，动则药出而蛔不出。但于呕吐药中加炒川椒十粒良，盖蛔见椒则头伏也。大凡肾气上逆，须以川椒引之归经，则安。

附方：椒红丸。用蜀椒去目及合口者，炒出汗，曝干，捣取红一斤，以生地黄捣自然汁，入铜器中煎至一升，候稀稠得所，和椒末，丸梧子大。每空心暖酒下三十丸。合药时，勿令妇人、鸡、犬见。补益心肾。真川椒一斤，炒去汗，白茯苓十两，去皮，为末，炼蜜丸梧子大。每服五十丸，空心盐汤下，忌铁器。虚冷短气。川椒三两，去目并合口者，以绢袋盛，浸无灰酒五升中三日，随性饮之。腹内虚冷。用生椒择去不拆者，用四十粒，以浆水浸一宿，令合口，空心，新汲水吞下。久服暖脏腑，驻颜黑发，明目，令人思饮食。心腹冷痛。以布裹椒，安痛处，用熨斗熨，令椒出汗即止。冷虫心痛。川椒四两，炒出汗，酒二碗淋之，服酒[1]。阴冷入腹。有人阴冷，渐渐冷气入阴囊，肿满，日夜疼闷欲死，以布裹椒，包囊下，热气大通，日再易之，以消为度。呃噫不止。川椒四两，炒，研，面糊丸梧子大。每服十丸，醋汤下，神效。寒湿脚气。川椒二三升，粗布囊盛之，日以踏脚，煎汤洗足即愈。疮肿作痛。生椒末、釜下土、荞麦粉等分，研，醋和敷之。囊疮痛痒。红椒七粒，葱头七个，煮水洗之。一人途中苦此，湘山寺僧授此方，数日愈，名驱风散。手足皴裂。椒四合，以水煮之，去渣渍之半食顷，出令燥，须臾再浸，候干，涂猪羊脑髓，极妙。漆疮作痒。用汉椒煎汤洗之。嚼川椒涂鼻上，不生漆疮。夏月湿泻。川椒炒取红，肉豆蔻煨，各一两，为末，粳米饭丸梧子大。每量人米饭服百丸。飧泻不化。及久痢，小椒一两，炒，苍术[2]二两，土炒，碾末[3]，醋糊丸梧子大。每米饮服五十丸。久冷下痢。用蜀椒三升，酢渍一宿，面三升，同椒一升，拌作粥食，不过三升瘥。水泻奶疳。椒一分，

〔1〕服酒：原作“酒服”，据《本草纲目》乙转。
〔2〕术：原作“米”，文义欠通，据《本草纲目》改。
〔3〕末：原作“漠”，文义欠通，据《本草纲目》改。后同不注。

去目，碾末酥调，少少涂脑上，日三度。食茶面黄。川椒红，炒，碾末糊丸梧子大。每服十丸，茶汤下。风虫牙痛。用川椒红，末，水和白面丸皂子大。烧热咬之，数度愈。一方，花椒四钱，牙皂七个，醋一碗，煎漱之。头上白秃。花椒末，猪脂调敷，三五度便愈。妇人秃鬓。椒四两，酒浸密室内，日日搽之，自然长也。蝎螫作痛。川椒，嚼细涂之，微麻即止。百虫入耳。川椒，碾细，浸醋，灌之自出。毒蛇咬螫。以闭口椒及叶捣，封之良。小儿暴惊。啼哭绝死，蜀椒、左顾牡蛎各六铢，以酢浆水一升，煮五合，每灌一合。舌謇语吃。川椒，以生面包丸，每服十粒，醋汤送下。痔漏脱肛。每日空心嚼川椒一钱，凉水送下，三五次即收。肾风囊痒。川椒、杏仁研膏，涂掌心，合阴囊而卧，甚效。

椒目 味：苦，寒，无毒。治：水腹胀满，利小便，治十二种水气及肾虚耳卒鸣聋，膀胱急，止气喘。椒气下达，故椒目能治肾虚耳鸣。用巴豆、菖蒲同碾细，以松脂、黄腊溶和为挺，纳耳中抽之。治肾气虚，耳中如风木鸣，或如打钟磬之声，卒暴聋者，一日一易，神验。治盗汗有功，椒目微炒，碾细，用半钱，以生猪上唇煎汤一合，睡时调服，无不效。盖椒目能行水，又治水蛊也。诸喘不止，用椒目炒，碾，二钱，白汤调服，二三服以上效。之后，乃随痰火用药。

附方：水气肿满。椒目少捣如膏，每酒服方寸匕。留饮腹痛。椒目二两，巴豆一两，去皮心，熬，捣，以枣膏和丸麻子大。每服二丸，吞下，其痛即止。痔漏肿病。椒目一撮，碾细，空心水服三钱，如神。崩中带下。椒目炒，碾细，每温酒服一勺。眼生黑花。年久不可治者，椒目，炒，一两，苍术，炒，一两，为末，醋糊丸梧子大。每服二十丸，醋汤下。

叶 味：辛，热，无毒。治：奔豚，伏梁气及内肾钓，并霍乱转筋，和艾及葱碾，以醋拌罨之。杀虫，洗脚气及漆疮。

根 味：辛，热，微毒。治：肾与膀胱虚冷。血淋色瘀者，煎汤细饮，色鲜者勿服。

崖椒

俗名野椒。不甚香而子灰色。椒红，味：辛，热，无毒。忌盐。治：肺气上喘，兼咳嗽，野姜为末，酒服一钱匕。

蔓椒

名猪椒。此椒蔓生，气臭如狗彘，生云中山谷，采茎根，煮酿酒，山人亦食之。

实、根、茎 味：苦，温，无毒。治：风寒湿痹，历节疼，除四肢厥气膝痛，煎汤蒸浴，取汗。根主痔，烧末服，并煮汁浸之。贼风挛急，通身水肿，用枝叶煎如汁，熬如饧状，每空心服一匙，日三服。

地椒

出北地。即蔓椒之小者，贴地生，叶形小，味微辛，土人以煮羊肉食，香美。

实 味：辛，温，有小毒。治：淋泄肿痛，可作杀蛀蛊药。

附方：牙痛。地花椒，川芎䓖尖等分，为末擦之。

胡椒

今遍中国食之，为日用之物也。

实 味：辛，大温，无毒。辛热纯阳，走气助火，昏目发疮，多食损肺，令人吐血。治：下气，温中去痰，除脏腑中风冷，去胃口虚冷气，宿食不消，霍乱气逆，心腹卒痛，冷气上冲。调五脏，壮骨气，治冷痢，杀一切鱼肉鳖蕈毒。去胃寒吐水，大肠寒滑，暖肠胃，除寒湿，反胃虚胀，冷积阴毒，牙齿浮热作痛。胡椒去胃中寒痰，食已则吐水，甚验。大肠寒滑亦可用。须以他药佐之，过剂则走气也。胡椒属火而性燥，食之快膈，喜之者众，积久则脾胃肺气大伤。凡病气疾人，益大其祸也。牙齿痛，必用胡椒、荜茇者，散其中浮热也。胡椒大辛热纯阳之物，肠胃家湿者宜之，热病人食之动火伤气，阴受其害。病咽喉口齿者亦宜忌之。

附方：心腹冷痛。胡椒三七枚，清酒吞之，或云一岁一粒。心下大痛。用椒四十九粒，乳香研匀，男用生姜，女用当归酒下。又方，用椒五分，没药三钱，研细，分二服，温酒下。又方，胡椒、绿豆各四十粒，研烂，酒下神效。霍乱吐利。用胡椒三十粒，以饮吞之。用胡椒四十九粒，绿豆一百四十九粒，研匀，木瓜汤服一钱。反胃吐食。用胡椒醋浸，日干，如此七次，为末，酒糊丸梧子大。每服三四十丸，醋汤下。用胡椒七钱半，煨姜一两，水煎分二服。川胡椒、半夏汤泡，等分为末，姜汁糊丸梧子大。每姜汤下三十丸。夏月冷泻。及霍乱，用胡椒碾末，饭丸梧子大。每米饮下四十丸。赤白下痢。胡椒，绿豆各一岁一粒，为末，糊丸梧子大。红用生姜，白用米汤下。大小便闭。胡椒二十一粒，打碎，水一盏，煎六分，去滓，入芒硝半两，煎化服。小儿虚胀。用胡椒一两，蝎尾半两，为末，面糊丸粟米大。每服一七丸，陈米饮下。一加莱菔子半两。房劳阴毒。胡椒七粒，葱心二寸半，麝香一分，捣烂以黄蜡溶和，做成条子，插入阴内，少顷汗出即愈。惊风内钓。胡椒、水鳖子仁等分，为末，醋调黑豆末，和作丸绿豆大。每服三四十丸，荆芥汤下。发散寒邪。胡椒、丁香各七粒，碾碎，以葱白捣膏，和涂两手心，合掌握定，束于大腿内侧，温覆取汗即愈。伤寒咳逆。日夜不止，寒气攻胃也。胡椒三十粒，打碎，麝香半钱，酒一钟，煎半钟，热服。风虫牙痛。用胡椒、荜茇等分，为末，蜡丸麻子大。每用一丸，塞蛀孔中。治风、虫、客寒三般牙痛，呻吟不止，用胡椒九粒，绿豆十一粒，布裹槌碎，以丝绵包作一粒，患处咬定，涎出吐出立愈。又方，用胡椒一钱半，以羊脂拌打四十丸，擦之，追涎。阿伽陁丸。治妇人血崩，用胡椒、紫檀香、郁金、茜根、小蘖皮等分，为末，水丸梧子大。每服二十丸，阿胶汤下。沙石淋痛。胡椒、朴硝等分，为末，每服用二钱，白汤下，日三。蜈蚣咬伤。胡椒嚼封之，即不痛。虚寒积癖。在背膜之外，流于两胁，气逆喘急，久则营卫凝滞，溃为痈疽，多致不救。用胡椒二百五十粒，蝎尾四个，生木香二钱半，为末，粟米饭丸绿豆大。服二十丸，橘皮汤下。

毕澄茄

凡采得，去柄及皱皮了，用酒浸蒸之，从巳至酉，杵细，晒干入药用。

实 味：辛，温，无毒。治：下气消食，去皮肤风，心腹间气胀，令人能食。疗鬼气，能染发及香身。治一切冷气痰澼，并霍乱吐泻，肚腹痛，肾气膀胱冷。暖脾胃，止呕吐哕逆。

附方：脾胃[1]虚弱。胸膈不快，不进饮食，用毕澄茄为末，姜汁打神曲和丸梧子大。每姜汤下七十丸，日二服。噎食不纳。毕澄茄、白豆蔻等分，为末，干舐之。反胃吐食。吐出黑汁，治不愈者，用毕澄茄为末，米糊丸梧子大。每姜汤下三四十丸，日一服。愈后，服平胃散三百帖。伤寒咳逆。用毕澄茄、高良姜各等分，为末，每服二钱，水六分，煎十沸，入酢少许，服之良。

〔1〕胃：原脱，据《本草纲目》补。

痘疮入目。毕澄茄末，吹少许入鼻中，三五次效。鼻塞不通。用毕澄茄半两，薄荷叶三钱，荆芥穗一钱半，为蜜丸芡子大。时含咽。

盐麸子

粒如小豆，上有盐似雪，可为羹用。岭南人取子为末，食之酸咸止渴，将以防瘴。

子 味：酸，微寒，无毒。治：除痰饮瘴疟，喉中热结，喉痹，止渴，解酒毒，黄疸，飞尸蛊毒，天行寒热，咳嗽。变白生毛发，去头上白屑，捣末服之。生津降火，化痰，润心肺，滋肾，消毒止痢，收汗，治风湿眼病。气寒味酸而咸，阴中之阴也，咸能软而润，故降火化痰消毒。酸能收而涩，故生津润肺止痢。肾主五液，入肺为痰，入脾为涎，入心为汗，入肝为泪，自入为唾，其本皆水也。盐麸、五倍先走肾肝，有救水之功，所以痰涎、盗汗、风湿、下泪涕唾之证，皆宜用之。

树白皮 治：破血止血，蛊毒血痢，杀蛔虫，并煎服之。

根白皮 治：酒疸，捣碎，米泔浸一宿，平旦空腹一二升。诸骨鲠，以醋煎浓汁，时呷之。有人被鸡骨鲠，项肿可畏，用此根煎醋，啜至三碗，便吐出也。又彭医官治骨鲠，以此根捣烂，入盐少许，绵裹以线系定吞之，牵引上下，亦钓出骨也。

醋林子

生四川邛州山野，土人以盐收藏，充果食。其叶味酸，夷獠人采得，入盐和鱼食，云胜〔1〕用醋也。

实 味：酸，温，无毒。治：久痢不瘥及痔漏下血，蛔咬心痛，小儿疳蛔，心痛胀满，黄瘦，下寸白虫，单捣为末，酒服一钱匕，甚效。盐醋藏者，食之生津，醒酒，止渴。多食令人口舌粗拆也。

茗

早采为茶，晚为茗。其名有五：一荼，二槚，三蔎，四茗，五荈。

叶 味：苦、甘，微寒，无毒。苦寒，久食令人瘦，去人脂，使人不睡，饮之宜热。冷则聚痰，与榧同食令人身重，大渴及酒后饮茶水，入肾经，令人腰脚膀胱冷痛，兼患水肿挛痹诸疾。大抵饮茶宜热，宜少，不饮尤佳，空腹最忌之。服威灵仙、土茯苓者，忌饮茶。治：瘘疮，利小便，去痰热，止渴，令人少睡，有力，悦志，下气消食。作饮，加茱萸、葱、姜良。破热气，除瘴气，利大小便，清头目。治中风昏愦，多睡不醒，治伤暑。合醋，治泄痢甚效。炒煎饮，治热毒赤白痢。同芎䓖、葱白煎饮，止头痛。浓煎，吐风热痰涎。气寒味苦，入手足厥阴证汤药内。一人好烧鹅炙煿，日常不缺，人咸防其生痈疽，后卒不病。访知其人每夜必啜凉茶一盏，乃知茶能解炙煿之毒也。姜茶，治痢。姜助阳，茶助阴，并能消暑，解酒食毒，且一寒一热，调平阴阳，不问赤白冷热用之。茶苦而寒，阴中之阴，沉也降也。最能降火。火为百病，火降则上清矣。然火有五火，有虚实。若少壮胃健之人，心肺脾之多盛，故与茶相宜。温饮则火因寒气而下降，热饮则茶借火气而升散，又兼解酒食之毒，使人神思闿爽，不昏不睡，此茶之功也。若虚寒及血弱之人，饮之既久，则脾胃恶寒，元气暗损，土不制水，精血潜虚，成痰饮，成痞胀，成痿痹，成黄瘦，成呕逆，成洞泻，成腹痛，成疝瘕，种种内伤，此茶之害也。民生

〔1〕云胜：原脱，据《本草纲目》补。

日用，蹈其弊者，往往皆是。而妇姬受害更多，习俗人自不觉尔。况真茶既少，杂茶更多，其为患也，又可胜言哉。

附方：气虚头痛。用上春茶末，调成膏，置瓦盏内覆转，以巴豆四十粒，作二次烧烟熏之，晒干乳细。每服一字，别入好茶末，食后煎服，立效。热毒下痢。以好茶一斤，炙，捣末，浓煎一二盏服。久患痢者亦宜服之。用蜡茶，赤痢以蜜水煎服，白痢以连皮自然姜汁同水煎服，二三服即愈。用蜡茶二钱，汤点七分，入麻油一蚬壳，和服，须臾腹痛大下即止。蜡茶末，以白梅肉和丸，赤痢，甘草汤下，白痢，乌梅汤下。一方，建茶合醋，煎热服即止。产后秘塞。以葱涎调蜡茶末，为百丸，茶服自通。不可用大黄利药，利者百无一生。久年心痛。十年五年者，煎湖茶，以头醋和匀，服之良。腰痛难转。煎茶五合，投醋二合，顿服。解诸中毒。芽茶、白矾等分，碾末，冷水调下。痘疮作痒。房中宜烧茶烟，恒熏之。阴囊生疮。用蜡面茶为末，先以甘草汤洗，后贴之，妙。脚桠湿烂。茶叶嚼烂敷之，有效。蠼螋尿疮。初如糁粟，渐大如豆，更大如火烙浆疱，疼痛至甚者，速以草茶并蜡茶俱可，以生油调敷，药至痛乃止。风痰颠疾。茶芽、栀子各一两，煎浓汁一碗服，良久探吐。霍乱烦闷。茶末一钱，煎水，调干姜末一钱，服之即安。月水不通。茶清一瓶，入沙糖少许，露一夜服。虽三个月胎亦通，不可轻视。痰喘咳嗽。不能睡卧，好末茶一两，白僵蚕一两，为末，放碗内盖定，倾沸汤一小盏，临卧再添汤，点服。

茶子　味：苦，寒。治：喘急咳嗽，去痰垢。捣仁洗衣，除油腻。

附方：上气喘急。时有咳嗽，茶子、百合等分，为末，蜜丸梧子大。每服七丸，新汲水下。喘嗽齁䶎。不拘大人小儿，用糯米泔少许，磨茶子，滴入鼻中，令吸入口服之，口咬竹筒少顷，涎出如线，不过二三次绝根，屡验。头脑鸣响。状如虫蛀，名天白蚁。以茶子为末，吹入鼻中取效。

皐芦

叶似茗而大，味苦涩，出薪平县。南人取作茗饮，极重之，如蜀人饮茶也。叶，味：苦，平，无毒。寒，胃冷者不可用。治：煮饮，止渴明目，除烦，令人不睡，消痰利水，通小肠，治淋，止头痛烦热。噙咽，清上膈，利咽喉。

蘡薁音婴郁

实　味：甘、酸，平，无毒。治：止渴，悦色，益气。

藤　味：甘，平，无毒。治：哕逆，伤寒后呕哕，捣汁饮之良。止渴，去肠胃积垢，利小便。

附方〔1〕：呕啘厥逆。蘡薁藤，煎汁呷之。目中障翳。蘡薁藤以水浸过，吹气取汁，滴入目中，去热翳、赤白障。五淋血淋。木龙汤：用木龙即野葡萄藤也、竹园荽、淡竹叶、麦门冬连根苗、红枣肉、灯心草、乌梅、当归各等分，煎汤代茶饮。

根　味：同藤。治：下焦热痛淋闭，消肿毒。

附方：男妇热淋。野葡萄根七钱，葛根三钱，水二钟，煎七分，入童子小便三分，空心温服。女人腹痛。方同上。一切肿毒。赤龙散，用野葡萄根，晒，研为末，水调涂之，即消也。赤游风肿。忽然肿痒，不治则杀人，用野葡萄根捣如泥，涂之即消。

〔1〕附方：原无，据文义加。

猕猴桃

实 味：酸、甘，寒，无毒。多食冷脾胃，动泄澼。有实热者，宜食之。太过则令人脏寒作泄。治：止暴渴，解烦热，压丹石，下淋石热壅。并宜取瓤和蜜作煎食。调中下气，主骨节风，瘫缓不随，长年白发，野鸡内痔病。

藤中汁 味：甘，滑，寒，无毒。治：反胃，和生姜汁服之。又下石淋。

枝叶 治杀虫，煮汁饲狗，疗㾓疥。

甘蔗

蔗 味：甘，平，涩，无毒。共酒食发痰。多食发虚热，动衄血。同榧子食则渣软。治：下气和中，助脾气，利大肠，利大小肠，消痰止渴，除心胸烦热，解酒毒，止呕哕反胃，宽胸膈。蔗，脾之果也，其浆甘寒，能泻火热。《素问》所谓甘温除大热之意。煎炼成糖，则甘温而助湿热，所谓积温成热也。岁浆消渴解酒，自古称之。甘草遇火则热，麻油遇火则冷，甘蔗煎饴则热，水成汤则冷，此物性之异，医者可不知乎？

附方：发热口干。小便赤涩，取甘蔗去皮，嚼汁吃之，饮浆亦可。反胃吐食。朝食暮吐，暮食朝吐，旋旋吐者，用甘蔗汁七升，生姜汁一升，和匀，日日细呷之。干呕不息。蔗汁温服半升，日三次，入姜汁更佳。眼暴赤肿。磣涩疼痛，甘蔗汁二合，黄连半两，入铜器内慢火养浓，去滓点之。虚热咳嗽。口干涕唾，用甘蔗汁一升半，青粱米四合，煮粥，日食二次，极润心肺。小儿口疳。蔗皮烧研，掺之。

滓 治：烧存性，研末，乌桕油调，涂小儿头疮白秃，频涂取瘥。烧烟勿令入人目，能使暗明。

沙糖

榨甘蔗汁煎成紫色，稀者为蔗糖，干者为沙糖，球者为球糖，饼者为糖饼。沙糖中凝结如石，破之如沙，透明白者为糖霜，此紫沙糖也。味：甘，寒，无毒。冷利过于石蜜，性温不冷，多食令人心痛，生长虫，消肌肉损齿，发疳䘌。与鲫鱼同食成疳虫，与葵同食生流澼，与笋同食令不消成癥，身重不能行。治：心腹热胀，口干渴，润心肺，大小肠热，解酒毒。腊月瓶封，窖粪坑中，患天行热狂者，绞汁服甚良。和中助脾，缓肝气。小儿多食则损齿生虫者，土制水，倮虫属土，得甘即生也。与鱼、笋之类同食，皆不益人。今人每用为调和，徒取其适口，而不知阴受其害也。但其性能和脾缓肝，故治脾胃及泻肝药用为先导。

附方：下痢噤口。沙糖半斤，乌梅一个，水二碗，煎一碗，时时饮。腹中紧胀。白糖以酒三升煮，服之，不过再服。痘不落痂。沙糖调新汲水一杯服之，白汤调亦可，日二服。上气喘嗽。烦热，食即吐逆，用沙糖、姜汁等分相和，慢煎二十沸，每咽半匙取效。食韭口臭。沙糖解之。

石蜜

名白沙糖。凝结作饼块如石者，为石蜜。轻白如霜者，为糖霜。坚白如冰者，为冰糖。皆一物，有精粗之异也。味：甘，寒，冷利，无毒。治：心腹热胀，口干渴。治目中热膜，明目，和枣肉、巨胜末为丸，噙之。润肺气，助五脏，生津，润心肺燥热。治嗽消痰，解酒，和中助脾气，缓肝气。石蜜甘，喜入脾，食多则害必生于脾。西北地高多燥，得之有益；东南地下多湿，得之未有不病者。亦兼气之厚薄不同耳。

刺蜜

名草蜜。味：甘，平，无毒。治：骨蒸发热，痰嗽，暴痢下血，开胃，止渴除烦。

莲藕

莲实 即莲子。可磨为饭食，入药须蒸熟，去心，或晒或焙干用。味：甘，平，涩，无毒。石莲性温，得茯苓、山药、白术、枸杞子良。生食过多，微动冷气，胀人。蒸食甚良。大便燥涩者，不可食。治：补中养神，益气力，除百疾。久服轻身耐老，不饥延年。主五脏不足，伤中，益十二筋脉血气，止渴去热，安心止痢，治腰痛及泄精。多食令人欢喜，交心肾，厚肠胃，固精气，强筋骨，补虚损，利耳目，除寒湿，止脾泄，久痢赤白浊，女人带下，崩中诸血病。捣碎和米作粥饭，轻身益气，令人强健，安靖上下君相火邪。

附方：服食不饥。石莲肉蒸熟，去心，为末，炼蜜丸梧桐子大。日服三十丸，此仙家方也。清心宁神。用莲蓬中干石莲子肉，于沙盆中擦去赤皮，去[1]心，同为末，入龙脑，点汤服之。补中强志。益耳目聪明，用莲实半两，去皮心研末．水煮熟，以粳米三合作粥，入末，搅匀食。补虚益损。水芝丹，用莲实半升，酒浸二宿，以牙猪肚一个，洗净，入莲在内，缝定煮熟，取出晒干为末，酒煮米糊丸梧子大。每服五十丸，食前温酒送下。小便频数。下焦真气虚弱者，用上方，醋糊丸服。白浊[2]遗精。石莲肉、龙骨、益智仁等分，为末，每服二钱，空心米饮下。用莲肉、白茯苓等分为末，白汤调服。心虚赤浊。莲子六一汤，用石莲肉六两，炙甘草一两，为末。每服一钱，灯心汤下。久痢噤口。石莲肉炒，为末，每服二钱，陈仓米调下，便觉思食，甚妙。加入香莲丸尤妙。脾泄肠滑。方同上。哕逆不止。石莲肉六枚，炒赤黄色，研末，冷热水半盏，和服便止。产后咳逆。呕吐，心忡目运，用石莲子两半，白茯苓一两，丁香五钱，为末，每米饮服二钱。眼赤作痛。莲实去皮，研末一盏，粳米半升，以水煮粥，常食。小儿热渴。莲实二十枚，炒，浮萍二钱半，生姜少许，水煎分三服。反胃吐食。石莲肉为末，入少肉豆蔻末，米汤调服之。

藕 味：甘，平，无毒。藕以盐水供食则不损口，同油炸面米裹食则无渣，煮忌铁器。治：热渴，散留血，生肌，久服令人心欢，止怒，止泄，消食，解酒毒及病后干渴。捣汁服，止闷除烦，开胃，治霍乱，破产后血闷。捣膏，署金疮并伤折，止暴痛。蒸煮食之，大能开胃。生食治霍乱后虚渴，蒸食甚补五脏，实下焦。同蜜食，令人腹脏肥，不生诸虫，亦可休粮。汁，解射罔毒、蟹毒。捣浸澄粉服食，轻身益年。藕皮误落血中，遂散涣不凝，故医家用以破血，多效。产后忌生冷物，独藕不同生冷者，为能破血也。

附方：时气烦渴。生藕汁一盏，生蜜一合，和匀细服。伤寒口干。生藕汁、生地黄汁、童子小便各半盏，煎温服之。霍乱烦渴。藕汁一钟，姜汁半钟，和匀饮。霍乱吐利。生藕捣汁服。上焦痰热，藕汁、梨汁各半盏，和服。产后闷乱。血气上冲，口干腹痛。《梅师方》用生藕汁三升饮之。用藕汁、生地黄汁、童子小便等分煎服。小便热淋。生藕汁、地黄汁、葡萄汁各等分，每服一盏，入蜜温服。坠马血瘀。积在胸腹，唾血无数者，干藕根为末，酒服方寸匕，日二次。食藕中毒。生藕汁饮之。冻脚裂折。蒸熟藕，捣烂涂之。尘芒入目。大藕洗捣，绵裹，滴汁入

---

〔1〕去：《本草纲目》作“留”，义长。

〔2〕浊：原作“精”，文义欠通，据《本草纲目》改。

目中，即出也。

藕蔤 名藕丝菜。味：甘，平，无毒。治：生食主霍乱后虚渴，烦闷不能食，解酒食毒。功与藕同，解烦毒，下瘀血。

藕节 味：涩，平，无毒。冷，伏硫黄。治：捣汁饮，主吐血不止及口鼻出血，消瘀血，解热毒。产后血闷，和地黄研汁，入热酒、小便饮。能止咳血、唾血、血淋、溺血、下血、血痢、血崩。一男子病血淋痛胀，将死。予以藕汁调发灰，每服二钱，服三日，而血止，痛除。宋孝宗患痢，众医不效，高宗偶见一小药肆，召而问之，其人问得病之由，乃食湖蟹所致，遂诊脉，曰此冷痢也。乃用新采藕节捣烂，热酒调下，数服即愈。高宗大喜，就以捣药金杵臼赐之。大抵藕能消瘀血，解热开胃，而又解蟹毒故也。

附方：鼻衄不止。藕节捣汁饮，并滴鼻中。卒暴吐血。双荷散，用藕节、荷蒂各七个，以蜜少许擂烂，用水二钟，煎八分，去滓温服，或为末丸服亦可。大便下血。藕节晒干，研末，人参、白蜜煎汤，调服二钱，日二服。鼻渊脑泻。藕节、芎䓖烧研，为末，每服二钱，米饮下。

莲薏 即莲子中青心也，名苦薏。味：苦，寒，无毒。食莲子不去心，令人作吐。治：血渴，产后渴，生研末，米饮服二钱，立愈。止霍乱，清心去热。

附方：劳心吐血。莲子心七个，糯米二十一粒，为末，酒服，此临安张上舍方也。小便遗精。莲子一撮，为末，入辰砂一分，每服一钱，白汤下，日二分。

莲蕊须 花开时采取，阴干，亦可充果食。味：甘，涩，温，无毒。忌地黄、葱、蒜。治：清心，通肾，固精气，乌须发，悦颜色，止血崩吐血。

莲花 味：苦，甘，温，无毒。忌地黄、葱、蒜。治：镇心，益色驻颜，身轻。

附方：服食驻颜。七月七日采莲花七分，八月八日采根八分，九月九日采实九分，阴干捣筛，每服方寸匕，温酒调服。天泡湿疮。荷花贴之。难产催生。莲花一叶，书人字，吞之，即易产。坠损呕血。坠跌积血心胃，呕血不止，用干荷花为末，每酒服方寸匕，其效如神。

莲房 名莲蓬壳，陈久者良。味：苦，涩，温，无毒。治：破血胀腹痛及产后胎衣不下，酒煮服之。水煮服之，解野菌毒。止血崩、下血、溺血。莲房入厥阴血分，消瘀散血与荷叶同功，亦急则治标之意也。

附方：经血不止。瑞莲散，用陈莲蓬壳，烧存性，研末，每服二钱，热酒下。血崩不止。用莲蓬壳、荆芥穗，各烧存性，等分为末，每服二钱，米饮下。产后血崩。莲蓬壳五个，香附二两，各烧存性为末，每服二钱，米饮下，日二。漏胎下血。莲房烧研，面糊丸梧子大。每服百丸，汤酒任下，日二。小便血淋。莲房烧存性，为末，入麝香少许，每服二钱半，米饮调下，日二。天泡湿疮。莲蓬壳烧存性，研末，井泥调涂，神效。

荷叶蒂 名荷鼻。味：苦，平，无毒。畏桐油，伏白银，伏硫黄。治：止渴，落胞，破血，治产后口干，心腹躁烦。治血胀腹痛，产后胎衣不下，酒煮服之。又云，安胎，去恶血，留好血，止血痢，杀菌蕈毒，并煮水服。生发元气，裨助脾胃，涩精滑，散瘀血，消水肿痈肿，发痘疮，治吐血咯血，衄血下血，溺血血淋，崩中，产后恶血，损伤败血。

红白莲花

味：甘，平，无毒。治：久服令人好颜色，变白却老。

芰实

名沙角。其叶支散，故字从支，其角稍峭，故谓之菱，而俗呼为菱角也。**味：甘，平，无毒。**生食性冷利，多食伤人脏腑，损阳气，痿茎，生蛲虫。水族中此物最不治病，若过食腹胀者，可暖姜酒服之，即消。亦可含吴茱萸咽津。菱花开背日，芡花开向日，故菱寒而芡暖。**治：安中，补五脏，不饥轻身。蒸暴和蜜饵之，断谷长生。解丹石毒，鲜者解伤寒积热，止消渴，解酒毒，射罔毒。捣烂澄粉食，补中延年。**

芰花 味：涩。治：入染须发方。

乌菱壳 治：入染须发方，止泄痢。

芡实

名鸡头。凡用蒸熟，烈日晒裂取仁，亦可舂取粉用。新者煮食良，入涩精药，连壳用亦可。**味：甘，平，涩，无毒。**小儿多食令不长，生食多动风冷气，食多不益脾胃，兼难消化。**治：湿痹，腰脊膝痛，补中，除暴疾。益气强志，令耳目聪明，久服轻身不饥，耐老神仙。开胃助气，止渴益肾，治小便不禁，遗精白浊，带下。**《仙方》取此合莲实饵之甚益人。作粉食益人，胜于菱也。取其实及中子，捣烂暴干再捣筛末，熬金樱子煎，和丸服之，云补下益人，谓之水陆丹。

附方：**鸡头粥。**益精气，强志意，利耳目。鸡头实三合，煮熟，去壳，粳米一合煮粥，日日空心食。**玉锁丹。**治精气虚滑，用芡实、莲蕊，方见藕节下。**四精丸。**治思虑色欲过度，损伤心气，小便数，遗精，用秋石、白茯苓、芡实、莲肉各二两为末，蒸枣和丸梧子大。每服三十丸，空心盐汤送下。**分清丸。**治浊病，用芡实粉、白茯苓粉、黄蜡，化蜜和丸梧桐子大。每服百丸，盐汤下。

鸡头菜 即蔿菜，芡茎也。**味：咸、甘，平，无毒。治：止烦渴，除虚热，生熟皆宜。根，味同茎，治小腹结气痛，煮食之。**

附方：**偏坠气块。**鸡头根切片，煮熟，盐酯食之。

乌芋

名葧脐，又名地栗。小者名凫茈，大者名地栗。

根 **味：甘，微寒，滑，无毒。**性冷，先有冷气人不可食，令人腹胀气满。小儿秋月食多，脐下结癖也。**治：消渴，痹热，温中益气，下丹石，消风毒，除胸中实热气。可作粉食，明耳目，消黄疸，开胃，下食。作粉食厚人肠胃，不饥，能解毒，服金石人宜之。疗五种膈气，消宿食，饭后宜食之。治误吞铜物，主血痢下血，血崩，辟蛊毒。**乌芋善毁铜，合铜钱嚼之则钱化，可见其为消坚削积之物，故能化五种膈疾，而消宿食，治误吞铜也。

附方：**大便下血。**葧脐捣汁大半钟，好酒半钟，空心温服，三日见效。**下痢赤白：**午日午时取完好葧脐，洗净拭干，勿令损破，放瓶内，入好烧酒浸之，黄泥密封收贮，遇有患者，取二枚细嚼，空心用原酒送下。**妇人血崩。**凫茈一岁一个，烧存性，研末，酒服之。**小儿口疮。**用葧脐烧存性，研末掺之。**误吞铜钱。**生凫茈研汁，细细呷之，自然消化成水。

慈姑

名白地栗。生水田中，叶有桠，状如泽泻，其根黄，似芋子而小，煮之可啖。

根 **味：苦，微寒，无毒。**多食发虚热及肠风痔漏，崩中带下，疮疖。以生姜同煮佳。怀孕人不可食。吴人常食之，令人发脚气、瘫缓风，损齿，失颜色，皮肉干燥。卒食之使人干呕也。

治：百毒，产后血闷，攻心欲死，产难，胞衣不出，捣汁服一升。又下石淋。

叶 治：诸恶疮肿，小儿游瘤丹毒，捣烂涂之，即便消退，甚佳。治蛇虫咬，捣烂封之。调蚌粉，涂瘙痱。

附录诸果

方册所记诸果，名品甚多，不能详其性、味、状。既列于果，则养生者不可不知。

津符子 味苦，平，滑。多食令人口爽，不知五味。

必思荅 味甘，无毒。调中顺气。出回回田地。

甘剑子 状似巴榄子，仁附肉，有白膰，不可食，发人病。北人呼为海胡桃是也。

杨摇子 生闽越。其子生树皮中，其体有脊，形甚异而味甘无奇，色青黄，长四五寸。

海梧子 出林邑。树似梧桐，色白。叶似青桐。其子如大栗，肥甘可食。

木竹子 皮色形状全似大枇杷，肉味甘美，秋冬实熟。出广西。

橹罟子 大如半升碗，数十房攒聚成球，每房有缝。冬生青，至夏红。破其瓣食之，微甘。出广西。

罗晃子 状如橄榄，其皮七重。出广西。夏熟，味如栗。

𣗥子 出九真、交趾。色黄，盐藏食之，味酸似梅。

夫编子 五六月熟。入鸡、鱼、猪、鸭羹中，味美，亦可盐藏。

白缘子 出交趾。树高丈余，实味甘美如胡桃。

系弥子 状圆而细，赤如软枣。其味初苦后甘，可食。

人面子 以蜜渍之可食。出广中。大如梅李，春花、夏实、秋熟，蜜煎甘酸可食。其核两边似人面，口、目、鼻皆具。

黄皮果 出广西横州。状如楝子及小枣而味酸。

四味果 出祁连山。木生如枣，剖以竹刀则甘，铁刀则苦，木刀则酸，芦刀则辛。行旅得之，能止饥渴。

千岁子 壳中有肉如栗，味亦如之。干则壳肉相离，撼之有声。状似青黄李，味甘。

侯骚子 蔓生。子大如鸡卵，既甘且冷，消酒轻身。

酒杯藤子 出西域。实大如指，味如豆蔻，食之消酒。张骞得其种于大宛。

蔄子 如梨，赤如鸡冠，核如鱼鳞，生食味淡。

山枣 出广西肇庆府。叶似梅，果似荔枝，九月熟，可食。

隈支 生邛州山谷中。树高丈余，实大若雀卵，状似荔枝，肉黄肤甘。

灵床上果子 人夜谵语，食之即止。

禽　部 计六十七则

凡诸禽中之形色异常，如白身元首，或白首元身，凡死不闭目、不伸足、三足四距、六指四翼，种种异状者，断不宜食，食之杀人。

施子曰：今羽虫三百六十，毛協四时，色合五方。山禽岩栖，原鸟地处，林鸟朝嘲，水鸟夜啖。山禽咮短而尾修，水禽咮长而尾促。其交也，或以尾臎，或以睛睨，或以声音，或合异类雉孔与蛇交之类。其生也，或以翼乎卵，或以同气变鹰化鸠之类，或以异类化田鼠化鴽之类，或变入无情雀入水为蛤之类。物理万殊，若此者，学者其可不致知乎！《记》曰：天产作阳，羽类则阳中之阳。故列禽部。

鹤

仙禽。龟鹤能连任脉，故多寿。顶血饮之即死。鹤能食蛇，蛇闻声远去，故人家多养之以辟蛇。有大毒。

白鹤血 味：咸，平，无毒。治：益气力，补虚乏，去风益肺。

脑 治：和天雄、葱实服之，令人目眀，夜能书字。

卵 味：甘、咸，平，无毒。治：预解痘毒，多者令少，少者令不出，每用一枚煮，与小儿食之。

骨 治：酥炙，入滋补药。

肫中砂石子 治：磨水服，解蛊毒邪。

鹳

名皂君。鹳身如鹤，但头无丹，项无乌带，兼不善唳，止喙相击而鸣。鹳生三子，一为鹤，巽极成震，阴变阳也。震为鹤，巽为鹳也。

骨 味：甘，大寒，无毒。有小毒，入沐汤浴头，令发尽脱，更不生也。治：鬼蛊诸疰毒，五尸心腹痛。

脚骨及嘴 治：喉痹飞尸，蛇虺咬及小儿闪癖，大腹痞满，并煮汁服之，亦烧灰饮服。

卵 治：预解痘毒，水煮一枚，与小儿啖之，令不出痘或出亦稀。

屎 治小儿天钓惊风，发歇不定，炒研半钱，入牛黄、麝香各半钱，炒蝎五枚为末，每服半钱，新汲水服。

鸧鸡

名麦鸡。肉，味：甘，温，无毒。治：杀虫解蛊毒。

阳乌

出建州。似鹳而咮小，身黑颈长而白。

嘴 治：烧灰酒服，治恶虫咬成疮。

秃鹫

凡鸟至秋，毛脱秃。此鸟头秃如秋毨，故名。水鸟之大者也。其状如鹤而大，青苍色。

肉 味：咸，微寒，无毒。治：中虫鱼毒，补中益气，甚益人，炙食尤美。作脯馐食，强气力，令人走及奔马。

髓 味：甘，温，无毒。治：补精髓。

喙 治：鱼骨哽。

毛　治：解水虫毒。

鹈鹕

名淘鹅。大如苍鹅，颐下有毛袋，容二升物。

脂油　剥取其脂，熬化掠取，就以其嗉盛之，则不渗漏他物即透走也。味：咸，温，滑，无毒。治：涂痈肿，治风痹，透经络，通耳聋。

附方：耳聋。用淘鹅油半匙，磁石一小豆，麝香少许，和匀，以绵裹成挺子，塞耳中，口含生铁少许，用三五次，即有效。

嘴　味：咸，平，无毒。主：赤白久痢成疳，烧存性，研末，水服一方寸匕。

舌　治：疔疮。

毛皮　治：反胃吐食，烧存性，每酒服二钱。

鹅

名家雁。白者食草，苍者食虫。

白鹅膏　味：甘，微寒，无毒。治：灌耳，治卒聋，润皮肤，可合面脂，涂面急，令人悦白，唇沈，手足皴裂，消痈肿，解矾[1]石毒。

肉　味：甘，平，无毒。白鹅辛凉，无毒。苍鹅冷，有毒。发疮肿。鹅肉性冷，多食令人霍乱，发痼疾。嫩鹅毒，老鹅良。治：利五脏，解五脏热，服丹食人宜之，煮汁止消渴。苍鹅食虫，主射工毒为良。白鹅不食虫，止渴为胜。发风发疮，莫此为甚，火熏者尤毒。

臎　尾肉也。治：涂手足皴裂，纳耳中治聋及聤耳。

血　味：咸，平，微毒。治：中射工毒者，饮之并涂其身，解药毒。

胆　苦寒，无毒。治：解热毒及痔疮初起，频涂抹之，自消。

附方：痔疮有核。白鹅胆二三枚，取汁，入熊胆三分，片脑半分，研匀，瓷器密封，勿令泄气，用则手指涂之。立效。

卵　味：甘，温，无毒。治：补中益气，多食发痼疾。

涎　治：咽喉谷贼。外见误吞稻芒着咽喉中，不能出者，名曰谷贼，惟以鹅涎灌之即愈。

毛　治：射工水毒，小儿惊痫。又烧灰，酒服，治噎疾。

掌上黄皮　治：烧研，搽脚趾缝湿烂。焙研，油调，涂冻疮良。

屎　主：绞汁服，治小儿鹅口疮。苍鹅屎，敷虫蛇咬毒。

附方：鹅口疮。自内生出可治，自外生入不可治。用食草白鹅下清粪，滤汁，入沙糖少许，搽之并效。

雁

雁为阳鸟，与燕往来相反。冬南翔，夏北徂，以就和气，所以为礼币者，一取其信，二取其和也。雁有四德：春往秋来，信也；飞则有序，礼也；失偶不再配，节也；夜则巡警，智也。一种名野鹅，又名驾鹅，又名沙鹅，功与雁同。大曰鸿，小曰雁，六七月食之，主伤神气。

雁肪　一名鹜肪。味：甘，平，无毒。治：风挛拘急，偏枯，血气不通利。久服益气，不饥，轻身耐老，长毛发须眉，杀诸石药毒，治耳聋。和豆黄作丸，补劳瘦，肥

〔1〕矾：《本草纲目》作“礜”。

白人。涂痈肿，耳疳。又治结热胸痞，呕吐。

附方：生发。雁肪日日涂之。

肉 味：甘，平，无毒。治：风麻痹，久食动气，壮筋骨，利脏腑，解丹石毒。

骨 治：烧灰，和米泔，沐头长发。

毛 治：喉下白毛治小儿痫，有效。自落翎毛小儿佩之，辟惊痫。

屎白 治：灸疮肿痛，和人精涂之。

鹄

名天鹅。鹄大于雁，羽毛白泽，其翔极高而善步。

肉 味：甘，平，无毒。治：腌炙食之，益人气力，利脏腑。

油 治：涂痈肿，治小儿疳耳。

附方：疳耳出脓。用天鹅油调草乌末，入龙脑少许和，敷立效。无则以雁油代之。

绒毛 治：刀杖金疮，贴之立愈。

鸨

音保。鸨似雁而斑文，无后趾，性不木止。《诗》云“肃肃鸨羽”是也。性最淫。

肉 味：甘，平，无毒。治：补益虚人，去风痹气。

肪 治：长毛发，泽肌肤，涂痈肿。

鹜

音木，即名鸭。野鸭为凫，家鸭为鹜。鸭肉与卵不可与鳖同食，能杀人。又不可与胡桃、豆豉同食。

鹜肪 白鸭者良，炼过用。味：甘，大寒，无毒。治：风虚寒热，水肿。

附方：瘰疬汁出不止。用鸭脂调半夏末，敷之。

肉 味：甘，冷，微毒。黄雌鸭为补最胜。白鸭肉最良。黑鸭肉有毒，滑中，发冷利脚气，不可食。肠风下血人不可食。嫩者毒，老者良。治：补虚，除客热，和脏腑及水道。疗小儿惊痫，解丹毒，止热痢，头生疮肿。和葱豉煮汁饮之，去卒然烦热。治水，利小便，宜用青头雄鸭，取水木生发之象。治虚劳热毒，宜用乌骨白鸭，取金水寒肃之象也。

附方：白风膏。治久虚发热，咳嗽，吐痰咳血，火乘金位者，用黑嘴白鸭一只，取血，入温酒量饮，使直入肺金以润补之。将鸭干挦去毛，胁下开窍，去肠拭净，入大枣肉二升，参苓平胃散末〔1〕一升，缚定，用沙瓮一个，置鸭在内，以炭火慢煨，将陈酒一瓶，作三次入之，酒干为度，取起，食鸭及枣，频作取愈。大腹水病。用青头雄鸭煮汁饮，厚盖取汗。用青头鸭一只，如常治切，和米并五味煮作粥食。又方，用白鸭一只，治净，以豉半升，同姜、椒入鸭腹中，缝定，蒸熟食之。

头 雄鸭者良。治：煮服，治水肿，通利小便。

脑 治：冻疮，取涂之良。

血 白鸭者良。味：咸，冷，无毒。治：解诸毒。热饮，解野葛毒，已死者入咽即活。热血，解中生金、生银、丹石、砒霜诸毒，射工毒。又治中恶及溺水死者，灌之

〔1〕末：原作“术”，文义欠通，据《本草纲目》改。

即活。蚯蚓咬疮，涂之即愈。

附方：卒中恶死。或先病痛，或卧而忽绝，并取雄鸭向死人口，断其头沥血入口，外以竹筒吹其下部，极则易人，气通即活也。解白蛊毒。白鸭血热饮之。小儿白痢。似鱼冻者，白鸭杀取血，滚酒泡服，即止也。

舌 治：痔疮，杀虫，取相制也。

涎 治小儿痓风，头及四肢皆往后，以鸭涎滴之。又治蚯蚓吹小儿阴肿，取雄鸭抹之即消。谷芒刺喉，饮鸭涎即消。

胆 味：苦、辛，寒，无毒。治：涂痔核良，又点赤目初起，亦效。

肫衣 即膍胵肉也。治：诸骨鲠，炙研，水服一钱，即愈。取其消道也。

卵 味：甘、咸，微寒，无毒。多食发冷气，令人气短背闷，小儿多食，脚软。盐藏食之即宜人。生疮毒者，食之令恶肉突出。不可合鳖肉、李子食，害人。合椹食，令人生子不顺。治：心腹胸膈热。今人盐藏鸭子，其法多端。俗传小儿泄痢，炙咸卵食之，亦间有愈者。

白鸭通 即鸭屎也。味：冷，无毒。治：杀石药毒，解结缚，散畜热。主热毒、毒痢。又和鸡子白，涂热疮肿毒即消，涂蚯蚓咬亦效。绞汁服，解金银铜铁毒。

附方：石药过剂。白鸭屎为末，水服二钱效。乳石发动。烦热，用白鸭通一合，汤一盏渍之，澄清冷饮。热疮肿痛。用家鸭粪同鸡子清，调敷即消。

凫

名野鸭。海中一种冠凫，头上有冠，乃石首鱼所化也。不可与木耳、胡桃、豆豉同食。小者名刀鸭，味重，补虚。一种名油鸭，味更佳。

肉 味：甘，凉，无毒。九月以后，立春以前，即[1]中食，大益病人。治：补中益气，平胃消食，除十二种虫。身上有诸小热疮年久不愈者，但多食之，即瘥。治热毒风及恶疮疖，杀腹脏一切虫，治水气浮肿。

血 治：解挑生虫毒，热饮探吐。

䴙䴘

音甓梯。名刁鸭，水鸟也。常在水中，人至即沉，或击之便起。其膏涂刀剑不锈。俗呼水胡卢，似野鸭而小，苍白文，多脂味美。

肉 味：甘，平，无毒。治：补中益气，五味炙食甚美。

膏 治：滴耳聋。

鸳鸯

名匹鸟。雄曰鸳，雄雌不相离，人猎其一，则一相思而死。头有白长毛，垂之至尾，交颈而卧。

肉 味：咸，平，有小毒。食令人患大风。治：诸瘘疥癣，以酒浸炙令热，敷贴疮上，冷且易。清酒炙食，治瘘疮。作羹臛食之，令人肥丽。夫妇不和者，私与食之，即相爱怜。炙食，治梦寐思慕者。

附方：五瘘漏疮。鸳鸯一只，治如常法，炙熟细切，以五味醋食之，作羹亦妙。血痔不

〔1〕即：原作“节”，文义欠通，据《本草纲目》改。

止。鸳鸯一只，治净切片，以五味椒盐腌炙，空心食之。

鸂鶒

音溪敕。名紫鸳鸯。

肉 味：甘，平，无毒。治：食之去惊邪及短狐毒。

鵁鶄

音交睛。名茭鸡，水鸟也。人家养之，可厌火灾。大如凫鹜，而高脚似鸡，长喙。

肉 味：甘，咸，平，无毒。治：炙食，解诸鱼虾毒。

鹭

名鹭鸶。水鸟也，鹭以目盼而受胎。

肉 味：咸，平，无毒。治：虚瘦，益脾气，炙熟食之。

头 治：破伤风，肢强口紧。连尾烧研，以腊猪脂调，敷疮口。

鸥

名鷖。浮水上，轻漾如沤也，在海者名海鸥，在江者名汇鸥。海中一种，随潮往来，谓之信凫。

肉 味：甘，寒，无毒。主：躁渴狂邪诸病，宜五味腌炙食之，有效。

鸀玛

音烛玉。名鹫鹭，似凫而大。

毛及屎 治：烧灰，水服，治溪鸟毒、砂虱、水弩、射工、蜮短狐、虾须等病。亦可将鸟近病人，即能唼人身，讫以物承之，当有沙出，其沙即合沙射人之箭也。又可笼鸟近人，令鸟气相吸。

鸬鹚

名水老鸦。南方渔舟往往縻畜数十，令其捕鱼。此鸟胎生，从口出，如兔吐儿，故产妇执之易生。

肉 味：酸、咸，冷，微毒。治：大腹鼓胀，利水道。治腹大如鼓，体寒者，以鸬鹚烧存性，为末，米饮服之，立愈。

头 味：微寒。治：哽及噎，烧研酒服。

骨 治：烧灰水服，下鱼骨鲠。

喙 治：噎病，发即衔之，便安。

嗉 治：鱼鲠，吞之最效。

羽 治：烧灰，水服半钱，治鱼鲠噎，即愈。

蜀水花 鸬鹚屎也。味：冷，微毒。治：去面上黑鼾黡痣，疔面瘢疵及汤火疮痕。和脂油，敷疔疮。南人治小儿疳蛔，干研为末，炙猪肉蘸食，云有奇效，杀虫。

附方：鼻面酒齄。鸬鹚屎一合，研末，以腊月猪脂和之，每夜涂旦洗。鱼骨鲠咽。鸬鹚屎，研，水服方寸匕，并以水和涂喉外。断酒。鸬鹚屎烧研，水服方寸匕，日一服。

鱼狗

即翠鸟也。大者名翠鸟，小者名鱼狗。青色似翠，其尾可为饰。亦有斑白者，俱能水上取鱼。

肉 味：平，无毒。治：鱼鲠及鱼骨入肉不出痛甚者，烧研饮服，或煮汁饮亦佳。

蚊母鸟

生南方池泽茹芦中。

翅羽 治：作扇辟蚊。

鸡

诸鸡肉食忌：鸡有五色者，元鸡白首者、六指者、四距者、鸡死足不伸者，并不可食，害人。阉鸡能啼者，有毒。四月勿食抱鸡肉，令作痈成漏，男女虚乏。小儿五岁以下，食鸡生蛔虫。鸡肉不可合胡蒜、芥、李食，不可合犬肝、犬肾食，并令人泄痢。同兔食成痢，同鱼汁食成心瘕，同鲤鱼食成痈疖，同獭肉食成遁尸，同生葱食成虫痔，同糯米食生蛔虫。巽为风、为鸡。鸡鸣于五更者，日至巽位，感动其气而然也。今有风病人食之，无不发作，信可验矣。

丹雄鸡 味：甘，微温，有小毒。主：女人崩中，漏下赤白沃，补虚温中，止血，通神，杀毒辟不祥，能愈久伤乏疮不瘥者，补肺。丹雄鸡得离火[1]阳明之象，白雄鸡得庚金太白之象，故辟邪恶者，宜之。乌雄鸡属木，乌雌鸡属水，故胎产宜之。黄雌鸡属土，故脾胃宜之。而乌骨者，又得水木之精气，故虚热者宜之。各从其类也。三年煽鸡常食，治虚损，养血补气。

冠血 益气，主乳难，疗白癜风诸疮。人自缢死，心下温者，刺血滴口中，男雌女雄。又百虫入耳，取血滴之，即出。

头 主杀鬼。

附方：辟禳瘟疫。冬至日取赤雄鸡作腊，至立春日煮食至尽，勿分他人。

白雄鸡 味：酸，微温，无毒。治：下气，疗狂邪，安五脏，伤中，消渴，调中除邪，利小便，去丹毒风。三年者，能为鬼神所使。养白鸡、白犬，可以辟邪。今道家祈禳，皆用白鸡，其原本此。

乌雄鸡 味：酸、甘，微温，无毒。主：补中，止痛，止肚痛，心腹恶气，除风湿淋痹，诸虚羸，安胎，治折伤并痈疽。生捣涂，竹木刺入肉。产妇烂煮牡鸡，取汁作粳米粥，与食，自然无恙。

附方：补益虚弱。用乌雄鸡一只，治净，五味煮极烂。生食反损人。反胃吐食。用乌雄鸡一只，治如食法，入胡荽子半斤在腹内，烹食二只愈。卒得咳嗽。乌雄鸡一只，治如食法，酒渍半日，饮之。肾虚耳聋。乌雄鸡一只，治净，以无灰酒三升煮熟，乘热食，三五只效。狐尿[2]刺疮。刺人肿痛欲死，破乌鸡，搨之良。

黑雌鸡 肉，味：甘、酸，温平，无毒。治：作羹食，治风寒湿痹，五缓六急，安胎，安心定志，除邪辟恶气。治血邪，破心中宿血，治痈疽，排脓，补新血及产后虚羸，益色助气，治反胃及腹痛，踒折骨痛，乳痈。又新产妇，以一只治净，和五味炒香，投二升酒中，封一宿，取饮，令人肥白。又和乌油麻二升，熬香入酒中极效。乌色属水，牝[3]象属阴，故乌雌鸡所治皆血分之病，各从其类也。

〔1〕火：原作“人”，文义欠通，据《本草纲目》改。
〔2〕尿：原作“屎”，文义欠通，据《本草纲目》改。
〔3〕牝：原作“肥”，文义欠通，据《本草纲目》改。

附方：死胎不下。乌鸡一只，去毛，以水三升，煮二升，去鸡用帛蘸汁，摩脐下，自出。

黄雌鸡 肉，味：甘、酸、咸，平，无毒。性温，患骨热人勿食。治：伤中消渴，小便数而不禁，肠澼泄痢。补益五脏绝伤，疗五劳，益气力，治劳劣，添髓补精，助阳气，暖小肠，止泄精，补水气，补丈夫阳气。治冷气疾着床者，渐渐食之良。以光粉诸石末和饭饲鸡，煮食甚补益。治产后虚羸，煮汁煎药服，佳。黄者土色，雌者坤象。味甘归脾，气温益胃，故所治皆脾胃之病也。

附方：消渴饮水。小便数，以黄雌鸡煮汁，冷饮，并作羹食肉。脾虚滑痢。用黄雌鸡一只，炙以盐醋涂，煮熟食之。

乌鸡骨 味：甘，平，无毒。治：补虚弱，治消渴，中恶，鬼击心腹痛，益产妇，治女人崩中带下，一切虚损诸病。大人小儿下痢噤口，并煮食饮汁，亦可捣和丸药。鸡属水而骨反乌者，巽变坎也。受木水之精气，故肝肾血分之病宜用之。男用雌，女用雄。

附方：赤白带下。白果、莲肉、糯米各五钱，胡椒一钱，为末，乌骨鸡一只，如常治法，装末入腹，煮熟，空心食之。遗精白浊。下元虚惫者，用前方食之良。脾虚滑泄。乌骨鸡一只，治净，用豆蔻一两，草果二枚，烧存性，掺入鸡腹内，扎定，煮熟，空心食之。

反毛鸡 治：反胃，以一只煮烂，去骨入人参、当归、食盐各半两，再同煮烂，食之至尽。即翻翅鸡也，毛翮皆反生向前，治反胃者，述类之义耳。

泰和老鸡 味：甘，辛热，无毒。治：内托小儿痘疮。

鸡头 丹、白雄鸡者良。治：杀鬼，东门上者良，治蛊，禳恶辟瘟。

鸡冠血 三年雄鸡者良。味：咸，平，无毒。凡乌鸡者，主乳难，治目泪不止，日点三次良，亦点暴赤目。丹鸡者，治白癜风，并疗经络间热。涂颊，治口喎不止。涂面，治中恶。卒饮之，治缢死欲绝及小儿卒惊客忤。涂诸疮癣、蜈蚣蜘蛛毒、马啮、百虫入耳。鸡冠血用三年老雄者，取其阳气充溢也。

附方〔1〕：益助阳气。丹雄鸡冠血，和天雄、太阳粉各四分，桂心二分，丸服之。小儿卒惊。用雄鸡冠血少许，滴口中妙。烂弦风眼。鸡冠血点之，日三五度。对口毒疮。热鸡血频涂之，取散。燥癣作痒。雄鸡冠血频频涂之。蜈蚣咬疮。鸡冠血涂之。中蜈蚣毒。舌〔2〕胀出口，雄鸡冠血浸舌，并咽之。诸虫入耳。鸡冠血滴入自出。

鸡血 乌鸡，白鸡者良。味：咸，平，无毒。治：踒折骨痛及痿痹，中恶腹痛，乳难。治剥驴马被伤及马咬人，以热血浸之。白癜风、疬疡风，以雄鸡翅下血涂之。热血服之，主小儿下血及惊风，解丹毒蛊毒，鬼排阴毒，安神定志。

附方：解百蛊毒。白鸡血饮之。惊风不醒。白乌骨雄鸡血抹唇上，即醒。缢死未绝。鸡血涂喉下。蚰蜒入耳。生油调鸡心血，滴入即出。

肪 乌雄鸡者良。味：甘，寒，无毒。治：耳聋，头秃发落。

脑 治：小儿惊痫，烧灰，酒服。治：难产。

心 乌雄鸡者良。治：五邪。

〔1〕附方：原脱，据《本草纲目》补。
〔2〕舌：原作“毒”，文义欠通，据《本草纲目》改。

肝 雄鸡者良。味：甘、苦，温，无毒。鸡去肝，为不利人也。治：起阴补肾，治心腹痛。安漏胎下血，以一具，切，和酒五合，服之。疗风虚目暗，治女人阴蚀疮，切片纳入，引虫出尽良。

附方：肝虚目暗。老人肝虚目暗，乌雄鸡肝一具，切，以豉和米作羹成粥食之。

胆 乌雄鸡者良。味：苦，微寒，无毒。治：目不明，肌疮、月蚀疮绕耳根，日三涂之。灯心蘸，点胎赤眼甚良。水化，搽痔疮亦效。

附方：耳病疣目。黑雌鸡胆汁涂之，日三。眼热流泪。五倍子、蔓荆子煎汤，洗后，用雄鸡胆点之。尘沙眯目。鸡胆汁涂之。

肾 雄鸡者良。治：齆鼻作臭，用一对，与脖前肉等分，入豉七粒，新瓦焙研，以鸡子清和作饼，安鼻前，引虫出，忌阴人、鸡、犬见。

嗉 治：小便不禁及气噎食不消。

附方：发背肿毒。鸡嗉及肫内黄皮，焙研，湿则干掺，干则油调搽之。

膍胵里黄皮 一名鸡内金。鸡肫也。味：甘，平，无毒。治：泄痢，小便频遗，除热止烦，止泄精，并尿血，崩中，带下，肠风泻血。治小儿食疟，疗大人淋漓反胃，消酒积，主喉闭乳蛾，一切口疮。

附方：噤口痢疾。鸡内金焙研，乳汁服之。小儿疟疾。用鸡膍胵黄皮，烧存性，乳服，男用雌，女用雄。一切口疮。鸡内金，烧灰敷之，立效。鹅口白疮。鸡肫黄皮为末，人乳服半钱。谷道生疮。用鸡膍胵烧存性，为末，干贴之，如神。疮口不合。鸡膍胵皮，日贴之。发背已溃。用鸡肫黄皮同绵絮焙末，搽之即愈。小儿疣目。鸡肫黄皮擦之自落。

肠 男用雌，女用雄。治：遗溺，小便不禁，烧存性，每服三指，酒下，止遗精白浊，消渴。

附方：小便频遗。用雄鸡肠一具，作臛，和酒服。用雄鸡肠，水煮汁服，日三次。

肋骨 乌骨鸡者良。治：小儿羸瘦，食不生肌。

距 白雄鸡者良。治：产难，烧研，酒服。下骨鲠，以鸡足一双，烧灰水服。

翮翎 白雄鸡者良。治：下血闭。左翅毛能起阴，治妇人小便不禁，消阴㿉，疗骨鲠，蚀痈疽。止小儿夜啼，安席下，勿令母知。凡古井及五月井中有毒，不可辄入，即杀人。宜先以鸡毛试之，毛直下无毒，回旋者有毒。

附方：咽喉骨鲠。白雄鸡左右翮大毛各一枚，烧灰水服。解蜀椒毒。鸡毛烧烟，吸之，井水调一钱，服之。

尾毛 治：刺入肉中，以二七枚和男子乳[1]封之当出。解蜀椒毒，烧烟吸之，并以水调灰服。又治小儿痘后生痈，烧灰和水敷之。

附方：小便不禁。雄鸡翎，烧研，酒服方寸匕。

屎白 雄鸡屎乃有白，腊月收之，白鸡乌骨者更良。味：微寒，无毒。治：消渴，伤寒寒热，破石淋及转筋，利小便，止遗尿，灭瘢痕。治中风失音，痰迷。炒服，治小儿客忤蛊毒。治白虎风，贴风痛。治贼风，风痹，破血，和黑豆炒，酒浸服之，亦治虫

〔1〕男子乳：指男婴之母乳。

咬毒。下气，通利大小便。治心腹鼓胀，消癥瘕。疗破伤中风。小儿惊啼，以水淋汁服。解金银毒。以醋和，涂蜈蚣、蚯蚓咬毒。

鸡子 即鸡卵也。黄雌者为上，乌雌者次之。味：甘，平，无毒。多食令人腹中有声，动风气。和葱、蒜食之气短，同韭子食成风痛，共鳖肉食损人，共獭肉食成遁尸，同兔肉食成泄痢。妊妇以鸡子、鲤鱼同食，令儿生疮；同糯米食，令儿生虫。小儿患痘疹，忌食鸡子及闻煎食之气，令生翳膜。治：除热火灼烂疮，痫痓。可作虎魄神物，镇心，安五脏，止惊安胎，治妊娠天行，热疾狂走，男子阴囊湿痒及开喉声失音。醋煮食之，治赤白久痢及产后虚痢。光粉同炒干，止疳痢及妇人阴疮。和豆淋酒服，治贼风麻痹。醋浸令坏，敷疵皯。作酒，止产后血晕，暖水脏，缩小便，止耳鸣。和蜡炒，治耳鸣聋及疳痢。益气，以浊水煮一枚，连水服之。主产后痢，和蜡煎。止小儿痢、小儿发热，以白蜜一合，和三颗搅服立瘥。

附方：天行呕逆。鸡子一枚，水煮三五沸，冷水浸少顷，吞之。伤寒发狂。烦躁热极，吞生鸡子一枚，效。水泻。用米醋煮鸡子，食之即止。身面肿满。鸡子黄白相和，涂肿处，干再上。年深哮喘。鸡子略敲损，浸尿缸中三四日，煮食，能去风痰。心气作痛。鸡子一枚，打破，醋三合，调服。

卵白 味：甘，微寒，无毒。治：目热赤痛，除心下伏热，止烦满，咳逆，小儿下泄，妇人产难，胞衣不出，并生吞之。醋浸一宿，疗黄疸，破大烦热。产后血闭不下，取白一枚，入醋一半，搅服。和赤小豆末，涂一切热毒丹肿腮痛，神效。冬月以新生者，酒渍之，密封七日，取出，每夜涂面，去皯黯䵟疱，令人悦色。

卵黄 味：甘，温，无毒。治：醋煮，治产后虚痢，小儿发热。煎食，除烦热。炼过，治呕逆。和常山末为丸，竹叶汤服，治久疟。炒取油，和粉，敷头疮。卒干呕者，生吞数枚良。小便不通者，亦生吞之，数次效。补阴血，解热毒，治下痢甚验。

抱出卵壳 治：研末，磨障翳。伤寒劳复，熬令黄黑为末，热汤和一合服，取汗出即愈。烧灰油调，涂癣及小儿头身诸疮。酒服二钱，治反胃。

卵壳中白皮 治：久咳气结，得麻黄、紫菀服，立效。

燖鸡汤 治：消渴，饮水无度。用燖雄鸡水滤澄服之，不过二鸡之水愈，神效。

雉

名野鸡。孟冬雉入大水为蜃。蜃，大蛤也。蛇交雉则生蜃，蜃，蛟类也。正月蛇与雉交，生卵，遇雷入土数丈，为蛇，二三百年成蛟飞腾。若卵不入土，仍为雉。

肉 味酸，微寒，无毒。秋冬益，春夏毒，有痢人不可食。久食令人瘦。九月至十一月稍有补，他月则发五痔，诸疮疥。若与胡桃同食，发头风眩，连及心痛。与菌、蕈、木耳同食，发五痔，立下血。同荞麦食，生肥虫。卵同葱食，生寸白虫。自死爪甲不伸者，杀人。治：补中，益气力，止泄痢，除蚁瘘。

附方：产后下痢。用野鸡一只，作馄饨食之。消渴饮水。用野鸡一只，五味煮取三升已来汁，饮之，肉亦可食。

脑 治：涂冻疮。

嘴 治：蚁瘘。

尾 治：烧灰，和麻油，敷天火丹毒。

屎 治：久疟。

鹳雉

名山雉，大者为鷮。

肉 味：甘，平，有小毒。久食瘦人。和荞麦食，生肥虫。同豉食，害人。卵同葱食，生寸白虫。治：五脏气喘不得息者，作羹臛食。炙食，补中益气。

锦鸡

名鷩雉。性多介，多文采。

肉 味：甘、酸，有小毒。食之令人聪明，益容色，形状略似雄雉，毛羽皆作圆斑，尾倍长。嗉有肉绶，睛则舒于外，人谓之吐锦，又谓之吐绶鸟。养之禳火灾。

又种名鶡鸡。味：甘，平，无毒。治：炙食之，令人勇健肥润。

又种名麦鸡。味：甘，温。补虚益脾。

又种名苍鸡[1]。味：甘，温。主：杀虫蛊毒。其状如鹤而毛羽苍色，两颊红，顶无丹。

又种名秧鸡。味：甘，温。治：蚁瘘效。大如锦鸡，白颊长嘴短尾，青有白斑，多居田泽，夏至后夜鸣达旦，秋后即止。

又种名英鸡。味：甘，温，无毒。主：益阳道，补虚损，令人肥健悦泽，能食，不患冷，常有实气而不发也。

又种名竹鸡。味：甘，平，无毒。解野鸡毒，杀腹中诸虫，煮炙食之，又解山菌毒。状如小鸡，无尾。谚云：家有竹鸡啼，白蚁化为泥。盖好食蚁也。

白鹇

即白雉。

肉 味：甘，平，无毒。治：补中，解毒。

鹧鸪

飞必南翅，其志怀南，不徂北。

肉 味：甘，温，无毒。不可与竹笋同食，令人小腹胀。自死者不可食。或言此鸟天地之神，每月取一只飨至尊。治：岭南野葛菌子毒、生金毒，及温疟久病欲死者，合毛熬，酒渍服之，或生捣汁服，最良。酒服，主蛊气欲死，能利五脏，益心力聪明。

脂膏 治：涂于皲瘃，令不龟裂。

鹑

鹑大如鸡雏，头细而无尾，毛有斑点，甚肥。雄者足高，雌者足卑。其性畏寒，虾蟆得爪化为鹑。南海有黄鱼，九月变为鹑。以盐炙食甚肥美。

肉 味：甘，平，无毒。四月以前未堪食。不可合食猪肝，食令人生黑子。合菌子食，令人发痔。治：补五脏，益中续气，实筋骨，耐寒暑，消结热。和小豆，生姜煮食，止泄

〔1〕又种名苍鸡：此药后重出本条二十八字，据删。

痢。酥煎食，令人下焦肥。小儿患疳及下痢五色，旦旦食之有效。

鸮

名鹌。又名鴽。人多食之。鹌与鹑形状相似，俱黑者，但无斑者为鹌也。三月田鼠化为鴽，八月鴽化为田鼠。

肉 味：甘，平，无毒。治：诸疮，阴𧏾，煮食去热。

鹬

音述。如鹑色苍，嘴长。田鸡所化，天将雨则鸣。

肉 味：甘，温，无毒。治：补虚，甚暖人。

鸽

名鹁鸽。惟白鸽入药。其性最淫。

白鸽肉 味：咸，平，无毒。治：解诸药毒及人、马久患疥，食之立愈。调精益气，治恶疮疥癣、风疮白癜、疬疡风，炒熟服。虽益人，食多恐灭药力。

附方：消渴饮水。不知足，用白花鸽一只，切作小片，以土苏煎含咽。预解痘毒。每至除夜，以白鸽煮炙饲儿，仍以毛煎汤浴之，则痘出稀少。

血 治：解诸药、百蛊毒。

卵 治：解疮毒、痘毒。

附方：预解痘毒。小儿食之，永不出痘，或出亦稀。用白鸽卵一对，入竹筒，封置厕中半月，取出，以卵白和辰砂三钱，丸绿豆大。每服三十丸，三豆饮下，毒从大小便出也。

屎 名左盘龙野鸽尤良。味：辛，温，微毒。治：人、马疥疮，砂研，敷之。驴、马和草饲之，消肿及腹中痞块。消瘰疬、诸疮、破伤风及阴毒垂死者，杀虫。

附方：阴症腹痛。面青甚者，鸽子粪一大抄，研末，极热酒一钟，和匀，澄清，顿服即愈。蛔虫腹痛。白鸽屎烧研，饮和服之。冷气心痛。鸽屎烧存性，酒服一钱，即止。项上瘰疬。左盘龙炒，研末，饮和丸梧桐子大。每服三五十丸，米饮下。头痒生疮。白鸽屎五合，醋煮三沸，杵，敷之，日三上。头疮白秃。鸽粪研末，敷之，先以醋泔洗净。亦可烧研掺之。鹅掌风。鸽屎白，雄鸡屎烧研，煎水日洗。

突厥雀

生塞北。状如雀而身大。高宗时，突厥犯塞，有鸣雀群飞入塞，边人惊曰：此鸟一名突厥雀，南飞则突厥必入寇，已而果然。

肉 味：甘，热，无毒。治：补虚暖中。

雀

俗呼老而斑者为麻雀，小而黄口者为黄雀。其目夜盲，其卵有斑，其性最淫。黄雀八九月群飞田间，体绝肥。南海有黄雀鱼，常以六月化为黄雀，十月入海为鱼。则所谓雀化蛤者，盖此类。

肉 味：甘，温，无毒。雀肉不可合李食，不可合[1]诸肝食。妊妇食雀肉饮酒，令子多淫。食雀肉、豆酱，令子面䵟。凡服白术人忌之。治：冬三月食之，起阳道，令人有子。壮

---

〔1〕合：原脱，文义欠通，据《本草纲目》补。

阳益气，暖腰膝，缩小便，治血崩带下，益精髓，续[1]五脏不足气。宜常食之，不可停辍。

附方：补益老人。雀儿五只，如常治，粟米一合，葱白三茎，先炒雀熟，入酒一合，煮少时，入水二盏，下葱、米作粥食。小肠疝气。用带毛雀儿一枚，去肠，入金丝矾末五钱，缝合，以桑柴火煨成炭，为末，空心无灰酒服，年深者二服愈。

雀卵 味：酸，温，无毒。五月取之，治下气，男子阴痿不起，强之令热，多精有子，和天雄、菟丝子末为丸，空心酒下五丸。女子带下，便溺不利，除疝瘕。雀利阴阳，故卵亦然。

肝 治：肾虚阳弱。

头血 治：雀盲。日日取血点之。

脑 味：平。治：绵裹塞耳，治聋，又涂冻疮。腊月雀脑烧灰，油调涂之，亦可。

喙及脚胫骨 治：小儿乳癖，每用一具，煮汁服，或烧灰，米饮调服。

雄雀屎 一名白丁香。其屎头尖挺，直尖在上，是雄。两头圆者，是雌。阴人使雄，阳人使雌。腊月采，钵中研细，以甘草水浸一夜，去水，焙干用。味：苦，温，微毒。治：疗目痛，决痈疽，女子带下，溺不利。除疝瘕，疗龋齿。和首生男子乳点目中，胬[2]肉、赤脉冒瞳子者即消，神效。和蜜丸服，治癥瘕久痼诸病。和少干姜服之，大肥悦人。痈疖不溃者，点涂即溃。急黄欲死者，汤化服之立苏。腹中痃癖诸块伏梁者，和干姜、桂心、茶叶为丸，服之能令消烂。和天雄、干姜丸服，能强阴，消积除胀，通咽塞口噤，女人乳肿，疮疡，中风，风虫牙痛。雀食诸谷，易致消化，故所治疝瘕积胀，痃癖及目翳胬肉、痈疽疮疖、咽噤齿龋诸症，皆取其能消烂之义也。

附方：目中翳膜。目热，生赤白膜，以雄雀屎和人乳点上，自烂。风虫牙痛。雄雀屎绵裹塞孔中，日日易之，效。咽喉噤塞。雄雀屎末，温水灌半钱。小儿口噤。中风，用雀屎，水丸麻子大，饮下二丸，即愈。小儿不乳。用雀屎四枚，末之，与吮。小儿痘黡[3]。白丁香末，入麝香少许，米饮服一钱。妇人吹乳。白丁香半两，为末，以温酒服一钱。破决痈疖。诸疮已成脓惧针者，取雀屎涂疮头，即易决。瘭疮作痛。用雀屎、燕窠土，研，敷之。浸淫疮癣。洗净，以雀屎、酱瓣和研，日涂之。

蒿雀

似雀，青黑色，在蒿间，塞外弥多，食之美于诸雀。

肉 味：甘，温，无毒。治：食之益阳道，补精髓。

脑 治：涂冻疮，手足不皲。

巧妇鸟

名鹪鹩。此鸟畜驯，可教以作戏。

肉 味：甘，温，无毒。治：炙食甚美，令人聪明。

〔1〕续：原作“缩”，文义欠通，据《本草纲目》改。
〔2〕胬：原作“弩”，据文义改。
〔3〕黡：原作“压”，文义欠通，据《本草纲目》改。

窠 治：烧烟熏手，令妇人巧蚕。治：膈气噎疾，以一枚烧灰，酒服，或一服三钱，神验。

燕

名玄鸟。作窠长能容二疋绢者，令人家富也。若窠户北向而尾屈色白者，是数百岁燕，《仙经》谓之肉芝，食之延年。

肉 味：酸，平，有毒。燕肉不可食，损神气，入水为蛟龙所吞，亦不宜杀之。治：出痔虫疮虫。

胡燕卵黄 治：卒水浮肿，每吞十枚。

秦燕毛 治：解诸药毒，取二七枚，烧灰水服。

屎 味：辛，平，有毒。治：蛊[1]毒鬼疰，逐不祥邪气，破五癃，利小便。熬香用之，疗痔杀虫，去目翳。治口疮，疟疾。作汤，浴小儿惊痫。

附方：解虫毒。取燕屎三合，炒，蜀蒜去皮，十枚，和捣，丸梧子大。每服三十丸，常随利而出。下石淋。用燕屎末，以冷水服五钱，旦服，至食时，当尿石水下。通小便。用燕屎、豆豉各一合，糊丸梧子大。每白汤下三丸，日三服。止牙痛。用燕子屎，丸梧桐子大，于疼处咬之，丸化即疼止。

石燕

在乳穴石洞中者，似蝙蝠，口方。食石乳汁。

肉 味：甘，暖，无毒。治：壮阳，暖腰膝，添精补髓，益气，润皮肤，缩小便，御风寒岚瘴、温疫气。治法：取石燕二七枚，和五味炒熟，以酒一斗，浸三日，每夜卧时饮一二盏。甚能补益，令人健力能食。

伏翼

名蝙蝠，以其昼伏有翼也。凡使要重一斤者，先拭去肉上毛及去爪、肠，留肉翅并嘴、脚，以好酒浸一宿，取出，以黄精自然汁五两涂炙至尽，炙干用。味：咸，平，无毒。苋实、云实为之使。治：目瞑痒痛，明目，夜视有精光。疗五淋，利水道，主女子生子余疾，带下病，无子。治久嗽上气，久疟，瘰疬[2]，金疮内漏，小儿魃病、惊风。五月五日取倒悬者，晒干，和桂心、熏陆香，烧烟辟蚊子。夜明砂、鳖甲为末，烧烟，亦辟蚊。

附方：久咳上气。用蝙蝠除翅、足，烧焦，研末，米饮服之。久疟不止。用蝙蝠七个，去头、翅、足，捣千下，丸梧子大。每服一丸，清汤下，鸡鸣时一丸，禺中一服。金疮出血。用蝙蝠二枚，烧末，水服方寸匕，当下水而血消也。干血气痛。蝙蝠一个，烧存性，服一钱，即愈。妇人断产。蝙蝠一个，烧研，以五朝酒醇调下。

脑 治：涂面，去女子面疱。服之，令人不忘。

血及胆 治：滴目，令人不睡，夜中见物。

夜明砂 即伏翼屎也。以水淘去灰土恶气，取细砂，晒干焙用，其砂乃蚊蚋眼也。味：辛，寒，无毒。恶白敛、白微。治：面痈肿，皮肤洗[3]洗时痛，腹中血气。破寒热积聚，

〔1〕蛊：原作“虫”，文义欠通，据《本草纲目》改。

〔2〕疬：原脱，文义欠通，据《本草纲目》补。

〔3〕洗：原作“风”，文义欠通，据《本草纲目》改。

除惊悸，面上黑皯。烧灰，酒服方寸匕，下死胎。炒服，治瘰疬。治马扑损痛，以三枚，投热酒一升，取清服立止，数服便瘥。捣熬为末，拌饭，与三岁小儿食之，治无辜病，甚验，治疳有效。治目盲障翳，明目除疟。夜明砂及蝙蝠，皆厥阴肝经血分药也，能活血消积，故所治目翳盲障、疟魃疳惊、淋带、瘰疬痈肿，皆厥阴之病也。

附方：内外障翳。夜明砂末，化[1]入猪肝内煮食饮，立效。青盲不见。夜明砂糯米炒黄，一两，柏叶炙，一两，为末，牛胆汁和丸梧子大。每夜卧时，竹叶汤下二十丸，至五更，米饮下二十丸，瘥乃止。五疟不止。用夜明砂末，每冷茶服一钱，立效。胎前疟疾。夜明砂末，三钱，空心温酒服。咳嗽不止。蝙蝠去翅、足，烧焦[2]为末，一钱，食后白汤下。小儿魃病。以红纱袋盛夜明砂，佩之。聤耳出汁。夜明砂二钱，麝香一字，为末，拭净掺之。腋下胡臭。夜明砂末，豉汁调。

鼺鼠

名鼯鼠。与蝙蝠相同，肉翅连尾，飞不能上，夜行昼伏。人取其皮毛与产妇持之，令易产。味：微有毒。治：堕胎，令易产。

寒号虫屎名五灵脂

肉 味：甘，温，无毒。治：食之，补益人。

五灵脂 凡用研为细末，以酒飞去砂石，晒干，收用。味：甘，温，无毒。恶人参，损人。治：心腹冷气，小儿五疳，辟疫。治肠风，通利气脉，女子血闭，疗伤冷积。凡血崩过多者，半炒半生，酒服，能行血止血，治血气刺痛，神效。止妇人经水过多，赤带不绝，胎前产后，血气诸痛。男女一切心腹、胁肋、少腹诸痛，疝痛，血痢肠风腹痛，身体血痹刺痛，肝疟发寒热，反胃消渴，及痰涎挟血成窠，血贯瞳子，血凝齿痛，重舌，小儿惊风，五痫癫疾。杀虫，解药毒及蛇蝎蜈蚣伤。五灵脂引经有功，不能生血，此物入肝最速也。常有人病目中翳，往来不定，此乃血所病也。又有人被毒蛇所伤，良久昏愦，一老僧以酒调药二钱，灌之遂苏，仍以渣傅咬处，少顷复灌二钱，其苦皆去。问之乃五灵脂一两，雄黄半两，同为末耳。其后有中蛇毒者，用之咸效。五灵脂是厥阴肝经药也，气味俱厚，阴中之阴，故入血分。肝主血，诸痛皆属于木，诸虫皆生于风，故此药能治血病，散血和血而止诸痛。

斑鸠

春分化为黄褐侯，秋分化为斑鹪。天将雨即逐其雌，霁则呼而反之。

肉 味：甘，平，无毒。治：明目。多食，益气，助阴阳。久病虚损人，食之补气。食之令人不噎。

血 治：热饮，解蛊毒良。

屎 治：聤耳出脓疼痛及耳中生耵聍，同夜明沙末等分，吹之。

青鹪

名黄褐侯。状如鸠而绿褐色，好食桑椹。

---

〔1〕化：原作“扎”，文义欠通，据《本草纲目》改。
〔2〕焦：原作“酉”，文义欠通，据《本草纲目》改。

肉 味：甘，平，无毒。治：蚁瘘恶疮，五味腌炙，食之极美。安五脏，助气，补虚损，排脓活血，并一切疮疖痈瘘。

鸤鸠

名布谷。仲春鹰化为鸠，仲秋复化为鹰。鸠乞三子，一为鹗。

肉 味：甘，温，无毒。治：安神定志，令人少睡。

脚胫骨 治：令人夫妻相爱，五月五日收，带之，各一，男左女右，云置水中自能相随也。

桑鳸

名窃脂。《诗》云“交交桑扈，有莺其羽”是矣。俗名蜡嘴。

肉 味：甘，温，无毒。治：肌肉虚羸，益皮肤。

伯劳

名鵙。夏鸣冬止，乃月令候时之鸟。《豳风》：“七月鵙”。

毛 味：平，有毒。治：小儿继病，取毛带之。继病者，母有娠，乳儿病如疟痢，他日相继腹大，或瘥或发。他日[1]有娠，相近亦能相继也。北人未识此病。

鸜鹆

音劬欲，名八哥。天寒欲雪则群飞，如告。五月五日取雏，剪去舌端，即能效人言。

肉 味：甘，平，温，无毒。治：五痔止血，炙食或为散饮服。炙食一枚，治吃噫，下气通灵。老嗽，腊月腊日取得，五味腌炙食，或作羹食，或捣散蜜丸服之。非腊日者，不可用。

目睛 治：和乳汁研，滴目中，令人目明，能见霄外之物。

百舌

名反舌。状如鸜鹆而小，身略长，灰黑色，微有斑点，喙亦尖黑，行则头俯，好食蚯蚓。立春后则鸣转不已，夏至后则无声。

肉 治：炙[2]食，治[3]小儿久不语及杀虫。

窠及粪 治：诸虫咬，研末涂之。

练鹊

似鸜鹆而小，黑褐色，其尾有[4]长白毛如练带者，俗呼为拖白练。味：甘，温，平，无毒。治：益气。风疾，细锉炒香，袋盛浸酒中，每日取酒，温饮服之。

莺

名黄鹂，淮人谓之黄伯劳。唐玄宗呼为金衣公子。处处有之，大于鸜鹆，雌雄双飞，体毛黄色。《月令》云：仲春仓庚鸣，冬月则藏蛰入田塘中，以泥自裹如卵，至春始出。

---

〔1〕日：《本草纲目》作“人”。

〔2〕炙：原作“灰”，文义欠通，据《本草纲目》改。

〔3〕治：原脱，文义欠通，据《本草纲目》补。

〔4〕有：原作“鸽”，文义欠通，据《本草纲目》改。

肉　味：甘，温，无毒。治：补益阳气，助脾，食之不妒。感春阳先鸣，所以补人。

啄木鸟

斫裂树木，取蠹食，故名。

肉　味：甘，酸。治：痔瘘及牙齿疳䘌。虫牙，烧存性，研末，纳孔中，不过三次。追痨虫，治风痫。野人以五月五日取啄木，主齿痛。追劳、治痫、治瘘，皆取制虫之义也。

附方：瘘疮脓水。用啄木一只，或火老鸦亦可，盐泥固济，煅存性，研末，酒下二钱匕。

舌　治龋齿作痛，以绵裹尖咬之。

附方：啄木散。治虫牙，啄木舌一枚，巴豆一枚，研匀，每以猪鬃一茎，点少许于牙根上，立瘥。

血　治：庚日向西，热饮，令人面色如朱，光彩射人。

慈乌

名慈鸦。乌有四种，小而纯黑，小嘴，反哺者，慈乌也。

肉　味：酸、咸，平，无毒。治：补劳，治瘦，助气，止咳嗽。骨蒸羸弱者，和五味腌炙，食之良。

乌鸦

名雅乌，大嘴而性贪。

肉　味：酸、涩，平，无毒。肉涩臭不可食，止可治病。肉及卵食之令人昏，忘事。其毛亦然。盖未必昏，为具膻臭耳。治：瘦病咳嗽，骨蒸劳疾，腊月以瓦瓶泥固，烧存性，为末，每饮服一钱。又治小儿痫疾及鬼魅，治暗风痫疾及五劳七伤，吐血咳嗽，杀虫。

附方：五劳七伤。吐血咳嗽，乌鸦一枚，栝楼瓤一枚，白矾少许，入鸦肚中，缝扎煮熟，作四服，妙。疝气偏坠。用浑乌鸦一个，瓶固煅，研，胡桃七枚，苍耳心子七枚，加新生儿衣一副，为末，每服一钱，空心热酒下。虚劳瘵疾。乌鸦一只，绞死，去毛肠，入人参片、花椒各五钱，缝合，水煮熟，令以汤下，鸦骨、参、椒焙研，枣肉丸服。

乌目　味：无毒。治：吞之令人见诸魅，或研汁注目中，夜能见鬼。

头　治：土蜂瘘，烧灰敷之。

心　治：卒得咳嗽，炙熟食之。

胆　治：点风眼红烂。

翅羽　治：从高坠下，瘀血抢心，面青气短者，取右翅七枚，烧研，酒服，当吐血便愈。治铁刺入肉，以三五枚炙焦，研末，醋调敷之，数次即出，甚效。又治小儿痘疮不出，复入。

附方：痘疮复陷[1]。十一月取老鸦左翅，辰日烧灰，用豮猪血和丸芡子大。每服一丸，以豮猪尾血，同温水化服，当出也。

鹊

名喜鹊。至秋则毛毨头秃。

---

〔1〕痘疮复陷：原脱，文义欠通，据《本草纲目》补。

雄鹊肉 味：甘，寒，无毒。治：石淋，消结热。可烧作灰，以石投中，解散者，是雄也。烧灰淋汁饮之，令淋石自下。治：消渴疾，去风及大小肠涩，并四肢烦熟，胸膈痰结。妇人不可食。冬至埋鹊于圊前，辟时疾温气。凡鸟之雌雄难别者，其翼左覆右者是雌，右覆左者是雄。又烧毛作屑，纳水中沉者是雌，浮者是雄。

巢 治：多年者，烧之水服，疗颠狂鬼魅及蛊毒，仍呼祟物名号，亦敷瘘疮良。正旦烧灰撒门内，辟盗。其重巢柴，烧研，饮服方寸匕，一日三服，治积年漏下不断。困笃者，一月取效。

附方：小便不禁。喜鹊巢中草一个，烧灰，每服二钱，以蔷薇根皮一钱，煎汤服之，日二。

山鹊

名鸴。状如鹊而乌色。味：甘，温，无毒。治：食之解诸果毒。

鹘嘲

名鸴鸠。此鸟春来秋去，好食桑椹，易醉而性淫。

肉 味：咸，平，无毒。治：助气，益脾胃。主头风目眩，煮炙食之，顿尽，一枚至验。

杜鹃

名杜宇，又名子规。赤口有小冠，春暮即鸣，夜啼达旦，鸣必向北，至夏尤甚，昼夜不止，其声哀切。田家候之，以兴农事。

肉 味：甘，平，无毒。治：疮瘘有虫。薄切，炙热贴之，虫尽乃已。

鹦鹉

此鸟足四趾齐分，两睑俱动如人，足与众鸟异。有白者、绀绿者、苍黑者，养之久能作人言。

肉 味：甘、咸，温，无毒。治：食之已虚嗽。

孔雀

出广、益诸州。此禽因雷声而孕，故有毒。

肉 味：咸，凉，微毒。治：解药毒、蛊毒。夷人多食之，或以为脯腊。味如鸡鹜，能解百毒，人食其肉者，自后服药必不效，为其解毒也。李卫公言：鹅惊鬼，孔雀辟恶，鸡鹊厌火。

血 治：生饮，解蛊毒良。孔雀与蛇交，故血、胆皆伤人。

屎 味：微寒。治：女子带下，小便不利，治崩中带下，可敷恶疮。

尾 味：有毒。不可入目，令人昏翳。

驼鸟

生西戎。高七尺，足如橐驼，鼓翅而行，日三百里，食铜铁也。

屎 味：无毒。治：人误吞铁石入腹，食之立消。

鹰

肉 味：缺。治：食之，治野狐邪魅。

头 治五痔，烧灰饮服。治痔瘘，烧灰，入麝香少许，酥酒服之。治头风眩运，一枚，烧灰，酒服。

附方：头目虚运。车风一个，即鹰头也。去毛，焙，川芎一两，为末，酒服三钱。

嘴及爪 治：五痔、狐魅，烧灰水服。

睛 治：和乳汁研之，日三，注眼中，三日见碧霄中物。忌烟熏。

骨 治：伤损接骨，烧灰，每服二钱，酒服，随病上下，食前食后。

毛 治：断酒，水煮汁饮，即止酒也。

屎白 味：微寒，有小毒。治：伤挞灭疤。烧灰，酒服，治中恶。烧灰，酒服方寸匕，主邪恶，勿令人知。消虚积，杀劳虫，去面疱皯黯。单用不能灭瘢，须合僵蚕、衣鱼之属为膏，乃效。

附方：面疱。鹰屎白二分，胡粉一分，蜜和敷之。灭痕。用鹰屎白和人精敷，日三。又用鹰屎二两，僵蚕一两半，为末，蜜和敷。又用鹰屎白、白附子各一两，为末，醋和敷，日三五次，灭痕止。食鲠。鹰粪，烧灰，水服方寸匕。

雕

音凋。名鹫。鹰以膺之，鹘以猾之，隼以尹之，雕以周之，鹫以就之，鷻以搏之。皆言其击搏之异也。雕似鹰而大，尾长翅短，土黄色，鸷悍多力。鹰雕虽鸷，而畏燕子，物无大小也。其翮可为箭羽。

骨 味：缺。治：折伤断骨，烧灰，每服二钱，酒下，在上食后，在下食前，骨即接如初。鹰、鹗、雕骨，皆能接骨，盖鸷鸟之力在骨，故以骨治骨，从其类也。

屎 治：诸鸟畜骨鲠，烧灰，酒服方寸匕。

鹗

雕类也。能翱翔水上捕鱼食。《诗》云“关关雎鸠，在河之洲”，即此。其肉腥恶，不可食。

骨 治：接骨。

嘴 治：蛇蛟，烧存性，研末，一半酒服，一半涂之。

鸱

名鸢、隼、鹞。鸱似鹰而稍小，其尾如舵，极善高翔，专捉鸡雀。鹘生三子，一为鸱，鹘小于鸱而最猛捷。

头〔1〕 味：咸，平，无毒。治：头风，目眩颠倒，痫疾。

附方：癫痫瘈疭。鸱头三枚，铅丹一斤，为末，蜜丸梧子大，每酒服三丸，日三次。旋风眩冒。用鸱头一枚，炒黄，真蔄茹、白术各一两，用椒半两，炒去汗，为末，蜜和丸梧子大，每酒下二十丸。

肉 味：缺。治：食之治癫痫。食之消鸡肉、鹌鹑成积。

骨 治：鼻衄不止，取老鸱翅关大骨，微炙，研末，吹之。

鸱鸺

名角鸱。状似鸱而有毛角，怪鸟也。夜飞昼伏，入城城空，入室室空，常在一处则无害，若闻其声如笑者，宜速去之。

肉 味：缺。治：疟疾。用一只去毛、肠，油炸食之。

---

〔1〕头：原脱，据《本草纲目》补。

附方：风虚眩运。大头鹰，闭杀去毛，煮食。以骨烧存性，酒服。

肝 治入法术家用。

鸮

名鸮鸱。鸱与鸮二物也，鸮即枭也，此鸟盛𠂉不见物，夜则飞行。常入人家捕鼠。

肉 味：甘，温，无毒。治：鼠瘘，炙食。风痫，噎食病。

附方：噎食。取鸮鸟未生毛者一对。用黄泥固济。煅存性。为末。每用一匙。以温酒服。

头 治：痘疮黑陷，用腊月者一二枚，烧酒服之，当起。

目 治：吞之，令人夜见鬼物。

附录 鸩。状如孔雀，五色杂斑，高大，黑颈赤喙，出广之深山中。人误食其肉立死。用鸩毛为毒酒，故名鸩酒。

毛 味：有大毒，入五脏烂，杀人。

喙 治：带之杀蝮蛇毒。蛇中人，刮末涂之，登时愈也。

本草医旨食物类卷之四

鸳湖　施永图山公甫　辑著
男　施衮、裘、冕　校参

兽　部计七十一则

豕名猪

豭猪肉　味：酸，冷，无毒。凡猪肉：苦，微寒，有小毒。江猪肉：酸，平，有小毒。豚肉：辛，平，有小毒。豭猪肉治狂[1]病。凡猪肉能闭血脉，弱筋骨，虚人肌，不可久食，病人金疮者尤甚。反乌梅、桔梗、黄连、胡黄连，犯之令人泻利。反苍耳，令人动风。合生姜食，生面皯发风。合荞麦食，落发，患风病。合葵菜食，少气。合百花菜、吴茱萸食，发痔疾。合胡荽食，烂人脐。合牛肉食，生虫。合羊肝、鸡子、鲫鱼、豆黄食，滞气。合龟鳖肉食，伤人。凡煮猪肉，得皂荚子、桑白皮、高良姜、黄蜡，不发风气。得旧篱篾，易熟也。治：疗狂病久不愈，压丹石，解热毒，宜肥热人食之。补肾虚竭。疗水银风，并中土坑恶气。猪为用最多，惟肉不宜多食，令人暴肥，盖虚风所致也。肉性入胃，便作湿热，热生痰，痰生则气不降而诸证作矣。

附方：噤口痢疾。腊肉脯，煨熟，食之妙。小儿刮肠。精猪肉一两，薄切，炙香，以腻粉末半钱，铺上令食，或置鼻头闻香，自然要食也。上气咳嗽。用猪肉切作鎚子，猪脂煎熟食之。浮肿胀满。不食，用猪脊肉一斤，切，以生蒜、薤，食之。身肿攻心。用生猪肉，以浆水洗，压干，切脍，蒜、薤啖之，一日二次。解钟乳毒。下痢不止，食猪肉则愈。打[2]伤青肿。炙猪肉搨之。小儿重舌。取三家屠肉，切指大，摩舌上，儿立啼。小儿火丹。猪肉切片，贴之。漆疮作痒。宜啖猪肉，嚼穄。男女阴蚀。肥猪肉煮汁洗，不过七八次瘥。竹刺入肉。多年熏肉，切片，包裹之，即出。

豭猪头肉　味：有毒。猪肉毒惟在首，故有病者食之，生风发疾。治：寒热五癃鬼毒。同五味煮食，补虚乏气力，去惊[3]痫五痔，下丹石，亦发风气。腊猪头烧灰，治鱼脐疮。

---

〔1〕狂：原脱，据《本草纲目》补。
〔2〕打：原作“汀”，文义欠通，据《本草纲目》改。
〔3〕惊：原作“腊”，文义欠通，据《本草纲目》改。

项肉 俗名糟头肉，肥脆能动风。治：酒积，面黄腹胀，以一两，切如泥，合甘遂末一钱，作丸，纸裹煨香食之，酒下即愈。

脂膏 凡凝者为肪为脂，释者为膏为油，腊月炼净收用。味：甘，微寒，无毒。反乌梅、梅子。治：煎膏药，解斑蝥、芫青毒，解地胆、亭长、野葛、硫黄毒，诸肝毒，利肠胃，通小便，除五疸水肿，生毛发，破冷结，散宿血，利血脉，散风热，润肺。入膏药，主诸疮，杀虫，治皮肤风，涂恶疮，治痈疽，悦皮肤。作手膏，不皲裂。胎产衣不下，以酒多服佳。鬐膏，生发悦面。

附方：赤白带下。炼猪脂三合，酒五合，煎沸顿服。小便不通。猪脂一斤，水二升，煎三沸，饮之立通。关格闭塞。猪脂、姜汁各二升，微火煎至二升，下酒五合，和煎，分服。卒中五尸。用猪脂一鸡子，苦酒一升，煮沸灌之。中诸肝毒。猪膏顿服一升。上气咳嗽。猪肪四两，煮百沸，用切片，和酱醋食之。小儿噤风。小儿百日内，风噤，口中有物如蜗牛，或如黄头白虫者，薄猪肪擦之即消。小儿蛔病。羸瘦，猪膏服之。产后虚汗。猪膏、姜汁、白蜜各一升，酒五合，煎五上五下，每服方寸匕。胞衣不下。猪脂一两，水一盏，煎五七沸，服之当下。吹奶寒热。用猪脂肪，冷水浸搨，热即易之，立效。发落不生。以酢泔洗净，布揩令热，以腊猪脂入生铁，煮三沸，涂之遍生。冬月唇裂。炼过猪脂，日日涂之。热毒攻手。肿痛欲脱，猪膏和羊屎涂之。手足皴破。猪脂着热酒中，洗之。代指疼痛。猪膏和白墡土敷之。疥疮有虫。猪膏煎芫花涂之。鼠瘘瘰疬。用猪膏腌生地黄，煎六七沸，涂之。漏疮不合。以纸粘腊猪脂，纳疮中，日五夜三。漆疮作痒。猪膏频涂之。咽喉骨鲠。吞猪膏一团，不瘥更吞[1]之。身面疣目。以猪脂揩之，令血出少许，神验不可加。误吞铁钉。猪脂多食令饱，自然裹出。蜈蚣入耳。炙猪脂掩耳，自出。虫蚁入耳。方法同上。发背发乳。猪脂切片，冷水浸贴，日易四五十片，神妙。

脑 味：甘，寒，有毒。猪脑损男子阳道，临房不能行事，酒后尤不可食。治：风眩脑鸣，冻疮。主痈肿，涂纸上贴之，干则易。治手足皲裂，出血，以酒化洗，并涂之。

附方：喉痹已破。疮口痛者，猪脑髓蒸熟，入姜醋，吃之即愈。

髓 味：甘，寒，无毒。治：扑损，恶疮，涂小儿解颅，头疮及脐肿，眉疮，瘑疥。服之，补骨髓，益虚劳。治虚损补阴丸，多用猪脊髓和丸，取其通肾命，以骨入骨，以髓补髓也。

附方：小儿颅解。猪牙车骨煎取髓[2]，敷三日。小儿脐肿。猪颊车髓十二铢，杏仁半两，研敷。小儿瘑疮。猪牙车骨年久者，槌碎，炙令髓出，热取涂之。小儿头疮。猪骨中髓和腻粉成剂，入火中煨香，取出研为细末，先以温盐水洗净，敷之。亦可治肥疮出汗。小儿痱疮。其方同上。

血 味：咸，平，无毒。服地黄、何[3]首乌诸补药者忌之，云能损阳也。同黄豆食滞气。治：生血，疗贲豚暴气及海外瘴气，中风绝伤，头风眩运及淋沥。卒下血不止，清酒和炒食之。清油炒食，治嘈杂有虫，压丹石，解诸毒。

---

〔1〕吞：原作“吐”，文义欠通，据《本草纲目》改。
〔2〕髓：原作“水”，文义欠通，据《本草纲目》改。
〔3〕何：原作“胡”，文义欠通，据《本草纲目》改。

附方：中射罔毒。猪血饮之即解。蜈蚣入腹。猪血灌之，或饱食，少顷食桐油，当吐出。

心血 治：调朱砂末服，治惊痫癫疾。治卒恶死及痘疮倒靥。

附方：妇人催生。开骨膏，用猪心血和乳香末，丸梧子大，朱砂为衣，面东酒吞一丸，未下再服。

尾血 治：痘疮倒靥，用一匙，调龙脑少许，新汲水服。又治卒中恶死。

附方：卒中恶死。断猪尾取血饮，并缚豚枕之即活。蛇入七孔。割母猪尾血，滴入即出也。

心 味：甘、咸，平，有毒。多食耗心气，不可合吴茱萸食。治：惊邪忧恚，虚悸气逆，妇人产后中风，血气惊恐，补血不足，虚劣。五脏：主小儿惊痫出汗。猪，水畜也，故心可以镇怳惚。

附方：急心疼痛。猪心一枚，每岁入胡椒一粒，同盐酒煮食。

肝 入药用子肝。味：苦，温，无毒。饵药人不可食之。合鱼脍食生痈疽，合鲤鱼肠子食伤人神，合鹌鹑食生面䵟。猪临杀惊气入心，绝气归肝，俱不可多食，必伤人。治：小儿惊痫，切作生，以姜、醋食。主脚气，当微泄，若先利即勿服。治冷劳脏虚，冷泄久滑，赤白带下，以一叶薄批，揾着诃子末炙之，再揾再炙，尽末半两，空腹细嚼，陈米饮送下。补肝明目，疗肝虚浮肿。肝能藏血，故诸血病用，为向导入肝。

附方：休息痢疾。猪肝一具，切片，杏仁炒，一两，于净锅内，一重肝，一重杏仁，入童子小便二升，文火煎干，取食，日一次。浮肿胀满。猪肝一具，洗切，着葱、豉、姜、椒炙食之，或单煮羹亦可。疳积目盲。猪[1]肝二三两，用竹刀切开，将威灵仙二钱，焙为末，塞入肝内，将箸扎好入饭锅底，饭熟取出，去药食肝，三服全愈。身面卒肿。生猪肝一具，细切，酣洗，入蒜醋食之，勿用盐。肿自足起。方法同上。风毒脚气。猪肝作生脍食之，取利。中蛊腹痛。以猪肝一具，蜜一升，共煎，分二十服，或为丸服。食即汗出。乃脾胃虚也。猪肝一斤，薄切，瓦晒干，为末，煮白粥，绢绞汁，众手丸梧子大，空心饮下五十丸，日五。肝热目赤。瘆痛，用猪肝一具，薄切，水洗净，以五味食之。打击青肿。炙猪肝贴之。

脾 味：涩，平，无毒。凡六畜脾，人一生莫食之。治：脾胃虚热，同陈橘红、人参、生姜、葱白、陈米煮羹，食之。

肺 味：甘，微寒，无毒。得大麻仁良，不与白花菜合食，令人气滞，发霍乱。八月和饴食，至冬发疽。治：补肺，疗肺虚咳嗽，以一具，竹刀切片，麻油炒熟，同粥食。又治肺气嗽血，煮，蘸薏苡仁末食之。

肾 俗名腰子。味：咸，冷，无毒。虽补肾，而久食令人少子，久食令人伤肾。冬月不可食，损人真气，兼发虚壅。治：理肾气，通膀胱，补膀胱水脏，暖膝。治耳聋，补虚，壮气，消积滞，除冷痢，止消渴。治产劳虚汗，下痢崩中。

附方：肾虚阴痿。羸瘦精衰少力，用豮猪肾一对，切片，枸杞叶半斤，以豉汁一盏，同椒、盐煮羹食。肾虚腰痛。用猪腰子一枚，切片，以椒、盐腌去腥水，入杜仲末三钱在内，荷叶包煨，食之，酒下。闪肭腰痛。用豮猪肾一枝，批片，盐、椒腌过，入甘遂末三钱，荷叶包，煨熟食，酒送下。肘伤冷痛。猪肾一对，桂心二两，水八升，煮三升，分三服。卒得咳嗽。猪肾二

〔1〕猪：原作“芦”，据文义改。《本草纲目》无此条。

枝，干姜三两，水七升，煮二升，稍服取汗。久嗽不瘥。猪肾二枚，入椒四七粒，水煮啖之。久泄不止。猪肾一个，批开，掺骨碎补末，煨熟食之，神效。赤白带下。常炙猪肾食之。崩中漏下。方同上。痈疽发背。初起者，用豮猪腰子一只，同飞面捣如泥，涂之即愈。

脏 作胰。一名肾脂，生两肾中间，似脂非脂，似肉非肉，三焦发源处也。味：甘，平，微毒。男子多食损阳。治：肺病咳嗽，和枣肉浸酒服，亦治痃癖羸瘦，疗肺气干胀，喘急，润五脏，去皴疱䵟黵，杀斑蝥、地胆毒。治冷痢成虚。一切肺病咳嗽，脓血不止，以薄竹筒，盛于糖火中煨熟，食前啖之良。通乳汁。

附方：膜内气块。猪脏一具，炙，蘸玄胡索末，食之。肺气咳嗽。猪脏一个，苦酒煮食，不过二服。赤白癜风。猪脏一具，酒浸一时，饭上蒸熟食，不过十具。手足皴裂。以酒浸猪脏，洗并敷之。唇燥紧裂。猪脏浸酒，搽之。

肚 味：甘，微温，无毒。治：补中益气，止渴，断暴痢虚弱，补虚损，杀劳虫。酿黄糯米蒸捣为丸，治劳气并小儿疳蛔黄瘦病，主骨蒸热劳，血脉不行，补羸助气，四季宜食。消积聚癥癖，治恶疮。猪，水畜而胃属土，故方药用补虚，以胃治胃也。

附方：赤白癜风。白煮猪肚一枚，食之顿尽，忌房事。疮疥痒痛。猪肚一枚，同皂荚煮熟，去荚食之。头疮白秃。用新破猪肚，勿洗，热搨之，须臾虫出，不尽再作。

肠 味：甘，微寒，无毒。治：虚渴，小便数，补下焦虚竭，止小便，去大小肠风热，宜食之。润肠治燥，调血痢，脏毒。洞肠：治人洞肠挺出，血多。洞肠，广肠也。

附方：肠风脏毒。用猪大肠一条，入芫荽在内，煮食。用猪脏入黄连末在内，煮烂，捣丸梧子大，每米饮服三十丸。又方，猪脏入槐花末令满，缚定，以醋煮烂，捣为丸如梧桐子大，每服三十丸，温酒下。胁热血痢。方法同上。

脬 亦作胞。味：甘、咸，寒，无毒。治：梦中遗溺，疝气坠痛，阴囊湿痒，玉茎生疮。有一妓，病转脬，小便不通，腹张如鼓，数月垂死，一医用猪脬吹胀，以翎管尖上抻入廷孔，捻脬气吹入，即大尿而愈。

附方：梦中遗溺。用猪脬洗，炙食之。肾风囊痒。用猪尿胞火炙，以盐酒吃之。白秃癞疮。洗括令净，以猪胞乘热裹之，当引虫出。

胆 味：苦，寒，无毒。治：伤寒热渴，骨热劳极，消渴，小儿五疳，杀虫，敷小儿头疮。治大便不通，以苇筒纳入下部三寸，灌之立下。通小便，敷恶疮，杀疳䘌。治目赤目翳，明目，清心脏，凉肝脾。入汤沐发，去腻光泽。以猪胆汁和醋少许，灌谷道中通大便，神效。

附方：目赤肿痛。猪胆汁一枝，和盐绿五分，点之。小儿初生。猪胆入汤浴之，不生疮疥。汤火伤疮。猪胆调黄柏末，涂之。喉风闭塞。腊月初一日，取猪胆不拘大小五六枚，用黄连、青黛、薄荷、僵蚕、白矾、朴硝[1]各五钱，装入胆内，青纸包之，将地掘一孔，方深各一尺，以竹横悬此胆在内，以物盖定。候至立春日取出，待风吹去胆皮青纸，研末，密收，每吹少许，神验。

〔1〕朴硝：原作“消硝”，文义欠通，据《本草纲目》改。

胆皮 治：目翳如重者，取皮曝干，作两股绳如箸大，烧灰，出火毒，点之，不过三五度瘥。

肤 味：甘，寒，无毒。治：少阴下利，咽痛。

耳垢 治：蛇伤狗咬，涂之。

鼻唇 味：甘、咸，微寒，无毒。多食动风。治：上唇治冻疮痛痒，煎汤，调蜀椒目末半钱。夜服，治盗汗。鼻治目中风翳，烧灰，水服方寸匕，日二服。

舌 治：健脾，补不足，令人能食，和五味煮食。

齿 味：甘，平。治：小儿惊痫，五月五日取烧灰，服。又治蛇咬，中牛肉毒者，烧灰，水服一钱。又治痘疮倒陷。

骨 治：中马肝、漏脯、果菜诸毒，烧灰，水服方寸匕，日三服。颊骨：烧灰，治痘陷。煎汁服，解丹药毒。

豚卵 即牡猪外肾也。味：甘，温，无毒。治：惊痫癫疾，鬼疰蛊毒，除寒热贲豚，五癃邪气，挛缩，除阴茎中痛。治阴阳易病，少腹急痛，用热酒吞二枚即瘥。

母猪乳 味：甘、咸，寒，无毒。治：小儿惊痫及鬼毒，去来寒热，五癃，绵蘸吮之。小儿天吊，大人猪鸡痫病。

蹄 已下并用母猪者。味：甘、咸，小寒，无毒。治：煮汁服下乳汁，解百药毒，洗伤挞，诸败疮，滑肌肤，去寒热。煮羹通乳脉，托痈疽，压丹石。煮清汁，洗痈疽，清热毒，消毒气，去恶肉，有效。

附方：妇人无乳。用母猪蹄一具，水二斗，煮五六升，饮之，或加通草六分。痈疽发背。母猪蹄一只，通草六分，绵裹煮羹食之。乳发初起。方同上。

悬蹄甲 一名猪退，酒浸半日，炙焦用。味：咸，平，无毒。治：五痔伏热在腹中，肠痈内蚀。同赤木烧烟熏，辟一切恶疮。

尾 治：腊月者，烧灰水服，治喉痹。和猪脂，涂赤秃发落。

毛 治：烧灰麻油调，涂汤火伤，留窍出毒则无痕。

附方：赤白崩中。猪毛烧灰三钱，以黑豆一碗，好酒一碗半，煮一碗，调服。

焊猪汤 治：解诸毒虫魇。产后血刺心痛欲死，温饮一盏。治消渴，滤净，饮一碗，勿令病人知。又洗诸疮良。

猪窠中草 治：小儿夜啼，密安席下，勿令母知。

缚猪绳 治：小儿惊啼，发歇不定，用腊月者烧灰，水服少许。

狗

肉 黄犬为上，黑大白犬次之。味：咸、酸，温，无毒。反商陆，畏杏仁，同蒜食损人，同菱食生癫，白犬合海鲉食，必得恶病。凡犬不可炙食，令人消渴。妊娠食之，令子无声。热病后食之，杀人。服药人，忌食。九月勿食犬，伤神。瘦犬有病、猘犬发狂、自死犬有毒，悬蹄犬伤人、赤股面躁者气臊、犬目赤者，并不可食。治：安五脏，补绝伤，轻身益气，宜肾补胃，气壮阳道，暖腰膝，益气力，补五劳七伤，益阳事，补血脉，厚肠胃，实下焦，填精髓。和五味煮，空心食之。凡食犬，不可去血，则力少不益人。白狗、乌狗入药用，黄狗肉大补虚劳，牡者尤胜。

附方：戊戌酒。大补元气，用黄犬肉一只，煮一伏时，捣如泥，和汁拌，炊糯米三斗入曲，如常酿酒，候熟，每旦空心饮之。戊戌丸。治男子妇人一应诸虚不足，骨蒸潮热等证。用黄童子狗一只，去皮毛、肠肚。同外肾于砂锅内，用酒醋八分，水二升，地骨皮一斤，前[1]胡、黄芪、肉苁蓉各四两，同煮一日，去药。再煮一夜，去骨。再煮肉如泥，擂，滤。入当归末四两，莲肉、苓、术末各一斤，厚朴、橘皮末十两，甘草末八两，和杵千下，丸梧子大。每空心盐酒下五七十丸。脾胃虚冷。腹满刺痛，肥猪肉半斤，以水同盐豉煮粥，频食一两。虚寒疟疾。黄狗肉煮臛，入五味食之。气水鼓胀。狗肉一斤，切，和米煮粥，空腹食之。浮肿尿涩。肥狗肉五斤，熟[2]蒸，空腹食之。卒中恶死。破白狗，搨心上即活。痔漏有虫。用狗肉煮汁，空腹服，能引虫也。用熟犬肉蘸蓝汁，空心食七日，效。

蹄肉 味：酸，平。治：煮汁，能下乳汁。

血 白狗者良。味：咸，温，无毒。白狗血和白鸡肉、乌鸡肉、白鸡肝、白羊肉、蒲子羹等食，皆病人。治：白狗血治癫疾发作，乌狗血治产难横生，血上抢心。和酒服之，补安五脏。热饮，治虚劳吐血，又解罔毒。点眼，治痘疮入目。又治伤寒热病发狂见鬼及鬼击病，辟诸邪魅。

附方：小儿卒痫。勒白犬血一升，含之并涂身上。两脚癣疮。白犬血涂之立瘥。疔疮恶肿。取白犬血频涂之，有效。

心血 治：心痹、心痛，取和蜀椒末，丸梧子大，每服五丸，日五服。

乳汁 白犬者良。治：十年青盲，取白犬生子目未开时乳，频点之。狗子目开，即瘥。赤秃发落，频涂甚妙。

附方：拔白。白犬乳涂之。断酒。白犬乳酒服。

脂并䏙 白犬者良。治手足皴皱，入面脂，去皯黵，柔五金。

脑 治：头风痹，鼻中瘜肉，下部䘌疮。猘犬咬伤，取本犬脑敷之，后不复发。

涎 治：诸骨鲠，脱肛及误吞水蛭。

附方：诸骨鲠咽。狗涎频滴骨上，自下。大肠脱肛。狗涎抹之，自上也。

心 治：忧恚气，除邪。治风痹，鼻衄及下部疮，狂犬咬。

肾 味：平，微毒。《内则》云：食犬去肾，为不利人也。治妇人产后，肾劳如疟者，妇人体热用猪肾，体冷用犬肾。

肝 治：肝同心、肾捣，涂狂犬咬。又治脚气攻心，生切，姜、醋浸之，先泄者勿用。

胆 青犬，白犬者良。味：苦，平，有小毒。治：明目，上伏日采胆，酒服之。敷痂疡恶疮，疗鼻齆，鼻中瘜肉，主鼻衄、聤耳。止消渴，杀虫，除积，能破血。凡血气痛及伤损者，热酒服半个，瘀血尽下。治刀箭疮，去肠中脓水。又和通草、桂为丸服，令人隐形。

附方：眼赤涩痒。犬胆汁注目中，效。肝虚目暗。白犬胆一枚，萤火虫二七枚，阴干为

〔1〕前：原作“煎”，文义欠通，据《本草纲目》改。
〔2〕熟：原作“热”，文义欠通，据《本草纲目》改。

末，点之。目中脓水。上伏日采犬胆，酒服之。聤耳出脓。用狗胆一枚，枯矾一钱，调匀，绵裹塞耳内，三四次即瘥。拔白换黑。狗胆汁涂之。

牡狗阴茎 六月上伏日取，阴干百日。味：咸，平，无毒。治：伤中阴痿不起，令强热大，生子。除女子带下十二疾。治绝阳及妇人阴痿，补精髓。

阴卵 治妇人十二疾，烧灰服。

皮 治腰痛，炙热黄狗皮裹之，频用取瘥。烧灰，治诸风。

毛 治产难。颈下毛：主小儿夜啼，绛囊盛系儿背上。烧灰，汤服一钱，治邪疟。尾：烧灰，敷犬伤。

附方：汤火伤、火伤疮。狗毛细剪，以烊胶和毛，敷之，痂落即瘥。

齿 味：平，微毒。治：癫痫寒热，卒风痱。伏日取之磨汁，治犬痫。烧研，醋和，敷发背及马鞍疮。同人齿烧灰，汤服，治痘疮倒陷有效。

头骨 黄狗者良。味：甘、酸，平，无毒。治：金疮止血，烧灰。治久痢劳痢，和干姜、莨菪，炒见烟，为丸，空心白饮服十丸，极效。烧灰，壮阳止疟，治痈疽恶疮，解颅，女人崩中带下。颔骨：主小儿痫，诸瘘，烧灰酒服。

附方：小儿久痢。狗头烧灰，白汤服。小儿解颅。黄狗头骨炙为末，鸡子白和涂之。赤白带下。不止者，狗头烧灰，为末，每酒服一钱，日三服。产后血乱。以狗头骨灰，酒服二钱，甚效。打损接骨。狗头一个，烧存性，为末，热醋调涂，暖卧。附骨疽疮。狗头骨烧烟，日熏之。痈疽疖毒。狗头骨灰、芸薹子等分，为末，水和敷之。恶疮不愈。狗头骨灰，同黄丹末等分，敷之。梦中泄精。狗骨鼻梁骨烧研，卧时酒服一钱。头风白屑。作痒，狗头骨烧灰，淋汁沐之。

骨 白狗者良。味：甘，平，无毒。治：烧灰，补虚，理小儿惊痫客忤。煎汁同米煮粥，补妇人，令有子。烧灰，米饮日服，治休息久痢。猪脂调，敷鼻中疮。

附方：产后烦懑。不食者，白犬骨烧研，水服方寸匕。桃李鲠咽。狗骨煮汤，摩头上。

屎中粟 白狗者良，一名白龙沙。治：噎膈，风病，痘疮倒陷，能解毒也。

附方：噎膈不食。黄犬干饿数日，用生粟或米干饲之，俟其下粪，淘洗米粟，令净，煮粥，入薤白一握，泡熟去薤，入沉香末三钱，食之。痘疮倒靥。用白狗或黑狗一只，喂以生粟米，候下屎，取未化米为末，入麝香少许，新汲水服二钱。

羊

附录 大尾羊。细毛薄皮，重一二十斤。《唐书》谓之灵羊，云可疗毒。胡羊。其尾如扇，每岁春月割取脂，再缝合之。洮羊。出临洮诸地。大者重百斤。𤛓羊。出西北地，其皮蹄可以割漆[1]。地生羊。出西域。北人种羊角而生，大如兔而肥美。封羊。其背有肉封如驼，出凉洲郡县，亦呼为驼羊。羬羊。土之精也。其肝土也，有雌雄。

羊肉 味：苦、甘，大热，无毒。热病及天行病、疟疾后食之，必发热致危。妊娠食之，令子多热。白羊黑头、黑羊白头、独角者，并有毒，食之生痈。煮羊以杏仁，或瓦片，则易糜。以胡桃则不臊，以竹鼺则助味。中羊毒者，饮甘草汤则解。铜器煮之，男子损阳，女子暴下，物性之异如此，不可不知。反半夏、菖蒲。同乔麦、豆酱食，发痼疾。同醋食，伤人心。治：暖

[1] 漆：原作“黍”，文义欠通，据《本草纲目》改。

中，字乳余疾及头脑大风，汗出虚劳，寒冷，补中益气，安心止惊，止痛，利产妇。治风眩，瘦病，丈夫五劳七伤，小儿惊痫，开胃健力。

附方：壮阳益肾。用白羊肉半斤，切片，以蒜、薤食之，三日一度，甚妙。五劳七伤。虚冷，用肥羊肉一腿，密盖煮烂，绞汁服，并食肉。骨蒸久冷。羊肉一斤，山药一斤，各烂煮，研如泥，下米煮粥食之。脾虚吐食。羊肉半斤，作片，以蒜、薤、酱、豉、五味和拌，空腹食之。虚冷反胃。羊肉去脂，作生，以蒜、薤空腹食之，立效。壮胃健脾。羊肉三斤，切，粱米二升，同煮下五味，作粥食。胃寒下痢。羊肉一斤，莨菪子末一两，和，以绵裹纳下部，二度瘥。消渴利水。羊肉一脚，瓠子六枚，姜汁拌，合白面二两，同盐、葱炒食。损伤青肿。用新羊肉贴之。妇人无乳。用羊肉六两，獐肉八两，鼠肉五两，作臛啖之。伤目青肿。羊肉煮熟，熨之。头上白秃，羊肉如作脯法炙香，热搨上，不过数次瘥。

头蹄 白羊者良。味：甘，平，无毒。羊头蹄肉性极补水，水肿人食之，百不一愈。治：风眩瘦疾，小儿惊痫，脑热头眩，安心止惊，缓中止汗，补胃。治丈夫五劳骨热，热病后宜食之，冷病人勿多食。已上诸证并宜白羊头，或蒸，或煮，或作脍食。疗肾虚精竭。

附方：老人风眩。用白羊头一具，如常治，食之。虚寒腰痛。用羊头一具，并草果四枚，桂一两，姜汁半斤，哈昔泥一豆许，胡椒煮食。

皮 治一切风及脚中虚风，补虚劳，去毛，作羹臛食。湿皮卧之，散打伤青肿。干皮烧服，治蛊毒下血。

脂 青羊者良。味：甘，热，无毒。柔银软铜。治：生脂，止下痢，脱肛，去风毒，产后腹中绞痛。治鬼疰，去游风及黑䵟。熟脂，主贼风痿痹，飞尸，辟瘟气，主劳痢，润肌肤，杀虫，治疮癣。入膏药，透肌肉经络，散风热毒气。

附方：虚劳口干。用羊脂一鸡子大，淳酒半升，枣七枚，渍七日食，立愈。卒汗不止。牛羊脂温酒频化，服之。脾横爪赤。煎羊脂摩之。妇人阴脱。煎羊脂频涂之。发背初起。羊脂、猪脂，切片，冷水浸贴，热则易之，数日瘥。牙齿疳䘌。黑皮羊脂、莨菪子等分，入杯中，烧烟，张口熏之。小儿口疮。羊脂煎薏苡根，涂之。豌豆如疥。赤黑色者，煎青羊脂摩之。赤丹如疥。不治杀人，煎青羊脂摩之，数次愈。误吞钉铁。多食猪羊脂，久则自出。

血 白羊者良。味：咸，平，无毒。治：女人血虚中风及产后血闷欲绝者，热饮一升，即活。热饮羊血，治产后血攻，下胎衣，治卒惊，九窍出血。解莽草毒、胡蔓草毒，又解一切丹石毒发。凡服丹石人忌食羊血。十年一食，前功尽亡。此物能制丹砂、水银、轻粉、生银、硇砂、砒霜、硫黄、乳石、钟乳、空青、曾青、云母石、阳起石、孔公蘖等毒。凡觉毒发，刺饮一升即解。又服地黄、何首乌诸补药者，亦忌之。

附方：衄血一月。不止，刺羊血，热饮即愈。产后血攻。新羊血一盏，饮之三两，服妙。大便下血。羊血煮熟，拌醋食，最效。硫黄毒发。气闷，用羊血热服一合，效。

乳 白羝者佳。味：甘，温，无毒。治：补寒冷虚乏，润心肺，治消渴，疗虚劳，益精气，补肺肾气，和小肠气。合脂作羹，补肾虚及男女中风。利大肠，治小儿惊痫。含之，治口疮。主心卒痛，可温服之。又蚰蜒入耳，灌之即化成水。治大人干呕及反胃，小儿哕啘及舌肿，并时时温饮之。解蜘蛛咬毒。牛羊乳实为补润，故北人食之多肥健。

附方：小儿口疮。羊乳，细滤入，含之数次愈。漆疮作痒。羊乳敷之。

脑 味：有毒。发风病，和酒服迷人心，成风疾。男子食之损精气，少子。白羊黑头，食其脑作肠痈。治：入面脂手膏，润皮肤，去䵟黵，涂损伤，丹瘤肉刺。

附方：发丹如瘤。生绵羊脑同朴硝，研涂之。足指肉刺。刺破，以新酒酢和羊脑涂之，一合愈。

髓 味：甘，温，无毒。治：男子女人伤中，阴阳气不足，利血脉，益经气，以酒服之，却风热，止毒。久服不损人。和酒服，补血，主女人血虚，风闷。润肺气，泽皮毛，灭瘢痕。

附方：目中赤翳。白羊髓敷之。舌上生疮。羊胫骨中髓，和胡粉，涂之妙。白秃头疮。生羊骨髓，调轻粉搽之，先以泔水洗净，一日二次，数日愈。痘痂不落。痘疮痂不落[1]，灭瘢方。用羊�противо骨髓，炼，一两，轻粉一钱，和成膏，涂之。

心 用白羝羊者良。味：甘，温，无毒。有孔者杀人。治：止忧恚，膈气，补心。

肺 味：同心。自三月至五月，其中有虫，状如马尾，长一二寸，须去之，不去令人痢下。治：补肺，止咳嗽。伤中补不足，去风。治渴，止小便数。同小豆叶煮食之，通肺气，利小便，行水，解蛊。

附方：渴痢不止。羊肺一具，入少肉，和盐、豉作羹食，不过三具愈。解中蛊毒。生羊肺一具，割开，入雄黄、麝香等分，吞之。

肾 味：同心。治：补肾气虚弱，益精髓。补肾虚耳聋阴弱，壮阳益胃，止小便，治虚损盗汗。合脂作羹，疗痨痢甚效。蒜、薤食之一升，疗癥瘕，治肾虚消渴。

附方：肾虚精竭。羊肾一只，切，于豉汁中以五味米糅，作羹粥食。虚损劳伤。羊肾一枚，米一升，水一斗，煮九升服，日三。肾虚腰痛。用羊肾去膜，阴干为末，酒服二方寸匕，日三。

羊石子 即羊外肾也。治：肾虚精滑。

肝 青羖羊者良。味：苦，寒，无毒。合猪肉及梅子、小豆食伤人心，合生椒食伤人五脏，最损小儿，合苦笋食病青盲。妊妇食，令子多厄。治：补肝，治肝风虚热。目赤暗痛，热病后失明，并用子肝七枚，作羹食，神效。亦切片，水浸贴之。解蛊毒。羊肝补肝，与肝合，引入肝经，故专治肝经受邪之病。凡治目疾，以青羊肝为佳。盖羊肝明目性也，他肝则否。

附方：目赤热痛。用青羊肝一具，切洗，和五味食之。肝虚目赤。青羊肝薄切，水浸，吞之极效。病后失明。方同上。小儿赤眼。羊肝切薄片，并水浸贴。牙疳肿痛。羯羊肝一具，煮熟，蘸赤石脂末，任意食之。病后呕逆。用青羊肝作羹淡食，不过三度，食不呕矣。小儿痫疾。青羊肝一具，薄切，水洗，和五味酱食之。

胆 青羯羊者良。味：苦，寒，无毒。治：青盲明目，点赤障白翳，风泪眼，解蛊毒。疗疳湿时行热熛疮，和醋服之良。治诸疮，能生人身血脉。同蜜蒸九次，点赤风眼有效。肝开窍于目，胆汁减则目暗。目者，肝之外候，胆之精华也，故诸胆皆治目病。

附方：病后失明。羊胆点之，日二次。大便秘塞。羊胆汁灌入即通。目为物伤。羊胆二枚，鸡胆三枚，鲤鱼胆二枚，和匀，日日点之。小儿疳疮。羊胆二枚，和酱汁灌下部。

[1] 不落：原作“疕”，文义欠通，据《本草纲目》改。

胃 一名羊膍胵。味：甘，温，无毒。羊肚和饭饮，久食令人多唾清水，成反胃作噎病。治：胃反，止虚汗，治虚羸，小便数，作羹食，三五瘥。

脬 治：下虚遗溺，以水盛入，炙熟，空腹食之，四五次愈。

胰 白羊者良。治：润肺燥，诸疮疡，入面脂，去䵟黵，泽肌肤，灭瘢痕。

附方：远年咳嗽。羊胰三具，大枣百枚，酒五升，渍七日饮之。妇人带下。羊胰一具，以酢洗净，空心食之，不过三次。忌鱼肉、滑物，犯之即死。痘疮瘢痕。羊胰二具，羊乳一升，甘草末二两，和匀涂之，明旦以猪蹄汤洗去。

舌 治：补中益气。

靥 即会咽也。味：甘、淡，温，无毒。治：气瘿。

附方：项下气瘿。用羊靥一具，去脂，酒浸炙熟，含之咽汁，日一具，七日瘥。

睛 治：目赤及翳膜曝干，为末，点之。熟羊眼中白珠二枚，于细石上和枣核磨汁，点目翳，渐明，频用三四日瘥。

筋 治尘物入目，熟嚼纳眦中，仰卧即出。

羖羊角 青色者良。味：咸，温，无毒。勿使中湿，湿即有毒，菟丝为之使。治：青盲，明目，止惊悸，寒泄，久服安心，益气，轻身，杀疥虫。入山烧之，辟恶鬼虎狼。疗百节中结气，风头痛及蛊毒吐血，妇人产后余痛。烧之辟蛇。灰治漏下，退热，主山瘴溪毒。

附方：风疾恍惚。心烦腹痛，或时闷绝复苏，以青羖羊角屑，微炒为末，随时温酒服一钱。气逆烦满。水羊角烧研，水服方寸匕。吐血喘咳。青羖羊角炙灰，二枚，桂末二两，为末，每服一匕，糯米饮下，日三服。产后寒热。心闷，极胀，百病，羖羊角烧末，酒服方寸匕。水泄多时。羖羊角一枚，白矾末填满，烧存性，为末，每新汲水服二钱。小儿痫疾。羖羊角烧存性，以酒服少许。赤秃发落。羖羊角、牛角，烧灰等分，猪脂调敷。打扑伤痛。羊角灰，以沙糖水拌，瓦焙焦，为末，每热酒下二钱，仍搽痛处。脚气疼痛。羊角一副，烧过为末，热酒调涂，以帛裹之取汗，永不发也。

齿 三月三日取之。味：温。治：小儿羊痫寒热。

头骨 已下并用羖羊者良。味：甘，平，无毒。羊头骨能消铁也。治：风眩瘦疾，小儿惊痫。

脊骨 味：甘，热，无毒。治：虚劳，寒中，羸瘦，补肾虚，通肾脉，治腰痛下痢。

附方：肾虚腰痛。用羊脊骨一具，槌碎煮，和蒜、薤食，饮少酒妙。虚劳白浊。羊骨为末，酒服方寸匕，日三。小便膏淋。羊骨烧研，榆白皮煎汤，服二钱。洞注下痢。羊骨灰末，服方寸匕。

尾骨 治：益肾，明目，补下焦虚冷。

胫骨 味：甘，温，无毒。性热，有宿热人，勿食。治：虚冷劳，脾弱肾虚，不能摄精，白浊，除湿热，健腰脚，固牙齿，去䵟黵，治误吞铜铁。齿者，骨之余，肾之标，故牙疼用羊胫骨以补之。羊胫骨灰可以磨镜，羊头骨可以消铁，故误吞铜铁者用之，取其相制也。

附方：揩牙固齿。用火煅羊胫骨为末，入飞盐二钱，同研匀，日用。咽喉骨鲠。羊胫骨灰，米饮服一钱。

毛 治：转筋，醋煮裹脚。

须 治：小儿口疮，蠼螋尿疮，烧灰和油敷。

附方：香瓣疮。生面上耳边，浸淫水出，久不愈，用羖羊须、荆芥、干枣各二钱，烧存性，入轻粉半钱，每洗，拭清油调搽，二三次必愈。口吻疮。方同上。

溺 治：伤寒热毒攻手足，肿痛欲断，以一升，和盐豉捣，渍之。

屎 味：苦，平，无毒。治：燔之，主小儿泄痢肠鸣，惊痫。烧灰，理聤耳，并罯竹刺入肉，治箭镞不出。烧灰淋汁沐头，不过十度即生发，长黑。和雁肪涂头亦良。煮汤灌下部，治大人小儿腹中诸疾，疳湿，大小便不通。烧烟熏鼻，治中恶，心腹刺痛，亦熏诸疮中毒，痔瘘等，治骨蒸弥良。

羊胲子 乃羊腹内草积块也。治：翻胃，煅存性，每一斤入枣肉、平胃散末一半，和匀，每服一钱，空心沸汤调下。

黄羊

羊腹带黄，故名。

肉 味：甘，温，无毒。脑不可食。治：补中益气，治劳伤虚寒。

髓 治：补益，功同羊髓。

牛

南人以水牛为牛，北人以黄牛、乌牛为牛。牛种既殊，入用当别。牛齿有下无上，察其齿而知其年。三岁二齿，四岁四齿，五岁六齿，六岁以后每年接脊骨一节也。牛耳聋，其听以鼻。乾阳为马，坤阴为牛。故马蹄圆，牛蹄圻。马病则卧，阴胜也。牛病则立，阳胜也。

黄牛肉 味：甘，温，无毒。食之发药毒，动病人，不如水牛。若自死者，血脉已绝，骨髓已竭，不可食之。牛病死者，发痼疾痃癖，令人洞下疰病。黑牛白头者，不可食。独肝者，有大毒，令人痢血至死。北人牛瘦，多以蛇从鼻灌之，故肝独也。水牛则无之。牛自死、白首者，食之杀人。疥牛食之发痒。黄牛、水牛肉合猪肉及黍米酒食，并主生白虫。合韭、薤食，令人热病。合生姜食，损齿。煮牛肉入杏仁、芦叶易烂，相宜。治：安中益气，养脾胃，补益腰脚，止消渴及唾涎。牛肉补气，与黄芪同功。

附方：小刀圭。凡虚病，皆可服之，用小牛犊儿未交感者一只，腊月初八日，或戊己日杀之，去血燖毛，洗净，同脏腑不遗分寸，大铜锅煮之，每十斤入黄芪十两，人参四两，茯苓六两，官桂、良姜各五钱，陈皮三两，甘草、蜀椒各二两，食盐二两，淳酒二斗，同煮，水以八分为率，文火煮至如泥，其骨皆槌碎，并滤取稠汁，待冷以瓮盛之，埋于土内，露出瓮面。凡饮食中皆任意食之，或以酒调服更妙。肥大及鹿皆可依此法作之。腹中痞积。牛肉四两，切片，以风化石灰一钱擦上，蒸熟食，常食痞自下。腹中癖积。黄牛肉一斤，恒山三钱，同煮熟，食肉饮汁，癖必自消甚效。牛皮风癣。每五更炙牛肉一片食，以酒调轻粉敷之。

水牛肉 味：甘，平，无毒。宜忌同黄牛。治消渴，止啘泄，安中益气，养脾胃，补虚壮健，强筋骨，消水肿，除湿气。

附方：水肿尿涩。牛肉一斤，熟蒸，以姜、醋空心食之。手足肿痛。伤寒时气，毒攻手足，痛肿欲断，牛肉裹之，肿消痛止。

头蹄 水牛者良。味：凉。患冷人勿食蹄中巨筋。多食令人生肉刺。治：下热风。

附方：水肿。胀满，小便涩者，用水牛蹄一具，去毛，煮汁作羹，切，食之。或以水牛尾一〔1〕条，切作腊〔2〕食，或煮食亦佳。

鼻 水牛者良。治：消渴，同石燕煮汁服。治妇人无乳，作羹食之，不过两日，乳下无限。气壮人尤效。疗口眼㖞斜，不拘干湿者，以火炙热，于不患处熨之，即渐止。

皮 水牛者良。治：水气浮肿，小便涩少，以皮蒸熟，切，入豉汁食之。熬胶最良。

乳 味：甘，微寒，无毒。㹀牛乳佳，生饮令人利，热饮令人口干。凡服乳，必煮一二沸，停冷啜之，热食即壅。不欲顿服。与酸物相反，令人腹中癥结。患冷气人忌之。合生鱼食作瘕。治：补虚羸，止渴，养心肺，解热毒，润皮肤，冷补，下热气。和蒜煎沸食，去冷气，痃癖。患热风人，宜食之。老人煮食有益。入姜、葱止小儿吐乳，补劳。治反胃热哕，补益劳损，润大肠，治气痢，除疸黄。老人煮粥甚宜。反胃噎膈，大便燥结，宜牛羊乳时时吃之，并服四物汤为上策。不可用人乳。人乳有饮食之毒，七情之火也。唐太宗苦气痢，张宝藏具疏以乳煎荜茇方，少服之，立愈。授鸿胪寺卿其方，用牛乳半斤，荜茇三钱，同煎减半，空腹顿服，治痢甚效。

附方：风热毒气。煎过牛乳一升，生牛乳一升，和匀空腹服之，日三服。小儿热哕。牛乳二合，姜汁一合，银器文火煎五六沸，量儿与服之。下虚消渴。心脾中热，下焦虚冷，小便多者，牛羊乳每饮三四合。脚气痹弱。牛乳五升，硫黄三两，煎取三升，每服三合，羊乳亦可。重舌出涎。特牛乳饮之。蚰蜒入耳。牛乳少少滴入，即出。若入腹者，饮一二升即化为水。蜘蛛疮毒。牛乳饮之良。

血 味：咸，平，无毒。治：解毒利肠，治金疮折伤，垂死，又下水蛭。煮拌醋食，治血痢便血。按：《元史》云，布智儿从太祖征回回，身中数矢，血流满体，闷仆几绝。太祖命取一牛，剖其腹，纳之牛腹，浸热血中，移时遂苏。

附方：误吞水蛭。肠痛黄瘦，牛血热饮一二升，次早化猪脂一升，饮之，即下出也。

脂 黄牛者良，炼过用。味：甘，温，微毒。多食发痼疾，疮疡。治：诸疮疥癣，白秃，亦入面脂。

附方：腋下胡臭。牛脂和胡粉涂之，三度永瘥。

髓 黑牛、黄牛、㹀牛者良，炼过用。味：甘，温，无毒。治：补中，填骨髓，久服增年，安五脏，平三焦，续绝伤，益气力，止泄痢，去消渴，皆以清酒暖服之。平胃气，通十二经脉，治瘦病〔3〕，以黑牛髓、地黄汁、白蜜等分煎服。润肺，补肾，泽肌悦面，理折伤，擦损痛，甚妙。

附方：补精润肺。用炼牛髓四两，胡桃肉四两，杏仁泥四两，山药末半斤，炼蜜一斤，同捣成膏，以瓶盛，汤煮一日，每服一匙，空心服之。劳损风湿。用牛髓、羊脂各二升，白蜜、姜

〔1〕一：原脱，文义欠通，据《本草纲目》补。
〔2〕腊：原作“醋”，文义欠通，据《本草纲目》改。
〔3〕病：原作“面”，文义欠通，据《本草纲目》改。

汁、酥各三升，煎三上三下，合成膏，随意以温酒和服之。手足皱裂。牛髓敷之。

脑 水牛、黄牛者良。味：甘，温，微毒。牛热病死者勿食，其脑令生肠痈。治：风眩，消渴，脾积，痞气。润皴裂，入面脂用。

附方：吐血咯血。五劳七伤，用水牛脑一枚，涂纸上，阴干，杏仁煮去皮、胡桃仁、白蜜各一斤，香油四两，同熬干为末，每空心烧酒服二钱匕。偏正头风。不拘远近，诸药不效者，如神。用白芷、芎䓖各三钱，为细末，以黄牛脑子搽末在上，瓷器内加酒顿熟，乘热食之，尽量一醉，醒则其病如失，甚验。脾积痞气。牛脑丸，治男妇脾积痞病，大有神效。黄犖牛脑子一个，去皮筋，擂烂，皮硝末一斤，蒸饼六个，晒研和匀，糊丸梧子大。每服二十丸，空心好酒下，日三服，百日有验。

心 已下黄牛者良。治：虚忘，补心。

脾 治：补脾。腊月淡煮，日食一度，治痔瘘。和朴硝作脯食，消痞块。

肺 已下水牛者良。治：补肺。

肝 治：补肝明目。治疟及痢，醋煮食之。妇人阴䘌，纳之引虫。

肾 治：补肾气，益精，治湿痹。

胃 黄牛、水牛俱良。味：甘，温，无毒。青牛肠胃，合犬肉、犬血食，病人。治：消渴，风眩。补五脏，醋煮食之。补中益气，解毒，养脾胃。

附方：啖蛇牛毒。牛肚细切，水一斗，煮一升，服取汗即瘥。

膍 一名百叶。牛羊食百草，与他兽异，故其胃有膍、有胘、有蜂窠，亦与他畜异也。胘即胃之厚处。治：热气，水气。治痢，解酒毒、药毒、丹石毒发热，同肝作羹，以姜、醋食之。

胆 腊月黄牛、青牛者良。味：苦，大寒，无毒。治：可丸药，除心腹热渴，止下痢及口焦燥。益目精，腊月酿槐子服，明目。治疳湿，弥佳。酿黑豆，百日后取出，每夜吞一枚，镇肝明目。酿南星末，阴干，治惊风有奇功。除黄杀虫，治痈肿。

附方：谷疸食黄。用牛胆汁一枚，苦参三两，龙胆草一两，为末，和少蜜丸梧子大，每姜汤下五十丸。男子阴冷。以食茱萸纳牛胆中，百日令干，每取二七枚，嚼纳阴中，良久如火。痔瘘出水。用牛胆、猬胆各一枚，腻粉五十文，麝香二十文，以三味和匀，入牛胆中悬四十九日，取出为丸如大麦大，以纸捻送入疮内，有恶物流出为验也。

胞衣 附方：臁疮不敛，牛胞衣一具，烧存性，研搽。

喉 白水牛者良。治：小儿呷气。疗反胃吐食，取一具去膜及两头，逐节以醋浸，炙燥存性，每服一钱，米饮下，神效。反胃吐食，药物不下，用白水牛喉一条，去两头节并筋、膜、脂、肉，节节〔1〕如阿胶黑片收之，临时旋炙用，饮醋一盏浸之，微火炙干，淬之，再炙，再淬，醋尽为度。研末，厚纸包收，或遇阴湿时，微火烘之，再收。遇此疾每服一钱，食前陈米饮调下，轻者一服立效。

靥 水牛者良。治：喉痹气瘿，古方多用之。

牛角䚡 名角胎。此即角尖中坚骨也。味：苦，温，无毒。治：下闭血，瘀血疼痛，

〔1〕节节：原作“及”，文义欠通，据《本草纲目》改。

女人带下血，燔之，酒服烧灰。主赤白痢，黄牛者，烧之。主妇人血崩，大便下血，血痢，水牛者，烧之。止妇人血崩，赤白带下，冷痢泻血，水泄，治水肿。牛角鳃，筋之粹，骨之余，乃厥阴少阴血分之药，烧之则性涩，故止血痢崩中诸病。

附方：大肠冷痢。犖牛角鳃，烧灰，饮服二钱，日二次。小儿滞下。犖牛角胎，烧灰，水服方寸匕。大便下血。黄牛角鳃一具，煅末，煮豉汁服二钱，日三，神效。鼠乳痔疾。牛角鳃，烧灰，酒服方寸匕。蜂虿螫疮。牛角鳃烧灰，醋和敷之。

角 味：苦，寒，无毒。治：水牛者，燔之，治时气，寒热头痛；煎汁治热毒风及壮热。犖牛者，治喉痹肿塞欲死，烧灰酒服一钱；小儿饮乳不快似喉痹者，取灰涂乳上，吃下即瘥。治淋，破血。

附方：石淋破血。牛角烧灰，酒服方寸匕，日五服。血上逆心。烦闷刺痛，水牛角烧末，酒服方寸匕。赤秃发落。牛角、羊角烧灰，等分，猪脂调涂。

骨 味：甘，温，无毒。治：烧灰，治吐血，鼻洪，崩中，带下，肠风泻血，水泻，治邪疟。烧灰，同猪脂涂疳疮蚀入口鼻，有效。

附方：鼻中生疮，牛骨、狗骨烧灰，腊猪脂和敷。

蹄甲 青牛者良。治：妇人崩中，漏下赤白。烧灰水服，治牛痫。和油，涂臁疮。研末贴脐，止小儿夜啼。

附方：卒魇不寤。以青牛蹄或马蹄临人头上，即活。损伤接骨。牛蹄甲一个，乳香、没药各一钱，为末，入甲内烧灰，以黄米粉糊和成膏，敷之。牛皮风癣。牛蹄甲、驴粪各一两，烧存性，研末，油调，抓破敷之，五七日即愈。臁胫烂疮。牛蹄甲烧灰，桐油和敷。玉茎生疮。生蹄甲烧灰，油调敷之。

阴茎 黄牛、乌牛、水牛并良。治：妇人漏下赤白，无子。

牯牛卵囊 治：疝气。一具，煮烂，入小茴香、盐少许，拌食。

毛 治：脐毛治小儿久不行。耳毛、尾毛、阴毛，并主通淋闭。

附方：卒患淋疾。牛耳中毛，烧取半钱，水服。尾毛亦可。

口涎 以水洗老牛口，用盐涂之，少顷即出。治：反胃呕吐，水服一匙，终身不噎。吮小儿，治客忤。灌一合，治小儿霍乱。入盐少许，顿服一盏，治喉闭口噤。

附方：噎膈反胃。用糯米末，以牛涎拌，作小丸，煮熟食。又用牛涎、好蜜各半斤，木鳖仁三十个，研末，入铜器熬稠，每以两匙和粥与食，日三服。小儿流涎。取东行牛口中涎沫，涂口中及颐上，自愈。小儿口噤。身热吐沫，不能乳，方同上。损目破睛。牛口涎，日点二次，避风。黑睛破者，亦瘥。身面疣目。牛口涎，频涂之，自落。

鼻津 治小儿中客忤，水和少许灌之。又涂小儿鼻疮及湿癣。

耳垢 乌牛者良。以盐少许，入牛耳中，痒即易取。治：蛇伤，恶蛓毒。蛓，毛虫也。治痈肿未成脓，封之即散。疳虫蚀鼻生疮及毒蛇螫人，并敷之。

附方：疔疮恶肿。黑牛耳垢，敷之。胁漏出水。不止，用乌牛耳垢敷之，即瘥。鼻衄不止。牛耳中垢、车前子末等分，和匀塞之良。

屎 稀者，名牛洞。味：苦，寒，无毒。治：水肿，恶气。干者，燔之敷鼠瘘恶疮。烧灰，敷灸疮不瘥，敷小儿烂疮烂痘及痈肿不合，能灭瘢痕。绞汁，治消渴黄瘴，脚气霍乱，小便不通。牛屎散热解毒，故能治肿疸、霍乱、疳痢、伤损诸疾。烧灰则收湿，生肌，拔毒，故能治痈疽、疮瘘、烂痘诸疾也。

附方：卒阴肾痛。牛屎烧灰，酒和敷之良。脚跟肿痛。用黄牛屎，入盐炒热，罨之。子死腹中。湿牛粪，涂腹上良。小儿夜啼。牛屎一块，安席下，勿令母知。小儿头疮。野外久干牛屎不坏者，烧灰，入轻粉，麻油调，搽。小儿白秃。牛屎厚封之。小儿烂疮。牛屎烧灰，封之，灭瘢痕。痘疮溃烂。以腊月黄牛屎，烧取白灰敷之，或卧之，即易痂落而无瘢痕。痈肿不合。牛屎烧末，用鸡子白和，封，干即易之，神验也。跌磕伤损。黄牛屎炒热，封之，裹定即效。汤火烧灼。湿牛屎擣涂之。恶犬咬伤。洗净毒，以热牛屎封之，即时痛止。蜂虿螫痛。牛屎烧灰，苦酒和敷。背疮溃烂。黄黑牛粪多年者，晒干为末，入百草霜匀细，掺之。

圣齑 乃牛肠胃中未化草也。治：食牛肉作胀，解牛肉毒。

鼻拳 音卷。穿鼻绳木也。治：木拳，主小儿痫；治消渴，煎汁服，或烧灰，酒服。草拳，烧研，敷小儿鼻下疮；烧灰，吹缠喉风，甚效。

马

马食杜衡善走，食稻则足重，食鼠屎则腹胀，食鸡粪则生骨眼。以僵蚕、乌梅拭牙，则不食，得桑叶乃解。挂鼠狼皮于槽，亦不食。遇死马骨则不行。以猪槽饲马，石灰泥马槽，马汗着门，并令马落驹。系猿猴于厩，辟马病。皆物理当然耳。

肉 以纯白牡马者，为良。味：辛、苦，冷，有毒。只堪煮食，多食难消。渍以清水，搦洗血尽乃煮，不然则毒不出，患疔肿。或曰，以冷水煮之，不可盖釜。白马青蹄、白马黑头者，并不可食，令人癫。马鞍下肉色黑及马自死者，并不可食，杀人。马黑脊而斑臂者，毒不可食。患痢、生疥人勿食，必加剧。妊妇食之，不能易产。乳母食之，令子疳瘦。同苍术、苍耳食，必得恶病，十有九死。同姜食，成气嗽。同猪肉食，成霍乱。食马肉毒发心闷者，饮清酒则解，饮浊酒则加。食马中毒者，饮芦菔汁，食杏仁可解。治：伤中，除热，下气，长筋骨，强腰脊，壮健强志，轻身不饥。作脯，治寒热痿痹。煮汁，洗头疮白秃。

附方：豌豆疮毒。马肉煮清汁，洗之。

鬐膏 鬐，项上也。白马者良。味：甘，平，有小毒。治：生发，治面皯，手足皴粗。入脂泽用。疗偏风，口祸僻。

乳 味：甘，冷，无毒。同鱼鲙食，作瘕。治：止渴，治热。作酪性温，饮之消肉。

心 已下并用白马者良。治：喜忘。治心昏多忘，牛、马、猪、鸡心，干之为末，酒服方寸匕，日三，则智能日生。患痢人食马心，则痞闷加甚。

肺 治：寒热，茎萎。

肝 味：有大毒。马肝及鞍下肉杀人。

驹胞衣 治：妇人天癸不通，煅存性，为末，每服三钱，入麝香少许，空腹新汲水下，不过二服良。

眼 白马者，生杀取之。味：平，无毒。治：惊痫腹满，疟疾。小儿魃病，与母带之。

夜眼 在足膝上，马有此能夜行，故名。治：卒死，尸厥，龋齿痛。

牙齿 已下并用白马者良。味：甘，平，有小毒。治：小儿马痫，水摩服。烧灰唾和，涂痈疽疔肿，出根效。

骨 味：有毒。治：烧灰和醋，敷小儿头疮及身上疮，止邪疟。烧灰和油，敷小儿耳疮、头疮、阴疮、瘭疽有浆如火灼，敷乳头饮儿，止夜啼。

附方：辟瘟疫气。绛袋盛马骨佩之，男左女右。

头骨 味：甘，微寒，有小毒。头骨埋于午地，宜蚕。浸于上流，绝水蜞虫。治：喜眠，令人不睡，烧灰水服方寸匕，日三夜一，作枕亦良。治齿痛，烧灰敷头耳疮。疗马汗气入疮痛肿，烧灰敷之，白汗出良。

胫骨 味：甘，寒，无毒。治：煅存性，降阴火。中气不足者用之，可代黄芩、黄连。

悬蹄 赤、白马俱入用。味：甘，平，无毒。治：惊邪瘈疭，乳痈，辟恶气鬼毒，蛊疰不祥，止衄，内漏龋齿。赤马者，治妇人赤崩。白马者，治白崩。主癫痫，齿痛，疗肠痈，下瘀血，带下，杀虫。又烧灰入盐少许，掺走马疳蚀甚良。赤马者，辟瘟疟。

附方：损伤瘀血。在腹，用白马蹄烧烟尽，研末，酒服方寸匕，日三夜一，血化为水也。妇人血病。方同上。五色带下。白马左蹄，烧灰，酒服方寸匕，日三。肠痈腹痛。用马蹄灰和鸡子白涂，即拔毒气出。龋齿疼痛。削白马蹄塞之，不过三度。赤秃头疮。出脓，昼开夜合，马蹄烧灰，生油调涂。小儿夜啼。马蹄末敷乳上，饮之。辟禳瘟疫。以绛囊盛马蹄屑佩之，男左女右。

皮 治：妇人临产，赤马皮催生良。治小儿赤秃，以赤马皮、白马蹄烧灰，和腊猪脂敷之良。

鬐毛 一名鬣。味：有毒。治：小儿惊痫，女子崩中赤白。赤用赤马，白用白马。烧灰服，止血，涂恶疮。

尾 治：女人崩中，小儿客忤。

脑 味：有毒。食之令人癫。治：断酒，腊月者，温服之。

血 味：有大毒。凡生马血入人肉中一二日便肿起，连心即死。有人剥马伤手，血入肉，一夜致死。

汗 味：有大毒。患疮人触马汗、马气、马毛、马尿、马屎者，并令加剧。马汗入疮毒致心欲死者，烧粟秆灰淋汁，浸洗出白沫，乃毒气也。

白马通 马屎曰通，牛屎曰洞，猪屎曰零，皆讳其名也。味：微温，无毒。马屎温火，养一切药力。治：止渴，止吐血、下血、鼻衄、金疮出血、妇人崩中。敷顶，止衄。绞汁服，治产后诸血气，伤寒时疾当吐下者。治时行病起合阴阳垂死者，绞汁三合，日夜各二服。又治杖疮打损伤中风作痛者，炒热包熨五十遍，极效。绞汁灌之，治卒中恶死。酒服，治产后寒热闷胀。烧灰水服，治久痢赤白。和猪脂涂，马咬人疮及马汗入疮、剥死马骨刺伤人毒攻欲死者。

附方：卒中恶死。吐利不止，不知是何病．不拘大人小儿，马粪一丸，绞汁灌之。干者水煮汁亦可，此扁鹊法也。搅肠沙痛。欲死者，用马粪研汁，饮之立愈。热毒攻肢。手足肿痛欲脱，以水煮马屎汁，渍之。积聚胀满。白马粪同蒜捣膏，敷患处，效。

屎中粟 治：金疮，小儿寒热客忤不能食。治小儿胁痛。

附方：剥马中毒。被骨刺破欲死，以马肠中粟屎捣敷，以尿洗之，大效。绞汁饮之亦可。

马绊绳 治：煎水，洗小儿痫。烧灰，掺鼻中生疮。

驴

马力在膊，驴力在胪也。

肉 已下通用乌驴者良。味：甘，凉，无毒。食驴肉饮荆芥茶杀人。妊妇食之难产。同凫茈食令人筋急。病死者有毒。治：解心烦，止风狂。酿酒治一切风，主风狂，忧愁不乐，能安心气。同五味煮食，或以汁作粥食，补血益气，治远年劳损。煮汁空心饮，疗痔引虫。野驴肉功同。驴肉食之动风，脂肥尤甚，屡试屡验。

头肉 治：煮汁服二三升，治多年消渴，无不瘥者。又以渍曲酝酒服，去大风动摇不伏者，亦洗头风风屑。同姜齑煮汁，日服，治黄疸百药不治者。

附方：中风头眩。用乌驴头一枚，如食法，豉汁煮食。

脂 治：敷恶疮疥癣及风肿，和酒服三升，治狂癫不能语不识人。和乌梅为丸，治多年疟，未发时服二十丸。又生脂和生椒捣熟，绵裹塞耳，治积年聋疾。和酒等分服，治卒咳嗽。和盐，涂身体手足风肿。

髓 味：甘，温，无毒。治：耳聋。

附方：多年耳聋。用驴前脚胫骨打破，向日中沥出髓，以瓷盒盛收，每用绵点少许入耳内，侧卧候药行。其髓不可多用，以白色者为上，黄色者不堪。

血 热血以麻油一盏，和搅去沫，煮熟即成白色。味：咸，凉，无毒。治：利大小肠，润燥结，下热气。

乳 味：甘，冷利，无毒。小儿热急[1]黄，多服使利。疗大热，止消渴，小儿热，急惊邪赤痢，小儿痫疾，客忤天吊风疾，卒心痛连腰脐者，热服三升。蜘蛛咬疮，器盛浸之。蚰蜒及飞虫入耳，滴之，当化成水。频热饮之，治气郁，解小儿热毒，不生痘疹。浸黄连取汁，点风热赤眼。

附方：心热气痫。黑驴乳暖服三合，日再服。小儿口噤。驴乳、猪乳各二升，煎一升五合服。重舌出涎。方同上。

阴茎 味：甘，温，无毒。治：强阴壮筋。

驹衣 治：断酒，煅研，酒服方寸匕。

皮 治：煎胶食之，治一切风毒骨节痛，呻吟不止，和酒服更良。煎[2]胶食，主鼻洪吐血，肠风血痢，崩中带下。其生皮覆疟疾人良。

附方：中风㖞僻。骨疼烦躁者，用乌驴皮燖毛，如常治净，蒸熟，入豉汁中，和五味煮食。牛皮风癣。生驴皮一块，以朴硝腌过，烧灰，油调搽之，名一扫光。

毛 治：骨头中一切风病，用一斤炒黄，投一斗酒中渍三日，空心细饮，令醉，暖卧取汗，明日更饮如前。忌陈仓米面。

附方：小儿客忤。剪驴膊上旋毛一弹子，以乳汁煎饮。襁褓中风。取驴背前交脊中毛一拇

---

〔1〕急：原作“发”，文义欠通，据《本草纲目》改。

〔2〕煎：原脱，文义欠通，据《本草纲目》补。

指大，入麝香豆许，以乳汁和，铜器中慢炒为末，乳和灌之。

骨 治：煮汤，浴历节风。牝驴骨煮汁服，治多年消渴，极效。

头骨 治：烧灰和油，涂小儿颅解。

悬蹄 治：烧灰，敷痈疽，散脓水。和油敷小儿解颅，以瘥为度。

屎 治：熬之，熨风肿漏疮。绞汁，主心腹疼痛，诸疰忤癥癖，反胃不止，牙齿痛，治水肿，每服五合良。烧灰吹鼻，止衄甚效。和油，涂恶疮湿癣。

附方：疔疮中风。肿痛，用驴屎炒，熨疮上五十遍，极效。小儿眉疮。黑驴屎烧研，油调涂，立效。

耳垢 治：刮取，涂蝎螫。

溺下泥 治：敷蜘蛛伤。

骡

骡大于驴而健于马，其力在腰。驴交马而生者，骡也；牡马交驴而生者，为駃騠；牡驴交牛而生者，为𩣡䮽；牡牛交驴而生者，为䮫䮸；牡牛交马而生者，为駏驉。今俗通呼为骡矣。

肉 味：辛、苦，温，有小毒。孕妇食之难产。

蹄 治：难产，烧灰，入麝香少许，酒服一钱。

屎 治：打损诸疮，破伤中风，肿痛，炒焦裹熨之，冷即易。

驼

名骆驼。驼状如马，其头似羊，长项垂耳，脚有三节，背有两肉峰如鞍形，力能负重可至千斤[1]，日行二三百里，又能知泉源水脉风候。

驼脂 驼脂在峰内，谓之峰子油，入药以野驼者为良。味：甘，温，无毒。能柔五金。治：顽痹风瘙，恶疮毒肿死肌，筋皮挛缩，踠损筋骨。火炙摩之，取热气透肉。亦和米粉作煎饼食之，疗痔，治一切风疾。皮肤痹急及恶疮肿漏烂，并和药敷之。主虚劳风有冷积者，烧酒调服之。

附方：周痹。驼脂炼净一斤，入好酥四两，和匀，每服半匙，加至一匙，日三服。

肉 味：甘，温，无毒。治：诸风下气，壮筋骨，润肌肤，主恶疮。

乳 味：甘，冷，无毒。治：补中益气，壮筋骨，令人不饥。

黄 味：苦，平，微毒。治：风热惊疾。

毛 治：妇人赤白带下最良，颔毛疗痔，烧灰，酒服方寸匕。

屎 治：干研嗃鼻，止衄。烧烟，杀蚊虱。

酪

音洛。牛、羊、水牛、马乳并可作酪，水牛乳作者，浓厚味胜。味：甘、酸，寒，无毒。水牛、马、驼之酪，冷。犊牛、羊奶酪，温。患冷患痢人，勿食羊奶酪，合酢食成血[2]瘕。治：热毒，止渴，解散发利，除胸中虚热，身面上热疮肌疮，止烦渴热闷，心膈热痛。润燥利肠，摩肿，生精血，补虚损，壮颜色。奶酪，血液之属，血燥所宜也。

---

〔1〕斤：原作“金”，文义欠通，据《本草纲目》改。

〔2〕血：原作“上”，据《本草纲目》改。

附方：**火丹瘾疹**。以酪和盐煮，热摩之即消。**蚰蜒入耳**。用牛酪灌入即出。若入腹，则饮二升，即化为黄水。**马出黑汗**。水化干酪，灌之。

酥

名酥油。出外国，本牛、羊乳所作也。其性与酪异，然牛酥胜羊酥，其牦牛酥复胜家牛也。牛乳冷，羊乳温。牛酥不离寒，病之兼热者宜之；羊酥不离温，病之兼寒者宜之。各有所长也。酥乃酪之浮面所成。造法：以乳入锅，煎二三沸，倾入盆内，冷定，待面结皮，取皮再煎，油出去渣，入在锅内，即成酥油。凡入药，以微火溶化，滤净用之良。

牸[1]牛、白羊酥 味：甘，微寒，无毒。治：补五脏，利大小肠，治口疮，除胸中客热，益心肺，除心热肺痿，止渴止嗽，止吐血，润毛发，益虚劳，润脏腑，泽肌肤，和血脉，止急痛。治诸疮，温酒化服良。

牦牛酥 味：甘，平，无毒。治：去诸风湿痹，除热，利大便，去宿食。合诸膏摩风肿，踠跌血瘀。酥能除腹内尘垢，发出毛孔间也。

附方：**蜂螫**。用酥涂之妙。**虫咬**。以酥和血涂之。**眯目**。以酥少许，随左右纳鼻中，垂头少顷，令流入目中，物与泪同出。

醍醐

佛书称，乳成酪，酪成酥，酥成醍醐。色黄白，作饼甚甘肥，乃酥之精液也。作酪时，上一重凝者为酥，酥上如油者为醍醐，熬之即出，不可多得，极甘美。用处亦少，凡用以重绵滤过，铜器煎三两沸用。此物性滑，物盛皆透，惟鸡子壳及壶芦盛之，乃不出。味：甘，冷利，无毒。治：风邪痹气，通润骨髓，可为摩药，功优于酥。添精补髓，益中填骨，久服延年，百炼弥佳。主惊悸，心热，头疼，明目。敷脑顶心，治月蚀疮，润养疮痂最宜。酥、酪、醍醐大抵性皆润滑，宜于血热枯燥之人，其功亦不甚相远也。

附方：**风虚湿痹**。醍醐二两，温酒每服一匙，效。**中风烦热**。皮肤瘙痒，醍醐四两，每服半匙，温酒和服，日一。**一切肺病**。咳嗽脓血不止，用好酥五十斤，炼三遍，当出醍醐。每服一合，日三服，以瘥为度，神效。**鼻中涕血**。以三炼酥中精液灌鼻中，日三夜一，良。**小儿鼻塞**。不通，不能食乳。刘氏用醍醐二合，木香、零陵香各四分，汤煎成膏，涂头上，并塞鼻中良。

乳腐

名乳饼。味：甘，微寒，无毒。水牛乳凉，犊牛乳温。治：润五脏，利大小便，益十二经脉，微动气。治赤白痢，切如豆大，面拌酸浆，水煮二十沸，顿服。小儿服之弥良。

附方：**血痢不止**。乳腐一两，浆水一钟，煎服。

阿胶

出东平郡阿县。煮牛皮作之，熬时，须用一片鹿角即成胶，不用不成也。凡造诸胶，自十月至二三月间，用沙牛、水牛、驴皮者为上，猪、马、骡、驼皮者次之，其旧皮鞋履等物者为下。俱取生皮，水浸四五日，洗刮极净。熬煮时，时搅之，恒添水。至烂，滤汁再熬成胶，倾盆内待凝。近盆底者名坌胶。煎胶水以咸苦者为妙。大抵古方所用，多是牛皮，后世乃贵驴皮。若伪者，皆杂以

---

〔1〕牸：原作“沙”，文义欠通，据《本草纲目》改。后同不注。

马皮、旧革、鞍靴之类，其气浊臭，不堪入药。当以黄透如琥珀色，或光黑如瑿漆者为真。真者不作皮臭，夏月亦不湿软。凡用，皆火炙之。先以猪脂浸一夜，取出于柳木火上炙燥，研用。今方法或炒成珠，以面炒，或以酥炙，或以蛤粉炒，或以草灰炒，或酒化成膏，或水化膏，各从本方也。**味：甘，平，无毒。**气味俱薄，浮而升，阳也。入手少阴、足少阴厥阴经。得火良。薯蓣为之使。畏大黄。**治：心腹内崩，劳极洒洒如疟状，腰腹四肢酸痛，女子下血，安胎，久服轻身益气。丈夫小腹痛，虚劳羸瘦，阴气不足，脚酸不能久立。养肝气，坚筋骨，益气止痢。**止泄痢，得黄连、蜡尤佳。**疗止血，衄血，血淋，尿血，肠风下痢，女人血痛血枯，经水不调，无子，崩中带下，胎前产后诸疾。男女一切风病，骨节疼痛，水气浮肿，虚劳咳嗽喘急，肺痿唾脓血及痈疽肿毒。和血滋阴，除风润燥，化痰清肺，利小便，调大肠，圣药也。**驴皮煎胶，取其发散皮肤之外也。用乌者，取乌色属水以制热。补虚用牛皮胶，去风用驴皮胶。治喘嗽，不论肺虚肺实，可下可温，须用阿胶以安肺润肺，其性和平，为肺经要药。阿胶乃大肠之要药，有热毒留带者，则能疏导，无热毒留滞者，则能平安。

附方：**肺风喘促。**用透明阿胶，切炒，以紫苏、乌梅肉焙研等分，水煎服之。**老人虚秘。**阿胶炒二钱，葱白三根，水煎化，入蜜二匙，温服。**胞转淋闭。**阿胶三两，水二升，煮七合，温服。**吐血不止。**用阿胶炒二两，蒲黄六合，生地黄三升，水五升，煮三升，分服。**肺损呕血。**并[1]开胃，用阿胶炒三钱，木香一钱，糯米一合半，为末，每服一钱，百沸汤点服，日一。**大衄不止。**用阿胶炙，蒲黄半两，每服一钱，水一盏，生地黄汁一合，煎至六分，温服，急以帛系两乳。**月水不调。**阿胶一钱，蛤粉炒成珠，研末，热酒服自安。一方，入辰砂末，半钱。**月水不止。**阿胶炒焦，为末，酒服二钱。**妊娠尿血。**阿胶炒黄，为末，食前粥饮下二钱。**妊娠血痢。**阿胶一二两，酒一升，顿服。**妊娠下血。**阿胶三两，炙，为末，酒一升半，煎化服，即愈。又方，用阿胶末二两，生地黄半斤，捣汁，入清酒二升，分三服。**妊娠胎动。**用阿胶炙研，二两，香豉一升，葱一升，水三升，煮取一升，入胶化服。用阿胶炒熟，艾叶三两，葱白一斗，水四升，煮一升，分服。产后虚闷：阿胶炒、枳壳炒，各一两，滑石二钱半，为末，蜜丸梧子大，每服五十丸，温水下。未通再服。**久嗽经年。**阿胶炒、人参各二两，为末，每用三钱，豉汤一盏，入葱白少许，煎服，日三次。

黄明胶

名牛皮胶。《本经》白胶，一名鹿角胶。煮鹿角作之。阿胶，一名傅致胶，煮牛皮作之，其说甚明。黄明胶即今水胶，乃牛皮所作，其色黄明，非白胶也。**味：甘，平，无毒。治：吐血衄血，下血血淋，下痢，妊娠胎动血下，风湿走注疼痛，打扑伤损，汤火灼疮，一切痈疽肿毒。活血止痛，润燥，利大小肠。**

附方：**肺痿吐血。**黄明胶炙干、花桑叶阴干各二两，研末，每服三钱，生地黄汁调下。**肺破出血。**或嗽血不止，用海犀膏即水胶一大片，炙黄，涂酥再炙，研末，用白汤化三钱，服之即止。**吐血咯血。**黄明胶一两切片炙黄，新绵一两烧研，每服一钱，食后米饮服，日再。**衄血不止。**黄明胶荡软，帖山根至发际。**妊娠下血。**黄明胶二两，酒煮化，顿服之。**咳嗽不瘥。**黄明胶炙研，每服一钱，人参末二钱，薄豉汤二盏，葱白少许，煎沸，嗽时温呷三五口。**肾虚失精。**

---

〔1〕并：原脱，文义欠通，据《本草纲目》补。

化胶三两，研末，以酒二碗，化服，日三服。**面上木痹**。牛皮胶化，和桂末，厚涂一二分，良。**寒湿脚气**。牛皮胶一块，细[1]切，面炒成珠，研末，每服一钱，酒下，其痛立止。**风湿走痛**。牛皮胶一两，姜汁半杯，同化成膏，摊纸上热贴之，冷即易，甚效。一加乳香、没药一钱。**脚底木硬**。牛皮胶，生姜汁化开，调南星末涂上，烘物熨之。**尸脚坼裂**。烊胶着布上，烘贴之。**跌扑伤损**。真牛皮胶一两，干冬瓜皮一两，剉，同炒存性，研末，每服五钱，热酒一钟，调服。仍饮酒二三钟，暖卧微汗，痛止，一宿接元如故。**汤火伤灼**。水煎胶如糊，冷扫涂之。**一切肿毒**。已成未成，用水胶一片，水渍软，当头开孔贴之，未有脓者，自消。已溃者，令脓自出。**诸般痈肿**。黄明胶一两，水半升，化开，入黄丹一两，煮匀以翎扫上疮口，如未成者，涂其四团，自消。**便毒初起**。水胶溶化，涂之即散。**乳疖初发**。黄明水胶，以浓醋化，涂之立消。**背疽初发**。用黄明牛皮胶四两，酒一碗，重汤顿化，随意饮尽，不能饮者，用白汤饮之，服此，毒不内攻，不传恶症。又方，以新瓦上烧胶存性，研末，酒二碗服之。又，加穿山甲四片，同烧存性，极妙。

牛黄

生陇西及晋地。特牛胆中得之，即阴干百日使燥，无令见日月光。牛死则黄入胆中，如鸡子黄也。凡牛有黄者，身上夜有光，眼如血色，时复鸣吼，恐惧人。又每照水，人以盆水承之，伺其吐出乃喝迫即坠下水中，取得之。试法：但揩摩手甲上，透甲黄者为真。此有四种，喝迫而得者，名生神黄。杀死在角中得者，名角中黄。牛病死后，心中剥得者，名心黄。肝胆中得者，名肝黄。大抵皆不及生黄者为胜。**味：苦，平，有小毒**。人参为之使，得牡丹、菖蒲，利耳目。恶龙骨、龙胆、地黄、常山、蜚蠊。畏牛膝、干漆。**治：惊痫寒热，热盛狂痓，除邪逐鬼，疗小儿百病，诸痫热口不开，大人狂颠，又坠胎。久服轻身增年，令人不忘。主中风失音，口噤，惊悸，天行时疾，健忘虚乏，安魂，辟邪魅，卒中恶，小儿夜啼，益肝胆，定精神，除热，止惊痫，辟恶气，除百病，清心化热，利痰，凉惊。痘疮紫色发狂谵语者，可用**。牛黄入肝，治筋病，凡中风入脏者，必用牛雄、脑、麝之剂，入骨髓，透肌肤，以引风出。若风中腑及血脉者，用之恐引风邪流入于骨髓，如油入面，莫之能出也。牛之黄，牛之病也，故有黄之牛多病而易死。

附方：初生三日。去惊邪，辟恶气，以牛黄一豆许，以赤蜜如酸枣许，研匀，绵蘸，令儿吮之，一日令尽。**七日口噤**。牛黄为末，以淡竹沥化一匙，灌之，更以猪乳滴之。**初生胎热**。或身体黄者，以真牛黄一豆大，入蜜调膏，乳汁化开，时时滴儿口中，形色不实者，勿多服。**小儿热惊**。牛黄一杏仁大，竹沥、姜汁各一合，和匀与服。**惊痫嚼舌**。迷闷仰目，牛黄一豆许，研，和蜜水灌之。**小儿惊候**。小儿毛焦睡语，欲发惊者，牛黄六分，朱砂五钱，同研，以犀角磨汁，调服一钱。**腹痛夜啼**。牛黄一豆许，乳汁化服，仍书田字于脐下。**痘疮黑陷**。牛黄二粒，朱砂一分，研末，蜜浸腊脂，取汁，调搽。

诸血

兽畜有水陆之产，方土之殊，寒热温凉之不同，有毒无毒之各异。**味：甘，平。治：补人身血不足，或患血枯，皮上肤起，面无颜色者，皆不足也。并宜生饮。又解诸药毒、菌毒，止渴，除丹毒，去烦热。**

---

〔1〕细：原作“经”，文义欠通，据《本草纲目》改。

诸朽骨

朽骨不分何骨，然亦当取知无毒之骨可也。治：骨蒸。东墙骨，磨醋涂痕，令灭。又涂疬疡风疮癣白烂者。东墙，向阳也。治风牙痛，止水痢。

败鼓皮

此是穿败者，不言是何皮。马驴皮皆可为之，当以黄牛皮者为胜。味：平，无毒。治：中蛊毒。烧作屑，水和服之，病人即唤蛊主姓名。往呼本主取蛊即瘥。与白蘘荷同功。治：小便淋沥，涂月蚀耳疮，并烧灰用。

附方：中蛊毒。凡中蛊毒，或下血如鹅肝，或吐血，或心腹切痛如有物咬，不即治之，食人五脏即死。欲知是蛊，但令病人吐水，沉者是，浮者非也。用败鼓皮烧灰，酒服方寸匕，须臾自呼蛊主姓名。治蛊，取败鼓皮广五寸，长一尺，蔷薇根五寸，如拇指大，水一升，酒三升，煮二升，服之。当下蛊，蛊即愈。月蚀疮。鼓皮掌大一片，以苦酒三升，渍一宿，涂之，或烧灰猪指调涂。

毡

乌毡　味：无毒。治：火烧生疮，令不着风水，止血，除贼风。烧灰，酒服二钱匕，治产后血下不止。久卧吸人脂血，损颜色，上气。

附方：坠损疼痛。故马毡两段，酒五升，盐一抄，煮热[1]裹之，冷即易，三五度瘥。牙疳鼻疳。毯褐不拘红黑，烧存性，白矾烧枯，各一钱，尿桶白碱一钱半，烧过同研，搽，神效。夜梦魇寐。以赤𦈡一尺，枕之即安。赤白崩漏。毡烧灰，酒服二钱。白崩用白毡，红崩用红毡。

六畜心

古方多用六畜心治心病，从其类也。治：心昏多忘，心虚作痛，惊悸恐惑。

六畜毛蹄甲

六畜谓牛、羊、猪、马、鸡、驼也。驴、骡亦其类。各条已有，主疗亦不必出此矣。味：咸，平，有毒。治：鬼疰蛊毒，寒热惊痫，癫痓狂走。骆驼毛尤良。

狮

出西域诸国。状如虎而小，怒则威在齿，喜则威在尾。每尾每一吼，则百兽辟易，马皆溺血。

屎　服之破宿[2]血，杀百虫；烧之去鬼气。

虎

名大虫，山兽之君也。状如猫而大如牛，黄质黑章，锯牙钩爪，须健而尖，舌大如掌，生倒刺，项短鼻齆。夜视，一目放光，一目看物。声吼如雷，风从而生，百兽震恐。立秋虎始啸，仲冬虎始交。虎不再交，孕七月而生。其搏物，三跃不中则舍之。人死于虎则为伥鬼，导虎而行。虎食狗则醉，狗乃虎之酒也。闻羊角烟则走，恶其臭也。虎害人、兽而猬、鼠能制之，智无大小也。

附录　渠搜西戎露犬也，能食虎、豹。

虎骨　虎骨用头及颈，骨色黄者佳，雄虎者胜。药箭射杀者，不可入药，其毒浸渍骨血间，能伤人也。凡用虎之诸骨，并槌碎去髓，涂酥，或酒，或醋，各随方法，炭火炙黄，入药。味：

---

〔1〕热：原作"熟"，文义欠通，据《本草纲目》改。

〔2〕屎服之破宿：此五字原脱，文义欠通，据《本草纲目》补。

辛，微热，无毒。治：邪恶气，杀鬼疰毒，止惊悸。治恶疮鼠瘘，头骨尤良。治筋骨毒风，挛急屈伸不得，走注疼痛。治尸疰，腹痛，伤寒瘟气瘟疟，杀犬咬毒。杂朱书符，疗邪。头骨作枕，辟恶梦魇。置尸上，辟鬼。煮汁浴之，去骨节风毒肿。和醋浸膝，止脚痛肿，胫骨尤良。初生小儿煎汤浴之，辟恶气，去疮疥，惊痫，鬼疰，长大无病。追风定痛，健骨，止久痢，脱肛，兽骨鲠咽。虎之强悍皆赖于胫，虽死而胫犹屹立不仆，故治脚胫无力用之。虎骨通可用，凡辟邪疰，治惊痫，瘟疟，疮疽，头风，当用头骨。治手足诸风，当用胫骨。腰背诸风，当用脊骨。各从其类也。虎，阴也；风，阳也。虎啸风生，阳出阴藏之义。其骨能追风定痛，虎之一身筋节气力，皆出前足，故以胫骨为胜。

附方：白虎风痛。用虎胫骨涂酥炙黄、黑附子炮裂去皮，各一两，为末，每服二钱，服酒下，日再。历节痛风。虎胫骨酒炙三两，没药七两，为末，每服二钱，温酒下，日三服。历节走痛。用虎头骨一具，涂酥，炙黄，槌碎，绢袋盛，置二斗清酒中，浸五宿，随性饮之，妙。筋骨急痛。虎骨和通草煮汁，空肚服半升，覆卧少时，汗出为效。切忌热食，损齿。小儿不可与食，恐齿不生。休息痢疾。经年不愈，取大虫骨炙黄焦，捣末，饮服方寸匕，日三取效。痔漏脱肛。虎胫骨两节，以蜜二两炙赤，捣末，蒸饼丸梧子大，每清晨酒下二十丸，取效。肛门凸出。虎骨烧末，水服方寸匕，日三。兽骨鲠咽。虎骨为末，水服方寸匕。恶犬咬伤。虎骨刮末，水服方寸匕，并敷之。汤火伤灼。虎骨炙焦，研敷，神效。月蚀疳疮。虎头骨二两，捣碎，猪脂一斤，熬膏涂之。小儿白秃。虎骨末，油调涂之。足疮嵌甲。以橘皮汤浸洗，轻剪去，以虎骨末敷之，痛即止。臁胫烂疮。以齑汁洗拭，刮虎骨末，敷之。

威骨 长一寸，在胁两傍，破肉取之。

肉 味：酸，平，无毒。热食虎肉，坏人齿。虎肉作土气，味不甚佳，盐食稍可。治：恶心欲呕，益气力，止多唾。食之治疟，辟三十六种精魅，入山虎畏之。

附方：脾胃虚弱。恶心不欲饮食，虎肉半斤，切，以葱、椒、酱调，炙熟，空心冷食。

膏 治：狗啮疮。纳下部，治五痔下血。服之，治反胃。煎消，涂小儿头疮白秃。

附方：一切反胃。虎脂半斤，切，清油一斤，瓦瓶浸一月，密封，勿令泄气。每以油一两，入无灰酒一盏，温服，以瘥为度，油尽再添。

血 治：壮神强志。热刺虎之心血饮，能壮神志。

肚 治：反胃吐食，取生者勿洗，存滓秽，新瓦固煅存性，入平胃散末一两，和匀，每白汤取三钱，神效。

肾 治：瘰疬。雌黄芍药丸中用之。虎肾悬于腹，象口隐于颐。

胆 治：小儿惊痫，小儿疳痢，神惊不安，研水服之。

睛 治：癫疾疟病，小儿热疾，惊悸惊啼，客忤疳气。镇心安神，明目去翳。

鼻 治：癫疾，小儿惊痫。悬户上令生男。虎鼻悬门中一年，取熬作屑，与妇饮，便生贵子。勿令人及妇知，知则不验。

牙 治：丈夫阴疮及疽瘘，杀劳虫，治猘犬伤发狂，刮末，酒服方寸匕。

爪 爪并指骨毛俱可用，以雄虎为胜。治：系小儿臂，辟恶魅。用虎爪、蟹爪、赤砂、雄黄为末，松脂和丸，每正旦焚之。

皮 治：疟疾，辟邪魅。虎者阳物，百兽之长，能辟鬼魅，令人卒中恶病，烧皮饮之，或系衣服亦甚验也。虎豹皮上睡，令人神惊，其毛入疮，有大毒。

须 治：齿痛。拔虎须，令插之，痛即愈。

豹

状似虎而小，白面团头，自惜其毛采。其文如钱者，曰金钱豹，宜为裘。虎生三子，一为豹。狐死首邱，豹死首山，不忘本也。豹胎至美，为八珍之一。

肉 味：酸，平，无毒。正月勿食，伤神损寿。治：安五脏，补绝伤，轻身益气，冬食利人，壮筋骨，强志气，耐寒暑，令人猛健，辟鬼魅神邪，宜肾。豹肉令人志性粗豪，食之便觉，少顷消化乃定，久食亦然。此兽猛捷过虎，故能安五脏，补绝伤，轻身壮筋骨也。

脂 治：合生发膏，朝涂暮生，亦入面脂。

鼻 治：狐魅，同狐鼻，水煮服。治梦与鬼交及狐狸精魅。

头骨 治：烧灰淋汁，去头风白屑。作枕辟邪。

皮 不可藉睡，令人神惊，其毛入人疮中有毒。

貘

音陌。似熊而头小。

附录 犴。犴应井星，胡狗也。状似狐而黑，身长七尺，头生一角，老则有鳞，能食虎、豹、蛟龙、铜、铁，猎人亦畏之。狡兔。生昆吾山，形如兔，雄黄雌白，食丹、石、铜、铁。

皮 治：寝之，可驱温疠，辟湿气邪气。

膏 治：痈肿，能透肌骨。

象

古语云：犀因望月文生角，象为闻雷花发牙。胆随四时，春在前左足，夏在前右足，秋后左足，冬后右足也。一身之力，皆在于鼻，故伤之则死。两牙夹鼻，雄者六七尺，雌者才尺余耳。交牝则在水中，以胸相贴，与诸兽不同。

牙 象牙，杀取者上也，自死者次之，蜕于山中多年者下矣。或谓一岁一换牙者，非也。味：甘，寒，无毒。治：诸铁及杂物入肉，刮牙屑，和水敷之，立出。治痫病，刮齿屑炒黄，研末，饮服。诸物刺咽中，磨水服之，亦出。旧梳屑尤佳。主风痫惊悸，一切邪魅精物，热疾骨蒸及诸疮，并宜生屑入药。世人知燃犀可见水怪，而不知沉象可驱水怪。

附方：小便不通。胀急者，象牙生煎服之。小便过多。象牙烧灰，饮服之。痘疹不收。象牙屑、铜铫炒黄红色，为末，每服七八分，或一钱，白水下。诸兽骨鲠。象牙磨之，水吞之。骨刺入肉。象牙刮末，以水煮白梅肉，调涂自软。铁箭入肉。象牙刮末，水和敷之，即出也。

肉 味：甘、淡，平，无毒。治：烧灰和油，涂秃疮。多食令人体重。生煮汁服，治小便不通。烧灰饮服，治小便多。象肉肥脆，少类猪肉。

胆 凡使勿用杂胆。勿便和众药，须先捣成粉，乃和众药。味：苦，寒，微毒。治：明目，治疳，治疮肿，以水化涂之。治口臭，以绵裹少许，贴齿根，平旦漱去，数度即瘥。象胆明目，能去尘膜也。与熊胆同功。

睛 治目疾，和人乳滴目中。

皮 治：下疳，烧灰和油，敷之。又治金疮不合。象皮刺开半日即合，故治金疮不合者，用其皮灰。

骨 治解毒。胸前小横骨，烧灰酒服，令人能浮。

附方：象骨散。治脾胃虚弱，水谷不消，噫气吞酸吐食，霍乱泄泻脓血，脐腹疼痛，里急频并，不思饮食诸证，用象骨四两炒，肉豆蔻炮、枳壳炒，各一两，诃子肉炮、甘草各二两，干姜半两炮，为末。每服三钱，水一盏半，煎至八分，和滓热服，食前，日三次。

犀

名兕，通天犀。角上有一白缕，直上至端，夜露不濡，入药至神验。犀角，今以南海为上，黔、蜀次之。犀似水牛，猪首大腹，卑脚，脚似象，三蹄，黑色。

犀角 番名低密。入药惟雄犀生者为佳。若犀片及见成器物，皆被蒸煮，不堪用。凡犀入药，有黑白二种，以黑者为胜，角尖又胜。犀有捕得杀取者为上，蜕角者次之。鹿取茸，犀取尖，其精锐之力，尽在是也。以西番生犀磨服为佳，入汤散则屑之。凡使用光润者锉屑，入臼杵细，研万匝乃用。犀锯成，当以薄纸裹于怀中蒸燥，乘热捣之，应手如粉。味：苦、酸、咸，寒，无毒。阳中之阴也，入阳明经。松脂为之使，恶雷丸、蕈菌。升麻为之使，恶乌头、乌喙。忌盐，及妊妇勿用，能消胎气。治：百毒蛊疰，邪鬼瘴气，杀钩吻、鸩羽、蛇毒。除邪祟迷惑魇寐。久服轻身。伤寒瘟疫，头痛寒热，诸毒气。令人骏健。辟中恶毒气，镇心神，解大热，散风毒。治发背痈疽疮肿，化脓作水。疗时疾热如火，烦毒入心，狂言妄语。治心烦，止惊镇肝，明目，安五脏，补虚劳，退热消痰。解山瘴溪毒，主风毒攻心，毷氉热闷，赤痢，小儿麸豆，风热惊痫，烧灰水服。治卒中恶，心痛，饮食中毒，药热毒，筋骨中风，心风烦闷，中风失音，皆瘥。以水磨服，治小儿惊热。山犀、水犀功用相同。磨汁，治吐血，衄血，下血及伤寒蓄血，发狂谵语，发黄发斑，痘疮稠密，内热里陷，或不结痂，泻肝凉心，清胃解毒。犀角，犀之精灵所聚，足阳明药也。胃为水谷之海，饮食药物必先受之，故犀角能解一切诸毒，五脏六腑皆禀气于胃，风邪热毒必先下之，故犀角能疗诸血及惊狂、斑痘之证。凡蛊毒之乡有饮食，以此角搅之，有毒则生白沫，无毒则否。以之煮毒药，则无复毒势也。凡中毒箭，以犀角刺疮中立愈。由犀食百毒棘刺也。

附方：吐血不止。似鹅鸭肝，用生犀角、生桔梗二两，为末，每酒服二钱。卧忽不寤。若以火照之，则杀人。但唾其面，痛啮其踵及大趾甲际即活。以犀角为枕，即不魇。小儿惊痫。犀角浓磨水服之，立效。为末亦可。痘疮稠密。生犀于涩器中，新汲水磨浓汁，冷饮服之。消毒解热。生犀角尖磨浓汁，频饮之。服药过剂。犀角烧末，水服方寸匕。中毒烦困。方同上。食雉中毒。吐下不止，犀角末，方寸匕，新汲水调服即瘥。瘭疽毒疮。日饮犀角汁取瘥。山风瘴气。犀角磨水，服之良。下痢鲜血。犀角、地榆、生地黄各一两，为末，炼蜜丸弹子大，每服一丸，水一升，煎五合，去滓温服。

犛牛

名毛犀。其体多长毛，而身角如犀，故曰毛犀。

附录 犩牛。音危。如牛而大，肉重数千斤，出蜀山中。㹏牛。出日南及浔州，色青黄，与蛇同穴。性嗜盐，人裹手涂盐取之，其角如玉，可为器。海牛。出登州海岛中。形似牛，鼍脚鲇毛，其皮软，可备日用，其脂可燃灯。月支牛。出西胡[1]。今日割取肉，明日其创即复合也。山牛。状如牛而角有枝，如鹿茸。

角 味：酸、咸，凉，无毒。治：惊痫，热毒，诸血病。

黄 治：惊痫，颠狂。

牦牛

音毛。出甘肃临洮。状如水牛，身长多力，能载重，迅行如飞。古人取为旌旄，今人以为缨帽。其肉味美。

喉靥 治：项下瘿气。

野马

似马而小，出塞外。其皮为裘，食其肉如家马肉。

肉 味：甘，平，有小毒。治：人病马痫，筋脉不能自收，周痹，肌肉不仁。用肉一斤，豉汁煮熟，入五味葱白作腌腊及羹粥频食之，白煮亦可。

阴茎 味：酸、咸，温，无毒。治：男子阴痿缩少精。

野猪

陕洛间甚多，形如家猪，但腹小，脚长，毛色褐，作群行。猎人惟敢射最后者，若射中前者，则散走伤人。其肉赤色如马肉，食之胜家猪，牝者肉更美。冬月在林中食橡子。其黄在胆中，三岁乃有，亦不常得。至二三百斤者，能与虎斗。

肉 味：甘，平，无毒。不发病，减药力，与家猪不同。但青蹄不可食，微动风。服巴豆药者，忌之。治：癫痫，补肌肤，益五脏。令人虚肥，不发风虚气。炙食，治肠风泻血，不过十顿。

附方：久痔下血。野猪肉二斤，着五味炙，空腹食之，作羹亦得。

脂 腊月炼过取之。治：炼净和酒，日三服，令妇人多乳，十日后可供三四儿，素无乳者亦下。悦色，除风肿毒，治疥癣。

黄 味：甘，平，无毒。治：金疮，止血生肉。疗惊痫，水研如枣核许，服之，日二服效。研水服，治血痢，疰病，治恶毒，小儿疳气客忤天吊。

胆 治：恶热毒气，鬼疰，癫痫，小儿诸疳。水研枣许服，日二服。

齿 治：烧灰水服，治蛇咬毒。

头骨 治：邪疟。

附方：积年下血。野猪头一枚，桑西枝一握，附子一枚，同入瓶内，煅过为末，每服二钱，粥饮空心服。

外肾 治：连皮烧存性，研，米饮服。治崩中带下及肠风泻血，血痢。

皮 治：烧灰，涂鼠瘘恶疮。

豪猪

陕洛江东诸山中并有之。髦间有毫如箭，能射人。害稼。状如猪而项脊有棘鬣[2]。

〔1〕西胡：《本草纲目》此后有“及大月氏国”五字。

〔2〕鬣：原脱，文义欠通，据《本草纲目》补。

肉 味：甘，大寒，有毒。不可多食，发风，令人虚羸。治：多膏，利大肠。

肚及屎 味：寒，无毒。治：水病，热风，鼓胀，同烧存性，空心温酒服二钱匕，用一具即消。干烧服之，治黄疸。连屎烧研，酒服，治水肿，脚气，奔豚。此猪多食苦参，故能治热风水胀，而不治冷胀也。

熊

生雍州山谷，十一月取之。形类大豕而性轻捷，好攀缘上高木。其足名蹯，为八珍之一。饥则舐其掌，故其美在掌。其胆春近首，夏在腹，秋在左足，冬在右足。

附录 罴、魋。音颓。熊、罴、魋，三种一类也。如豕色黑者，熊也；大而色黄白者，罴也；小而色黄赤者，魋也。黑头长脚高多力，能拔树木，虎亦畏之。熊有猪熊，形如豕。有马熊，形如马，即罴也。

脂 名熊白。背上脂，色白如玉，味甚美。寒月则有，夏月则无。其腹中肪及身中脂，煎炼过亦可作药而不中啖。修治：凡取得，每一斤入生椒十四个同炼过，器盛收之。味：甘，微寒，无毒。脂燃灯，烟损人眼，令失光明。治：风痹不仁筋急，五脏腹中积聚，寒热羸瘦，头疡白秃，面上皯疱。久服强志不饥，轻身长年。饮食呕吐。治风，补虚损，杀痨虫。酒炼服之，长发令黑，悦泽人面。治面上皯䵳及疮。

附方：令发长黑。熊脂、蔓荆子末，等分，和匀，醋调涂之。发毛黄色。以熊脂涂发，梳散，入床底伏地一食顷，即出，便尽黑，不过用脂一升效。白秃头癣。熊白敷之。

肉 味：甘，平，无毒。有痼疾不可食熊肉，令终身不除。若腹中有积聚寒热者，食之永不除也。十月勿食之，伤神。治：风痹，筋骨不仁，功与脂同。补虚羸。

附方：中风痹疾。中风，心肺风热，手足风痹不随，筋脉五缓，恍惚烦躁[1]，熊肉一斤，切，入豉汁中，和葱、姜、椒、盐作腌腊，空腹食之。脚气风痹。五缓筋骨，用熊肉半斤，如上法食之。

掌 熊掌难胹，得酒、醋、水三件同煮，熟即大如皮球也。治：食之可御风寒，益气力。

胆 阴干用，然多伪者，但取一粟许滴水中，一道若线不散者，为真。味：苦，寒，无毒。恶防己、地黄。治：时气热盛变为黄疸，暑月久痢，疳𧏾心痛，疰忤。治诸疳，耳鼻疮，恶疮，杀虫。小儿惊痫瘈疭，以竹沥化两豆许服之，去心中涎甚良。退热清心，平肝明目，去翳，杀蛔蛲虫。熊胆，苦入心，寒胜热，手少阴、厥阴、足阳明经药也，故能凉心平肝，杀虫，为惊痫疰忤，翳障疳痔，虫牙𧏾痛之剂焉。

附方：赤目障翳。熊胆丸，每以胆少许，化开，入冰片一二片，铜器点之绝奇。或泪痒，加生姜粉些须。初生目闭。由胎中受热也，以熊胆少许，蒸水洗之，一日七八次，如三日不开，服四物加甘草、天花粉。小儿鼻蚀。熊胆半分，汤化抹之。十年痔疮。熊胆涂之神效，一切方不及也。肠风痔瘘。熊胆半两，入片脑少许，研，和猪胆汁涂之。蛔虫心痛。熊胆一大豆，和水服之，大效。小儿惊痫。方见主治。风虫牙痛。熊胆三钱，片脑四分，每以猪胆汁调少许，搽之。水弩射人。熊胆涂之，更以雄黄同酒磨服，即愈。诸疳羸瘦。熊胆、史君子末，等分研匀，瓷器蒸溶，蒸饼丸麻子大，每米饮下二十丸。

---

〔1〕躁：原作“燥”，据《本草纲目》改。

脑髓　治：诸聋，疗头旋，摩顶去白秃风屑，生发。

血　治：小儿客忤。

骨　治：作汤浴历节风及小儿客忤。

麢羊

名羚羊。一角极坚，能碎金刚石。

羚羊角　修治：凡用，有神羊角甚长，有二十四节，内有天生木胎。此角有神力，抵千牛。凡使不可单用，须要不折元对，绳缚，铁锉锉细，重重密裹，避风，以旋旋取用，捣筛极细，更研万匝入药，免刮人肠。味：咸，寒，无毒。治：明目益气起阴，去恶血注下，辟蛊毒恶不祥，常不魇寐。除邪气惊梦，狂越僻谬。疗伤寒时气寒热，热在肌肤。湿风注毒，伏在骨间及食噎不通。久服强筋骨，轻身，起阴益气，利丈夫。治中风筋挛，附骨疼痛。作末服，治卒热闷及热毒痢血，疝气，摩水涂肿毒。治一切热毒风攻注，中恶毒风卒死，昏乱不识人。散产后恶血冲心烦闷，烧末，酒服之。治小儿惊痫，治山瘴及噎塞，治惊悸烦闷，心胸恶气，瘰疬恶疮溪毒。平肝舒筋，定风安魂，散血下气，辟恶解毒。治子痫痉疾。羊，火畜也，而羚羊则属木，故其角入厥阴肝经甚捷，同气相求也。肝主木，开窍于目，其发病也，目暗障翳，而羚羊角能平之。羚之性灵，而筋骨之情在角，故又能辟邪恶而解诸毒，碎佛牙而烧烟走蛇虺也。

附方：噎塞不通。羚羊角屑，为末，饮服方寸匕，并以角磨噎上。胸胁通满。羚羊角烧末，水服方寸匕。腹痛热满。方同上。坠胎腹痛。血出不止，羚羊角烧灰三钱，豆淋酒下。产后烦闷。汗出不识人，用羚羊角烧末，东流水服方寸匕，未愈再服。又方，加芍药、枳实等分，炒，研末汤服。血气逆烦。羚羊角烧末，水服方寸匕。临产催生。羚羊角一枚，刮尖末，酒服方寸匕。小儿下痢。羚羊角中骨烧末，饮服方寸匕。遍身赤丹。羚羊角烧灰，鸡子清和涂之，神效。赤瘢如疮。瘙痒甚则杀人，羚羊角磨水，摩之数百遍，为妙。山岚瘴气。羚羊角末，水服一钱。

肉　味：甘，平，无毒。治：恶疮。和五味炒熟，投酒中经宿，饮之，治筋骨急强中风。北人恒食，南人食之，免蛇蛊伤。

肺　味：同肉。治：水肿鼓胀，小便不利。

胆　味：苦，寒，无毒。治：面上皯黯如雀卵色，以酒[1]二升，同煮三沸，涂四五次良。

附方：面䵟。羚羊胆、牛胆各一枚，醋二升，同煮三沸，频涂之。

鼻　治：炙研，治五尸邪气。

山羊

名野羊。大如牛，善斗。山羊似羚羊，色青，其角有挂痕者为羚羊，无者为山羊。

肉　味：甘，热，无毒。南方野羊多啖石香薷，故肠脏颇热，不宜多食之。治：南人食之，肥软益人。治冷痨，山岚疟痢，妇人赤白带下。疗筋骨急强虚劳，益气，利产妇，不利时疾人。

〔1〕酒：原脱，文义欠通，据《本草纲目》补。

鹿

名斑龙。牡者有角，夏至则解。孕六月而生子。鹿性淫，一牡常交数牝。喜食龟，能别良草，食则相呼，行则同旅，居则环角，外向以防害，卧则口朝尾间，以通督脉。鹿千岁为苍，又五百岁为白，又五百岁为元。元鹿骨亦黑，为脯食之，可长生也。

鹿茸 **修治**：四月、五月解角时取，阴干，使时燥。夏收之阴干，百不收一，且易臭，惟破之火干大好。凡使鹿茸，用黄精自然汁浸两日，夜漉出，切焙捣用，免渴人也。又法，以鹿茸锯作片，每五两，用羊脂三两拌，天灵盖末涂之，慢火炙，令内外黄脆，以鹿皮裹之，安室中一宿，则药魂归矣。乃慢火焙干，捣末用。茸上毛，先以酥薄涂匀，于烈焰中灼之，候毛尽微炙。不以酥，则火焰伤茸矣。当角解之时，其茸甚痛，猎人得之，以索系住取茸，然后毙鹿，鹿之血未散也。月令冬至麋角解，夏至鹿角解，阴阳相反如此。麋茸利补阳，鹿茸利补阴，须佐以他药则有功。此骨之至强者，所以能补骨血，坚阳道，益精髓也。头者，诸阳之会，上钟于茸角，岂可与凡血为比哉！鹿是山兽属阳，情淫而游山，夏至得阴气解角，从阳退之象。麋是泽兽属阴，情淫而游泽，冬至得阳气而角解，从阴退之象也。味：甘，温，无毒。治：漏下恶血，寒热惊痫，益气强志，生齿不老，疗虚劳，洒洒如疟，羸瘦，四肢酸疼，腰脊疼，小便数利，泄精溺血，破瘀血在腹，散石淋痈肿，骨中热疽。养骨[1]，安胎下气，杀鬼精物，久服耐老。不可近丈夫阴，令痿。补男子腰肾虚冷，脚膝无力，夜梦鬼交，精溢自出。女人崩中漏血，赤白带下，炙末，空心酒服方寸匕。壮筋骨，生精补髓，养血益阳，强筋健骨。治一切虚损耳聋，目暗眩运，虚痢。治头眩运，用鹿茸半两，无灰酒三盏，煎一盏，入麝香少许，温服亦效。

附方：斑龙丸。治诸虚，用鹿茸酥炙或酒炙亦可、鹿角胶炒成珠、鹿角霜、阳起石煅红酒淬、肉从容酒浸、酸枣仁、柏子仁、黄芪蜜炙，各一两，当归、黑附子炮、地黄九蒸焙，各八钱，辰朱砂半钱，各为末，酒糊丸梧子大，每空心以温酒下五十丸。鹿茸酒。治阳事虚痿，小便频数，面色无光，用嫩鹿茸一两，去毛切片，山药末一两，绢袋裹，置酒坛中，七日开瓶，日饮三盏。将茸焙作丸服。阴虚腰痛。鹿茸炙、菟丝子各一两，加茴香半两，为末，以羊肾二对，用酒煮烂，捣泥，和丸梧子大，阴干，每服三十五丸[2]，温酒下，日三服。精血耗涸。鹿茸酒蒸、当归酒浸，各一两，焙为末，乌梅肉煮膏，捣丸梧子大，每米饮服五十丸。腰膝疼痛。伤败者，鹿茸涂酥炙紫，为末，每服酒下一钱。小便频数。鹿茸一对，酥炙为末，每服二钱，温酒下，日三服。虚痢危困。因血气衰弱者，鹿茸酥炙一两，为末，入麝香五分，以灯心煮枣肉，和丸梧子大，每空心米饮下三五十丸。饮酒成泄。骨立不能食，但饮酒即泄，用嫩鹿茸酥炙，肉苁蓉煨一两，生麝香五分，为末，陈白米饭丸梧子大，每米饮下五十丸，名香茸丸。室女白带。鹿茸酒蒸焙二两，金毛狗脊、白敛各一两，为末，用艾煎醋，打糯米饭丸梧子大，每温酒下五十丸，日二。

角 七月采角，以鹿年久者其角更好。煮以为胶，入药弥佳。鹿角要黄色紧重尖好者，此鹿食灵草，所以异众鹿也。凡用鹿角、麋角，并截断锉屑，以蜜浸过，微火焙，令小变色，曝干，捣筛为末，或烧飞为丹，服之至妙。以角寸截，泥裹于器中，大火烧一日，如玉粉也。味：咸，温，

[1] 养骨：原作“痒”，文义欠通，据《本草纲目》改。

[2] 三十五丸：《本草纲目》作“三五十丸”，义长。

无毒。杜仲为之使。治：恶疮痈肿，逐邪恶气，留血在阴中，除少腹血痛，腰脊痛，折伤恶血，益气。猫鬼中恶，心腹疼痛。水磨汁服，治脱精尿血，夜梦鬼交。醋磨汁，涂疮疡痈肿热毒。火炙热熨，小儿重舌，鹅口疮。蜜汁研末，酒服，轻身，强骨髓，补阳道，绝伤。又治妇人梦与鬼交者，清酒服一撮，即出鬼精。烧灰，治女子胞中余血不尽，欲死，以酒服方寸匕，日三，甚妙。鹿角，生用则散热行血，消肿辟邪；熟用则益肾补虚，强精活血；炼霜熬膏则专于滋补矣。

附方：服鹿角法。鹿角屑十两，生附子三两去皮脐，为末。每服三钱，空心温酒下，令人少睡，益气力，通神明。肾消尿数。鹿角一具，炙，捣筛，温酒每服方寸匕，日二。骨虚劳极。用鹿角二两，牛膝酒浸焙一两半，为末，炼蜜丸梧子大，每服五十丸，空心盐酒下。肾虚腰痛。如锥刺，不能动，捣鹿角屑三两，炒黄，研末，空心温酒服方寸匕，日三。卒腰脊痛。不能转侧，鹿角五寸，烧赤，投二升酒中浸一宿，饮。妇人腰痛。鹿角屑熬黄，研，酒服方寸匕，日五六服。妊娠腰痛。鹿角截五寸长，烧赤，投一升酒中，又烧又浸，如此数次，细细研，空心酒服方寸匕。产后腹痛。血不尽者，鹿角烧研，豉汁服方寸匕，日二。妊娠下血。鹿角屑、当归各半两，水三盏煎减半，顿服，不过二服。胎死腹中。鹿角屑方寸匕，煮葱豉汤和服，立出。坠胎血瘀。不下，狂闷寒热，用鹿角屑一两，为末，豉汤服一钱，日三，须臾血下。胞衣不下。鹿角屑三分，为末，姜汤调下。产后血运。鹿角一段，烧存性，出火毒，为末，酒调灌下，即醒。妇人白浊。滑数虚冷者，鹿角屑炒黄，为末，酒服二钱。筋骨疼痛。鹿角烧存性，为末，酒服一钱，日二。食后喜呕。鹿角烧末二两，人参一两，为末，姜汤服方匕，日三。小儿哕疾。鹿角粉、大豆末等分，相和，乳调涂乳上，饮之。小儿疟疾。鹿角生研，为末，先发时以乳调一字，服。小儿滞下。赤白者，用鹿角灰、发灰等分，水服三钱，日二。小儿重舌。鹿角末，涂舌下，日三。小儿流涎。鹿角屑末，米饮服一字。面上皯疱。鹿角尖磨浓汁，厚涂之，神效。面上风疮。鹿角尖，磨酒涂之。咽喉骨鲠。鹿角为末，含之咽津。蹉跌损伤。血瘀骨痛，鹿角末，酒服方寸匕，日三。竹木入肉。不出者，鹿角烧末，水和涂上立出，久者不过一夕。蠼螋尿疮。鹿角烧末，苦酒调服。五色丹毒。鹿角烧末，猪脂和敷。发背初起，鹿角烧灰，醋和涂之，日五六易。乳发初起。不治杀人，鹿角磨浓汁，涂之，并令人嗍去黄水，随手即散。吹奶焮痛。鹿角屑烧黄，为末，酒服二钱，仍以梳梳之。下注脚疮。鹿角烧存性，入轻粉同研，油调涂之。疖毒肿毒。鹿角尖磨浓汁涂之，甚效。痈疽有蛊。鹿角烧末，苦酒和涂，磨汁亦可。妖魅猫鬼。病人不肯言鬼，鹿角屑捣末，水服方寸匕，即言实也。

白胶　名鹿角胶，粉名鹿角粉。用新角一拒，寸截，囊[1]盛，于长流水浸一日，刮净，入楮实子、桑白皮、黄蜡各二两，铁锅中水煮三日，夜不可少停，水少即添汤，日足取出，刮净，晒研为霜。味：甘，平，无毒。得火良。畏大黄。治：伤中劳绝，腰痛羸瘦，补中益气，妇人血闭无子，止痛安胎。久服轻身延年。疗吐血下血，崩中不止，四肢作痛，多汗淋露，折跌伤损，男子损脏，气弱劳损，吐血。妇人服之令有子，安胎去冷，治漏下赤白。炙捣酒服，补虚劳，长肌益髓，令人肥健，悦颜色。又治劳嗽，尿精尿血，疮疡肿毒。凡使鹿角，胜于麋角。鹿，阳兽，见阴而角解。麋，阴兽，见阳而角解。故补阳以鹿角为

〔1〕囊：原脱，据《本草纲目》补。

胜，补阴以麋角为胜，其不同如此。

附方：**异类有情丸**。凡丈夫中年觉衰，便可服饵。其方用鹿角霜，治法见上，龟板，酒浸七日，酥炙研，各三两六钱，鹿茸熏干，酒洗净，酥涂炙，研，虎胫骨，长流水浸七日，蜜涂酥炙，各二两四钱，水火炼蜜，入豮猪脊髓九条捣，丸梧子大。每空心盐汤下五七九十丸，如厚味善饮者，加猪胆汁一二合，以寓降火之义〔1〕。**盗汗遗精**。鹿角霜二两，生龙骨炒、牡蛎煅，各一两，为末，酒和丸梧子大，每盐汤下四十丸。**虚劳尿精**。白胶二两，炙为末，酒二升和，温服。**虚损尿血**。白胶三两，炙，水二升，煮一升四合，分服。**小便不禁**。上热下寒者，鹿角霜为末，酒糊和丸梧桐子大，每服三四十丸，空心温酒下。**小便频数**。鹿角霜、白茯苓等分，为末，酒糊丸梧子大，每服三十丸，盐汤下。**男子阳虚**。甚有补益，方同上。**汤火灼疮**。白胶水煎令稠，待冷涂之。

骨　味：甘，微热，无毒。治：安胎下气，杀鬼精物，久服耐老。可酒浸服之。作酒，主内虚，续绝伤，补骨除风。烧灰，水服，治小儿洞注下痢。

肉　味：甘，温，无毒。九月已后，正月已前堪食，他月不堪食，发冷痛，白臆者、豹文者，并不可食。鹿肉脯炙之不动及见水而动，或曝之不燥者，并杀人。不可同鸡肉、蒲白、鮠鱼、虾食，发恶疮。《礼记》云：食鹿去胃。治：补中，益气力，强五脏。生者，疗中风口僻，割片贴之。中风口偏者，以生肉同生椒，捣贴，正即除之。补虚瘦弱，调血脉，养血生容，治产后风虚邪僻。凡药饵之人，久食鹿肉，服药必不得力，为其食解毒之草，制诸药也。大抵鹿乃仙兽，纯阳多寿之物，能通肾脉，又食良草，故其肉、角有益无损。

头肉　味：平。治：消渴，夜梦鬼物，煎汁服，作胶弥善。

附方：老人消渴。鹿头一个，去毛煮烂，和五味，空心食，以汁咽之。

蹄肉　味：平。治：诸风脚气，骨中疼痛，不能践地，同豉汁，五味煮食。

脂　治：痈肿死肌，温中，四肢不随，头风，通腠理，不可近阴。

髓　味：甘，温，无毒。治：丈夫女子伤中绝肺，筋骨急痛。咳逆，以酒和，服之良。和蜜煮服，壮阳道，令有子。同地黄汁煎膏服，填骨髓，壮筋骨，止呕吐，补阴强阳，生精益髓，润燥泽肌。取鹿脑及猪骨髓，炼成膏，每一两加炼蜜二两，炼匀，瓷器密收用，和滋补丸药剂妙。

附方：**鹿髓煎**。治肺痿咳嗽，伤中脉绝。用鹿髓、生地黄汁，各七合，酥、蜜各一两，杏仁、桃仁各三两去皮炒，酒一升，同捣取汁。先煎杏仁、桃仁、地黄汁减半，入三味煎如稀饧，每食一匙咽下，日三。

脑　治：入面脂，令人悦泽。刺入肉内不出，以脑敷之，燥则易，半日当出。

精　治：补虚羸劳损。

血　治：阴痿，补虚，止腰痛，鼻衄，折伤，狂犬伤，和酒服。治肺痿吐血及崩中带下，诸气痛欲危者，饮之立愈。大补虚损，益精，解痘毒，药毒。刺鹿头角间血，酒和饮之，更佳。

附方：**阴阳二血丸**。治小儿痘疮，未出者稀，已出者减，用鹿血、兔血，各以青纸盛，置

〔1〕鹿茸熏干……降火之义：凡七十五字，原脱，据《本草纲目》补。

灰上晒干，乳香、没药各一两，雄黄、黄连各五钱，朱砂、麝香各[1]一钱，为末，炼蜜丸绿豆大，每服十丸，空心酒下。儿小者减之。**鼻血时作**。干鹿角血，炒枯，将酒酹熏二三次，仍用酒酹半杯，和服之。

肾 味：甘，平，无毒。治：补肾气，补中，安五脏，壮阳气，作酒及煮粥食之。

附方：肾虚耳聋。用鹿肾一对，去脂膜，切，以豉汁入粳米二合，煮粥食，亦可作羹。

胆 味：苦，寒，无毒。治：消肿散毒。

筋 治：劳损续绝。尘沙眯目者，嚼烂挼入目中则粘出。

靥 治：气瘿，以酒渍炙干，再浸酒中，含咽，汁味尽更易，十具乃愈。

皮 治：一切漏疮，烧灰，和猪脂纳之，日五六易，愈乃止。

粪 治：经日不产，干湿各三钱，研末，姜汤服，立效。

胎粪 治：解诸毒。

麋

麋，鹿属也，牡者有角。鹿喜山而属阳，故夏至解角。麋喜泽属阴，故冬至解角。麋似鹿而色青黑，大如小牛。

麋脂 聚则温，散则凉，以顺时也。味：辛，温，无毒。忌桃李，畏大黄。治：痈肿恶疮，死肌寒热，风寒湿痹，四肢拘缓不收，风头肿气，通腠理，柔皮肤。不可近阴，令痿。治少年气盛，面生疮疱，化脂涂之。

肉 味：甘，温，无毒。多食令人弱，能发脚气。妊娠食之令子目病。不可合猪肉、鸡肉食，发痼疾。合虾及生菜、梅、李食，损男子精气。治：益气补中，治腰脚，补五脏不足气。鹿以阳为体，其肉食之燠；麋以阴为体，其肉食之寒。

茸 修治与鹿茸同。味：甘，温，无毒。治：阴虚劳损，一切血病，筋骨腰膝酸痛，滋阴益肾。

麋角 角以顶根上有黄毛若金线兼旁生小尖色苍白者，为上。凡用麋角，可五寸截之，中破，炙黄为末，入药。味：甘，热，无毒。治：风痹，止血，益气力。刮屑熬香，酒服大益。入酒服，补虚劳，添精益髓，益血脉，暖腰膝，壮阳悦色，疗风气，偏治丈夫。作粉常服，治丈夫冷气及风，筋骨疼痛。若卒心痛，一服立瘥。浆水磨泥涂面，令人光华，赤白如玉，可爱。滋阴养血，功与茸同。麋角常服，大益阳道，煎胶与鹿角同功。麋角属阴，故治腰膝不仁，补一切血病也。鹿之茸角补阳，右肾精气不足者宜之；麋之茸角补阴，左肾血液不足者宜之。此乃千古之微秘。

附方：**麋角丸**。补心神，安脏腑，能填骨髓，理腰脚，能久立，聪耳明目，发白更黑，貌老还少。凡麋角取当年新角连脑顶者为上。看角根有斫痕处，亦堪用。蜕角根下平者，不堪。取角一具为一剂。去尖一大寸，即各长七八寸，取势截断，量米泔浸两宿，切，曝干，择去恶物。粗骨皮及镑不匀者，以无灰美酒，于大瓷器中浸经两宿。其药及酒俱入净釜中，初用武火煮一食久后，以文火微煎如蟹目沸，以柳木篦徐搅，不得住手，时时添酒，以成煎为度。煎时皆须平旦下手，不得经宿。仍看屑如稀胶，即以牛乳五升，酥一斤，以次渐下后项药。仍以麋角一条，炙令黄为末，与

---

[1] 各：原脱，文义欠通，据《本草纲目》补。

诸药同制之。槟榔、通草、秦艽、肉苁蓉、人参、菟丝子酒浸两宿，别捣晒干，甘草，各一两。上捣为末，将胶再煎一食倾，似稀稠粥即止火。少时，投诸药末相和，稠黏堪作丸，即以新器盛贮，以众手一时丸如梧子大，如黏手着少酥涂手。其服茸之法：空腹以酒下之，初服三十丸，日加一丸，加至五十丸为度，日二服。至一百日内，忌房室。服经一月，腹内诸疾自相驱逐。**又方**：括为末，十两，用生附子一枚合之，雀卵和丸，日服二十丸，温酒下，二十日大效。亦可单熬，为末，酒服，亦令人不老。但性缓，不及附子者。

骨 治：虚劳至良。煮汁酿酒饮，令人肥白美颜色。

皮 治：作靴袜，除脚气。

麂

獐属，而小于獐，其口两边有长牙。

肉 味：甘，平，无毒。治：五痔。病燥热，以姜醋进之，大有效。

头骨 味：辛，平，无毒。治：烧灰饮服，治飞尸。

皮 治：作靴袜，除湿气，脚痹。

獐名麕

肉 味：甘，温，无毒。十二月至七月，食之动气。多食令人消渴。若瘦恶者，食之发痼疾。不可合鹄肉食，成癥疾。又不可合梅、李、虾食，病人。治：补益五脏，益气力，悦泽人面。酿酒，有祛风之功。獐胆白，性祛。饮水见影撇奔，道书谓麞鹿无魂也。

附方：通乳。獐肉煮食，勿令妇知。消瘤。用獐肉或鹿肉剖如厚脯，炙熟搨之，可四炙四易，出脓便愈。不除再以新肉用之。

髓脑 治：益气力，悦泽人面，治虚风。治暗风，薯蓣煎；治虚损，天门冬煎。并用之。有獐髓、獐骨酒，并补下。

骨 味：甘，微温，无毒。治：虚损泄精，益精髓，悦颜色。胎产后虚损，有獐骨汤，煮汁煎药。

麝

名香獐。麝之香气远射，故谓之麝。麝形似獐而小，黑色，常食柏叶，又啖蛇，其香止在阴茎前皮内。

麝脐香 凡使麝香，用当门子尤妙。以子日开之微研，用不必苦细也。味：辛，温，无毒。忌大蒜。麝香不可近鼻，有白虫入脑，患癞。久带其香，透关，令人成异疾。治：辟恶气，杀鬼精物，去三虫蛊毒，瘟疟惊痫，久服除邪，不梦寤魇寐。疗诸凶邪鬼气，中恶，心腹暴痛，胀急痞满，风毒，去面䵟，目中肤翳，妇人产难堕胎，通神仙。佩服及置枕间，辟恶梦及尸疰鬼气。又疗蛇毒。入山辟蛇，以麝香丸着足爪中，有效。因麝啖蛇，故以厌之也。治蛇蚕咬，沙虫溪瘴毒，辟蛊气，杀脏腑虫，治疟疾，吐风痰。疗一切虚损，恶病。纳子宫，暖水脏，止冷带下。熟水研服一粒，治小儿惊痫客忤，镇心安神，止小便利，又能蚀一切痈疮脓水，除百病。治一切恶气及惊怖恍惚。疗鼻窒，不闻香臭，通诸窍，开经络[1]，透肌骨，解酒毒，消瓜果食积，治中风中气，中恶痰

〔1〕络：原作“筵”，文义欠通，据《本草纲目》改。

厥，积聚癥瘕。麝香入脾，治内病，凡风病在骨髓者宜用之，使风邪得出。若在肌肉用之，反引风入骨，如油入面之，不能出也。五脏之风，不可用麝香以泻卫气。口鼻出血，乃阴盛阳虚，有升无降，当补阳抑阴，不可用脑麝轻扬飞窜之剂。妇人以血为主，凡血海虚而寒热盗汗者，宜补养之，不可用麝香之散，琥珀之燥。中风不省者，以麝香、清油灌之，先通其关，则后免语謇瘫痪之证。

附方：中风不省。二分研末，入清油二两，和匀，灌之，其人自苏也。中恶客忤。项强欲死，麝香少许，乳汁涂儿口中，取效。醋调亦可。小儿惊啼。发歇不定，真麝香一字，清水调服，日三。小儿中水。单以麝香如大豆，三枚，奶汁调，分三四服。破伤风水。毒肿痛不可忍，麝香末一字，纳疮中，出尽脓水便效。中恶霍乱。麝香一钱，醋半盏，调服。小儿邪疟。以麝香研墨，书“去邪辟魔”四字于额上。诸果成积。用麝香一钱，生桂末一两，饭和丸绿豆大，大人十五丸，小儿七丸，白汤下。消渴饮水。以麝香当门子，酒和，作十余丸，枳椇子煎汤送下。盖麝香败酒坏果，枳椇亦败酒也。偏正头痛。用麝香五分，皂角末一钱，薄纸裹，置患处，以布包炒盐于上，熨之，冷则易，如此数处，永不再发也。五种蛊毒，麝香、雄黄等分，为末，以生羊肝如指大，以刀割开，裹药吞之。催生易产。麝香一钱，水研服，立下。死胎不下。麝香当门子一枚，桂心末二钱，温酒服，即下。痔疮肿毒。麝香当门子、印城盐等分，涂之，不过三次。蚕咬成疮。蜜调麝香敷之。山岚瘴气。水服麝香三分，解之。虫牙作痛。香油抹箸头，蘸麝香末，绵裹之，炙热咬之，换二三次，其虫即死，断根甚妙。鼠咬成疮。麝香封之妙。

肉 味：甘，温，无毒。蛮人常食之，似獐肉而腥气，云食之不畏蛇毒也。治：腹中癥病。

附方：小儿癥病。麝肉二两切焙，蜀椒三百枚炒捣末，以鸡子白和丸小豆大，每服二三丸，汤下，以瘥为度。

灵猫

名香狸。其气甚香，微有麝气。

肉 味：甘，温，无毒。

阴 味：辛，温，无毒。治：中恶气飞尸蛊疰，心腹卒痛，狂邪鬼神，鬼疟疫气，梦寐邪魇，镇心安神。

猫

名家狸。其睛可定时：子午卯酉如一线，寅申巳亥如满月，辰戌丑未如枣核也。

肉 味：甘、酸，温，无毒。治：劳疰，鼠瘘，蛊毒。凡预防蛊毒，自少食猫肉，则蛊不能害。

头骨 味：甘，温，无毒。治：鬼疰蛊毒，心腹痛。杀虫，治疳及痘疮变黑，瘰疬鼠瘘，恶疮。

附方：心下鳖瘕。用黑猫头一枚，烧灰，酒服方寸匕，日三。多年瘰疬。不愈，用猫头、蝙蝠各一个，俱撒上黑豆，同烧存性，为末掺之，干则油调。内服五香连翘汤，取效。走马牙疳。黑猫头烧灰，酒服方寸匕。小儿阴疮。猫头骨烧灰，敷之即愈。鼠咬疮痛。猫头烧灰，油调敷之，以瘥为度。对口毒疮。猫头骨烧存性，研，每服三五钱，酒服。

脑 纸上阴干。治：瘰疬鼠瘘溃烂，同芥草等分，为末，纳孔中。

眼睛 治：瘰疬鼠瘘，烧灰，井华水服方寸匕，日三。

牙　治：小儿痘疮，倒魇欲死，同人牙、猪牙、犬牙烧灰，等分研末，蜜水服一字，即便发起。

舌　治：瘰疬鼠瘘，生晒研敷。

涎　治：瘰疬，刺破涂之。

肝　治：痨瘵，杀虫，取黑猫肝一具，生晒研末，每朔望五更，酒调服之。

胞衣　治：反胃吐食，烧灰，入朱砂末少许，压舌下，甚效。

皮毛　治：瘰疬诸瘘，痈疽溃烂。

附方：乳痈溃烂。猫儿腹下毛，坩锅内煅存性，入轻粉少许，油调封之〔1〕。须边生疖。猫胫上毛、猪胫上毛各一把，鼠粪一粒，烧研，油调敷之。鬼舐头疮。猫儿毛烧灰，膏和敷之。鼻擦破伤。猫儿头上毛，剪碎，唾粘敷之。鼠咬成疮。猫毛烧灰，入麝香少许，唾和封之。猫须亦可。

尿　以姜或蒜擦牙、鼻，即遗出。治：蜒蚰诸虫入耳，滴入即出。

屎　腊月采干者，泥固烧存性，收用。治：痘疮倒陷不发，瘰疬溃烂，恶疮蛊疰，蝎螫鼠咬。烧灰水服，治寒热鬼疟发无期度者，极验。

附方：瘰疬溃烂。腊猫屎，以阴阳瓦合盐泥固济，煅过研末，油调搽之。鼠咬成疮。猫屎揉之，即愈。蝎螫作痛。猫儿屎涂之，三五次即瘥。

狸名野猫

肉　味：甘，平，无毒。正月勿食，伤神。《内则》：食狸去正春脊，为不利人也。反藜芦。治：诸疰。治温鬼毒气，皮中如针刺。作羹臛，治痔及鼠瘘，不过三顿，甚妙。补中益气，去游风。

附方：风冷下血。脱肛疼痛，野狸一枚，大瓶盛之，泥固，火煅存性，取研，入麝香二钱，每食前米饮服二钱。

膏　治：鼷鼠咬人成疮，用此摩之，并食狸肉。

肝　治：鬼疟。

阴茎　治：妇人月水不通，男子阴癞，烧灰，东流水服。

骨　头骨尤良。味：甘，温，无毒。治：风疰、尸疰、鬼疰，毒气在皮中，淫濯如针刺着，心腹痛，走无常处及鼠瘘恶疮。烧灰酒服，治一切游风。炒末，治噎病，不通饮食。烧灰水服，治食野鸟肉中毒。头骨炙研或烧灰，酒服二钱，治尸疰邪气腹痛及痔瘘，十服后见验。炙骨，和麝香、雄黄为丸服，治痔及瘘，甚效。治虫，治疳痢瘰疬。

附方：瘰疬肿痛。久不瘥，用狸头、蹄骨并涂酥，炙黄，为散，每日空心，米饮下一钱匕。瘰疬已溃。狸头骨烧灰，频敷之。

风狸

生邕州以南。似兔而短，栖息高树上，候风而吹至他树，食果子〔2〕。

---

〔1〕入轻粉少许，油调封之：凡九字，原脱，据《本草纲目》补。

〔2〕至他树，食果子：凡六字，原脱，据《本草纲目》补。

脑 治：酒浸服，愈风疾。和菊花服至十斤，可长生。

狐

形似小黄狗而鼻尖尾大，全不似狸，毛可为裘。其腋毛纯白，谓之狐白。

肉 味：甘，温，无毒。《礼记》云：食狐去首，为害人也。治：同肠作臛食，治疮疥久不瘥。煮食，补虚损及五脏邪气。患蛊毒寒热者，宜多服之。作脍生食，暖中，去风，补虚劳。

附方：狐肉羹。治惊痫恍惚，语言错乱，五脏积冷，蛊毒寒热诸病。用狐肉一片及五脏治净，入豉汁煮熟，入五味作羹，或作粥食。京中以羊骨汁、鲫鱼代豉汁亦妙。

五脏及肠肚 味：苦，微寒，有毒。治：蛊毒寒热，小儿惊痫。补虚劳，随脏而补，治恶疮疥。生食，治狐魅。作羹臛，治大人见鬼。肝烧灰，治风痫及破伤风，口紧搐强。

附方：劳疟瘴疟。野狐肝一具阴干，重午日五更初，北斗下受气，为末，粳米作丸绿豆大，每以一丸，绯帛裹，系手中指，男左女右。中恶蛊毒。腊月狐肠，烧末，水服方寸匕。牛病疫疾。狐肠烧灰，水灌之，胜獭也。

胆 腊月收之。治人卒暴亡，即取雄狐胆，温水研，灌入喉即活。移时者无及矣。辟邪疟，解酒毒。狐血渍黍，令人不醉。

附方：狐胆丸。治邪疟发作无时，狐胆一个，朱砂、砒霜各半两，阿魏、麝香、黄丹、绿豆粉各一分，为末，五月五日午时，粽子尖和丸梧子大，空心及发前，冷醋汤服二丸，忌热物。

阴茎 味：甘，微寒，有毒。治：女子绝产，阴中痒，小儿阴㿗卵肿，妇人阴脱。

附方：小儿阴肿。狐阴茎炙为末，空心酒服良。

头 治：烧之辟邪。同狸头烧灰，敷瘰疬。

目 治：破伤中风。

鼻 治：狐魅病，同豹鼻煮食。

唇 治：恶刺入肉，杵烂，和盐封之。

口中涎液 治：入媚药。

四足 治：痔漏下血。

皮 治：辟邪魅。

尾 治：烧灰辟恶。头尾烧灰，治牛疫，和水灌之。

雄狐屎 在竹、木、灰石上尖头者，是也。治：烧之辟恶，去瘟疫气。治肝气心痛，颜色苍苍如死灰，喉如喘息者，以二升烧灰，和姜黄三两，捣末，空腹酒下方寸匕，日再，甚效。疗恶刺入肉，烧灰[1]，腊月猪脂封之。

貉

音鹤。貉与獾同穴各处，形如小狐，毛黄褐色，其毛深厚温滑，可为裘服。日伏夜出，捕食虫物，出则獾随之，其性好睡。

---

〔1〕灰：原脱，文义欠通，据《本草纲目》补。

肉 味：甘，温，无毒。治：元脏虚劳及女子虚惫。

貒

音湍，名猪獾。似犬而矮，尖喙黑足，褐色，与獾、貉三种大抵相类，而头足小别。

肉 味：甘、酸，平，无毒。治水肿久不瘥垂死者，作羹食之，下水大效。服丹石动热，下痢赤白久不瘥，煮肉露一宿，空腹和酱食，一顿即瘥。瘦人煮和五味食，长肌肉。野兽中，惟貒肉最甘美，益瘦人。治上气虚乏，咳逆劳热，和五味煮食。

膏 治：蜣螂蛊毒，胸中哽噎，怵怵如虫行，咳血，以酒和服，或下，或吐，或自消也。

胞 治：蛊毒，以腊月干者，汤摩如鸡子许，空腹服之。

骨 治：上气咳嗽，多研，酒服三合，日二，取瘥。

獾

名狗獾。穴土而居，形如家狗而脚短，食果。食其肉，味甚甘美。皮可为裘。貒，猪獾也；獾，狗獾也。二种相似而略殊。

肉 味：甘、酸，平，无毒。治：补中益气，宜人。小儿疳瘦，杀蛔虫，宜啖之。功与貒同。

木狗

生广东江山。形如黑狗，能登木，其皮为衣褥，能运动血气。

皮 治：除脚痹风湿气，活血脉，暖腰膝。

豺

狼属也。其形似狗而颊白，其牙如锥而噬物。群行，虎亦畏之。又喜食羊，其气臊臭可恶。

肉 味：酸，热，有毒。豺肉食之损人精神，消人脂肉，令人瘦。

皮 味：热。治：冷痹软脚气，熟之以缠裹病上，即瘥。疗诸疳痢，腹中诸疮，煮汁饮，或烧灰，酒服之，亦可敷䘌齿。治小儿夜啼，百法不效，同狼屎中骨烧灰，等分，水服，少许即定。

狼

大如狗，苍色，鸣声则诸孔皆沸，能食鸡、鸭、鼠物。

肉 味：咸，热，无毒。治：补益五脏，厚肠胃，填骨髓。腹有冷积者宜食之。

膏 治：补中益气，润燥泽皱，涂诸恶疮。《内则》：食狼去肠。《周礼》：兽人冬献狼，取其膏聚也。

牙 治：佩之，辟邪恶气。刮末水服，治猘犬伤。烧灰，水服方寸匕，治食牛中毒。

喉靥 治：噎病，日干为末，每以半钱，入饭内食之妙。

皮 治：暖人，辟邪恶气。嗉下皮搓作条，勒头，能去风止痛。狼皮当户，羊不敢出。

尾 治：系马胸前，辟邪气，令马不惊。

兔名明视

肉 味：辛，平，无毒。《内则》云：食兔去尻，不利人也。兔肉为羹，益人。妊娠不可食，令子缺唇。不可合白鸡肉及肚心食，令人面黄。合獭肉食，令人病遁尸。与姜、橘同食，令人心痛霍乱。又不可同芥食。兔尻有孔，子从口出，故妊妇忌之，非独为缺唇也。大抵久食，绝人血脉，损元气阳事，令人痿黄。八月至十月可食，余月伤人神气。兔死而眼合者，杀人。治：补中益气。热气湿痹，健脾。炙食，压丹石毒。腊月作酱食，去小儿豌豆疮。凉血解热毒，利大肠。兔者，明月之精。有白毛者，得金之气，入药尤妙。兔至冬月龁木，皮已得金气而气内实，故味美。至春食草麦而金气衰，故不美也。

附方：消渴羸瘦。用兔一只，去皮、爪、五脏，以水一斗半，煎稠，去滓澄冷，渴即饮之，极重者，不过二兔。

血 味：咸，寒，无毒。治：凉血活血，解血中热毒，催生易产。

附方：催生丹。治产难。腊月兔血，以蒸饼染之，纸裹阴干，为末，每服二钱，用乳香汤下之。心气痛。用腊兔血，和茶末四两，乳香末二两，捣丸芡子大，每温醋化服一丸。

脑 治：涂冻疮，催生滑胎。同髓治耳聋。

附方：催生散。用腊月兔脑髓一个，摊纸上令〔1〕匀，阴干，剪作符子，于面上书“生”字一个，候母痛极时，用钗股夹定，灯上烧灰，煎丁香酒调下。手足皲裂。用兔脑髓，生涂之。发脑发背。及痈疽热疖，恶疮，用腊月兔头，捣烂入瓶内，密封，惟久愈佳。每用，涂帛上厚封之，热痛即如水也，频换取瘥乃止。

骨 治：热中消渴，煮汁服。治消渴，羸瘦，小便不禁，兔骨和大麦苗，煮汁服，极效。煮汁服，止霍乱吐利。治鬼疰疮疥，刺风。醋磨，涂入疮妙。

头骨 腊月收之。味：甘、酸，平，无毒。治：头眩痛，癫疾。连皮毛烧存性，米饮服方寸匕，治天行呕吐不止，以瘥为度。连毛烧灰，酒服，治产难下胎及产后余血不下。烧末，敷妇人产后阴脱，痈疽恶疮。水服，治小儿疳痢。煮汁服，治消渴不止。

附方：预解痘毒。十二月取兔头煎汤浴小儿，凉热去毒，令出痘稀。产后腹痛。兔头炙，热摩之，即定。

肝 治：目暗，明目。补劳，治头旋眼弦。和决明子作丸服，甚明目。切洗生食，如羊肝法，治丹石毒发上冲，目暗不见物。兔肝明目，因其气有余，以补不足也。兔肝能泻肝热，盖兔目眍〔2〕而性冷故也。

附方：风热目暗。肝肾气虚，风热上攻，目肿暗，用兔肝一具，米三合，和豉汁，如常煮粥食。

皮毛 腊月收之。治：烧灰，酒服方寸匕，治产难及胞衣不出，余血抢心，胀刺欲死者，极验。煎汤，洗豌豆疮。头皮灰，主鼠瘘及鬼疰，毒气在皮中如针刺者。毛灰，主灸疮不瘥。皮灰，治妇人带下。毛灰，治小便利，余见败笔下。

---

〔1〕令：原作“夹”，文义欠通，据《本草纲目》改。

〔2〕眍：原作“瞭”，文义欠通，据《本草纲目》改。

附方：妇人带下。兔皮烧烟尽为末，酒服方寸匕，以瘥为度。火烧成疮，兔腹下白毛贴之，候毛落即瘥。

屎　腊月收之，名明月砂。治：目中浮翳，痨瘵，五疳疮，痔瘘，杀虫解毒。

附方：明目丹。治痨瘵，追虫，用兔屎四十九粒，硇砂如兔屎大四十九粒，为末，生蜜丸梧子大。月望前以水浸甘草一夜，五更初取汁，送下七丸。有虫下，急钳入油锅内煎杀。三日不下，再服。五疳下痢。兔屎炒半两，干虾蟆一枚，烧灰为末，绵裹如莲子大，纳下部，日三易之。大小便秘。明月砂一匙，安脐中，冷水滴之令透，自通也。痔疮下虫。不止者，同翫月砂慢火炒黄，为末，每服二钱，入乳香五分，空心温酒下，日三服。即兔粪也。月蚀耳疮。望夜取兔屎纳虾蟆腹中，同烧末，敷之。痘疮入目。生翳，用兔屎日干为末，每服一钱，茶下即安。

败笔

惟兔毫入药用。笔头灰，味：微寒，无毒。治：水服，治小便不通，小便数难，淋沥，阴肿，脱肛，中恶。酒服二钱，治男子交婚之夕茎萎。酒服二钱，治难产。浆饮服二钱，治咽喉痛，不下饮食。笔不用新而用败者，取其沾濡胶墨也，胶墨能利小便胎产故耳。

附方：小便不通。数而微肿，用陈久笔头一枚，烧灰水服。心痛不止。败笔头三个，烧灰，无根水服，立效。难产催生。用兔毫笔头三个烧灰，金箔三片，以腊和丸，酒服。

山獭

方士多以鼠璞、猴胎伪之。试之之法，但令妇人摩手极热，取置掌心，以气呵之，即趯然而动，盖阴气所感也。

阴茎　味：甘，热，无毒。治：阳虚阴痿，精寒而清者，酒磨少许服之。獠人以为补助要药。

骨　治：解药箭毒，研少许，敷之立消。

水獭

名水狗，状似狐而小。

肉　味：甘、咸，寒，无毒。不可杂兔肉食。治：煮汁服，疗疫气瘟病及牛马时行病，水气胀满，热毒风，骨蒸热劳，血脉不行，荣卫虚满及女子经络不通，血热，大小肠秘。消男子阳气，不宜多食。患热毒风水虚胀者，取水獭一头，去皮连五脏及头骨，炙干为末，水服方寸匕，日二服，十日瘥。若冷气虚胀者，服之甚[1]益也。只治热，不治冷，为其性寒耳。

肝　诸畜肝叶皆有定数，惟獭肝一月一叶，十二月十二叶。味：甘，温，有毒。肉及五脏皆寒，惟肝温也。治：鬼疰蛊毒，止久嗽，除鱼鲠，并烧灰，酒服之，治上气咳嗽，虚痨瘦病，傳尸痨极，虚汗客热，四肢寒疟及产痨，杀虫。獭肝治痨，用之有验。五月五日午时，急砍一竹，竹筒中必有神水，沥取和獭肝为丸，治心腹积聚病，甚效也。

附方：鬼魅。獭肝末，水服方寸匕，日三。肠痔。有血，獭肝烧末，水服一钱。下血。不止，用獭肝一副，煮熟，入五味食之，妙。

〔1〕甚：疑为“无”之误。

肾 味：同肉。治：益男子。

胆 味：苦，寒，无毒。治：眼翳，黑花飞蝇上下，视物不明，入点药中。

髓 治：去瘢痕。

骨 治：含之，下鱼骨鲠。煮汁服，治呕哕不止。

足 治手足皴裂。煮汁服，治鱼骨鲠，并以爪爬喉下。为末酒服，杀痨瘵虫。

皮毛 治：煮汁服，治水阴病，亦作褥及履袜着之。产母带之易产。

海獭

生海中。似獭而大如犬，脚下有皮如胼拇，毛着水不濡，人亦食其肉。

腽肭兽

名海狗。生西番突厥国。状似狐而大，长尾，脐似麝香，黄赤色如烂骨。取其外肾，阴干百日，味甘香美也。

腽肭脐 一名海狗肾。用酒浸一日，纸裹炙香，挫捣，或于银器中，以酒煎熟，合药，以汉椒、樟脑同收，则不坏。味：咸，大热，无毒。治：鬼气尸疰，梦与鬼交，鬼魅狐魅，心腹痛，中恶邪气，宿血结块，痃癖羸瘦。治男子宿癥气块，积冷劳气，肾精衰损，多色成劳，瘦悴。补中，益肾气，暖腰膝，助阳气，破癥结，疗惊狂痫疾，五劳七伤，阴痿少力，肾虚背膊劳闷，面黑精冷，最良。

鼠

名老鼠。其胆才死便消，不易得。肝有七叶，胆在肝之短叶间，大如黄豆。

附录 鼩鼱。音劬精。似鼠而小。即今地鼠也。水鼠。似鼠而小，食菱、芡、鱼、虾。

牡鼠 味：甘，微温，无毒。治：疗踒折，续筋骨，生捣敷之，三日一易。猪脂煎膏，治打仆折伤，冻疮火伤。腊月以油煎捞去滓，熬膏收用。油煎入蜡，敷汤火伤，灭瘢痕，极良。煎油，治小儿惊痫。五月五日同石灰捣收，敷金疮神效。煎膏，治诸疮瘘。腊月烧之，辟恶气。

附方：鼠瘘溃烂。鼠一枚，乱发一鸡子大，以三岁腊猪脂，煎令消尽，以半涂之，半酒服。灭诸瘢痕。大鼠一枚，以腊猪脂四两，煎至消尽，滤净，日涂三五次。先以布拭赤，避风。溃痈不合。老鼠一枚，烧末，敷之。蛇骨刺入。痛甚，用死鼠烧敷。破伤风病。角弓反张，牙禁项强，用鼠一头，和尾烧灰，以腊猪脂和，敷之。项强身急。取活鼠，去五脏，乘热贴之，即瘥也。令子易产。取鼠烧末，井花水服方寸匕，日三。乳汁清少。死鼠一头，烧末，温服方寸匕，勿令妇知。杖疮肿痛。木毛鼠同桑椹子，入麻油中浸酿，临时取涂，甚效。汤火伤疮。小老鼠泥包烧研，菜油调涂之。小儿伤乳。腹胀烦闷欲睡，烧鼠二枚，为末，日服二钱，汤下。

鼠肉 已下并用牡鼠。味：甘，热，无毒。治：小儿哺露大腹，炙食之。小儿疳疾腹大贪食者，黄泥裹烧熟，去骨取肉，和五味豉汁作羹食之。勿食骨，甚瘦人。主骨蒸劳极，四肢劳瘦，杀虫及小儿疳瘦，酒熬入药。炙食，治小儿寒热诸疳。

附方：水鼓石水。腹胀身肿者，以肥鼠一枚，取肉煮粥，空心食之，两三顿即愈。小儿癥瘕。老鼠肉煮汁，作粥食之。乳汁不通。鼠肉作羹食，勿令知之。箭镞入肉。大雄鼠一枚，取肉薄批，焙研，每服二钱，热酒下，疮痒则出矣。

肝 治：箭镞不出，捣涂之。聤耳出汁，每枣核大，乘热塞之，能引虫也。

胆 治：目暗。点目，治青盲，雀目不见物。滴耳，治聋。

附方：耳卒聋闭。以鼠胆汁二枚，滴之，如雷鸣时，即通。多年老聋。用活鼠一枚，系定，热汤浸死，破喉取胆，真红色者是也。用川乌头一个炮去皮，华阴细辛二钱，胆矾半钱，为末，以胆和匀，再焙干，研细，入麝香半字，用鹅翎管吹入耳中，口含茶水，日二次，十日见效。永除根本。久聋，腊月取鼠胆二枚，熊胆二分，水和，旋取绿豆大，滴耳中，日二次。青盲不见。雄鼠胆、鲤鱼胆各二枚，和匀滴之，立效。

鼠印 即外肾也。治：令人媚悦。

脂 治：汤火伤，耳聋。

附方：耳聋。鼠脂半合，青盐一钱，蚯蚓一条，同和化，以绵蘸捻，滴耳中，塞之。

脑 治：荆棘竹木诸刺在肉中不出，捣烂厚涂之，即出。箭镝针刃在咽喉胸膈诸隐处者，同肝捣涂之。又涂小儿解颅。以绵裹塞耳，治聋。

头 治：瘘疮鼻齇，汤火伤疮。

附方：鼻齇脓血。正月取鼠头，烧灰，以腊月猪脂调，敷之。烫火伤灼。死鼠头，以腊月猪脂煎令消尽，敷之，则不作瘢，神效。

目 治：明目，能夜读书。术家用之。

附方：目涩好眠。取一目，烧研，和鱼膏点入目眦，兼以绛囊盛两枚，佩之。

涎 味：有毒。坠落食中食之，令人生鼠瘘，或发黄如金。

脊骨 治齿折多年不生者，研末，日日揩之，甚效。长齿生牙，赖雄齿之骨末。

附方：牙齿生痛。老鼠一个，去皮，以硇砂擦上，三日肉烂化尽，取骨，瓦焙为末，入蟾酥二分，樟脑一钱，每用少许点牙根上，立止。

四足及尾 治：妇人堕胎易出。烧末，催生。

皮 治：烧灰，封痈疽口冷不合者。生剥，贴附骨疽疮，即追脓出。

粪 两头尖者，是牡鼠屎。味：甘，微寒，无毒。有食中误食，令人目黄，成疸。治：小儿疳疾大腹。葱、豉同煎服，治时行劳复。治痫疾，明目。煮服，治伤寒劳复发热，男子阴伤腹痛，通女子月经，下死胎。研末服，治吹奶乳痈，解马肝毒，涂鼠瘘疮。烧存性，敷折伤，疔肿诸疮，猫犬伤。鼠屎，入足厥阴经，故所治皆厥阴血分之病。

附方：大小便秘。雄鼠屎末敷脐中，立效。室女经闭。牡鼠屎一两，炒研，空心温酒服二钱。子死腹中。雄鼠屎二七枚，水三升，煮一升，取汁作粥食，胎即下。乳痈初起。雄鼠屎七枚，研末，温酒服，取汗即散。乳痈已成。用新湿鼠屎、黄连、大黄各等分，为末，以黍米粥清和涂四边，即散。鼠瘘溃坏。新鼠屎一百粒，收密器中五六十日，杵碎即敷之，效。疔疮恶肿。鼠屎、乱发等分，烧灰，针疮头，纳入，大良。折伤瘀血。伤损筋骨疼痛，鼠屎烧末，猪脂和敷急裹，不过半日，痛止。中马肝毒。雄鼠屎二七枚，和水研，饮之。马咬踏疮。肿痛作热，鼠屎二七枚，故马鞘五寸，和烧研末，猪脂调敷之。狂犬咬伤。鼠屎二升，烧末敷之。猫咬成疮。雄鼠屎烧灰，油和敷之，曾经效验。小儿白秃。鼠屎，瓦煅存性，同轻粉、麻油涂之。小儿燕窝生疮。鼠屎研末，香油调擦。毒蛇伤螫。野鼠屎，水调涂之。

鼹鼠

名田鼠。鼹鼠在土中行，五月取令干，燔之。《月令》"田鼠化为鴽"即此。形类鼠而肥，多

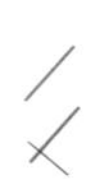

膏。旱岁为田害。

肉 味：咸，寒，无毒。治：燔之，疗痈疽，诸瘘蚀恶疮，阴䘌烂疮。久食去风，主疮疥痔瘘。治风热久积，血脉不行，结成痈疽，可消。又小儿食之，杀蛔虫。

膏 治：摩诸疮。

粪 治：蛇虺螫伤，肿痛，研末，猪脂调涂。

隐鼠

名鼹鼠。出沧州及胡中，似牛而鼠首黑足。大者千斤，多伏于水，又能堰水放沫。彼人食其肉。

膏 治：痔瘘恶疮。

鼫鼠

名硕鼠，似鼠而大也。居土穴、树孔中，形大于鼠，头似兔，尾有毛，青黄色，善鸣。

肚 味：甘，寒，无毒。治：咽喉痹痛，一切热气，研末含咽，神效。

竹𪕮

食竹根之鼠也。出南方，居土穴中，人多食之，大如兔，其味如鸭肉。

肉 味：甘，平，无毒。治：补中益气，解毒。

土拨鼠

生西番山谷间，穴土为窠。皮可为裘，甚暖，湿不能透。

肉 味：甘，平，无毒。虽肥而煮之无油，味短，多食难克化，微动风。治：野鸡瘘疮，煮食肥美。

头骨 治：小儿夜卧不宁，悬之枕边即安。

貂鼠

名松狗。用皮为裘帽风领，寒月服之，得风更暖，着水不濡，得雪即消，拂面如焰，拭眯即出，亦奇物也。惟近火则毛易脱。

肉 味：甘，平，无毒。毛皮，治尘沙眯目，以裘袖抆之即去。

黄鼠

肉 味：甘，平，无毒。多食杀疮。治：润肺生津。煎膏，贴疮肿，解毒止痛。黄鼠北方所食之物。治诸痈肿毒，去痛退热，用大黄鼠一个，清油一斤，慢火煎焦，水上试油不散，乃滤渣澄清。再煎，次入炒紫黄丹五两，柳枝不住搅匀。滴水成珠，下黄腊一两，熬黑乃成。去火毒三日，如常摊贴。

鼬鼠

音佑，名黄鼠狼。状似鼠而长，尾大，黄色带赤，其气极臊。其毫与尾可作笔。

肉 味：甘，臭，温，有小毒。治：煎油，涂疮疥，杀虫。

心、肝 味：臭，微毒。治：心腹痛，杀虫。

附方：心腹痛。用黄鼠心肝肺一具，阴干，瓦焙为末。入乳香、没药、孩儿茶、血竭末各三分，每服一钱，烧酒调下，立止。

猬

生楚山川谷田野，取无时，勿使中湿。人犯之，便藏头足毛刺，人不可得。能跳入虎耳中。

皮 细剉，炒黑，入药。味：甘，平，无毒。得酒良，畏桔梗、麦门冬。治：五痔阴蚀，下血赤白五色，血汁不止，阴肿痛引腹背，酒煮杀之。疗腹痛疝积，烧灰酒服。治肠风泻血，痔痛有头，多年不瘥，炙末，饮服方寸匕。烧灰，吹鼻，止衄血，甚解一切药力。

肉 味：甘，平，无毒。食之去骨，误食令人瘦劣，诸节渐小也。治：反胃，炙黄食之，亦煮汁饮，又主瘘。炙食，肥下焦，理胃气，令人能食。

脂 味：同肉。治：肠风泻血。溶滴耳中，治聋。涂秃疮疥癣，杀虫。

附方：虎爪伤人。刺猬脂日日敷之，内服香油。

脑 治：狼瘘。

心肝 治：蚁瘘蜂瘘，瘰疬恶疮，烧末，酒服一钱。

胆 治：点目止泪。化水，涂痔疮。治鹰食病。

猕猴

名胡孙。厩中畜之，能辟马病。

肉 味：酸，平，无毒。治：诸风劳，酿酒弥佳。作脯食，治久疟，食之辟瘴疫。

头骨 治：瘴疟。作汤浴小儿惊痫，鬼魅寒热。

手 治：小儿惊痫口噤。

皮 治：马疫气。

狨

名猱。生山谷中，似猴而大，毛黄赤色，其皮作鞍褥。

肉及血 治：食之，调五痔病，久坐其皮，亦良。

脂 治：疮疥，涂之妙。

猩猩

出交趾封溪县山谷中，状如狗及猕猴，黄毛如猨，白耳如豕，人面人足，长发，头颜端正，声如儿啼。俚人以酒及草屐置道侧，猩猩见，尝酒着屐，因而被擒，槛而养之。将烹刺血，必箠而问其数，至一斗乃已。亦云猩猩能言。

肉 味：咸，温，无毒。治：食之不昧不饥，令人善走，穷年无厌，可以辟谷。肉之美者，猩猩之唇，獾獾之炙，是矣。

狒狒

音费，名人熊。出西南夷。

肉 味：甘，平，无毒。作脯食之，补五脏，不饥延年。连脂薄割，炙热，贴人癣疥，能引虫出，频易取瘥。

本草医旨食物类卷之五

鸳湖　施永图山公甫　辑著
男　施衮、裘、冕　校参

鳞　类计五十八则

鲤鱼

鲤鳞有十字文理，故名鲤。虽困死，鳞不反白。

肉　味：甘，平，无毒。鲤至阴之物，其鳞三十六，阴极则阳，复故《脉诀》言“热则生风”，食之多能发风热。丹溪言：诸鱼在水无一息之停，皆能动风火，不独鲤也。溪涧中者，毒在脑，俱不可食。凡炙鲤鱼，不可使烟入目，损目光，三日内必验也。天行病后，下痢及宿癥，俱不可食。服天门冬、朱砂人不可食。不可合犬肉及葵菜食。治：煮食，治咳逆上气，黄疸，止渴。治水肿脚满，下气。治怀妊身肿及胎气不安。煮食，下水气，利小便。作鲙温补，去冷气，痃癖气块，横关伏梁结在心腹。治上气咳嗽，喘促。烧末，能发汗，定气喘咳嗽。下乳汁，消肿。米饮调服，治大人小儿暴痢。用童便浸煨，止反胃及恶风入腹。鲤乃阴中之阳，其功长于利小便，故能消肿胀，黄疸，脚气，喘嗽，湿热之病。作鲙则性温，故能去痃结冷气之病。烧之则从火化，故能发散风寒，平胃通乳，解肠胃及肿毒之邪。

附方：水肿。用大鲤鱼一头，醋三升，煮干食，一日一作。用大鲤一尾，赤小豆一升，水二斗，煮食饮汁，一顿服，当下利，尽即瘥。妊娠水肿。方同上。水肿胀满。赤尾鲤鱼一斤，破开，不见水及盐，以生矾五钱，研末入腹内，大纸包裹，外以黄土泥包，放灶内煨熟，取出去纸泥，送粥。食头者上消，食身、尾者下消，一口用尽，屡试经验。妊娠感寒。用鲤鱼一头，烧末，酒服方寸匕，令汗出。胎气不长。用鲤鱼肉同盐、枣，煮汁饮之。胎动不安。妇人数伤胎，下血不止，鲤鱼一个治净，阿胶炒一两，糯米二合，水二升，入葱、姜、橘皮、盐各少许，煮臛食，五七日效。乳汁不通。用鲤鱼一头，烧末，每服一钱，酒调下。咳嗽气喘。鲤鱼一头，去鳞，纸裹炮熟，去刺，研末，同糯米煮粥，空心食。恶风入腹。用鲤鱼长一尺五寸，以尿浸一宿，平旦以木篦从头贯至尾，文火炙熟，去皮，空心顿食，勿用盐醋。反胃吐食。用鲤鱼一头，童便浸一夜，炮焦研末，同米煮粥，食之。一切肿毒。用鲤鱼烧灰，醋和涂之，以愈为度。积年骨疽。生鲤鱼擒之，顷时刮视，虫出，更洗敷药，虫尽则愈。小儿木舌。鲤鱼肉切片贴之，以帛系定。

鲊　味：咸，平，无毒。不可合豆藿食，乃成消渴。治：杀虫。

附方：聤耳有虫。脓血不止，用鲤鲊三斤，鲤脑一枚，鲤肠一具，乌麻子炒研一升，同捣入器中，微火炙，暖布裹，贴耳外，有白虫出尽则愈。

胆 味：苦，寒，无毒。蜀漆为使。治：目热赤痛，青盲，明目。久服强悍，益志气。点眼，治赤肿翳痛，涂小儿热肿，点雀目燥痛，即明。滴耳治聋。

附方：小儿咽肿。痹痛者，用鲤鱼胆二七枚，和灶底土，以涂咽外，立效。大人阴痿。鲤鱼胆、雄鸡肝各一枚，为末，雀卵和丸小豆大，每吞一丸。睛上生晕。鲤鱼长一尺二寸者，取胆滴铜镜上，阴干，竹刀刮下，每点少许。赤眼肿痛。用鲤鱼胆十枚，腻粉一钱，和匀瓶收，日点。又用鲤鱼胆五枚，黄连末半两，和匀，入蜂蜜少许，瓶盛，安饭上蒸熟，每用贴目眦，日五七度，亦治飞血赤脉。

脂 治：食之，治小儿惊忤诸痫。

脑髓 治：诸痫。煮粥食，治暴聋。和胆等分，频点目疵，治青盲。

附方：耳卒聋。竹筒盛鲤鱼脑，于饭上蒸过，注入耳中。耳脓有虫。鲤鱼脑和桂末，捣匀，绵裹塞之。

血 治：小儿疮丹，肿疮毒，涂之立瘥。

肠 治：小儿肌疮，聤耳有虫，同酢捣烂，帛裹塞之。痔瘘有虫，切断炙熟，帛裹坐之。俱以虫尽为度。

子 合猪肝食害人。

目 治：刺疮伤风、伤水作肿，烧灰敷之，汗出即愈。

齿 治：石淋。用齿一升，研末，以三岁醋和，分三服，一日服尽。《外台》：治卒淋，用酒服。

骨 治：女子赤白带下，阴疮，鱼鲠不出。

皮 治：瘾疹，烧灰，水服。治鱼鲠六七日不出者，日二服。

鳞 治：产妇滞血腹痛，烧灰，酒服，亦治血气，烧灰。治吐血，崩中漏下，带下，痔瘘，鱼鲠。古方多以皮鳞烧灰，入崩漏痔瘘药中，盖取其行滞血耳。治鱼鲠者，从其类也。

鲢鱼

肉 味：甘，温，无毒。治：温中益气。多食令人热中发渴，又发疮疥。

鳙鱼

似鲤大首，食之已疣，是也。

肉 味：甘，温，无毒。只可供食，别无功用。治：暖胃益人，食之已疣。多食动风热，发疮疥。

鳟鱼

赤眼鱼。身圆而长，鳞细，好食螺蚌，善于遁网。肉，味：甘，温，无毒。治：暖胃和中。多食动风热，发疥癣。

鲩鱼

名草鱼。因其食草也。

肉 味：甘，温，无毒。能发诸疮。治：暖胃和中。

胆 腊月收取阴干。味：寒，无毒。治：喉痹飞尸，水和搅服。一切骨鲠，竹木刺在喉中，以酒化二枚，温呷取吐。

青鱼亦作鲭

肉 味：甘，平，无毒。服术人忌之。治：脚气湿痹，同韭白煮食。治脚气，脚弱，烦闷，益气力。

鲊 味：与服石人相反。不可合生胡荽、生葵菜、豆藿、麦酱同食。

头中枕 治：水磨服，主心腹卒气痛，治血气心痛，平水气。作饮器，解蛊毒。

眼睛汁 治：注目，能夜视。

胆 腊月收取，阴干。味：苦，寒，无毒。治：点暗目，涂疮，消赤目肿痛，吐喉痹痰涎及鱼骨鲠，疗恶疮。东方青色，入通肝胆，开窍于目，用青鱼胆以治目疾，盖取此义。其治喉痹骨鲠，则取涌泄，系乎酸苦之义也。

附方：乳蛾喉痹。青鱼胆含咽。用汁灌鼻中，取吐。用胆矾盛青鱼胆中，阴干，每用少许吹喉，取吐。一方，用朴硝代胆矾。赤目障翳。青鱼胆频频点之。一方，加黄连、海螵蛸末等分。用黄连切片，井水熬浓，去滓，待成膏，入大青鱼胆汁和就，入片脑少许，瓶收密封，每日点之，甚妙。一切障翳。用青鱼胆、鲤鱼胆、青羊胆、牛胆各半两，熊胆二钱半，麝香少许，石决明一两，为末，糊丸梧子大，每空心茶下十丸。

竹鱼

出桂林湘、漓诸江中。状如青鱼，大而少骨刺，色如竹色，青翠可爱。味如鳜鱼肉，为广南珍品。

肉 味：甘，平，无毒。治：和中益气，除湿气。

鲻鱼

似鲤鱼，身圆头扁骨软，性喜食泥。吴越人以为佳品，腌为鲞腊。

肉 味：甘，平，无毒。治：开胃，利五脏，令人肥健，与百药无忌。

白鱼

肉中有细刺。肉，味：甘，平，无毒。鲜者宜和豉作羹，虽不发病，多食亦泥人。经宿者勿食，令人腹冷。炙食亦少动气，或腌，或糟藏，皆可食。炙食生痰，与枣同食患腰痛。治：开胃下气，去水气，令人肥健，助脾气，调五脏，治肝气不足，补肝明目，助血脉。灸疮不发者，作鲙食之良。患疮疖人，食之发脓。

鯼鱼

鯼性啖鱼，其目䁥视。以为石首鱼，非也。生江湖中，体圆厚而长，似鳡鱼而腹稍起，扁额长喙，口在颔下，细鳞腹白，背微黄色，亦能啖鱼，大者二三十斤。

肉 味：甘，平，无毒。治：补五脏，益筋骨，和脾胃，多食宜人，作鲊尤宜。曝干香美，亦不发病。

鳡鱼

音感。其性独行，故曰鳏，《诗》云"其鱼鲂鳏"是矣。生江湖中，体似鯼而腹平，头似鲩而口大，颊似鲇而色黄，鳞似鳟而稍细。凡诸鱼生子，必雄鱼冲其腹。

肉 味：甘，平，无毒。治：食之止呕，暖中益胃。

石首鱼

干者名鲞鱼，以白者为佳，故呼白鲞。每岁四月，来自海洋，绵亘数里，其声如雷，海人以竹筒探水底，闻其声乃下网，截流取之。泼以淡水，皆圉圉无力。初水来者甚佳，二水三水来者，鱼渐小而味渐减矣。

附录 黑头鱼。四川嘉州出之，头黑如墨。

肉 味：甘，平，无毒。治：合莼菜作羹，开胃益气。

鲞 治：炙食，能消瓜成水，治暴下痢及卒腹胀不消，消宿食，主中恶。鲜者不用。痢疾最忌油腻，生冷，惟白鲞宜食。鲞饮咸水而性不热，且无脂不腻，故无热中之患，而消食，理肠胃也。

附方：蜈蚣咬伤。白鲞皮贴之。

头中石鱿 治：下石淋，水磨服，亦烧灰饮服，日三。研末，或烧研，水服，主淋沥，小便不通。煮汁，服解砒霜毒、野蛊毒。

附方：石淋诸淋。石首鱼头石十四个，当归等分，为末，水二升，煮一升，顿服立愈。聤耳出脓。石首鱼鱿，研末，或烧存性研，掺耳。

勒鱼

鱼腹有硬刺勒人，故名。出东南海中，以四月至，渔人设网候之，听水中有声，则鱼至矣。干者谓之勒鲞。甜瓜生者，用骨插蒂上一夜，便熟。石首鲞骨亦然。

肉 味：甘，平，无毒。治：开胃暖中，作鲞尤良。

鳃 治疟疾。以一寸，入七宝饮，酒、米各半煎，露一夜，服。

鲚鱼

三月始出，状狭而长，薄如削木片，细鳞白色，吻上有二硬刺，肉中多细刺。

肉 味：甘，温，无毒。发疥，不可多食，助火动痰发疾。

鲊 治：贴痔瘘。

附方：瘘有数孔。用耕垡土烧赤，以苦酒浸之，合壁土令热，以大鲞鲊展转染土，贴之，每日一次。

鲥鱼

初夏时有，余月则无，故名。一丝挂鳞，即不复动。出水即死，最易馁败。连鳞蒸食乃佳，亦可糟藏之。

肉 味：甘，平，无毒。发疳痼。治：补虚劳。蒸下油，以瓶盛埋土中，取涂汤火伤，甚效。

嘉鱼

乳穴中小鱼也。常食乳水，所以益人，状如鲥而多脂，味极美。

肉 味：甘，温，无毒。治：食之令人肥健悦泽。煮食，治肾虚消渴，劳瘦虚损。常于崖石下孔中食乳石沫，故补益也。

鲳鱼

鱼游于水，群鱼随之，食其涎沫，有类于娼，故名。

肉 味：甘，平，无毒。治：令人肥健，益气力。

腹中子 味：有毒，令人痢下。

鲫鱼

鲫喜偎泥，不食杂物，故能补胃。冬月肉厚子多，其味尤美。

肉 味：甘，温，无毒。和蒜食少热，同沙糖食生疳虫，同芥菜食成肿疾，同猪肝、鸡肉、鹿肉、猴肉食生痈疽，同麦门冬食害人。治：五味煮食，主虚羸，温中下气，止下痢肠痔。夏月热痢有益，冬月不宜。合莼作羹，主胃弱不下食，调中益五脏。合茭首作羹，主丹石发热。生捣，涂恶核肿毒不散及瘑疮。同小豆捣，涂丹毒。烧灰，和酱汁涂诸疮十年不瘥者。以猪脂煎灰服，治肠痈。合小豆煮汁服，消水肿。炙油，涂妇人阴疳诸疮，杀虫止痛。酿白矾烧研，饮服，治肠风血痢。酿硫黄煅研，酿五倍子煅研，酒服，并治下血。酿茗叶煨服，治消渴。酿胡蒜煨研，饮服，治膈气。酿绿矾煅研，饮服，治反胃。酿盐花烧研，掺齿疼。酿当归烧研，揩牙乌髭，止血。酿砒烧研，治急疳疮。酿白盐煨研，搽骨疽。酿附子炙焦，同油涂头疮白秃。诸鱼属火，独鲫属土，有调胃实肠之功。若多食，亦能动火。

附方：卒病水肿。用鲫鱼三尾，去肠留鳞，以商陆、赤小豆等分，填满扎定，米三升煮糜，去鱼，食豆饮汁，二日一作，不过三次，小便利愈。消渴饮水。用鲫鱼一枚，去肠留鳞，以茶叶填满，纸包煨熟食之，不过数枚即愈。肠风下血。用活鲫鱼一大尾，去肠留鳞，入五倍子末填满，泥固煅存性，为末，酒服一钱，或饭丸，日三服。用硫黄一两，如上法煅服，亦效。酒积下血。酒煮鲫鱼常食，最效。肠痔滴血。常以鲫鱼作羹食。肠风血痔。用活鲫鱼翅侧穿孔，去肠留鳞，入白矾末二钱，以棕包纸裹煨存性，研末，每服二钱，米饮下。每日二服。血痢噤口。方同上。反胃吐食。用大鲫鱼，去肠留鳞，入绿矾末令满，泥固煅存性，研末，米饮服二钱，日二。膈气吐食。用大鲫鱼，去肠留鳞，切大蒜片填满，纸包十重，泥封，晒半干，炭火煨熟，取肉，和平胃散末一两，杵丸梧子大，密收。每服三十丸，米饮下。小肠疝气。每顿用鲫鱼十个同茴香煮食，久食自愈。妊娠感寒。用大鲫一头，烧灰，酒服方寸匕，无汗，腹中缓痛者，以醋服取汗。热病目暗。用鲫鱼作臛食之。目生胬[1]肉。鲜鲫鱼取一片，中央开窍，贴于眶上，日三五度。妇人血崩。鲫鱼一个长五寸者，去肠，入血竭、乳香在内，绵包，烧存性，研末，每服二钱，热酒调下。小儿齁喘。活鲫鱼七个，以器盛，令儿自便尿养之，待红，煨熟食，甚效。小儿舌肿。鲜鲫鱼切片，贴之频换。小儿丹毒。从髀起，流下阴头，赤肿出血，用鲫鱼肉切五合，赤小豆末二合，捣匀，入水和，敷之。小儿秃疮。用鲫鱼烧灰，酱汁和涂。一用鲫鱼去肠，入皂矾烧研搽。用大鲫去肠，入乱发填满，烧研，入雄黄末二钱，先以齑水洗拭，生油调搽。小儿头疮。用鲫鱼长四寸一枚去肠，大附子一枚去皮，研米填入，炙焦，研敷，捣蒜封之效。走马牙疳。用鲫鱼一个，去肠，入砒一分，生地黄一两，纸包烧存性，入枯白矾、麝香少许，为末，掺之。牙疳出血。大鲫鱼一尾，去肠留鳞，用当归末，泥固烧存性，入煅过盐，和匀，日用。揩牙

〔1〕胬：原作“弩”，据文义改。

乌须。方同上。刮骨取牙。用鲫鱼一个，去肠，入砒在内，露于阴地，待霜刮下瓶收，以针搜开牙根点少许，咳嗽自落。又方，用硇砂入鲫鱼内，煨过瓶收，待有霜刮取，如上法用。诸疮肿痛。鲫鱼一斤者，去肠，柏叶填满，纸束泥包，煅存性，入轻粉二钱，为末，麻油调搽。恶疮似癞。十余年者，鲫鱼烧研，和酱清敷之。浸淫毒疮。生鲫鱼切片，和盐捣贴，频易之。胯上便毒。鲫鱼一枚，山药五钱，同捣，敷之即消。骨疽脓出。黑色鲫鱼一个，去肠，入白盐令满，扎定，以水一盏，石器内煮至干焦，为末，猪油调搽，少痛勿怪。手足瘭疽。大鲫鱼长三四寸者，乱发一鸡子大，猪脂一升，同煎膏涂之。小儿撮口。鲫鱼烧研，酒调少许，灌之，仍掐手足。儿一岁半则以鱼网洗水，灌之。妇人阴疮。方见主治。

鲙 治：久痢赤白，肠癖痔疾，大人小儿丹毒风眩，治脚气及上气。温脾胃，去寒结气。

鲊 治：瘑疮，批片贴之，或同桃叶敷，杀其虫。

附方：赤痢不止。鲫鱼鲊二脔切，秫米一把，薤白一[1]虎口切，合煮粥，食之。

头 治：小儿头疮口疮，重舌目翳。烧研饮服，疗咳嗽。烧研饮服。治下痢。酒服，治脱肛及女人阴脱，仍以油调搽之。酱汁和，涂小儿面上黄水疮。

子 治：调中，益肝气。

骨 治：䘌疮，烧灰敷，数次即愈。

胆 治：取汁涂疳疮，阴蚀疮，杀虫止痛。点喉中，治骨鲠，竹刺不出。

附方：小儿脑疳。鼻痒，毛发作穗，黄瘦，用鲫鱼胆滴鼻中，三五日甚效。消渴饮水。用浮石、蛤蚧、蝉蜕等分，为末，以鲫鱼胆七枚，调服三钱，神效。滴耳治聋。鲫鱼胆一枚，乌驴脂少许，生麻油半两，和匀，纳入楼葱管中七日，取滴耳中，日二次。

脑 治：耳聋，以竹筒蒸过，滴之。

鲂鱼

音房，名鳊鱼。《诗》云：岂其食鱼，必河之鲂。

肉 味：甘，温，无毒。治：调胃气，利五脏。和芥食之，能助肺气，去胃风，消谷。作鲙食之，助脾气，令人能食。作羹臛食，宜人，功与鲫同。疳痢人勿食。

鲈鱼

松江名四鳃鱼，出吴中淞江。巨口细鳞，有四鳃。

肉 味：甘，平，有小毒。多食发痃癖疮肿，不可同乳酪食。李廷飞云：肝不可食，剥人面皮。中鲈鱼毒者，芦根汁解之。治：补五脏，益筋骨，和肠胃，治水气，多食宜人，作鲊尤良。曝干甚香美，益肝肾，安胎，补中，作鲙尤佳。

鳜鱼

误鲠害人，惟橄榄核磨水可解。盖鱼畏橄榄故也。

肉 味：甘，平，无毒。治：腹内恶血，去腹内小虫，益气力，令肥健。补虚劳，益脾胃，治肠风泻血。越州邵氏女，年十八，病痨瘵累年，偶食鳜鱼羹，遂愈。

---

〔1〕一：原脱，文义欠通，据《本草纲目》补。

尾　治：小儿软疖，贴之良。

胆　味：苦，寒，无毒。治：骨鲠，不拘久近。

附方：骨鲠。竹木刺入咽喉。收鳜鱼胆悬北檐下，令干，每用一皂子，煎酒温呷，得吐，则鲠随涎出。未吐再服，以吐为度。酒随量饮，无不出者。蠡、鲩、鲫胆皆可。

鲨鱼

非海中沙鱼，乃南方溪涧中小鱼也。大者长四五寸，味颇美。

肉　味：甘，平，无毒。治：暖中益气。

杜父鱼

见人则以喙插入泥中。味：甘，温，无毒。治：小儿差颓[1]，用此鱼擘开，口咬之七下，即消。

石斑鱼

石矾鱼。长数寸，白鳞黑斑，浮游水面，闻人声则划然深入。似鳟，有雌无雄，二三月与蜥蜴合于水上，其胎毒人。

子及肠　味：有毒，令人吐泻。用鱼尾草汁少许，解之。

石鲅鱼

生南方溪涧中，长一寸，背黑[2]腹下赤，南人以作鲊，云甚美。味：甘，平，有小毒。治：疮疥癣。

黄鲴鱼

音固，名黄骨鱼，生江湖中小鱼也。状似白鱼而头尾不昂，扁身细鳞，白色，阔不踰寸，长不近尺。可作鲊葅，煎炙甚美。

肉　味：甘，温，无毒。治：白煮汁饮，止胃寒泄泻。

油　治：疮癣有虫。燃灯昏人目。

鲦鱼

名白鲦。长仅数寸，形狭而扁，状如柳叶，鳞细而整，洁白可爱，性好群游。最宜鲊葅。味：甘，温，无毒。治：煮食，已忧暖胃，止冷泻。

鲙残鱼

名银鱼，出苏，松，浙江。大者长四五寸，身圆如箸，洁白如银，无鳞。若已鲙之鱼，但目有两黑点。曝干，以货四方。清明前有子，食之甚美。清明后子出而瘦，但可作鲊腊耳。味：甘，平，无毒。治：作羹食，宽中健胃。

鱵鱼

喙有一针，生江湖中。大小形状并同鲙残，但喙尖，有一细黑骨如针，为异耳。味：甘，平，无毒。治：食之无疢。

〔1〕差颓：李时珍注曰"差颓，阴核大小也"。

〔2〕黑：原作"里"，文义欠通，据《本草纲目》改。

鱊鱼

用盐藏之，其细如毛，其味绝美。土人取收，曝干为脡，以充苞苴。食以姜醋，味同虾米。或云：即鳢鱼苗也。味：甘，平，无毒。治：和中益气，令人喜悦。

金鱼

有鲤、鲫、鳅、鳘数种，处处人家养玩。每春末生子于草上，好自吞啖。食橄榄渣、肥皂水、鸽粪即死，得白杨皮不生虱。

肉 味：甘、咸，平，无毒。治：久痢。

附方：久痢噤口。用金丝鲤鱼一尾，重一二斤者，如常治净，用盐、醋、葱，必入胡椒末三四钱，煮熟，置病人前，嗅之。欲吃，随意连汤食一饱，病即除根，屡治有效。

黑鳢鱼

鳢首有七星，夜朝北斗，有自然之礼，故谓之礼。又与蛇通气，色黑，北方之鱼也。形长体圆，头尾相等，细鳞玄色，有斑点花文，颇类蝮蛇。道家指为水厌，齐箓所忌。

肉 味：甘，寒，无毒。有疮者不可食，令人瘢白。无益，不宜食之，能发痼疾，疗病亦取其一端耳。治：疗五痔，治湿痹，面目浮肿，下大水。合小豆白煮，疗肿满甚效。下大小便壅塞气。作鲙，与脚气、风气人食良，主妊娠有水气。

附方：十种水气垂死。鳢鱼一斤重者，煮汁，和冬瓜、葱白作羹食。下一切气。用大鳢一头，开肚，入胡椒末半两，大蒜片三颗，缝合，同小豆一升煮熟，下萝卜三五颗，葱一握，俱切碎，煮熟，空腹食之至饱，并饮汁。至夜，泄恶气无限也。五日更一作。肠痔下血。鳢鱼作鲙，以蒜齑食之，忌冷毒物。一切风疮。不过二三服必愈。用黑火柴头鱼一个，即乌鳢也，去肠肚，以苍耳叶填满，外以苍耳安锅底，置鱼于上，少少着水，慢火煨熟，去皮骨。淡食，勿入盐、酱，功效甚大。浴儿免痘。除夕黄昏时，用大乌鱼一尾，小者二三尾，煮汤浴儿，遍身七窍俱到，不可嫌腥，以清水洗去也。若不信，但留一手或一足不洗，过遇出痘时，则未洗处偏多也。此乃异人所传，不可轻易。

肠及肝 治：冷败疮中生虫。肠以五味炙香，贴痔瘘及蛀骨疮，引虫尽为度。

胆 味：甘，平。诸鱼胆苦，惟此胆甘可食，为异也。腊月收取，阴干。治：喉痹将死者，点入少许即瘥。病深者，水调灌之。

鳗鲡鱼

干者名风鳗。此鱼有雄无雌，以影漫于鳢鱼，则其子皆附于鳢鬐而生，故谓之鳗鲡。

肉 味：甘，平，有毒。动风，腹下有黑斑者，毒甚。与银杏同食，患软风。小者可食，重四五斤及水行昂头者不可食。尝见舟人食之，七日皆死。四目者杀人，背有白点无鳃者不可食。妊娠食之，令胎有疾。治：五痔疮瘘，杀诸虫。痔瘘，熏之虫即死。杀诸虫，烧炙为末，空腹食三五度，即瘥。治恶疮，女人阴疮虫痒，治传尸疰气，劳损，暖腰膝，起阳。疗湿脚气，腰肾间湿风痹，常如水洗，以五味煮食，甚补益。患诸疮瘘疬风人，宜常食。治小儿疳痨及虫心痛，妇人带下。疗一切风瘙如虫行，又压诸草石药毒，不能为害。鱼虽有毒，以五味煮羹，能补虚损及久病痨瘵。有女子病瘵，取置棺中，弃于江，以绝害。流至金山，渔人引起，开视，乃一女子，犹活，取置渔舍，每以鳗鲡食之，遂愈。因为渔人之妻。烧烟熏蚊，令化为水。熏毡及屋舍竹，断蛀虫。置骨于衣箱，断诸蠹。

附方：诸虫心痛。多吐清水，鳗鲡淡煮，饱食，三五度即瘥。骨蒸劳瘦。用鳗鲡三斤，治净，酒二盏，煮熟，入盐醋食之。肠风下虫。同上。

膏 治：诸瘘疮，耳中虫痛。曝干微炙，取油涂白驳风，即时色转，五七度便瘥。炙热脂搽之，不过三度即瘥。

骨及头 治：炙研入药，治疳痢，肠风，崩带。烧灰，敷恶疮。烧，熏痔瘘，杀诸虫。

附方：一切恶疮，用蛇鱼骨炙为末，入诸色膏药中，贴之，外以纸护之。

血 治：疮疹入眼生翳，以少许点之。

海鳗鲡

名狗鱼，生东海中，类鳗鲡而大，功用相同。味、治：同鳗鲡。治皮肤恶疮，疥，疳䘌，痔瘘。狗鱼暖而不补，即此。

鳝

鳝腹黄，故世称黄鳝。生水岸泥窟中，夏出冬蛰。一种蛇变者，名蛇鳝，有毒，害人。南人鬻鳝肆中，以缸贮水，畜数百头，夜以灯照之，其蛇化者，必项下有白点，通身浮水上，即弃之。或以蒜瓣投于缸中，则群鳝跳掷不已，亦物性相制也。

肉 味：甘，大温，无毒。黑者有毒。性热能补。时行病后食之，多复。动风气，多食令人霍乱。曾见一都官食此，吐痢几死也。多食发诸疮，亦损人寿。大者有毒，杀人。不可合犬肉、犬血食之。治：补中益血，疗渖唇，补虚损，妇人产后恶露淋沥，血气不调，羸瘦，止血。除腹中冷气肠鸣及湿痹气。善补气，妇人产后宜食，补五脏，逐十二风邪。患湿风恶气人，作臛，空腹饱食，暖卧取汗出如胶，从腰脚中出。候汗干暖，五枝汤浴之，避风，三五日一作，甚妙。专贴一切冷漏痔瘘，臁疮，引虫。

附方：臁疮蛀烂。用黄鳝鱼数条，打死，香油抹腹，蟠疮上系定，顷则痛不可忍，然后取下看，腹有针眼皆虫也。未尽更作，后以人胫骨灰，油调搽之。奇效。肉痔出血。鳝鱼煮食，其性凉也。

血 尾上取之。治：涂癣及瘘。口眼㖞斜，同麝香少许，左㖞涂右，右㖞涂左，正即洗去。治耳痛，滴数点入耳。治鼻衄，滴数点入鼻。治疹后生翳，点少许入目。治赤疵，同蒜汁、墨汁频涂之。又涂赤游风。鳝善穿穴，无足而窜，与蛇同性，故能走经脉，疗十二风邪及口㖞耳目诸窍之病。风中血脉，则口眼㖞邪，用血主之，从其类也。

头 五月五日收。味：甘，平，无毒。治：烧服止痢，主消渴，去冷气，除痞症，食不消。同蛇头、地龙头，烧灰酒服，治小肠痈有效。百虫入耳，烧研，绵裹，塞之立出。

皮 治：妇人乳核硬疼，烧灰，空心温酒服。

鳅[1]鱼

名泥鳅。海鳅生海中，极大。江鳅生江中，长七八寸。泥鳅生湖池，最小，微似鳝而小锐，灯心煮鳅甚妙。味：甘，平，无毒。不可合白犬血食。一云凉。治：暖中益气，醒酒，解消

〔1〕鳅：原作“鰌”，同“鳅”。

渴。同米粉煮羹食，调中收痔。

附方：消渴饮水。用泥鳅鱼十头，阴干，去头尾烧灰，干荷叶等分，为末。每服二钱，新汲水调下，日三，名沃焦散。喉中物哽。用生鳅鱼线缚其头，以尾先入锅中，食之立出[1]。擦牙乌髭。泥鳅鱼、槐蕊、狼把草各一两，雄燕子一个，酸石榴皮半两，捣成团，入瓦罐内，盐泥固济，先文后武，烧炭十斤，取研，日用，一月以来白者皆黑。阳事不起。泥鳅煮食之。牛狗羸瘦。取鳅鱼一二枚，与之食，立肥也。

鳣鱼

音邅，名鲟黄鱼。出江、淮、黄河，辽东深水处，无鳞大鱼也。其背有骨甲三行，其鼻长，肉色白，脂色黄如腊，其脊骨及鼻并鳍与鳃，皆脆软可食。

肉 味：甘，平，有小毒。发气动风，发疮疥。和荞麦食，令人失音。味极肥美，楚人尤重之，多食生热痰。作鲊奇绝，亦不益人。服荆芥药不可食。治：利五脏，肥美人。多食难克化。

肝 味：无毒。治：恶血疥癣。勿以盐炙食。

鲟鱼

名鲔鱼。《月令》云：季春，天子荐鲔于寝庙。见日则目眩，其状如鳣而背上无甲，其色青碧，其鼻长与身等，口在颔下，食而不饮，味亚于鳣，鳍骨不脆。

肉 味：甘，平，无毒。味虽美而发诸药毒，动风气，发一切疮疥。久食令人心痛、腰痛。服丹石人忌之。勿与干笋同食，发瘫痪风。小儿食之或咳嗽及癥瘕。作鲊虽珍，亦不益人。治：补虚益气，令人肥健煮汁饮，治血淋。

鼻肉 治：补虚，下气。

子 状如小豆。治：食之肥美，杀腹内小虫。

牛鱼

生东海。其头似牛，重三百斤，无鳞骨。

肉 无毒。治六畜疫疾，作脯为末，以水和灌鼻，即出黄涕。亦可置病牛处，令气相熏。

鮠鱼

生江淮间。无鳞鱼，亦鲟属也。头、尾、身、鬐俱似鲟状，惟鼻短耳。鮠生海中，大如石首，不腥，作鲙如雪。

肉 味：甘，平，无毒。能动痼疾。不可合野猪、野鸡肉食，令人生癞。治：开胃，下膀胱水。

鮧鱼

音夷。北人曰鳂鱼，南人曰鲇鱼。口腹俱大者，名鳠。背青口小者，名鲇。

肉 味：甘，温，无毒。无鳞，有毒，勿多食。赤目赤须无鳃者杀人。不可合牛肝食，令人患风噎涎。不可合野猪肉食，令人吐泻。不可合鹿肉食，令人筋甲缩。治：百病，作臛补人。疗水肿，利小便。治口眼㖞斜，活鲇切尾尖，朝吻贴之即正。又五痔下血，肛痛，同

[1] 锅中，食之立出：《本草纲目》作“喉中牵拽出之”。

葱煮食之。

涎 治：三消渴疾，和黄连末为丸，乌梅汤每服五七丸，日三服效。

目 治：刺伤中水作痛，烧灰涂之。

肝 治：骨鲠。

附方[1]：骨鲠在喉。栗子肉上皮半两，研末，乳香、鲇鱼肝各一分，同捣，丸梧子大，以绵裹一丸，水润，外留绵线[2]吞下，钓出。

黄颡鱼

名黄颊鱼，无鳞鱼也。味：甘，平，微毒。无鳞之鱼不益人，发疮疥。反荆芥，害人。治：肉至能醒酒，祛风。煮食，消水肿，利小便。烧灰，治瘰疬久溃不收敛及诸恶疮。

附方：瘰疬溃坏。用黄颊鱼破开，入草麻子二十粒，扎定，安厕坑中，冬三日，春秋一日，夏半日，取出洗净，黄泥固济，煅存性研，香油调敷。臁疮浸淫。方同上。

涎 治：消渴。

附方：生津丸。以黄颊鱼涎和青蛤粉、滑石末等分，丸梧子大，米汤下三十丸。

颊骨 治：喉痹肿痛，烧研，茶服三钱。

河豚

味：甘，温，无毒。味虽珍美，修治失法，食之杀人。厚生者，宜远之。海中者大毒，江中者次之。煮忌煤炲落中。与荆芥、菊花、桔梗、甘草、附子、乌头相反，宜荻笋、蒌蒿、秃菜，畏橄榄、甘蔗、芦根、粪汁。治：补虚，去湿气，理腰脚，去痔疾，杀虫，伏硇砂。

肝及子 味：有大毒。入口烂舌，入腹烂肠，无药可解，惟橄榄、木鱼、茗末、芦根、乌苡草根煮汁可解。脂令舌麻，子令腹胀，眼令目花，有“油麻子胀眼睛花”之语，而江阴人盐其子，糟其白。治：疥癣虫疮，用子同蜈蚣烧研，香油调搽之。

海豚鱼

名海豨。生江中者，名江豚。海豚生海中，候风潮出没，形如豚，鼻在脑上，作声喷水直上，百数为群，其子随母而行，人取子系水中，其母自来就而取之。江豚生江中，状如海豚而小，出没水上，舟人候之占风。其肉肥，不中食，其膏最多，和石灰艌船良。

肉 味：咸，腥，味如水牛肉，无毒。治：飞尸蛊毒，瘴疟，作脯食之。

肪 治：摩恶疮，疥癣，痔瘘，犬马瘑疥，杀虫。

比目鱼

鱼各一目，相并而行也。味：甘，平，无毒。治：补虚，益气力，多食动气。

鮹鱼

音梢。出江湖，形似马鞭，尾有两歧如鞭鞘，故名。味：甘，平，无毒。治：五痔下血，瘀血在腹。

---

〔1〕附方：原脱，据《本草纲目》补。

〔2〕水润，外留绵线：凡六字原脱，据《本草纲目》补。

鲛鱼

名沙鱼。出南海，形似鳖，无脚有尾，作鲙，为食品美味，食益人。其皮可饰刀靶，皮皆有沙，如真珠斑，背有珠文。

肉 味：甘，平，无毒。治：作鲙，补五脏，功亚于鲫。亦可作鲊，甚益人。

皮 味：甘、咸，平，无毒。治：心气鬼疰，蛊毒吐血，虫气疰，烧灰，水服。主食鱼中毒，食脍成积，烧研，水服。解鯸鮧鱼毒。

胆 腊月收之。治：喉痹，和白矾灰为丸，绵裹纳喉中，吐恶涎即愈。

乌贼鱼

干者名明鱼鲞，骨名海螵蛸。生东海池泽，形若革囊，口在腹下，八足聚生于口旁，其背上只有一骨。

附录 柔鱼。与乌贼相似，但无骨耳，越人重之。

肉 味：酸，平，无毒。味珍美，动风气。治：益气强志，益人，通月经。

骨 一名海螵蛸。炙黄用。凡使勿用沙鱼骨，其形真似。但以上文顺者是真，横者是假，以血卤作水浸，并煮一伏时漉出。掘一坑烧红，入鱼骨在内，经宿取出入药，其效加倍也。味：咸，微温，无毒。恶白及、白敛、附子，能淡盐，伏硇缩银。治：女子赤白漏下，经汁血闭，阴蚀肿痛，寒热癥瘕，无子。惊气入腹，腹痛环脐，丈夫阴中肿痛，令人有子。又止疮多脓汁不燥。疗血崩，杀虫。炙研饮服，治妇人血瘕，大人小儿下痢，杀小虫。投骨于井水，虫皆死。治眼中热泪及一切浮翳，研末，和蜜点之。久服益精。亦治牛马障翳。主女子血枯，病伤肝唾血，下血。治疟消瘿。研末，敷小儿疳疮臭烂，丈夫阴疮，汤火伤，跌伤出血。烧存性，酒服，治妇人小户嫁痛。同鸡子黄，涂小儿重舌，鹅口。同蒲黄末，敷舌肿血出如泉。同槐花末吹鼻，止衄血。同银朱吹鼻，治喉痹。同白矾末吹鼻，治蝎螫疼痛。同麝香吹耳，治聤耳有脓及耳聋。乌鲗骨，厥阴血分药也，其味咸而走血也，故血枯血瘕，经闭崩带，下痢疳疾，厥阴本病也。寒热疟疾，聋，瘿，少腹痛，阴痛，厥阴经病也。厥阴属肝，肝主血，故诸血病皆治之。

附方：血风赤眼。女人多之，用乌贼鱼骨二钱，铜绿一钱，为末，每用一钱，热汤泡洗。疳眼流泪。乌贼鱼骨、牡蛎等分，为末，糊丸皂子大，每用一丸，同猪肝一具，米泔煮熟食。底耳出脓。海螵蛸半钱，麝香一字，为末，以绵杖缴净，吹入耳中。鼻疮疳䘌。乌贼鱼骨、白及各一钱，轻粉二字，为末，搽之。小儿脐疮。出血及脓，海螵蛸、胭脂为末，调油搽之。头上生疮。海螵蛸、白胶香各二钱，轻粉五分，为末，先以油润净，乃搽末，二三次即愈。疔疮恶肿。先刺出血，以海螵蛸末掺之，其疔即出。蝎螫痛楚。乌贼骨一钱，白矾二分，为末，嗅鼻，在左壁者嗅左鼻，在右壁者嗅右鼻。灸疮不瘥。乌贼骨、白矾等分，为末，日日涂之。小儿痰齁。多年海螵蛸末，米饮服一钱。小便血淋。海螵蛸末一钱，生地黄汁调服。又方，海螵蛸、生地黄、赤茯苓等分，为末，每服一钱，柏叶车前汤下。大肠下血。先用海螵蛸炙黄，去皮，研末，每一钱，木贼汤下。三日后服猪肝黄连丸。卒然吐血。乌贼骨末，米饮服二钱。骨鲠在喉。乌贼鱼骨、陈橘红焙，等分，为末，寒食面和饧丸芡子大，每用一丸，含化咽汁。舌肿出血。如泉，乌贼骨、蒲黄各等分，炒为细末，每用涂之。跌破出血。乌贼鱼骨末敷之。阴囊湿痒。乌贼骨、蒲黄扑之。

血 治：耳聋。

腹中墨 治：血刺心痛，醋磨服之。藏器。炒研，醋服亦可。

海蛇

即海蜇，名水母。生东海，状如血蜭，大者如床，小者如斗，无眼目腹胃，以虾为目，虾动蛇沉，故曰水母。海人以为常味，群虾附之，咂其涎沫，浮汛如飞，为潮所拥，则虾去而蛇不得归，人因割取之，浸以石灰、矾水，去其血汁，其色遂白，生熟皆可食，茄柴灰和盐水腌之良。味：咸，温，无毒。治：妇人劳损，积血带下。小儿风疾，丹毒，汤火伤。疗河鱼之疾。

虾

子在腹外，凡虾之大者，蒸曝去壳，谓之虾米。食以姜、醋，馔品所珍。味：甘，温，有小毒。以热饭盛密器中，作鲊食，毒人至死。无须及腹下通黑并煮之色白者，并不可食。小儿及鸡、狗食之，脚屈弱，动风，发疮疥冷积，动风热，有病人勿食。治：五野鸡病，小儿赤白游肿，捣碎敷之。作羹，治鳖瘕，托痘疮，下乳汁。法制，壮阳道。煮汁，吐风痰。捣膏，敷虫疽。

附方：补肾与阳。用虾米一斤，蛤蚧二枚，茴香、蜀椒各四两，并以青盐化，酒炙炒，以木香粗末一两，和匀，乘热收新缸中，密封，每服一匙，空心盐酒嚼下，甚妙。宜吐风痰。用连壳虾半斤，入葱、姜、酱煮汁，先吃虾，后吃汁，系束肚腹，以翎探引取吐。臁疮生虫。用小虾三十尾，去头、足、壳，同糯米饭研烂，隔纱贴疮上，别以纱罩之一夜，解下挂看，皆是小赤虫，即以葱椒汤洗尽，用旧茶笼内白竹叶，随大小剪贴，一日二换，待汁出尽，逐日煎苦楝根汤洗之，以好膏贴之。将生肉，勿换膏药。忌发物。血风臁疮。生虾，黄丹捣和，贴之，日一换。

海虾

海中大红虾，长二尺余，头可作杯，须可作簪，其肉可为鲙，甚美。干之谓之对虾，以充上馔。味：甘，平，有小毒。同猪肉食，令人多唾。

鲊 治：飞尸，蛔虫，口中甘䘌齲齿，头疮，去疥癣，风瘙身痒。治山蚊子入人肉，初食疮发则愈。

海马

出南海，形如马，长五六寸，虾类也。取曝干，以雌雄为对，雌者黄色，雄者青色。味：甘，温、平，无毒。治：妇人难产，带之于身，甚验。临时烧末，饮服，并手握之，即易产。主产难及血气痛，暖水脏，壮阳道，消瘕块，治疗疮肿毒。海马雌雄成对，其性温暖，有交感之义，故难产及阳虚，房中方术多用之。

鲍鱼

即今之干鱼也。鱼之可包者，即今之白鲞也。鳙鱼口小背黄者，名鲍鱼。

肉 味：辛，温，无毒。妊娠食之，令子多疾。治坠堕折腿蹶踠折，瘀血、血痹在四肢不散者，女子崩中血不止。煮汁，治女子血枯病伤肝，利肠。同麻仁、葱、豉煮羹，通乳汁。

附方：妊娠感寒腹痛。干鱼一枚，烧灰，酒服方寸匕，取汗瘥。

头 治：煮汁，治眯目。烧灰，疗疔肿温气。

鲳鱼 味：咸，温，无毒。治：小儿头疮，出脓水，以麻油煎熟取油，频涂。

穿鲍绳 治：眯目去刺，煮洗之大良。

鳑鲏

名鳔，作胶，名鳔胶，呼为鱼膏者是也。粘物甚固，音逐夷。此乃工匠日用之物。

鳔 味：甘，平，无毒。治：竹木入肉，经久不出者，取白敷疮上，四边肉烂即出。止折伤血不止。烧灰，敷阴疮、瘘疮、月蚀疮。

附方：折伤出血。但不透膜者，以海味中咸白鳔大片，色白有红丝者，成片铺在伤处，以帛缚之血止。

鳔胶 味：甘、咸，平，无毒。治：烧存性，治妇人产难，产后风搐，破伤风痉，止呕血，散瘀血，消肿。伏硇砂。

附方：产难。鱼胶五寸，烧存性，为末，温酒服。产后搐搦。强直者，不可便作风中，乃风入子脏，与破伤风同。用鳔胶一两，以螺粉炒焦，去粉，为末，分三服，煎蝉汤下良。产后血运。鳔胶烧存性，酒和童子小便，调服三五钱良。经血逆行。鱼胶切炒，新绵烧灰，每服一钱，米饮调下，即愈。破伤风搐。用鱼胶烧存性一两，麝香少许，为末，每服二钱，苏木煎调下，仍煮一钱封疮口。用红鳔半两炒焦，蜈蚣一对炙，研为末，以防风、羌活、独活、川芎等分，煎汤调服一钱。呕血不止。鳔胶长八寸，广二寸，炙黄，刮二钱，以甘蔗节三十五个取汁，调下。便毒肿痛。用鱼鳔胶，热汤或醋煮软，乘热研烂，贴之。用石首胶一两，烧存性，研末，酒服，外以石菖蒲生研，盦之效。八般头风。鱼鳔烧存性，为末，临卧以葱酒服二钱。赤白崩中。鱼𩸞胶三尺，焙黄研末，同鸡子煎饼，好酒食之。

鱼鲙

剑切而成，故谓之鲙。凡诸鱼之鲜活者，薄切，洗净血沃，以蒜齑、姜、醋、五味食之。味：甘，温，无毒。近夜勿食，不消成积。勿饮冷水，生虫。时行病后，食之胃弱。勿同乳酪食，令人霍乱，不可同瓜食。昔有食鱼生而生病者，用药下出，已变虫形，鲙缕尚存。有食鳖肉而成积者，用药下出，已成动物而能行，皆可验也。治：温补，去冷气湿痹，除膀胱水，腹内伏梁气块，冷痃结癖，疝气，喉中气结，心下酸水，开胃口，利大小肠，补腰脚，起阳道，宜脚气、风气人。治上气喘咳。鲫鲙主久痢，肠澼痔疾，大人小儿丹毒风眩。鱼鲙辛辣，有劫病之功，予在苍梧见一妇人病吞酸，诸药不效，偶食鱼鲙，其疾遂愈。

鱼鲊

以盐糁酝酿而成也，诸鱼皆可为之。大者曰鲊，小者曰�。味：甘、咸，平，无毒。凡鲊皆发疮疥。鲊内有发，害人。鲊不熟者，损人脾胃，反致疾也。诸鲊皆不可合生胡荽、葵菜、豆藿、麦酱、蜂蜜食，令人消渴及霍乱。凡诸无鳞鱼鲊，食之尤不益人。治：癣疮，和柳叶捣碎，炙热敷之。取酸臭者，连糁和屋上尘，敷虫疮及马病疮。治聤耳，痔瘘，诸疮有虫。疗白驳、代指病，主下痢脓血。

附方：白驳风。以荷叶裹鲊，令臭，拭热，频频擦之，取效乃止。

鱼脂

名鱼油。味：甘，温，有小毒。鱼脂点灯盲人目。治癥疾，用和石灰泥船鱼脂腥臭者二斤，安铜器内，燃大炷，令暖，隔纸熨癥上，昼夜勿息火。又涂牛狗疥立愈。南番用鱼油和石灰艌船，亦用江豚油。

鱼魫

诸鱼脑骨曰魫。治：能销毒。解蛊毒，作器盛饮食，遇蛊辄裂破也。

鱼鳞

治食鱼中毒烦乱，或成癥积，烧灰，水服二钱。诸鱼鳞烧灰，主鱼骨鲠。

鱼子

凡鱼生子，皆粘在草上及土中。冬月寒水过后，亦不腐坏。到夏月三伏日雨中[1]，便化为鱼。味：缺。治：目中障翳。

介　类计二十三则

水龟

龟形象离，其神在坎，上隆而文以法天，下平而理以法地，背阴向阳，蛇头龙颈，外骨内肉，肠属于首，能运任[2]脉，广肩大腰，卵生思抱，其息以耳，雌雄尾交，亦与蛇匹。千岁灵龟，五色具焉。被蚊叮则死，香油抹眼则入水不沉，老桑煮之则易烂。皆物理制伏之妙也。

龟甲　卜[3]龟小而腹下曾钻十遍者，名败龟版，入药良。其头方，脚短，壳圆，版白者，阳龟也。头尖，脚长，壳长，版黄者，阴龟也。阴人用阳，阳人用阴。今医家亦不知如此分别。彼有龟王、龟相、龟将等名，皆视其腹背左右之文以别之。言占事，帝王用王，文用相，武用将，各依等级。修治：以龟甲锯去四边，石上磨净，灰火炮过，涂苏炙黄用，亦有酒炙、醋炙、猪脂炙，烧灰用者。味：甘，平，有毒。中湿者有毒，则不中湿者无毒矣。恶沙参、蜚蠊。畏狗胆。瘦银。治：漏下赤白，破癥瘕痎疟，五痔阴蚀，湿痹四肢重弱，小儿囟不合。久服，轻身不饥。惊恚气，心腹痛，不可久立，骨中寒热，伤寒劳役，或肌体寒热欲死，以作汤良。久服，益气资智，使人能食。烧灰，治小儿头疮难燥，女子阴疮。

壳　主久嗽，断疟。酒服，主风脚弱。

版　治：血麻痹。烧灰，治脱肛。下甲，补阴，主阴血不足，去瘀血，止血痢，续筋骨，治劳倦，四肢无力，治腰脚酸痛，补心肾，益大肠，止久痢久泄。主难产，消痈肿。烧灰，敷臁疮。败龟版属金水，大有补阴之功。龟乃阴中至阴之物，禀北方之气而生，故能补阴，治血，治劳也。龟、鹿皆灵而有寿。龟首常藏向腹，能通肾脉，故取其甲以补心、补肾、补血，皆以养阴也；鹿鼻常反向，尾能通肾脉，故取其角以补命、补精、补气，皆以养阳也。

〔1〕中：原脱，文义欠通，据《本草纲目》补。
〔2〕运任：原作“任运”，文义欠通，据《本草纲目》乙转。
〔3〕卜：原脱，文义欠通，据《本草纲目》补。

附方：补阴丸。用龟下甲酒炙，熟地黄九蒸九晒，各六两，黄柏盐水浸炒，知母酒炒，各四两，石器为末，以猪脊髓和丸梧子大，每服百丸，空心温酒下。一方去地黄，加五味子炒，一两。疟疾不止。龟壳烧存性，研末，酒服方寸匕。抑结不散。用龟下甲酒炙，五两，侧柏叶炒，一两半，香附童便浸炒，三两，为末，酒糊丸梧子大，每空心温酒服一百丸。胎产下痢。用龟甲一枚，醋炙，为末，米饮服一钱，日二。难产催生。用龟甲烧末，酒服方寸匕。用干龟壳一个，酥炙，妇人头发一握，烧灰，川芎、当归各一两，服称七钱，水煎服，如人行五里许，再一服，生胎、死胎俱下。肿毒初起。败龟版一枚，烧研，酒服四钱。妇人乳毒。同上方。小儿头疮。龟甲，烧火敷之。月蚀耳疮。同上。口吻生疮。同上。臁疮朽臭。生龟一枚，取壳，醋炙黄，更煅存性，出火气，入轻粉、麝香，葱汤洗净，搽敷之。人咬疮。龟版骨、龟肚骨各一片，烧研，油调搽。猪咬疮。龟版烧研，香油调搽。

肉 味：甘、酸，温，无毒。六甲日、十二月，俱不可食，损人神。不可合猪肉、菰米、瓜、苋食，害人。治：酿酒，治大风缓急，四肢拘挛，或久瘫缓不收，皆瘥。煮食，除湿痹风痹，身肿踒折，治筋骨疼痛及一二十年寒嗽，止泻血血痢。

附方：热气湿痹。用龟肉同五味煮食之，微泄为效。筋骨疼痛。用乌龟一个，分作四脚，每用一脚，入天花粉、枸杞子各一钱二分，雄黄五分，麝香五分，槐花三钱，水一碗，煎服。十年咳嗽。生龟三枚，治如食法，去肠，以水五升，煮取三升，浸曲酿秫米四升，如常饮之令尽，永不发。又用生龟一枚，着坎中，令人溺之，浸至三日，烧研，以醇酒一升，和末如干饭，顿服，须臾大吐，嗽囊出则愈。小儿减半。痢及泻血。乌龟肉以沙糖水拌，椒和，炙熟，食之，多度即愈。痨瘵失血。用龟煮取肉，和葱、椒、酱油煮食，补阴降火。治虚劳失血咯血，咳嗽寒热，累用经验。年久痔漏。用龟一三个，煮取肉，入茴香、葱、酱，常食，验。忌糖醋。

血 味：咸，寒，无毒。治：脱肛，打扑伤损，和酒饮，仍捣生肉，涂之。

胆汁 味：苦，寒，无毒。主治：病后目肿，经月不开，取点之良。

溺 今人惟以猪鬃，或常常刺其鼻，即尿出，似更简捷也。治：滴耳，治聋。点舌下，治大人中风舌喑，小儿惊风不语。摩胸背，治龟胸龟背。龟尿走窍透骨，故能治喑聋及龟背，染髭发也。

附方：小儿龟背。以龟尿摩其胸背，久久即瘥。中风不语。乌龟尿点少许于舌下，神妙。须发早白。以龟尿调水蛭细末，日日擦之，自黑。末忌粗。

绿毛龟

出南阳之内乡，能辟蛇虺之毒，大抵与龟甲同功。其法：用龟九枚，以活鲤二尾安釜中，入水，覆以米筛，安龟筛上蒸熟。取肉晒干，其甲仍以酥炙黄，入药用。又连甲、肉、头、颈全用，亦可。味：甘、酸，平，无毒。治：通任脉，助阳道，补阴血，益精气，治痿弱。缚置额端，能禁邪疟。收藏书笥，可辟蠹虫。

疟龟

生高上石下，偏头大嘴。味：无毒。治：老疟发作无时，名痞疟，俚人呼为妖疟。用此烧灰，顿服二钱，当微利，用头弥佳。或发时煮汤，坐于中，或悬于病人卧处。

鳖

名团鱼，俗名神守。鱼满三千六百，则蛟龙引之而飞，纳鳖守之则免，故鳖名神守。无耳，以目为听，纯雌无雄。以蛇及鼋为匹。鳖遇蚊叮则死，死鳖得蚊煮则烂，而熏蚊者，复用鳖甲，物相报复，如此异哉。

鳖甲 入药以醋炙黄用。凡使，要绿色、九肋、多裙、重七两者为上。凡鳖甲以煅灶灰一斗，酒五升，浸一夜，煮令烂如胶漆，用更佳。桑灰尤妙。味：咸，平，无毒。恶矾石、理石。治：心腹癥瘕，坚积寒热，去痞疾息肉，阴蚀痔核恶肉。疗瘟疟，血瘕腰痛，小儿胁下坚。宿食癥块，痃癖冷瘕，劳瘦，除骨热，骨节间劳热，结实壅塞，下气，妇人漏下五色，下瘀血，去血气，破癥结恶血，堕胎，消疮肿，肠痈，并扑损瘀血。补阴补气，除老疟疟母，阴毒腹痛，劳复食复，斑痘烦喘，小儿惊痫，妇人经脉不通，难产后阴脱，丈夫阴疮石淋，敛溃痈。鳖甲乃厥阴肝经血分之药，肝主血也，鳖色青，入肝，故所主者，疟劳寒热，痃瘕，惊痫，经水，痈肿，阴疮，皆厥阴血分之病也。瑇瑁色赤入心，故所主者，心风惊热，伤寒狂乱，痘毒肿毒，皆少阴血分之病也。秦龟色黄，入脾，故所主者，顽风湿痹，身重蛊毒，皆太阴血分之病也。水龟色黑，入肾，故所主者，阴虚精弱，腰脚酸痿，阴疟泄痢，皆少阴血分之病也。介虫阴类，故并主阴经血分之病，从其类也。

附方：老疟劳疟。用鳖甲，醋炙，研末，酒服方寸匕，隔夜一服，清早一服，临时无不断者。入雄黄少许更佳。血瘕癥癖。用鳖甲、琥珀、大黄等分，作散，酒服二钱，少时恶血即下。若妇人小肠中血下尽即休服也。痃癖癥积。用鳖甲醋炙黄，研末，牛乳一合，每调一匙，朝朝服之。妇人漏下。鳖甲醋炙，研末，清酒服方寸匕，日二。又用干姜、鳖甲、诃黎勒皮等分，为末，糊丸，空心下三十丸，日再。妇人难产。鳖甲烧存性，研末，酒服方寸匕，立出。小儿痫疾。用鳖甲炙研，乳服一钱，日二。亦可蜜丸服。卒得腰痛。不可俯仰，用鳖甲炙，研末，酒服方寸匕，日二。阴虚梦泄。九肋鳖甲，烧研，每用一字，以酒半盏，童尿半盏，葱白七寸，同煎，去葱，日晡时服之，出臭汗为度。吐血不止。鳖甲、蛤粉各一两，同炒色黄，熟地黄一两半晒干，为末，每服二钱，食后茶下。痈疽不敛。用鳖甲烧存性，研掺，甚妙。肠痈内痛。鳖甲烧存性，研，水服一钱，日三。阴头生疮。鳖甲一枚，烧研，鸡子白和敷。人咬指烂。鳖甲烧灰，敷之。

肉 味：甘，平，无毒。久食性冷损人，食之令人患水病。凡鳖之二足者、赤足者、独目者、头足不缩者、其目四陷者、腹下有王字卜字文者、腹有蛇文者皆蛇化也，在山上者名旱鳖，并有毒，杀人，不可食。不可合鸡子食、苋菜食。昔有人锉鳖，以赤苋同包，置湿地，经旬皆成生鳖。又有裹鳖甲屑，经五月皆成鳖者。不可合猪、兔、鸭肉食，损人。不可合芥子食，生恶疮。妊妇食之，令子短项〔1〕。鳖性畏葱及桑灰。凡食鳖者，宜取沙河小鳖，斩头去血，以桑灰汤煮熟，去骨甲，换水再煮，入葱、酱作羹臛食乃良。治：伤中，益气，补不足。热气湿痹，腹中激热，五味煮食，当微泄。妇人漏下五色，羸瘦，宜常食之。妇人带下，血瘕腰痛，去血热，补虚。久食性冷，补阴。作臛食，治久痢，长髭须。作丸，治虚劳，痃癖脚气。

附方：痃癖气块。用大鳖一枚，以蚕沙一斗，桑柴灰一斗，淋汁五度，同煮如泥，去骨，再煮成膏，捣丸梧子大，每服十丸，日三。

〔1〕项：原作“质”，文义欠通，据《本草纲目》改。

脂　治：除日拔白发，取脂涂孔中，即不生，欲再生者，白犬乳汁涂之。

头　治：烧灰，疗小儿诸疾，妇人产后阴脱下坠，尸疰心腹痛。敷历年脱肛不愈。

附方：产后阴脱。用鳖头五枚，烧研，井华水服方寸匕，日三。大肠脱肛。久积虚冷，以鳖头炙研，米饮服方寸匕，日二服。仍以末涂肠头上。

头血　治：涂脱肛，风中血脉，口眼㖞僻，小儿疳痨潮热。

附方：中风口㖞。鳖血调乌头末，涂之，待正则即揭去。

卵　治：盐藏煨食，止小儿下痢。

爪　治：五月五日收藏衣领中，令人不忘。

纳鳖

鳖之无裙，而头足不缩者。

肉　味：有毒。食之令人昏塞，以黄芪、吴蓝煎汤服之，立解。

甲　味：甘，平，无毒。治：传尸痨及女子经闭。

鼋

大鳖也。

甲　味：甘，平，无毒。治：炙黄酒浸，治瘰疬，杀虫逐风，恶疮痔瘘，风顽疥瘙，功同鳖甲。五脏邪气，杀百虫毒、百药毒，续筋骨，妇人血热。

肉　味：甘，平，微毒。治：湿气邪气，诸虫。食之补益。

脂　治：摩风及恶疮。

胆　味：苦，寒，有毒。治：喉痹，以生姜、薄荷汁，化少许服，取吐。

蟹

名螃蟹。又有蟛蜞，似蟛蜎而大，似蟹而小，不可食。六足者名蛫，音跪，四足者名比，皆有大毒，不可食。凡蟹生烹、盐藏、糟收、酒浸、酱汁浸，皆为佳品。但久留易沙，见灯亦沙，得椒易脯，得皂荚，或蒜及韶粉，可免沙脯，得白芷则黄不散，得葱及五味子同煮，色不变。

蟹　味：咸，寒，有小毒。未被霜甚有毒。云食水莨所致，人中之，不疗多死也。独螯、独目、两目相向、腹下有毛、腹中有骨、头背有星点、足斑、目赤者，并不可食，有毒，害人。冬瓜汁、紫苏汁、蒜汁、豉汁、芦根汁，皆可解之。妊妇食之，令子横生。此物极动风，风疾人不可食。不可同柹及荆芥食，发霍乱动风，木香汁可解。治：胸中邪气，热结痛，㖞僻面肿，能败漆，烧之致鼠。《仙方》用之化漆为水，服之长生。以黑犬血灌之，三日烧之，诸鼠毕至，其黄能化漆为水，故涂漆疮用之。其螯烧烟，可集鼠于庭也。解结散血，愈漆疮，养筋益气，散诸热，治胃气，理经脉，消食。以醋食之，利肢节，去五脏中烦闷气，益人。产后肚痛，血不下者，以酒食之。筋骨折伤者，生捣炒，罯之。能续断绝筋骨，去壳，同黄捣烂，微炒，纳入疮中，筋即连也。小儿解颅不合，以螯同白及末，捣涂，以合为度。杀莨菪毒，解鳝鱼毒、漆毒。治疟及黄疸。捣膏涂疥疮、癣疮。捣汁，滴耳聋。

蝤蛑　味：咸，寒，无毒。治：解热气，治小儿痞气，煮食。

蟛蜞　味：咸，冷，有毒。治：取膏，涂湿癣疽疮。

石蟹　治：捣敷久疽疮，无不瘥者。食鳝中毒者，食蟹即解，性相畏也。

附方：湿热黄疸。蟹烧存性，研末，酒糊丸如梧桐子大，每服五十丸，白汤下，日服二次。骨节离脱。生蟹捣烂，以热酒倾入，连饮数碗，渣涂之半日，骨内谷谷有声即好。干蟹烧灰，酒服亦好。中鳝鱼毒。食蟹即解。

蟹爪 治：破胎堕胎，破宿血，止产后闭，酒及醋汤煎服良。能安胎，治孕妇僵仆上抢心，有蟹爪汤。坠生胎，下死胎，辟邪魅。

壳 治：烧存性，蜜调涂冻疮及蜂虿伤。酒服，治妇人儿枕痛及血崩腹痛，消积。

附方：崩中腹痛。毛蟹壳，烧存性，米饮服一钱。蜂虿螫伤。壳烧存性，研末，蜜调涂之。熏辟壁虱。蟹壳，烧烟熏之。

盐蟹汁 治：喉风肿痛，满含细咽，即消。

蚌

蚌与蛤同类而异形。长者通曰蚌，圆者通曰蛤。雉入大水为蜃，蜃即蚌也。

肉 味：甘、咸，冷，无毒。多食发风，动冷气。治：止渴除热，解酒毒，去眼赤。明目，除湿，主妇人劳损下血。除烦，解热毒，血崩带下，痔瘘，压丹石药毒。以黄连末纳入取汁，点赤眼、眼暗。

蚌粉 味：咸，寒，无毒。能制石亭脂，能制硫黄。治诸疳，止痢并呕逆。醋调涂痈肿。烂壳粉，治反胃，心胸痰饮，用米饮服。解热燥湿，化痰消积，止白浊、带下、痢疾，除湿肿水嗽，明目，搽阴疮、湿疮、痱痒。蚌粉与海蛤粉同功，皆水产也。

附方：反胃吐食。真正蚌粉，每服称过二钱，捣生姜汁一盏，再入米醋同调，送下。痈疽赤肿。用米醋和蚌蛤灰涂之，待其干即易之。脚趾湿烂。用蚌蛤粉干搽之。

蚬

名扁螺。

肉 味：甘、咸，冷，无毒。多食发嗽及冷气，消肾。治：时气，开胃，压丹石药毒及疔疮，下湿气。通乳，糟煮食良。生浸取汁，洗疔疮。去暴热，明目，利小便，下热气，脚气湿毒，解酒毒目黄。浸汁服，治烦渴。生蚬浸水，洗痘痈，无瘢痕。

烂壳 味：咸，温，无毒。治：止痢，治阴疮，疗失精反胃。烧灰饮服，治反胃吐食，除心胸痰水。化痰止呕，治吞酸心痛及暴嗽。烧灰，涂一切湿疮，与蚌粉同功。

附方：卒嗽不止。用白蚬壳，捣为细末，以熟米饮调，每服一钱，日三服，甚效。痰喘咳嗽。用白蚬壳多年陈者，烧过存性，为极细末，以米饮调，每服一钱，日三服。反胃吐食。用黄蚬壳并田螺壳，并取久在泥中者，各等分，炒成白灰，每二两入白梅肉四个，捣和为丸，再入砂合子内盖定，泥固，煅存性，研细末，每服二钱，用人参缩砂汤调下。不然，陈米饮调服亦可。

真珠

名蚌珠。出南海，石决明产也。龙珠在颔，蛇珠在口，鱼珠在眼，鲛珠在皮，鳖珠在足，蚌珠在腹，皆不及蚌珠也。凡用，以新完未经钻缀者，研如粉，方堪服食。真味经寸以上，服食令人长生。以酪浆渍之皆化。味：咸、甘，寒，无毒。治：镇心。点目，去肤翳障膜。涂面，令人润泽好颜色。涂手足，去皮肤逆胪。绵裹塞耳，主聋。磨翳坠痰，除面䵟，止泄。合知母，疗烦热，消渴。合左缠根，治小儿麸豆疮入眼。除小儿惊热。安魂，止遗精白浊，解痘疔毒，主难产，下死胎、胞衣。真珠入厥阴肝经，故能安魂定魄，明目治聋。

附方[1]：安魂定魄。真珠末豆大一粒，蜜一蚬壳，和服，日三。尤宜小儿。卒忤不言。真珠末，用鸡冠血和丸小豆大，以三四粒纳口中。灰尘迷目。用大珠拭之则明也。妇人难产。真珠末一两，酒服，生出。胞衣不下。真珠一两，研末，苦酒服。子死腹中。真珠末二两，酒服，立出。癍痘不发。珠子七粒，为末，新汲水调服。肝虚目暗。真珠末一两二合，鲤鱼胆二枚，和合，铜器煎至一半，新绵滤过，瓶盛，频点取瘥。青盲不见。方同上。小儿中风。手足拘急，真珠末水飞一两，石膏末一钱，水七分，煎四分，温服日二。

海蛤

海中诸蛤烂壳之总称，不专指一蛤也。海蛤头有文，文如锯齿。味：苦、咸，平，无毒。蜀漆为之使，畏狗脂、甘遂、芫花。治：咳嗽上气，喘息烦满，胸痛寒热。疗阴痿，主十二水满急痛，利膀胱、大小肠。治水气浮肿，下小便，治嗽逆上气，项下瘤瘿。疗呕逆，胸胁胀急，腰痛五痔，妇人崩中带下。止消渴，润五脏，治服丹石人有疮。清热利湿，化痰饮，消积聚。除血痢，妇人血结胸，伤寒反汗搐搦，中风瘫痪。

附方：水癊肿满。用海蛤、杏仁、汉防己、枣肉各二两，葶苈六两，为末研，丸梧子大，一服十丸，服至利下水为妙。水肿发热。海蛤汤主之。海蛤、木通、猪苓、泽泻、滑石、黄葵子、桑白皮各一钱，灯心三分，水煎服，日二。气肿湿肿。用海蛤、海带、海藻、海螵蛸、海昆布、凫茨、荔枝壳等分，流水煎服，日二次。血痢内热。海蛤末，蜜水调服二钱，日二。

文蛤

小大皆有紫斑，今出莱州海中。味：咸，平，无毒。治：恶疮，蚀五痔。咳逆胸痹，腰痛胁急，鼠瘘大孔出血，妇人崩中漏下。能止烦渴，利小便，化痰软坚，治口鼻中蚀疳。

附方：疳蚀口鼻。文蛤烧灰，以腊猪脂和涂之。

蛤蜊

煅作粉，名曰蛤蜊粉也。

肉　味：咸，冷，无毒。此物性虽冷，乃与丹石人相反，食之令腹结痛。治：润五脏，止消渴，开胃。治老癖为寒热，妇人血块，宜煮食之。煮食，醒酒。痘毒入目者，以蛤蜊汁点之，可代空青。

蛤蜊粉　名海蛤粉。有一种状如线粉者，谓之海粉。得水则易烂，蛤粉用蛤蜊烧成粉，不入煎剂。凡用蛤粉，取紫口蛤蜊壳，炭火煅成，以熟栝楼连子同捣，和成团，风干用，最妙。味：咸，寒，无毒。治：热痰湿痰，老痰顽痰，疝气，白浊带下。同香附末、姜汁调服，主心痛。清热利湿，化痰饮，定喘嗽，止呕逆，消浮肿，利小便，止遗精白浊，心脾疼痛，化积块，解结气，消瘿核，散肿毒。治妇人血病，调涂汤火伤。蛤粉能降，能消，能软，能燥，乃肾经血分之药，故主湿嗽肾滑之疾。

〔1〕附方：原脱，据《本草纲目》补。

附方：心气疼痛。真蛤粉炒过白，佐以香附末等分，白汤淬服。雀目夜盲。真蛤粉炒黄为末，以油蜡化和丸皂子大，内于猪腰子中，麻扎定，蒸食之，一日一服。

蛏

生海泥中，长二三寸，大如指，两头开。

肉 味：甘，温，无毒。天行病后不可食。治：补虚，主冷痢，煮食之。去胸中邪热烦闷，饭后食之。与服丹石人相宜。治妇人产后虚损。

车螯

名蜃。海中大蛤，能吐气为楼台。

肉 味：甘、咸，冷，无毒。不可多食。治：解酒毒消渴，并痈肿。

壳 味：同肉。治：疮疖肿毒，烧赤醋淬二度，为末，同甘草等分，酒服，并以醋调敷之。消积块，解酒毒，治痈疽发背焮痛。车螯味咸气寒而降，阴中之阴也。入血分，故宋人用治痈疽，取恶物下，云有奇功。亦须审其气血虚实，老少如何，可也。

贝子

名贝齿。生东海池泽，采无时。云南极多，用为钱货交易。今多穿与小儿戏弄，画家用以研物。凡入药，烧过用。凡使贝子，以蜜醋相对浸之，蒸过取用，以清酒淘研。味：咸，平，有毒。治：目翳，五癃，利水道，鬼疰蛊毒，腹痛下血。温疰寒热，解肌，散结热。烧研，点目去翳。伤寒狂热，下水气浮肿，小儿疳蚀吐乳。治鼻渊出脓血，下痢，男子阴疮，解漏脯、面臛诸毒，射罔毒，药箭毒。

附方：目花翳痛。贝子一两，烧研如面，入龙脑少许，点之。若有瘜肉，加真珠末等分。鼻渊脓血。贝子烧研，每生酒服三钱，日三服。下疳阴疮。白海贝三个，煅红，研末搽之。食物中毒。贝子一枚，含之自吐。治漏脯毒、面臛毒及射烟在诸肉中有毒，并用贝子烧研，水调半钱，服。中射罔毒。方同上。药箭簇毒。贝齿烧研，水服三钱，日三。

紫贝

名文具。出东南海中。形似贝子而大，背上深紫有黑点。治同贝子。味：咸，平，无毒。治：明目，去热毒，小儿癍疹目翳。

附方：癍疹入目。紫贝一个，即砑螺也，生研[1]细末，用羊肝切片，掺上扎定，米泔煮熟，瓶盛露一夜，空心嚼食之。

淡菜

生东南海中。似珠母，一头小，中衔少毛。味甘美，南人好食之。味：甘，温，无毒。不宜多食，令人头目闷闇，得微利即止。多食发丹石，令人肠结。久食脱人发。治：虚劳伤惫，精血衰少及吐血，久痢肠鸣，腰痛疝瘕，妇人带下，产后瘦瘠，产后血结，腹内冷痛。治疝瘕，润毛发。治崩中带下，烧食，一顿令饱。煮熟食之，能补五脏，益阳事，理腰脚气。能消宿食，除腹中冷气痃癖，亦可烧汁沸出食之。消瘿气。

〔1〕研：原作“砑”，文义欠通，据《本草纲目》改。

海螺

闽中近海皆有之，以台州小者为佳。

肉 味：甘，冷，无毒。治：目痛累年或三四十年，生蠃取汁洗之，或入黄连末在内，取汁点之。合菜煮食，治心痛。

甲香 味：咸，平，无毒。治：心腹满痛，气急。止痢，下淋，和气，清神。主肠风痔瘘，瘘疮疥癣，头疮㿗疮甲疽，蛇蝎蜂螫。

田螺生水田中

肉 味：甘，大寒，无毒。治：目热赤痛，止渴。煮汁，疗热醒酒。用真珠、黄连末，内入良久，取汁，注目中，止目痛。煮食，利大小便，去腹中结热，目下黄，脚气冲上，小腹急硬，小便赤涩，手足浮肿。生浸取汁饮之，止消渴。捣肉，敷热疮。压丹毒，利湿热，治黄疸。捣烂贴脐，引热下行，止噤口痢，下水气淋闭。取水，搽痔疮、胡臭。烧研，治瘰疬癣疮。

附方：饮酒口糜。螺蚌煮汁饮。酒醉不醒。用水中螺蚌、葱、豉，煮食，饮汁即解。小便不通。腹胀如鼓，用田螺一枚，盐半匕，生捣，敷脐下一寸三分，即通。噤口痢疾。用大田螺二枚，捣烂，入麝香三分，作饼，烘热贴脐间半日，热气下行，即思食矣。甚效。肠风下血。因酒毒者，大田螺五个，烧至壳白肉干，研末，作一服，热酒下。反胃呕噎。田螺洗净水养，待吐出泥，澄取，晒半干，丸梧子大，每服三十丸，藿香汤下。烂壳，研服亦可。瘰疬溃破。用田螺连肉烧存性，香油调搽。疔疮恶肿。用田螺入冰片，化水点疮上。风虫癣疮。用螺蛳十个，槿树皮末一两，同入碗内，蒸熟捣烂，入矾红三钱，以盐水调搽。绕指毒疮。生手足指上，以活田螺一枚，生用捣碎，缚之即瘥。

壳 味：甘，平，无毒。治：烧研，主尸疰心腹痛，失精，止泻。烂者烧研水服，止反胃，去卒心痛。烂壳研细末服之，止下血，小儿惊风有痰，疮疡脓水。

附方：小儿头疮。田螺壳烧存性，清油调掺之。小儿急惊。远年白田螺壳烧灰，入麝香少许，水调灌之。

螺蛳

烂壳名鬼眼睛。清明后其中有虫不堪用矣。此物难死，误泥入壁中，数年犹活也。

肉 味：甘，寒，无毒。治：烛馆。明目，下水，止渴，酒醒解热，利大小便，消黄疸水肿。治反胃，痢疾，脱肛，痔漏。

附方：黄疸酒疸。小螺蛳养去泥土，日日煮食饮汁，有效。黄疸吐血。病后身面俱黄，吐血成盆，诸药不效，用螺十个，水漂去泥，捣烂露一夜，五更取清，服二三次，血止即愈。一人病此，用之经验。五淋白浊。螺蛳一碗，连壳炒熟，入白酒三碗，煮至一碗，挑肉食之，以此酒下，数次即效。小儿脱肛。螺蛳二三升，铺在桶内坐之，少顷即愈。痘疹目翳。水煮螺蛳，常食佳。白游风肿。螺蛳肉入盐少许，捣泥，贴之神效。

烂壳 泥中及墙壁上年久者良，火煅过用。味：同肉。治：痰饮积及胃脘痛，反胃膈气，痰嗽鼻渊，脱肛痔疾，疮疖下疳，汤火伤。

附方：卒得咳嗽。屋上白螺或白蚬壳，捣为末，酒服方寸匕。湿痰心痛。白螺蛳壳洗净，烧存性，研末，酒服方寸匕，立止。膈气疼痛。用壁上陈白螺蛳，烧研，每服一钱，酒下甚效。

小儿软疖。用鬼眼睛即墙上白螺蛳壳，烧灰，入倒挂尘等分，油调涂之。阴头生疮。用溪港年久螺蛳，烧灰敷之。汤火伤疮。用多年干白螺蛳壳，煅研，油调敷。杨梅疮烂。古墙上螺蛳壳、辰砂等分，片脑少许，为末搽之。瘰疬已破。土墙上白螺蛳壳，为末，日日敷之。痘疮不收。墙上白螺蛳壳洗净，煅，掺之。

海燕

出东海。大二寸，状扁而圆，似海螵蛸，有纹。味：咸，温，无毒。治：阴雨发损痛，煮汁服，取汗即解。亦入滋阳药。

郎君子

生南海。有雌雄，状似杏仁。味：缺。治：妇人难产，手把之便生，极验。亦难得之物，若置醋中，即盘旋不已。

石决明

壳名千里光。登莱海边甚多，人采肉供馔及干充苞苴，肉与壳两可用。凡用，以面裹煨熟，磨去粗皮，烂捣，再乳细如面，方堪入药。每五两，用盐半两，同东流水入瓷器内，煮一伏时，捣末研粉，再用五花皮、地榆、阿胶各十两，以东流水淘三度，日干，再研一万下，入药，服至十两，永不得食山龟，令人丧目。今方家只以盐同东流水煮一伏时，研末，水飞用。

壳 味：咸，平，无毒。肉与壳同功。治：目障翳痛，青盲。久服，益精神，轻身。明目磨障。肝肺风热，青盲内障，骨蒸劳极。水飞，点外障翳。通五淋。

附方：羞明怕日。用千里光、黄菊花、甘草各一钱，水煎冷服。痘后目翳。用石决明火煅研，谷精草各等分，共为细末，以猪肝蘸食。小便五淋。用石决明去粗皮，研为末，飞过，熟水服二钱，每日二服。如淋中有软硬物，即加朽木末五分。

魁蛤

名蚶。味甘，生海中。壳如瓦屋。近海田种之，谓之蚶田。

肉 味：甘，平，无毒。炙食益人，过多即壅气。治：痿痹，泄痢，便脓血，润五脏，止消渴，利关节。服丹石人宜食之，免生疮肿热毒。心腹冷气，腰脊冷风，利五脏，健胃，令人能食，温中消食，起阳，益血色。

壳 凡用，取陈久者，炭火煅，赤米醋淬三度，出火毒，研粉。味：甘、咸，平，无毒。治：烧过淬醋，丸服，治一切血气，冷气，癥癖，消血块，化痰积。连肉烧存性研，敷小儿走马牙疳，有效。

校后记

《本草医旨食物类》，又称《山公医旨》，明末清初施永图所辑著，是一部食养食治专著。

一、作者与成书

原书每卷之首，签署作者为“鸳湖施永图山公甫辑著，男施衮、裘、冕校参”。鸳湖即鸳鸯湖，是浙江嘉兴南湖的别称。据此可以确定，作者施永图，字山公，浙江嘉兴人。书前有署名为“山公”的《食物类序》，但丝毫未涉及个人经历，又不署年号干支，无法了解其成书的年代，或作者生活的年代。

中日各记载了此书年代的书目有四种(更早的书目均无涉及此书此人的年代):日本《内阁文库汉籍分类目录》、日本《杏雨书屋藏书目录》、日本《大阪府图书馆藏汉文古籍书目》及《中国中医古籍总目》。均记载施永图为明人，但各书目均未给出所云依据。

据《中国分省医籍考》记载：“《医方本草》清施永图。康熙六十年《嘉兴府志》卷十四《秀水·文苑》：施永图，字明台。由明经仕至凤泗道。归里后，著《历朝圣主芳规》《五经四书慧解》《天文地利火攻心略》《历代纪异》及《医方本草》《醒世恒言》诸书行世。”此与诸家著录的施永图为明代人有所不同。书中记载其字有所不同，所著本草书名也不同。因此，何时希《中国历代医学家传录》中将《本草医旨食物类》的作者施永图（字山公）与《嘉兴府志》所载之《医方本草》的作者施永图（字明台）作为明、清两代同名的两个人。然而，此说尚可商榷。

考《本草医旨食物类》中的主体材料，取自李时珍《本草纲目》。因此，施永图即便是明代人，也当为明代末期人。如按康熙《嘉兴府志》所指为清人，则其书中并不避康熙帝玄烨之讳，则当属清初之人。生活年代如此接近，又均为嘉兴县人，而都有本草类著作，且又同名，这种可能性应该很小。更大可能性是施永图有两个或两个以上的字，明台与山公为同一人而已。而《医方本草》也就是《本草医旨食物类》。

因此，大致可以判断，施永图为明末清初之人。这一认定尚可找另外的依据。其一，一般作者写序言，都要署明年代，而施永图序不载年代。由此可以推测他的书大约成书于明清之交。作为明朝遗仕，耻于用异族新朝的年号，这是极其常见的现象。

其二，清康熙三十年辛未（1691年），檇李人（今之嘉兴）沈李龙《食物本草会纂·凡例》已经明确地提出，他的书是在施永图之书的基础上再加增补而成："近来坊刻，除太繁太简，概不具论。惟施山公所辑得《纲目》之旨。但山公所著，不载火部，果部不载葡萄，介部不载玳瑁、牡蛎、海狮、吐铁，殊为缺陷。至如火部之烟草，水族之江瑶柱，诸书多未及载，兹特尽为补入，以佐诸刻之不逮。"

据沈氏所称"近来坊刻"一语，可推知施永图之书不会过于久远。考沈李龙之《食物本草会纂》，基本沿袭施永图之《本草医旨食物类》。然而二者有明显不同的是，在《本草医旨食物类》中所不避的康熙帝讳之"玄"字，至《食物本草会纂》中，全部改成了"元"字。

至此，可以断定施永图之《本草医旨食物类》刊行于明末清初，清康熙三十年（1691年）之前。

在施氏《食物类自序》中，表达了他辑著此书的目的。他说："天生五谷以开万世粒食之原，即生羽毛鳞介、昆虫草木之物，以为五谷之助。但五方之水土既殊，则五方之生产各异。其中相生相克之道，相宜相反之情，如同水火，命在须臾。世人往往习而不察，以致养命之原，反为戕生之斧。"因此，他编成此书，务求"备悉甘苦寒热之性，有毒无毒之分，与夫主治消解之方、简便神效之法。令人一开卷间，洞若观火，人人咸知养性，物物尽属尊生，以此而寿国寿民。"

二、主要内容与特点

此书分为5卷，将食物分成8类，总共记载了574种。以可食之物为主，也记载少量当忌食而易疏忽之物。

卷一为"食物要诀"，包括食物禁忌、诸品有毒、食物五味与五脏的关系等总论性的内容。自卷二开始为食物各论：卷二为水类47种、五谷类72种、蔬菜类137种；卷三为果类99种（包括附录诸果）、禽类67种（实际上为66种，最后一种鸠鸟为附录）；卷四为兽类71种（包括诸血、诸朽骨、六畜心、六畜毛蹄甲等）；卷五为鳞类58种（包括鱼胶、鱼鳞、鱼子等，实为60种）、介类23种（实为25种）。故原书目录记载总共为574种，实际记载为577种。每一食物名称之下，小字注出作者认为较为重要的内容，或为食物别名，或为食物的来源，或为种类形状，或为制取方法等。正文完全突出"味"与"治"。"味"即性味良毒，"治"即功效主治。其后才根据不同食物的情况，有选择性地辑录附方等内容。作者对在食治方面较为重要的药名之下，会有侧重地附录更为详尽的附方内容，如粥条下，载有近60个粥方；酒条下，附有近70个药酒方。

此书的主体内容来自于李时珍的《本草纲目》，施永图选取了《本草纲目》中与饮食物有关的内容，删繁就简而成其书。但其编排更为条理清晰，使用简便。虽然内容的创新性较少，但文字较简练，可读性、实用性强，是该书的特色。此书产生于明末，可以说就此开创了一种食物本草的撰写之风。清代各种以《本草纲目》为基础，从各个不同侧面进行删选摘录的食物本草著作层出不穷，而《本草医旨食物类》正是此风之先。

《山公医旨食物类》虽流传不广，但其同类书《食物本草会纂》却在历史上多次翻印，且今藏馆均非常多，足见该书是深受民间欢迎的。

三、本次校点的相关说明

据《中国中医古籍总目》记载，此书国内仅现存有一个完本。然而，根据中国中医科学院“存留海外珍本中医古籍调研与回归”课题研究结果，在日本尚藏有此书的3种版本。本次校点以日本国立公文书馆内阁文库所藏刊本（原著为明末刊本）为底本。原书5卷4册，以春、夏、秋、冬为序。四周单边，白口，无鱼尾。版框高18.6厘米、宽11.8厘米。序文每半页5行10字，正文9行22字。无栏线，有句逗。每卷末有“范阳昇记”朱印，似为该书的收藏者。原书前有总论，各卷之前又有本卷目录。全书没有药图。由于此书在国内现存版较少，而其主要内容又来自李时珍《本草纲目》，故校点时以《本草纲目》作为旁校本。如二者不同，而原文尚通，则不予改动。二者不同而原文不通，则据改，并出注说明。

《本草医旨》包括两个部分，作者本人有明确的表述。其一为《本草医旨脉诀类》2卷，卷前书有目次；其二为《本草医旨食物类》5卷，每卷之前亦均书有目次。《脉诀类》包括：诊脉诀、取脉法、两手表里图、两手经络图、详症脉照图、输经络孙图、脏腑正背面图、脏腑形类图、五脏外见外应图、诊脉秘旨、诸脉要诀、怪脉类诀、妇人脉法、小儿脉法、诸病宜忌咏、三焦脉诀等，以及八风宜避、病机赋。所附卷一包括药性赋与用药秘旨。由于《脉诀类》在内容上与《食物类》没有明确关联，故本次校点未予选择。

为符合现代出版物的体例要求，本次校点做了以下技术处理。

第一，原书前总目次，给出食物分类名称；各卷之前目次，给出各种食物药的名称。现将全部目录均移至书前。目录与正文有若干不同之处，一般根据正文径改目录，不出脚注（为保证目录的简明清晰）。如卷之三“禽类”目录中最后一种为“鸠”，正文中其只是前一味“鹗”的附录，故据删。又如卷之五“介类”目录中有“纳龟”，而正文中为“纳鳖”。核对《本草纲目》正当为“纳鳖”而不是“纳龟”，故直接修改目录。

第二，原书紧跟药名之后，常有小字注出食物别名，或来源，或种类形状，或制取方法等，有时这种小字注文很长，如“水龟”后小字注达100多字。本次校点为了使药名清晰，并与目录保持一致，将这些小字作换行处理。

第三，本次每味药物均强调“味”与“治”两个方面，原书此二字用加框处理（即味、治）来表示，本次校点为保持文字整齐一致，采用在此二字后加冒号的方式处理。

第四，书前原附脉诀类附、药性赋、用药秘旨，凡一卷，与食养食治无关，略去。

为了保持原书面貌与文气，校点中对原书正文的文字一般不予改动，请读者自鉴。若有不得不说明之处，则均给出脚注说明。

张志斌

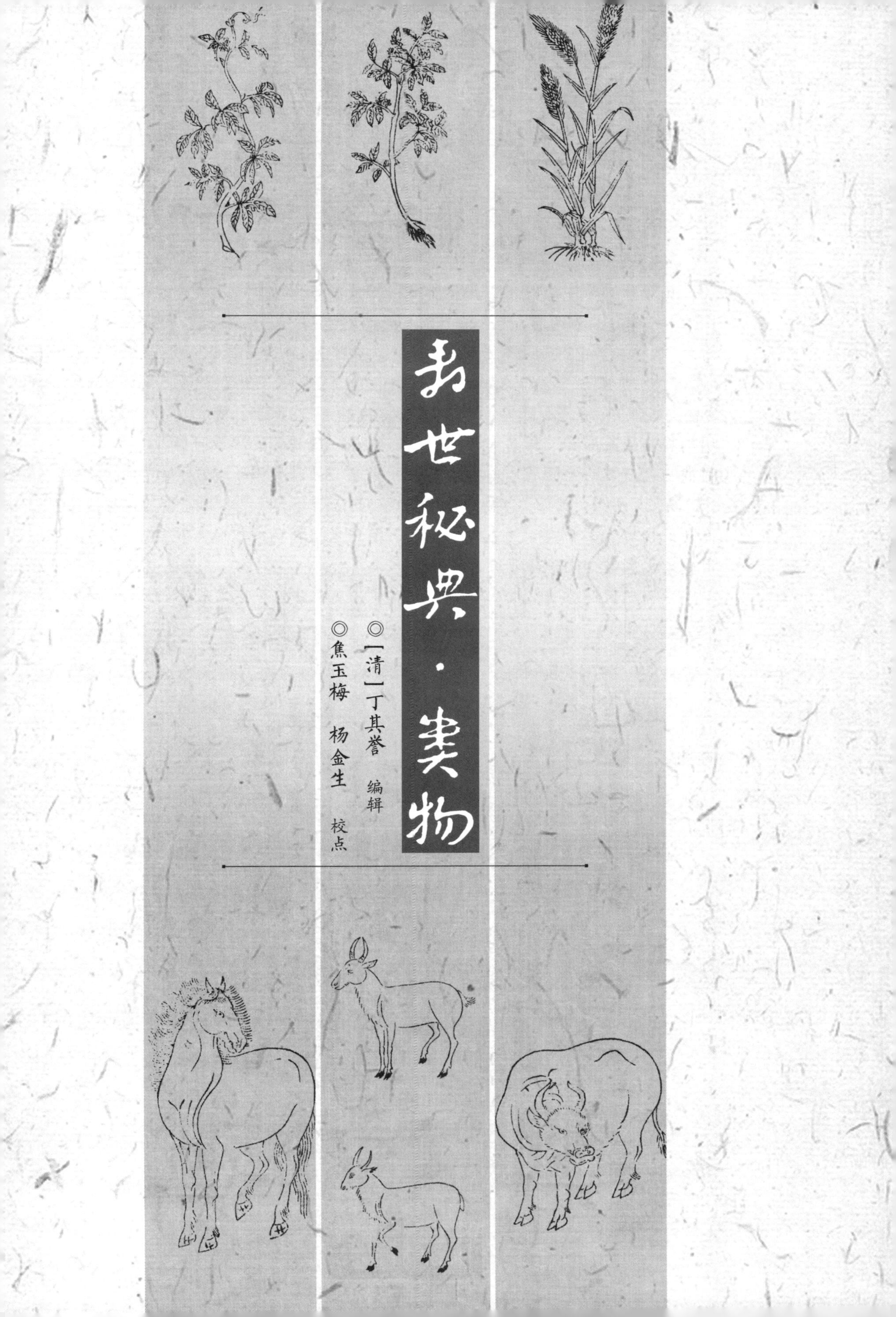
寿世秘典·类物
◎［清］丁其誉 编辑
◎焦玉梅 杨金生 校点

内容提要

《类物》为清代医家丁其誉所编撰，是其养生丛书——《寿世秘典》中的第三部，共为两卷，为食治专篇。全书分为9个部分，共载食物327种，附录30种。其中，卷上包括水部14种，谷部28种，菜部73种，果部55种，附花木10种；卷下包括鳞部52种，介部25种，禽部32种，附珍禽9种，兽部27种，附野兽11种，味部30种。并在果部、禽部、兽部篇末明确提出诸果有毒、诸鸟有毒、诸肉有毒等。每种食物大致包括了3个方面的内容。其一，食物名与别名，以及释名与品种鉴别。其二，食物的性味、功效、主治。其三，食物的作用机理、配伍禁忌，以及各种理论的发挥。此书的内容大多来自于《本草纲目》，但作者有自己的取舍与观点，并对前人的记载进行比较与评价。

本次点校以清顺治十八年辛丑（1661年）颐古堂刻本为底本。

类物小序

《记》云："莫不饮食，鲜能知味"，非喻言也。《周礼·内则》：膳膏所用，必顺五行衰旺之序。养身莫切于斯，盖盖其慎哉。近世拂经自饕，腐药弗顾，良可悯也。敬奉"精细不厌"之旨，凡物类之有关于日用饮食者，悉为考订，无验不书，非典弗录，既补卫生，兼资格物，为《类物》。

天柱丁其誉识

目　　录

寿世秘典卷三・类物上

水部

谷部

菜部

果部

寿世秘典卷四·类物下

鳞部

介部

禽部

兽部

味部

寿世秘典卷三·类物上[1]

水 部

天水

气味：甘，微寒，无毒。主治心病、鬼疰、狂邪、恶毒。

立春雨水 宜煎发散及补中益气药。

发明 虞抟《医学正传》云：立春节雨水，其性是春升生发之气，故可以煎中气不足、清气不升之药。古方妇人无子，是日夫妇各饮一杯，还房有孕，亦取其资始发育万物之义也。

梅雨水 主洗疮疥，灭瘢痕，入酱易熟，沾衣便腐黑，浣垢如灰汁，有异他水，以梅叶汤洗之，乃脱。

发明 李时珍曰：梅雨或作霉雨，言其沾衣及物皆生黑霉也。芒种后逢壬为入梅，小暑后逢壬为出梅。又以三月为迎梅雨，五月为送梅雨，此皆湿热之气抑遏熏蒸之为霏雨。人受其气则生病，物受其气则生霉，故此水不可造酒、醋。《芷园臆草》云：雨水初时未可就用，须置瓮久，俟其虫出飞去，则色味俱佳，香气转盛，不似山泉久则味变也。春雨味更鲜厚，亦不专取梅雨，唯俟久雨，向急溜中，先以缸承之，月余移瓮中，三月取烹则佳，半年尤佳。四时皆可用此法。

雹音豰

气味：咸，冷，有毒。食之患疫疾、风颠之证。

发明 程子曰：雹者，阴阳相搏之气，盖沴气也。《五雷经》云：雹乃阴阳不顺之气结成，亦有赖[2]龙鳞甲之内寒冻生冰，为雷所发，飞走堕落，大者如斗升，小者如弹丸。或云：雹者，炮也，中物如炮也。

夏冰

气味：甘，大寒，无毒。解烦渴，消暑，亦解烧酒毒。

发明 陈藏器曰：夏暑盛热，食冰与气候相反，便不宜人，入腹冷热相激却致众疾。《食谱》云：凡夏用冰，止可隐映饮食，令气凉尔，不可恣食，虽当时暂快，久皆成疾也。李时珍云：伤寒阳毒热盛昏迷者，以冰一块置于膻中，良。

秋露

气味：甘，平，无毒。主治清金降火，解胸膈诸热，明目止渴。

---

〔1〕上：原无，校点时为区别卷三、卷四类物两个部分而加“上”“下”二字。

〔2〕赖：原作“懒”，据文义改。

发明 李时珍曰：秋露造酒最清冽，名秋露白。在百草头上者，愈百疾，止消渴，令人悦泽。八月朔日收取，磨墨，点太阳穴止头痛，点膏肓穴治劳瘵，谓之天灸。百花上露令人好颜色。柏叶上露、菖蒲上露并能明目，旦旦洗之。韭叶上露去白癜风。凌霄花上露入目损目。《芷园臆草》云：露者，阴之液。夜气着物而润泽，故日未出时方有，能滋养万卉，随时气之生杀及附物之美恶而易其性者。病有黎明多汗，久治不效者，取此为露，随其生杀美恶性气之当者用之。

腊雪

气味：甘，冷，无毒。主治解一切毒及天行时疫，小儿热痫狂啼，大人丹石发动，酒后暴热，黄疸，洗目退赤，抹痱亦良。宜煎伤寒火暍之药。

发明 李时珍曰：冬至后第三戊为腊，腊前之[1]雪大宜菜、麦，又杀虫蝗。腊雪水功用甚多，治一切热疾、时疫及痘疹、瘢毒等疮。造酒、醋，下酱，味甘可久。以浸鲜肉，则暑月不败。以浸五谷、百果、花、蔬种，则耐旱不生虫。洒几席间，则蝇自去。治六畜疫，诸病皆效。

流水

气味：甘，平，无毒。主治荡涤邪秽，煎煮汤药。

发明 李时珍曰：流水者，大而江河，小而溪涧，皆流水也，与湖泽陂塘之止水不同。然江河之水浊，而溪涧之水清，复有不同焉。观浊水、流水之鱼与清水、止水之鱼性色迥别，淬剑、染帛色各不同，煮粥、烹茶味亦有异，其入药岂可无辨。用流水置大盆中，以杓高扬万遍，有沸珠相逐，乃取煎药，谓之甘烂水。盖水性本咸而体重，扬之则甘而轻，取其不助肾气而益脾胃也。《医学正传》云：甘烂水甘温而性柔，故烹伤寒阴证等药用之。流水性顺而下流，故治下焦腰膝之证及通利大小便之药用之。急流水，湍上峻急之水，其性急速而下达，故通二便、风痹之药用之。逆流之水、洄澜之水，其性逆而倒上，故发吐痰饮之药用之也。黄承昊云：脾弱人宜饮河水，得土气乃佳；不宜久饮山泉，气寒伤脾胃。

井水

气味：甘，平，无毒。主治热痢、热淋、小便赤涩，却邪调中，下热气，解砒石、乌喙、烧酒、煤炭毒，治热闷、昏瞀、烦渴，又解闭口椒毒，下鱼骨鲠。

发明 汪颖曰：井水新汲疗病利人。平旦第一汲为井华水，又与诸水不同。凡井水有远从地脉来者为上，有从近处江湖渗来者次之。其城市近沟渠，污水杂入者成碱，用须煎滚，停顿一时，候碱澄清乃用之。否则气味俱恶，不堪入药、食、茶、酒也。雨后水浑浊，须擂桃、杏仁投入水中，搅匀澄之。李时珍曰：凡井以黑铅为底，能清水散结，人饮之无疾。入丹砂镇之，令人多寿。阿井在今兖州阳谷县，即古东阿县也。古说济水伏流地中，东阿亦济水所经，取井水煮胶，谓之阿胶。其性趋下，清而且重，用搅浊水则清，故能下膈、疏痰、止吐。又青州范公泉亦济水所注，用造白丸子，利膈化痰。水性之不同如此。

山岩泉水

气味：甘，平，无毒。主治去热淋及暑痢，下热气，利小便。

发明 李时珍曰：此山岩上石间所出泉，流为溪涧者也。其泉源远清冷，或山有玉石、美草木者为良。其山有黑土、毒石、恶草者，不可用。陆羽云：凡瀑涌湍急之水饮之，令人有颈疾。有流远者，远则味薄；有不流者，食之有害。《博物典汇》云：山居之民多瘿肿，由于饮泉之不流

〔1〕之：原作“三”，据文义改。

者。一云：两山夹水，其人多瘿；流水有声，其人多瘿。

温泉

气味：辛，热，有毒，切不可饮。主治诸风顽痹、手足不遂、疥癣、风疠诸疾，浴之可除。体虚者，不宜轻入。

发明　温泉有处甚多。胡仔《渔隐丛话》云：汤泉多作硫黄气，因下有硫黄，故令水热，浴之则袭人肌肤。惟新安黄山是朱砂泉，春时水即微红色，可煮茗。长安骊山是矾石泉，不甚作气。朱砂泉虽红而不热，当是雄黄尔。有砒石处亦有汤泉，浴之有毒。

地浆

陶弘景云：此掘黄土地作坎，深三尺，以新汲水沃入搅浊，少顷，取清用之，故曰地浆，亦曰土浆。

气寒，无毒。主治中毒烦闷，解一切鱼肉、果菜、药物、诸菌毒，疗干霍乱及中暍，卒死者，饮之效。

发明　陶弘景曰：枫树上菌食之，令人笑不休，饮此水即解。

卤水

陈藏器曰：此乃盐初熟，槽中沥下黑汁也。味苦不堪食，今人用此水收豆腐。

气味：咸、苦，有毒，主治蚀䘌、疥癣瘘疾、虫咬，消痰，磨积块，洗涤垢腻，及马牛为虫蚀，毒虫入肉生子。

百沸汤

气味：甘，平，无毒。主治助阳气，行经络。

发明　汪颖云：热汤须百沸者佳，若半沸者，饮之作胀。热汤漱口损齿。病目人勿以热汤洗浴。冻僵人勿以热汤濯之，能脱指甲。铜瓶煎汤饮，损人声音。寇宗奭曰：热汤能通经络，患风冷气痹人，以汤淋脚至膝上，厚覆取汗，周身而愈。李时珍曰：《朱真人灵验篇》云，有人患风疾数年，掘坑令坐坑内，解衣，以热汤淋之良久，以簟盖之，汗出而愈。此亦通经络之法也。时珍常推此意，治寒湿加艾煎汤，治风虚加五加煎汤淋洗，觉效更速也。

阴阳水

李时珍曰：以新汲水、百沸汤合盏和匀，故曰生熟汤，今人谓之阴阳水。

气味：甘、咸，无毒。主治调中消食。凡痰疟及宿食毒恶之物，胪胀欲作霍乱者，以盐投中饮之，令吐尽痰食，便愈。

发明　李时珍曰：上焦主纳，中焦腐化，下焦主出，三焦通利、阴阳调和、升降周流则脏腑畅达。一失其道，二气淆乱，浊阴不降，清阳不升，故发为霍乱呕吐之病。不能纳食及药危甚者，先饮生熟汤数口，即定，分其阴阳，使得其平也。陈藏器曰：凡人大醉及食瓜果过度，以生熟汤浸身，则汤皆为酒及瓜果气味。

齑水

李时珍曰：此乃作黄齑菜水也。

气味：酸、咸，无毒。主治吐诸痰饮、宿食。

浆水

陈嘉谟曰：炊粟米或仓米，热投冷水中，浸五六日，味酸生白花，色类浆，故名浆水，又名酸浆。若浸至败者，害人。

气味：甘、酸，微温，无毒。主治调中引气，宣和强力，通关开胃，止烦渴，霍乱泄利，消宿食，利小便。宜作粥，薄暮啜之，解烦去睡，调理腑脏。

发明　朱震亨曰：浆水性凉，善走，故解烦渴而化滞物。寇宗爽曰：不可同李食，令人霍乱吐利。妊妇勿食，令儿骨瘦。醉后冷饮，失音。

屋漏水

气味：辛、苦，有毒。主治洗犬咬疮，涂疣目，传丹毒。滴脯肉饮食中，食之成癥瘕，生恶疮。

檐下雨，滴菜亦有毒，不可食。

瓶内插花水

气味：辛、苦，有毒。饮之杀人，腊梅尤甚。

发明　宋，汪待举治处州，有郡民宴客者。客醉卧空宅中，夜半酒渴，索水不得，取花瓶水饮之。次早启户，客死矣。客家讼于官，待举究宅中所有物，惟瓶浸旱莲而已。待举以其水饮囚，果死。郡民之冤得白。宋袁《采世编》云：有置水于案而不掩覆，屋有伏蛇遗毒于水，客饮而死。凡事不可不谨如此。

谷　部

稷

稷即穄也，南人承北音呼稷为穄，谓其米可供祭也。《礼记》祭宗庙，稷曰明粢。《尔雅》云：粢，稷也。罗愿云：稷、穄、粢皆一物。今人呼其米为黄米，其苗与黍同类。先诸米熟，疏爽香美，故取以供祭祀。然发痼疾。只堪作饭，不黏，其味淡。李时珍曰：稷与黍一类二种也，黏者为黍，不黏者为稷。稷可作饭，黍可酿酒。犹稻之有粳与糯也。

气味：甘，寒，无毒。主解热，压丹石毒。用饭食，安中利胃宜脾，凉血解暑。

黍

黍乃稷之黏者，亦有赤、白、黄、黑数种，其苗色亦然。黍可酿酒，供祭祀之用。《诗》云：秬鬯，一卣是矣。赤黍曰糜，白黍曰芑，黑黍曰秬，一稃二米曰秠，以菰叶裹成稷食谓之角黍。

气味：甘，温，无毒。主益气补中。多食闭气，作烦热，昏五脏，令人多睡，缓人筋骨。小儿久食，足不能行。

发明　李时珍曰：黍米主益气，最黏滞与糯米同性。其气温暖，故功能补肺。而多食难消，作烦热，缓筋骨也。《食疗本草》谓其性寒，非矣。不可合蜜及葵菜同食，成痼疾。孟诜曰：醉卧黍穰，令人生疠。

蜀黍

此亦黍稷之类。其茎高大，状似芦荻而内实，叶亦似芦，故俗名芦穄，又名高粱。种始自蜀，故谓之蜀黍。亦有二种。黏者，可和糯、秫酿酒，作饵；不黏者，可以作糕，煮粥。今以祭祀用，以代稷者，误矣。其谷壳浸水色红，可以红酒。《博物志》云：地种蜀黍，年久多蛇。

气味：甘、涩，温，无毒。主温中，涩肠胃，止霍乱。黏者与黍米功同。

玉蜀黍

俗名玉芦穄，其子颗颗攒簇，黄白色，可煤炒食之。炒拆白花，如炒拆糯谷之状。

气味：甘、平，无毒。主调中开胃。

粱

粱者，良也。米粒长大皆称粱，宜陆，故曰高粱。

李时珍曰：粱即粟也，考之《周礼》九谷、六谷之名，有粱无粟可知矣。自汉以后，始以大而毛长者为粱，细而毛短者为粟。今则通呼为粟，而粱之名反隐矣。今世俗称粟中之大穗，长芒粗粒而有红毛、白毛、黄之品者，即粱。黄、白、青、赤，亦随色名耳。

气味：甘，平，无毒。主益气和中，止泄，利小便，除烦热。

发明 寇宗奭曰：青粱、白粱，性皆微凉，独黄粱性味甘平，岂非得土之正气多耶。苏颂曰：诸粱比之他谷最益胃。《尔雅翼》黄粱穗大、毛长，壳米俱粗于白粱，而收子少，不耐水旱，食之，香味逾于诸粱不同。

粟

李时珍曰：粟即粱也，穗大而毛长、粒粗者为粱；穗小而毛短、粒小者为粟。在古但呼为粱，今则通称为粟，即俗所云小米也。稷黍之苗颇似粟，而结子不同。粟穗丛聚攒簇，稷黍之粒疏散成枝。吴氏谓稷为粟，误矣。

气味：咸，微寒，无毒。主养肾气，去脾胃中热，利小便。治反胃、热痢。煮粥食，益丹田，补虚损，开肠胃。

发明 《名医别录》云：粟米陈三、五年者，尤解烦闷，治胃热、消渴，利小便、脾胃之病。陈藏器云：粟米酸泔，洗皮肤瘙疥，杀虫。

秫

掌禹锡曰：秫米似黍而粒小，用之作酒。北人呼为黄糯，亦曰黄米，酿酒汁少于黍米。李时珍曰：秫即粱米，粟米之黏者，有赤、白、黄三色，皆可酿酒、熬糖、作餈糕，食之。苏颂《图经》谓秫为黍之黏者。许慎《说文》谓秫为稷之黏者。崔豹《古今注》谓秫为稻之黏者。皆误也。

气味：甘，平，无毒。治肺疟，及阳盛阴虚夜不得眠，及食鹅、鸭成癥。性太黏滞，多食，拥五脏气，动风迷闷人。

发明 《养生集》云：秫性太黏滞，易成黄积病，小儿不宜多食。李时珍曰：按《灵枢经》岐伯治阳盛阴虚夜不得瞑，半夏汤中用之，取其益阴气而利大肠也，大肠利则阳不盛矣。又《异苑》云：宋元嘉中，有人食鸭成癥瘕，医以秫米研粉，调水服之，须臾，烦躁，吐出鸭雏而瘥。《千金方》治食鸭肉成病，胸满、面赤、不能食，以秫米泔一盏，饮之。

稗

处处野生，其茎、叶、穗、粒并如黍、稷，一斗可得米三升，故曰五谷不熟，不如稊稗，稊苗似稗而穗如粟，有紫毛，即乌禾也。

稗子生水田中及下湿地，叶似稻，但差短稍头，结穗仿佛。稗子穗，其子如黍粒大，茶褐色，其稃甚薄，其味粗涩。荒年采，以捣米煮粥、炊饭、磨面，能厚肠胃济饥。

气味：微苦，温。主益气宜脾。

小麦

气味：甘，平，无毒。主除客热，止烦渴，利小便，养心气。

浮麦即水淘浮起者，焙用　气味：甘，微寒，无毒。主益气，除热，止自汗、盗汗，骨蒸虚热，妇人劳热。

发明　苏恭曰：小麦作汤不许皮坼，坼则性温，不能清热止烦也。李时珍曰：新麦性热，陈麦平和，陈者煎汤饮，止虚汗。

面　气味：甘，温，有微毒。主补虚，实肤体，厚肠胃，强气力，傅痈肿损伤，散血止痛。

麦粉　气味：甘，凉，无毒。主补中益气，和五脏，调经络。醋熬膏，消痈肿及汤、火伤。麦粉乃是麸面洗斤澄出浆粉，今人浆衣用之。

麦麸　主调中，去热，止痛，散血，扑损伤，折瘀血。醋炒，罯贴之。醋拌蒸热，熨手足，风湿痹痛、寒湿脚气互易，至汗出并良。

面筋　气味：甘，凉，无毒。主解热和中。劳热人宜煮食。炒则性热不宜人。

发明　顾元庆《檐曝偶谈》云：江南麦花夜放，故发病；江北麦花昼发，故宜人。李时珍曰：北面性温，食之不渴；南面性热，食之烦渴；西边面性凉；皆地气使然也。吞汉椒，食萝卜，皆能解其毒。以糟发胀者，能发病、发疮。惟作蒸饼和药，取其易消也。麸乃麦皮，与浮麦同性，而止汗之功次于浮麦，盖浮麦无肉也。凡人身体疼痛及疮疡肿烂沾渍，或小儿暑月出痘疮溃烂，不能着席睡卧者，并用夹褥盛麸缝合藉卧，性凉而软，诚良法也。

大麦

气味：甘温，微寒，无毒。主消渴，除热，益气调中，补虚劣，壮血脉，益颜色，实五脏。士良宽胸下气，凉血消积，进食。时珍。

发明　苏颂曰：大、小麦秋种，冬长，春秀，夏实，具四时中和之气，故为五谷之长。有地暖，春种，夏收者，四气不足，有小毒。《博物志》云：啖麦令人多力。朱丹溪曰：大麦性平，凉，滑腻，作饭，煮粥最为有益。磨面作酱甚甘美，但初熟时，人多炒食，有火能生热病。

穬[1]麦

此大麦中一种皮厚而青色者。大抵是一类异种，故二麦主治不甚相远。

气味：甘，微寒，无毒。主轻身除热，久服令人多力健行。作蘖，温中消食。

发明　李时珍曰：《别录》麦蘖附见穬麦，下而大麦，下无之则生蘖，当以穬为良也，今人通用不复分别矣。

麦芽　气味：咸，温，无毒。主开胃和中，破癥结，除烦闷，去心腹胀满，能催生落胎，消化一切米面、诸果食积。

发明　李时珍曰：凡粟、黍、谷、麦、豆皆可用水浸胀，候生芽，曝干，去须，取其中米，炒，研面用，其功皆主消导。但有积者能消化，无积而久服则消肾气堕胎。若久服者，须同白术诸药兼消则可无害矣。

荞麦

气味：甘，平，寒，无毒。主降气宽肠，磨积滞，消热肿风痛，除白浊、白带、

---

〔1〕穬：音 kuàng，为稻麦等有芒的谷物。

脾积泄泻，作饭食，压丹石毒，甚良。

发明　孙思邈曰：久食动风，令人头眩。李时珍曰：荞麦最降气宽肠，故能炼肠胃滓滞而治浊带泄痢、腹痛上气之疾。气盛有湿热者，宜之。若脾胃虚寒人，食之，则大脱元气而落须眉，非所宜矣。新者宜人，陈者发病。秸烧灰淋汁，取碱熬干，同石灰等分，密收，能烂痈疽，去恶肉，去靥痣，最良。

苦荞麦　茎青多枝，叶似荞麦而尖，开花带绿色，结实亦似荞麦稍尖而棱角不峭。其味苦恶，有小毒。多食伤胃，发风动气，能发诸病。黄疾人尤当禁之。

稻

颜师古《刊谬正俗》云：《本草》稻米即今之糯米也，其性黏软，故谓之糯，或通呼粳糯为稻。《字林》云：糯黏稻也，秔不黏稻也，然秔、糯甚相类，以黏不黏为异尔。

气味：甘，温，无毒。主温中，令人多热、大便坚。《别录》。暖脾胃，止虚寒泄痢，缩小便，收自汗，发痘疮。时珍。

发明　陈藏器曰：久食令人身软，缓人筋也。小猫、犬食之，亦脚屈不能行。马食之，足重。妊妇杂肉食之，令子不利。萧炳曰：拥诸经络气，使四肢不收，发风昏昏。李时珍曰：糯米性温，酿酒则热，熬饧尤甚，故脾肺虚寒者宜之。若素有痰热风病及脾病不能转输，食之，最能发病成积。其性黏滞难化，小儿尤宜忌之。孟诜、苏颂或言其性凉、性寒者，谬说也。今人冷泄者，炒食即止。老人小便数者，作粢糕或丸子，夜食亦止。其性热，可验矣。

米泔　气味：甘，凉，无毒。主益气，止烦渴、霍乱，解毒。食鸭肉不消者，顿饮一盏即消。

糯稻秆　气味：辛、甘，热，无毒。治黄病如金，煮汁浸之。仍以谷芒炒黄为末，酒服。烧灰，浸水饮，止消渴。淋汁浸肠痔。挼穰藉靴鞋暖足，去寒湿气。

糯米糠　主齿黄，烧取白灰，旦旦擦之。

粳

粳与秔同乃稻谷之总名也，诸本草独以晚稻为粳者，非矣。黏者为糯，不黏者为粳。

气味：甘，平，无毒。主益气补中，长肌肉，壮筋骨，和五脏，通血脉。

发明　李时珍曰：粳有早、中、晚三收，以晚白米为上，得金气多，故色白，能入肺而解热，大是益人。早粳得土气多，但益脾胃。北方气寒，粳性多凉。南方气热，粳性多温。赤粳热，白粳凉，晚白粳寒，新粳热，陈粳凉。

淅二泔　淘米第二次水清而可用，故曰淅二泔。味甘，寒，无毒。主清热，止烦渴，利小便，凉血。

籼

籼音仙，种自占城国来，又名占米。似粳而粒小，其熟最早，六七月可收，有赤、白二色。

气味：甘，温，无毒。主温中益气，养胃和脾，除湿止泄。

《折肱漫录》云：五谷之名见于经传，谷当以五为准，如稻、黍、稷、麦、菽是也。其所称粱与粟又是何物？考诸《本草》，各家之说纷然，总非确论。惟李时珍《纲目》所订庶几近是，然以稻独指为糯米，窃以为未然。然稻是大米之总称，为粳、为糯、为籼，总皆稻之类也。犹黍与稷是小米之总称，总呼为小米，为黄米。至于秫，是糯米之别名。陶渊明好酒，田皆种秫。陶是九江彭泽人，地无小米，则秫非粱、粟可知。李时珍所云：稷之黏者为黍，粳之黏者为糯，是矣。又云：

粟之黏者为秫，岂其然乎？

胡麻

即今脂麻。俗作芝麻者，非。

《本经》谓胡麻，一名巨胜，八谷之中最为大胜，故名巨胜。陶弘景以茎之方圆分别。苏恭以角作四棱者为胡麻，八棱者为巨胜。《仙方》有服胡麻、巨胜二法，是皆以为二物矣。寇宗奭曰：胡麻诸说参差不一。止是今之脂麻，更无他义。以其种来自大宛，故名胡麻，一名油麻。《嘉祐本草》白油麻与胡麻乃一物，今人通呼脂麻，有迟、早二种，有黑、白、赤三色。有四棱、六棱者，房小而子少；有七棱、八棱者，房大而子多。皆随土地肥瘠而然。观此，足以证诸家之误矣。

气味：甘，平，无毒。主补虚劳，滑肠胃，行风气，通血脉，去头上浮风，润肌肉。生嚼，涂小儿头上诸疮。煎汤，浴恶疮、妇人阴疮，大效。

发明 李廷飞：风病人久食，则步履端正，语言不謇。宁原云：生者性寒而治病，炒者性热而发病，蒸者性温而补人。李时珍曰：胡麻取油，以白者为胜；服食，以黑者为良，取其黑色入通于肾而能润燥也；赤者状如老茄子，壳厚油少，但可食尔，不堪服食。古以胡麻为仙药而近世罕用，或者未必有此神验，但久服有益而已。刘阮入天台，遇仙女食胡麻，饭亦以胡麻同米作饭为仙家食品焉。尔近人以脂麻擂烂，去渣，入绿豆粉，作腐食。其性平润，最益老人。

青蘘 即脂麻叶，嫩苗采食，滑美。气味：甘，寒，无毒。主祛风、解毒、润肠。又治飞丝入咽喉者，嚼之，即愈。

大豆

《广雅》云：大豆，尗也，俗作菽。

气味：甘，平，无毒。治肾病，利水下气，祛风散热，活血解毒。生研，涂痈肿。煮汁饮，解矾石、砒石、甘遂、天雄、附子、射罔、巴豆、芫青、斑蝥百药之毒及虫毒。煠炒黑，热投酒中，饮之，治风痹，瘫缓口噤、产后头风。食罢，生吞半两[1]，去心胸烦热，明目镇心，温补。煮食性寒，下热气，压丹石烦热，解牛马温毒。同桑柴灰煮食，下水鼓腹胀。

发明 李时珍曰：大豆有黑、白、黄、褐、青、斑数色，黑者名乌豆，可入药及充食、作豉，小者力更佳。黄者可作腐、榨油、造酱，忌猪肉。小儿以猪肉炒豆同食，必壅气致死。十岁已上，则无害也。服蓖子者忌炒豆，犯之胀满致死。服厚朴者亦忌之，能动气故也。又按：古方称“大豆解百药毒”，予每试之，大不然，加以甘草效乃奇，不可不知。

甄权曰：黑豆，每食后，磨拭吞三十粒，令人长生。初服时，似身重，一年以后，便觉身轻，又益阳道也。《养老书》云：李守愚每晨水吞黑豆二七枚，谓之五脏谷，到老不衰。夫豆有五色，各治五脏。惟黑豆属水，性寒，为肾之谷，入肾功多，所谓同气相求也。黄承昊曰：黑小豆《本草》所不载，止载大豆，及《纲目》注何首乌，有用黑小豆蒸曝之语，世传黑小豆方药功用甚盛，不知《本草》何以独遗。陶节庵以此豆入盐煮熟，时常食之，谓能补肾。要知此豆功用更胜大豆也。又皇甫《本草发明》载黑小豆，即穞豆。《本经》只言黑豆小者入药，并无马料豆、穞豆之名，盖即此豆是也。此豆北方最多，以之喂马，故名马料豆。

---

〔1〕两：原作“雨”，据文义改。

赤小豆

气味：甘，平，无毒。主疗热毒，除烦满，排痈肿脓血，治产难，下胞衣，通乳汁。和鲤鱼、鲫鱼煮食，并能利水消肿。久食虚人。

发明　陶弘景曰：小豆逐津液，利小便，久服令人枯燥。李时珍曰：赤小豆小而色赤，心之谷也。其性下行，通乎小肠，能入阴分，治有形之病。久服则降，令太过津液渗泄，所以令人肌瘦也。此豆以紧小而赤黯色者入药，其稍大而鲜红、淡红色者，并不治病。

绿豆

绿以色名，作菉者非。

气味：甘，寒，无毒。治丹毒、烦热、药石发动，厚肠胃，益气力，止消渴，去浮风，解一切药草、牛、马、金石诸毒。

发明　吴瑞曰：有官绿、油绿，粒粗而色鲜者为官绿，皮薄而粉多；粒小而色深者为油绿，皮厚而粉少。主疗则一。《日华子》云：作枕明目，治头风、头痛。李时珍曰：绿豆，肉平皮寒，解金石、砒霜、草木一切诸毒，宜连皮，生研，水服。反榧子，壳害人。

绿豆粉　气味：甘，凉，平，无毒。主解诸热、酒食、诸毒。新水调服，治霍乱转筋，解诸药毒死、心头尚温者。

发明　李时珍曰：绿豆色绿，小豆之属木者也，通于厥阴、阳明，其性稍平，消肿、治痈之功虽同赤豆，而压热、解毒之力过之。豆粉须以绿色黏腻者为真。其造作粉皮者胶滞难化，脾胃虚寒之人不可多食。水浸生芽，脆美可食，能解酒毒、热毒，通利三焦，但受湿热郁浥之气，颇发疮动气。豆皮甘寒，解热毒，退目翳。

豌豆

气味：甘，平，无毒。主调荣卫，益中平气，入脾胃，清利除热，解乳石毒，下乳汁。

发明　李时珍曰：豌豆属土，故其所主病多系脾胃。元时饮膳，每用此豆捣去皮，同羊肉治食，云：补中益气。作澡豆，取其白腻，去䵟黵，令人光泽。

蚕豆

气味：甘，平，无毒。主快胃，利脏腑。

发明　李时珍曰：蚕豆《本草》失载。万表《积善堂方》言：一女子误吞针入腹，诸医不能治。一人教令煮蚕豆同韭菜食之，针自大便同出，此亦可验其性之利脏腑也。

豇豆

气味：甘、咸，平，无毒。补肾健胃，和五脏，调荣卫，止泄痢、小便数。

发明　李时珍曰:豆子微曲如人肾形，所谓豆为肾谷者，宜以此当之。昔卢廉夫教人补肾气，每日空心煮豇豆，入少盐食之，盖得此理，与诸疾无禁。但水肿忌补肾，不宜多食耳。

扁豆

气味：甘，微温，无毒。主和中下气，益脾开胃，消暑除湿，止泄痢消渴，疗霍乱吐利，解酒毒、河豚鱼毒及一切草木毒，生嚼，煮汁饮，皆效。

发明　李时珍曰:花有紫、白二色，子有黑、白、赤、斑四种，入药惟硬壳白扁豆。其子充实，白而微黄者良。豆黑色及紫斑者，名鹊豆，不入药亦不益人。缪仲醇曰:陶弘景云“患寒热者不可食”，盖指伤寒寒热外邪方炽，不可用此补益之物耳。如脾胃虚及伤寒劳倦发寒热者，不忌。

刀豆

气味：甘，平，无毒。主温中下气，利肠胃，止呃逆，益肾补元。

薏苡仁《救荒本草》回回米、苏颂《图经》薏珠子

李时珍曰:薏苡有二种。一种黏牙者，尖而壳薄，即薏苡也，其米白色如糯米，可作粥饭及磨面食，亦可同米酿酒。一种圆而壳厚坚硬者，即菩提子也，其米少，即粳䅟也。但可穿作念经数珠，故人亦呼为念珠云。其根并白色，大如匙柄，纠结而味甘也。

气味：甘，平，无毒。主健脾益胃，补肺清热，治肺痿肺痈，咳唾脓血，去风胜湿，除筋骨中邪气不仁。

发明　寇宗奭曰：薏苡仁《本经》云，微寒，主筋急拘挛，拘挛有两等。《素问》注中“大筋受热，则缩而短，故挛急不伸”。此因热而拘挛也，故可用薏苡。若《素问》言因寒则筋急者，不可用。盖受寒使人筋急，受热使人筋挛，若但受热不曾受寒，亦使人筋缓。受湿则又引长无力也。此药力势和缓，凡用须加倍，始效。雷敩曰：凡使，每一两以糯米一两同炒熟，去糯米用。李时珍曰：薏苡根味甘，微寒，煎汤频饮，去蛔虫，治黄疸有效。叶作饮，气香，益中空膈。暑月煎饮，暖胃益气血。初生小儿浴之，无病。能堕胎，妊娠禁用。

罂子粟一名御米

米　气味：甘，平，无毒。主行风气，逐邪热，治反胃、胸中痰滞，止泻痢，润燥。丹石发动不下食，和竹沥煮粥食，极佳。

壳　气味：酸、涩，微寒，无毒。主治止泻痢，固脱肛，治遗精，久咳。敛肺涩肠，止心腹筋骨诸痛。

发明　李时珍曰：罂粟秋种，冬生。嫩苗作蔬，除热润燥，开胃厚肠。叶如白苣，三四月抽苔，结青苞，花开则苞脱，花凡四瓣，变态不常，有红、白、紫、粉数种，亦有千叶者，艳丽可爱，人呼为丽春花，大如仰盏。罂在花中，须蕊裹之，花开三日即谢，而罂在茎头长一二寸，大如马兜铃，上有盖，下有蒂，宛然如酒罂。中有白米极细，可煮粥和饭食。水研滤浆，同绿豆粉作腐食尤佳，亦可取油。其壳入药甚多，而《本草》不载，乃知古人不用之也。今药中阿芙蓉，一名阿片，俗作鸦片，前代罕闻，近方有用者，乃罂粟花之津液也。罂粟结青苞时，午后以大针刺其外面青皮，勿损里面硬皮，或三五处，次早津出，以竹刀刮，收入瓷器阴干。故今市者犹有苞片在内，能涩丈夫精气，俗人房中术用之。朱丹溪曰：今人虚劳咳嗽及湿热泄痢者，多用粟壳止涩，其治病之功虽急，杀人如剑，宜深戒之。

菜　部

韭

陈藏器曰：俗谓韭是草钟乳，又名起阳草，言其温补也。

气味：辛温，微酸，无毒。主归心肾，安脏腑，除胃中热，补虚益阳，止泄精，暖腰膝，治吐血、衄血、尿血，妇人经脉逆行，打扑损伤及膈噎病。生捣汁，澄清和童便饮之，能消散胃脘瘀血，熏产妇血运，洗肠痔脱肛。

发明　苏颂曰：菜中此物最温而益人，宜常食之。昔人正月节食五辛以辟厉气，谓韭、薤、葱、蒜、姜也。寇宗奭曰：春食则香，夏食则臭，多食则能昏神暗目，酒后尤忌。孟诜曰：五月多食之气力，冬月多食动宿饮，不可与蜜糖及牛肉同食。未出土者为韭黄，食之动滞气，花食之动风。李时珍曰：韭叶热，根温，功用相同。生则辛而散血，熟则甘而补中，入足厥阴经，乃肝之菜也。《素问》言心病宜食之，又《食鉴本草》言归肾，文虽异而理则相贯。盖心乃肝之子，肾乃肝之母，母能令子实，虚则补其母也。道家目为五荤之一，谓其能昏人神而动虚阳也。

韭子　气味：辛、甘，温，无毒。主补肝及命门，遗精白浊，小便频数，女人白淫白带。

葱

葱，诸物皆宜，故一名菜伯，又名和事草。有二种。一种冻葱，经冬不死，又名冬葱，其茎柔细而香，大官上供宜之。汉葱，茎粗硬而味薄，冬即叶枯。冬葱无子。汉葱春末开花成丛，青白色，其子味辛、色黑，有皱纹，作三瓣状。此皆食品所用者。又有胡葱，茎叶粗硬，根若金灯。茖葱生于山谷，不入药用。

气味：辛，温，无毒。治伤寒头痛，达表和里，安胎止血，除风湿身痛麻痹，止大人阳脱阴毒腹痛，小儿盘肠内钓，涂痈肿，利耳鸣，杀一切鱼肉毒。

发明　陶弘景曰：葱有寒热，白冷，青热，根须平，伤寒汤中不得用青也。寇宗奭曰：葱主通阳发散，多食昏人神。病人表虚易汗者，勿食。病已得汗，勿再进，与蜜同食能杀人。李时珍曰：葱乃释家五荤之一，生辛散，熟甘温，外实中空，肺之菜也，肺病宜食之。肺主气，外应皮毛，其合阳明，故所治之症多属手太阴、足阳明经，皆取其发散通气之功。服地黄、常山人，忌食葱。

薤

叶状似韭，韭叶中实而扁，有剑脊，薤叶中空似细葱叶而有棱，气亦如葱。二月开细花紫白色，根如小蒜，一本数颗，相依而生，其根煮食、芼酒、糟藏、醋浸皆宜。有赤、白二种，白者补而美，赤者苦而无味。一种水晶葱，葱叶蒜根，与薤相似不臭，亦其类也。

气味：辛、苦，温，无毒。主温中散结气，止泄痢及胸脾[1]刺痛，散血安胎，温补，助阳道。

发明　《日华本草》云：生食引涕唾，不可与牛肉同食，令人作癥瘕。

蒜

蒜谓之小蒜，中国初惟有此，后因张骞使西域，始得大蒜种归，遂呼此为小蒜，以别之。

气味：辛，温，有小毒。主归脾肾，治霍乱，腹中不安，消谷，理胃温中，除邪痹毒气，治虫毒，傅蛇虫沙虱疮。

发明　陶弘景曰：味辛性热损人，不可长食。吴瑞曰：脚气风病人及时病后忌食之，不可与鱼脍同食，又与蜂蜜相反。

---

〔1〕脾：疑为“痹”之误。

葫即今大蒜也

气味：辛，温，有毒。主归五脏，散痈肿、𧏾[1]疮，辟邪恶，杀毒气，健脾胃，下气，消谷化肉，止霍乱转筋腹痛，久食损人目。

发明 孙思邈曰：生蒜合青鱼鲊食，令人腹内生疮，肠中肿，又成疝瘕，发黄疾。合蜜食杀人。凡服一切补药，不可食之。李时珍曰：大蒜入太阴、阳明，其气熏烈，能通五脏，达诸窍，去寒湿，辟邪恶，消痈肿，化癥积肉食，此其功也。故王祯称之云：味久不变，可以资生，可以致远，化臭腐为神奇。调鼎俎，代醯酱，携之旅途，则炎风瘴雨不能加，食餲[2]腊毒不能害。夏月食之解暑气，食肉、面尤不可无。乃食经之上品，日用之多助者也。盖不知其辛能散气，热能助火，伤肝损目，荏苒受之而不悟也。苏颂言：褚澄以苏治李道念食鸡子病。李时珍曰：乃蒜，非苏也。

芸薹

此菜易起薹，春初采薹心为茹，故名芸薹。即今油菜，为其子可榨油。燃灯甚明，食之不及麻油。

气味：甘，温，无毒。主治游风丹毒，破癥瘕，通结气，散血消肿。

发明 李时珍曰：芸薹菜子、叶同功，其味辛气温，能温能散，其用长于行血滞，破结气，故古方消肿散结，治产后一切心腹气血痛，诸游风、丹毒、热肿、疮痔，诸药咸用之。

菘

菘即今人呼为白菜者。有二种，一种茎圆厚微青，一种茎扁薄而白，其叶皆淡青白色。一本有重十余斤者。燕京圃人以马粪入窖壅培，不见风日，长出苗叶皆嫩黄色，脆美无渣，谓之黄芽。

气味：甘，凉，无毒。主通利肠胃，除胸中烦，消食下气，解酒渴。

发明 李时珍曰:气虚胃冷人多食，恶心吐沫，以生姜解之，气壮人则相宜。

芥

李时珍曰:芥有数种，青芥又名刺芥，似白菘有柔毛。有大芥，亦名皱叶芥，大叶皱纹色尤深绿，味更辛辣。白芥茎高二三尺，其叶花而有丫如花芥，叶青白色，茎易起而中空，性脆，最畏风雪，谨护乃免折损，三种宜入药用。有马芥，叶如青芥；有花芥，叶多缺刻如罗卜英；有紫芥，茎叶皆紫如苏。有石芥低小，其子俱大如苏子而色紫，味辛，研末泡过为芥酱，以侑肉食，甚香美。

气味：辛，温，毒。主归鼻，除肾经邪气，利九窍，明耳目，安中，久食温中。《别录》。**通肺豁痰，利膈开胃。**《纲目》。

子　气味：辛，热，无毒。温中散寒，豁痰利窍，治胃寒吐食，肺寒咳嗽，风冷气痛，口噤唇紧，消散痈肿瘀血。

发明 孟诜曰：大叶者良，细叶有毛者害人，有目疾、疮疡、痔疾便血者忌之。同兔肉食，生恶疮；同鲫鱼食，发水肿。李时珍曰：旱芥性辛热而散，故能通肺开胃、利气豁痰，久食则积温成热，辛散太盛，耗人真元，肝目受病，昏人眼目，发人疮痔，而《别录》谓其能明耳目者，盖知暂时之快而不知积久之害也。芥子功与菜同，研末作酱，甚香美。多食昏目、动火、泄气、伤精。

---

〔1〕𧏾：原作“慝”，误，据文义改。

〔2〕餲：食物经久而变味。

白芥子，粗大白色，辛烈更甚，入药尤良。朱震亨曰：胁下及皮里腹外，非白芥子莫能达。

芜菁一名蔓菁，又名诸葛菜，塞北河西种者名九英菘。

气味：辛、甘、苦，温，无毒。主利五脏，消食下气，常食通中，令人肥健。

发明 孟诜曰：蔓菁出河西，叶大，根亦粗长，和羊肉食，甚美，常食不见发病。冬日作俎煮虀食，消宿食下气。李时珍曰：昔人以芜菁、莱菔二物混注，遂致诸说猜度，或发二物为一种，或谓二物有别，或谓在南为莱菔，在北为蔓菁，殊无定见。今按二物根、叶、花、实都别，非一类也。蔓菁是芥属，根长而白，其味辛苦而短，茎粗，叶大而厚阔，夏[1]初起苔，开黄花四出如芥，结角亦如芥，其子均圆似芥子而紫赤色。莱菔是菘属，根圆亦有长者，有红、白二色，其味辛甘而永，叶不甚大而糙，亦有花叶者，皆有细柔毛。夏初起苔，开淡紫花，结角如虫状，腹大尾尖，子似胡卢巴，不均，不圆，黄赤色。如此分之，自明白矣。

莱菔音来北，俗名萝卜。

根[2] 气味：辛、甘，叶辛、苦，温，无毒。主利膈宽中，消食下气，去痰癖，止咳嗽，生食止渴，煮食化痰消导，性能制面，解酒毒，治豆腐积。

子 气味：辛、甘，平，无毒。主下气定喘，治痰，消食除胀，利大小便，止气痛，下痢后重，发疮疹。

发明 寇宗奭曰：服地黄、何首乌人食莱菔，则令人髭鬓白，以其味辛而下气速也。孙思邈曰：不可与地黄同食，令人鬓白，为其涩营卫也。李时珍曰：莱菔根、叶同功。寇氏止言其下气速。孙真人言久食涩荣卫，亦不知其生则噫气，熟则泄气，升降之不同也。大抵入手足太阴、阳明、少阳气分，故所主皆肺、脾、肠胃、三焦之病。李九华云：莱菔多食耗血，则其白人髭鬓，盖亦由此，非独因其下气，涩营卫也。莱菔子长于利气，生能升，熟能降，升则吐风痰，散风寒，发疮疹；降则定痰喘咳嗽，调下痢后重，止气痛，皆是利气之效。朱震亨曰：莱菔子消痰下气更速，有推墙倒壁之功，气虚者忌之。

胡萝卜

气味：甘，平，无毒。主下气补中，利胸膈肠胃，安五脏，令人健食。

生姜

初生嫩者，其尖微紫，名紫姜或作子姜，宿根谓之母姜也。性恶湿洳而畏日，故秋热则无姜。

气味：辛，温，无毒。主通神明，归五脏，除风邪寒热、伤寒头痛、鼻塞咳逆上气，止呕吐，去痰下气。生用发散，熟用和中，解食野禽中毒及菌蕈诸物毒。

发明 陈藏器曰：生姜温，要热则去皮，要冷则留皮。李杲曰：古人言秋不食姜，令人泻气。盖夏月火旺，宜汗散之，故食姜不禁。辛走气泻肺，故秋月则禁之。《晦庵语录》亦有秋姜夭人天年之语。又云：夜间勿食姜，夜气收敛，反开发之，则违天道矣，病人则不忌。李时珍曰：食姜久，积热患目，屡验。凡病痔人多食兼酒，立发甚速。痈疮人多食，则生恶肉，此皆昔人所未言者也。凡早行、山行宜含一块，不犯雾露清湿之气，及山岚不正之邪。方广《心法附余》云：凡中风、中暑、中气、中毒、中恶、干霍乱，一切卒暴之病，用姜汁与童便服，立可解散。盖姜能开痰下气，童便降火也。姜皮辛凉，无毒，能消浮肿、腹胀痞满，和脾胃，去肾利，益弘多。

---

〔1〕夏：原脱，据《本草纲目》加。

〔2〕根：原在“气味”二字之后，据全书体例而乙转。

同蒿

八九月下种，冬春采食，茎肥，花叶微似白蒿，作蒿气。四月起苔，高二尺余，开深黄色花，状如单瓣菊花，一花结子近百成球，最易繁衍。

气味：辛、甘，无毒。主安心气，养脾胃，消痰饮，利肠胃。

发明　掌禹锡曰：多食动风，熏人心，令人气满。

邪蒿

此蒿顺纹皆邪，故名。茎叶似青蒿而细软，色浅不臭，根、叶皆可茹。

气味：辛，温，无毒。治五脏，恶邪气，利肠胃，通血脉。

胡荽俗呼蒝荽

气味：辛，温，微毒。主消谷，治五脏，补水不足，利大小肠，通小腹气及心窍，拔四肢热，止头痛，解鱼肉毒。

发明　陈藏器曰：久食令人多忘，根发痼疾，不可同邪蒿食，令人汗臭、难产、胡臭、口臭及脚气。金疮人皆不可食。凡服一切补药及药中有白术、牡丹者，不可食。李时珍曰：蒝荽辛温香窜，内通心脾，外达四肢，能辟一切不正之气，故小儿痘疹出不快者，能发之。

芹菜

芹有水芹、旱芹。水芹生江湖陂泽之崖，旱芹生平地。有赤、白二种，并堪作菹及生菜，其气芬芳，开细白花如蛇床花。

气味：甘，平，无毒。主养精益气，保血脉，令人肥健嗜食。又治妇人赤白带下。

发明　孟诜曰：和醋食，损齿。李时珍曰：芹菜生水涯者，春夏之交，恐有蜥蜴、虺蛇之类遗精于中，误食之成癥瘕。一种马芹与芹同类而异种，处处卑湿地有之，一本丛出如蒿，白毛蒙茸，嫩时可茹，益脾胃，利胸膈，去冷气。其根白色，长者尺许，气亦香而坚硬不可食，俗称胡芹即此。别有芹菜野生，非人所种，叶似蕺菜，花紫色，亦旱芹也，其性滑利。一种黄花者，有毒杀人，即毛芹也。

菠菜

一名菠薐，其根赤，又名赤根菜。

气味：甘，冷，滑，无毒。主利五脏，通肠胃热，解酒毒。服丹石人食之，佳。《食疗本草》。通血脉，开胸膈，下气调中，止渴润燥，根尤良。《纲目》。

发明　陈士良曰：多食令人脚弱，发腰痛，动冷气。张从正云：凡人久病，大便涩滞不通及痔漏之人，宜常食菠薐、葵菜之类，滑以养窍，自然通利。

菾菜音甜，一名莙莲菜

其叶青白色似白菘菜叶，而短茎亦相类，但差小耳。生熟皆可食，微作土气。

气味：甘、苦，大寒，滑，无毒。主理脾气，利五脏，治时行壮热，解风热毒，捣汁饮之，便瘥。

发明　掌禹锡曰：冷气人不可，多食动气。先患腹冷人食之，必破腹。

荠

荠有大小数种。小荠，叶花茎扁，味美，其最细小者，名沙荠。大荠，科叶皆大而味不及。其大而茎硬有毛者名菥蓂，味不甚佳。并以冬至后生苗，二三月起茎，开细白花，整整如一。释家取其茎作挑灯杖，可辟蚊蛾，谓之护生草，云能护众生。三月三日日未出，采放席下，辟诸虫，又辟蚊蛾。

气味：甘，平，无毒。主利五脏，凉肝明目。根、叶烧存性，蜜汤调，治赤白痢效。

苜蓿

处处田野有之，宿根自生，陕陇人亦有种者，用饲牛马，嫩时刈苗作蔬。彼处人采其根，作土黄芪，食之瘦人。一科数十茎，茎颇似灰藋，一枝三叶，叶似决明叶而小如指，顶绿色碧艳。入夏及秋开细黄花，结小荚，圆扁旋转有刺，数荚累累，老则黑色，内有米如穄米，可为饭，亦可酿酒。

气味：甘，淡，无毒。主去脾胃间邪热气，利大小肠诸恶热毒。根寒，捣汁煎饮，治沙石淋痛。

苋

苋凡六种，赤苋、白苋、人苋、紫苋、五色苋，其一，即马齿苋也。赤苋，亦谓之花苋，茎叶深赤。大者为白苋，小者为人苋，紫苋茎叶通紫，五色苋今亦稀有。马齿苋详见本条。一种细苋，即野苋也，俗呼为糠苋，柔茎细叶，生即结子，味比家苋更胜，猪好食之，又名猪苋。

气味：甘，冷，利，无毒。六苋并除热、利大小肠，治初痢，滑胎。

子　主肝风客热，瞖目黑花。

发明　朱震亨曰：红苋入血分，善走，故与马齿苋同服，能下胎，妊娠常煮食之，令易产。鼎曰：苋冷中损腹，不可与鳖同食，生鳖瘕。取鳖肉如豆大，以苋菜封裹，置土坑内，以土盖之一宿，尽变成小鳖也。

马齿苋

其叶如马齿，而性滑利似苋，故名。《别录》名马苋，一名五行草，以其叶青、梗赤、花黄、根白、子黑也。有二种。叶大者不堪用，亦无水银；叶小者，节叶间有水银。采苗煮晒为蔬，其性耐久难燥，又有长命菜之称，当以槐木槌碎，向日东作架，晒之三两日即干。入药，须去茎，其茎无效。

气味：酸，寒，无毒。散血消肿，利肠滑胎，解毒通淋。治女人赤白下，服之长年不白。治痈疮，杀诸虫，作膏涂湿癣、白秃、杖疮。又主三十六种风热疮。

发明　缪希雍云：马齿苋苦寒，苦能杀虫，寒能除热，故主杀诸虫，去寸白，寒能散肺家之热，故主目盲白翳也。长年不白，总言其凉血益血，病去身轻之功耳。凡脾胃虚寒，肠滑作泄者，勿食。煎饵方中，不得与鳖甲同入，令化作小鳖，伤人也。

苦菜

苦菜即苦荬也，家栽者呼为苦苣，实一物也。春初生苗，有赤茎、白茎二种，其茎中空而脆，折之有白汁，味苦，叶似花萝卜菜叶，而色绿带碧，花黄似菊，春、夏、秋，皆旋开。

气味：苦，寒，无毒。主五脏邪气，明目，治诸痢、血淋、痔瘘，捣汁涂疔肿拔根，点瘊子子自落。

发明　《洞天保生录》云：夏三月宜食，苦荬能益心、和血、通气，脾胃虚寒人不可食。

莴苣

《合璧事类》云：苣有数种，色白者为白苣，色紫者为紫苣，味苦者为苦苣，俱不可煮烹，皆宜生挼去汁，盐醋拌食。

气味：苦，寒，微毒。主利五脏，开胸膈，通经脉，去口气，白齿牙，通乳汁，利小便，杀虫蛇毒。

白苣

似莴苣而叶色白，折之亦有汁，其味稍美，故独得专称也。

气味：苦，寒，无毒。主解热毒、酒毒，利大小肠。

发明　李廷飞曰：久食昏人目。患冷气人食之，即腹冷。产后不可食，令人寒中，小肠痛。彭乘《墨客挥犀》云：莴苣有毒，百虫不敢近，蛇虺触之则目暝不见物。人中其毒，以姜汁解之。

黄花菜

二月生苗，田野遍有，小科如荠，三、四、五月开黄花，其气如瓜，又名黄瓜菜，取为羹茹甚香美。

气味：甘，微苦，寒，无毒。通结气，利肠胃。

落葵

即终葵也，一名落葵，一名天葵，一名繁露，一名藤葵，人家多种之。《尔雅翼》云：摘葵必待露解。《语》曰:触露不掐葵，日中不剪韭，各有宜也。俗呼燕脂菜，其叶似杏叶而肥厚软滑，故得葵名，作蔬和肉皆宜。其子生青熟黑，揉取汁，红如燕脂，但久则色易变耳。取子蒸过，烈日中曝干，挼去皮，取仁细研，和白蜜涂面，鲜华可爱。

气味：微酸，寒，滑，无毒。主滑中，散热，利大小肠。

发明　陶弘景曰：被犬咬者食之，终身不瘥。脾冷人，不可食。

蕨

气味：甘，滑，无毒。主去暴热，利水道，令人睡，泄阳气。

发明　孟诜曰:久食令人目暗、发落，冷气人食多腹胀，小儿食之脚弱不能行，久食成瘕。李时珍曰:蕨之无益，为其性冷而滑，能利水道，泄阳气，降而不升，损人真元也。其根紫色，皮内[1]有白粉，捣烂，再三洗澄，取粉充蔬，色淡紫而甚滑美，饥年掘取，可以救荒，不无济世之功，但损阳滑精，终不益人。

薇

即今野豌豆，蔓生，茎叶气味皆似豌豆，其藿作蔬、入羹皆宜。

气味：甘，寒，无毒。主调中，利大小肠，久食不饥。

翘摇

翘摇言其茎叶柔婉，有翘然飘摇之状，故名。蔓生，细叶似初生槐叶及蒺藜，而色青黄，开

〔1〕内：原作“肉”，文义欠通，据《本草纲目》改。

小花紫白色，一名野蚕豆。欲花未萼之际，采而蒸食，或以油煠之，缀以米糁食之佳。生食，令人吐水。

气味：辛，平，无毒。主利五脏，明耳目，止热疟，活血平胃。

營豆音劳

一名鹿豆，即野绿豆，苗叶似绿豆而小，引蔓生，三月开淡粉紫花，结小荚，其子大如椒子，黑色，可煮食，或磨面作饼蒸食。

气味：苦，平，无毒。治蛊毒，女子腰腹痛，肠痈，瘰疬，疝气。

灰藋音狄

梁简文帝《劝医文》作灰涤菜，俗讹为灰条菜。茎有紫红绵棱，叶尖有刻，面青背白，茎心嫩，叶背面皆有白灰如沙，为蔬亦佳。五月渐老，七八月开细白花，结实簇簇如球，中有细子，蒸曝取仁，可炊饭及磨粉食。结子成穗者，味甘。散穗者，微苦。生墙下、树下者，不可食。

气味：甘，平，无毒。主治恶疮、虫咬，捣烂和油敷之。作汤浴疥癣、风瘙。烧灰纳齿孔中，杀虫䘌。以灰淋汁，蚀瘜肉，除白癜风、黑子面䵟，着肉作疮。

藜

一名落藜，即灰藋之红心者，亦曰鹤顶草，皆因形色名也。《诗》云：南山有台，北山有莱。“莱”即藜也，嫩时可食，老则茎可为杖。

气味：甘，平，微毒。叶主杀虫，煎汤洗虫咬，漱齿䘌，捣烂涂诸虫伤、癜风。

茎 烧灰，和荻灰、蒿灰等分，水和，蒸取汁，煎膏，点疣赘黑子，蚀恶肉。

芋

一名土芝，又名蹲鸱，形圆而大，若鸱之蹲坐故也。种类虽多，性效相近，生则有毒，味莶不可食，以姜同煮过，换水再煮，方可食。其青芋多子，细长而毒多。别有野芋，形叶与芋相似，小于家芋，有大毒。误食之烦闷垂死者，惟以地浆及粪汁、大豆汁饮之，则活。芋不开花，时或七八月间有开者，抽茎生，花黄色，旁有一长萼护之，如半边莲花之状也。

气味：辛，平，滑，有小毒。主宽肠胃，充肌肤，滑口。

发明 寇宗奭曰：多食动宿，冷难克化，滞气困脾。有风疾者，忌食之。冬月食之为病。煮汁洗垢腻，衣白如玉。《齐民要术》：芋可度饥馑，备凶年。《务本新书》云：芋宜沙白土，土宜深耕，二月种为上时，相去六、七寸，下一芋。芋羞三目，众人来往，眼目多见并闻刷锅声处，多不滋胤。

叶茎 气味：辛，冷，滑，无毒。主除烦，止泻，疗妊妇心烦迷闷，胎动不安。又盐研，傅蛇虫咬，并痈肿毒痛，及罯毒箭。梗，擦蜂螫尤良。汁，涂蜘蛛伤。

土芋

一名土豆，蔓生，叶如豆，其根圆如卵，亦似小芋，肉白皮黄。梁汉人名为黄独，俗呼香芋。

气味：甘，平，有小毒。主厚肠胃，去热嗽。

薯蓣

一名土薯，又名山诸，今名山药。寇宗奭曰：山药本名薯蓣，因唐代宗讳“豫”，改为薯药。宋英宗讳“曙”，改为山药。尽失当日本名，今当云山蓣可也。《图经》云：南中一种生山中，根细如指，极紧实，入汤煮之，作块不散，味更甘美。云：食之尤益人，过于家园种者。又江、湖、闽中一种皮紫，极有大者，一枚可重数斤，煮食甚美，但性冷于北地者。入药，野生者为胜。若供馔，则家种者为良。

气味：甘，温，平，无毒。主治伤中，补虚羸，除寒热邪气，补中，益气力，长肌肉，强阴。久服，耳目聪明，轻身不饥，延年。《本经》。益肾气，健脾胃，止泄痢，化痰涎，润皮毛。时珍。

发明　孟诜曰：利丈夫，助阴力，熟煮和蜜，或为汤煎，或为粉并佳。同羊肉、肉苁蓉作羹，可扶衰，补虚羸，不宜与面同食。入药贵生干之，故古方皆用干山药。盖生则性滑，不可入药，熟则滞气，只堪啖耳。皮赤、四面有须者良。王履《溯洄集》云：山药虽入手太阴，然肺为肾之上源，源既有滋，流岂无益，此张仲景八味丸所以用其强阴也。又曹毗《杜兰香传》云：食薯蓣，可以辟雾露。《相感志》云：植之者随所种之物而象之。手植则如手。锄、锹等物植，随本物之形状。

子　名零余子，别结于一旁，大小长圆不一，煮食甘滑，与其根同。补虚损，强腰脚，益肾，食之不饥。

甘薯

薯蓣之类，或云芋类也，根叶亦如芋，大小如鹅鸭卵，剥去紫皮，肌肉正白如脂。南人用当米谷果食，蒸煮食之，味同薯蓣。初时甚甜，经久得风稍淡也。

气味：甘，平，无毒。主补虚乏，益气力，健脾胃，强肾阴。

百合

一茎直上，四向生叶，叶短而阔，微似竹叶。五六月茎端开大白花，四垂向下者百合也。结实略似马兜铃，其内子亦似之。根以众瓣合成，故名。叶长而狭尖如柳叶，红花不四垂者，山丹也。茎叶似山丹而高，红花带黄而四垂，上有黑斑点，其子黑，先结在枝叶间者，卷丹也。卷丹以四月结子，秋时开花，根似百合不堪食。其山丹四月开花，根小而瓣少，食之为甚良。盖一类三种也。《岁时广记》二月种百合法，宜鸡粪。

气味：甘，平，无毒。主邪气腹胀心痛，利大小便，补中益气。《本经》。安心定志，温肺止嗽。元素。

发明　《芷园臆草》云：百合别名夜合。花开，夜剧香，日不觉也。有肺疾者，须夜间服之，顺其性也。

山丹

根似百合小而瓣少，茎叶短小，其叶狭长而尖，颇似柳叶。四月开红花六瓣，不四垂，亦结小子，一名红百合，今人采其花跗未开者，干而货之，名红花菜。

气味：甘，凉，无毒。主疮肿，惊邪，女人崩中。

花　气味：同根。主活血。蕊，傅疔疮恶肿。

甘露子

一名地蚕，叶如薄荷，少狭而尖，文微皱，不光泽。其根连珠白色，状如老蚕，故名。采根，水瀹和盐为菜茹之，亦可酱渍、蜜藏。《食物本草》分为二物，殊误。

气味：甘，平，无毒。主治：和五脏，下气，清神。

发明　李时珍曰：地蚕以根形而名，甘露以根味而名。或言叶上滴露则生，珍常莳之，无此说也。其根长大者，《救荒本草》谓之地瓜，儿不宜生食及多食，生寸白虫。与诸鱼同食，令人吐。

蘘荷

有赤、白二种，其性好阴，宜树阴下种之。八月初，踏其苗令死，则根滋茂。九月初，取其傍生根为菹，亦可酱藏。十月中，以糠覆其根下，则过冬不冻死也。

气味：辛，温，无毒。治中蛊及疟，捣汁服，治诸恶疮，赤眼涩痛，捣汁点之。

发明　陶弘景：中蛊者，服蘘荷汁并卧其叶，即呼蛊主姓名。多食损药力，又不利脚。人家种之亦可辟蛇。《周礼》：庶氏以嘉草除蛊毒。宗懔谓，嘉草即蘘荷是也。

薄荷

俗称薄荷。《食性本草》作菝蔺，杨雄《甘泉赋》作茇葀，则薄荷之为讹称，可知矣。入药以苏产为胜，茎小而气芳。故陈士良谓之吴菝蔺，世称此为南薄荷。又有胡薄荷与此相类，但味少甘，为别一种蔓生者，功用相似。

气味：辛，凉，无毒。主清头目，除风热，通利关节，为小儿惊风壮热引经要药，利咽喉、口齿诸病。捣汁含漱，去舌胎语涩。挼叶塞鼻，止衄血。涂蜂螫、蛇伤。

发明　张元素曰：薄荷辛凉，气味俱薄，浮而升阳也，故能去高巅及皮肤风热。李时珍曰：薄荷入手太阴、足厥阴，辛能发散，凉能清利，专于消风散热，故头痛、头风，眼目、咽喉、口齿诸病，小儿惊热及瘰疬、疮疥为要药。戴原礼氏治猫咬，取其汁涂之有效，盖取其相制也。缪希雍曰：病人新瘥勿食，以其发汗虚表气也；阴虚人发热勿食，以出汗则愈竭其津液也。小儿身热，由于伤食，因于疳积者，俱不可用。小儿痘疮，诊得气虚者，虽身热亦不可用。

紫苏

苏有二种，曰紫苏者，以别白苏也。肥地者面背皆紫，瘠地者面青背紫。其面背皆白者，即白苏，乃荏也。紫苏嫩时，采叶和蔬茹之，或盐及梅卤作菹食，甚香。夏采茎叶，秋采子，以背面皆紫者佳。又有一种，似苏而好生水旁，名水苏，其叶辛香，可以煮鸡，有香苏鸡。苏诸名《务本新书》云：凡地畔、近道可种苏，以遮六畜，收子打油，燃灯甚明，或熬之以油器物。

气味：辛，温，无毒。治心腹胀满，止霍乱转筋，开胃下食，解肌发表，散风寒，行气宽中，消痰利肺，和血温中，止痛定喘，安胎，解鱼、蟹毒，治蛇、犬伤。

苏子　调中顺气，利膈宽肠，消痰止嗽，治肺气喘急。

发明　李廷飞曰：紫苏不可同鲤鱼食，生毒疮。《颐生微论》云：紫苏本散风之剂，俗喜其芬香，旦暮恣食，不知泄真元之气，所谓芳草致豪贵之疾者，是也。气虚、表虚者禁用。叶肠润。肺虚者，禁用子。

萱草

俗名鹿葱，其苗烹食，气味如葱，而鹿食九种解毒之草，萱乃其一，故名。李九华《延寿书》云：嫩苗为蔬，食之动风，令人昏然如醉，因名忘忧，此亦一说也。周处《风土记》云：怀妊妇人佩其花则生男，故又名宜男。或言鹿葱花有斑文与萱花不同时者，谬也。肥土所生，则花厚色深有斑文，起重台，开有数月。瘠土所生，则花薄而色淡，开亦不久。今人采其花跗干而货之名为黄花菜，又名金针，皆可作菹。《通雅》云：一物有赤、黄、斑三种。一种小而纯黄，曰金萱，甚可食。

苗、花 气味：甘，凉，无毒。治小便赤涩，利胸膈，袪湿热，除酒疸。

根 治吹乳，乳痈肿痛，擂酒服，以渣封之。

竹筍俗作笋者非

冬月，掘大竹根下未出土者，为冬筍。其它，则淡干者为玉版筍、明筍、火筍，盐曝者为盐筍，并可为蔬食。赞宁《笋谱》云：凡食筍者，譬如治药，得法则益人，反是则有损。采筍宜避风日，见风则本坚，入水则肉硬，脱壳煮则失味，生着刀则失柔，煮之宜久，生必损人。筍蒸食最美，味全。白乐天诗，"置之炊甑中，与饭同时熟"。味莶者戟人咽，先以灰汤煮过，再煮乃良。或以薄荷数片同煮，亦去莶味。

诸竹筍 气味：苦、甘，微寒，无毒。主利膈下气，化热消痰，爽胃，解酒毒。

发明 汪颖曰：筍与竹沥功近，有人素患痰病食筍而愈。多食动气发冷症，同羊肝食令人目盲。李时珍曰：筍虽甘美而滑利大肠，无益于脾，俗谓之刮肠篦。惟生姜及麻油能杀其毒。人以麻滓沃竹丛，则次年凋疏，可验矣。俗医治痘，往往劝饮筍汤，云能发痘。盖不知痘疮不宜大肠滑利，筍有刮肠之名，则暗受其害者多矣，宜知戒之。

茄

一名落苏。其类有数种，有青茄、紫茄、白茄。白茄亦名银茄，更胜青者。诸茄至老皆黄。苏颂《图经》以黄茄为一种，似未深究也。

气味：甘，寒，无毒。主散血，止痛消肿，宽肠。多食冷脏腑，损阳气，发疮肿，动痼疾。

发明 寇宗奭曰：蔬圃中惟此无益。《开宝本草》并无主治，只说损人。后人虽有处治之法，终与正文相失。凡有痼疾及虚冷人忌食。近世为菜中常用之物，尊生者，当慎之。李廷飞曰：秋后食多损目。朱震亨曰：茄属土，故甘而喜降，大肠易动者忌之。老茄烧灰治乳头裂，根茎煎汤渍冻疮，折蒂烧灰治口疮，俱获奇效，皆甘以缓火之意也。《生生编》云：茄性寒利，多食必腹痛下利，女人能伤子宫也。

瓠

一名瓠瓜，一名匏瓜，凡蓏属皆得称瓜，故曰瓠瓜、匏瓜。古人壶、瓠、匏三名，皆可通称，初无分别。故孙愐《唐韵》云：瓠，音壶，又音护。许慎《说文》云：瓠，匏也。匏，大腹瓠也。陆机《诗疏》云：壶，瓠也，又云瓠匏也。诸书所言其字皆当与壶同音，而后世以长如越瓜，首尾如一者为瓠。瓠之一头有腹，长柄者为悬瓠；无柄而圆大形扁者为匏；匏之有柄大腹者为壶；短壶之细腰者为蒲芦。悬瓠，今人所谓茶酒瓢者是也。蒲芦，今之药壶卢是也，俗作葫芦者非。名状虽各不同，苗、叶、皮、子性味则一，故兹不复分条焉。韩保升曰：瓠有甘、苦二种，甘者大，苦者小也。

气味：甘，平，微毒。主利水道，解热除烦，服丹石人宜之。苦者，治面目四肢浮肿。

发明 扁鹊曰:患脚气虚胀冷气者食之，永不除也。恭曰:甘冷，多食令人吐利。

冬瓜

《纲目》云:冬瓜瓤谓之瓜练白，虚如絮，可以浣练衣服，洗面澡身，去鼾黯，令人悦泽白皙。其子谓之瓜犀仁，亦可食，去皮肤风及黑鼾，润肌肤，治肠痈。霜后取之，其肉可煮为茹，可蜜为果，盖兼蔬果之用。凡收瓜，忌酒、漆、麝香及糯米，触之必烂。

气味：甘，微寒，无毒。主解烦渴，除心胸满，去头面热，治小腹水胀，利大小肠，压丹石毒。

发明 孟诜曰：冬瓜消热毒痈肿，切片摩痱子，甚良。热者食之佳，冷食令人瘦。又练五脏下气，欲轻健者食之，若要肥则勿食也。寇宗奭云：凡患发背及一切痈疽者，削大片置疮上，分散热毒气。盖其性走而急也，久病及阴虚者忌之。孙真人言：九月勿食，令人反胃。须经霜，食之乃佳。缪希雍曰：冬瓜性冷利，凡脏腑有热者宜之，若虚寒、肾冷，久病滑泄者不宜食。按《南安县志》云：冬瓜益气耐老，则世俗补人之说，盖有自来。又云：被虎伤者，切，塞伤处，解毒。此世俗之所未闻，不可不知。

南瓜

一呼番瓜，因种出南番，故名。今处处有之，肉厚色黄，不可生食。惟去皮瓤[1]瀹食，同猪肉煮食更良。亦可蜜煎。

气味：甘，温，无毒。主补中益气。

发明 李时珍云：多食发脚气、黄疸，不可司羊肉食，令人气壅。

菜瓜

俗名稍瓜，本草名越瓜。有青、白二色，大如瓠子，一种长者至二尺许，俗呼羊角瓜，并可充果蔬。酱、豉、糖、醋藏浸皆宜，亦可作菹。

气味：甘，寒，无毒。主利肠胃，除烦热，解酒毒，宣泄热气。

发明 孟诜曰：生食多冷中动气，令胃脘痛，脐下癥结，发诸疮及虚弱不能行，不益小儿，天行病后不可食。又不可同奶酪及鱼鲊食。萧子真云：菜瓜能暗人耳目，观驴马食之即眼烂，可知矣。

黄瓜

张骞使西域得种，原名胡瓜，隋大业四年避讳，改呼黄瓜，至今因之。今俗以《月令》“王瓜”生即此，误矣。王瓜，土瓜也。

气味：甘，寒，有小毒。主清热解渴，利水道。

发明 孟诜曰：不可多食，动寒热，多疟病，损阴血，发疮疥。脚气虚肿，天行病后不可食。小儿尤忌，滑中生疳虫，不可多用醋。

丝瓜

唐宋以前无闻，今人以为常蔬。其叶取汁可染绿，其花苞及嫩叶卷须皆可食，其瓜老则大如杵，筋络缠纽如织成，经霜乃枯，可藉靴履，涤釜器，村人呼为洗锅罗。

气味：甘、辛，无毒。主除热，利肠，化痰，凉血解毒，杀虫，通经络，行血脉，下乳汁，治大小便下血。

发明 汪颖曰：丝瓜，本草诸书无考，惟痘疮及脚痈方中，烧灰用之，亦取其性冷解毒耳。患脚气虚胀、冷气人不宜食。《资暇录》云：丝瓜北种为佳，以细长而嫩者为美，煮熟，姜、醋拌食，同鸡、鸭、猪肉炒食佳。有云：多食能痿阳，北人时噉之，殊不尔然。用其蒂可治小儿痘疮，捣取汁能消痰火，其凉可知，痿阳之说有自来矣。按：诸说皆主性冷，其功长于清热凉血、化痰解毒。《生生编》云：暖胃补阳，固气和胎，则与诸说不符，恐未可尽信也。《群芳谱》云：旧传丝

〔1〕瓤：原作“穰”，据文义改。

瓜能败阳，不可多食。万历乙卯，余邑大饥，乡人某家贫甚，止有钱二文。时九月后，见卖霜败丝瓜者甚贱，以二文钱买一，抱归，煮熟，饱食之，即其妻欲分尝，不与也，从此阳事不举，终身无复人道。

苦瓜

俗呼癞葡萄，又名锦荔枝，原出南番，今处处皆种之。南人以青皮煮肉及盐酱充蔬，苦涩有青气。

气味：苦，寒，无毒。主除邪热，解劳乏，清心明目。

子　苦、甘，无毒。益气壮阳。

紫菜

附石生海边，色本青，干则紫。彼人挼成饼状，晒干货之，其色正紫。

气味：甘，寒，无毒。主解热除烦，疗瘿瘤结气。

发明　陈藏器曰：多食令人腹痛，发气，吐白沫，饮热醋少许，即消。其中有小螺蛳，须择出，误食损人。

石花菜

有红、白二色，枝上有细齿，以沸汤泡去沙屑，沃以姜、醋，食之甚脆。其根埋沙中，可再生枝。一种稍粗似鸡爪者，谓之鸡脚菜，味更佳。二物久浸，皆化成胶冻也。

气味：甘、咸，大寒，无毒。主去上焦浮热，发下部虚寒，孕妇不宜多食。

鹿角菜

鹿角以形名，紫黄色，以水洗醋拌，则胀起如新，味极滑美。若久浸则化如胶状，女人用以梳发，黏而不乱。

气味：甘，大寒，无毒。主散风热，疗小儿骨蒸。服丹石人食之，下石力。

发明　孟诜曰：不可久食，发痼疾，损腰肾经络血气，令脚冷痹，少颜色。《通雅》云：石花、鹿角、鸡脚。李时珍《纲目》分之，其实一物也，一曰琼[1]枝。

龙须菜

生东南海边石上，丛生无枝叶，状如柳根须，长者尺余，白色。以醋浸食之，和肉蒸食亦佳。

气味：甘，寒，无毒。主瘿结热气，利小便。

木耳

一名木蛾，在地曰芝，在木曰栭，韩退之曰树鸡。生于朽木之上，无枝叶，乃湿热余气所生。曰耳、曰蛾，象形也，或曰地生为菌，木生为蛾。各木皆生，其良毒亦随木性。然今货者多杂木，惟桑、柳、楮、榆之耳为多，古槐、桑树上者良。其余树上，动风气，发痼疾。恶蛇虫从下过者有毒。枫木上生者，令人笑不休。采归色变者、夜视有光者、欲烂不生虫者，并有毒。生捣冬瓜汁或地浆，解之。赤色及仰生者，不可食。

气味：甘，平，有小毒。治肠澼下血，又凉血治风，压丹石热，断谷疗痔。

发明　《生生编》云：柳蛾补胃，木耳衰精。言老柳之蛾能补胃理气。木耳乃朽木所生，得一阴之气，故有衰精冷肾之害也。

---

〔1〕琼：原作“璚”，文义欠通，据《本草纲目》改。

香蕈

生深山烂木上，小于菌而薄，黄黑色，味甚香美。紫色者名香蕈，白色者名肉蕈，皆因湿气熏蒸而成。生山僻处者有毒，杀人。

气味：甘，平，无毒。主益气不饥，治风破血。

天花蕈

出山西五台山，形如松花而大，香气如蕈，白色，食之甚美。

气味：甘，平，无毒。主益气杀虫。

发明　李时珍曰：按《饮膳正要》云“有毒”，五台多蛇，蕈感其气而生，故味美而无益，其价颇珍。

蘑菰蕈

出山东淮北诸处，长二三寸，本小末大，白色柔软，其中空虚，状如未开玉簪花，俗名鸡腿蘑菰，谓其味如鸡也。一种状如羊肚，有蜂窠眼者，名羊肚菜，山西汾州诸处有之。

气味：甘，平，无毒。主治益肠胃，化痰理气。

发明　《饮膳正要》云：能发痼疾，不可多食。

鸡㙡

出云南，生沙地，高脚伞头，土人采烘，寄远以充方物，点茶、烹肉皆宜，气味皆似香蕈而不及其风韵也。又广西横州出雷蕈，雷过即生。须疾采之，稍迟则腐或老，故名。作羹甚美，亦如鸡㙡，其价并珍。杨升庵云：云南名佳菌，曰鸡㙡，鸟飞而敛足，菌形如之，故以鸡名。边上有榆，肉为最，榆之瘿也。

气味：甘，平，无毒。主益胃，清神，治痔。

菌子窘、捲二音

一名土菌，又名杜蕈，一曰地鸡。夏月间，一壤阴湿及竹林虚坯处，雨后即生此，乃湿热相感而成。凡夜有光者、煮不熟者、煮讫照人无影者、上有毛下无纹者、仰卷赤色者，并有毒杀人。煮时宜投以姜屑、饭粒试之，若色黑则有毒。中其毒者，地浆及粪汁解之。

气味：甘，平，无毒。主烧灰傅疮疥。多食发五脏风，壅经络，动痔病，昏昏多睡，背膊肢节无力，又多发冷气。

按：菌乃湿热化生之物，中其毒者往往杀人，《本草》皆不言其性效，则不甚益人可知。《广嗣全诀》云：妊妇食诸般菌，令子惊风而夭，盖湿热之气与胎气相感，是以子多不育，求嗣者慎之。

竹蓐

即竹菰也，生朽竹根节上，状如木耳，红色。草更生曰：蓐，得溽湿之气而成也。本草作竹肉，因其味也。苦竹生者，有大毒。

气味：甘、咸，寒，无毒。治一切赤白痢，和姜、酱食之。

地耳

生于地，状如木耳而小。春夏生雨中，雨后即采。见日即不堪用，俗名地踏菰是也。

气味：甘，寒，无毒。主明目，益气，令人有子。

石耳

生诸山石崖上，远望如烟，状如地耳。山僧采曝，馈远，洗去沙土作茹，胜木耳，以之煮肉，其味尤佳。

气味：甘，平，无毒。主明目，益精，久食益色，至老不改。

蒲蒻

俗呼蒲儿根，丛生水际，似莞而褊，有脊而柔，二、三月苗，采其嫩根，瀹过作鲊，一宿可食，亦可煠食、蒸食及晒干磨粉作饼食。《周礼》谓之蒲菹。《诗》云"其蔌伊何，惟笋及蒲"是也。

气味：甘，寒，无毒。治五脏邪气，利小便。生啖[1]，止消渴。捣汁服，治妊妇劳热烦躁，胎动下血。

菰

生江湖陂泽中，叶如蒲苇，春末生白苔如笋，谓之茭笋，又名茭白，即菰菜也，生熟皆可啖。其中心似小儿臂而白软，中有黑脉堪啖者，名菰手。作菰首者，非矣。至秋，开花如苇，结实乃雕，胡米也，可为粥食，济饥。杜甫诗"波漂菰米沉云黑"是也。其根亦如芦根，冷利更甚。

茭白 气味：甘，冷，滑，无毒。主去烦热，止渴，除目黄，利五脏邪气，肠胃痼热。

发明 苏颂曰：菰之各[2]类皆极冷滑，令人下焦寒，伤阳道，不可过食，甚不益人。惟服金石人相宜耳。

苹

俗呼为四叶菜，叶浮水面，根连水底，其茎细于蓴莕，其叶大如指顶，面青，背紫有细纹，四叶合成，中折十字。夏秋开小白花，故称白苹。苏恭言：有三种，大者名苹，中者名荇，小者即水上浮萍，处处池泽止水中甚多。季春始生，或云杨花所化，一叶经宿，即生数叶，叶下有微须，即其根也。一种背面皆绿者。一种面青背紫者，谓之紫萍，入药为良。诸家本草皆以"苹"注"浮萍"，盖由苹、萍二字音相近也。别有一种萍蓬草，茎大如指，叶似荇叶而大，初生如荷叶，六七月开黄花，结实状如角黍，长二寸许，内有细子一包如罂粟，泽农采之，洗擦，去皮，蒸曝，舂取米作粥饭食之。其根大如藕，俭年人亦食之，香味如栗，俗呼水栗子。

气味：甘，寒，滑，无毒。主治暴热身痒，下水气，利小便。捣，涂热疮。捣汁饮，治蛇伤，毒入腹内。

荇菜

性滑如葵，叶颇似莕，又曰葵，曰莕，俗呼荇丝菜。李时珍曰：莕与蓴一类二种也，并根连水底，叶浮水上，其叶似马蹄而圆者，蓴也；叶似蓴而微尖长者，莕也。夏月俱开黄花，亦有白花者，结实大如棠梨，中有细子。

气味：甘，冷，无毒。主消渴，去热，利小便。捣敷诸肿毒、火[3]丹游肿。

---

〔1〕啖：原作"痰"，文义欠通，据《本草纲目》改。

〔2〕各：原作"种"，文义欠通，据《本草纲目》改。

〔3〕火：原作"大"，文义欠通，据《本草纲目》改。

蓴

生南方池泽中，叶如荇菜而差圆，形似马蹄，其茎紫色，大如箸，柔滑可羹。夏月开黄花，结实亦如荇子。春夏嫩茎细如钗股，短长随水浅深，名丝蓴，味甘而体软。至秋老，萌在泥中粗短名瑰蓴。张翰“临秋风思吴中之鱼蓴羹”即此，或作猪蓴，言可饲猪也。

气味：甘，寒，无毒。治消渴热疸，逐水，利小便，解百药毒、并蛊气。和鲫鱼作羹食，下气止呕，压丹石毒。

发明　孟诜曰：蓴性冷而滑，多食拥气损胃及齿发面色，和醋食，令人骨痿，多食发痔。疫病后，食之多死。

水藻

藻有二种。水藻叶长二三寸，两两对生，即马藻也。聚藻叶细如丝及鱼鳃状，节节连生，即水蕴也，俗名鳃草。二藻皆可食，煮熟，挼去腥气，米面糁蒸为茹，甚滑美，饥年可以充食。《左传》“苹繁蕴藻”之菜，即此也。

气味：甘，大寒，滑，无毒。主去暴热、热利，止渴。捣敷热毒、丹毒，小儿赤白火焱热疮。

海藻

此即水藻生于海中者。今登、莱诸州有之，亦作海菜，乃立名目，货之四方，以姜、醋腌之，作葅。

气味：咸，寒，无毒。治瘿瘤结气，散颈下硬核痈肿、癥瘕坚积。

发明　李时珍曰：海藻咸能润下，寒能泄热引水，故能消瘿瘤、结核、阴溃之坚聚，而除浮肿脚气、留饮痰气之湿热，使邪气自小便出也。

海带

似海藻而粗，柔韧而长。今登州人，干之以束器物。医家用以下水，胜于海藻、昆布。

气味：咸，寒，无毒。治水病、瘿瘤。

昆布

生登、莱者，槎如绳索之状。出闽、浙者，大叶似菜。盖海中诸菜性味相近，主疗一致，虽稍有不同，亦无大异也。

气味：咸，寒，滑，无毒。治十二种水肿、瘿瘤、结气、鼠瘘。

发明　李杲曰：咸能软坚，故瘿坚如石者，非此不除。孟诜曰：昆布下气久服，瘦人、无瘿气人，勿久食。凡海中菜皆损人，不可多食。

果　部

李

树能耐久，其种近百，味有甘、酸、苦、涩数种，色有青、绿、紫、朱、黄、赤、缥绮之异。北方一种御黄李，形大而肉厚核小，甘香而美。今人用盐曝、糖藏、蜜煎为果，惟曝干白李有益。其法：夏李色黄时摘之，以盐挼去汁，合盐晒萎，去核，复晒干，荐酒，作饤皆佳。今人呼干李为嘉庆子。按韦述《两京记》云：东都嘉庆坊有美李，人称为嘉庆子，久之称谓既熟，不复知其所自矣。

气味：甘、酸，微温，无毒。主除痼热，调中。多食令人胪胀，发虚热。

发明 孟诜曰：不可合雀肉及蜜食，损五脏，服术人忌之。入水不沉者，有毒，不可食。

杏

有数种。黄而圆者名金杏，扁而青黄者名木杏，味酢不及之甘而有沙者名沙杏，黄而带酢者为梅杏，青而带黄者为柰杏。王祯《农书》云：北方肉杏甚佳，赤大而扁谓之金刚，约拳大。类梅者，味酢；类桃者，味甘。别有巴旦杏，树如杏而叶差小，实亦尖小而肉薄，其核壳薄而仁甘，美味如榛子。

气味：酸，热，有小毒。多食伤筋骨，生痰热，动宿疾，昏精神，令人目盲。

发明 寇宗奭曰：凡杏性皆热，小儿多食致疮痈、膈热，产妇尤忌之。

核仁 **气味：甘、苦，温，有小毒。主除肺中风热咳嗽，利胸膈气逆，润大肠气秘。**元素。**杀虫，治诸疮疥，消肿，去头面诸风气皶疱。**时珍。

发明 李时珍曰：两仁者杀人，可以毒狗。凡桃、杏诸花，皆五出，若六出必双仁，为其反常，故有毒也。徐之才云：杏仁解锡毒，凡索面、豆粉近杏仁则烂。

梅

范成大《梅谱》云：江梅野生者，不经栽接，花小而香，子小而硬。消梅实圆，松脆多液无滓，惟可生啖，不入煎造。绿萼梅，枝跗皆绿。重叶梅，花叶重迭，结实多双。红梅，花色如杏。杏梅，色淡且实扁而斑，味全似杏。鸳鸯梅，即多叶红梅也，一蒂双实。一云：苦楝接梅则花带黑色。取青梅，篮盛于突上熏黑，为乌梅。盐淹曝干，为白梅。久乃上霜，又名霜梅。熟者笮汁，晒干为梅酱，夏月可调水饮之。

气味：酸，平，无毒。主生津止渴，清神下气，消酒。

乌梅 **气味：酸，温，无毒。主止渴调中，去痰，治疟瘴，止吐逆霍乱，除冷热痢。**《本草拾遗》。**敛肺涩肠，止久嗽泻痢，反胃噎膈，蛔厥吐利，消肿涌痰，杀虫，解鱼毒、马汗毒、硫黄毒。**时珍《纲目》。

白梅 **气味：酸、咸，平，无毒。治中风惊痫喉痹，痰厥僵仆。牙关紧闭者，取梅肉揩擦牙龈，涎出即开。又治泻痢烦渴，霍乱吐下，下血血崩。**

发明 《日华子》曰：生梅多食，损齿伤筋，蚀脾胃，令人发膈上痰热。服黄精人，忌食之。食梅齿𪘨者，嚼胡桃肉解之。王好古曰：乌梅，脾肺二经血分药也，能收肺气，治燥嗽。肺欲收，急食酸，以收之。忌猪肉。

桃

桃品甚多，易于栽种，且早结实。五年，宜以刀划其皮出其脂液，则多延数年。桃树生虫，煮猪头汁浇之，即止。其花有红、紫、白、千叶之殊，其实有红桃、绯桃、碧桃、细桃、金桃、银桃、胭脂桃之名。生桃切片，瀹过，曝干为脯，可充果食。取烂熟桃，纳瓮中，盖口。七日，漉去皮核。密封二七日，成酢，香美可食。

气味：甘、酸，热，微毒。主益色，辟邪。多食令人有热。

核仁 **气味：苦、甘，平，无毒。治血结，血秘血燥，通润大便，破畜血**元素。

治血滞，风痹，骨蒸，肝疟寒热，鬼疰疼痛、产后血病。

发明 《黄帝书》云：食桃饱人，水浴令人成淋及寒热病。吴瑞曰：桃与鳖同食患心痛，服术人忌食。李时珍曰：多食令人膨胀及生痈疖，能发丹石毒。生者，尤损人。桃实着树，经冬不落者，名桃枭，又名桃奴，《家宝方》谓之神桃，言其辟恶也，主杀百鬼精物，止邪疟。《典术》云：桃乃五木之精，仙木也。味辛气恶，故能压伏邪气，制百鬼，今人门上用桃符以此。

栗

栗类亦多。大者为板栗，中心扁，子为栗楔。稍小者为山栗。山栗之圆而末尖者为锥栗，圆小如橡子者为莘栗，小如指顶者为茅栗。吴栗虽大，味短不如北栗。栗欲干收，莫如曝之。欲生收，莫如润沙藏之，至夏初尚如新也。

气味：咸，温，无毒。主益气，厚肠胃，补肾气，令人耐饥。

发明 孙思邈曰：栗，肾之果也，肾病宜食之。李时珍曰：有人内寒，暴泄如注，令食煨栗二三十枚，顿愈。肾主大便，栗能通肾，于此可验。《经验方》治肾虚腰脚无力，以袋盛生栗悬干，每旦吃十余枚，次吃猪肾粥助之，久必强健。盖风干之栗胜于日曝，而火煨、油炒胜于煮蒸，仍须细嚼，连液吞咽则有益。若顿食至饱，反致伤脾。按：苏子由诗"老去自添腰脚病，山翁服栗旧传方。客来为说晨与晚，三咽徐收白玉浆"。此得食栗之诀也。凡栗，日中曝干食即下气补益，不尔，犹有木气不补益也。火煨去汁亦杀木气，生食发气，熟食壅气。小儿不可多食，生则难化，熟则滞气，膈中生虫，往往致病，且令齿不生。

壳 煮汁饮之，治反胃、消渴。

枣

南北皆有，其类甚繁。青州出者，形大而核细、肉厚、多膏。密云所出小枣，甘润核细，止可充果食。入药须用青州及晋地晒干大枣为良，亦有用胶枣之肥大者。凡枣切而晒干者为枣脯，煮熟榨出者为枣膏，蒸熟者为胶枣，捣枣胶晒干者为枣油。其法：取红软干枣入釜，以水仅淹平，煮沸，漉出，沙盆研细，生布绞取汁，涂盘上晒干，其形如油，以手摩刮为末，收之。每以一匙投汤碗中，酸甜味足，即成美浆用。和米麨能止饥渴，益脾胃也。河东猗氏县出大枣，子如鸡卵。

生枣 气味：甘，热，无毒。多食令人寒热，腹胀滑肠，损脾，羸瘦者尤不可食。

干枣 即晒干大枣也。**气味：甘，温，无毒。主安中，养脾气，平胃气，通九窍，助十二经，除肠澼，和百药，调荣卫，生津液。**

发明 《日华子》曰：有齿病、疳病、虫䘌人，不宜食。忌与葱同食，令人五脏不和。与鱼同食，令人腰腹痛。李时珍曰：《素问》言枣为脾之果，脾病宜食之，谓治病和药，枣为脾经血分药也。若无故频食则生虫、损齿，贻害多矣。缪希雍曰：枣虽甘温，能补脾胃而生津液，然味过于甘，中满者忌之。小儿疳病不宜食，齿痛及患痰热者不宜食，生者尤不利人。

梨

种类甚多，必须棠梨、桑树接过者，则结子早而佳。有青、黄、红、紫四色。乳梨即雪梨，鹅梨即绵梨，消梨即香水梨，俱为上品。其他青梨、赤梨、紫糜梨，皆粗涩不堪。别有野梨名山梨，实大如杏。棠梨如小楝子大，霜后可食，味皆酸涩。《物类相感志》言，梨与萝卜相间收藏，可经年不烂。杨升庵云：梨花有二种，瓣圆而舒者，其果必甘；缺而绉者，其果必酸。

气味：甘、微酸，寒，无毒。主除烦止渴，通胸中痞塞热结，润肺凉心，消痰降

火，利大小便，解丹石热毒、酒毒。多食令人寒中，金疮、乳妇尤不可食。

发明 朱震亨曰：梨者利也，其性流利下行也。李时珍曰：《别录》著梨止言其害，不著其功。陶隐居言梨不入药。盖古人论病多主风寒，用药皆是桂附，故不知梨有治风热、润肺凉心、消痰降火、解毒之功也。今人痰病、火病十居六七，梨之有益，盖不为少，但不宜过食尔。缪希雍曰：《本经》言多食令人寒中者，以其过于冷利也。辛寅孙诗"嚼处春冰敲齿冷，咽时雪液沃心寒"是也。凡痈疽将成之候，惟昼夜食梨，可转重为轻。膏粱之家，厚味酽酒，纵恣无节，必中痰火卒中、痈疽之病，数食梨，可变危为安。如生梨已尽，则取干者泡汤，食滓，饮汁。胃冷呕吐者，忌之。

木瓜

木瓜处处有之，而宣城者为佳。树状如柰，叶光而厚，春末开花深红色，其实大者如瓜，小者如拳，皮薄色赤，黄蒂，间别有重蒂如乳香，而甘酸不涩。宣州人种木瓜，始成颗则簇纸花贴于上，日曝夜露而变红，花纹如生可爱，用以充贡，故有宣城花木瓜之称。李时珍谓：实如小瓜而有鼻，津润味不木者，为木瓜。鼻乃花脱处，非脐蒂也。小于木瓜，色微黄，蒂核皆粗，核中之子小圆，味木而酸涩多渣者，为木桃，一名樝子，又名和圆子。似木瓜而无鼻，大于木桃而黄色无重蒂者，为木李，又名榠樝。二物与木瓜皆是一类，故其形状功用相近，但木瓜得木之正气为可贵耳。

木瓜性脆，可蜜渍之为果。去子蒸烂，捣泥，入蜜与姜作汤，冬月饮，尤佳。木桃、木李性坚，亦可入蜜煮汤及作糕，食之气皆香美。致衣箱中杀蠹虫。以木瓜灰毒鱼，皆死而浮出。

气味：酸，温，无毒。治湿痹脚气，霍乱大吐下、转筋不止。《名医别录》。**利筋骨，调荣卫。**雷敩《炮炙论》。**去湿和胃，滋脾益肺，治腹胀，善噫，心下烦痞。**王好古《汤液》。

发明 李杲曰：木瓜入手足太阴血分，气脱能收，气滞能和。孟诜曰：多食木瓜，损齿及骨。《针经》云：多食酸，令人癃，酸入于胃，其气涩以收，两焦之气不能出入，流入胃中，下去膀胱，胞薄以软，得酸则缩卷，约而不通，故水道不利而癃涩也。入药忌犯铁器。

榅桲

榅桲，盖榠樝之类，生于北土者沙，苑出者更佳。其实大抵类樝，但肤慢而多毛，味尤甘，其气芬馥，置衣笥中亦香，最易生虫，少有不蛀[1]者。

气味：酸、甘，微温，无毒。主温中，下气消食，除心间酸水，去臭，辟衣鱼。

发明 陈士良曰：发毒热，秘大小肠，聚胸中痰，壅涩血脉，多食痞塞胃脘。吴瑞曰：同车螯食，发疝气。

山楂音渣，世俗皆作查字，误矣。

俗呼山里红果，有二种，皆生山中。一种小者，山人呼为棠杭子。一种大者，山人呼为羊杭子。实有赤、黄二色，初甚酸涩，经霜乃可食。今人取熟者去皮核，捣和糖蜜作为糕，以充果物。

气味：酸、甘，微温，无毒。健胃消食，行结气，治小肠疝气，发小儿痘疹。妇人产后儿枕痛，恶露不尽，煎汁入沙糖，服之立效。丹溪。**化饮食，消肉积癥瘕、痰饮痞满，吞酸，滞血痛胀。**《本草纲目》。**化血痞气块，活血。**宁原《食鉴》。

发明 李时珍曰：凡脾弱，食物不克化、胸腹胀闷者，每食后嚼二三枚，绝佳，但不可多

---

〔1〕蛀：原作"蛀"，据文义改。

用，恐反克伐脾胃生发之气也。黄承吴曰：山楂泄肉食，疏肝气，亦去食积。然有积滞者宜食，无滞不可用。脾弱人不宜，混食伤脾。

柰

梵言谓之频婆，北方亦呼之，犹云端好也。有白、赤、青三色，白者为素柰，赤者为朱柰，青者为绿柰，皆夏熟，与林檎一类二种。树实似林檎而大。《通雅》云：时珍以频婆为柰，频花红于柰花，非一物也。

气味：甘，寒，无毒。主生津止渴。多食令人肺胀，病人尤忌。

林檎俗呼花红

即柰之小而圆者，其类有金林檎、红林檎、水林檎、蜜林檎、黑林檎，皆以色味立名。黑者，色似紫柰。熟时晒干，研末，点汤服，甚美。

气味：甘、酸，温，无毒。主下气消痰，止渴，多食发热。令人百脉弱，生疮疖。

平波

按本草“柰”释名“频婆”。《通雅》云：频花红于柰花，非一物，则今俗云平果，或即此也。

气味：甘，平，无毒。止渴生津。

柹俗作柿

柿有七绝：一寿，二多阴，三无鸟巢，四无虫，五霜叶可爱，六嘉实，七落叶肥大。有数种。红柿所在皆有，黄柿生汴、洛诸州。朱柿出华山，圆小而深红，皮薄可爱，味更甘珍。椑柿色青，可生啖。又有一种小柿，谓之软枣，俗呼为牛奶柿。生柿置器中，自然红熟如烘成，涩味尽去，其甘如蜜，谓之烘柿。日干者，谓之白柿。火干者，谓之乌柿。水浸藏者，谓之醂柿。皆以核少者为佳。醂藏柿也，水收盐浸之外，又有以熟柿用灰汁澡三四度，令汁尽，着器中，经十余日，即可食，治病非宜。

气味：甘，寒，涩，无毒。主润肺凉心，除烦止渴，压胃间热，通耳鼻气，治肠澼不足。

白柿　即干柿生霜者。其法，用大柿去皮捻扁，日晒夜露至干，纳瓮中，待生白霜，乃取出。今人谓之柿饼，其霜谓之柿霜。

气味：甘，平，无毒。主开胃涩肠，消痰止渴，治吐血，润心肺，疗肺痿、心热咳嗽，润喉声，杀虫，治反胃、咯血、血淋、肠澼痔漏下血。《本草纲目》。

柿霜　**清上焦心肺热，生津止渴，化痰宁嗽，治咽喉、口舌疮痛。**

发明　寇宗奭曰：凡柿同蟹食，即腹痛大泻。王璆《百一选方》云：一人食蟹，多食红柿，至夜大吐，继之以血，昏不省人。一道者云：惟木香可解，乃磨汁灌之，即渐苏醒而愈也。陈藏器云：饮酒食红柿心痛，直至死，且令人易醉。《别录》言“解酒毒”，失之矣。李时珍曰：柿乃脾肺血分之果也，干柿味甘而气平，性涩而能收，故有健脾涩肠、治嗽止血之功。盖大肠者肺之合而胃之子也。真正柿霜乃其精液入肺，病上焦药尤佳。

檽枣，俗作软枣，一名牛奶柿，其木类柿而叶长，但结实小而长，状如牛奶，干则紫黑色。一种小圆如指，顶大者名丁香柿，味尤美，以其形似故名，盖一类二物。一名君迁子，司马温公名苑云：君迁子如马奶，俗云牛奶柿是也。

安石榴

《博物志》云：汉，张骞使西域得安石国榴种以归，故名安石榴。又《齐民要术》云：凡植榴者须安僵石、枯骨于根下，即花实繁茂，则安石之名义或取此也。花有红、黄、白三色，单叶者结实，千叶者不结实或结亦无子也，实有甜、酸、苦三种。一种子洁白莹彻如水晶者，谓之水晶石榴。又南中有四季榴，四时开花，秋月结实。海石榴，高一二尺即结实，皆异种也。

气味：甘、酸，温，涩，无毒。治咽喉燥渴，理乳石毒，多食损人肺。

酸榴皮 气味：同实，主止渴泻痢，下血脱肛，崩中带下 。

发明 苏颂曰：石榴有甘、酸二种，甘者可食，酸者入药。《道家书》谓榴为三尸酒。言三尸虫得此果则醉也。范成大诗"玉池咽清肥，三彭迹如扫"。孟诜曰：多食损齿，令黑，凡服食药物人，忌之。朱震亨曰：榴者留也，其性涩，恋膈成痰，损肺气，不宜食。

橘

橘、柚、柑三者相类而不同。橘实小，其瓣味微酸，其皮薄而红，味辛而苦。柑大于橘，其瓣味甘，其皮稍厚而黄，味辛而甘。柚大小皆如橙，其瓣味酸，其皮最厚而黄，味甘而不甚辛。如此分之，方不误矣。橘品类亦多。黄橘，扁小而多香雾，橘之上品；朱橘，小而色赤如火；绿橘，色绀碧可爱，不待霜后，色味已佳；乳橘，状似乳柑，皮坚瓤多，味绝酸芳；塌橘，状大而扁，外绿心红，瓣巨多液，经春乃甘美。余者气味俱同，形各有异。南方柑橘虽多，亦畏霜。每霜时，亦不甚收。惟洞庭，霜虽多，却不能损。土人云：洞庭四面皆水，水气上腾，尤能阁霜，所以洞庭柑橘最佳。韦苏州《寄橘书》云："书后欲题三百颗，洞庭须待满林霜。"

气味：甘、酸，温，无毒。甘者润肺，酸者聚痰。

橘皮 王好古曰：橘皮以色红，陈久为良，故曰陈皮。以白汤入盐，洗润透，刮去筋膜，晒干者，名橘红。今以广中者为胜，江西者次之，然多以柑皮相杂，不可不辨。

气味：苦、辛，温，无毒。主清痰涎，治上气咳嗽，开胃，主气痢，破癥瘕痃癖。甄权《药性论》。疗呕哕反胃，嘈杂，时吐清水，痰痞痎疟，大肠闭塞，妇人乳痈。入食料，解鱼腥毒。《本草纲目》。

发明 《宁原》曰：橘多食，恋膈生痰，滞肺气。橘皮能散，能泻，能温，能补，能和，化痰治嗽，顺气理中，调脾快膈，通五淋，疗酒病。但多用久服，能损元气。李时珍曰：橘皮下气消痰，其肉生痰聚饮，表里之异如此，凡物皆然。橘皮苦能泄、能燥，辛能散，温能和，其治诸病，总是取其理气燥湿之功。同补药则补，同泻药则泻，同升药则升，同降药则降。脾乃元气之母，肺乃摄气之钥，故橘皮为二经气分之药，但随所配而补、泻、升、降也。洁古张氏云：陈皮、枳壳利其气而痰自下，盖此义也。同杏仁治大肠气秘，同桃仁治大肠血秘，皆取其通滞也。吴瑞：橘同蟹食，令人患软痈。

橘核 气味：苦，平，无毒。治小肠疝气及阴核肿痛，炒研，酒煎服，或酒糊丸服，甚效。凡用，须以新瓦焙香，去壳，取仁，研碎入药。

柑

柑有朱柑、黄柑、乳柑、沙柑、青柑、石柑、山柑，柑皮比橘色黄而少厚，理稍粗而味不苦。橘可久留，柑易腐败。柑树畏冰雪，橘树略可，此柑、橘之异也。乳柑出温州诸邑，以其味似奶酪故名，其皮薄而味珍，脉不黏瓣，实不留滓，擘之香雾噀人，为柑中绝品。朱柑色绝嫣红，其味酸，人不重之。余俱体性相类。山柑皮疗咽痛，余皆不堪用。

气味：甘、酸，大寒，无毒。主利肠胃中热毒，解丹石，止暴渴，利小便。多食令人肺冷生痰，脾冷发痼癖。大肠泄痢病人忌食。

柑皮 气味：辛、甘，寒，无毒。主下气调中，解酒毒及酒渴。伤寒饮食劳复者，浓煎汁服。

发明 李时珍曰：橘皮温，柑皮寒；橘皮纹细，色红而薄，内多筋脉，其味苦辛，至熟亦苦；柑皮纹粗，色黄而厚，内多白膜，其味辛甘，不甚苦。外形虽似，而气味不同。曾茶山《和曾宏父饷柑》诗："莫向君家樊素口，瓠犀微齾远山颦"。孟诜曰：多食令肺燥。

橙

大者如碗，经霜早熟，色黄皮厚，香气馥郁，可以熏衣，可以笔鲜，可以糖制为橙丁，可以蜜制为橙膏，宿酒未解者，食之速醒。

气味：酸，温，无毒。洗去酸汁，切，和盐蜜煎成贮食，止恶心，能去胃中浮风恶气。多食伤肝气，发虚热。

皮 气味：辛，温，无毒。主散肠胃恶气，消食下气，去胃中浮风气。糖作橙丁甘美，消痰下气，利膈宽中，解酒。

柚

一呼朱栾，最大者谓之香栾，《桂海志》谓之臭柚，皆一物也。皮厚味甘，不似橘皮薄味辛而苦，其肉亦如橘有甘，有酸，俗谓橙为柚，非矣。李时珍曰：柚树叶皆似橙，其实有大、小二种，形色圆正都类柑橙，但皮厚而粗，其味甘，其气臭，其瓣坚而酸恶不可食，其花甚香。盖橙乃橘属，故其皮皱厚而香，味苦而辛，柚乃柑属，故其皮粗厚而臭，味甘而辛，如此分柚与橙、橘自明矣。

气味：酸，温，无毒。主消食，解酒毒，治饮酒人口气，去肠胃中恶气，疗妊妇不思食，口淡。

皮 气味：甘、辛，平，无毒。主消食快膈，散愤满之气，化痰。

香橼俗作圆、佛手柑

一名枸橼，味虽短而香芬大胜，可置衣笥中。一种状如人手有指，俗呼为佛手。柑皮如橙、柚而厚，皱而光泽，生缘熟黄，其核细，其味不甚佳，而清香袭人。若安一片于蒂而以湿纸围护，经久不瘪。

皮瓤 气味：酸，温，无毒。治痰气咳嗽。煎汤，治心气痛。

金橘

生则深绿色，熟乃黄如金，故有金橘之名。其味酸甘而芳香可爱，糖造、蜜煎皆佳，藏绿豆中，可经时不变。盖橘性热，豆性凉也。又有山金橘，俗名金豆，实如樱桃，内只一核，俱可蜜渍，香清味美。王岐公诗："黄欺晚菊垂金砌，圆并明珠落翠盘。"

气味：酸、甘，温，无毒。主下气快膈，止渴，解醒，辟臭。

枇杷

大者如鸡子，小者如龙眼，白者为上，黄者次之，无核者名焦子。

气味：甘、酸，平，无毒。主止渴下气，利肺气，止吐逆，凉上焦热，润五脏。

叶 气味：苦，平，无毒。治呕哕不止，肺热咳嗽，和胃降气，清热解暑毒，疗脚气。

发明　孟诜曰：枇杷果多食，发痰热，伤脾，同炙肉及热面食，令人患热黄疾。

杨梅

有红、白、紫三种，红胜于白，紫胜于红，颗大而核细，盐藏、蜜渍、糖收皆佳。青时极酸，熟则如蜜，用以酿酒，号为梅香酎。

气味：酸、甘，温，无毒。去痰止呕，消食下酒，和五脏，涤肠胃，除烦闷恶气。

发明　孟诜曰：久食令人发热，损齿及筋骨，忌生葱同食。有疝气人，不可与烧酒同食，食则即时举发。核中有仁，以点茶甘香可爱。取仁法，以柿漆拌核曝之，则自裂出也。

树皮及根　主煎汤，洗恶疮疥癣；煎水，漱牙痛；服之，解砒毒；烧灰，油调，涂汤火伤。

樱桃

一名含桃。《礼记》"仲春天子以含桃荐宗庙"，即此。先百果熟，故古人多贵之。其实熟时深红色者，谓之朱樱。紫色紧里有细黄点者，谓之紫樱，味最珍重。又有正黄明者，谓之蜡樱。小而红者，谓之樱珠，味皆不及极大者。有若弹丸，核细而肉厚，尤难得。盐藏、蜜煎，皆可。林洪《山家清供》云：樱桃经雨，则虫自内生，人莫之见。水浸良久，则虫皆出，乃可食。

气味：甘，热，无毒。主调中益脾，美颜色。

发明　孟诜曰：食多无损，但发虚热耳，有暗风人不可食，食之立发，小儿尤忌。朱震亨曰：樱桃属火，性大热而发湿。旧有热病及喘嗽者，食之立病。王摩诘诗："饱食为须愁内热，大官还有蔗浆寒"，其性之热可证矣。

叶　煮老鹅，易软熟。毒蛇咬伤，捣烂，涂患处，并饮其汁，毒不攻内。

银杏

一名平仲，唐，沈云卿诗："芳春平仲绿，清夜子规啼。"今名白果。叶似鸭掌，又名鸭脚。宋初，始著名，改呼银杏。其花夜开，随即卸落，人罕见之，盖阴毒之物。其核两头尖，三棱为雄，二棱为雌。其仁嫩时绿色，久则黄。须雌、雄同种，其树相望乃结实，或雌树临水亦可，或凿一孔纳雄木一块泥之亦结，阴阳相感之妙如此。

气味：甘、苦，平，涩，无毒。熟食，温肺益气，定喘嗽，缩小便，止白浊。生食，降痰，消毒杀虫；嚼浆涂鼻面手足，去皶疱䵟黵、皴瘃及疥癣、疳䘌、阴虱。

发明　吴瑞曰：多食壅气，动风作痰。小儿多食发惊，立死。同鳗鲡鱼食，令人风软。李时珍曰：熟食小苦微甘，性温，有小毒。多食令人气壅，胪胀昏顿，故《物类相感志》言：银杏能醉人。而《三元延寿书》云：白果食满千个者死，或遇其毒，饮冷白酒数杯，吐出则生，不吐则死。

胡桃

一名羌桃。汉时，张骞使西域，始得种，远植之秦中，渐及东土，故名之。又名核桃。

气味：甘，温，无毒。主润肌肤，黑须发，补气养血，润燥化痰，益命门，利三焦，温肺润肠，治虚寒喘嗽，腰脚重痛，心腹疝痛，血痢肠风，散肿毒，发痘疮，制铜毒。

油核桃　气味：辛，热，有毒。主杀虫，攻毒，治痈肿疠风、疥癣、杨梅、白秃诸疮。

发明　李时珍曰：胡桃仁味甘气热，皮涩肉润。孙真人言其冷滑，误矣。近世医方，用治痰气喘嗽、醋心及疠风诸病，而酒家往往醉后嗜之。则本草诸书言食多，吐水吐食，动风痰，助肾火，及酒同食，咯血之说亦未尽然也。但性热，能入肾肺，惟虚寒者宜之，而痰火积热者不宜多食耳。苏颂曰：同破故纸研末，蜜丸服，为补下焦肾命之药。连皮空腹食之，最能固精。孟诜云：和胡粉研如泥，拔白发，纳孔中，其毛皆黑，青皮性涩，又能染髭。

榛子

壳厚而坚，仁白而圆，大如杏仁，亦有皮尖然多空者，故谚云，“十榛九空”。辽代，上党甚多。久留易油坏。

气味：甘，平，无毒。主益气，厚肠胃，令人不饥，健行。

橡实

一名橡斗，又名皂斗，谓其斗刓剜象斗，煮汁可以染皂也。其仁如老莲肉。山人俭岁采以为饭或捣浸取粉食，丰年可以肥猪。其木高二三丈，叶如栗叶，木坚实而重，有斑文点点，不堪充材，为薪炭则他木皆不及，《周礼·职方氏》“山林宜皂物，柞栗之属”即此也。《诗经·秦风》云：山有苞栎。陆机注云：即柞栎也。其嫩叶可煎饮代茶。

气味：苦，微温，无毒。主涩肠止泻，蒸熟食，止饥，御歉岁。

斗壳　气味：涩，温，无毒。主止肠风，崩中带下，冷热泻痢，并染须发。

槲实

《尔雅》谓之朴樕。朴樕者，婆娑蓬然之貌。其树偃蹇，其叶蓬蓬故也，俗称衣物不整者为朴樕，本此。其实似橡子而稍短小，其蒂亦有斗，其实僵涩味恶，荒岁人亦食之。其木虽坚而不堪充材，只宜作柴为炭，不及栎木，所谓“樗栎之材”者，指此。

气味：苦，涩，平，无毒。主涩肠止痢，功同橡子。

荔枝

生岭南及巴中，今闽之泉、福、漳、兴皆有之。其品以闽中为第一，肌肉甚厚，甘香莹白，非广蜀比。广蜀所出早熟，初生小酸、肉薄、核大不堪。又有焦核荔，枝核如鸡舌，香味更甜美。凡实生时肉白，干时肉红。日晒、火烘、卤浸、蜜煎皆可致远。成朵晒干者，谓之荔锦。白乐天《荔枝圆序》：“荔枝树形团团如帷，盖叶如冬青，花如橘而春荣，实如丹而夏熟，朵如蒲桃，核如枇杷，壳如红缯，膜如紫绡，瓤肉洁白如冰雪，浆液甘酸如醴酪。若离本枝，一日而色变，二日而香变，三日而味变，四五日外，色香味尽去矣。”

气味：甘，温，无毒。止烦渴，益颜色，通神健气，治瘰疬瘤赘、赤肿疔肿，发小儿痘疮。

发明　李时珍曰：荔枝气味纯阳，其性热。鲜者，食多即龈肿齿痛或衄血也，病齿𧏾及火病人，尤忌之。《开宝本草》言其性平。苏颂《图经》谓多食无伤，皆谬说也。按《物类相感志》云：食荔枝多则醉，以壳浸水，饮之即解，此即食物不消，还以本物消之之意。一云：饮蜜浆一杯，便解。缪希雍曰：荔枝鲜时，味极甘美，多津液，故能止渴；甘温益血，助荣气，故能益人颜色也。多食令人发热，或衄血、齿痛者，以其生于炎方，熟于夏月，故善助火发热耳，除疝气外无他用。《杂志》云：荔枝壳不可烧，其香引尸虫。

核　气味：甘，温，涩，无毒。治㿗疝气痛，妇人血气刺痛。

龙眼

一名亚荔枝，树如荔枝，但枝叶稍小，壳青黄色，形圆如弹丸大，核如木槵子而不坚，肉白带浆，俗名圆眼。《博雅》谓之益智，甘味归脾，能益人智故名，非药中之益智子也。

气味：甘，平，无毒。主开胃益脾，补虚长智。

发明 李时珍曰：食品以荔枝为贵，而资益则龙眼为良，盖荔枝性热，龙眼性和平也。严用和《济生方》治思虑劳伤心脾，有归脾汤，取甘味归脾，能益人智之义。华亭陆平泉，年几及百，平日常食龙眼不辍口，言其补益心脾，功与人参并也。

橄榄

此果虽熟，其色亦青，故俗呼青果。其有色黄者病物也，不堪食。王祯云：其味苦涩，久之方回甘味，故又名为谏果。深秋方熟，咀之香口，胜含鸡舌。李时珍云：橄榄树高，将熟时以木钉钉之，或纳盐少许于皮内，其实一夕自落。生咀嚼之，味虽苦涩而芬香，蜜渍、盐藏皆可致远。又有绿榄色绿，乌榄色青黑，肉烂而甘，取肉槌碎，干放，自有霜如白盐谓之榄酱。青榄核内仁干小，惟乌榄仁最肥大，有文层叠如海螵蛸状而味甘美，谓之榄仁。又有一种波斯橄榄，生邕州，色类相似，但核作两瓣，蜜渍食之。树枝节上生脂膏如桃胶，南人采之和皮叶煎之，调如黑饧，谓之橄榄糖，用濯船损，干后牢于胶漆，着水益干坚耳。《通雅》云：何子元称青子自闽来者，小而香，入沸水中，色淡碧。余者如法泡之，色黄味不香乃和，皆余甘子、木威之种也。

气味：酸，涩，甘，温，无毒。主开胃下气，生津液，止烦渴，解酒毒，治咽喉痛，解一切鱼、鳖毒，尤解鯸鲐鱼毒。

发明 马志曰：鯸鲐鱼即河豚也，人误食其肝及子，必迷闷至死，惟榄煮汁能解之。其木作舟檝，拨着鱼皆浮出，误落橄榄在池中，鱼尽毙，故知物有相畏如此。朱震亨曰：味涩而甘，醉饱宜之。然性热，多食能致上壅。李时珍曰：橄榄盐过则不苦涩，同栗子食甚香。寇宗奭曰：核磨汁服，治诸鱼骨鲠。唇吻燥痛，榄仁研烂敷之。

榧子

榧亦作棑，以小而心实者为佳。其木名文木，斐然章采，故谓之榧，信州玉山县者为佳。土人呼为赤果，亦曰玉榧。有一种粗榧，其木与榧相似，但理粗色赤耳，其子稍肥大，仅圆不尖。《神农本草》柀子即粗榧也。陶氏不识柀子，惟苏恭能辨为一物也。

气味：甘，平，涩，无毒。治五痔，去三虫蛊毒、鬼疰恶毒。《名医别录》。**治咳嗽、白浊，助阳道。**《生生编》。

发明 朱震亨曰：榧子，肺家果也。火炒食之，香酥甘美，但多食则引火入肺，大肠受伤尔。宁原曰：榧子杀腹间大小虫，小儿黄瘦有虫积者宜食之。苏东坡诗“驱除三彭虫，已我心腹疾”是矣。汪瑞曰：性热，同鹅肉食，生断节风。又上壅人，忌火气。《物类相感志》云：榧煮素羹，味更甜美。猪脂炒榧，黑皮自脱，榧子同甘蔗食，其渣自软。榧子皮反绿豆，能杀人。

松子

松子有南松、北松、华阴松，形小壳薄有斑，极香。海松子又名新罗松子，出辽东及云南，与松树同。惟五叶一丛者，球内结子，大如巴豆而有三棱，一头尖尔，肉甚香美，久收亦油。

气味：微温，无毒。主去诸风，逐邪气，滑肌肤，实肠胃，润肺，治燥结咳嗽。

槟榔

宾与郎皆贵客之称，交广人凡贵胜族客必先呈此果，槟榔名义，盖取于此。又名洗瘴丹，言南方地气暑湿，人多患胸中痞滞，食此以祛瘴疠也。生食，其味苦涩，得扶留藤与瓦屋子灰，同咀嚼之，则柔滑甘美。雷敩言：尖长而有紫文者，名槟。圆大而矮者，名榔。亦似强说。今医家亦不细分，但以存坐稳正，作鸡心状，破之有锦文者为佳。一种大腹子，腹大形扁而味涩，不似槟榔尖长味良，所谓猪槟榔者是矣，彼中悉呼为槟榔。自嫩及老采实啖之，以祛瘴疠，但力比槟榔，稍少力耳。

气味：苦、辛，温，涩，无毒。主消谷，逐水，除痰澼，杀三虫。《名医别录》。宣利五脏六腑壅滞，破胸中气下水肿，治心痛积聚。甄权《药性论》。治泻痢后重，心腹诸痛，大小便气秘，痰气喘急，疗诸疟，御瘴疠。《本草纲目》。

发明　张元素曰：槟榔味厚气轻，沉而降，阴中阳也，苦以破滞，辛以散邪，泄胸中至高之气，使之下行。性如铁石之沉，重坠诸药至于下。故治诸气后重，如神也。

椰子

岭南州郡皆有之。其树初栽时，用盐置根下，则易发。木至斗大，方结实。大者三四围，高五六丈，通身无枝叶，在木顶长四五尺，直耸指天，状如棕榈，势如凤尾。二月着花，成穗出于叶间，一穗数枚。小者如栝楼，大者如寒瓜，悬着树端。六、七月熟，有粗皮包之，皮内有核圆而黑润，甚坚硬，厚二三分。壳内有白肉瓤如凝雪，味甘如乳。瓤肉空处有浆，钻蒂倾出，清美如酒，若久者则混浊不佳矣。其壳磨光有斑缬点纹，可为酒器。如酒中有毒，则酒沸起或裂破。今人或漆或镶，殊失其义。

浆　气味：甘，温，无毒。主去风热，祛暑气。

瓤　气味：与浆同，食之不饥，令人面泽。

发明　朱震亨曰：椰子生海南极热之地，土人赖此解夏月毒渴，天之生物各因其材也。李时珍曰：其性热，故饮之者，多昏如醉状。李珣曰“多食冷而动气”，恐未必然也。

壳　治杨梅疮。筋骨痛，烧存性，以滚酒泡服二三钱，暖覆取汗，其痛即止，神验。

桄榔子

岭南，二广州郡皆有之。其木似棕榈而坚硬，斫入数寸得面，大者至数石，赤黄色可食。其皮至柔坚韧，可以作绠。其子作穗如青珠，每条不下百颗，团团悬挂若伞，极可爱。其木最重，色类花梨而多纹，用代铁枪，锋芒甚利。一名面木，又名铁木。一种莎木，生岭南山谷，大者皮内有白面石许，色黄白，捣筛作饼或磨屑作饭食之，补益虚冷，消食。彼人呼为莎面，轻滑美好，胜于桄榔面也。

子　气味：苦，平，无毒。主破宿血。

面　气味：甘，平，无毒。作饼炙，令腴美，补益虚羸损乏、腰脚无力，久服轻身辟谷。

波罗蜜

生交趾南番诸国。今岭南、滇南，亦有之。树高五六丈，类冬青而黑润倍之，叶极光净，冬夏不凋，至斗大，方结实，不花而实，出于枝间，大如冬瓜，外有厚皮，裹之若栗球，上有软刺礧砢。五六月熟时，剥去外皮，壳内肉层叠如橘囊，味甘如蜜，香气满室。一实凡数百核，核大如枣，其中仁如栗黄，煮、炒食之甚佳。

气味：甘，香，微酸，平，无毒。主止渴，解烦，醒酒，益气，令人悦泽。

核中仁 气味：同瓤，主补中益气，令有不饥，轻健。

菴罗果

俗名香盖，西洛甚多。其状如梨，先诸梨熟，才熟便松软。

气味：甘，微寒，无毒。主止渴。多食动风疾，患黄病。

无花果

一名映日果，枝柯如枇杷树，三月发叶如花构叶。五月内不花而实，实出枝间，状如木馒头，其内虚软。采以盐渍，压实令扁，日干充果食。熟则紫色，软烂，甘味如柿而无核也。别有一种文光果，形如无花果，肉味如栗，五月成熟。

气味：甘，平，无毒。主开胃，止泄痢，治五痔、咽喉痛。

马金囊

一名马槟榔，生滇南诸地，蔓生。结实大如葡萄，紫色味甘，内有核，颇似大枫子而壳稍薄，团长斜扁不等。核内有仁，亦甜。

气味：苦、甘，寒，无毒。治伤寒热病，食数枚，冷水下。恶疮肿毒，内食一枚，冷水下。外嚼涂之，即无所伤。

发明 汪机曰：凡嚼之者，以冷水一口送下，其甜如蜜亦不伤人也。产难，临时细嚼数枚，井华水送下，须臾，立产。再以四枚去壳，两手各握二枚，恶水自下也。欲断产者，常嚼二枚水下，久则子宫冷，自不孕矣。

枳椇

徐锴注《说文》作枝枸，又作枳椇，皆屈曲不伸之意。此树多枝而曲，其子亦卷曲，故以名之。又《诗话》云：子生枝端，横折歧出状如鸡距，故俗谓之鸡距子，或谓之懒汉指头。李时珍曰：枳椇所在皆有，木高三四丈，叶圆大如桑柘。夏月开花，枝头结实，如鸡爪形，长寸许，纽曲开作二三歧，俨若鸡之足距。嫩时青色，经霜乃黄，嚼之味甘如蜜。每开歧尽处，结一二小子，内有扁核，赤色，似酸枣仁形，飞鸟喜巢其上。故《宋玉赋》云：枳枸来巢。《月令广义》云：树果构结，状如珊瑚，其味甜，即鸡距子，一名木珊瑚，中州名拐枣，最能醒酒。凡酒肆棟宇，若以其木为柱，则屋中之酒皆薄，并制什物中有此木，造酒必薄。俗又名金钩木。

气味：甘，平，无毒。主止渴除烦，去膈上热，润五脏，利大小便，功用同蜂蜜。枝叶煎膏亦同。《本草拾遗》。止呕逆，解酒毒，辟虫毒，多食发蛔虫。

甜瓜

瓜品甚多，形色不一，其棱或有、或无；其色或青、或绿、或黄斑、糁斑，或白路、黄路；其瓤或白、或红；其子或黄、或赤、或白、或黑，味皆甘香。本草瓜蒂，即此瓜之蒂也。其蒂曰疐，谓系蒂处也。

气味：甘，寒滑，无毒。主止渴，除烦热，利小便，通三焦壅塞，治口鼻疮。夏月食之，不中暑气。

瓜子仁 气味：甘，寒，无毒。主清肺润肠，和中止渴，辟口臭。炒食，补中宜人。

发明 孙思邈曰：多食发黄疸，令人虚羸，解药力。病后多食或反胃，脚气人食之，患永不除也。孟诜曰：多食令人阴下湿痒，生疮，动宿冷癥癖，破腹，发虚热，令人气弱无力。寇宗奭曰：甜瓜虽解暑气而性冷，消损阳气，多食，未有不下利者。贫下多食，深秋作痢最为难治。多食瓜作胀者，食盐花即化。陶弘景曰：凡瓜皆冷利，早青者尤甚。熟瓜除瓤，食之不害人。食瓜多，即入水自渍，便消。李时珍曰：瓜忌麝与酒，凡食瓜过多，但饮酒及水，服麝香，尤胜于食盐渍水也。《奇效良方》云：昔有人病脓血恶痢，痛不可忍，以水浸甜瓜，食数枚即愈。此亦消暑之验也。

西瓜

吴瑞曰：契丹破回纥，得此种归，名曰西瓜。则西瓜自五代时始有之。或曰《礼记》有“削瓜”之文，三代已有之矣。回纥之[1]瓜，今南瓜也。

气味：甘，淡，寒，无毒。主消烦渴，解暑热，宽中下气，利小水，治血痢，解酒毒，含汁口疮。

发明 汪颖曰：西瓜性寒解热，有“天生白虎汤”之号。然禀薄者多食，易生霍乱。李时珍曰：西瓜、甜瓜皆属生冷，世俗以为醍醐灌顶，甘露洒心，取其一时之快，不知其伤脾助湿之害也。《真西山卫生歌》云“瓜桃生冷宜少食，免致秋来成疟痢”是也。《食物本草》云：腹中误食毛发，食西瓜自消。《相感志》云：食西瓜后，食其子即不噫，瓜气得酒气，近糯米即易烂，猫踏之即易沙。《事林广记》云：食瓜过伤，瓜皮煎汤解之，诸瓜皆同。

瓜子仁 与甜瓜仁同。

葡萄

《汉书》作蒲桃言，张骞使西域还，始得此种，可以造酒，人酺饮之，则酶然而醉，故有是名。其圆者，名草龙珠；长者，名马乳葡萄；白考，名水晶葡萄；黑者，名紫葡萄。今人作葡萄干，货之四方。蜀中有绿葡萄，熟时色绿。云南所出者，大如枣，味尤长。西边有琐琐葡萄，大如五味子而无核。《相感志》云：甘草作钉针葡萄，立死。以麝香入葡萄皮内，则葡萄尽作香气，其爱憎异于他草如此。又言：其藤穿过枣树，则实味更美也。

气味：甘、酸，温，无毒。治筋骨湿痹，调中治淋，除烦解渴。时气痘疮不出，食之，或研酒饮，甚效。

发明 孟诜曰：葡萄食多病热，令人烦闷眼暗。李时珍曰：葡萄酒有二法。酿者，取汁同曲，如常酿糯米饭法。无汁，用干葡萄末亦可。烧者，取葡萄数十斤，同大曲酿酢，取入甑蒸之，以器承其滴露，红色可爱，气味大热，有大毒。久藏者，中有一块，虽极寒，其余皆冰，独此不冰，乃酒之精液也，饮之令人透腋而死。或云：葡萄久贮亦自成酒，芳甘酷烈，此真葡萄酒也。

根及藤叶 气味：与实同。治腰脚肢腿痛，煎汤淋洗之良。又饮其汁，利小便，通小肠，消肿满。

蘡薁

一名山葡萄，俗名野葡萄，苗叶与葡萄相似而小，亦有茎大如碗者，吹之气出有汁，如通草也。其实小而圆，色不甚紫。

气味：甘、酸，平，无毒。主止渴，悦色，益气。

藤 气味：甘，平，无毒。主止渴，利小便。以水浸过，吹气取汁，滴入目中，去目中障翳。

〔1〕之：此前原衍“之”字，据文义删。

根 气味：与藤同，治下焦热痛淋闭。一切肿毒，晒研为末，水调涂之，即消。

甘蔗

嵇含作竿蔗，谓其茎如竹竿也。《神异经》名忓蔗。《离骚》、《汉书》皆作“柘”字，通用。有二种。荻蔗，茎细短而节疏，但堪生啖，亦可煎稀糖。竹蔗，茎粗而长，色白，可榨汁为沙糖。一种赤色者，名昆仑蔗，一曰红蔗，亦名紫蔗，只可生啖，不堪作糖。

气味：甘，平，无毒。主下气和中，助脾气，利大小肠，消痰止渴，除心胸烦热，解酒毒。《名医别录》。止呕哕反胃，宽胸膈。《本草纲目》。

发明 李时珍曰：蔗，脾之果也。其浆甘寒，能泻火热。《素问》所谓甘温除大热之意。煎炼成糖，则甘温而助湿热，所谓积温成热也。蔗浆消渴、解酒自古称之。《汉书·郊祠歌》“百味旨酒布兰生，泰尊柘浆折朝酲”；又元桢诗：“甘蔗消残醉”；唐，王维《樱桃诗》“饱食不须愁内热，大官还有蔗浆寒”是矣。而孟诜乃谓，其酒食发热生痰，亦伤脾者，岂不知其有解酒除热之功耶。《日华子本草》又谓，沙糖能解酒毒，则不知既经煎炼，便能助酒为热，与生浆之性不同。物性之异如此，不可不知。《紫桃轩杂缀》云：甘蔗最宜儿食，人腹中蚘蛔，名消谷虫，多则伤人，少则谷不消，蚘适其中，则儿无病。甘蔗能减多益少。

滓 烧烟，勿令入目，能使暗明。

紫沙糖

榨甘蔗汁煎成，紫色，谓之紫沙糖，法出西域。唐太宗始遣人传其法入中国，以蔗汁过樟木槽，取而煎成。稀者为蔗糖，凝结有沙者为沙糖。漆瓮造成如石、如霜、如冰者，为石蜜、为糖霜、为冰糖。

气味：甘，寒，无毒。主润心、肺、大小肠热，解酒毒，和中助脾，缓肝气。

发明 孟诜曰：性温不寒，多食令人损齿、生虫、消肌肉、发疳䘌，与鲫鱼同食成疳虫，与葵同食生流澼，与笋同食不消成癥癖。李时珍曰：沙糖性温，殊于蔗浆，故不宜多食。与鱼、笋之类同食，皆不益人。今人每用为调和，徒取其适口，而不知多食则阴受其害。但其性能和脾缓肝，故治脾胃及泻肝药用为先导。本草言其性寒，苏恭谓其冷利，皆昧此理。

白沙糖

一名石蜜，乃甘蔗汁煎而曝之，则凝如石而体甚轻故名。川浙者最佳，其味厚。他处皆次之。王灼《糖霜谱》云：古者惟饮蔗浆，其后煎为蔗饧，又曝为石蜜。唐初以蔗为酒，而糖霜则自大历间有邹和尚者，来住蜀之遂宁山，始传造法。凝结作饼块如石者为石蜜，轻白如霜者为糖霜，坚白如冰者为冰糖。以白糖煎化，模印成人物、狮、象之形者为飨糖。《后汉书》注所谓“貌糖”是也。以石蜜和诸果仁及橙皮、薄荷之类，作成饼块者，为糖缠。以石蜜和牛乳、酥酪作成饼块者，为乳糖。皆是一物而数变也。

气味：甘，寒，无毒。主润心肺燥热，治嗽消痰，解酒，和中，助脾气，缓肝气。

发明 李时珍曰：石蜜、糖霜、冰糖比之紫沙糖性稍平，功用相同，入药胜之，若久食则助热、损齿、生虫之害，同也。

莲实

湖泽、波池皆有之。以莲子种者生迟，藕芽种者最易发。其芽穿泥成白蒻，即蔤也，长者至丈余。五六月，嫩时没水取之，可作蔬茹，俗呼藕丝菜。花有红、白、粉红三色，未发为菡萏，已发为芙蕖，其实莲。莲之皮青里白，其子菂。菂之壳青肉白，菂内青心为苦薏也。嫩者生食，脆美。

至秋，房枯子黑，坚如石，谓之石莲子。斫去黑壳，谓之莲肉。大抵野生及红花者，莲多藕劣；种植及白花者，莲少藕佳也。

气味：甘，平，涩，无毒。主补中，安心神，益气力，除百疾，治腰痛泄精，止脾泄久痢，赤白浊，女人带下崩中，诸血病。久服，轻身耐老。

发明　孟诜曰：生食过多，微动冷气，胀人，蒸食其良。大便燥涩者不可食。宜去心，不去令人成霍乱。李时珍曰：嫩者性平，石莲性温．得茯苓、山药、白术、枸杞子，能补心肾，益精血。

莲蕊须　一名佛座须，花开时采取阴干，忌地黄、葱、蒜。气味：甘，涩，温，无毒。主清心通肾，固精气，乌须发，悦颜色，益血，止血崩、吐血。

莲房　一名莲蓬壳，久者良。气味：苦，涩，温，无毒。止血崩、下血、溺血。

荷叶　气味：苦，平，无毒。治血胀腹痛，产后胎衣不下，酒煮服之。《本草拾遗》。生发元气，补助脾胃，涩精，散瘀血，消水肿痈肿，发痘疮。治吐血、咯血、衄血、下血、溺血、血淋、崩中、产后恶血损伤、败血。《纲目》。

发明　戴原礼《证治要诀》云：荷叶服之，令人瘦劣，故单服可以消阳水浮肿之气。

藕

白花藕，大而孔扁者，生食味甘，煮食不美。红花及野藕，生食味涩，蒸煮则佳。

气味：甘，平，无毒。主止渴，除烦解热，开胃消食，散瘀血，解酒毒、蟹毒。生食，治霍乱后虚渴。蒸食，补五脏，实下焦。同蜜食，令腹脏肥，不生诸虫。久食，令人心欢。

发明　孟诜曰：产后忌生冷物，独藕不同生冷者，为能破血也。煮忌铁器。

藕节　气味：涩，平，无毒。主消瘀血，解热毒，能止咳血、唾血、血淋、溺血、下血、血痢、血崩。

芰实

俗呼菱角，昔人多不分别。惟王安贫《武陵记》以三角、四角者为芰，两角者为菱。有野菱、家菱。野菱自生湖中，叶实俱小，其角硬直刺人，其色嫩青、老黑，野菱[1]曝干剁米为粥、为果，皆可代粮。家菱种于陂塘，叶实俱大，角软而脆，亦有两角弯卷如弓形者，其色有青、有红、有紫，老则壳黑而硬，坠入泥中谓之乌菱，冬有取之风干为果，生熟皆佳。夏月以粪水浇其叶，则实更肥美。

气味：甘，平，无毒。主解伤寒积热，止消渴，解丹石毒、酒毒、射罔毒。多食冷脏腑，损阳气，痿阴。

发明　孟诜曰：生食性冷利，伤人脏腑。若多食胀闷者，饮热酒可解。不可与蜜同食，令生虫。李时珍曰：《仇池笔记》言菱花开背日，芡花开向日，故菱寒而芡暖。

乌菱壳　入染须发方，亦止痢。

芡实

俗呼鸡头，其苞形类鸡头故名。新者煮食良。入涩精药，连壳用亦可。其根状如三棱，煮食如芋。《孙公谈圃》名为水硫黄。陈彦和《暇日记》云：芡实一斗，以防风四两，煎汤浸过用，且经

---

〔1〕菱：原作“人”，据文义改。

久不坏。

气味：甘，平，涩，无毒。治湿痹腰脊膝痛，补中开胃，益精气，强志。治小便不禁，遗精白浊，带下。

发明 陶弘景曰：仙方取此，合莲实饵之，甚益人。小儿多食，令不长，且难消化。孟诜曰：生食味涩，动风冷气。苏颂曰：芡实一味，捣末熬金樱子，煎，和丸服之。云：补下元益人，谓之水陆丹。

芡茎 名鸡头菜。气味：咸、甘，平，无毒。主止烦渴，除虚热，生熟皆宜。

根 气味：同茎。切片煮熟，盐醋食之，能消偏坠气块。

乌芋

俗呼葧脐，凫喜食之。《尔雅》名凫茨。郑樵《通志》名地栗。吴瑞曰：小者名凫茨，大者名地栗。一云：野生者小而香，食之多滓。种出者紫大，食之多毛。

气味：甘，微寒，无毒。主开胃下食，疗五种膈气，饭后宜食之。治误吞铜物，能解毒，服金石人宜之，疗血痢、下血、血崩，辟蛊毒。《纲目》。

发明 孟诜曰：乌芋性冷，下丹石，消黄疸。先有冷气人不可食，多食令人患脚气。又孕妇忌之。汪机曰：乌芋善毁铜，合铜钱捣之则钱化，可见其为消坚削积之物，故能化五种膈疾而消宿食，治误吞铜也。李时珍曰：按，王氏《博济方》治五积冷气攻心，变为五膈之病。又董炳《集验方》云：地栗晒干为末，白汤每服三钱，能辟蛊毒。传闻下蛊之家知有此物，便不敢下。此前人所未知者。

慈姑

一根岁生十二子，如慈姑之乳诸子，故以名之，作茨菰者非矣。一名白地栗，所以别乌芋之地栗也。须灰汤煮熟去皮食，乃不麻涩戟人咽也。

气味：苦、甘，微寒，无毒。治百毒。产后血闷攻心欲死及产难胎衣不出，捣汁服，即愈。

发明 《日华子》云：慈姑性冷，有毒，多食发虚热及肠风痔漏、崩中带下，以生姜同煮佳。怀孕人不可食。孟诜曰：多食发脚气，瘫缓风，损齿，失颜色，皮肉干燥。

叶 治诸恶疮肿，小儿游瘤丹毒，捣烂涂之即消。治蛇虫咬，捣烂封之。调蚌粉，涂瘙痱。

黄精

黄精为服食要药，故《别录》列于草部之首。仙家以为芝草之类，以其得坤土之精粹，故谓之黄精。叶似竹而不尖，或两叶、三叶、四五叶，俱对节而生。其根横行如嫩姜黄色，俗名野生姜。八月采根，九蒸九曝，黄黑色，味甚甘美，可以代粮，又名米馆。

气味：甘，平，无毒。治五劳七伤，助筋骨，耐寒暑，益脾胃，润心肺。服饵驻颜，久而弥胜。《日华》。补诸虚，止寒热，填精髓，下三尸虫。《纲目》。

发明 《神仙芝草经》云：黄精宽中益气，使五脏调良，肌肉充盛，骨髓坚强，其力增倍，多年不老，颜色鲜明，发白更黑，齿落更生。根为精气，花实为飞英，皆可服食。李时珍曰：忌梅，实、花、叶、子并同。

附：花木

玫瑰

灌生，细叶多刺，类蔷薇茎短，花亦类蔷薇，色淡紫，娇艳芬馥，有香有色，堪入茶酒、入蜜。栽宜肥土，常加浇灌，性好洁，最忌人溺，溺浇即毙。燕中有黄花者，稍小于紫。嵩山深处有碧色者。株旁生小条，不可久存，即宜截断另植，不则大本必枯瘁。

气味：甘、微涩，温，无毒。主利肺脾，益肝胆，辟邪恶之气。食之芳香甘美，令人神爽。

发明　王荩臣曰：采初开纯紫花瓣，捣成膏。白梅水浸，少时顺研，细布绞去涩汁，加白糖研匀，磁器收贮任用。亦可印作饼，晒干收用，全花白梅水浸去涩汁，蜜煎，亦可食。宋时宫中采花，杂脑、麝作香囊，气甚芬馥。

玉簪

一名白鹤仙，生苗成丛，高尺许，柔茎如白菘。其叶大如掌，团而有尖，叶上纹如车前叶，青白色，颇娇莹。六七月抽茎，茎上有细叶，中出花朵十数枚，长二三寸，本小末大，未开时如白玉搔头簪形，开时微绽四出，中吐黄蕊，颇香，不结子。其根连生，如鬼臼、生姜辈，有须毛，旧茎死则根有一臼，新根生则旧根腐。亦有紫花者，叶微狭。

根　气味：甘、辛，寒，有毒。捣汁服，下骨鲠，涂痈肿。

叶　气味：同根。主治蛇虺螫伤，捣汁和酒服，以渣敷之，中心留孔泄气。

发明　按，玉簪根、叶有毒。方书乳痈、骨鲠、取牙诸方，用根擂酒服或擂水服，俱云不可着齿，则其毒能伤骨损齿可知，又岂肠胃所宜乎。其花恐亦不能无毒，今妇人取其花为首饰，或用以蒸粉涂面者，不可不知。

茉莉

《泉南杂志》云：末丽，俗名茉莉，岭表人曰抹丽，谓能掩众花也。性喜暖，畏寒。弱茎繁枝，绿叶团尖。初夏开小白花，重瓣无蕊，秋尽乃止，不结实。有千叶者、红色者、蔓生者，其花皆夜开，色同琼莹，气掩兰芳，盛夏香尤酷烈。汴京谓南土诸花之最者，妇人穿为首饰，或合面脂，或蒸取液以代蔷薇水。东坡目为暗麝。有似茉莉而瓣大，其香清绝者，谓之狗牙，亦名雪瓣。又有枝干袅娜，叶似茉莉而小者名素馨，其花细瘦四瓣，有黄、白二色，采花压油，泽头甚香滑。苏东坡谪儋耳，见黎女竞簪茉莉，含槟榔，戏书几间曰："暗麝着人簪茉莉，红潮登颊醉槟榔。"

花　气味：辛，热，无毒。主蒸油取液作面脂，头泽长发，润燥香肌，亦入茗汤。置之床头，最引蜈蚣。

根　气味：热，能毒人。知者极少。以酒磨一寸服，则昏迷一日乃醒，二寸二日，三寸三日。凡跌损骨节脱臼，接骨者月此，则不知痛也。

凤仙

一名金凤花，又名夹竹桃、急性子，茎有红、白二色，其大如指，中空而脆，叶长似桃、柳叶而有锯齿。丫[1]间开花，有黄、白、红、紫、碧，杂色亦自变易。自夏初至秋尽开谢，相续结实累

〔1〕丫：原作"柳"，文义欠通，据《本草纲目》改。

然，色如毛桃，其形微长，生青熟黄，犯之即自裂，皮卷如拳，苞中有子似萝卜子而小，褐色。其肥茎为酕[1]可食。花亦可浸酒饮。但此草不生虫蠹，蜂蝶亦不近，恐亦不能无毒也。

花 气味：甘，温，无毒。主活血消积。腰胁引痛不可忍者，研饼，晒干为末，空心酒服三钱。又治蛇伤，擂酒服即解。

子 气味：微苦，温，有小毒。治产难、积块、噎膈，下骨鲠，透骨通窍。

发明 李时珍曰：凤仙子其生急速，故能透骨软坚。庖人烹鱼肉硬者，投数粒，即易软烂，是其验也。缘其透骨最能损齿，与玉簪根同。凡服者，不可着齿，多用，亦戟人咽。

根叶 气味：苦、甘、辛，有小毒。治鸡鱼骨鲠，误吞铜铁，杖扑肿痛，散血通经，软坚透骨。

桂

叶如栀子而光洁，丛生岩岭间，一名木犀，其花有白者名银桂，黄者名金桂，红者名丹桂。有秋花者，春花者，四季花者，逐月花者。其皮薄而不辣，不堪入药。

花 气味：辛，温，无毒。收茗浸酒，同百药、孩儿茶作膏饼，噙生津，辟臭，化痰，治风虫牙痛，同麻油蒸熟，润发及作面脂。

菊

菊有二种。一种茎紫，气香而味甘，叶可作羹食者，为真菊。一种茎青而大，叶细气烈似蒿艾，味苦不堪食者，名苦意，非真菊也。叶正相似，惟以甘苦别之。李时珍曰：菊之品，凡百种，宿根自生，其茎有株蔓、紫赤、青绿之殊；其叶有大小、厚薄、尖秃之异；其花有千叶，有单叶，有心，无心，有子，无子，黄白红紫，深浅大小之别；其味有甘苦辛之辨。又有夏菊、秋菊、冬菊之分。大抵惟以单叶、味甘者入药。甘菊始生于山野，今则人皆栽植之。其花正黄，小如指，顶外尖，瓣内细萼，柄细而长，气香而烈，叶似小金铃而尖，更多桠浅，枝干嫩则青，老则紫，中有细子，种之亦生苗。凡菊叶皆深绿而厚，味苦或生毛，惟此叶淡绿柔莹，味微甘，香味俱胜。菊之无子者，谓之牡菊。烧灰撒地能死蛙黾，说出《周礼》。

气味：苦，平，无毒。治诸风头眩肿痛，目欲脱，泪出，皮肤死肌，恶风湿痹。久服利血气，轻身，耐老延年。《本经》。养血目，去翳膜。洁古《珍珠囊》。主肝气不足。

发明 李时珍曰：《本经》言菊花味苦，《别录》言菊花味甘，诸家以甘者为菊，苦者为苦薏，惟取甘者入药。按：张华《博物志》言菊有两种，苗花如一，惟味小异，苦者不中食。范至能《谱序》言，惟甘菊可食，仍入药饵，其余黄、白二花，皆味苦，虽不可饵，皆可入药，其治头风，则白者尤良。据此二说则是。菊类自有甘、苦二种，食品须用甘菊，入药则诸菊皆可，但不得用野菊，名苦薏者尔。景焕《牧竖闲谈》云：真菊延龄，野菊泄人。《日华子》云：菊花作枕明目，叶亦明目，生熟皆可食。史正志《菊谱·序》苗可以采，花可以药，囊可以枕，酿可以饮。九月宜采，九日尤佳。《群芳谱》云：医工不识甘菊，往往掇盆盎中残朵而用之，夫华盛者实衰，开残者气散，是尚可以为药乎，菊味香烈，虽能燥湿祛风，亦能助火泄气，宜酌而用之。变白延年之说，不可贪也。以菊作枕者，头痛至不可救，德善谱有戒。缪希雍云：菊花与枸杞子相对，蜜丸久服，则终身无目疾，兼不中风及生疔疽。苦薏，处处原野极多，与菊无异，但叶薄而多尖，花小而蕊多，如蜂窠状，气味苦辛惨烈，服之大伤胃气，治痈肿疔毒，瘰疬眼瘜。

---

〔1〕酕：疑为“脆”字之误。

杨

有青、白二种。青杨叶长，皮正青。白杨叶圆似梨叶而肥大有尖，面青而光，背白色有锯齿，木肌细白，性坚直，用为梁拱，终不挠曲。其枝劲韧，可为箭笴，北土尤多，花与柳同。又有移杨与白杨同类二种，圆叶弱蒂，风才至，叶如大雨声。苏恭诸说谓其无风自动，则无此事。其治病之功大抵相近。又有赤杨，霜降则叶赤，材理亦赤。

青杨枝叶、木皮及根 气味：苦，平，无毒。治久痢赤白，痈肿痘毒。

白杨枝叶及皮 气味：苦，寒，无毒。治龋齿，煎水含漱。口吻烂疮，铁上烧灰，和脂傅之。又治骨疽久发，骨从中出，频捣敷之。

柳

李时珍曰：杨枝硬而扬起，故谓之杨；柳枝弱而垂流，故谓之柳，盖一类二种也。苏恭所云"杨叶圆阔而尖，枝条短硬；柳叶狭长而青绿，枝条长软"是也。今人通名杨柳，纵横倒顺，插之皆生。春初生柔荑，即开黄蕊花。至春晚叶长成后，花中结细黑子，柔落而絮出如白绒，因风而飞。子着衣物能生虫，入池沼，即化为浮萍。木之易殖易长，岁可刈条枚以薪。陶朱公云：种柳千树，可足柴炭。又有柽柳，即垂丝柳，一名观音柳，小干弱枝，插之易生，赤皮，细叶如丝，婀娜可爱。一年三次作花，花穗长三四寸，水红色如蓼花色。王祯《农书》云：山柳赤而脆，河柳白而明。则柽又有白色者也。《类编》云：柳有数种，观音柳尤奇，其花细，随时变色，晴明则花红，雨晦则花白，将晴则花粉红色。崔豹《古今注》云：蒲柳生水边，叶似青杨。

柳絮 气味：苦，寒，无毒。治恶疮、金疮、溃痈，逐脓血，及湿痹四肢挛急膝痛。

发明 陈藏器曰：《本经》以柳絮为花，其误甚矣。花即初发时黄蕊，花落结子乃成絮也，絮方出收之，贴灸疮良。崔实《四民月令》言，三月三日及上除日，采絮愈疾，则入药多用絮也。陈承曰：柳絮可以捍毡代羊毛为茵褥，柔软性凉，宜与小儿卧，尤佳。

叶枝及根白皮 气味：苦，寒，无毒。疗白浊，解丹毒。恶疮、马疥，煎洗，立愈。

发明 李时珍曰：柳枝去风，消肿止痛。煎汤，洗风肿瘙痒、小儿寒热。其嫩枝削为牙杖，涤齿最佳。垂丝柳枝叶消痞，解酒毒，利小便。

椿樗

香者名[1]椿，臭者名樗，二树形干大抵相类，但椿木皮细肌实而赤，嫩叶香甘可茹。樗木皮粗肌虚而白，其叶臭恶。歉年，人或采食。樗木最为无用，拥肿不中绳墨，小枝曲拳不中规矩。又有栲似樗，生山中，木亦虚大，然爪之如腐朽，故古人以为不材之木，不似椿木坚实可入栋梁。椿、樗、栲乃一木三种，椿、樗易长而多寿考，故有椿栲之称，庄子言"大椿以八千岁为春秋"是也。

椿叶 气味：甘，温，无毒。嫩芽瀹食，消风祛毒。

樗叶 气味：苦，温，有小毒。煮水洗疮疥风疽。

发明 孟诜曰：椿芽多食动风，熏十二经脉、五脏六腑，令人神昏。若和猪肉、热面频食则中满，盖拥经络也。

〔1〕名：原作"如"，文义欠通，据《本草纲目》改。

桑

桑有数种，有白桑，叶大如掌而厚；鸡桑，叶花而薄；子桑，先椹而后叶；山桑，叶尖而长。以子种者，不若压条而分者。桑生黄衣，谓之金桑，其木必槁。《种树书》云：桑以构接则桑大。根下埋龟甲，则茂盛不蛀。

桑叶 气味：苦、甘，寒，无毒。煎饮，止消渴，利五脏，通关节，下气，疗霍乱腹痛，劳热咳嗽，明目。蒸熟，捣，罯风痛出汗，并扑损瘀血。挼烂，涂蛇虫伤，解蜈蚣毒。

桑椹 气味：甘，寒，无毒。主治血，除热，止消渴，利五脏关节，通血气。捣汁饮，解中酒毒。酿酒服，利水气消肿。

发明 《四时月令》云：四月宜饮桑椹酒，能理百种风热。杨氏《产乳》云：孩子不得与桑椹食，令儿心寒。缪希雍曰：桑椹甘寒带滑，故润而下行，脾胃虚寒作泄者，勿食。

桑木 主利关节，养津液，得火则拔引毒气，祛逐风寒，去腐生新。凡一切补药诸膏宜此火煎之，但不可点艾，伤肌。

发明 李时珍曰：煎药用桑者，取其能助药力，利关节，除风寒湿痹诸痛也。又痈疽发背不起，瘀肉不腐及瘰疬、顽疮、恶疮，久不愈者，干桑木劈成细片，扎作小把，燃火吹息，日灸患处二次，未溃拔毒止痛，已溃去腐生肌，诚良方也。桑柴灰淋汁与冬灰等分，同灭痣疵、黑子，蚀恶肉。李君实云：余倩人煮鹿角胶，用桑薪三昼夜，立成。易以他薪，则时日倍之，而胶多凝碇，焦败不成。盖桑木含膏而不液，理疏而不虚，添薪不益焰，抽之不遽熄，使火烈性尽伏，而温养有余，正煎煮之偏宜也。陈藏器曰：桑柴火灸蛇，则足见。

诸果有毒

凡果未成核者，食之，令人发痈疖及寒热。

凡果落地有恶虫缘过者，食之，令人发九漏。

凡果双仁者，有毒，杀人。

凡果双蒂者，有毒，杀人。沉水者，杀人。

凡果忽有异常者，根下必有毒蛇，食之，杀人。

寿世秘典卷四·类物下

鳞 部

鲤鱼

鲤为诸鱼之长，其胁正中鳞一道，从头至尾，无大小，皆三十六鳞，每鳞有小黑点，形既可爱，又能神变，乃至飞越江湖也。

气味：甘，平，无毒。治咳逆上气，黄疸，止渴，水肿脚气，利小便，疗怀妊身肿及胎气不安。

发明　《素问》言鲤鱼热中。《脉诀》言热则生风，食多能发风热。按：朱丹溪言，诸鱼在水，无一息之停，皆能动风、动火，不独鲤也。孟诜曰：凡炙鲤鱼不可使烟入目，损目光。天行病后，忌食鲤，再犯即死。有宿瘕者，勿食鲤。服天门冬、朱砂人，不可食。忌合犬肉及葵菜食。鱼子忌与猪肝同食。《纲目》云：鲤乃阴中之阳，其功长于利小便，故能消肿胀黄疸，脚气喘嗽，湿热之病。作鲙则性温，故能去痃结冷气之病。烧之则从火化，故能发散风寒，平肺通乳，解肠胃及肿毒之邪。治鲤，须去黑血及脊上两筋，有毒，误中者浮萍可解。

胆　气味：苦，寒，无毒。治目热赤痛青盲，滴耳治聋。及小儿热肿，涂之。

鲢鱼

一名鲊鱼，状如鳙而头小，形扁，细鳞，肥腹，其色最白，性急，失水易死。《诗义疏》云：鲊似鲂而大头，鱼之不美者。故里语云：买鱼得鲊，不如啖茹。徐州谓之鲢，或谓之鳙。

气味：甘，温，无毒。主温中益气。多食令人热中，发渴，发疮疥。

鳙鱼

状似鲢而色黑，其头最大，有至四五十斤者。味亚于鲢。鲢之美在腹，鳙之美在头，或以鳙、鲢为一物，误矣。首之大小，色之黑白，大不相侔。

气味：甘，温，无毒。主暖胃益人，食之已疣。多食动风热，发疮疥。

鳟鱼

一名鲋鱼，又名赤眼鱼，状似鲜而鳞细于鲜，赤脉贯瞳，身圆而长，青质赤章，好食螺蚌，善于遁网，好独行，制字从尊，殆以此也。

气味：甘，温，无毒。主暖胃和中，多食动风热，发疥癣。

鲩鱼

一名鲩鱼，其性舒缓故曰鲩，俗名草鱼，因其食草也。郭璞作“鲜”，言“鲜子似鳟而大”是矣，其形长，身圆，肉厚而松，状类青鱼，有青鲜、白鲜二色，白者味胜。

气味：甘，温，无毒。主暖胃和中，能发诸疮。

青鱼

似鲩而背青，南人多以作鲊，青字古作鲭，所谓五侯鲭是也，其头中枕骨蒸令气通，曝干，状如琥珀。荆楚人煮拍作饮，梳篦甚佳，能解蛊毒。

气味：甘，平，无毒。治脚气，湿痹烦闷，益气力。

发明 《日华子》云：服术人忌之。《开宝本草》云：青鱼鲊，服丹石人相反，不可合葫荽、葵菜、麦酱同食。

胆 气味：苦，寒，无毒。腊月收取，阴干，点目，消赤目肿痛，吐喉痹痰涎及鱼骨鲠，疗恶疮。

鲻鱼

鲻，色鲻黑，故名。粤人讹为子鱼。状如青鱼，身圆肉厚，头扁骨软，性喜食泥，长者尺余，其子满腹，有黄脂味美，獭喜食之。

气味：甘，平，无毒。主开胃，利五脏，令人肥健，与百药无忌。

白鱼

一名鲚鱼，色白形窄，腹扁鳞细，头尾俱向上，肉中有细刺，大者长六七尺，“武王白鱼入舟”即此。

气味：甘，平，无毒。主开胃下气，去水气，令人肥健。患疮疖者，食之发脓；灸疮不发者，食之良。

发明 孟诜曰：白鱼虽不发病，多食亦泥人，亦能热中。发疮经宿者，勿食，令腹中发冷病，炙食亦少动气，腌腊糟藏更佳。吴瑞曰：多食生痰，与枣同食患腰痛。

鲮鱼

《食疗》作鲩，古无此字。体圆厚而长似鳡鱼，而腹稍起，扁额长喙，口在颔下，细鳞腹白，背微黄色，性啖鱼，大者二三十斤。

气味：甘，平，无毒。补五脏，益筋骨，和脾胃。多食宜人，作鲊尤佳，曝干香美，亦不发病。

鳡鱼

一名鳏鱼，音绀，健而难取，吞陷同类，力敢而腤物者也。体似鲮而腹平，头似鲩而口大，颊似鲶而色黄，鳞似鳟而稍细，大者三四十斤。啖鱼最毒，池中有此，不能畜鱼。

气味：甘，平，无毒。食之已呕，暖中益胃。

石首鱼

一名黄鱼，干者名鲞鱼，形如白鱼，扁身弱骨，细鳞，黄色如金。首有白石二枚，莹洁如玉。腹中白鳔可作胶。罗愿云：诸鱼薨干皆为鲞，其美不及石首，故独得专称。以白者为佳，故呼白鲞。若露风则变红色，失味也。

气味：甘，平，无毒。主开胃益气。干鲞性疏利，能入肠胃，宽中消食，止痢。炙食，能消瓜成水。

发明 陆文量《菽园杂记》云：凡泄痢与肠胃诸疾，最忌油腻鱼腥，惟白鲞不忌。此说与《本草》治下痢相合，盖鲞饮咸水，而性不热，且无脂不腻，少热中之患，更有消食，理肠胃之功也。

头中石魫 水磨服，治石淋，小便不通，解砒霜毒、野菌毒、蛊毒。

勒鱼

状如鲥鱼而小，身薄骨细，腹下有硬刺，如鲥瘦之刺，头上有骨，合之如鹤喙形。干者，谓之勒鲞。冬天出者名雪映鱼，味佳。

气味：甘，平，无毒。主开胃暖中，作鲞尤良。

鲚鱼

一名鱽鱼，状狭而长，薄如削木片，亦如长薄尖刀形，细鳞白色，吻上有二硬须，鳃下有长鬣如麦芒，腹下有硬角刺，快利若刀，腹后近尾有短鬣，肉中多细刺，煎炙皆美，烹煮不如。

气味：甘，温，无毒。开胃爽脾。多食，助火动痰，发疮疥。

鲥鱼

形秀而扁，微似鲂而长，白色如银，肉中多细刺如毛，其子甚细腻。初夏时有，余月则无故名。一名箭鱼，腹下细骨如箭镞，其肪在鳞甲中，故食不去鳞，亦自惜之。其性浮游，渔人以丝网，沉水数寸取之，一丝挂鳞，即不复动。出水即死，最易馁败。不宜烹煮，惟以笋、苋、芹、荻之属，连鳞蒸食，乃佳。亦可糟藏。其鳞与他鱼不同，石灰水浸过，晒干，层层起之，以作女人花钿，甚良。

气味：甘，平，无毒。主补虚劳。多食发疳痼。蒸下油以瓶盛，埋土中，涂汤火伤，甚效。

嘉鱼

一名丙穴鱼，“丙穴”之说不一。按《文选》注云：丙穴在汉中沔县北，有二所，常以三、八月取之。《水经》云：丙水出丙穴，穴口向丙，故名。《黄鹤》云：蜀中丙穴甚多，不独汉中也，嘉州、雅州、梁山、大邑、顺政诸县，皆有丙穴。嘉鱼常以春末出游，冬月入穴。首有黑点，长身细鳞，肉白如玉，味甚肥美。

气味：甘，温，无毒。令人肥健悦泽。治肾虚消渴，劳瘦虚损。

鲳鱼

鱼游于水，群鱼随之，食其涎沫，有类于娼，故名。形似鳊鱼，脑上突起连背，身圆肉厚，白如鳜肉，只有一脊骨，亦软而可食。

气味：甘，平，无毒。令人肥健，益气力。

鲫鱼一名鲋

鲫好旅行，吹沫如星，以相即也，故曰鲫；以相附也，故一名鲋。小而耐寒。至冬，肉厚子多，其味尤美，大者至三四斤。

气味：甘，温，无毒。主胃弱不下食，调中益五脏，补虚羸。合茭首作羹，治丹石发热。

发明 朱震亨曰：诸鱼属火，惟鲫属土，喜偎泥，不食杂物，故能入阳明，而有调胃实肠之力。多食，亦能动火。与沙糖同食，生疳虫；同芥菜食，成水肿；同猪肝、鸡肉食，生痈疽；与天门冬同食，害人。

头 主烧研，饮服，疗咳嗽。治下痢，酒服。治脱肛及女人阴脱，仍以油调搽之。酱汁和，涂小儿面上黄水疮。

胆汁 涂痔疮、阴蚀疮，杀虫止痛。点喉中，治骨鲠，竹刺不出。

鲂鱼

一名鳊鱼，处处有之，汉、勉尤多，小头缩项，穹脊阔腹，扁身细鳞，其色青白，腹内有肪，味最腴美，其性宜活水。又有一种火烧鳊，头尾俱似鲂，而脊骨更隆，上有赤鬣连尾，如蝙蝠之翼，黑质赤章，色如烟熏故名。其大有至二三十斤者。

气味：甘，温，无毒。主调胃气，利五脏。痔痢者忌食。

鲈鱼

鲈出吴中，淞江尤盛，状似鳜，而色白有黑点，巨口细鳞，有四鳃，淞人名四鳃鱼。

气味：甘，平，微毒。主补五脏，益筋骨，和肠胃，治水气，安胎，作鲊尤佳，曝干，甚香美。

发明 寇宗奭曰：鲈鱼，秋月方美，得水中之清气。虽有小毒，不甚发病，乃与脾胃相宜之物。不可同奶酪食，中其毒者，芦根汁解之。

鳜鱼

一名罽鱼，音蓟。鳜，蹶也，其体不能屈曲如僵蹶也。罽，罽也，其纹斑如织罽也。生江湖中，扁形阔腹，巨口细鳞，鬐鬣皆圆，黄质黑章，斑纹鲜明者为雄，晦者为雌，皮厚而肉紧，肉中无细刺，有肚能嚼，亦啖小鱼，夏月藏石隙，冬月偎泥，罧鱼之沉下者也。小者味佳，至三五斤者，不美。

气味：甘，平，无毒。主补虚劳，益脾胃，去腹内恶血及小虫，益气力，令人肥健。

发明 李时珍曰：按，张杲《医说》云，越州邵氏女，年十八，病劳瘵累年，偶食鳜鱼羹，遂愈。观此正与补劳益胃，杀虫之说相符。李廷飞《延寿书》云，鳜鬐刺，凡十二以应十二月。误鲠，害人。惟橄榄核磨水，可解。

胆 气味：苦，寒，无毒。治骨鲠，竹木刺入咽喉，不拘久近者，服之皆出。腊月，收鳜鱼胆，悬北檐下，令干，每用一皂子煎酒，温呷，得吐则鲠随涎出，未吐再服，以吐为度，酒随量饮，无不出者。

鲨鱼

一名沙沟鱼，居沙沟中，吹沙而游，咂沙而食。鲨者肉多形圆，陀陀然也。大者长四五寸，其头尾一般大，头状似鳟，体圆似鳝，厚肉重唇，细鳞黄白色，有黑斑点，文背，有鬐刺甚硬，其尾不歧。小时即有子，味颇美。

气味：甘，平，无毒。主暖中益气。

黄鲴鱼

生江湖中小鱼，状似白鱼，而头尾不昂，扁身细鳞，白色，阔不踰寸，长不近尺。或作鲊菹，煎炙甚美。今讹为黄姑，又讹为黄骨鱼。

气味：甘，温，无毒。止胃寒泄痢。

鲦鱼音餐

一名白鲦，长仅数寸，形狭而扁，状如柳叶，鳞细而整，洁白可爱，性好群游。

气味：甘，温，无毒。主暖胃，止冷泻。

银鱼

一名鲙残鱼。《博物志》云：吴王江行食鱼鲙，弃其残余于水，化为此鱼故名。出苏淞、浙江，大者长四五寸，身圆如箸，洁白如银，无鳞，若已鲙之鱼，但目有两黑点耳。彼人尤重小者，清明前有子，食之甚美。

气味：甘，温，无毒。宽中健胃。

鱵鱼音针

大小形状并同鲙残，但喙尖，有一细黑骨如针为异耳。

气味：甘，温，无毒。食之治疫。

金鱼

有鲤、鲫、鳅、鳘数种，鳅、鳘尤难得，独金鲫耐久，前古罕知，自宋始有畜者。春末生子于草上，好吞啖，亦易化生，初出黑色，久乃变红。又或变白者名银鱼，亦有红、白、黑斑相间无常者，其肉味短而韧。《相感志》云：金鱼食橄榄渣、肥皂水，即死。得白杨皮，不生虱。

气味：甘、咸，平，无毒。治久痢。

黑鳢

一名乌鱼，《本经》名鳢鱼，又名蠡鱼。首有七星，夜朝北斗，有自然之礼，故谓之鳢。又与蛇通气色黑，故有黑、乌诸名。形长体圆，首尾相等，细鳞有花文，颇类蝮蛇，有舌，有齿，有肚，背腹有鬣连尾，尾无歧，形状可憎，气息腥恶，性至难死，食品所卑，道家指为水压斋箓所忌。

气味：甘，寒，无毒。主疗五痔，治湿痹面目浮肿，下大水。有疮者不可食，令人瘢白。

胆 气味：甘，平，无毒。治喉痹将死者，点入少许，即瘥。病深者，水调灌之。

发明 寇宗奭曰：能发痼疾，疗病亦取其一端耳。无益，不宜食之。《日华子》曰：诸鱼胆苦，惟此胆甘可食为异也。腊月，收取，阴干良。缪希雍曰：今世俗小儿痘后，咸食之。然多食，能令皮肤瘢痕皆黑。《本草》云“有疮者食之，令人瘢白”，非也。

鳗鲡鱼

其状如蛇，背有肉鬣连尾，无鳞，有舌，腹白，善穿深穴。大者长数尺，脂膏最多。背有黄脉者，名金丝鳗鲡；干者，名风鳗。生海中者，类鳗鲡而大，功用相同。

气味：甘，平，有毒。主治五痔疮瘘，杀诸虫，疗传尸疰气劳损，暖腰膝，起阳，并治小儿疳劳及虫心痛。

发明 苏颂曰：鳗鲡鱼禀土中之阴气，故其味甘气寒，虽有毒，以五味煮羹能补虚损及骨蒸劳瘵。孟诜曰：痔瘘熏之，虫即死。诸虫心痛，多吐清水，鳗鲡淡煮，饱食三五度，即瘥。吴瑞曰：腹下有黑斑，背上有白点者，毒甚不可食；重三四斤及水行昂头者，不可食；四目者杀人；无肋者，不可食。与银杏同食，患软风。妊娠食之，令胎有疾。脾胃薄弱易泄者，勿食。李时珍曰：鳗鲡所主诸病，其功专在杀虫去风耳，与蛇同类，故主治近之。烧烟熏蚊，令化为水。熏毡及屋舍竹木，断蛀虫。置骨于衣箱，断诸蠹。观此，则《别录》所谓能“杀诸虫”之说，益可证矣。

骨及头 炙研入药，治疳痢、肠风、崩带。烧灰敷恶疮。烧熏痔瘘，杀诸虫。

鳝鱼

黄质黑章，体多涎沫，大者长二三尺。一种蛇变者名蛇蟮，有毒，害人。夜以灯照之，其蛇化者，必项下有白点，通身浮水上，即弃之。或以蒜瓣投于缸中，则群鳝跳掷不已，亦物性相制也。鳝头昂起寸许者名昂头鳝，不可食。

气味：甘，大温，无毒。主补中益血，疗虚损，妇人产后恶露淋沥，及血气不调作痛。

发明　陶弘景曰：性热而补，凡病属虚热者，不宜食。时行病后，食之多复。多食，令人霍乱。李时珍曰：按《延寿书》云，多食发诸疮，亦损人寿。黑者、大者，有毒杀人。不可合犬血食。中其毒者，食蟹即解。

血尾上取之　主疗口眼㖞斜。同麝香少许，左㖞涂右，右㖞涂左，正即洗去。治耳痛，滴数点入耳。治鼻衄，滴数点入鼻。治疹后生翳，点少许入目。治赤疵，同蒜汁、黑汁频涂之。又涂赤游风。

鳅鱼

俗名泥鳅，状微似鳝鱼而小，长三、四寸，沉于泥中，锐首肉身，青黑色无鳞，以涎自染，滑疾难握，与他鱼牝牡。生海中者极大，名海鳅；生江中者，名江鳅；生沙中者，微有文采。《相感志》云：灯心煮鳅，甚妙。

气味：甘，平，无毒。主暖中益气，醒酒，解消渴。

发明　陶弘景云：不可合白犬血食。《集简》云：阳事不起，泥鳅煮食之。

鳣鱼音邅

鳣肥而不善游，有邅如之象故名。今江东呼为黄鱼，出江淮、黄河、辽海深水处，无鳞大鱼也，其状似鲟，其色灰白，其背有骨甲三行，其鼻长有须，其口近颔下，其尾歧。其食也，张口接物，听其自入，食而不饮，蟹、鱼多误入之。其居在矶石、湍流之间，其行在水底，去地数寸。渔人以小钩近千，沉而取之。一钩着身，动而护痛，诸钩皆着，船游数日，待其困惫，方敢掣取。其小者近百斤，大者千余斤。其气甚腥，其脂与肉层层相间，肉色白，脂色黄。其脊骨及鼻并鬐与腮，皆脆软可食。其肚及子，盐藏亦佳。其鳔可作胶。

气味：甘，平，有小毒。主利五脏，肥美人。多食难克化。

发明　孟诜曰：发气动风，发疮疥。和荞麦食，令人失音。作鲊虽佳，亦不益人。服荆芥药，不可食。

鲟鱼

一名鲔鱼，大者为王鲔。《月令》云：季春，天子荐鲔于寝庙，故有王鲔之称。出江淮、黄河、辽海深水处。岫居山有穴曰岫，长者丈余。春时始出穴中，入河水，见日目眩，浮水上。其状如鳣，头小而尖似铁兜鍪，体无鳞甲，其色青碧，腹下色白，其鼻长与身等，口在颔下，颊下有青斑纹如梅花状，尾歧如丙。肉色纯白，味亚于鳣鬐，骨不脆，其鳔亦可作胶。

气味：甘，平，无毒。主补虚益气，令人肥健。

鼻　与肉同。

发明　孟诜曰：有毒，味虽美而发诸药毒，动风气，发一切疮疥。久食令人心痛、腰痛。服丹石人忌之。勿与干笋同食，发瘫痪风。小儿食之，成咳嗽及癥瘕。作鲊虽珍，亦不益人。

鮠鱼

一名鳠鱼，又名鮰鱼，迩来通称鮰鱼，而鮠、鳠之名不彰矣。生江淮间，身无鳞，头尾身鬐俱似鲟状，惟鼻短尔，目亦在颔下，骨不柔脆，腹似鲶鱼，背有肉鬐。郭璞云：鳠鱼似鲶而大，白色。

气味：甘，平，无毒。主开胃，下膀胱水。

发明 苏颂曰：能动痼疾，不可合野猪、野鸡肉食，令人生癞。秦人因其发癞，呼为鳜鱼。

鮧鱼

一名鲇鱼，一名鳀。乃无鳞之鱼，大首偃额，大口大腹，鮠身鳢尾，有齿，有胃，有须，身上有涎难握。大者名鳠，能吞蛇。生流水者色青白，生止水者色青黄。大者亦至三四十斤。凡食鲇、鮰，先割翅下悬之，则涎自流尽，不黏滑也。

气味：甘，温，有毒。主疗水肿，利小便。

发明 苏颂曰：鲇鱼寒而有毒，赤目、赤须、无鳃者并杀人，不可与牛肝、雄猪同食。陶弘景曰：不可合鹿肉食，令人筋甲缩。反荆芥。

鳊鱼音啼

一名孩儿鱼，有二种。生江湖中形色皆如鲇、鮠，腹下翅形似足，其鳃颊轧轧，音如儿啼，即鳊鱼也。一种生溪涧中，形声皆同，但能上树，乃鲵鱼也。《北山经》云：央水多人鱼，状如鳀，四足，音如小儿，食之无瘕疾。今渔人网得以为不利，即惊异而弃之，盖不知其可食如此也。

气味：甘，有毒。食之，疗瘕疾，无蛊疾。

河豚

一名鯸鲐，又名鯢鱼，一作鲑，俗呼气包鱼。状如蝌蚪，大者尺余，背色青白，有黄缕，无鳞，无鳃，无胆，腹下白而不光。目能开阖，触物即怒，腹胀如气球浮起，故人以物撩而取之，以三头相从为一部。春月甚珍贵之，须暮春柳花飞时始肥，尤重其腹腴，呼为西施乳。一种色炎黑白文点者，谓之斑子，毒最甚。或云：三月后则为斑鱼，不可食。陶览云：河豚鱼小，而獭及大鱼，不敢啖之，不惟毒人，又能毒物也。

气味：甘，温，大毒。主补虚，去湿气，理腰脚、痔疾，杀虫。

发明 李时珍曰：按陈藏器云，肝有大毒，入口烂舌，入腹烂肠。子尤甚，以水浸一夜，大如芡实，则毒可知矣。吴人又言其血有毒，脂令舌麻，子令腹胀，眼令目花，有“油麻子胀眼睛花”之语。中其毒者，以橄榄、甘蔗、芦根、粪水解之。煮忌煤炲落其中，与荆芥、菊花、桔梗、甘草、附子、乌头相反。陶九成《辍耕录》云：凡食河豚，一日内不可服汤药，恐犯荆芥，二物大相反。《韦航细谈》云：凡服荆芥风药，忌食鱼，不独河豚也。张耒《明道杂志》云：河豚，水族之奇味，世传以为有毒能杀人，中毒则觉胀，亟取不洁食乃可解，不尔必死。余守丹阳及宣城，见土人户户食之，烹煮亦无异法，但用菘菜、蒌蒿、荻笋三物煮之，亦未见死者。苏子瞻在资善堂与人谈河豚之美，云：嚎其味真是值得一死，其美尤宜再温。吴人多晨烹之羹成，候客至，率再温以进。中其毒者，亦不必食不洁，以至宝丹，或橄榄及龙脑浸水，皆可解。直云用不洁解河豚，是戏语耳。

江豚

俗呼江猪，生海中者名海豚，一名海狶，郭璞赋“海狶”“江豚”是也。其状大如数百斤猪形，色青，黑鼻在脑上作声，喷水直上，有两乳，有雌雄类人，百数为群，一浮一没谓之拜风。其骨硬，其肉肥，不中食。脂膏最多，和石灰艌船良。

气味：咸，腥，味如水牛肉，无毒。治飞尸、蛊毒、瘴疟。

比目鱼

俗名鞋底鱼，《南越志》名板鱼，《尔雅》所谓“东方有比目鱼，不比不行，其名曰鲽”是也，状如牛脾及女人鞋底，细鳞，紫黑色，一眼。两片相合乃得行，其合处半边平而无鳞，口近腹下。

气味：甘，平，无毒。主补虚，益气力，多食动气。

鮹鱼音梢

出江湖，形似马鞭，尾有两歧，如鞭鞘，故名。

气味：甘，平，无毒。治五痔下血，瘀血在腹。

鲛鱼

一名沙鱼，古曰鲛，今曰沙，形稍异而皮一等，盖一类而有数种也。形并似鱼，青目赤颊，背上有鬣，腹下有翅，味并肥美，为食品之珍。大者尾长数尺，能伤人。皮皆有沙如真珠斑，可饰刀靶。其背有珠文如鹿而坚强者，曰鹿沙，亦曰白沙，云能变鹿也。背有斑文如虎而坚强者，曰虎沙，云身能化虎也。鼻前有骨如斧斤，能击物坏舟者，曰锯沙，又曰挺额鱼。小者子随母行，惊即从口入母腹中。

气味：甘，平，无毒。主补五脏。皮，主鬼疰蛊毒。

乌贼鱼

一名乌鲗，又名墨鱼，腹中有墨可用，故名。乌鲗能吸波噗墨，令水溷墨，自卫以防人害。又《南越志》云：其性嗜乌，每自浮水上，乌见以为死，往啄之，乃卷取入水而食，因名乌贼，言为乌之贼害也。形若革囊，口在腹下，八足聚生于口旁，无鳞有须，黑皮白肉。烧熟，以姜、醋食之脆美。其背上只有一骨名海螵蛸，状如小舟形，轻虚而色白脆，重重有纹，以指甲可刮为末，人亦缕之为细饰。腹中有墨可以书字，逾年则迹灭。《相感志》云：乌鲗过小满则形小也。

气味：咸，平，无毒。主益气，强志，通月经。

海螵蛸 气味：咸，微温，无毒。治女子赤白漏下、经闭、阴蚀肿痛、寒热癥瘕，无子，丈夫阴中肿痛，久服益精，令人有子。又止疮多脓汁不燥。

发明 按：《三元延寿书》云，乌贼鱼，久食，主无子。与《本经》“久服益精，令人有子”之说相谬。

章鱼

一名章举，一名章锯，以其足似锯也，形如乌鲗而大，八足，身上有肉。闽粤人多采鲜者，姜、醋食之，味如水母。

气味：甘、咸，寒，无毒。主养血益气。冷而不泄。

海鹞鱼

一名邵阳鱼，状如盘及荷叶，大者围七八尺，无足无鳞，背青腹白，口在腹下，目在额上，尾长有节，螫人甚毒。皮色肉味，俱同鲶鱼，肉内皆骨，节节聊比，脆软可食。

气味：甘、咸，平，有小毒。治男子白浊膏淋，玉茎涩痛。

海蛇

俗讹为海蜇，或作蜡鲊者，并非。一名水母。其形浑然凝结，其色红紫，无口眼，腹下有物如悬絮，群虾附之咂其涎沫，浮泛如飞。为潮所拥，则虾去而蛇不得归入，因割取之。浸以石灰、矾水，去其血汁，其色遂白。其最厚者，谓之蛇头，味更胜，生、熟皆可食，茄柴灰和盐水淹之良。

气味：平，无毒。治妇人劳损带下，小儿风疾、丹毒，能去积，消毛发成癥。

虾

江湖出者，大而色白；溪池出者，小而色青。皆磔须钺鼻，背有断节，尾有硬鳞，多足而好跃，其肠属脑，其子在腹外，形小大不等。蒸曝去壳，谓之虾米。大者两两干之，谓之对虾。海虾盈尺者，有大毒，杀人。

气味：甘，温，有小毒。作羹，治鳖瘕，托痘疮，下乳汁。法制，壮阳道。煮汁，吐风痰。捣膏，敷虫疽。

发明　陶弘景曰：虾无须及腹下通黑，并煮之色白者，并不可食。小儿食之，脚屈弱不能行。孟诜曰：生水田及沟渠者有毒，鲊内者尤有毒，动风甚捷，更发疮疥，有病人勿食。李时珍曰：虾米一斤，蛤蚧二枚，茴香、蜀椒各四两，并以青盐化酒炙炒，以木香粗末一两和匀，乘热，收新瓶中，密封，每服一匙，空心盐酒嚼下，补肾兴阳。

海马

其首如马，其身如虾，其背伛偻，有竹节，纹长二、三寸，雌者黄色，雄者青色。《异鱼图》云：渔人布网罟，此鱼多挂网上，收取曝干，以雌雄为对。《南方异物志》云：海中有鱼，状如马头，其喙垂下，或黄，或黑，海人捕得，曝干，熇之，以备产患。即此也。

气味：甘，温，无毒。主暖水脏，壮阳道，消瘕块。治疔疮肿毒。妇人难产，带之于身，甚验，临时烧末饮服，并手握之，即易产。

发明　李时珍曰：海马雌雄成对，其性温暖，有交感之义，故难产及阳虚房中方术多用之，虾亦壮阳，性应同之。

鱼鳔

鳔即诸鱼之白脬，其中空如泡，故曰鳔。可治为胶，亦名鏇胶。诸鳔皆可为胶，而海渔多以石首鳔作之，名江鳔，谓江鱼之鳔也，粘物甚固。此乃工匠日用之物，而记籍多略之。

气味：甘，平，无毒。主止折伤，血出不止。

作胶名鳔胶　气味：甘、咸，平，无毒。烧存性，治妇人产难、产后风搐、破伤风痉，止呕血，散瘀血，消肿毒，服硇砂。

按：鱼鳔，今人种子方中，往往用以作丸，谓其有“固精气，暖肾脏”之功，而《诸家本草》不载，殊为阙略。

鱼鲙

一名鱼生，刽切而成，故谓之鲙。凡诸鱼之鲜者，薄切，洗净血腥，沃以蒜、齑、姜、醋、五味，食之。

气味：甘，温，无毒。主补中，去冷气湿痹，除膀胱水，腹内伏梁气块，冷痃结癖，疝气，喉中气结，心下酸水。开胃，补腰脚，起阳道。

发明　陈藏器曰：近夜勿食，不消成积。时行病后，食之令胃弱。勿同奶酪食，令霍乱。不可同蒜食。李时珍曰：按《食治》云，凡杀物命，即亏仁爱，且肉未停冷，动性犹存，旋烹不熟食，犹害人。况鱼鲙肉生，损人尤甚，为癥瘕，为痼疾，为奇疾，不可不知。昔有食鱼生而生病者，用药下出，已变虫形，绘缕尚存。有食鳖肉而成积者，用药下出，已成动物而能行，皆可验也。

鱼鲊

鲊酝也，以盐糁酝酿而成也，诸鱼皆可为之，大者曰鲊，小者曰鲹。

气味：甘、咸，平，无毒。治聤耳、痔瘘，诸疮有虫，疗白驳、代指病，主下痢脓血。

发明　李时珍曰：诸鲊皆发疮疥，不可合荫荽、葵菜、豆藿、麦酱、蜂蜜食，令人霍乱，鲊中有虾者及蜜瓶盛者，皆不可食。凡诸无鳞鱼鲊，食之，尤不益人。

蟾蜍

即癞蛤蟆，在下湿处，锐头皤腹，促眉浊声，背上多痱磊，行极迟缓，不能跳跃，亦不解鸣，世传三足者为蟾，人遂为三足枯蟾以罔众。但以水沃半日，其伪自见，盖无三足者也。眉间白汁，谓之蟾酥。以手捏眉棱，取白汁于油纸上及桑叶上，插背阴处，一宿即干，置竹筒内盛之。真者轻浮，入口即甜。或以蒜及胡椒等辣物纳口中，则蟾身白汁出，以竹篦刮下，面和成块，干之。其汁不可入人目，令人肿盲，以紫草汁洗点，即消。

气味：辛，凉，微毒。治阴蚀疽疠，恶疮，猘犬伤疮。能合玉石。陶隐居云：其肪涂玉，则刻之如蜡，故云能合玉石。治一切疳痢肿毒，破伤风病，脱肛。

蟾酥　气味：甘、辛，温，有毒。治小儿疳疾脑疳，发背疔疮，一切恶肿。

发明　缪希雍曰：蟾酥有大毒，不宜多用。诸家咸云：治小儿疳瘦，恐非正治，不宜漫尝也，即用亦煅过者。余亲见一人，因齿痛以蟾酥纳牙根，误吞入，头目即胀大而毙。即陶隐居云："皮汁甚有毒，犬啮之，口皆肿"之验也。惟疔肿服之者，取其以毒攻毒之义。外治殊有神效，若欲内服，勿过三厘，慎毋单使，必与牛黄、明矾、乳香、没药之类同用，乃可。如疮已溃，欲其生肌长肉之际得之，作痛异常，不可不知也。《日华子》云：蟾酥助阳气，房术多用之。

虾蟆

一名虾蟆。《别录》"虾蟆，一名蟾蜍"，误矣。虾蟆、蟾蜍，二物各别，今药家亦以蟾蜍当虾蟆矣。虾蟆在陂泽中，背有黑点，身小能跳接百虫，解作呷呷声，举动极急，与蟾蜍形各不同，则非一物明矣。

气味：甘，寒，有毒。治邪气，破癥坚血，痈肿阴疮。

鼃亦作蛙字

似蛤蟆而背青绿色，尖嘴细腹，后脚长，故善跃，其鸣甚壮，俗谓之青蛙。亦有背作黄路者，谓之金线[1]蛙。一名田鸡，云肉味如鸡也。又曰坐鱼，其性好坐也。黑色者名旱蛤，即今水鸡。其类最多，大腹而脊青者，俗名土鸭。农人占其声之早晚、大小，以卜丰歉。其味最美，闽、蜀、浙东人以为佳馔。子生水中，谓之蝌蚪。二三月，蛙、蟆曳肠于水际草上，缠缴如索，日见黑点渐深，至春水时，鸣以聒之，则蝌蚪皆出，谓之聒子，所谓"蛤蟆声抱"是也。蝌蚪状如河豚，头圆，身青黑色，始出有尾无足，稍大则足生尾脱。

气味：甘，寒，无毒。主利水消肿，调疳瘦，补虚损，解劳热，尤宜产妇。捣汁服，治蛤蟆瘟病。

发明　《延寿书》云：妊娠食蛙，令子寿夭。李时珍曰：蛙产于水，与螺、蚌同性，故能解

〔1〕线：原作"绵"，文义欠通，据《本草纲目》改。

热毒，利水气。但系湿化之物，其骨性复热，而食者每同辛辣及脂油煎煤，是抱薪救火矣，安能求其益哉。按戴原礼《证治要诀》云：凡浑身水肿或单腹胀者，以青蛙一二枚，去皮，炙食之，则自消也。《北户录》注：蛙性热甚补人，人有折其足于瓶中，以水养之数日如故。亦有以酥煎食者。

介部

龟

介虫三百六十，而龟为之长，背阴向阳，蛇头龙颈，外骨内肉，肠属于首，能运任脉，广肩大腰，卵生思抱，其息以耳，雌雄尾交，亦与蛇匹。或云大腰无雄者，谬也。今人视其底甲，以辨雌雄。春夏出蛰脱甲，秋冬藏穴导引，故灵而多寿。一种生山中者，极大而寿，冬月藏土中，春、夏、秋即出游溪谷，名山龟。古人独取秦地者名秦龟，其占卜、入药、饰器，功用相同。一种生于海边，山居水食，瑇瑁之属，名蠵龟，非若山龟不能入水也。一种绿毛龟，出蕲州，取自溪涧，畜水缸中，饲以鱼虾，甲上有绿毛茸生，出水则敛，入水则披拂如海苔，然毛中有金线，脊骨有三棱，底甲如象牙色，其大如五铢钱者为真，此龟古方无用者，近时滋补方用之，大抵与龟甲同功。或云：龟闻铁声则伏；被蚊嚼则死；香油抹眼则入水不沉；老桑煮之则易烂。皆物理制伏之妙也。

龟甲　一名败龟版。气味：甘，平，有毒。治漏下赤白，破癥瘕，痎疟，五痔，阴蚀，湿痹，四肢重弱，小儿囟不合，久服轻身不饥。《本经》。补阴，主阴血不足，去瘀血，止血痢，续筋骨，治劳倦四肢无力。丹溪。治腰脚酸痛，补心肾，益大肠，止久痢久泄，主难产，消痈肿。烧灰传臁疮。《纲目》。

发明　陶弘景曰：此用水中龟，长一尺二寸者为善。厣可供卜，壳可入药，当以生龟炙取。《日华子》曰：卜龟小而腹下曾钻十遍者，名败龟版，入药良。又按《经》云：龟甲勿令中湿，中湿则遂其变化之性而成癥瘕于腹中。陶言厣可供卜，壳可入药，则古者上下甲皆用之。至《日华》始用龟版，而后人遂主之矣。然陶用生炙取，《日华》用灼多者，皆以其有生性神灵也。日败者，谓钻灼陈久如败也。吴球不达此理，而反用自死枯败之版，复谓灼者失性，谬矣。李时珍曰：龟、鹿皆灵而有寿，龟首常藏向腹，能通任脉，故取其甲以补心、补肾、补血，皆以养阴也。鹿鼻常反向，尾能通督脉，故取其角以补命、补精、补气，皆以养阳也。乃物理之精微，神工之能事。观龟甲所主诸病，皆属阴虚血弱，自可心解矣。王肯堂云：古人用龟甲入药，必取自死朽败者，防其得人生气则复活也，活则以人之气血脂膜为粮，竭即及脏腑而死矣。《本草》称龟甲所主，大率治漏下赤白，破癥瘕痎疟、阴蚀、湿痹，不言补心肾。自丹溪有补阴之说，而后世煎胶制丸服之，无纤毫之益，且有害，可不戒乎？《紫桃轩杂缀》云：龟性难死而易生。余畜一绿毛者，偶为孩童所虐，已僵挺，首尾俱出，且作枯腊矣，不忍腐露，令埋之竹下，逾冬历春忘之矣。至四月大雷雨，此物忽蹒跚行草间，急发故埋处，则成空坎，以得土气伏藏，再活也。昔润州一大老，性喜服食所制补剂，中用败龟板饵之，垂十年颇健朗。晚岁忽患蛊膈，奄奄就尽，乃谒白飞霞。飞霞诊视良久，曰：此瘕也，公岂饵龟板药耶？今满腹皆龟，吾药能逐之。其在骨节、肤腠中者，非吾药所能也。公可速治后事。乃与赤丸数粒，服之，下龟如豆大者升余，得稍宽。不数月，仍毙。易箦时，验小遗，悉有细虫仿佛龟形。其得气而传化，如此可畏哉。缪希雍曰：新剖之甲，断乎有毒，不宜频使。妊妇不宜用。凡入药锯去四边，石上磨净，灰火炮过，涂酥，炙黄用，亦有酒炙、醋炙者，须研极细，不尔留滞肠胃能变癥瘕。观此，可以证龟之难死易生，入腹成癥。养生者信方书为补阴之上剂，终日服食，荏苒不悟，遂致伤生，可不慎欤。

按：《医学正印》云，龟版、龟胶不宜单用，盖龟性不交，与牝龟隔水相视而得孕。《种子方》中配以虎胫骨、鹿角胶，得阴阳之义可用，若单用能痿阳寒精，交不成孕，不可不知。

龟肉 气味：酸，温，无毒。煮食，除湿痹风痹，身肿，踒折，筋骨疼痛，多年寒嗽，止泻血、泻痢。

发明 孙思邈曰：六甲日、十二月俱不可食，损人神，不可合猪肉、菰米、瓜苋食，害人。

龟溺 滴耳，治聋。点舌下，治大人中风舌瘖，小儿惊风不语。摩胸背，治龟胸、龟背。

发明 孙光宪《北萝琐言》云：龟性妬而与蛇交，惟取龟置瓦盆中，以鉴照之，龟见其影，则淫发失尿，急以物收取之。又法，以纸炷火以点其尻，亦致失尿，但差缓耳。今人惟以猪鬃或松叶刺其鼻即尿出，似更简捷也。李时珍曰：龟尿走窍透骨，故能治瘖聋及龟背，染髭发也。按《岣嵝神书》言，龟尿磨瓷器能令软，磨墨书石能入数分，即此可推矣。

鳖

俗名团鱼，一名神守。陆佃云：鱼满三千六百则蛟龙引之而飞，纳鳖守之则免，故鳖名神守，水居陆生，穹脊连胁，与龟同类，四缘有肉裙，无耳，以目为听。纯雌无雄，以蛇及鼋为匹。故《万毕术》云：烧鼋脂可以致鳖也。《埤雅》云：卵生思抱，其伏随日光所转，朝首东向，夕首西向。鳖之所在，其上必有浮沫名鳖津，捕者以此占之。《类从》云：鼍一鸣而鳖伏，性相制也。鳖遇蚊叮则死，炮鳖得蚊煮则烂，而熏蚊者复用鳖甲，物相报复如此。

鳖甲 气味：咸，平，无毒。治心腹癥瘕，坚积寒热，去痞疾息肉，阴蚀痔核，恶肉。疗温疟，血瘕，腰痛，小儿胁下坚。

发明 陶弘景曰：采得生取，剔去肉者为好，煮熟者不可用。九肋者胜。入药以醋炙黄用。《卫生宝鉴》云：凡鳖甲以桑柴灰和酒浸一夜，煮，令烂如胶漆用，更佳。李时珍曰：龟鳖之功，各有所主，鳖色青入肝，故所主者，疟劳、寒热、痃瘕、惊痫、经水、阴肿、阴疮，皆厥阴血分之病也。龟色黑入肾，故所主者，阴虚精弱、腰脚酸痿、阴疟泄痢，皆少阴血分之病也。介虫阴类，故并主阴精血分之病，从其类也。妊娠禁用。凡阴虚、胃弱、泄泻、产后泄泻、饮食不消、不思食及呕恶等症，咸忌之。

鳖肉 气味：甘，平，无毒。主伤中益气，补不足，腹中结热，妇人带下，血瘕腰痛，阴虚羸瘦，宜食之。

发明 苏颂曰：鳖居水底，性甚冷，久食损人。陈藏器曰：《礼记》“食鳖去丑”，谓颈下有软骨如龟形者，食之令人患水病。凡鳖三足者，为能音台，甲虫之有神者，人食之化为血水。赤足者、独目者、头足不缩者、目凹陷者、腹下有王字卜字文者、有蛇文者，及生旱地者，俱有毒，不可食。不可合鸡子食，苋菜食，生瘕。昔人剉鳖以赤苋同包，置湿地经旬，皆成生鳖。孙思邈曰：不可合猪、兔、鸭肉食，损人。不可合芥子食，生恶疮。妊妇食之，令子项缩。李时珍曰：按《三元参赞书》言，鳖性冷，有冷气、癥瘕人不宜食。《生生编》言，鳖性热。戴原礼言，鳖之阳气聚于上甲，久食令人生发背。似与性冷之说相反。盖鳖性本不热，食之者和以椒、姜热物太多，失其本性耳。鳖性畏葱及桑灰。凡食鳖者，宜取沙河小鳖，斫头去血，以桑灰汤煮熟，去骨甲，换水再煮，入葱、酱作羹食，乃良。其胆味辣，破入汤中，可代椒而辟腥气。卵盐藏煨食，止小儿下痢。李九华云：鳖肉主聚，鳖甲主散，食鳖剉甲少许入之，庶几稍平。又言：薄荷煮鳖能害人。此皆人之所不知者也。《养生杂纂》云：六甲日，不可食鳖。

鼋

鼋，大鳖也，甲虫惟鼋最大，故字从元，元者大也。背有腽魄青黄色，大头黄颈，肠属于首，以鳖为雌，卵生思化，故鼋鸣而鳖应。《淮南子》云：烧鼋致鳖，皆气类相感也。性至难死，剐其肉尽，口犹咬物。肉有五色，而白者多。其卵圆，大如鸡鸭子，一产一二百枚，人亦掘取，以盐淹煮食之，其白不凝脂，涂铁摩之即明。极有力，善攻岸人，以钩索钩之，鼋吞钩任其曳舟而走，俟力尽乃得之。头有疙瘩者，名癞头鼋。

鼋甲　气味：甘，平，无毒。功同鳖甲。

鼋肉　气味：甘，平，微毒。治湿气及诸邪气，补虚，杀百虫毒。

鼍

鼍穴极深，渔人以篾缆系饵探之，候其吞钩，徐徐引出。性能横飞，不能上腾。善夜鸣，其声如鼓，夜鸣应更。谓之鼍鼓，亦曰鼍更，俚人听之以占雨。性嗜睡，恒闭目，力至猛，能攻江岸。生卵甚多至百，亦自食之。皮可冒鼓，性至难死。沸汤沃口，入腹良久，乃剥之。陆佃云：鼍身具十二生肖肉，惟蛇肉在尾，最毒也。

鼍甲　气味：酸，温，有毒。治心腹癥瘕伏坚，积聚寒热，杀虫，瘰疬，瘘疮，风顽，瘙疥，恶疮炙。烧酒浸，服之。功同鳖甲。治阴疟。

鼍肉　气味：甘，有小毒。治湿气、邪气，诸虫，腹内癥瘕、恶疮。

发明　苏颂曰：肉色似鸡，至补益而发冷气痼疾，亦不必食，其涎最毒。鼍甲，药肆多悬之，能辟蠹。

蟹

一名螃蟹，水虫也，故字从虫，亦鱼属也，故古文从鱼，骨眼蜩腹，蛭脑鲎足。二螯八足，利钳尖爪，壳脆而坚，有十二星点。雄者脐长，雌者脐团。腹中之黄，应月盈亏。其性多躁，引声噀沫，至死乃已。生于流水者，色黄而腥。生于止水者，色绀而馨。《佛书》言：其散子后，即自枯死。霜前食物，故有毒。霜后将蛰，故味美。种类甚多，壳润多黄，其螯无毛而最锐者，名川，生南海中，食之行风气。形扁而大，壳纯青色，有两尖横出，螯足无毛，两螯八足，后二足扁而俯，名蝤蛑，一名蝳，随潮退壳，一退一长。大者如升，小者如盏碟，两螯如手，所以异于众蟹，其力至强，八月能与虎斗。一螯大、一螯小者，名拥剑，一名桀步，常以大螯待斗，小螯食物。其最小无毛者，名彭蜞（音越）。似彭蜞而有毛者，名蟛蜞。生于陂池田港中，故有毒，令人吐下。生溪涧石穴中，小而壳坚赤者名石蟹，野人食之。寇宗奭曰：取蟹以八九月蟹浪之时，伺其出水而拾之，夜则以火照捕之，时黄与白满壳也。或云：蟹月黑则肥，月明则瘦。

气味：咸，寒，有小毒。治胸中邪热，解结散血，治胃气，理经络，愈漆疮，养筋益气。《名医别录》。**杀莨菪毒，解鳝鱼毒、漆毒。治疟及黄疸。能续断绝筋骨，去壳同黄捣烂，微炒，纳入疮中，筋即相连。捣汁，滴耳聋。**《本草纲目》。

发明　陶弘景曰：蟹未经霜者有毒，必于八月中，吃稻芒后乃佳。独螯独目，两目相向，六足四足，腹下有毛，腹中有骨头，背有星点，足斑目赤者并有毒，不可食。中其毒者，豉、蒜、黑豆、冬瓜、紫苏煎饮，皆可解。妊妇食之，令子横生。苏颂曰：其黄能化漆为水，故涂漆疮用之，其螯烧烟，可集鼠于庭。李时珍曰：诸蟹性皆冷，亦无甚毒，为蟳最良。鲜蟹和以姜、醋，侑以醇酒，咀黄持螯，略赏风味，何毒之有？饕嗜者恣意饱餐，兼以荤膻杂进，肠胃乃伤，腹痛吐利，亦所必致，而归咎于蟹。蟹亦何咎哉？但不可同柿及荆芥食，发霍乱动风，木香汁可解。凡蟹，生烹、盐藏、糟收、酒浸皆为佳品，但久留易沙。见灯亦沙，得椒易膧。以皂荚半挺置其中，则可藏之，经岁不沙。或蒜及韶粉亦可免沙膧，得白芷则黄不散，得葱及五味子同煮，则色不变。藏蟹名曰蝑蟹。盐蟹汁能治喉风肿痛，满含细咽即消。《蟹谱》今之采捕者，夜则燃火以照，咸附明而至焉，腌蟹若以火照之，则蟹膏成沙矣。

蟹爪 性迅利，能破胞堕胎。

蟹壳 烧存性，蜜调，涂冻疮及蜂虿伤，酒服治妇人儿枕痛及血崩、腹痛，消积。

鲎音候

形如覆釜及熨斗之形，广尺余，其甲莹滑，青黑色，鳌背骨眼，眼在背上，口在腹下，头如蜣螂，十二足，似蟹，在腹两旁，长五、六尺，尾劲而尖，长一、二尺，有刺能触伤人，尾中有珠如粟色黄，带之，云利市。其壳坚硬，腰间横纹一线，软可屈折，每一屈一行。牝常负牡，大小皆牝牡相随，牝者背有目，牡者则无，失牝则牡即不动。渔人取之，必得其双，雄小雌大置之水中，雄浮雌沉。每海中群行，辄相积于背，高尺余，乘风而游，俗呼鲎帆，亦曰鲎簰。其血碧色，腹有子如黍米，可为酰酱。皮壳入香中能发香气，尾可为小如意，脂烧之可集鼠。其性畏蚊，螫之即死，又畏隙光，射之亦死，而日中曝之无恙。南有以其肉作鲊酱。小者名鬼鲎，食之害人。

肉 气味：辛、咸，平，微毒。疗痔杀虫，多食发嗽及疮癣。或云：此物得阴气甚，益人阴。

牡蛎[1]

万物皆有牝牡，惟蛎是咸水结成块，然不动阴阳之道，何从而生，故得牡名，曰蛎，曰蚝，言其粗大也。《异物志》云：古贲灰，牡蛎壳也。道家以左顾者是雄。《本经》不言左顾，而段成式亦云牡蛎，言牡非谓雄也，且如牡丹岂有牝丹乎？此物无目更何顾盼？其生著石魂礧，相连如房，呼为蛎房。初生止如拳，石四面渐长，至一、二丈，崭岩如山，俗呼蚝山。每一房有一肉，大小如房广狭。大者如马蹄，小者如人指面。每潮来，诸房皆开，有小虫入，则合之以充腹。取者，皆凿房以烈火逼开，挑取其肉当食品，其味美好，更有益也，最为珍贵。李时珍曰：南海有以蛎房砌墙，烧灰粉壁。食其肉，谓之蛎黄。《后汉书》鳆鱼注云：鳆无鳞有壳，一面附石，细孔杂杂，或七或九，即以状蛎房，何所不可。南蛎北鳆，故是造化介生别构。

气味：咸，平，微寒，无毒。除热补伤，涩精益血，化痰软坚，清热除湿，止心脾气痛，痢下赤白浊。消疝瘕积块，瘿疾结核。

发明 王好古曰：牡蛎入足少阴，为软坚之剂。以柴胡引之，能去胁下硬；以茶引之，能消项上结核；以大黄引之，能消股下肿；以地黄为使，能益精收涩，止小便。肾经血分之药也。雷敩曰：凡用牡蛎，先以东流水入盐，煮一伏时，再入火中煅赤，研粉用。

肉 气味：甘，温，无毒。煮食治虚损，调中，解丹毒。姜醋生食，除烦热，止渴。炙食甚美，令人细肌肤，美颜色。

蚌

《月令》“雉入大水为蜃”，蜃即蚌也。其类甚繁，处处江湖中有之，惟洞庭、汉勉独多。大

〔1〕蛎：原作“砺”，文义欠通，据《本草纲目》改，后同不注。

者长七八寸，状如牡蛎；小者长三四寸，状如石决玥。其肉可食，其壳可为粉。湖勉人皆印成锭，市之，谓之蚌粉。古人谓之蜃灰，以饰墙壁，如今用石灰也。

气味：咸，冷，无毒。止渴除热，解酒毒，去眼赤，压丹石毒。

蚌粉 气味：咸，寒，无毒。治诸疳，止痢，醋调涂痈肿。《日华本草》。解热燥湿，化痰消积，止白浊、带下、痢疾，除湿肿水嗽，明目，搽阴疮、湿疮、痱痒。《本草纲目》。

发明 寇宗奭曰：蚌性冷，多食发风湿，动冷气。蚌粉与海蛤粉同功，清热行湿而已。

马刀

《尔雅》曰螆，《周礼》曰廛，即江湖中细长小蚌也。似蚌而小，形狭而长。其类甚多，长短大小，厚薄斜正，虽有不同，而性味功用，大抵则一。

壳炼粉用 气味：辛，微寒，有毒。得水烂人肠。主消水瘿、气瘿、痰饮。

蚬

溪湖中多有之，小如蚌，黑色，其类亦多，大小不一。

肉 气味：咸，冷，无毒。主开胃，辟时气，压丹石毒，去暴热，明目，利水，下脚气湿毒，解酒毒，去目黄，通乳汁。捣汁涂疔疮，浸水洗痘痈，无瘢痕。

烂壳 气味：咸，温，无毒。主化痰止呕，治吞酸心痛及暴嗽。烧灰涂一切湿疮，与蚌粉同功。

发明 陈藏器曰：微毒，多食发嗽及冷气，消肾。

鳆鱼

壳即石决明也，一名九孔螺，又名千里光。附石生，形长如小蚌而扁，外皮甚粗，细孔杂杂，内则光耀，背侧一行有孔如穿成者，生于石崖之上，惟一片无对，七孔九孔者良。登莱海边甚多，人采肉供馔，及干充苞苴，肉与壳两可用，此即王莽所嗜者。《本草》云：石决明，一名鳆鱼。《通雅》云：石决明，九孔螺也。旧说肉为鳆鱼非也。《本草》以鳆鱼附石而生，其石有孔，即石决明。白安石司理登州言，鳆鱼自一物，不附石也，未详孰是。

气味：咸，平，无毒。治肝肺风热，青盲内障，骨蒸劳极，通五淋。

壳即石决明 功用与肉相同。

修治 凡用，以盐同东流水，煮一伏时，研末，水飞用。

海参

生东南海中，其形如蚕，色黑，身多磈礧。一种长五六寸者，表里俱洁，味极鲜美，功擅补益，殽品中之珍贵者。一种长二三寸者，剖开腹内多沙，虽刮剔难尽，味亦差短。今人有以驴皮及驴马之阴茎赝为状，味虽略相同，形带微扁者是也，博识者不可不知。

气味：咸，平，无毒。主补元气，滋益脏腑，去三焦火热。同鸭肉烹食，治劳怯虚损诸疾。同猪肉煮食，治肺虚咳嗽。

蛤蜊

白壳紫唇，大二三寸。其肉可充海错，亦作为酱酰。其壳火煅用粉，名曰蛤粉。

气味：咸，冷，无毒。治消渴，开胃，解酒毒，主老癖为寒热，妇人血块煮食之。

发明 王海藏曰：此物性虽冷，与丹石相反，食之令腹中结痛。

蛤蜊粉即蛤蜊壳炭火煅成粉也。　气味：咸，寒，无毒。主清热利湿，化痰饮，定喘嗽，止呕逆，消浮肿，利小便，止遗精白浊，心脾疼痛，化积块，解结气，消瘿核，散肿毒。治妇人血病，菜油调涂汤火伤。

发明　李时珍曰：蛤粉寒制火而咸润下，故能降焉；寒散热而咸走血，故能消焉。坚者软之以咸，取其属水而性润也；湿者燥之以渗，取其经火化而利小便也。大抵海中蚌蛤蚶蛎，性味咸寒，不甚相远，功能软坚散肿，小异大同。非若江湖蚌蛤，无咸水浸渍，但能清热利湿而已。

海粉

出海中沙石间，状如线粉，色绿，得水则易烂。

气味：咸，寒，无毒。主解热醒酒，化痰软坚。

蛏

生海泥中，长二三寸，大如指，两头开者名竹蛏。大如小指，壳薄，其肉下截有分叉，如人形者俗呼女儿蛏，其味短不及也。

气味：甘，温，无毒。主补虚劳，治冷痢，去胸中邪热烦闷，治妇人产后虚损。与服丹石人相宜，天行病后忌食。

车螯

俗讹为昌娥，其肉似蛤蜊而坚硬，其壳色紫，璀灿如玉，斑点如花，可饰器物，烧灰可堙塞墙壁，又可为粉饰面，其为用多矣。

气味：咸，冷，无毒。主解酒毒、消渴并痈肿。

壳　主消积块，治痈疽发背焮痛。

蚶

状如小蛤，圆而厚，壳上有棱似瓦屋之垄，故一名瓦屋子，壳中有紫色肉满腹。广人重之，炙以荐酒，呼为天脔，又谓之蜜丁香。浙东以近海田种之，谓之蚶田。今世糟藏为侑酒之物，罕有入药者。壳惟消癥癖之外，无他用。大者名车渠，长二三尺，阔尺许，壳外沟垄如蚶壳而深，又如瓦沟无横文，壳内白皙如玉，其功用亦相仿佛。《岭表录异》云：食多即壅气，背膊烦疼。

气味：甘，平，无毒。主温中消食，健胃起阳，服丹石人食之，免生疮肿热毒。

壳　气味：甘、咸，平，无毒。煅过醋淬出火毒，研粉醋丸服，消一切血块、冷气癥癖。连肉烧存性，研敷小儿走马牙疳，有效。

石砝

俗名龟脚，生海中石上，形如龟脚，亦有爪状，壳如蟹螯，其色紫可食，得春雨则生花。郭璞赋云：石砝应节而扬葩。

气味：甘、咸，平，无毒。主利小便。

西施舌

壳似蛤而长，肉白如乳，阔约大指，长及二寸，如舌，极脆美，舌本有数肉条如须然，是其饮处。

气味：甘，无毒。极鲜美。

淡菜

生海石上，以苔为根，壳长而坚硬，肉如人牝，中衔少毛，有红、白二种。一名壳菜，又名海夫人，常时烧食即苦，不宜人。与少米先煮熟，后除去毛，再入萝卜，或紫苏，或冬瓜同煮，方佳。又有乌蛉，似淡菜而极小，中无毛。李长吉诗“淡菜生寒日”言，生处在日出时也，赞云东海夫人。淡菜有壳，形虽不典，而益帷箔，求以象类，堪为一噱。

气味：甘，温，无毒。主补五脏，益阳事，理腰脚气，消宿食，散瘿气，除腹中冷气痃癖，产后血结冷痛，崩中带下。

发明　《日华子》云：不宜多食，令人头目闷暗，得微利即止。陈藏器曰：多食发丹石，令人肠结。久食，脱人发。

海蠃蠃与螺同

螺蚌属也，其类不一，大者如斗。香螺，厣可杂甲香；老钿螺，光彩可饰镜背者；红螺，色微红；青螺，色如翡翠；蓼螺，味辛如蓼；紫贝螺，即紫贝也；珠螺，莹洁如珠；鹦鹉螺，质白而紫，文如鸟形。螺之有文者，曰云螺，其肉常离壳出食，出则有虫寄居壳中，螺还则虫出也。肉为鱼所食，则壳浮出，人因取之作杯。又有梭尾螺，形如梭，今释子所吹者，皆不入药。海螺鸣主大风，吐光主阴雨。

气味：甘，冷，无毒。治目痛累年，生螺取汁洗之，或入黄连在内取汁点之。

厣　名甲香音掩。气味：咸，平，无毒。主和气清神，治肠风痔瘘。

修治　《传信方》载其法云：甲香以泔水，微火煮一复时，换泔水再煮，凡二换漉出，刮去香上涎物，以白米合水，微火煮干，又以蜜合水，煮一伏时，乃以炭火烧地令热，洒酒令润，铺香于上，以新瓦盖上一伏时，待冷硬，石臼木杵捣烂，每斤入沉香末三两，麝一分，和捣印成，以瓶贮之，埋过经久，方烧。善能管香烟，杂众香烧之益芳，独烧则臭。今医稀用，惟合香者用之。

田蠃

生水田中及湖渎岸侧，状类蜗牛而尖长，其壳旋文青黄色，其肉视月盈亏。

气味：甘，大寒，无毒。治目热赤痛，止渴，醒酒，利大小便，去腹中结热，治黄疸。捣烂贴脐，引热下行，止噤口痢，下水气，淋闭。取水，搽痔疮、胡臭。烧研，治瘰疬、癣疮。

螺蛳

大如指头而壳厚于田螺，惟食泥水，酒烹、糟煮食之。清明后，其中有虫不堪食，此物难死，误泥入壁中数年，犹活也。

气味：甘，寒，无毒。主醒酒，解热，利大小便，消黄疸、水肿，治反胃、痢疾、脱肛痔漏。

烂壳　气味：同。治反胃、膈气、痰嗽、鼻渊、脱肛、痔疾、疮疖、下疳、汤火伤。泥中及墙壁上，年久者良，火煅过用。

吐铁

出宁波，螺属也。大如指，顶者则有脂如凝膏，色青，外壳亦软，其肉色黑如铁，吐露壳外，淹藏、糟浸以充海错。一种生沙土中者，形亦相似，名泥螺，壳厚肉硬而味短，中多夹沙，远不及也。

气味：咸，平，无毒。主补明目，益精髓。

江珧音姚

一名海月，似半月故名，如蚌而大，上大下小，中肉腥而韧。惟四肉柱，长寸许，圆白如珂雪，以鸡汁瀹食，一沸即起，甘鲜脆美，过火则味尽也。《福州府志》云：壳包如淡菜，柱圆而脆，或曰江瑶柱，其肉香而脆。言腥而韧者非。

气味：甘，平，无毒。治消渴，下气调中，利五脏，止小便，消腹中宿物，令人易饥能食，生姜、酱同食之。

海燕

出东海，大一寸，状扁面圆，背上青黑，腹下白，脆似海螵蛸，有纹如蕈菌，口在腹下，食细沙，口旁有五路止勾，即其足也，不知头尾，生时体软，死即干脆。

气味：咸，温，无毒。主阴雨发损痛，煮汁服，取汗即解，亦入滋阳药。

禽部

鹅

一名家雁，又名舒雁。有苍、白二色，苍鹅食虫，性能啖蛇及蚓，伏制射工。《禽经》云：鹅飞则蜮沉。蜮即射工也，故养之能辟虫虺。或言鹅性不食生虫者，不然。葛洪《肘后方》云：人家养白鹅、白鸭，可辟射工。则谓白鹅不食虫，不发病之说亦非矣，但比苍鹅薄乎云耳。射工，山溪水中甲虫也，因水势含沙以射人影成病，故曰射工。《志林》云：鹅能惊盗，亦能辟蛇。《岭南异物志》：邕州蛮人有选鹅腹毳毛为衣被絮，柔暖而性冷，婴儿尤宜之，能辟惊痫。柳子厚诗，“鹅毛御腊缝山罽”即此。

肉　气味：甘，平，无毒。主利五脏。煮汁，止消渴，服丹石人宜之。

鹅卵　气味：甘，温，无毒。主补中益气。多食发痼疾。

鹅毛　治小儿惊痫，射工水毒。

掌上黄皮　烧研，搽脚趾缝湿烂。焙研，油调，涂冻疮良。

发明　《日华子》曰：白鹅凉，无毒。苍鹅冷，有毒，发疮肿。孟诜曰：鹅肉性冷，多食令人霍乱，发痼疾。嫩鹅毒，老鹅良。李时珍曰：鹅气味俱厚，动风发疮，莫此为甚，火熏者尤毒。而《本草》谓其性凉，利五脏。《韩懋医通》谓其疏风，岂其然哉？但白鹅比苍鹅差胜耳。尾肉名臎，忌食。《内则》：舒雁臎，不可食。为气臊可厌耳。

雁

小者曰雁，大者曰鸿，多集江渚，亦有苍、白二色。今人以白而小者为雁，大者为鸿，苍者为野鹅。南来时瘠瘦不可食，北向时乃肥，故宜取之食，雁去肾不利人也。寇宗奭曰：人不食雁，谓其知阴阳之升降，少长之行序也。道家谓之天厌，亦一说耳。

气味：甘，平，无毒。治诸风麻痹，利五脏，解丹石毒，久食动气，壮筋骨。

鹄

一名天鹅，大于雁，羽毛白泽，其翔极高而善步，所谓“鹄不浴而白，一举千里”是也。亦有黄鹄、丹鹄，湖海、江汉之间皆有之，出辽东者尤甚，而畏海东青鹘。其皮毛可为服饰，谓之天鹅绒。有四等：大金头鹅，似雁而长项，入食为上，美于雁；小金头鹅，形差小；花鹅色花；一种不能鸣鹅，飞则翔响，其肉微腥。各有所产之地。

气味：甘，平，无毒。腌炙食之，益人气力，利脏腑。

鸨

水鸟也，似雁而斑文，无后趾，性不木栖，其飞也肃肃，其食也龄，肥腯多脂，肉粗而味美。或云纯雌无雄，与他鸟合。遇鸷鸟能激粪御之，着其毛则尽脱。《礼记》“不食鸨奥”，奥者，膍胵也，深奥之处也。陆佃云：鸨性淫而无定匹，故今指老妓曰老鸨。

气味：甘，平，无毒。主补益虚人，去风痹气。

鸭

一名鹜（音木），野鸭为凫，家鸭为鹜，一名家凫，又名舒凫。盖鹜有舒凫之名，而凫有野鹜之称，故二名可以通用，遂致混称无辨。鸭雄者绿头文翅，雌者黄斑色。有纯黑纯白者，又有白而乌骨者，药食更佳。雄瘖雌鸣。重阳后，乃肥腯味美。清明后生卵，则内陷不满。伏卵，闻砻磨之声，则毈而不成。无雌抱伏，则以牛矢妪而出之。此皆物理之不可晓者也。

肉 气味：甘，冷，微毒。主治补虚除热，和脏腑，利水道，止惊痫，解丹毒。

发明 陶弘景曰：黄雌鸭为补最胜，白鸭良。绿头鸭、黑鸭有毒，滑中，发冷利、脚气，不可食。目白者杀人，肠风下血人不可食。李时珍曰：嫩者毒，老者良，尾臎不可食。又云：鸭，水禽也。治水，利小便，宜用青头雄鸭，取水木生发之象；治虚劳、热毒，宜用乌骨白鸭，取金水寒肃之象也。

血白鸭者良 气味：咸，冷，无毒。主解诸毒，热饮解中生金、生银、丹石、砒霜毒、射工毒。又治中恶及溺水死者，灌之即活。蚯蚓咬疮，涂之即愈。

涎 治小儿痉风，头及四肢皆往后，以鸭涎滴之。又治蚯蚓吹小儿阴肿，取雄鸭涎，抹之即消。

卵 气味：甘，微寒，无毒。治心腹、胸膈热。多食发冷疾，小儿多食脚软。盐藏食之，宜人。

发明 陶弘景曰：鸭肉与卵并不可与鳖同食，能害人。亦不可与胡桃、豆豉同食。合桑椹食，令人生子不顺。生疮毒者食之，令恶肉突出。

凫

一名野鸭。状似鸭而小，杂青白色，背上有文，短喙长尾，卑脚红掌，肥而耐寒。南方湖溪多有之，数百为群，晨夜蔽天而飞，声如风雨所至，稻粱一空。一种似野鸭而小，苍白文，鸭脚连尾，不能陆行，常在水中，人至即沉，或击之，便起名水鹜，又名油鸭，《本草拾遗》谓之䴙䴘。多脂，味更肥美，补益与野鸭同。

气味：甘，凉，无毒。主补中益气，平胃消食，大益病人，杀腹脏一切虫。又治热毒风及恶疮疖，身上诸小热疮，年久不愈者，多食即瘥。

发明 孟诜曰：九月后，至立春前，食之尤胜，补虚益人。不可与胡桃、木耳、豆豉同食。

鸡

鸡类甚多，五方所产，大小形色亦异，在卦属巽，在星应昴，无外肾而亏小肠，其鸣也知时刻，其栖也知阴晴。《太清外术》言：蓄蛊之家，鸡辄飞去。古人言，鸡能辟邪。正旦，磔雄鸡祭门户，以辟邪恶。盖鸡乃阳精，雄者阳之体，头者阳之会，东门者阳之方，以纯阳胜纯阴之义也。《千金》转女成男方中用之，亦取用此义。

雄鸡 气味：甘，温，有小毒。主补虚温中，益气力，添精髓，助阳气，女人崩中漏下、赤白沃，杀恶毒，辟不祥。

雌鸡 气味：甘，温，无毒。主风寒湿痹，安心定志，除邪辟恶，安胎及产后虚羸，益色助气。

乌骨鸡 气味：甘，平，无毒。主补虚劳羸弱，治消渴，中恶鬼击心腹痛，益产妇，治妇人崩中带下，一切虚损诸病。

发明 苏颂曰：鸡虽有小毒，而补虚羸是要，故食治方多用之。李时珍曰：鸡虽属木，分而配之，则丹雄鸡得离火阳明之象，白雄鸡得庚金太白之象，故辟邪恶者宜之。乌雄鸡属木，乌雌鸡属水，故胎产宜之。黄雌鸡属土，故脾胃宜之。而乌骨鸡又得水木之精气，故阴虚发热、蓐劳、崩中等证宜之，各从其类也。乌骨鸡有白毛乌骨者，黑毛乌骨者，斑毛乌骨者，有骨肉俱乌者，肉白骨乌者。但观鸡舌黑者，则肉骨俱乌，入药更良，男用雌，女用雄。俗传江西泰和吉水诸县老鸡能发痘疮，以五味煮烂与儿食之，甚则加胡椒及桂附之属，取其能助湿热发脓也。风土有宜不宜，不可以为法。李廷飞云：黄鸡宜老人，乌鸡宜产妇暖血。吴球云：三年𫛭鸡，常食治虚损，养血补气。马益卿云：妊妇宜食牡鸡，取阳精之全于天产者，此亦胎教宜风见虎豹之意耳。缪希雍云：鸡性热，补阳起阴，兼有风火之义，能助火动风，凡热病初愈，痈疽未溃，素有内病人，咸忌之。《芷园臆草》云：鸡属巽而入肝，性温能活滞血，养新血，产妇可常食。孟诜曰：鸡具五色者，食之致狂；黑鸡白头食之病人；六指者，四距者，食之杀人；鸡死足不伸，不可食。《延寿书》云：𫛭鸡能啼者，有毒。老鸡食蜈蚣、百虫久而蓄毒，皆不可食。脑有大毒，能发疔肿。

肝 气味：甘、微苦，温，微毒。主补肾起阴，疗风虚目暗。治女人阴蚀疮，切片纳入，引虫出尽，良。雄鸡者，良。

发明 《本经》主起阴气，性温可知，入足厥阴、少阴经。今人用以治小儿疳积、眼目不明者，取其导引入肝气，类相感之用也。《内则》云：食鸡去肝，为不利人。岂未详其性效与？

鸡卵 气味：甘，平，无毒。主除热火疮，痫痉，镇心安五脏，开喉声，治赤白久痢及产后虚痢。

发明 孙思邈曰：微寒畏醇醋，多食令人腹中有声，动风气。和葱、蒜食气短，同鳖肉食损人，同兔肉食成泄痢。妊妇以鸡子、鲤鱼同食，令儿生疮，同糯米食，令儿生虫。李时珍曰：卵白象天，其气清，其性微寒；卵黄象地，其气浊，其性微温；卵则兼清浊而为体，其性平。精不足者补之以气，故卵白能清气，治目热赤痛，心下伏热，烦满咽痛；诸疾形不足者补之以味，故卵黄能补血，治下痢、胎产诸疾。卵则兼理气血，故治上列诸疾也。又云：黄雌者为上，乌雌者次之。小儿患痘疹，忌食鸡子，及闻煎食之气，令生翳膜。

雉

一名野鸡，汉吕后名雉，故改为野鸡。其类甚多，亦各以形色为辨。形大如鸡，而斑色绣翼，雄者文采而尾长，雌者文暗而尾短。其性好斗，其鸣曰鷕鷕，其交不再，其卵褐色。将卵时，雌避其雄而潜伏之，否则雄食其卵。《月令》：仲冬，雉始雊。谓阳动则雉鸣而勾其颈也。

气味：酸，微毒。主补中益气。多食，发五痔、疮疥。

发明 孟诜曰：久食令人瘦，秋冬益，春夏毒，为其食虫蚁，及与蛇交，变化有毒也。不可与胡桃、荞麦同食，发头风眩运及心痛。与菌蕈、木耳同食，发五痔，立下血。有痼疾者，勿食。自死，爪甲不伸者杀人。

鹳雉音狄

一名山鸡，雉属也。有四种，名同物异。似雉而尾长三四尺者，鹳鸡也；似鹳而尾长五六尺，能走且鸣者，鸐雉也，俗通呼为鹳矣。皆勇健，自爱其尾，不入丛林，雨雪则岩伏木栖，不敢下食，往往饥死。故师旷云：雪封枯原，文禽多死。其二则鷩雉，锦鸡也，鷩似雉而小于鹳，五色，性憋急耿介，又名鵕鸃，仪容俊秀也。锦鸡则小于鷩，而背文扬赤，膺前五色炫耀、灿烂如锦，盖是一类，不甚相远也。

气味：甘，平，有小毒。炙食，补中益气。养之，禳火灾。

鹧鸪

今江西、闽广、蜀夔州郡皆有之，形似母鸡，头如鹑，臆前有白圆点如真珠，背毛有紫赤浪文，性畏霜露，早晚稀出，夜栖以木叶蔽身，多对啼，今俗谓其鸣曰"行不得哥也"。其性好洁，猎人因以离竿粘之，或用媒诱取之。炙食充庖，肉白而脆，味胜鸡雉。

气味：甘，温，微毒。主利五脏，益心力，解野葛、菌子、生金毒。及温疟病久而危者，合毛熬酒渍之，或生捣汁服良。

发明　孟诜曰：鹧鸪忌与竹笋同食，自死者不可食。或言此鸟天地之神，每月取一只飨[1]至尊，所以自死者不可食。凡鸟兽自死者，皆有毒不可食，为其受厉气也，何独鹧鸪即神取飨帝乎？此不经之谬谈也。李时珍曰：鹧鸪好啖乌头、半夏苗，多食有毒，能发咽喉之疾，而其功用又能解毒、解蛊，功过不相掩也。

英鸡

出泽州有石英处，常食碎石英，状如鸡而雉尾，体热无毛，腹下毛赤，飞翔不远，肠中常有石英。

气味：甘，温，无毒。主益阳道，补虚损，令人肥健悦泽。

鹌鹑

鹌与鹑两物也，形状相似，俱黑色，但无斑者为鹌也，今人总以鹌鹑名之。鹑大如鸡雏，头细而无尾，有斑点，甚肥，雄者足高，雌者足卑，其性畏寒，其在田野，夜则群飞，昼则草伏，无常居而有常匹，随地而安。人能以声呼取之，畜令搏斗。

气味：甘，平，无毒。主补五脏，益中气，实筋骨，消结热，疗小儿疳。

发明　掌禹锡曰：和小豆、生姜煮食之，止泄痢，酥煎令人下焦肥。春月勿食。与猪肝同食，令人生黑子，和菌子食，令人发痔。

鸽

鸽之毛色于禽中品第最多，惟白鸽入药。凡鸟皆雄乘雌，此独雌乘雄，故其性最淫。

气味：咸，温，无毒。主调精益气，治恶疮、疥癣、风疮、白癜、疬疡风。炒熟酒服，解诸药毒。食多，恐减药力。

血　解诸药、百蛊毒。

卵　解疮毒、痘毒。

雀

羽毛斑褐，颔嘴皆黑，头如颗蒜，目如擘椒，爪距黄白色，跃而不步，其视惊瞿，其目夜

〔1〕飨：原作"享"，文义欠通，据《本草纲目》改。

盲，其卵有斑，其性最淫。俗呼老而斑者为麻雀，小而黄口者为黄雀。八九月，群飞田间，体绝肥，背有脂如披绵，炙食作鲊甚美。一种似雀青黑色，多翔蓬蒿之间，名蒿雀，性效相同，食之美于诸雀。

气味：甘，温，无毒。主起阳道，益精髓，暖腰膝，令人有子。

卵 气味：酸，温，无毒。治男子阴痿不起，强之令热，多精有子。

脑 治耳聋。又涂冻疮。

发明 陶弘景曰：雀肉不可合李食，不可同猪肉食。妊妇食雀肉饮酒，令子多淫。凡服白术者忌之。李时珍曰：今人知雀卵能益男子阳虚，不知能治女子血枯，盖雀卵能益精血耳。缪希雍曰：雀肉味甘温，功用不及卵，古方雀卵和天雄服之，令茎不衰，此药性极热，有大毒，非阴脏及真阳虚惫者，慎勿轻饵。

燕

有两种，紫胸轻小者是越燕，多在堂室中梁上作巢；胸斑声大者是胡燕，多檐下作巢。营巢避戊已日，春社来，秋社去。其来衔泥巢于屋宇之下，其去也，伏气蛰于窟穴之中。能制海东青鹘，故有鸷鸟之称，能点波祈雨，又有“游波”之号。雷敩云：海竭江枯，投游波而立泛是矣。京房云：人见白燕主生贵女，故燕名天女，燕巢有艾则不居。凡狐貉皮毛见燕则毛脱，物理使然。

气味：酸，平，有毒。不可食，损人神气。人食燕者，入水为蛟龙所吞。亦不宜杀之，鹰鹞食则死。

燕窝

本草诸书无载之者，按王世懋《闽部疏》云：燕窝菜，竟不辨是何物，漳海边已有之。盖海燕所筑，衔之飞渡海中，翮力倦，则掷置海面，浮之若杯，身坐其中，久之，复衔以飞。多为海风吹泊山湾，士人得之以货，为食品最珍。陈懋仁《泉南杂志》：闽之远海近番处，有燕名金丝者。首尾似燕而甚小，毛如金丝。临卵育子时，群飞近汐沙泥有石处，啄蚕螺食。有询土番，云：蚕螺背上肉有两肋如枫蚕丝，坚洁而白，故此燕食之，肉化而肋不化，并津液呕出，结为小窝附石上，久之与小雏鼓翼而飞。彼人依时拾之，故曰燕窝。

气味：甘，平，无毒。主补虚损，治劳痢。

石燕

似蝙蝠，口方食石乳汁，能飞，乃禽类也。在钟乳穴石洞中，一名土燕，食之补助与钟乳同功，故方书助阳药多用之。一种如蚬蛤之状，色如土，坚重如石，乃石类也。永州祁阳县，江畔沙滩上有之，性凉，乃利窍行湿热之物。久年肠风、赤白带下，以一枚磨水服，立效。世俗不知，往往用此石为助阳药，乃大相反误矣。《湘州记》云：零陵山有石燕，遇雨则飞如生燕，雨止则还如石。

气味：甘，暖，无毒。主壮阳，暖腰膝，添精髓，益气，润皮肤，缩小便，御风寒岚瘴瘟疫气。

鸎[1] 一作莺

一名黄鹂，其色黄而带黎故名。《诗经》黄鸟，《月令》仓庚，即此。处处有之，大于鸲鹆，雌雄双飞，体毛黄色，羽及尾有黑色相间，黑眉，尖嘴，青脚。立春后即鸣，麦黄、椹熟时尤甚，

〔1〕鸎：即“莺”的异体字，此处为体现文字区别，保留原字。

其音圆滑如织机声，乃应节趋时之鸟也。冬月则藏蛰入田塘中，以泥自裹如卵，至春始出。

气味：甘，湿，无毒。主补阳益脾，食之不妒。

乌鸦

一名老鸦，大嘴而性贪鸷，善避缯缴。一种慈乌似乌鸦而小，多群飞，作哑哑声。初生母哺六十日，长则反哺六十日，可谓慈孝矣，北方谓之寒鸦。有似慈乌而大嘴，腹下白，不反哺者，鸦乌也。似鸦乌而大，白项者，燕乌也，一名白脰。似鸦乌而小，赤嘴穴居者，山乌也，一名鸦。《禽经》：慈乌反哺，白脰不祥。又蜀徼有火鸦，能喙火。种类虽多，治效相同。

气味：酸、涩，臭，无毒。不可食，止可疗病。治暗风痫疾及骨蒸、劳瘦、吐血、咳嗽，杀虫。

鹊

灵能报喜，故名喜鹊。性最恶湿，又谓之干鹊。大如鸦而长尾，尖嘴黑爪，绿背白腹，尾翮，黑白驳杂，上下飞鸣，以音感而孕，以视而抱。季冬始巢，开户背太岁向太乙。知来岁多风，巢必卑下。段成式云：鹊有隐巢木如梁，令鸷鸟不见。人若见之，主富也。鹊至秋则毛毨头秃。

气味：甘，寒，无毒。雄者治石淋，消结热。烧灰淋取汁，饮之石即下。

鸴音渥

一名山鹧，状如鹊而乌色，有文采，赤嘴，赤足，尾长不能远飞，亦能食鸡雀。谚云："翰鸴叫晴，暮鸴叫雨。"

气味：甘，温，无毒。主解诸般果毒。

杜鹃

一名杜宇，又名子规，《老学庵笔记》子规自呼为谢豹。唐顾况送张卫尉诗，"绿树村中谢豹啼"。又名鹈鴂（音弟）。桂蜀人见鹃而思杜宇，故呼杜鹃。说者遂谓杜宇化鹃，讹矣。《蜀王本纪》云：杜宇为望帝，淫其臣鳖灵（乃禅位）妻，亡去时，子规鸟鸣，故蜀人见鹃鸣而思望帝。《荆楚岁时记》杜鹃初鸣，先闻者，主别离。学其声，令人吐血。登厕闻之，不祥。厌法，但作狗声应之。此鸟啼至血出乃止，故有吐血之事。杜鹃出蜀中，状如雀鹞而色惨黑，赤口，有小冠。春暮即鸣，夜啼达旦，鸣必向北，至夏尤甚，尽夜不止，其声哀切。田家候之，以兴农事。惟食虫蠹，不能为巢，居他巢生子，冬月则藏蛰。

气味：甘，平，无毒。治疮瘘有虫，薄切，炙热贴之，虫尽乃已。

附：珍禽

鹤

一名仙禽。生他处，足黑，鱼鳞纹。以南通州吕四场产者为佳，足皆绿色，背有龟纹。相传吕纯阳四至其地，故场名吕四。鹤为黄鹤遗种，其声较他产者，更觉清亮，举止耸秀，雄鸣上风，雌鸣下风，声交而孕。亦啖蛇虺。《内典》云：鹤影生。今鹤雌雄相随，如道士步，斗履其迹而孕。《禽经》：鹳俯鸣则阴，仰鸣则晴。鹳似鹤而顶不丹，长颈赤喙，色灰白，翅尾俱黑，多巢于高木。其飞也，夺于层霄，旋达如阵，仰天号鸣，必主有雨。其抱卵以影，或云以声聒之。作巢择取矾石，周围绕卵，以助暖气。故方术家以鹳巢中矾石为真物也。

鹤卵 气味：甘、咸，平，无毒。主预解痘毒，水煮一枚与小儿食之，令出痘稀少。出《活幼全书》。

孔雀

交广、雷罗诸州甚多，生高山乔木之上，大如雁，高三四尺，细颈隆背，头有三毛长寸许，晨则鸣声相和。雌者尾短无金翠，雄者自背至尾有圆文，五色金翠，相绕如钱。自爱其尾，山栖必先择置尾之地。雨则尾重不能高飞，因往捕之。或暗伺其过，生断其尾，若回顾则金翠顿减矣。山人养其雏为媒，或探其卵，鸡伏出之，饲以猪肠、生菜之属。芳时媚景，闻管弦笙歌，必舒张翅尾，盼睇而舞，闻人拍手歌舞亦舞。其性妒见美妇采服，必啄之。《北户录》云：孔雀不匹，以音影相接而孕。《冀越集》云：孔雀虽有雌雄，将乳时登木哀鸣，蛇至即交，故其血、胆皆伤人。《禽经》云："孔雀见蛇则宛而跃"者是矣。

气味：咸，凉，微毒。主解药毒、蛊毒。

血 生饮，解蛊毒良。

尾 气味有毒，不可入目，令人昏翳。

发明 李时珍曰：按纪闻云，山人多食之以为脯，腊味如鹅，解百毒，食贝肉者服药不能愈病。熊太古言：孔雀与蛇交，故血、胆皆伤人。似不相合，夫肉既能解毒，何血独伤人耶？盖亦犹雉与蛇交时即有毒，而蛇伏蛰时即无毒之意耳。

鹦鹖

一名鹦䴊，俗名鹦哥，有数种，绿者出陇蜀，而滇南、交广诸地尤多，数百群飞。红鹦䴊紫赤色，白者出西洋南番。大如小鹅，羽毛玉雪，以手抚之，有粉沾指掌，如蛱蝶翅。又有五色鹦䴊，大于白而小于绿者，性尤慧利。俱丹咮钩吻，长尾赤足，金睛深目，上下目睑皆能眨动，舌如婴儿，巧解人言。其指前后各二，异于众鸟。其性畏寒，即发颤如瘴而死，以柑子饲之则愈。忌以手频触其背，犯者多病颤而卒。或云摩其背则瘖，或云雄者喙变丹，雌者喙黑不变。有大如鸲鹆，绀黑色，夹脑有黄肉冠如人耳，丹咮黄距，人舌人耳，目下连颈，有深黄文，顶尾有分缝，名秦吉了，亦能效人言，音颇雄重，用熟鸡子和饭饲之。亦有白色者。

鸳鸯

凫类也，南方湖溪中有之，栖于土穴。大如小鸭，其质杏黄色有文采，红头翠鬣，黑翅黑尾，红掌，头有白长毛乘之至尾。交颈而卧，其交不再。《古今注》云：鸳鸯雄雌不相离，人获其一，则一相思而死，故谓之匹鸟。

气味：咸，平，有小毒。清酒炙食，治瘘疮。作羹臛食之，令人肥丽。夫妇不和者私与食之，即相爱怜。

鹭鸶

水鸟也。林栖水食，群飞成序，洁白如雪，颈细而长，脚青善翘步于浅水，好自低昂，如舂如锄之状。故《尔雅》谓之舂锄，李昉命为雪客。喙长三寸，顶有长毛十数茎，毵毵如丝，欲取鱼则弭之，性恶露。今人畜之可驯，每至白露降日，定飞扬去，不可复畜矣。

气味：咸，平，无毒。治虚瘦，益脾补气，炙熟食之。

鹈鹙

俗作鹈鸧，水鸟之大者，出南方有大湖泊处。其状如鹤而大，青苍色，张翼广五六尺，举头高六七尺，长颈赤目，头项皆无毛，其顶皮方二寸许，红色如鹤顶，其喙深黄色而扁，直长尺余，其嗉下亦有胡袋如鹈鹕状，其足爪如鸡，黑色。性极贪恶，能与人斗，好啖鱼、蛇及鸟雏。《诗》云“有鹙在梁”，即此。又景焕《闲谈》云“海鸟鶢鶋”，即今之秃鹙。今潦年鹙或飞走近市，人多怪骇，亦由不常见耳。

气味：甘，温，无毒。主补中益气，甚益人，炙食尤美，作铺馐食，强气力，令人走及奔马。

髓 主补精髓。

喙 治鱼骨鲠。

毛 解水虫毒。

鹰

其性爽猛，一曰鷞鸠，昔少皞氏以鸟名官，有祝鸠、鸤鸠、鹘鸠、雎鸠、鷞鸠五氏，盖鹰与鸠同气禅化，故得称鸠也。有雉鹰，有兔鹰。一云大为鹰，小为鹞。生于窟者好伏巢，于木者常立双，骹长者起迟，六翮短者飞急。《禽经》云：小而鸷者皆曰隼，大而鸷者皆曰鸠。孔颖达云：隼者，贪残之鸟，鹯鹞之属。颜师古曰：即今所谓鹘也。鹰不击伏，鹘不击妊。

肉 气味：缺。食之治野狐邪魅。

骨 治伤损接骨，烧灰，每服二钱，酒服。随病上下，食前食后。

屎白 去面疱䵟黯。

发明 陶弘景曰：单用不能灭瘢，须合僵蚕、衣鱼之属为膏，乃效。

雕

雕似鹰而大，尾长翅短，土黄色。鸷悍多力，盘旋空中，无细不睹。皂雕，即鹫也，出北地，色皂青。雕出辽东，最俊者谓之海东青。雕类能搏鸿鹄、獐鹿、犬豕，其翮可为箭羽。鹰雕虽鸷，而畏燕子，物无大小也。

肉 与鹰肉同。

骨 治折伤断骨，烧灰每服二钱，酒下，在上食后，在下食前，骨即接如初。

发明 李时珍曰：鹰、雕骨皆能接骨，盖鸷鸟之力在骨，故以骨治骨，从其类也。

锁幅鸟

其羽细密，如衣幅锁紧。其毳织以为布，纹如纨绮，今名锁伏。哈烈志名曰梭服。

诸鸟有毒

凡鸟自死目闭，自死足不伸，白鸟黑首，黑鸟白首，三足，四距，六指，四翼，异形异色者，并不可食，食之杀人。

兽 部

猪

牡曰豭，曰牙牝，曰彘，曰豝牡；去势曰豮；小者曰豚。天下畜之各有不同。生青兖徐淮者耳大，生燕冀者皮厚，生梁雍者足短，生辽东者头白，生豫州者味短，生江南者耳小，生岭南者白而极肥。猪孕四月而生，在畜属水，在禽应室星。北猪味薄，煮之汁清。南猪味厚，煮之汁浓，其毒尤甚。入药用纯黑豭猪。凡白猪、花猪、牝猪、病猪、黄膘猪、社猪及四蹄白者并不可食。黄膘煮之汁黄，米猪肉中有米。《说文》云：猪食于星下，则生息米。

气味：苦，微寒，有小毒。主补肾气虚竭，压丹石，解热毒，并中土坑恶气。

发明 《名医别录》云：凡猪肉能闭血脉、弱筋骨、虚人肌，多食令人暴肥，作湿生痰，殊无利益。久食动风发疾，疟病与金疮勿食，痰痼、痔漏诸疾，食之必再发。反乌梅、桔梗、黄连，犯之令人泻利。反苍耳，令人动风。合生姜食，生面䵟发风；同荞麦食，患风病落毛发；合葫荽食，烂人脐；与牛肉同食，生寸白虫；合羊肝、鸡子、鲫鱼、豆黄食，滞气；合龟鳖肉食，伤人。朱震亨曰：猪肉无补，惟补阳尔。今人虚损者，不在阳而在阴，以肉补阴是以火济水。盖肉性入胃便作湿热，热生痰，痰生则气不降而诸证作矣。谚云：猪不姜，食之发大风，中年血气衰，面发黑䵟也。

猪头肉 有毒。同五味煮食，补虚乏气力，去惊痫、五痔，下丹石。尤发风痰。

发明 《生生编》云：猪肉毒惟在首，有病者食之生风发疾。头与肉并用，豭猪者良，豮猪亦可。《便民图纂》云：五月戊辰日，以猪头祀灶所，求如意，以腊猪耳悬梁上，令人丰足，此亦厌禳之物也。

脑 气味：甘，寒，有毒。损男子阳道，临房不能行事，酒后尤不可食。治手足皲裂出血，以酒化，洗并涂之。《礼记》云：食豚去脑，为其不利人也。

髓 气味：甘，寒，无毒。治扑损恶疮，涂小儿解颅、头疮及脐肿、眉疮、瘑疥，服之补骨髓，益虚劳。

血 气味：咸，平，无毒。压丹石，解诸毒，清油炒食，治嘈杂有虫。能败血损阳，服地黄、何首乌，诸补药者忌之。

肪膏 即脂油也。气味：甘，微寒，无毒。利肠胃，通大小便，散风热，疗恶疮，煎膏药，解斑蝥、芫青、硫黄毒。

发明 李时珍曰：凡凝者为肪、为脂，释者为膏、为油，腊月炼净收用，勿令中水，历年不坏。性滑泽，能凉血、解毒、润燥，反乌梅、梅子。

心 气味：甘、咸，平，无毒。治惊邪忧恚，补虚劳。多食耗心气，不可合吴茱萸食。

肝 气味：苦，温，无毒。治小儿惊痫，补肝明目，疗肝虚浮肿。

发明 李时珍曰：饵药人不可食。合鱼鲙食生痈疽，合鹌鹑食生面䵟。《延寿书》：猪临宰惊气入心，绝气归肝，俱不可多食，必伤人。古方治惊风、癫痫、痘疾，多用猪心血。治诸血病及诸眼目方，多用猪肝，盖以心归心，以肝导肝之意，取其能引药入本经，实非其补也。

脾 俗名联贴。气味：涩，平，无毒。孙思邈云：凡六畜脾，人一生莫食之。

肺 气味：甘，微寒，无毒。主疗肺虚咳嗽，以竹刀切片，麻油炒熟，同粥食。又治肺虚嗽血，煮，蘸薏苡仁末食之。

发明 苏颂曰：不可与白花菜合食，令人气滞发霍乱。八月和饴食，至冬发疽。

肾 俗名腰子。气味：咸，冷，无毒。主理肾气，通膀胱。

发明 《日华子》曰：性冷，久食，令人少子。苏颂曰：冬月不可食，损人真气兼发虚壅。李时珍曰：猪肾性寒，不能补命门精气，方药所用，借其引导而已。《别录》“理”字、“通”字最为有理。肾有虚热者宜食之。若肾气虚寒者，非所宜矣。今人不达此意，往往食猪肾为补，不可不审。《本草经疏》云：猪肾味咸，气冷，能泻肾气。《别录》不言补而言理，其意有在矣。肾与膀胱为表里，故复能利膀胱也。今人误认以为补肾，恣意食之，大为差谬。观《日华子》云：久食，令人少子。孟诜云：久食，令人伤肾。其非补肾之物明矣。

脏 俗名胰子。气味：甘平，微毒。治肺气干胀喘急，润五脏，去皴疱䵟黵。

发明 苏颂曰：男子多食损阳。李时珍曰：脏一名肾脂，生两肾中间，似脂非脂，似肉非肉，乃人物之命门，三焦发原处也，肥则多，瘦则少，盖颐养赖之，故谓之颐，其性甘寒滑泽，甘寒则津液生，滑泽则垢腻去，故主疗肺痿，润五脏，去皴疱诸证。多食损阳道，薄大肠，其能专在去垢腻，则不益人可知矣。

肚 气味：甘，微温，无毒。主补中益气，止渴痢，疗虚损，杀劳虫。《名医别录》。主骨蒸劳热，血脉不行，补羸助气，四季宜食。《本草图经》。

发明 缪希雍曰：猪水畜而胃属土，故其味甘。乃猪一身无害之物，为补脾胃之要品，脾胃得补则精血自生，虚劳自愈，根本固而五脏安也。

肠 气味：甘，微寒，无毒。主润肠治燥，调血痢脏毒，去大小肠风热。

脬 亦作胞。气味：甘、咸，寒，无毒。主治梦中遗溺，疝气坠痛，男子阴囊湿痒，女人产后遗尿。

胆 气味：苦，寒，无毒。治伤寒热渴。胆味苦气寒，经曰：热湿于内，寒以胜之，苦以泄之，故主伤寒热渴也。通大小便，敷恶疮，杀疳䘌，治目赤目翳，明目，清心脏，凉肝脾，入汤沐发，去腻光泽。

发明 成无己曰：仲景胆导法，以猪胆汁和醋少许，灌谷道中，通大便神效。入猪牙、皂角末二分，搅匀，更速。李时珍曰：方家用猪胆，取其寒能胜[1]热，滑能润燥，苦能入心，又能去肝胆之火也。

舌 主健脾，补不足，令人能食，多食损心。

豚卵 即牡猪外肾也，小者多犗去卵，故曰豚卵。《济生方》谓之猪石子者是也。气味：甘，温，无毒。治惊痫癫疾，鬼疰蛊毒，除阴茎中痛。治阴阳易病，少腹急痛，用热酒吞二枚即瘥。

蹄 煮汁服，下乳汁，解百药毒，洗伤挞诸败疮。煮清汁，洗痈疽，渍热毒，消毒气，去恶肉有效。

狗

种类甚多，其用有三：田犬长喙善猎，吠犬短喙善守，食犬体肥供馔。凡本草所用皆食犬也。犬以三月而生，在畜属木，在禽应娄星，性喜雪，豺见之跪，虎食之醉犬，食番木鳖则死，物性制伏如此。术家以犬为地厌，能禳辟一切邪魅妖术。按《史记》云："秦时杀狗磔四门以御灾，杀白犬血题门以辟不祥"，则自古已然矣。

气味：咸、酸，温，无毒。治五劳七伤，壮阳事，益气力，厚肠胃，实下焦，暖腰膝，填精髓。所补在血，去血则力少，不益人。

发明 陶弘景曰：黄狗肉大补虚劳，牡者尤胜，黑者、白者次之。李时珍曰：凡犬肉不可炙

[1] 胜：原脱，据《本草纲目》补。

食，令人消渴，妊妇食之，令子无声，热病后食之杀人，服食人忌食。反商陆，畏杏仁，同蒜食损人，同菱食生癞。瘦犬有病，猘犬发狂，自死犬有毒，悬蹄犬伤人，赤股而躁者气臊，犬目赤者，并不可食。又云：犬性温暖，能治脾胃虚寒之疾，若素常气壮多火者忌之。

牡狗阴茎 气味：咸，温，无毒、治伤中，阴痿不起，令强热大生子，除女子带下十二疾。《本经》。补精髓。《食疗本草》。

发明 缪希雍曰：牡狗阴茎与马阴茎同，其所主亦相似，性专补命门真火，故能令阳道丰隆，精暖盈溢，使人生子也。女子带下十二疾，皆卫任虚寒所致，咸温入下焦，补暖二脉，故亦主之也。阳事易举者忌之，内热多火者勿服。

羊

牡羊曰羖，曰羝；牝羊曰�，曰牂。白曰羒，黑曰羭，多毛曰羖䍽。出陕西河东尤狠健，毛最长而厚，入药尤佳。无角曰𦍩、曰羜，去势曰羯，羊子曰羔。生江南者为吴羊，头身相等。生秦晋者为夏羊，头小身大而毛长，土人二岁而剪其毛以为毡物，谓之绵羊。诸羊皆孕四月而生，其目无神，其肠薄而萦曲，在畜属火，故易繁而性热，其性恶湿喜燥。《曲礼》谓之柔毛，又曰少牢。《礼》曰：羊泠毛而毳者膻，冷毛长，毳毛结。

气味：甘，大热，无毒。主暖中，字乳余疾及头脑大风，汗出虚劳寒冷，补中益气，安心止惊。《别录》。治内眩瘦病，丈夫五劳七伤，小儿惊痫。

发明 李杲曰：羊肉有形之物能补有形肌肉，故曰补可去弱，人参、羊肉之属。人参补气，羊肉补形，凡形气痿弱虚羸不足者宜之。其主字乳余疾者，盖产后大虚，气血暴损，得甘热之物补助阳气，则阴血自长，余疾自除矣。李时珍曰：天行热病及疟疾病后，食之必发热致危。妊娠食之令子多热。与夫痈肿、疮疡、消渴、吐血、嘈杂等证，咸不宜服。白羊黑头、黑羊白头、独角者，并有毒，食之生痈。煮羊以杏仁或瓦片则易糜，以胡桃则不臊，以竹鼺则助味。铜器煮之，男子损阳，女子暴下。物性之异如此，不可不知。汪机曰：反半夏、菖蒲。同荞面、豆酱食，发痼疾。同醋食，伤人心。性易凝结，脾弱人，难于消化。

血 气味：咸，平，无毒。治女人血虚中风及产后血闷欲绝。妊娠胎死不出，胞衣不下者，热饮一盏，极效。又治卒惊，九窍出血，解莽草、胡蔓草毒，又解一切丹石毒发。

发明 李时珍曰：《外台秘要》云，凡服丹石人忌食羊血，十年一食，前功尽亡。此物能制丹石、水银、轻粉、生银、硇砂、砒霜、硫黄、钟乳矾石、阳起石等毒，凡觉毒发，刺羊血，热饮一升即解。凡服地黄、何首乌诸补药者，忌之。

脑 气味：有毒。发风病，和酒服迷人心，成风疾。男子食之，损精气，少子。

肾 俗名羊腰子。气味：甘，温，有毒。主补肾气虚弱，益精髓。

发明 李时珍曰：羊肾补肾气者，借其气以补其不足也，肾得补则精髓自益矣。《千金》《外台》诸方治肾虚劳损，有肾沥汤甚多，皆用羊肾煮汤、煎药，盖用为向导，各从其类，非羊肾能补也。

肝 青羖羊者良。气味：苦，寒，无毒。主补肝，治肝风虚热。目赤暗痛，热病后失明，并用子肝七枚作生食，神效。或切薄片，水浸贴之。

发明 汪机曰：按《三元延寿书》云，凡治目疾，以青羊肝为佳。有人年八十余，瞳子了然，夜读细字，云别无服药，但自幼不食诸兽肝耳。或以《本草》羊肝明目而疑之，盖羊肝明目性也，他肝则否，凡畜兽临宰之时，忿气聚于肝，肝主血，不利于目宜矣。

牛

有犊牛、水牛二种。犊牛小，有黄、黑、赤、白、驳杂数色。水牛色青苍，大腹锐头，其状类猪，角若担矛，能与虎斗，亦有白色者。牡者曰牯、曰特、曰犅、曰犒；牝者曰牸、曰犖。纯色曰牺，黑曰犝，白曰犉；赤曰牸，驳曰犂。去势曰犍，又曰犗。子曰犊。牛耳聋，其听以鼻，牛瞳竖而不横。在畜属土，土缓而和，其性顺也，在卦属坤。坤阴为牛，故牛起先后足，卧先前足，从阴也，病则立而不卧，阳胜也。牛毛少骨多者有力，溺射前者良。劣马食牛肉即驯，亦物性也。

气味：甘，温，无毒。主安中益气，养脾胃。

发明 孟诜曰：黄牛动病，黑牛尤不可食，不如水牛。若自死者，血脉已绝，骨髓已竭，不可食。凡牛病死及黑身白头独肝者，皆不宜食。李时珍曰：《内则》云，牛夜鸣，则痜臭不可食。病死者有大毒，令人生疔暴亡。《食经》云：牛自死、白首者食之，杀人；疥牛食之，发痒；合猪肉及黍米酒食，并生寸白虫；合韭、薤食，令人热病；合生姜食，损齿。煮牛肉入杏仁、芦叶易烂，相宜。黄牛、水牛主治俱一，宜忌亦同。

肾 俗名腰子。**主补肾气益精，治湿痹。**

胃 即牛肚也。**主补中益气，解毒，养脾胃。**

膍 一名百叶。**主热气水气，治痢，解酒毒、药毒。丹石毒发热，同肝作生，以姜、醋食之。**

李时珍曰：膍音毗，言其有比列也，牛羊食百草与他兽异，故其胃有膍、有胘、有蜂窠，亦与他兽异也，胘即胃之厚处。

马

色类甚多，以纯白者为良。牡马曰儿，牝马曰课，去势曰骟。马应月，故十二月而生，其年以齿别之。在畜属火，在卦属干。干阳为马，起先前足，卧先后足，从阳也。病则卧而不起，阴胜也。马汗有大毒，患疮人触马汗、马气、马毛、马溺、马粪者，并令加剧。

气味：辛、苦，冷，有毒。治伤中，除热，下气，长筋骨，强腰脊，壮健强志，轻身不饥。

发明 《日华》曰：马血有大毒，入人肉中一二日，肿起连心即死，凡食马肉须以清水将洗血净，再以好酒浸洗煮烂，再用酒烹，乃食。不然则毒不出，患疔肿。张鼎曰：凡白马黑蹄、白马黑头者并不可食，令人癫。马鞍下肉色黑，及马自死者，或背脊有斑形色异常者，皆不可食。妊妇食之，令子过月。乳母食之，令子疳瘦。孟诜曰：同苍耳食必得恶病，十有九死。同姜食发气喘。同猪肉食成霍乱。食马肉毒发心闷者，饮清酒则解，饮浊酒则加。食马肉中毒者，饮芦菔汁，食杏仁可解。

肝 **气味：有大毒，食之者多死。**

发明 陶弘景曰：马肝及鞍下肉杀人，按《周官》言“马生于午，禀火气而生”，火不能生木，故马肝无胆。胆，木之精气也，木脏不足，故食其肝者死。李时珍曰：按汉武帝云，食肉毋食马肝。又云：文成食马肝而死。韦庄云：食马留肝。则其毒可知矣。方家以豉汁、鼠矢解之。

白马阴茎 **气味：甘、咸，温，无毒。治伤中，绝阴不起，强志益气，长肌肉肥健，生子。**

发明 缪希雍曰：马火畜也，其阴茎又纯阳之物也，故能主男子阴痿坚强，房中药多用之。凡阳衰则阴不起，而生长之道绝。马茎咸温，走下焦，补助真阳，则阴自起，精自暖，故能令人有子也。气属阳，阳得补，故能益气。肾藏志，肾气足故能强志。甘温补血脉而助真气，故又能长肌肉肥健也。凡收当取银色无病白马，春月游牝时，力势正强者，生取，阴干百日用。用时以铜刀切片，将生羊血拌蒸半日，去血晒干，锉用。得肉苁蓉、巴戟天、山茱萸、兔丝子、阳起石、人参、鹿茸、狗阴茎作丸，治真阳虚脱，阴痿不起、下元冷惫等证。阴虚火盛者不得服。

驴

夜鸣应更，性善驮负，有褐、黑、白三色，入药以乌驴为良。野驴似驴而色驳，鬃尾长，骨格大，食之功与驴同。

气味：甘，寒，无毒。主补血益气，治远年劳损。煮汁空心饮，疗痔，引虫。头肉煮汁服，治多年消渴。同姜齑煮汁，日服，治黄疸百药不治者。

发明　寇宗奭曰：驴肉食之动风，脂肥尤甚，屡验。《日华子》以为止一切风狂，未可凭也。吴瑞曰：食驴肉，饮荆芥茶，杀人。妊妇食之难产。不可与荸荠同食。病死者有毒，不可食。凡腹内物食之，皆令筋急。

阴茎　气味：甘，温，无毒。主强阴壮筋。

骡

骡大于驴，而健于马，其力在腰，其后有锁骨不能开，故不孳乳。其类有五：牡驴交马而生者骡也；牡马交驴而生者为駃騠；牡驴交牛而生者为駝䭾（音宅陌）；牡牛交驴而生者为𩦿𩨧；牡牛交马而生者为駏驉。今俗通呼为骡矣。

气味：辛、苦，温，有小毒。性顽劣，肉不益。有孕妇食之，难产。

驼

一名橐驼。《说文》：驼，负荷也，能负囊橐，故曰橐驼。俗呼骆驼，状如马，其头似羊，长项垂耳，脚有三节，背有两肉峰如马鞍形，有苍、褐、黄、紫数色。其性耐寒恶热，故夏至退毛至尽。毛可为毼，其粪烟亦直上如狼烟。力能负重，可至千斤，凡负物屈足受之，载未尽量，终不起，日行二三百里。又能知泉源、水脉、风候。凡伏流，人所不知，驼以脚踏处即得之。流沙夏多热风，行旅遇之即死。风将至，驼即引项而鸣，埋口鼻于沙中，人以为验。其卧而腹不着地，屈足露明者，名明驼，最能行远。

气味：甘，温，无毒。治诸风，下气，壮筋骨，润肌肤。

驼峰　气味：甘，温，无毒。治顽痹风瘙，恶疮肿毒。

发明　孟诜云：脂在两峰内，谓之峰子油，有毒，能柔五金。入药以野驼者为良。家驼峰蹄最精，人多煮熟糟食。家驼乃人家畜养生息者，入药不及野驼。驼峰倒者齿老，少健者峰直。

乳　气味：甘，温，无毒。主补中益气，壮筋骨。

犀

一名兕。犀、兕是一物，古人通言兕，后人通言犀。有山犀、水犀、兕犀三种。又有毛犀似之，毛犀即牦牛也，其体多长毛，角甚长而黄、黑相间，花斑类犀而无粟纹，其理似竹，又呼为竹牛，彼人以充犀角，卒莫能辨。山犀居山林，人多得之。水犀出入水中，最为难得。并有二角，鼻角长而额角短。水犀皮有珠甲而山犀无之。兕犀即犀之牸者，亦曰沙犀，似水牛青色，止有一角在顶，文理细腻，斑白分明，不可入药。盖牯角文大，牸角文细也。陈藏器谓“犀无水陆”，郭璞谓“犀有三角”，苏颂谓“毛犀为牯犀”，皆出讹传。犀角纹如鱼子形，谓之粟纹。纹中有眼，谓之粟眼。黑中有黄花者为正透，黄中有黑花者为倒透，花中复有花者为重透，并名通犀，乃上品也。

花如椒豆斑者次之，乌犀纯黑无花者为下品。其通天夜视有光者，名夜明犀，故能通神开水，飞禽走兽见之皆惊。又有赭黄犀，里外透明，莹净如真金色者，至宝也。《开元遗事》有辟寒犀，其色如金，交趾所贡，冬月暖气袭人，或即此犀。唐文宗有辟暑犀，夏月能清暑气。《岭表录异》有辟尘犀，为簪梳带胯，尘不近身。此皆希世之珍，故附见之。

犀角 气味：苦、酸、咸，大寒，无毒。治百毒、蛊疰、瘴气，杀钩吻、鸩羽、蛇毒，镇心神，解大热，散风毒。治发背、痈疽、疮肿，疗时疾热如火，烦毒入心，狂言妄语。甄权《药性论》。磨汁，治吐血、衄血、下血及伤寒畜血，发狂谵语，发黄发瘢，痘疮稠密，内热黑陷或不结痂，泻肝凉心，清胃解毒。《纲目》。

发明 陶弘景曰：入药惟雄犀，生者为佳，若犀片及见成器物，皆被蒸煮不堪用。苏颂曰：凡犀有黑、白二种，入药以黑者为胜，角尖又胜，其精锐之力尽在是也。丝粗有鬃眼者真生犀，不独未经水火湛炽者。盖犀有捕得杀而取着得为生犀，上也；有得其蜕角为蜕犀，次之。李珣云：凡犀角锯成，当以薄纸裹，于怀中蒸燥，乘热捣之，应手如粉。故《归田录》云：翡翠屑金，人气粉犀。雷敩曰：忌盐，及妊妇勿服，能消胎气。痘疮气虚，无大热者，不宜用。抱朴子云：犀食百草之毒及众木之棘，所以能解毒。凡蛊毒之乡有饮食，以此角搅之，有毒则生白沫，无毒则否，以之煮毒药，则无复毒势也。凡人中毒箭，以犀角刺疮中，立愈。

野猪

处处深山中有之，形似猪而大，但腹小脚长，毛色褐，牙出口外如象牙，其肉有至二三百斤者。能与虎斗，或云能掠松脂曳沙泥涂身以御矢，最害田稼，亦啖蛇虺，作群行。猎人惟敢射最后者，若射中前者，则散走伤人。其肉赤色如马肉，食之胜家猪，牝者肉更美。冬月，在林中食橡子，时或有黄在胆中，三岁乃有，亦不常得。气味甘，平，无毒，治金疮，止血生肉，及恶毒，小儿疳气，客忤天吊。又有豪猪，状如猪而项脊有刺鬣，长近尺许，粗如箸，白本而黑端，怒则激去，如矢射人。皮可为靴，肉味甘，寒，有毒，多食发风，利大肠，令人虚羸。

气味：甘，平，无毒。治癫痫，补肌肤，益五脏，令人虚肥。

发明 孟诜曰：不发病减药力，与家猪不同。但青蹄者不可食，服巴豆者忌之。

熊

俗呼熊为猪熊，罴为人熊、马熊，各因形似以为别也。熊如大豕而竖目人足，黑色，性轻捷，好攀缘，上高木，见人则颠倒自投于地。春夏膘肥时，皮厚筋弩，每升木引气，或堕地自快，俗呼跌膘，《庄子》所谓"熊经鸟伸"也。冬月蛰时不食，饥则舐其掌，故其美在掌，谓之熊蹯，为八珍之一，然胹之难熟。性恶盐，食之则死。其行山中虽数千里，必有跧伏之所，在石岩枯木山中，人谓之熊馆。刘敬叔《异苑》云：熊性恶秽物及伤残，捕者置此物于穴，则合穴自死，或为棘刺所伤，出穴爪之至骨即毙。其胆春在首，夏在腹，秋在左足，冬在右足。罴大而色黄白，陆机谓"罴为黄熊"是矣。头长脚高，犯憨多力，能拔树木，虎亦畏之，遇人则人立而攫之，故俗呼为人熊。马熊形似马，即罴也，或云罴即熊之雄者。小而色黄赤者，魋也，俗呼狗熊。熊罴皆壮毅之物，属阳，故诗以为男子之祥也，《尔雅翼》猎者云：熊是其雄罴，则熊之雌者，其力尤猛。

气味：甘，平，无毒。治风痹筋骨不仁，补虚羸。

发明 陶弘景曰：有痼疾者食之，令终身不除。

熊白 即脂也，当心有白脂如玉，味甚美，秋冬则有，香[1]夏则无。燃灯，烟损人目，令失

〔1〕香：疑为"春"之误。

光明。气味：甘，微寒，无毒。治风痹，补损，杀劳虫，酒炼服之。又治白秃头癣，面上䵟黯。

熊掌 主御风寒，益气力。《圣惠方》云：熊掌难胹，得酒、醋、水三件同煮，熟即大如皮球也。

胆 气味：苦，寒，无毒。治时气热盛，变为黄疸，小儿五疳，杀虫，治恶疮及久痔不瘥，涂之神效。《药性论》。退热清心，平肝明目，去翳，杀蛔、蛲虫。《纲目》。

发明 苏颂曰：熊胆阴干用，然多伪者，但取一粟许，滴水中，一道若线不散者为真。李时珍曰：按钱乙云，"熊胆佳者通明"，每以米粒点水中，运转如飞者良。余胆亦转但缓尔。周密《齐东埜语》云：熊胆善辟尘，试之以净水一器，尘幕其上，投胆米许，则凝尘豁然而开也。

鹿

性喜林，处必山冈，好群而相比，阳类也。故夏至感阴气而角解，孕子于仲秋，而生于春。马身羊尾，头侧而长，高脚而行速。牡者曰麚，有角，夏至则解，大如小马，黄质白斑，俗称马鹿。牝者无角，小者无斑，毛杂黄白色，俗称麀。鹿孕六月而生子，曰麛。鹿性淫，一牡常交数牝，谓之聚麀。性喜食龟，能别良草，食则相呼，行则同旅，居则环角外向以防害，卧则口朝尾间，以通督脉。《埤雅》云：鹿乃仙兽，自能乐性，六十年必怀璚于角下，角有斑痕，紫色如点，行则有涎，不复能急走。故曰：鹿戴玉而角斑，鱼怀珠而鳞紫。《名苑》云：鹿之大者曰麈，群鹿随之，视其尾为准，其尾辟尘，以之拂毡则不蠹，置茜帛中，能令岁久，红色不黯也。

鹿茸 气味：甘，温，无毒。主生精补髓，养血益阳，强筋健骨，治一切虚损，耳聋目暗，眩运，虚痢。

发明 沈存中《笔谈》云：《月令》冬至麋角解，夏至鹿角解，阴阳相反如此，今人以麋角茸作一种者，殆疎也。麋茸利补阳，鹿茸利补阴，须佐以他药则有功。凡含血之物肉易长，筋次之，骨最难长，故人自胚胎至成人二十年，骨髓方坚。惟麋鹿角自生至坚，无两月之久，大者至二十余斤，计一昼夜须生数两，凡骨之生长神速无甚于此，此骨血之至强者，所以能补骨血、坚阳道、益精髓也。岂可与凡血为比哉。茸最难得不破及不出却血者，盖其力尽在血中故也。嫩如紫茄者，世谓之茄茸，但珍其难得耳。然太嫩，血气未足，其实少力。坚者又太老。惟形如分歧马鞍，茸端如玛瑙红玉，破之肌如朽木者最良。凡用，先以酥薄涂匀，于烈焰中燎去毛，再炙，若不以酥，则火焰伤茸矣。李时珍云：《澹寮》、《济生》诸方有用酥炙、酒炙，及酒蒸焙用者，各随本方。

鹿角 气味：咸，温，无毒，治恶疮痈肿，逐邪恶气，留血在阴中，除小腹血急痛，腰脊痛，折伤恶血，益气。又治妇人梦与鬼交者，清酒服一撮，即出鬼精。

发明 李时珍曰：鹿角生用则散热行血，消肿辟邪；熟用则益肾补虚，强精活血；炼霜熬膏则专于滋补矣。孟诜曰：凡用鹿角、麋角，并截段错屑，以蜜浸过，微火焙，令小变色，曝干，捣筛为末，或烧飞为丹服之，或以角寸截，泥裹于器中，大火烧一日，如玉粉也。

鹿角胶 一名白胶粉，名鹿角霜。气味：甘，温，无毒，治伤中劳绝腰痛，羸瘦，补中益气，疗吐血、下血、崩中不止，妇人服之令有子，安胎去冷，治漏下赤白。《药性》。炙捣酒服，补虚劳，益精髓，令人肥健，悦颜色。又治劳嗽，尿精，尿血，疮疡肿毒。《纲目》。

修治 苏恭曰：鹿角、麋角但煮浓汁重煎，即为胶矣，先细破寸截，以河水浸七日，令软方煮之。李时珍曰：今人呼煮烂成粉者为鹿角霜，取粉熬成胶，或只以浓汁熬成膏者为鹿角胶。按胡泼《卫生易简方》，以米泔浸鹿角七日，令软，入急流水中浸七日，去粗皮，以东流水、桑柴火煮七日，旋旋添水，入醋少许捣成霜用，其汁加无灰酒，熬成胶用。

发明 李时珍曰：苏东坡《良方》云，鹿，阳兽，见阴而角解；麋，阴兽，见阳而角解。故补阳以鹿角为胜，补阴以麋角为胜。其说与沈存中鹿茸利补阴，麋茸利补阳之说相反。以理与功推之，苏说为不易也。《本草经疏》云：鹿，山兽属阳，夏至角解者，阴生阳退之象也。麋茸补阴，鹿茸补阳，角亦如之。凡角初生软嫩者为茸，禀壮健之性，故能峻补肾家真阳之气。熬成白胶，则气味甘缓，能通周身之血脉。生角则味咸气温，惟散热、行血、消肿、辟恶气而已。

鹿肉 气味：甘，温，无毒，主补中，强五脏，益气力，调血脉。生者，疗中风口偏，割片贴之。

发明 孙思邈曰：鹿性多惊烈，所食皆良草，止食葛叶、鹿葱、鹿药、白蒿、水芹、甘草、荠苨、齐头、蒿、苍耳，其性质芳洁，气味醇和，故其肉味与他肉不同也。凡服药人，久食鹿肉，服药必不得力，为其食解毒之草，制诸药也。邵以正云：鹿之一身皆益人，或煮，或蒸，或脯，同酒食之良。孟诜曰：九月后，正月前，食之良。白臆者、豹文者，食之杀人。不可同雉肉、蒲白、鮠鱼、虾食，发恶疮。

鹿髓 气味：甘，温，无毒，同蜜煮服，壮阳道，令有子。同地黄汁煎膏服，填骨髓，壮筋骨。《日华》。补阴强阳，生精益髓，润燥泽肌。《纲目》。

鹿精 主补虚羸，劳损。

发明 韩悫曰：王师授予鹿峻丸方，云鹿禀纯阳，而峻者，天地初分之气，牝牡相感之精也。其法：用初生牡鹿数只，苑圃驯养，每日以人参煎汤同一切草药任其饮食，久之以硫黄细末和入，从少至多，燥则渐减，周而复始。大约三年之内，一旦毛脱筋露，气盛阳极，却以牝鹿隔苑诱之，欲交不得，则精泄于外，或令其一交，即设法取其精。瓦器收之，香黏如饧，用和鹿角霜一味为丸，空心，盐酒下，大起虚羸危疾。凡服滋补丸药，用此入炼蜜和剂，绝佳。

鹿血 和酒服，治肺痿吐血，及崩中带下。《日华》。大补虚损，益精血，解痘毒、药毒。《纲目》。诸气痛欲危者，饮之立愈。汪颖。

鹿肾 主补肾气，壮阳道。

鹿筋 主劳损，续绝伤。苏恭。尘沙眯目者，嚼烂，挼入目中，则黏出。《纲目》。

麋

性喜泽，多欲而善迷，阴类也。故冬至感阳气而角解，孕子于仲春而生于秋。麋似鹿而色青黑，大如小牛，肉蹄目下有二窍，夜即能视。故《淮南子》云：孕妇见麋而子四目也。属阴，好游泽畔，千百为群，多牝少牡，牡者有角。今猎人多不分别，往往以麋为鹿，牡者犹可以角退为辨，牝者通目为麀鹿矣。

麋肉 气味：甘，寒，无毒，主补五脏不足气，多食令人弱房。

发明 《名医别录》云：麋脂不可近阴，令痿。李时珍曰：按陆农师云，鹿以阳为体，其肉食之燠；麋以阴为体，其肉食之寒。观此，则《别录》"麋脂令人阴痿"，孟诜言"多食肉令人弱房"，及角、肉不同功之说，亦此意也。

麋茸 气味：甘，温，无毒，治阴虚劳损，一切血病，筋骨腰膝酸痛，滋阴益肾。

麋角 气味：甘，热，无毒，酒服补虚劳，添精髓，益血脉，暖腰膝，壮阳，悦色，疗风气偏，治丈夫。《日华》。滋阴养血，功与茸同。《纲目》。

修治 孟诜曰：凡用麋角可五寸截之，中破，炙黄为末。入药，须取当年新角连脑顶者为上，看角根有斫痕处亦堪用，蜕角根下平者不堪。李时珍曰：麋鹿茸角，今人罕能分别。陈自明以小者为鹿茸，大者为麋茸，亦臆见也。不若亲视其采取时为有准也。造麋角胶、麋角霜，并与鹿角胶、鹿角霜同法。《周官》：兽人夏献麋。麋膏凉，故夏献之。

发明 孟诜曰：麋角常服大益阳道，不知何因与肉功不同也，煎胶与鹿角胶同功，茸亦胜鹿茸，仙方甚重之。李时珍曰：鹿之茸角补阳，右肾精气不足者宜之；麋之茸角补阴，左肾血液不足者宜之。此乃千古之微秘，前人方法虽具而理未发出，故论者纷纭。

麂

似麞而小，牡者，有短角黧色，豹脚，脚矮而力劲，善跳越，其行草莽，但循一径。其肉坚韧，不及麞味美。皮极细腻，鞾鞋袜珍之，除湿气脚痹，但多牙伤痕。其声如击破钹。四方皆有，山深处颇多。似麂而大者曰麖，肉稍粗，性味亦与麂同。

肉 气味：甘，平，无毒，治五痔病，烧熟，以姜醋进之，有效。一云，凉，有毒。能堕胎，发疥疮。

发明 黄承昊云：麂肉多食，能动人痼疾。

麞

一名麕，似鹿而小，无角，黄黑色，大者不过二三十斤。雄者有牙出口外，俗称牙麞。其皮细软胜于鹿皮，夏月毛毨而皮厚，冬月毛多而皮薄也。陂泽、浅草中多有之，其类甚多，麕乃总名也。大者曰麃（音庖）。一种似麞而小，黑色名麝，俗呼香麞。常食柏华，又啖蛇，夏月食蛇虫多，至寒则香满，入春，脐内急痛，自以爪剔出，着粪溺中覆之，常在一处不移，即今麝香。然极难得，其香聚处，远近草木不生，或焦黄也。今人带香过园林，则瓜果不实，是其验也。肉似麞肉而腥气，食之不畏蛇毒，又治腹中癥病。

气味：甘，温，无毒。主补益五脏。

发明 孟诜曰：八月至十一月食之良，余月食之动气，令人瘦怯，发恶疮、痼疾。李时珍曰：麞胆白，性怯易惊怖，饮水见影辄奔。《道书》谓：麞鹿无魂也，心粗豪者宜食之，以减其性。胆小者食之愈怯。

猫

猫眼早暮则圆，日渐午则狭长，正午则如一线。

有黄、黑、白、驳数色，狸身而虎面，柔毛而利齿，以尾长腰短，目有金光，及上腭多棱者为良。相猫法：露爪能翻瓦，脚长善走，家面长鸡种绝，尾大懒如蛇。或云其睛可定时,子、午、卯、酉如一线[1]，寅、申、巳、亥如满月，辰、戌、丑、未如枣核也。鼻端常冷，惟夏至一日则暖。性畏寒而不畏暑，耳薄者尤不耐寒，能画地卜食，随月旬上下啮鼠首尾，皆与虎同。其孕也两月而生，一乳数子，恒有自食之者。俗传牝猫无牡，但以竹箒扫背数次则孕，或用斗覆猫于灶前，以刷箒头击斗，祝灶神而求之，亦孕。此与以鸡子祝灶而抱雏者相同，俱理之不可推者也。有病以乌药灌之甚良。世传薄荷醉猫，死猫引竹，物类相感然耳。

气味：甘、酸，温，无毒。治劳疰、鼠瘘、蛊毒。

---

〔1〕线：原作“绵”，文义欠通，据《本草纲目》改。

发明 李时珍曰：猫肉不佳，亦不入食品。按胡濙《易简方》云：凡预防蛊毒，自少食猫肉，则蛊不能害。《肘后》治鼠瘘核肿，或以溃出脓血者，取猫肉，如常作羹，空心食之云，不传之法也。

狸

俗呼野猫。有数种，大小如狐，毛杂黄黑有斑，如猫而圆头大尾者为猫狸。善窥鸡鸭，其气臭，肉不可食。有斑如貙虎而尖头方口者为虎狸，善食虫鼠、果实，其肉不臭，可食。似虎狸而尾有黑白钱文相间者为九节狸，皮可供裘。领有文如豹而作麝香气者为香狸，即灵猫也。南方有白面而尾似牛者为牛尾狸，亦曰玉面狸，专上树木，食百果，冬月极肥，人多糟为珍品，大能醒酒。张揖《广雅》云，玉面狸，人捕畜之，鼠皆贴伏不敢出也。

气味：甘，温，无毒。治诸疰毒，气在皮中如针刺着，心腹痛走无常处及鼠瘘、恶疮。

发明 寇宗奭曰：炙骨，和雄黄、麝香为丸服，治痔及瘘甚效。李时珍曰：《内则》食狸去正脊为不利人也，骨能杀虫，治疳及瘰疬，头骨尤良。

兔

大如狸而毛褐尾短，耳大而锐，上唇缺而无脾，长须而前足短，尻有九孔，趺居，趫捷善走，舐雄毫而孕，五月而吐子。或谓兔无雄，而中秋望月中兔以孕者，不经之说也。今雄兔有二卵。古乐府有“雄兔脚扑速，雌兔眼迷离”，可破其疑矣。

气味：甘，寒，无毒。主凉血，解热毒，利大肠。多食耗血脉，痿阳事。

发明 陶弘景曰：妊妇不宜食兔肉，令子缺唇，且能致产不顺。不宜合白鸡肉、獭肉食。与姜、橘同食，令人心痛、霍乱。又不可同芥食。兔死眼合者杀人。李时珍曰：兔至秋深时可食，得金气而内实故味美。至春夏，食草麦而金气衰，则味变矣。今俗以饲小儿，云令出痘稀，盖亦因其性寒而解热耳。故又能治消渴，压丹石毒，若痘已出及虚寒者戒之。刘纯治例云，反胃结肠，甚者难治，常食兔肉，则便自行，可证其性之寒利矣。

按：兔属金，得太阴之精，故其性喜望月，禀阴寒之气，故能凉血解热，宜其不利于阳道，多食绝人血脉，损元气，弱阳事，犹麋泽兽属阴，其肉食之令人弱房之说同也。《别录》云“补中益气”者，盖热伤气，兔味甘而气凉，所以能补中益气，恐亦未必尽然耳。

脑 **涂冻疮、皲裂。**

肝 **治目暗、头旋、眼眩。**

发明 李时珍曰：按刘守真云，兔肝明目，因其气有余以补不足也。《眼科书》云：兔肝能泻肝热，盖兔目瞭而性冷故也。

山獭

出广之宜州、溪峒及南丹州，土人号为插翘。其性淫毒，山中有此物，凡牝兽悉避去，獭无偶则抱木而枯。瑶女春时成群歌啸山谷，以寻药、采物为事。獭闻妇人气，必跃来抱之，粘骨而入牢不可脱，因扼杀之，负归。取其阴一枚，直金数两，若得抱木死者尤奇贵。峒獠甚珍重之，私货出界者，罪至死。然本地亦不常有，得其一则其人立可致富。宜中州之多伪也，方士多以鼠璞、猴胎充之。试之之法，令妇人摩手极热取置掌心，以气呵之，即趯然而动，盖为阴气所感故耳。惜诸书不载，其形状亦缺文也。

阴茎 **气味：甘，热，无毒，治阳虚阴痿，以酒磨少许服之，立验。獠人以为补**

助要药。

骨 解药箭毒，研少许敷之，立消。

水獭

状似青狐而小，头与身尾皆褊，毛色青，黑似狗，肤如伏翼，长尾短足，水居食鱼，亦休木上。縻置大水瓮中，在内旋转如风，水皆成旋涡。皮饰毳服领袖，垢污不染。如风霾翳目拭之，即去。渔舟往往驯畜，使之捕鱼甚捷。亦有白色者，大者曰獱、曰猵。海獭，似獭而大如犬，脚下有皮如骿拇，着水而不濡，皮为风领，亚于貂焉，肉亦可食。取鱼于水裔，四方陈之，进而弗食，世谓之獭祭鱼，盖自祭其先如貙豺然。《汲冢周书》雨水之日，獭祭鱼。獭不祭鱼，国多盗贼。豺祭方，獭祭圆，言豺獭之祭皆四面陈之，而獭圆布，豺方布也。

气味：甘、咸，寒，小毒。治热毒，水气胀满，大小肠秘。消男子阳气，不宜多食。煮汁服，疗疫气温病及牛、马时行病。

肝 气味：甘，温，有毒。治鬼疰传尸，劳极蛊毒，久嗽。除鱼鲠，杀蛊，并烧灰酒服之。

发明 孟诜曰：獭肉及五脏皆寒，惟肝温也，其肉治热不治冷。凡虚损劳极久嗽者，水不胜火，火气上炎，肺为贼邪所干也。獭味咸润下，俾火气下降则肺自清，所以能益阴气、补虚损、保劳极，主如上诸证也。甘咸善于解毒，故又主蛊毒。獭性嗜鱼，故能却鱼鲠也。苏颂曰：诸畜肝叶皆有定数，惟獭肝一月一叶，十二月十二叶，其间又有退叶。用之须见形乃可验，不尔多伪也。其功长于治传尸劳及鬼疰邪恶有效，外无他用。

腽肭兽

俗呼海狗。陈藏器曰：腽肭兽生西番突厥国，状似狐而大，长尾，脐似麝香黄赤色如烂骨。李珣曰：按《临海志》云，出东海水中，状若鹿形，头似狗，长尾，每日出即浮在水面，昆仑家以弓矢射之，取其外肾阴干百日，味甘香美也。苏颂曰：旧说似狐长尾，今沧州所图乃是鱼类，而豕首两足，其脐红紫色，上有紫斑点，全不相类，医家多用之。《异鱼图》云：试其脐于腊月冲风处，置盂水浸之不冻者为真也。雷敩曰：腽肭脐多伪者，海中有兽号曰水乌龙，彼人取其肾以充之，其物自别。真者，有一对则两重薄皮裹丸核，其皮上自有肉黄毛，一穴三茎，收之器中，年年湿润如新。或置睡犬头上，其犬忽惊跳若狂者，真也。宗奭曰：今出登莱州，其状非狗，非兽，亦非鱼也，以前脚似兽而尾即鱼，身有短密、淡清白毛，毛上有深青黑点，久则亦淡，腹胁下全白色，皮厚韧如牛皮，边将多取以饰鞍鞯。其脐治腹脐积冷，脾衰肾劳，极有功，不待别试也。似狐长尾之说，今人多不识之。李时珍曰：按《一统志》云，腽肭兽出新罗及三佛齐国，形似狐，脚高如犬，走如飞，取其肾渍油，名腽肭脐。观此，则似狐之说非无也。盖似狐、似鹿者，其毛色尔；似狗者，其足形也；似鱼者，其尾形也。入药用外肾，而曰脐者，连脐取之也。黄衷《海语》：海狗纯黄，形如狗，大如猫，尝群游背风沙中，遥见船行则没，渔人以技获之，盖利其肾也。医士以为即腽肭脐云。又《异物志》：豽兽出朝鲜，似狸，苍黑色，无前两足，能捕鼠。郭璞云：晋时，召陵获一兽似狗，豹文，有角，两脚，据此豽有水陆二种，而藏器所谓似狐长尾者，其此类与。

腽肭脐 一名海狗肾。气味：咸，大热，无毒。治鬼气尸疰，梦与鬼交，鬼魅狐魅，心腹痛，中恶邪气，宿血结块，痃癖，羸瘦。《拾遗》。五劳七伤，阴痿少力，肾虚，背膊劳闷，面黑精冷，最良。《海药》。

修治 凡用，酒浸一宿，纸裹炙香，锉，或于银器中，以酒煎熟合药。李时珍曰：以汉椒、樟脑同收则不坏。

发明 按诸家所说海狗形状不一，试法亦异。众论纷纭，罔有定见，究不辨其何者为真，故此物多伪者。今人房中术多用之，以方书称其性热助阳，为肾气衰竭、精寒痿弱之要药，不惜重价以购之。世人贵耳而贱目，此其一也。

鼠

俗称老鼠，以其寿最长也。形似兔而小，青黑色，有四齿而无牙，长须露眼，前爪四，后爪五，尾文如织而无毛，长与身等，五脏俱全，肝有七叶，胆在肝之短叶间，大如黄豆，正白色，贴而不垂。《卫生家宝方》言"其胆红色者"，何耶？陶弘景云：其胆才死便消，不易得也。孕一月而生，多者六七子。《淮南子》云：鼠食巴豆而肥。段成式云：鼠食盐而身轻，食砒而即死。其性疑而不果，故曰首鼠。

气味：甘，微温，无毒。治骨蒸劳极，四肢劳瘦，杀虫及小儿寒热诸疳，炙食之。《图经》。疗踒折，续筋骨，生捣傅之，三日一易。《别录》。五月五日同石灰捣收，傅金疮，神效。《纲目》。

发明 陶弘景曰：入药并用牡鼠，牝者并不堪用。煎膏治诸疮瘘及打扑伤、冻疮、汤火伤。腊月烧之，辟恶气。刘完素曰：鼠善穿，而用以治疮瘘者，因其性而为用也。

胆 治青盲，目不见物。滴耳，治聋。

涎 气味：有毒。坠落食中食之，令人生鼠瘘或发黄如金。

粪 有小毒。煮服，治伤寒劳复发热，男子阴[1]易腹痛，通女子月经，下死胎。研末服，治吹奶乳痈，解马肝毒，涂鼠瘘疮。烧存性，敷折伤，疔肿诸疮，猫犬伤，食中误食令人目黄成疸。陶弘景曰：入药用牡鼠矢良，两头尖者是。

竹鼺

居土穴中，大如兔，食竹根，未尝见日。形似家鼠，苍色，尾短，目细而长，前足不分爪指，乃一片者，后足微有爪指。味如鸭肉，人多食之。一名竹纯，鼺状其肥，纯言其美矣。

气味：甘，平，无毒。主补中益气，解毒。

貂鼠

大如獭而尾粗，其毛深，寸许，紫黑色，蔚而不耀。皮为裘帽、风领，寒月服之，得风更暖，着水不濡，得雪即消，拂面如焰，拭眯即出，惟近火则毛易脱。毛带黄色者为黄貂，白色者为银貂，柔㬇可爱，胜于貂鼠。

气味：甘，平，无毒。主治缺。

毛皮 治尘沙眯目，以裘袖抆之即去。

黄鼠

出太原、大同、延绥诸地，状类大鼠，黄色而足短，善走，极肥，穴居。有土窖如床榻之状者，则牝牡所交之处。秋时畜豆粟、草木之实以御冬，各为小窖，别而贮之。晴暖则出，坐穴口，见人则交其前足拱而如揖，乃窜入穴，即《诗》所谓"相鼠有体，人而无礼"，韩文所谓"礼鼠拱而立"者也。村民以水灌穴而捕之，味极肥美，如豚子而脆，皮可为裘领。元时以羊乳饲之，用供上膳，以为珍馔，千里赠遗。今亦不甚重之矣。最畏鼠狼，能入穴衔出也。

〔1〕阴：原脱，据《本草纲目》补。

气味：甘，平，无毒。主润肺生津。多食发疮。煎膏贴疮肿，解毒止痛。

鼬鼠

俗呼黄鼠狼。《广雅》云：鼠狼即鼬也。江东呼为䶊，状似鼠而身长尾大，黄色带赤，其气极臊臭，健于捕鼠及禽畜，又能制蛇虺。其毫与尾可作笔，严冬用之不折，世谓鼠须、栗尾者是也。

气味：甘，臭，温，有小毒。主煎油涂疮疥、杀虫。

猬古“猬”字俗作“蝟”。

俗呼刺猬，状如貒豘，头嘴似鼠，刺毛似豪猪，脚短，尾长寸余，蜷缩则形如栗[1]房，攒毛外刺，人不可得，尿之即开。能制虎，而见鹊便目仰受啄，物相制如此。

肉 气味：甘，平，无毒。炙食，治反胃，理胃气，令人能食。又治瘘疮。

皮 治五痔、阴蚀、下血，疗腹痛、疝积。烧灰，酒服、吹鼻，止衄血。解一切药力用之。

附：野兽

狮

一名狻猊，形似虎而小，亦有青色者。铜头铁额，钩爪锯矛，弭耳昂鼻，目光如露，声吼如雷，有髟髯。牡者尾上茸毛大如斗。日走五百里，为毛虫之长。怒则威在齿，喜则威在尾。每一吼则百兽辟易，马皆溺血，力能拉虎吞貔，裂犀分象。陶九成言：其食诸禽兽，以气吹之羽毛纷落。虽死后，虎豹不敢食其肉，蝇不敢集其尾，物理相畏如此。

肉 气味：缺。

屎 气味：极臭，赤黑色。主破宿血，杀百虫。烧之，去鬼气。

虎

山兽之君，属金而性最有力。黄质黑章，须硬而尖，舌大如掌，生倒刺，项短鼻齆，夜视，一目放光，一目看物。声吼如雷，风从而生，百兽震恐。立秋始啸，仲冬始交，或云月晕时乃交。又云，虎不再交，孕七月而生。又云，虎知冲破，能画地观奇，偶以卜食。虎食人[2]后如昏醉之状，谓之虎醉，人伺其醉杀之。每食一人，则耳成一缺。人死于虎则为伥鬼，导虎而行。虎害人兽，而猬鼠能制之，智无大小也。

气味：酸，平。主益气力，治疟，辟三十六种精魅。食之入山，虎见畏之。

发明 陶弘景曰：热食虎肉伤人齿。李时珍曰：虎肉作土气，味不甚佳，盐食稍可。

虎骨 气味：辛，热，无毒。主除邪恶气，杀鬼疰毒，止惊悸，治恶疮、鼠瘘，头骨尤良。《别录》。治风病挛急，屈伸不便，走注疼痛，脚膝无力，及手足诸风，胫骨尤良。甄权《药性论》。追风，定痛，健骨，止久痢脱肛，兽骨哽咽。《纲目》。

发明 苏颂曰：虎骨用头及胫骨，色黄者佳，俱用雄虎者胜。药箭射杀者，不可入药，其毒

---

〔1〕栗：原作“粟”，文义欠通，据《本草纲目》改。

〔2〕人：《本草纲目》作“狗”，当以“狗”为是。

浸渍骨血间能伤人也。李时珍曰：虎骨通可用。凡辟邪疰，治惊痫、温疟、疮疽、头风，当用头骨。治手足诸风，脚膝无力，当用胫骨。腰背诸风，当用脊骨。各从其类也。吴球云：虎之一身筋节气力皆出前足，故以胫骨为胜。凡血不足以养筋以致筋骨疼痛者，宜少用。凡用处，诸骨并槌碎，去髓，涂酥，或酒，或醋，各随方法，炭火炙黄入药。

皮 一名皋比。治疟疾，辟邪魅。

须 治齿痛。

虎牙 治犬咬疮，刮末，掺之即愈。

发明 《风俗通》云：虎者阳物，百兽之尊，能辟鬼魅，今人卒中恶病，烧皮饮之，或系衣服亦其验也。爪系小儿臂，辟恶魅，俱以雄虎为胜。《起居杂记》云：虎豹皮上睡，令人神惊，其毛入人疮中有大毒。

豹

似虎而小，白面团头，其文黑如钱者曰金钱豹，宜为裘。如艾叶者，曰艾叶豹，次之。

肉 气味：与虎同。安五脏，补绝伤，轻身，壮筋骨。

象

有白、灰二色，形体臃肿，大者身长丈余高，称之肉倍数牛。目才若豕，四足如柱，无指而有爪甲，行则先移左足，卧则以臂着地。其鼻大如臂，下垂至地，鼻端甚深，可以开合取物，中有小肉爪，能拾针芥。食物饮水，皆以鼻卷入口，一身之力皆在于鼻，故伤之则死。耳后有穴，薄如鼓皮，刺之亦死。口内有食齿，两吻出两牙，夹鼻，雄者长六七尺，雌者仅尺余。交牝则在水中，以胸相贴，与诸兽不同，三年一乳。古训云，五岁一产。其性能久识，嗜刍、豆、甘蔗与酒，而畏烟火、狮子、巴蛇。南人杀野象，多设机阱以陷之。捕生象，则以雌象为媒而诱获之。饲而狎之，久则渐解人言，使象奴牧之，制之以钩，左右前后[1]罔不如命。其皮可作甲、鞔鼓，湿时切条，可贯器物。象皮之性最易收敛，人以钩刺插入皮中，拔出半日即合，故入膏，为长肉合金疮之要药。

肉 味淡不堪食，令人体重。身具十二生肖肉，各有分段，惟鼻是其本肉，炙食，糟食更美。

牙 气味：甘，寒，无毒。主风痫惊悸，一切邪魅精物，热疾，骨蒸及诸疮，并宜生屑入药。诸铁及杂物入肉，刮牙屑和水敷，立出。诸物刺咽中，磨水服之亦出。旧梳屑尤佳。

发明 《风土记》云：象牙，杀取者上也，自死者次之，蜕于山中多年者下矣。或谓一岁一换牙者，非也。一云，象每蜕牙自埋藏之，人以木牙潜易取焉。象性勇猛而牙善蜕，故能出一切皮肉间有形滞物。象大者六牙。今云南亦取之缅甸诸处，其牙有交互鬓纹，以血牙为上，微带红色。

胆 气味：苦，微寒，无毒。主明目，疗疳冷。

发明 徐铉云：象胆随四时，春在前左足，夏在前右足，秋后左足，冬后右足。雷敩曰：象胆干了，上有青竹文斑，光腻，其味微带甘，入药先捣成粉，后和众药。

狐

有黄、黑、白三种，白者尤稀，尾有白钱文者亦佳。日伏于穴，夜出窃食，善能听冰。声如婴儿，气极燥烈，皮可为裘，其腋毛纯白谓之狐白。或云狐有媚珠，或云狐至百岁，礼北斗而变化，

〔1〕后：原作“脚”，文义欠通，据《本草纲目》改。

为男女淫妇以惑人，又能击尾出火，或云狐魅畏狗。千年老狐惟以千年枯木燃照则见真形。一云，犀角置穴，狐不敢归，狐目涂穴辟鼠。《淮南万毕术》云：狐目狸脑，鼠去其穴。《酉阳杂俎》：野狐夜击尾，火出将为怪，必载髑髅拜北斗，髑髅坠则化为人矣。

气味：甘，温，有小毒。煮、炙食，补虚劳及五脏邪气，患蛊毒，寒热者宜多服之。

皮 主辟邪魅。

豺

俗名豺狗。其形似狗而长尾白颊，前矮后高，其体细瘦而健猛，其毛黄褐色而鬇鬡，其牙如锥而噬物，群行，虎亦畏之。其声如犬，人恶之以为引魅不祥，其气臊臭可恶。《埤雅》云："豺"，"柴"也，俗云体瘦如豺是矣。罗愿云：世传狗为豺之舅，见狗辄跪，亦相制耳。季秋，取兽四面陈之，以祀其先世，谓之豺祭兽。《汲冢周书》：霜降之日，豺乃祭兽，豺不祭兽，爪牙不良。

气味：酸,热，有毒。食之，损人精神，消人脂肉，令人瘦。

狼

一呼毛狗。形大如犬而锐，头尖，喙白，颊骿，胁高，前广，后脚不甚高，能食鸡、鸭、鼠物，其色杂黄、黑，亦有苍灰色者，其声能大、能小，能作儿啼以魅人。其肠直，故鸣则后窍皆沸，而粪烟直上，虽风吹不斜，烽火用之。其居有穴，其性善顾，而食戾践藉，老则其胡如袋，所以跋胡疐尾，进退两患。其象上应奎星。汪颖曰：狈足前短，先知食所在，指以示狼，狼足后短，负之而行，故曰狼狈。肉皆可食。

气味：咸，热，无毒。主补益五脏，厚肠胃，填骨髓，腹有冷积者宜食之。

膏 主补中益气，润燥泽皱，涂诸恶疮。

发明 李时珍曰：狼膏腊月炼净收之，古人多食狼肉以膏煎和饮食。故《内则》"食狼去肠"，《周礼》"兽人冬献狼，夏献麋"。注云：狼膏聚，麋膏散，聚则温，散则凉，以顺时。

皮 暖人，辟邪恶气。

尾 系马胸前，辟邪气，令马不惊。

貉

状如狸，头锐，鼻尖，斑色，其毛深厚温滑，或为裘服，与獾同穴而异处。日伏夜出，捕食虫物，出则獾随之。其性好睡，人或蓄之，以竹叩醒，已而复寐，故人好睡者谓之貉睡，俗作渴睡，谬矣。俚人又言，其非好睡，乃耳聋也，故见人乃知趋走。

气味：甘，温，无毒。治元脏虚劳及女子虚惫。

貒

一名猪獾，处处山野间有之，穴居，状似小猪豘形，体肥而行钝，其耳聋，见人乃走，短足，短尾，尖喙，褐毛，能孔地食虫蚁、瓜果，其肉带土气，皮毛不如狗獾。寇宗奭曰：貒肥矮，毛微灰色，头连脊，毛一道黑，短尾尖嘴而黑，蒸食极美。

气味：甘、酸，平，无毒。治水胀久不瘥，垂危者作羹食之，大效。和五味煮食，长肌肉，益瘦人。

獾

一名狗獾，似小狗而肥，尖喙，矮足，短尾，深毛褐色，穴土而居，亦食虫蚁、瓜果，与猪獾相似而略殊。其肉味甚甘美，皮可供衣裘。

气味：甘、酸，平，无毒。主补益气宜人，小儿疳瘦，杀蛔虫，宜啖之。

猕猴一名狙，一名胡孙

状似人而颊陷，有嗛嗛（音歉），藏食处也。腹无脾以行消食，尻无毛而尾短，手足如人亦能竖行，声嗝嗝若咳，孕五月而生子，生子多浴于涧，其性躁动害物。畜之者使坐杙上，鞭掊旬月，乃驯也。《马经》言：马厩畜母猴辟马瘟疫，逐月有天癸流草上，马食之，永无疾病。其类有数种：小而尾短者，猴也；似猴黄黑色而多髯者，豦也；似猴而大，色苍黑，能人行，善玃持人物，又善顾盼者，玃也；似猴而长大，其臂甚长能引气，其行多群，其鸣善啼，一鸣三声，凄切入人肝脾者，猨也，猨善援引故谓之猨，俗作猿；似猨而长尾作金色者，狨也；似猨而大能食猨猴者，独也；似猨白面黑颊多髯而毛彩斑斓，尾长于身，其末有歧，雨则以歧塞鼻者，果然也。罗愿云：人捕其一，则举群啼而相赴，虽杀之不去，谓之果然，以来之可必也。喜群行，老者前，少者后，食相让，居相爱，生相聚，死相赴，古者画蜼为宗彝，即此，亦取其孝让而有智也。按，钟毓《果然赋》云：似猴象猨，黑颊，青身，肉非佳品，惟皮可珍。

气味：酸，平，无毒。治诸风劳，酿酒弥佳，作脯食，治久疟，辟瘴疫。《纲目》。

诸肉有毒

牛独肝，黑牛白头，黑羊白头，白羊黑头，羊一角当顶上，白马黑头，白马青蹄，鹿白臆，鹿文如豹，猘犬肉，犬有悬蹄．牛马生疔死，马鞍下，黑肉，马肝，猪羊心肝有孔，六畜自死头北向，六畜自死口不闭，六畜疫病疮疥死，诸畜带龙形，兽歧尾诸兽赤足，禽兽肝青，诸畜肉中有米星，诸兽中毒箭死，脯沾屋漏，米瓮中肉脯，六畜肉热血不断，祭肉自动，诸肉经宿未煮，生肉不敛水，肉煮不熟，肉煮熟不敛水，六畜肉得咸酢不变色，六畜肉堕地不沾尘，肉落水浮，肉汁器盛闭气，六畜肉与犬犬不食者，以上并不可食，杀人，令人生痈肿疔毒。

诸心损心，诸脑损阳、滑精，诸肝损肝，马肝尤能杀人，诸血损血、败阳，六畜脾一生不可食，经夏臭脯，痿人阳。

味　部

盐

盐品甚多。海盐取海水煎炼而成，今山东两淮等处所出是也。井盐取井卤煎炼而成，今四川、云南所出是也。池盐出河东安邑、西夏灵州。今解州、安邑两池，取盐于池旁，耕地沃以池水，每得南风起则宿夕成盐满畦，彼人谓之种盐，最为精好。并州、河北所出皆硷盐也，刮取硷土，煎炼而成。阶成、凤川所出皆崖盐也，生于土崖之间，状如白矾，亦名生盐。此五种皆食盐也，上供国课，下济民用。《周礼》云：盐人掌盐之政令。祭祀供其苦盐、散盐。宾客，供其形盐。王之膳羞，供其饴盐。苦盐即颗盐也，出于池，其盐为颗未炼治，其味咸苦。散盐即末盐，出于海及井，并煮硷而成者，其盐皆散末也。形盐即印盐，或以盐刻作虎形也，或云积卤，所结其形如虎也。饴盐，以饴拌成者。或云生于戎地，味甜而美也。药中青盐，一名戎盐，形块方棱明莹，有青、赤二色。今宁夏近凉州地，盐井所出，四方皎洁如石。山丹卫即张掖地，有池产红盐，红色。此二盐，即戎盐之青、赤二色者。医方但用青盐而不用红盐，不知二盐皆名戎盐也，功同食盐，不经煎炼，而生于河岸坂崝之阴，味咸，气寒，带甘，入药似胜。《周礼》注云"饴盐味甘，即戎盐"，不知果否。

气味：咸、微辛，寒，无毒。主滋五味，解毒凉血，润燥定痛，止痒，吐一切时气，风热痰饮，关格诸病。多食伤肺喜咳，令人失色，肤黑，损筋力。

发明 陶弘景曰：五味之中惟盐不可缺，以浸鱼肉则能经久不败，以沾布帛则易致朽烂，所施各有所宜也。李时珍曰：洪范水曰"润下作咸"，《素问》曰"水生咸"，此盐之根原也。夫水周流于天地之间，润下之性无所不在，其味作咸，凝结为盐，亦无所不在。在人则血脉应之，盐之气味咸腥，人之血亦咸腥，咸走血，血病毋多食咸，多食则脉凝泣而变色，从其类也。煎盐者，用皂角收之，故盐之味微辛，辛走肺，咸走肾，喘嗽、水肿、消渴者，盐为大忌。然百病无不用之。故服补肾药用盐汤者，咸归肾，引药气入本脏也。补心药用炒盐者，心苦虚以咸补之也。补脾药用炒盐者，虚则补其母，脾乃心之子也。治积聚、结核用之者，咸能软坚也。诸痈疽、眼目及血病用之者，咸走血也。诸风热病用之者，寒胜热也。大小便闭用之者，咸能润下也。骨病、齿病用之者，肾主骨，咸入骨也。吐药用之者，咸引水聚也，能收豆腐与此同义。诸蛊及虫伤用之者，取其解毒也。

酱

面酱有大麦、小麦面酱之属，豆酱有大豆、豌豆、豆油之属。大麦酱用黑豆一斗炒熟，水浸半日，同煮烂，以大麦面二十斤拌匀，筛下面，用煮豆汁和剂，切片，蒸熟罨黄，晒捣，每一斗入盐二斤，井水八斤，晒成黑甜而汁清。小麦面酱，用面和剂切片，蒸熟，罨黄，晒簸，每十斤入盐三斤，熟水二十斤，晒成伏之。麸酱用小麦麸蒸熟，罨黄，晒干磨碎，每十斤入盐三斤，熟水二十斤，晒成收之。大豆酱用豆炒，磨成粉，一斗入面三斗，和匀切片，罨黄，晒之，每十斤入盐五斤，井水淹过，晒成收之。豌豆酱用豆水浸，蒸软，晒干去皮，每一斗入小麦一斗，磨面，和，切，蒸过，罨黄，晒干，每十斤入盐五斤，水二十斤，晒成收之。豆油法，用大豆三斗，水煮糜，以面二十四斤拌，罨成黄，每十斤入盐八斤，井水四十斤，搅晒成油收取之。纯豆者佳，豆面合作者次之，纯面者又次之，以不能杀诸毒也。《论衡》云：作豆酱，恶闻雷。

气味：咸、甘，冷利，无毒。主除热，止烦满，杀一切鱼肉、菜蕈及汤火、蛇虫、蜂虿等毒。又中砒毒，调水服，即解。

醋

一谓之酰，以有苦味俗呼苦酒。古方多用"酢"字，有米醋、麦醋。米醋，三伏时用米一斗，淘净，蒸饭，摊冷，盦黄，晒簸，水淋净。别以仓米二斗，蒸饭和匀，入瓮以水淹过，密封暖处，三七日成矣。大麦醋同。愈久愈良，米醋次之。又有桃、葡萄、大枣、蘡薁等杂果，及糟糠诸物，皆可为醋，止可调味，不堪入药。

气味：酸、苦，温，无毒。主消痈肿，散水气，杀恶毒及一切鱼肉菜毒。又治产后血运，小儿口疮。

发明 陈藏器曰：多食伤筋骨，损颜色，亦损胃，不益男子，能发诸药，不可同食。寇宗奭曰：米醋比诸醋最酽，入药多用之，谷气全也。产妇房中常以火炭沃醋气为佳，醋益血也。磨雄黄涂蜂虿毒，亦取其收而不散之义，服茯苓、丹参人，不可食醋。

豆豉

诸大豆皆可为之，以黑豆者入药，有淡豉、咸豉，治病多用淡豉汁及咸者，各随方法。今人用充食品，造法不一。其法于六月内，以大豆淘净，水浸一宿，沥干，蒸熟，取出摊席上候微温，蒿覆候黄衣上遍，不可太过，取晒簸净，每一斗加盐四升、椒四两，晒一月，乃成。半熟，加生姜五两，或用姜丝、椒、橘、紫苏、茴香、杏仁拌匀，入瓮，香美尤胜。

气味：咸、甘，寒，无毒。主解烦热热毒，寒热虚劳，调中发汗，通关节，杀腥气，伤寒鼻塞。

淡豆豉 下气调中，治伤寒，温毒发瘢，呕逆。

发明 苏颂曰：古今方书用豉治病最多，凡得时气，即先用葱豉汤，服之取汗，往往便瘥也。李时珍曰：黑豆性平，作豉则温，既经蒸罯，故能升能散，得葱则发汗，得盐则能吐，得酒则治风，得薤则治痢，得蒜则止血，炒熟则又能止汗，亦麻黄根节之义也。

豆腐

法始于汉·淮南王刘安。凡黑豆、黄豆、白豆、豌豆、绿豆之类，皆可为之。造法：水浸，硙碎，滤去滓，煎成，以盐卤汁或酸浆醋淀，就釜收之。又有入缸内以石膏末收者为佳。其面上凝结者，揭取晾干，名豆腐皮。

气味：甘、咸，平，无毒。主宽中益气，和脾胃，消胀满，下大肠浊气，清热散血。

发明 汪瑞曰：发肾气、疮疥、头风，杏仁可解，暑月恐有人汗，宜知慎之。苏颂曰：寒而动气。

饴糖

刘熙《释名》云：糖之清者曰饴，稠者曰饧。一云，紫色湿软者谓之胶饴，白色干硬者名饧。用麦蘖或谷芽同诸米熬煎而成，糯米、粳米、粟米、蜀秫米并堪熬造，古人寒食多食饧，故医方亦收用之。惟以糯米作者入药，粟米者次之，余但可食耳。

气味：甘，大温，无毒。健脾胃补中，止肠鸣、咽痛，治唾血，消痰润肺，宁嗽。思邈。解附子、草乌头毒。

发明 朱震亨曰：饴糖属土而成于火，大发湿中之热。寇氏谓之多食动脾气，言末而遗本矣。李时珍曰：凡中满、吐逆、牙䘌、赤目、酒病者咸忌之，生痰动火最甚。甘属土，肾病毋多食甘，甘伤肾，骨痛而齿落，皆指此类也。

蜜

有二种，一在山林木上作房，一在人家作窠收养之。但人家者一岁二取，气味不足，故不及，且久收易酸也。苏颂曰：宣州有黄连蜜，色黄味小苦，主目热。雍洛间有梨花蜜，白如凝脂。亳州太清宫有桧花蜜，色小赤。柘城县有何首乌蜜，色更赤。并蜂采其花作之，各随花性之温凉也。汪颖曰：诸蜜气味当以花为主，冬夏为上，秋次之，春则易变而酸。闽广蜜极热，以南方少霜雪，诸花多热也。川蜜温，西蜜则凉矣。李时珍曰：真蜜有白沙而伪蜜稀黄。寇宗奭言"新蜜稀而黄，陈蜜白而沙"，误矣。凡试蜜以烧红火箸插入提出，起气是真，起烟是伪矣。

气味：甘，微温，无毒。治心腹邪气，安五脏，益气补中，止痛，解毒，除众疾，和百药。《本经》。和荣卫，润脏腑，通三焦，调脾胃。《纲目》。

发明 李时珍曰：蜂蜜之功有五，清热也，补中也，解毒也，润燥也，止痛也。生则性凉，故能清热；熟则性温，故能补中；甘而和平，故能解毒；柔而濡泽，故能润燥；缓可以去急，故能止心腹、肌肉、疮疡之痛。和可以至中，故能调和百药，而与甘草同功。但食亦生湿热虫䘌，小儿尤当戒之。王充《论衡》云：蜂虿禀太阳火气而生，故毒在尾，蜜为蜂液，食多则令人毒，不可不知，炼过则无毒矣。缪希雍曰：蜜生者有小毒，性寒滑，能作泄，大肠气虚，完谷不化者不宜用，呕家、酒家不宜用，中满蛊胀不宜用，湿热脚气不宜用。不可与生葱同食，害人。与莴苣同食，令人利下。食蜜饱后，不可食鲊，令人暴亡。

修治 凡炼蜜，每斤入水四两，银石器内，以桑柴火慢炼，掠去浮沫，至滴水成珠不散乃用，谓之水火炼法。又法以器盛置重汤中煮一日，候滴水不散，取用亦佳，且不伤火也。

茶

茶品甚多，春中始生嫩芽，采得蒸焙封干，千类万状。清明前采者上，谷雨前者次之，此后皆老茗尔。郭璞云：早采为茶，晚采为茗，一名荈，蜀人谓之苦茶。其别者，有枸杞芽、皂荚芽、槐芽、柳芽，今人上春摘其芽，和茶作之以乱茶，惟茅芦竹笋之类不可入。陆羽《茶经》云：真茶性冷，惟雅州蒙山出者温可祛疾。

气味：苦、甘，微寒，无毒。主下气消食，清头目，利小便，去痰热，止渴，令人少睡，解酒食炙煿毒。《神农食经》。**炒煎饮，治热毒、赤白痢。同川芎、葱白煎饮，止头痛。**《日用本草》。**浓煎，吐风热痰涎。**《纲目》。

发明 陈藏器曰：茶性苦寒，久饮令人瘦，去人脂，使人不睡。饮之宜热，冷则聚痰，空腹最忌。李时珍曰：茶苦而寒，阴中之阴，沉也，降也，最能降火。火为百病，火降则上清矣。然火有虚实，若少壮胃健之人，心肺脾胃之火多盛，故与茶相宜。又兼解酒食之毒，使人神思恺爽，不昏不睡。若虚弱之人，饮之既久，则脾胃受伤，元气暗损，伤营伤精，黄瘁痿弱，种种内伤。人生日用，蹈其弊者，往往皆是。习俗移人，自不觉尔。按唐右补阙毋炅《茶序》[1]：释滞消壅，一日之利暂佳，瘠气损精，终身之害斯大。获益则功归茶力，贻患则不谓茶灾。又东坡《茶说》：除烦去腻，世固不可无茶，然暗中损人不少，惟食后浓茶漱口，既去烦腻，而脾胃不滞，且苦能坚齿消蠹。然率用中下茶，其上者亦不常有。间数日一啜，亦不为害也。服威灵仙、土茯苓者，忌饮茶。

酒

酒名甚多，造法不一，糯为上，稷为中，粟为下。惟专用糯米，以清水白面曲所造为正。古人造曲未见入诸药，所以功力和厚，皆胜余酒。今人入群药拌造为曲，假其辛辣之力，饮之头痛口干，未有不作疾者。惟绿豆酒曲有绿豆，能解毒。古称东阳酒最佳，即金华酒，古兰陵也。李太白诗“兰陵美酒郁金香”即此。常饮、入药，俱良。

气味：苦、甘、辛，大热，有毒。主行药势，杀百邪，恶毒气。《别录》。**通血脉，厚肠胃，润皮肤，散湿气，消忧发怒，宣言畅意。**《本草拾遗》。**和血，养气，暖胃，辟寒。发痰动火，解马肉、桐油毒。丹石发动诸病，热饮之甚良。**《纲目》。

发明 陈藏器曰：凡酒忌诸甜物。合乳饮令人气结，同牛肉食令人生虫。酒后卧黍穰、食猪肉，患大风。凡服丹砂、钟乳、诸石、生姜，并不可长用酒下，能引石药气入四肢，滞血化为痈疽。孟诜曰：久饮伤神损寿，软筋骨。醉卧当风则成癜风，醉浴冷水成痛痹[2]，服丹砂人饮之头痛内热。王好古曰：酒味之辛者能散，苦者能下，甘者能居中而缓，用为导引，可以通行一身之表

〔1〕茶序：《本草纲目》作“茶饮序”。
〔2〕痹：原作“脾”，文义欠通，据《本草纲目》改。

至极高之分。味淡者，则利小便而速下也。古人惟以麦造曲酿黍米，已为辛热有毒。今之酝者加以乌头、砒霜、姜、桂、石灰、灶灰之类，以增其气味，岂不伤冲〔1〕和，洇荣卫，而夭夫人寿耶？酒〔2〕后食芥及辣物，缓人筋骨；饮茶伤肾脏，腰脚重坠，膀胱冷痛，兼患痰饮水肿、挛痹诸疾。一切毒药，因酒得者难治。

烧酒

一名火酒，其法创自元时。用浓酒和糟入甑，蒸令气上，用器承取滴露，凡酸坏之酒皆可蒸烧。近时惟以糯米、粳米，或黍，或秫，或大麦蒸熟，和曲酿瓮中七日，以甑蒸取，其清如水，味极浓烈，盖酒露也。

气味：辛、甘，大热，有大毒。主消冷积寒热，燥湿痰，开郁结，止水泄，治霍乱、疟疾、噎膈、心腹冷痛、阴毒欲死，杀虫辟瘴，利小便，坚大便，洗赤目肿痛，有效。

发明　李时珍曰：烧酒纯阳毒物也，面有细花者为真。与火同性，得火即燃，同乎焰硝。其味辛甘，升阳发散；其气燥热，胜湿祛寒。故能开怫郁而消沉积，通膈噎而散痰饮，治泄疟而止冷痛也。辛先入肺，和水饮之，则抑使下行，通调水道而小便长白。热能燥金耗血，大肠受形故令大便燥结。与姜、蒜同饮，即生痔也。过饮则烂肠腐胃，令人透腋而死，善摄生者宜戒之。中其毒者，盐冷水、绿豆粉皆可解。饮烧酒后忌近火。成化中，崇真宫道士龚尚贤，饮烧酒过多，向卧吹灯，引火入喉烧死。

糟

糯、秫、黍、麦皆可蒸酿酒、醋，熬煎饧、饴，化成糟粕。酒糟须用腊月及清明、重阳造者，沥干，入少盐收之。藏物不败，揉物能软。若醉干者，无味矣。醋糟用三伏造者良。

酒糟　气味：甘、辛，无毒。主温中消食，杀鱼腥，去草、菜〔3〕毒，润皮肤，调脏腑。苏恭。署扑损瘀血，浸水洗冻疮，捣傅蛇咬蜂叮毒。

发明　李时珍曰：酒糟有曲蘖之性，能活血行经止痛，故治伤损有功。按许叔微《本草方》云：治踠折伤筋骨痛不可忍者，用生地黄一斤、藏瓜姜糟一斤、姜四两，俱炒热，布裹罨伤处，冷即易之。又《类编》所载〔4〕，只用藏瓜姜糟一物，入赤小豆末和匀，罨于断伤处，以杉片或白桐片夹之，候三日，即痊。

醋糟　气味：酸，微寒，无毒。治气滞风壅，手背脚膝痛，炒热布裹熨之，三两换当愈。

干饧糟　气味：甘，温，无毒。治反胃吐食，暖脾胃，化饮食，益气缓中。

发明　李时珍曰：饧以蘖成，暖而消导，故其糟能化滞缓中，利胸膈，养脾胃，进饮食也。

花椒

秦地所产者，名秦椒。树似茱萸而小，有针刺，叶坚而滑泽，味亦辛香。四月生细花，五月结实，颗如小豆而圆，生青熟红，大于蜀椒，味短，其目亦不及蜀椒目光黑也。生蜀中者名川椒，生

〔1〕冲：原作“中”，文义欠通，据《本草纲目》改。
〔2〕酒：原脱，据《本草纲目》补。
〔3〕菜：原作“采”，文义欠通，据《本草纲目》改。
〔4〕载：原作“藏”，文义欠通，据《本草纲目》改。

汉中者名汉椒。点椒茎叶都相类，但蜀椒肉厚皮皱，腹里白，气味浓，其子光黑如人之瞳，人故谓之椒目，他椒子虽光黑亦不似之，若土椒则子无光彩矣。寇宗奭曰：凡用秦椒、蜀椒，须去目及闭口者，炒热隔纸铺地上，以碗覆，待冷，碾取红用。皇后称椒房，取其实蔓延繁多。以椒涂室，亦取其温暖。

气味：辛，温，有毒。主除风邪气，温中散寒，除湿，解郁结，消宿食，通三焦，温脾胃，坚齿明目，补右肾命门，杀蛔虫，止泄泻。

发明　《名医别录》云：大热，多食令人乏气喘促。口闭者杀人。久食令人失明，伤血脉。丹溪朱氏云：椒属火，纯阳之物，有下达之能，服之既久，则火自水中生。故服椒者，无不被其毒也。得盐味佳，中其毒者，凉水、麻仁浆解之。

胡椒

李时珍云：胡椒因其辛辣似椒故得椒名，实非椒也。蔓生附树，及作棚引之，叶如扁豆、山药辈。正月开黄白花，结椒累累，缠藤而生，状如梧桐子亦无核，生青熟红，干时乃皱，青者更辣。

气味：辛，热，无毒。主下气温中，去胃中寒痰，除脏腑中风冷，杀一切鱼、肉、鳖、蕈毒。《唐本》。暖肠胃，除寒湿，反胃虚胀，冷积阴毒，牙齿浮热作痛。

发明　朱震亨曰：胡椒属火而性燥，食之快膈，积久则脾胃肺气大伤。凡病气疾人，益大其祸。牙齿痛，必用胡椒、荜茇者，散其中浮热也。李时珍曰：胡椒辛热，纯阳之物，走气助火，昏目发疮，惟肠胃寒湿者宜之。热病人食之动火伤气，阴受其害。有目病者，食之即便昏涩。病咽喉、口齿者亦忌。陆机云：竹叶椒成臬山中，比蜀椒毒热[1]，可著饮食，子长而不圆。按：此即今番椒。大如小指头，上尖下平，正赤。嗣宗谓“即胡椒”，非也。

蘹香

俗呼茴香。生苗作丛，肥茎丝叶，五、六月开花如蛇床花而色黄，结子大如麦粒，轻而有细棱，俗呼为大茴香。今惟以宁夏出者第一，其它处小者谓之小茴香。自番舶来者，实大如柏，实裂成八瓣，一瓣一核，大如豆，黄褐色有仁，味更甜，俗呼八角茴香，形色迥别，气味相同。

气味：苦、辛，无毒。主开胃下气，调中止痛，暖丹田，治膀胱、胃间冷气，肾劳，㿗疝阴疼，破一切臭气。

发明　甄权曰：茴香得酒良，炒黄用。李时珍曰：小茴香性平，理气开胃，夏月祛蝇辟臭，食料宜之。大茴香热，治小肠疝气有效，多食伤目发疮，食料不宜过用。

莳萝

花类蛇床，其子簇生，状如蛇床子而短，色褐而轻，气辛臭，不及茴香善滋食味，食之无损。

气味：辛，温，无毒。主健脾开胃，温肠，治肾气，杀鱼肉毒。

胡麻油

即脂麻油，腊月榨收者最良，俗呼香油。

气味：甘，微寒，无毒。润燥凉血，利大肠，解热毒、食毒，傅恶疮、疥癣，杀一切虫。陈油煎膏，生肌长肉，止痛，消痈肿，补皮裂。

发明　李时珍曰：张华《博物志》言，积油满百石，则自能生火。陈霆《墨谈》言，衣绢有油，蒸热则出火星。是油与水同性矣。用以煎炼食物，尤能动火生痰。但生用之，则有润燥解毒、

〔1〕比蜀椒毒热：《本草纲目》作“小毒热”。

止痛消肿之功。缪希雍曰：香油生者过寒，多食发冷疾，及脾胃虚寒作泻者不宜食。熬熟，治饮食甚美。但须逐日熬用，不可过宿，若经宿则火性反复，能助热动气也。按蒋说云，素食临老，多致痰火泄泻，凡脂麻油一斤，用红枣四十枚，饧糖四两，内加莳萝、茴香，热熬，以糖化为度，冷时则贮瓶内，调治蔬菜，终身可无二疾矣。

豆油

气味：辛、甘，热，微毒。主烹调食物，涂疮疥。多食困脾，发脏腑渴。

菜油

气味：辛，温，无毒。治痈肿疮毒，燃灯甚明，涂头黑发。调治食物不及香油。

棉花子油

气味：辛，热，微毒。治恶疮疥癣。燃灯损目。

桐油

桐树有四种。青桐，叶皮青似梧桐而无子。白桐，一名椅桐，堪作琴瑟，其叶圆大而尖长有角，光泽而毳，先花后叶，花白色，花心微红，其实大如巨枣，长寸余，壳内有子片轻虚如榆叶、葵实之状，老则壳裂随风飘扬。梧桐，似桐而皮青不皱，其木无节直生，理细而性紧，叶似桐稍小，光滑有尖，其花细蕊，坠下如醭。其荚长三寸许，五片合成，老则裂开如箕，谓之橐鄂，子缀于上，多者五六，少或二三，大如胡椒，其皮皱，炒食味如菱芡，晚春生华，早秋即凋，此即《月令》“清明桐始华”者。油桐，一名罂子桐，又名荏桐、岗桐，枝干花叶并类桐而小，树长亦迟，其花紫色，其实大而圆，每实中有二子或四子，大如大风子，其肉白色，味甘而吐人，人多种莳，收子为油，入漆家及艌船用，人多伪之，惟以篦圈蘸起如鼓面者为真。

气味：甘、微辛，寒，有大毒。主摩疥癣虫疮，傅恶疮，涂胫疮，汤火伤。吐风痰喉痹及一切诸疾，以水和油扫入喉中探吐，或以子研末吹入喉中取吐。又点灯烧铜箸头烙风热烂眼效。燃灯能损目光。李时珍曰：桐油吐人，得酒即解。

柏油

气味：甘，凉，无毒。主涂头变白为黑，涂一切肿毒、疮疥。服之令人下利，去阴下水气。

灯窝油

气味：辛、苦，有毒。治一切急病，中风，喉痹，痰厥，用鹅翎扫入喉内，取吐即效。又涂一切恶疮、疥癣。

鱼油

气味：甘，温，有小毒。治癥疾，涂牛犬疥，立愈。点灯盲人目。和石灰艌船良。

人乳

方家隐其名，谓之仙人酒，盖乳乃阴血所化，生于脾胃，摄于冲任，未受孕则下为月水，既受孕则留而养胎，已产则赤变为白，上为乳汁，此造化自然之妙也。服乳歌云：“仙家酒，仙家酒，两个壶卢盛一斗。五行酿出真醍醐，不离人间处处有。丹田若是干涸时，咽下重楼润枯朽。清晨能饮一升余，返老还童天地久。”

气味：甘，平，无毒。主补五脏，令人肥白悦泽。

发明　韩懋《医通》云：服人乳，大能益心气，补脑髓，止消渴，治风火证，养老尤宜。李时珍曰：人乳无定性，其人和平，饮食冲淡，其乳必平；其人暴躁，饮酒食辛或有火病，其乳必热。凡服乳须热饮，若晒暴为粉，入药尤佳。惟首生男儿无病妇人之乳，白而稠者佳，若色黄赤，清而腥秽如涎者，并不可用。有孕之乳，谓之忌奶，小儿饮之，成疳魃之病，最为有毒也。汉，张苍年老无齿，妻妾百数，常服人乳，年百岁余，身肥如瓠。《南史》载，宋何尚之积年劳病，饮妇人乳而瘥。缪希雍曰：乳属阴，其性凉而滋润，血虚有热，燥渴枯涸者宜之。若脏气虚寒，滑泄不禁，及胃弱不思食，脾虚不磨食，并不宜服。

牛乳

气味：甘，微寒，无毒。主补虚羸，止渴，养心肺，解热毒，润皮肤。《别录》。治反胃热哕，补益劳损，润大肠，治气痢，除疸黄，老人煮粥甚宜。

发明　苏恭曰：黄牛乳性平。凡取乳，水牛最佳，作酪浓厚胜于黄牛。凡取，以物撞之则易得。陈藏器曰：凡服乳，必煮一二沸，停冷啜之，热食即壅。与酸物相反，令人腹中癥结，患冷气人忌之。合生鱼食作瘕。朱震亨曰：反胃噎膈，大便燥结，宜牛羊乳时时咽之，并服四物汤为上策。不可用人乳，人乳有饮食之毒，七情之火也。

猪乳

气味：甘、咸，寒，无毒。治小儿惊痫天吊，大人猪鸡痫病。

发明　张焕云：小儿初生无乳，以猪乳代之，出月可免惊痫、痘疮之患。杨士瀛云：小儿月内胎惊，以猪乳频滴之，最佳。

羊乳

气味：甘，温，无毒。主补寒冷虚乏，润心肺，治消渴。

发明　李时珍曰：乳以白羊者佳。丹溪言，反胃人宜时时饮之，取其开胃脘、大肠之燥也。

马乳

气味：甘，冷，无毒。主止渴，治热，作酪性温，饮之消肉。

发明　汉时，以马乳造为酒，置桐马之官，谓桐撞而成也。孙思邈曰：性冷利，同鱼脍食作瘕。

乳腐

俗名乳饼，诸乳皆可造，惟以牛乳者为胜，水牛乳凉，犊牛乳温。李时珍曰：造乳饼法，以牛乳一斗，绢滤入釜，煎五沸，水解之[1]。用醋点入，如豆腐法，渐渐结成，漉出以帛裹入，用石压成，入盐，瓮底收之。

气味：甘，微寒，无毒。主润五脏，解热毒，利大小便，益十二经脉。

酥

一名酥油，牛、羊、马乳皆可作。牛乳作者浓厚味胜，马乳作者性冷，驴乳尤冷，不堪作酪也。李时珍曰：酥乃酪之浮面所成，今人多以白羊脂杂之，不可不辨。造法：以乳[2]入锅内，煎二三沸，倾入盆内冷定，待面结皮，取皮再煎，油出去渣，入在锅内，即成酥油。寇宗奭曰：作酪时，上一重凝者为酥，酥上如油者为醍醐，熬之即出，不可多得，极甘美。按：酥酪、醍醐总成于牛乳，但有精、粗之别耳，其性大抵皆滋滑泽，宜于血热枯燥之人，其力不甚相远，故二物

〔1〕之：原作“水”，文义欠通，据《本草纲目》改。
〔2〕乳：原作“浮”，文义欠通，据《本草纲目》改。

不复载。

气味：甘，微寒，无毒。主益心肺，补五脏，除胸中客热，利大肠，治口疮。《别录》。益虚劳，润脏腑，泽肌肤，和血脉，止急痛，治诸疮，温酒化服良。

发明 李时珍曰：酥本乳液，润燥调营，与血同功。按《生生编》云：酥能除腹内尘垢，又追毒气发出毛孔间也。缪希雍曰：凡一切药用酥炙者，取其润燥兼能益精髓、补血脉，又有渗入骨肉使骨易糜之功。但性能利窍，骤食之，使人遗精。凡入药以微火溶化，滤浮用之良。

校后记

《类物》由清代丁其誉所编，是其医学丛书《寿世秘典》中的第三部，凡2卷9部，是一部讨论饮食养生的专著。

一、作者与成书

作者丁其誉蜚公，江苏省如皋县人，生卒年不详。生活于清代顺治年间(1600～1690年)。据《如皋县志》卷十四载，顺治五年（1648年）中副榜，八年中举人，十二年中进士，授石楼令。兼精医术，遇贫病无力求医者，常以医药济之，起沉疴者甚众。任满后，擢行人司，奉使三出，行程达万里。年63而卒。著有《寿世秘典》一书，刊顺治十八年辛丑（1661）。

丁氏对中医治疗与养生均较有研究，所撰《寿世秘典》包括月览、调摄、类物、集方4部独立著作，各部自出其序。《类物小序》中云："敬奉'精细不厌'之旨，凡物类之有关于日用饮食者，悉为考订，无验不书，非典弗录，既补卫生，兼资格物，为《类物》。"

二、主要内容与特点

全书分为9个部分，共载食物327种，附录30种。其中，卷上包括水部14种、谷部28种、菜部73种、果部55种、附花木10种；卷下包括鳞部52种、介部25种、禽部32种、附珍禽9种、兽部27种、附野兽11种、味部30种。并在果部、禽部、兽部篇末明确提出诸果有毒、诸鸟有毒、诸肉有毒等。每味食物，大致包括了3方面的内容。其一，食物名与别名，以及释名与品种鉴别。其二，食物的性味、功效主治。其三，食物的作用机理、配伍禁忌，以及各种理论的发挥。

此书与其他清代食治食养著作有共同之处，即主体内容大多来自于《本草纲目》，但此书作者的取舍与观点，有两个较为明显的特点。

其一，是对物品的考证极详。据其小序称此书目录为"既补卫生，兼次格物"，因此，此书对于物品的名称及别名、不同品种、形态性状、来源、产地等所述甚详。如对"苹"的描述："俗呼为四叶菜，叶浮水面，根连水底，其茎细于莼莕，其叶大如指顶，面青，背紫有细纹，四叶合成，中折十字。夏秋开小白花，故称白苹。苏恭言，有三种，大者名苹，中者名荇，小者即水上浮萍，处处池泽止水中甚多。季春始生，或云杨花所化，一叶经宿，即生数叶，叶下有微须，即其根也。一种背面皆绿者。一种面青背紫者，谓之紫萍，入药为良。诸家本草皆以'苹'注'浮萍'，盖由苹、萍二字音相近也。别有一种萍蓬草，茎大如指，叶似荇叶而大，初生如荷叶，六七月开黄花，结实状如角黍，长二寸许，内有细子一包如罂粟，泽农采之，洗擦，去皮，蒸曝，舂取米作粥饭食之。其根大如藕，俭年人亦食之，香味如栗，俗呼水栗子。”可谓是不厌其烦。

其二，虽然其书主要内容来自《本草纲目》，但也不乏参入作者本人的观点，或在《本草纲目》之外引用其他的文献，或对各种前代著作不同记载进行比较，作出自己的评价。有时亦不为经典所囿。如“兔”条，丁氏提出自己观点，云：“兔属金，得太阴之精，故其性喜望月，禀阴寒之气，故能凉血解热，宜其不利于阳道，多食绝人血脉，损元气，弱阳事，犹麋泽兽属阴，其肉食之令人弱房之说同也。《别录》云‘补中益气’者，盖热伤气，兔味甘而气凉，所以能补中益气，恐亦未必尽然耳。”在“江珧柱”条下，除李时珍所论之外，引用《福建通志》进行比较：“一名海月，似半月故名，如蚌而大，上大下小，中肉腥而韧。惟四肉柱，长寸许，圆白如珂雪，以鸡汁瀹食，一沸即起，甘鲜脆美，过火则味尽也。《福州府志》云：壳包如淡菜，柱圆而脆，或曰江瑶柱，其肉香而脆。言腥而韧者非。”

三、本次校点的相关说明

据《中医人名辞典》记载：“著有《寿世秘典》一书，未见刊行。”据《中国中医古籍总目》记载，《寿世秘典》唯有一个版本留存下来，即顺治十八年（1661年）颐古堂刊本，此乃其书之首刊。可见，此书至今存本极少。本次校点，以颐古堂本为底本。然因此书乃孤本仅存，无校本可用。故采用《本草纲目》作旁校。

原书“典目”只列出9部名称，无细目。本次点校，据正文补出目录。

杨金生　焦玉梅

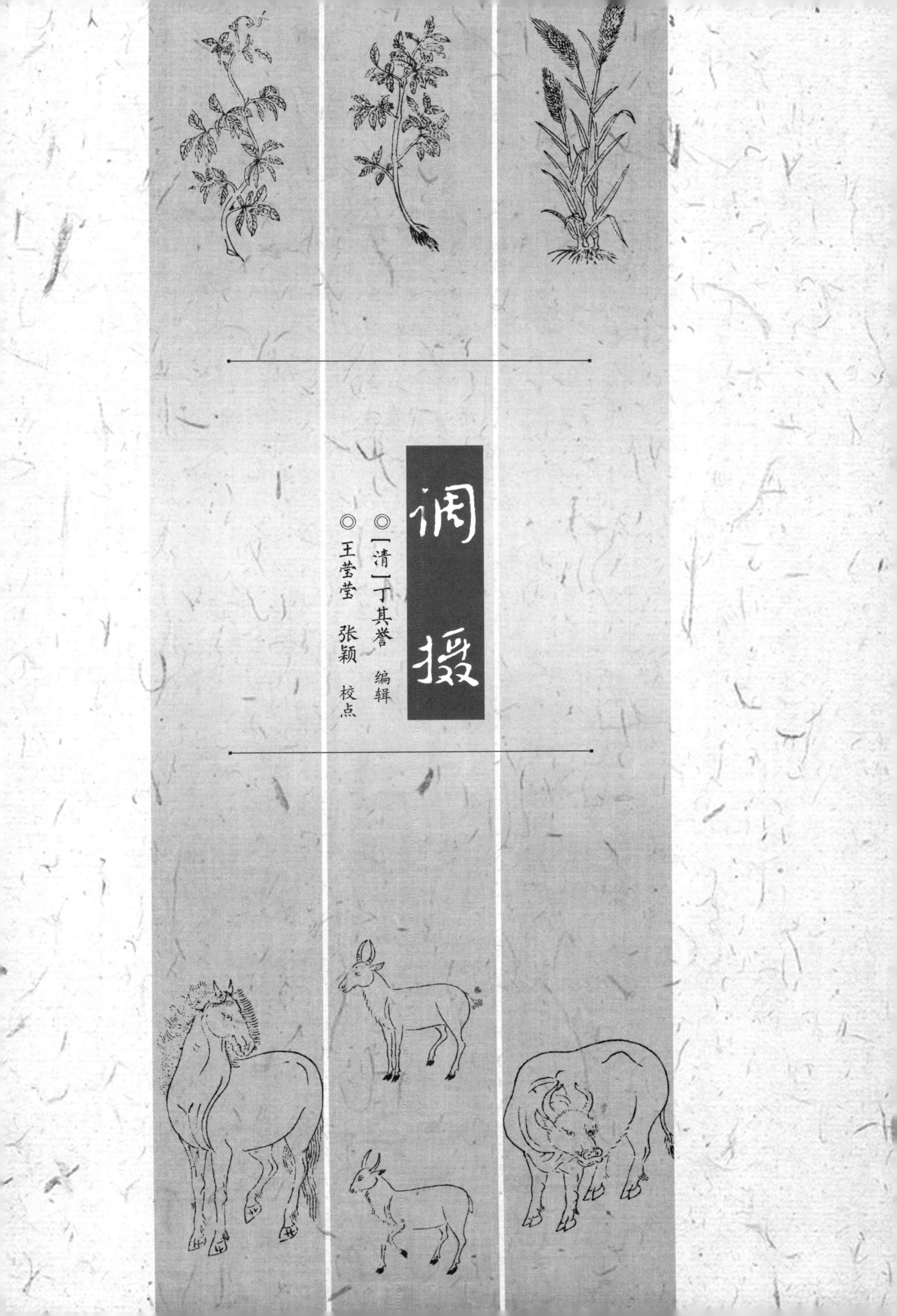

调燮

◎［清］丁其誉 编辑

◎王莹莹 张颖 校点

内容提要

《调摄》不分卷，清代医家丁其誉编撰，为其所著养生丛书——《寿世秘典》之第二部，从衣食住行等方面，论述了养生的原则和方法。其书分为4个部分，包括《养生要论》《保生月录》《颐真秘韫》《食治选要》。其中《养生要论》引用了诸多医家的观点和典籍中所言，较为详细地论述了养生中应该遵循的种种注意事项；《保生月录》根据春夏秋冬四季的气候和人体的脏腑功能特点，从饮食、穿衣等方面论述了每个季节的宜忌之处；《颐真秘韫》主要论述了练功养生的方法以及房室养生和保精的方法；《食治选要》是本书最为重要的部分，选录了26个食治方，包括粥、糕、酒、茶汤及煎饮等各种剂型，论述了这些食治方的配伍组成、功效主治，并于最后专设一节，讨论饮食禁忌。

本次点校以清顺治十八年辛丑（1661年）颐古堂刻本为底本。

调摄小序

养生之说，自昔言之。然古圣期颐未池，别有异道。慎起居，谨嗜欲，守中实内，长生久视，道无逾此。诸如道经仙术、飞丹炼石之奇事，属窅渺，概置不录。语云：善服药不如善保养。爰述所闻切于日用寝食者为《调摄》。

天柱丁其誉识

目　录

养生要论

性命在天，神仙之事，不可为其诬惑。但当爱养神明，调护气息，慎节起卧，均适寒暄，禁忌食欲，饵饮药物，遂其所禀，不为疾病侵折，是谓善摄生者。故摄生先须虑祸，全身保性，有此生，然后可养。单豹养于内而丧外，张毅养于外而丧内，嵇康著养生之论而以傲物受刑，石崇冀服饵之征而以贪溺取祸，往世之所述也。《五官编》。

养生者，先养神，次养形。养神莫要于恬澹虚无，病安从生。伤神莫大于忧患思虑。试观多忧多虑之人，饮食不能肌肤，则知养神当先养形也明矣。

宋文潞公致仕归洛入对，时年八十矣。神宗见其康强，问："卿摄生有道乎？"对曰："无他，臣但能随意自适，不以外物伤和气，不敢做过当事。"上以为名言。宋高宗云："人惟优游无事，起居适意，即寿考康宁。"邵康节诗："老年躯体索温存，安乐窝中别有春。万事去心闲偃仰，四肢由我任舒伸。庭花盛处凉铺簟，檐雪飞时软布裀。谁道山翁拙于用，也能康济自家身。"

《折肱漫录》云：养生者，贵开发其生机。生机一发，则源源不穷，此谓浚于不涸之府。生机有二：使此心常自怡适，而不以忧郁窒其生机，一也；助养脾土，以滋化源，则四脏都有生机，二也。若不知此机括，虽日服补益良剂，所补曾几何？心为一身之宰，脾为万物之母。养心养脾，摄生最要。

人生不过寝食二事，日不甘食、夜不安寝则病矣。今富贵之家，以酒夺食，以色妨寝，则二者皆失之。且伤酒之后，继之纵欲，日中而起，宿酲未解，又复饮酒，其神思困倦，不如强饭安眠者多矣！

饮食者，人所赖以养生，然必以脾胃为主。胃阳主气，脾阴主血，胃主纳受，脾主消导，一纳一消，运行不息，生化无穷。至于周身血气、四肢百脉，皆借此为充长。经曰："胃为水谷之海，化荣卫而润宗筋。"又曰："阴阳总宗筋之会，而阳明为之长。"故胃强则肾充而精气旺，胃病则精伤而阳事衰。善养生者，慎起居，节饮食，则不损其脾胃，不然百病由此而生。故脾胃不可不慎也。

宗筋者，前阴所聚之筋，为诸筋之会。一身之筋皆属于此，故名。经云:安谷则昌。人之有生也，先天元气全赖后天之谷气以助之。故脾胃不伤，即有他病，犹可调治。若脾胃坏、饮食少，本根之地既摇，则杂症蜂起，而难为力矣。故养病家亦先须于脾胃上着力，每治他疾，切须照顾脾胃，不可一意攻伐，忘其根本。

孙兆甫云：补肾不如补脾。脾胃既壮则能饮食，饮食既进则益营卫、养精血、滋骨髓。是以《素问》云："精不足者补之以味，形不足者补之以气。"

严用和云：古人谓补肾不如补脾，予谓补脾不如补肾。肾气若壮，丹田火盛，上蒸脾土，脾土温和，中焦自治，膈开能食矣。

宁少毋多，宁饥毋饱，宁迟毋速，宁热毋冷，宁零毋顿，宁软毋硬，此六者调理脾胃之要法。

陶隐居云：食戒欲粗并欲速，宁可少飧相接续，莫教一饱顿充肠，损气伤心非尔福。苏子瞻常言：食少则脏气流通而少疾。语云：四百四种病，宿食为根本。若欲却病，宜先减食。

《保生帖》云：养生以饮食为主，饮食以水谷为主，水以洁为主，谷以精为主，其他酒肴以淡薄为主。可清气，可释欲，可宁神，可养福。愈浓郁，愈肥甘，损多益少。朔望宜食斋素，使肠胃中隔半月则清虚一番。每日晨起食素粥，午膳用荤，夜则清酒数酌，食品不拘，但取冲淡，去肥酞，半醉半饱。夏月昼长，随意加点心少许。如此长守，可以少病。若恃服食药饵，虽至和平之味，久服必偏。

陈龙正先生所帖养生防疾诸说，药性食味诸条悉汇，而付之名《保生帖》，使多病之人时时省览，可以少病；少病之人触目警心，亦有益也。张安道《粥记》：每晨起，食粥一大碗，空腹胃虚，谷气便利，能畅胃气，生津液。苏子瞻帖云：夜饥甚，吴子野劝食白粥，云能推陈去新，利膈养胃。罗天益《卫生宝鉴》：粳粟米粥，气薄味淡，阳中之阴也，淡渗下行，能利小便，止烦渴，养脾胃。皆言粥之益如此。

饮食务取益人者，仍节俭为佳。《本草》须常考订，毋食病体相妨之物。凡炙煿煎炒最忌，助火消阴，损人不浅。

陈几亭尝以“四箴”名斋，曰：淡嗜，调元，择劳，平气。盖嗜欲深浓，伐性第一。饮食不节，化元受伤。劳于无益，何如养安？暴怒撄宁，神魂并敝，道所不安，养所不存。凡人三十以后，年衰一年。合十年观之便见。既十年一衰，则年年暗衰可知。既年衰一年，则是日衰一日。但总观则觉，而析观则忘。非惟观者忘之，己亦不自觉也。不觉者昏，觉而不防者忽防之之道。敬守四箴，以德养寿，其衰也稍晚；以寿进德，其存也不虚。道书云：人自少至老，精神消损，顷刻不停，人皆不觉。以真人观之，若日影过庭，分毫不差耳。

《参赞书》云：凡劳者伤于神气，伤者伤于形容。饥饱过度则伤脾，思虑过度则伤心，色欲过度则伤肾，喜怒过度则伤肝，悲愁过度则伤肺。又如风寒暑湿则伤于外，饥饱劳役则伤于内。昼感则伤于荣，夜感则伤于卫。经行内外，真气外散。五邪内攻，使人肌肉消瘦，神气短少，饮食渐减，行步无力，虽欲久生，恐无能矣。

人每事当知所节，节欲、节劳、节饮食，此其大要。凡用心、用力及用目、用耳，一切事稍觉其劳，即便却去以节省之。稍息再劳，庶不至受病。若待病而后调之，费力多而取效难矣。华佗[1]尝语吴普云：人体欲得劳动，但不当使极尔。体尝动摇，谷气得消，血脉流通，疾病不生，譬犹户枢不朽是也。

人之形，养之者血气也。血气属精神以统御之，精神即性命也。人云性命则重，不知费精神一分即是费性命一分，不可忽也。凡事当兴酣之际猛加检点，则长命之乐甚于一时之快心耳。《芷园臆草》。

王圣俞云：伐天和以成就世事，譬犹割肉饰俎、刺血染裳。然究竟成就亦归虚幻，徒自伐其天和而已。语有之：宁可疏慵乖物议，莫将性命当人情。二言可书座右。

〔1〕佗：原作“陀”，据文义改。下同。

心之神发乎目，久视则劳心；肾之精发乎耳，久听则伤肾。

行不疾步，亦勿多言，令人失气。立不至疲，坐勿背日。常默，元气不伤；少思，慧烛内光；不怒，百神和畅；不恼，心地清凉。

陆平泉云：晨起取井水新汲者，熟数沸，徐啜徐漱，以意下之，谓之真一饮子。盖天一生水，人夜气生于子，平旦谷气未受，胃脏空虚，服之能蠲宿滞，淡渗以滋化源。

空心茶宜戒，卯时酒、申后饭宜少。

食饱徐行，摸腹解带伸腰，使食下舒，方可就坐。饱坐发痔，食后曲胸而坐，必病中满。怒后勿食，食后勿怒。醉后勿饮冷，饱余勿便卧。陆平泉先生每夜欲睡，必走千余步始寝，日以为常。

朝不可虚，暮不可实。谚云：早饭要早，中饭要饱，夜饭要少。语语皆格论。空腹多言，最能伤气。日午必须饭，饭必满量而止，则神气自旺。晚餐微酣，不可过醉，亦不可过饱，自然神清气爽。

饥勿浴，饱勿沐，午后勿沐，眼疾勿浴。《泊宅篇》云：眼疾不可沐，沐则病甚，至有失明者。

勿同日沐浴。沐者洗头，浴者澡身也。频浴亦非所宜，能耗元气。

旦起勿开眼洗面，夜间宜开眼出溺。

暮卧当习闭口，口开则泄真气。宜屈膝侧卧，益人气力。

西山蔡季通《睡诀》云：睡侧而屈，觉正而伸。早晚以时，先睡心，后睡眼。晦阉以为此古今未发之妙，不知本于《千金方》“半醉酒，独自宿。软枕头，暖盖足。能息心，自瞑目”。《云笈七签》云：人若睡，必须侧卧蜷局一觉，即便展两足又两手，令气通遍浑身，阳气布也。欧阳修云：王介甫以夏月昼眠方枕为佳，问其何理，云，睡久，气蒸枕热，则转一方冷处，便觉凉爽。

《保生帖》云：夜卧能使气降，昼卧能使气升。人至暮劳极，眼白睛昏而带赤，静卧一宵，诘朝清彻如故，此气降之验也。昼倦，当静坐片时，或散步玩物，睡态自解。若因而沉寝，则初觉之时，目白睛必赤，此因卧而气反升之验也。盖昼当与阳俱开，乃逆其候而闭之，譬如夜当与阴俱闭，乃故狂呼豪饮，皆伤寿源。凡饮后卧，宜侧左；食后卧，宜侧右。大肠、膀胱各从其便。

汪颖云：人知戒早饮，而不知夜饮更甚。既醉既饱，睡而就枕，拥热伤心伤目。夜气收敛，酒以发之，乱其清明，损其脾胃，停湿生痰，动火助欲，因而致病者多矣。孙真人云“再三防夜醉”，良有以也。

《保生帖》云：丹溪言夜饮伤人，以气宜敛而反发之，犹暮不食姜之意。然惟贵少饮，不在拘时。邵康节午后三杯，极自得趣。然亦偶为之可耳，若习以为常，虽止数杯，觉有昏气，于读书静坐未便。薄暮清酌微醺，比就枕时酒气已散，觉有助于寝息，而不妨于用功，较昼饮为得也。人各适性，不必师康节，不必泥丹溪，亦不必拘我。

《几亭外书》：酒之为损，有本质焉，有造作焉。兼恶则损，尽美则益，美恶半则损益参。五谷之中，惟糯米性滞，发风，壅经络气，迷闷人，则是未经酝酿以前为害已深矣。加之以曲，曲郁遏，所造酒，又郁遏所成。凡物经郁则热而有毒，况糯米本性不善乎！世传南茶北酒，又称沧苏之酒妙天下，虽微醉，少卧即醒。因黄小米造成，即黄粱也。其性祛[1]风除湿，与糯米绝殊，所以气味冲爽。则酒当先论质地，始论造法。沧俗造酒用菊花少许。菊性凉，而祛风甚佳，若制曲时先和绿豆合成，及成酒后澄清旬日，即隔汤蒸熟，逾年始饮。绿豆凉而疏利，能解散郁遏之气。隔汤蒸之，既不经火，而脾性喜熟不喜生。又经年后郁气渐散，热者可不热，而毒者可不致有毒矣。然妙总在少饮，若沉酣及乱，鲜不伤矣。阮坚之云："淡酒小杯，久坐细谈，非惟娱客，亦可养生。"此深于语酒者也。

凡造曲，晒一月露一月，酿酒清甚。黄米气薄味清，初饮似清冽。然味薄易醒，不至如南酒之助火生痰也。

酒不可杂饮，饮之，虽善酒者亦醉。盖生取煮炼之殊，官法私方之异，饮家深忌。《清异录》

酒之毒在齿，饮后吸水用盐漱之良。酒后啜茶水过多，引入肾脏，令腰脚重坠，兼患痰饮、水肿、挛躄诸疾。

懒可卧，不可风；静可坐，不可思；闷可对，不可独；劳可酒，不可食；醉可食，不可淫。

人之养身，幸而五脏安泰，六腑平和。谨于摄生，饮食有节，起居有常，少思寡欲，恬淡虚无，精神内守，不药之药也。洁古老人云：无病服药乃无事生事。此诚不易之论。

恬者，内无所营；淡者，外无所逐；虚无者，虚极静笃，即恬淡之极，臻于自然也。人能常清静，天地悉皆归，真一之气皆来从我矣。精无妄伤，神无妄动，故曰内守。唐处士张皋谏穆宗曰：神虑淡则血气和，嗜欲胜则疾病作。药以攻疾，无疾不可饵也。昔孙真人有言：药势有所偏助，令人脏气不平，借使有疾用药，犹须慎重，况无疾乎？《保生帖》云：五谷气轻，气轻故补亦轻。然惟轻故和，和故可以长食。药物气重，气重故补亦重。然惟重故猛，猛则食之须有时。谚云：身间不如心间，药补不如食补。

《寿养丛书》云：世无扁鹊望而知死生，无华佗涤肠以愈疾。轻以性命托庸医，何如谨致疾之因，固养生之本，以全天年。

凡药有偏效而无全功。金石之药最为酷烈，其伤生最速，其他草木之药近于热者，皆能蕴毒。古人服松脂而塞肠，服楮实而痿骨，服鹧鸪鸠子而发咽喉之病，种种不可枚举，养生者慎之。

张从正云：凡药皆毒也，虽甘草、苦参不可不谓之毒，久服则五味各归其脏，必有偏胜气增之患。气增不已，则脏气有偏胜，偏胜则脏气有偏绝，故有暴夭。诸药皆然，当触类而长之可也，至于饮食亦然。

沈括《笔谈》：予一族子旧服芎䓖，医郑叔熊见之云，芎䓖不可多服，令人暴亡。后族子无病而亡。又予常病齿，用苦参数年，苦腰重不能行。太常寺少卿舒昭亮用苦参揩齿，岁久亦病腰，自后悉不用苦参，腰病皆愈。盖苦参入齿，其气伤肾，能使人腰重，此皆方书旧不载者。又族子相服菟丝子丸数年，饮食倍常，气血充盛。忽因浴，去背垢者告以背肿，随视随长，赤焮异常，乃大疽也。适四五月间，金银藤开花，连茎、叶采之，捣取汁，用水、酒各半斤煎饮，两日服致数斤，背肿消尽。以此知非独金石不可妄服，菟丝过饵亦能作疽，不可不戒。

〔1〕祛：原作"怯"，据文义改。

《内经》云：老人有疾，宜先以食治；未愈，然后服药。其或病虽去而有未尽去者，当以饮食养正，而余邪自尽。若药饵太过，便伤正气，食养而犹不尽，再用药以治之。

人在病中，有伤胃气，诸味不喜，直待自愈，胃气便回，方欲思食。彼时，但所思者便宜与之，以接补脾胃。如所思之物不与，此为逆其胃气，反致不能食也，但不可太过耳。

补虚助弱，用药概须温和，久服自能奏功，乃无留害。如知母、黄柏之属，太寒伤气；桂、附之属，太热伤精。即有阴虚劳瘵，亦宜投以清和之剂，若折以苦寒，火未必退，脾家元气先伤；即有阳虚怯弱，亦宜佐以温养之方，若助以辛热，少火未生，壮火先灼。养生者慎之。

士大夫小小疾患不可轻用艾火针熨，此一法虽古人有之，但士大夫不能静养，多接见宾客，酬应世务，心火不宁，嗜欲多炽，反致增疾。止须倍加颐养，不以外物萦心，止声色以清耳目，戒淫佚以养性情。苟非深痼之病，未有不已者也。

保生月录

春三月，此谓发陈，天地俱生，万物以荣。夜卧早起，卧与阴俱，起与阳并，卧既夜矣，起复早焉，令阳多而阴少，以象春升之意也。生而勿杀，此养气之应。养生之道，逆之则伤肝，肝木盛，能克脾土。脾主甘，宜减酸益甘以助脾。

春日融和，当眺园林亭阁虚敞之处，用抒滞怀，以畅生气，不可兀坐，以生他郁。天气寒暄不一，勿暴去棉衣，以次渐减。

春阳初升，万物发萌，春气所攻，宿病发动，则四肢倦怠而无力，不可妄服药饵，饮食调和，自然通畅。

二月食韭，补益心肾。前此尚在土中，含抑郁未伸之气，食之滞气，过此则臭不堪食。

采蒿苗，和粉面作饼食，化痰利膈，去胸中烦热。蒿春初生，苗似蓬蒿而叶紫细，气极芬香。

三月采桃花浸酒，饮之除百病，益颜色。苏颂《图经》。

《本草纲目》云：桃花，性走泄下降，利大肠甚速，用以治气实之人病肿满、积滞、大小便闭塞者，则有功无害。若久服，则耗阴血，损元气，岂能悦泽颜色耶？苏氏所云盖因《本草》之言而谬用者也。

春勿食诸禽兽肝，勿食百草心芽，勿食蛰藏不时物，以辟邪厉之气。忌食黄花菜，发痼疾，动宿气。

夏三月，此谓蕃秀，天地气交，万物华茂。阳气在外，宜节嗜欲，薄滋味，夜卧早起，卧起同于春令，亦养阳之意也。以顺正阳。逆之则伤心，心火旺，能克肺金。肺主辛，食味宜省苦增辛以助肺。苟失调养，内外相感，易生众疾。

《淮南子》云：水胜，故夏至湿；火胜，故冬至燥。夏火旺而云水胜，水在内也；冬水旺而曰火胜，火在内也。故人之一身，夏则五脏化水，冬则五脏化火。夏非水在内，则焦而焚矣；冬非火在内，则冻而僵矣。此阴阳互藏其宅之妙也。

丹溪云：天地以五行更迭衰旺而成四时，人之五脏六腑亦应之而衰旺。四月属巳，五月属午，为火大旺，火为肺金之夫，火旺则金衰；六月属未，土太旺，土为水之夫，土旺则水衰。况肾水常借肺金为母，以补其不足。古人于夏月必独宿而淡味，保养金水二脏。经曰：冬藏精者，春不病温。十月属亥，十一月属子，正火气潜藏之候，必养其本然之真，而为来春发生之本。若此时不纵欲以自残，至春升之际，根本壮实，何病之可言哉？要知冬夏二季，壮年宜寡欲，老年宜绝欲，斯为摄生之道。

夏月心旺肾衰，精化为水。房色过度，伤元气损寿，宜食热物，兼服补肾汤药。《折肱漫录》：夏月当服六味丸，壮水以镇阳光。夏日汗出，勿令扇风。五脏腧穴皆会于背，恐风从背入，为中风之源。尤忌当风坐卧，一时虽快，风入腠理，为患最烈。

古云：避风如避箭，避色如避仇。风固宜防，露尤须避。风属阳，露属阴。阴气中人，最易得疾。故夏月不宜久坐露下纳凉，秋来多致患疟。每日将昏时即有露气，其气能直透房栊，故夜卧须闭窗[1]而后睡。夏月坐冷石成疝，坐日晒热石生疮。勿枕冷石并铁物，损头目。勿沐浴后当风。

汗出或脱衣去巾袜后，便用手多磨擦，令毛窍闭。寒月固怕寒风，暑月外热，毛窍开，尤易感也。汗透衣裳晒日中，服之必生汗斑、痱子。汗后入冷水成骨痹，盛暑浴冷水成伤寒。大热勿骤饮凉水。

暑月晒热瓮坛，忌盛饮食，恐收暑气。

豪侈者，暑中以冰置坐隅，然体薄者袭其寒气，遏抑汗孔，或以致疾。不若求矾石晶莹者垒置琴书间，望之有积雪凝霜之想，可以消暍而无害也。

夏日露卧，纵意取凉；热体当风，图身快爽；欲后阴虚，外寒所侵；醉饱房劳，过伤精力；恼怒郁结，伤肝伤脾。数者，皆人生所当慎。如其不谨，定生异疾。

暑月，榻前宜常焚苍术以除湿。

四月宜服桑椹酒，能理百种风热。绞汁熬膏，蜜调服，能去火毒，解金石燥热，止消渴。采桑椹取汁，重汤煮之，量入白蜜、酥油、生姜少许，煮令得所，瓶收，和酒饮之。亦可以汁熬烧酒，藏之经年，味力愈佳。

夏月清晨炒葱头，饮酒一二杯，令血气通畅。

暑月用薏苡叶煎汤饮，暖胃益气血。

夏月宜食芝麻油，性凉解毒，且注肴馔，能辟苍蝇。

夏三月宜食苦菜，能益心和血气。

盛夏畏暑，难以全断饮冷，但刻意少饮，勿与生硬、果菜、油腻、甜物相犯，亦不致生病也。先能省减咸酸厚味、煎煿燥物，自然津液不乏，不致引饮太频。

---

〔1〕窗：原作“熜”，据文义改。

夏月忌食生冷，多啖瓜果，深秋作痢，最为难治。

食未成核之果，发痈毒。

夏勿食诸禽兽心。

五月食鳝，大毒；食鸡，令人作痈成漏。

夏月，深山涧泉停水多有鱼鳖蛇虫精涎在内，食之成瘕。

秋三月，谓之容平，天气以急，地气以明。早卧早起，与鸡俱兴，早卧以避初寒，早起以从新爽。收敛神气，使志安宁。逆之则伤肺，肺金旺，能克肝木。肝主酸，食味宜减辛增酸以助肝。故气发动不宜吐汗，令人消烁，以致脏腑不安。

凉风、寒露、雾、湿气，体弱者常须避之。

忌伤湿。《养生书》：秋伤于湿，上逆而咳，发为痿厥。

秋服寒衣太早，致目疾，成疮疡。

秋谷初成，老人食之，发痼疾。

秋勿[1]食诸禽兽肺，至冬发疽。

九月上戊，采枸杞子浸酒饮，滋肾润肺，生精益气。久之，耳目聪明，须发乌黑。一法，采枸杞子先净，沥干入沙盆，擂烂取汁，银锅内熬之，勿令粘底，候成膏如饧，名金髓煎。瓦器密收，每日温酒调服。

八月勿食姜，伤神损寿。孙思邈曰：八九月多食姜，至春多患目损寿。李东垣曰：古人言"秋不食姜，令人泻气"，盖夏月火旺，宜汗散之，故食姜不禁；辛走气泻肺，故秋月则禁之。《晦庵语录》亦有"秋姜夭人天年"之语。

九月忌食霜下瓜，至冬发翻胃疾。

冬三月，天地闭藏，水冰地坼。早卧晚起，卧宜早矣，起复晚焉，所以避寒，即养藏也。温养神气，无令邪气外侵。逆之则伤肾，肾水旺，能克心火。心主苦，食味宜减咸增苦以助心。

冬月早出，宜饮酒以却寒，或噙姜以辟恶。严寒勿骤饮滚汤。

冬宜温足冻脑，则无眩晕之疾。阳气在内，阴气在外，所忌出汗，恐泄阳气。目勿近火，足宜常濯。

冬勿用火烘灸[2]衣衾，必致目疾疮疡。忌以火灸背、以火烘灸食物。

冬月勿妄针灸。以其血涩，津液不行也。

冬日临卧时，食生莱菔三五片，无咽喉之疾。

夜卧被盖太暖睡觉，宜张目吐气，嘘出积热之毒则无疾。

十月宜服枣汤，调和胃气。寇宗奭《衍义》云：以干枣去核，缓火逼燥为末，量多寡入生姜末少许，白汤点服。

冬三月每日服药酒数杯，立春则止。终身常尔，百病不生。

冬月食芋益人。

十月上巳日采槐子，去皮纳新瓶中，封口二七日。初服一枚，再服二枚，日加一

〔1〕勿：原脱，据文义补。

〔2〕灸：疑当作"炙"字。下文"以火灸背""以火烘灸食物"中的"灸"字同此。

枚，至十日又从一枚起，终而复始。久之，明目通神，白发还黑。有痔及下血者尤宜服之。《梁书》言：庚肩吾常服槐实，年七十余，发鬓皆黑，目看细字，亦其验也。

冬勿食诸禽兽肾，损人真气。

闻人氏云：禀气实者，夏酷暑而不甚畏热，冬严寒而不甚畏冷；禀气怯者，易寒易热，天寒阴雨则感寒湿而濡泻，天气稍炎则伏热而中暍。是故先知节候者，能辨阴阳、寒暑之盛衰。经云：阳盛人耐寒不耐夏，阴盛人耐夏不耐冬。此亦知人禀受之不同。

颐真秘韫

人身中惟心肾不交，百病生焉。造化至春，天气下降，地气上升，是成泰卦而万物萌生。人若心火太炎，则天气不降矣；肾气不盛，则地气不升矣。是为否象，精气何从生？心，君火也，火旺炎上。故念一起即火炎，念若灭即火息。人有一时无念者乎？此火所以日炎，而水所以日涸也。若常止念静观，则心气自降。心气常降，则肾气自渐升而还泰象矣。朱大复先生教人心常放下，目亦常向下。上者降，则下者自升，亦交心肾之法也。脐之内，两肾之中有一窍，名命门穴，乃生气之源，人生身立命之蒂也。常冥心内照，使心常在肾，此亦交心肾之法也。《内经》云：肾有久病者，寅时面向南，净神不乱思，闭气不息七遍，以引颈咽气顺之，如咽甚硬物。如此七遍后，饵舌下津，纳气，自是玄门要领[1]。后世千门百窦，总不能出此范围。《广胎息经》云：当于深静屋舍，叠褥高坐，双手握固，舌抵上腭，勿令口鼻之气稍有出入，驻神于脐内一寸三分，使神投气，使气投神，必欲默记住息数目。初下手时，不能久住，或十或二十，顺其自然。倘气稍急，便引其气下透尾闾，冲夹脊，升玉枕，达泥丸，入口化为甘津，以意咽下中宫，此为一遍。仍如前，以数珠默记遍数，或十遍或二十遍，日如此四五次，气自增益。握固，是先屈大指，以二、三、四指握之。

乾坤澄清，子后午前，闭目平坐，握固冥然，叩齿集神，合眸固关，冥心放体，任意往还。初学打坐法，须厚铺软座，宽衣解带，结跏趺坐，令腰脊、头项、骨节相拄，舌抵上腭，唇齿相着。目须微开，不可全闭，闭则恐易昏睡。身须平直，坐要安舒，任其自然。息从鼻通，不可粗，不可促，不可闭，不可抑，出入往来务要绵绵不断，不可着意为之，久久忘缘，自成一片。出定之时，徐徐动身，安详而起。若得此意，自然举体轻爽，所谓安乐法也。

每日戌、亥二时，阴旺阳衰之候，一手兜外肾，一手摩脐下，左右换手，各擦八十一。每临卧时，一手握赤足，一手摩涌泉，多至千数，少亦百余，生精固阳，久而弥益。《金丹秘诀》。

卧时坐于床，垂足解衣闭息，舌拄上腭，目视顶门，提缩谷道，两手摩两肾腧，各一百二十，多多益善。《颐生微论》。

---

〔1〕肾有久病者……玄门要领：今版《内经》无此语。

面宜多擦。面上常欲两手摩之使热，高下随形，皆使极匝，令人面有光泽，皱斑不生。

目宜常运。赵人齐曰：眼目宜常转动，则至老不昏。每转时，先转左目三十六，却以右鼻泄火气；又转右目三十六，却以左鼻泄火气。勿有声。

齿宜数叩。齿数叩则坚。道书云：左相叩为天钟，右相叩为天磬，上下相叩为天鼓。若祓除不祥则鸣天钟，制伏不祥则鸣天磬，存思集神则鸣天鼓。俱要闭口缓颊，使声虚而响应深。

气宜常提，津宜常咽。李真人《长生诀》：一吸便见提气，气归脐，一提便咽，水火相见。不拘行住坐卧，舌搅华池，抵拄上腭，满口津生，咽下谷谷有声。随于鼻中吸清气一口，以意目力送至脐下，略存一存，谓之一吸。随将下部轻轻如忍便状，以意目力提起，上夹脊双关，直至玉枕，透入泥丸，谓之一呼，周而复始。咽时有津固妙，无津亦谷谷然咽之。每日无间，久之精神强旺，百病不生。道书极贵口中津液，谓之金醴玉浆。人能终日不唾，则精气常留，颜色不槁；若久唾，则损精气，皮肤枯涸。盖命门在两肾之间，上通心肺，开窍于舌下，以生津液。古人制“活”字，从水从舌者，言舌水可以活人也。津与肾水同源，咽归下极，重来相会，既济之道也，太上作“㵎”。张道忠注：㵎与药同，乃自家水也。《清异录》云：仙家以津液灌溉丹田，为种寿泉。

《内经》云：“一阴一阳之谓道，偏阴偏阳之谓疾。两者不和，若春无秋，若冬无夏。因而和之，是谓圣度。”盖阴阳有相资之益，无偏废之理，惟阳气闭密而不妄泄，斯生气强固而能久长。

圣人阴阳交会之要，因阳气盛发，中外相应，鼓勇有余，乃相交合，则圣人之制度也。若强用施泄，损耗天真，精气竭矣。或谓采阴补阳，以御女求长生，理所必无。凡人欲动则精流，如蹶张之弩，孰能御之？己之精不能制，而能采人之精乎？强制逆闭，蓄秽蕴热，为疽为肿。蕴蓄至久，一败如决渠，死不旋踵。《楚志》称：百岁杨，不知何许人，人有见之，四十年前，发已二毛，今更添黑，口皆鲵齿，似重生者。杨自忆为天顺二年生，百岁外矣。所居挟二姬，尝以御女术游诸贵豪家。自云，吾贫，不能得三姬，若得三姬，即不死。士大夫慕长生者皆与游，而曹中丞尤尊信，复市一姬与御之，术败而死。未几，曹中丞亦以此术死。徐叔明作传刺焉。

男子以精为主，女子以血为主。故精盛则思室，血盛则怀胎。若孤阳绝阴，独阴无阳，欲心炽而不遂，则阴阳交争，乍寒乍热，久而为劳。《养生书》云：男不可无女，女不可无男。无女则意动，神劳而损寿。若念真正无可思者，则长生也。

树衰土培，阳衰阴补，含育元气，慎莫失度。《寿养丛书》。

无情莫若木，木至衰朽，即尘土培之，尚得再荣。又见以嫩枝接续老树，亦得长生。用意推理，阳衰阴补，是亦宜耳。衰阳以少阴，补取其元气津液，引于我身，即颜复童矣。故老人、虚人与二七以前少阴同寝，借其熏蒸，最为有益。但不可恣淫，以丧宝促生耳。郭丹葵曰：予好道数十年，精气神会合处，实觉有得。只导引之法，行之殊烦难，不免作止。惟每晨取幼女津唾服之，以多为贵，久久百节灵通，体强神旺。斯还元之秘诀，不老之奇方也。

人身气为卫，血为荣。虚损者，气血不足也。气虚则形衰，血虚则精竭。虚与损异，欲事过多则精虚。方欲事时，尽筋骸之力以送之则损力，毕全副之神以行之则损神。受损时，虚火益动，并不知亏，殆后种种病生矣。知虚损而急葆之，十生八九。虚而重虚，其损益甚，药石无济矣。

凡人内劳神明，外劳形质，俱足夭折。惟房劳较甚，为其形与神交用，精与气均伤也。《长生秘典》。

精欲漏时，提气守泥丸，或微呵一二次，勿使心气下从，虽有走漏，可无大伤。切勿子后行房，阳方生而顿灭之，一度伤于百度。《颐生微论》。

气入身来谓之生，神去离形谓之死。知神气者可以长生，固守虚无，以养神气。神行即气行，神住即气住。欲得长生，神气相注。若房劳过甚则精血竭，而神无所依，气无所附，忽致暴绝也。《胎息经》。

人素羸瘠，乃能兢兢业业，凡酒色伤生之事皆不敢为，则其寿固，可延永矣。如素强壮，乃恃其强壮恣意伤生之事，则其祸可立待也。此岂非命虽在天，而制命在己欤？皆春居士。

人生莫若寡欲，未必长生，亦可却病。圣人治未病，贤人治已病。已病矣，思其致病之根，由于不谨。急远房帏，绝嗜欲，庶几得之。世人服食以求长生，惑矣。甚者日服补药，以资纵欲，则惑之甚也。

按：戴埴《鼠璞》云，俗以素女术出于彭篯。予考《列仙传》，篯云，上士别床，中士异被，服药百裹，不如独卧。后人集其采纳之术，号《彭祖经》是。篯之采纳，以存真葆卫为先务，与世之论大相反。所谓丧四十九妻、五十四子，特欲形容八百岁之寿且久耳。汉《艺文志》有房中八家，百八十六卷，且谓圣王制外乐，不禁内情，为之节文，乐而有节，则和平寿考。迷者弗顾，以生疾而陷命，即此类也。

雨未必能浥物，雨气最浥物。日未必能黧人面目，月受日光，于月下坐最能黧人面目。鬼未必慑人，鬼影响最慑人。欲事未必损人，欲念最损人。隔墙钗钏，隙穴髻鬟，少年当之有衽席，不施而烁为枯腊者多矣。《紫桃轩又缀》。

人生气血，每七日一度进长，所谓三阴三阳而又加一画也，《易》曰“七日来复”是也。人于房室之事，七日一犯，所生止足供其轮泄，渐渐衰弱，至四十则气血衰矣。若能逾七日而为八日，即有一分之余，从此益之为二八、三八、四八，以至六八。四十八日不犯，自然阳道壮岸，所用不竭，其所生自享永年。故曰：知之则强，不知则老。圣人立教，欲人于既婚后即守此七八之禁，故以四十前后为断。若俟衰老之后而为之，无及矣。然亦非若方士之谬谈，盖阴阳生息节宣之至理耳。《紫桃轩杂缀》。

昔庐陵周和尚年九十余，能行远路，须发不白，言无他术，壮年能节欲耳。且云：人精液能生人，若保守存留，岂不能自生？画士张翚年九十余，耳聪目明，尚能作画，亦曰：平生惟欲心淡，欲事节，或者赖此，无他术也。

疲乏入房，虚损少子。强力入房则精耗，精耗则肾伤，肾伤则髓竭内枯。服脑麝入房，关窍开通，真气走散。

《内经》言：醉以入房，养生大忌。是以节欲先须戒醉，醉后最易犯欲，生平谨凛，顷刻恣睢，尊生一念，遂置度外，故养生家切忌纵饮。《折肱漫录》。

妇人若遇月事，最宜谨慎，否则与产后症相类，多致劳瘵等疾，或经血内渗，则窍穴淋沥无已。

《丹铃别录》云：月事谓之入月。天子诸侯有嬖妾，以次进御，其有月事者止而不御，难于口说，故注丹于面，灼然为识也。王建《宫词》：密奏君王知人月，唤人相伴洗裙裾。《汉律》“姅变”亦谓月事也。

凡丹石补药、房术秘法，兴阳涩精，行乐不觉药性暴烈，或洗、或嚼、或噙于口、或藏脐下，阻塞精道，强忍不泄，取快一时，毒藏脏腑，真阴枯烁，种祸在身，终久必发，以致丧身，不可不慎。陈毓仁。

金石之丹皆有大毒，即钟乳、朱砂服久，皆能杀人。盖其燥烈之性为火所逼，伏而不得发，一入肠胃，如石灰投火，烟焰立炽。唐宪文敬懿诸帝，皆为服丹所误。宋时张圣民、林彦振等，皆至发疡溃脑，不可救药。近代张江陵末年服丹，死时肤体燥裂如炙鱼然。夫炼丹以求长生也，乃不能延龄而反以促寿，人何苦为所愚，而恬不知戒哉？盖皆富贵之人志愿已极，惟有长生一途欲之而不可得，故奸人邪术得以投其所好，宁死而不悔耳，亦可哀也！

紫河车，医家谓之混元球。取男胎首生者为佳，亦不宜常服此物，虽无毒，而性亦大热。虚劳者服之，恐长其火；壮盛者服之，徒增其燥。夫天地生人，清者为气，浊者为形，父精母血凝合而成，气足而生。胞衣者乃臭腐之胚胎，血肉之渣滓，故一旦脱胎下世，犹神仙之委蜕也。人生已弃之物，宁复借此补助哉！况胞衣所食者，子多不育，夫忍于殇人之子以自裨益，仁者不为也。而况未必其有功，而徒以灵明高洁之府为藏污纳秽之地也。

食治选要

五谷为养，五果为助，五畜为益，五菜为充，合而服之，以补精益气。《素问》。

太古民无粒食，茹毛饮血。神农氏出，始尝草别谷，以教民树艺。轩辕氏出，教以烹饪，而后民始得遂养生之道。故曰五谷为养，所以重民天也。五果为助者，助粒食以养生，熟则可食，干则可脯，丰俭可以济时疾，苦可以备药。豢养者，谓之畜。周制庖人供六畜，马、牛、鸡、羊、犬、豕，皆其有益于人也。凡草木之可茹者，谓之菜。所以辅佐谷气，疏通壅滞也。谷与果、菜等物，其类甚繁，皆不止于五，第举其概，以明人生日用之所必须耳。

五谷：麻、麦、稷、黍、豆也；五果：李、杏、桃、栗、枣也；五菜：韭、薤、葵、葱、藿也。

三牲五谷，禀五行以生也。发为五味，天地生之，所以养人，圣人节调，以致康强。《裴璘传》。

木生酸，火生苦，土生甘，金生辛，水生咸；辛主散，酸主收，甘主缓，苦主坚，咸主软。此五味之本性，一定而不变者也。五味入胃，各归所喜。肝欲酸，酸先入肝；心欲苦，苦先入心；脾欲甘，甘先入脾；肺欲辛，辛先入肺；肾欲咸，咸先入肾。此五味合五脏之气也。夫阴之所生，本在五味。阴之五宫，伤在五味。谨和五味，脏腑以通，气血以流，骨正筋柔，腠理以密，可以久长。《素问》。

五味宜和。酸多伤脾，肉胎而唇揭；咸多伤心，血凝而色变；甘多伤肾，骨痛而齿败；苦多伤肺，皮槁而毛落；辛多伤肝，筋急而爪枯。《内经》。

五味淡薄，令人神爽。若偏多损伤脏腑，此五行生克自然之理。初自不觉，久当为患。陶隐居云：五味偏多不益人，恐随脏腑成殃咎。

八珍糕

补中益气，健脾养胃。

人参四两　山药　茯苓　芡实　莲实各六两　糯米三升　粳米七升　白糖三斤　白蜜一斤

上将人参等五味，各为细末，糯米、粳米为粉，与药末和匀，将白糖和蜜汤中顿化，随将粉药乘热和匀，摊铺笼内，切片蒸熟，火上烘干，磁器收贮。每晨用白汤泡用数片，饥时干用，甚便。久服，功难尽述。

芡实粥

固精气，明耳目。新者研成膏，陈者作粉，和粳米煮粥食。

莲实粥

健脾，止泄泻。去皮心，煮熟漉出。用糯米煮粥，候熟入莲实，搅匀热食。

山药粥

补肾精，固肠胃。

韭菜粥

温中暖下。

菠菜粥

和中润燥。

油菜粥

调中下气。

萝卜粥

消食利膈。

胡萝卜粥

宽中下气。

牛乳粥

补虚羸。

枸杞叶作茶饮

治消渴，强阴，解面毒。

补阳粥

治老人虚损羸瘦，阳气乏弱。

雀五只，如常治净，先炒熟，酒煮少时，入水和粟米、葱白、五味，作粥食。宜正月以前、十月以后食之，取其阴阳静定未泄也。

又法：黄雌鸡一只，如常治净，煮羹，和粳米、葱白、五味，空心常食，取效。

馄饨方即扁食也

治老人气弱痿瘦。

黄雌鸡肉，下酱、椒、葱白调和，作馄饨，煮熟，空心食之，日一次。益脏腑，悦颜色。

补肝羹

治老人肝脏虚弱，远视无光。

猪肝一具，去筋膜，细切　葱白一握，去须，切　鸡子二枚

上加豉汁，煮作羹，临熟，将鸡子击破，投在内，食之。

大麦汤

治老人烦渴不止。

寒食残大麦二升，水七升，煮五升，去渣，入赤沙糖，调服。

杏酪汤

杏仁三两半，百沸汤浸，盖，候冷即换沸汤，数次。掐去皮尖，入砂盆内，细研。次用蜜一斤，炼三两沸，候半冷，旋倾入杏泥，又研，和匀。每用沸汤点服。

凤髓汤

润肺疗嗽。

松子仁　胡桃肉汤浸去皮，各一两　蜜半两

上研烂，次入蜜，和匀。每用沸汤点服。

姜糖煎

治老人气急，喘息不得，坐卧不安。

生姜汁五两　沙糖四两

上和匀，微火温之，一二十沸即止，每食一杯，渐渐下行。

酥蜜煎

治老人淋病，溺涩痛闷。

藕汁五合　白蜜五合　生地黄一升

上和匀，微火煎如饧。空心含半匙，食后亦服。忌热食、炙肉。

阳春酒

健脾开胃，祛病延年。

人参切片　白术　熟地各五钱　当归　麦门冬　枸杞各三钱　柏子仁　远志各二钱半

上药用绢袋宽贮，以无灰酒五斤，磁罐内浸一伏时。每早、午、晚，热饮数杯。如夏月不能耐久，将药分作五分，每次用酒一斤浸服。酒尽药尚有味，再添酒浸，饮之。

戊戌酒

补虚羸，壮阳道，暖腰膝，益气力。

黄牡犬一只，治净，煮烂，捣如泥，连汁和曲、米，如常酿酒，饮之。

《本草图经》云：牡狗阴茎专补右肾命门真火，能令阳道丰隆，精暖盈溢，使人有子。

百补延龄酒一名长生饮

生地二两，酒蒸　当归身三钱　白术四钱，土炒　补骨脂四钱，炒　白茯苓一两　甘枸杞二两　牛膝一两　杜仲一两，盐酒泡，晒干炒断丝　续断五钱，炒　黄连三钱，炒　五加皮五钱　砂仁一钱五分，研　五味子二钱　广木香一钱半　小茴香一钱半　白芍药二钱，炒　川芎三钱　黄芪八钱　人参五钱　麦冬一两，去心　粉草二钱　金樱膏八两　圆眼肉去核，四两　小红枣半斤，煮去皮　巴戟天去梗，五钱，酒蒸　羌活二钱　陈皮二钱　沙苑蒺藜一两，炒

上药用烧酒六斤贮坛内，浸三日。外封固，重汤内煮一炷香，取起。置土埋五日，退火毒，取起。再用烧酒八斤和，入坛中三日外。饮时，用各种好酒七分，药酒三分，或四六对之，随其量大小。饮之完，即照前再煮，不用土掩，每料加好蜂蜜一斤。补养之功，不可尽述。

仙茅酒

专治虚损，阳痿不举。

仙茅四两，先用米泔浸，去赤汁，又用黑豆水浸透，用黑豆一层，仙茅一层，重重相间铺入甑内，砂锅上蒸一炷香，取出晒干，如此一次，用竹刀切豆大块，再三次。不可犯铜铁器　淫羊藿四两，洗净，剪去边刺，羊油炙或炒　五加皮四两　当归二两　龙眼肉百枚

上药入瓷坛内，用好酒十斤，浸七日，盐泥封固，用桑柴文武火悬胎煮三时，埋地下三日，取出，过七日，每日饮三五杯。将药渣滤出，晒干为末，炼蜜丸桐子大，每服五十丸，空心，用此酒下。

一方，用仙茅一斤（参水浸二次）、淫羊藿叶一斤、鹿茸四两、当归四两、酒三十大壶，制法同。去五加皮、龙眼肉不用。

服黑小豆法

补肾，乌须发。

初一日，服一粒，初二日，加一粒，渐加至十五粒；至十六日，则减一粒，以渐而减；至次月朔，又服一粒起，循环不间。用白汤生吞下，久久大有奇效。

煮黑豆方

制何首乌五钱　当归三钱　槐角四钱　枸杞三钱　骨碎补[1]　蛇床子三钱　破故纸二钱　肉苁蓉制，二钱　远志肉三钱　沙苑蒺藜三钱　甘菊二钱　生地三钱　麦门冬三钱　杜仲三钱　官桂二钱　南五加皮三钱　青皮二钱　牛膝四钱　青盐二两

以上诸药，用砂锅煎熬，沥汁。渣再煎，沥汁。将马料豆三升，择细而圆者，同汁入砂锅中，没水为度，煮干，不可焦枯，向日晒燥。每日，于饥时细嚼百粒，同津咽下，不拘几次。百日之后，功效自见。

---

〔1〕骨碎补：原书无剂量。

饮食禁忌

锡器盛酒，浸渍日久，毒能杀人。

铜器煎汤饮，损人声音。

铜器盛盖饮食，经宿滴入汗者，令人生疽、发恶疮。

人汗滴入饮食中者，食之生疔毒。

屋漏水有毒，误食生痈肿恶疮。

发落饮食中，误食成瘕。

凡露天隔宿物及盖藏不密者、馔上有细黑白末子者，皆有毒，不可食。

凡物异常者，皆不可食。人有家生一梨，大如斗，食者皆死。考之，树下有一大蛇，穴在其下。

葱有两丫者，勿食。

烧肉忌桑柴火。

朱砂、雄黄乃金石之药，非水飞极细者，不可服，服亦不宜多。

六一散，非盛暑中奔走极热，不宜服。此药乃利窍渗湿热之剂，轻服则耗津液、损脾胃。

薄荷性凉，能散热；紫苏性温，能散寒，皆散气之剂。世人暑月每点薄荷汤代茶，紫苏作蔬，大损真元之气。

橙皮，多食伤肝气，不宜与猪肉同食，发头旋恶心。

饮茶宜热，冷则聚痰，多饮则少睡，久服则消脂。

空腹忌食生果，令人胸膈热，生痈疖。

食一切鱼，忌荆芥，河豚尤忌，亦忌菊花、甘草、桔梗、附子。

食猪肉，忌炒豆，令人气壅。

羊肉与豆酱同食，生癞。

牛乳同酸物食，成坚积。

食驴肉，忌服荆芥。

鳖肉忌苋菜、鸡子、鸭肉、桃子。

鳣鱼忌甘草，犯之杀人。

螃蟹忌柿。

鲫鱼忌沙糖、笋。

绿豆忌榧子，杀人。

病新瘥，忌食薄荷。

久病，忌食李。

诸笋消痰动气，发病。苦笋主不睡，主面目并口热、舌黄、消渴，明目，解热毒，多食令人嘈杂。

芋、茨菇冬月食，不发病。茨菇多食动冷气，令人腹胀。小儿食，脐下痛。

驴肉动风，发痼疾。

鹿肉五月勿食。鹿血大补人血，肉不甚补，反痿人阳。服药人忌食鹿肉，以其食解毒之草故也。麋与鹿一类二种，今人多不分别，往往以麋为鹿，食之，令人阳痿更甚于鹿。

兔肉八月至十一月可食，多食损阳。

鸡子败血，不宜多食。小儿大忌老鸡头，大毒。阉[1]鸡善啼，肉毒。

白鱼发脓，有疮疖人勿食。

鲥鱼生疳，发痼疾。

鲟鱼发诸药毒，鲊不益人，合笋食患瘫痪。小儿食之，成瘕。

伤寒汗后，不可饮酒，复引邪入经络。

鲈鱼多食，发痃癖。

癞风，勿食鲤鱼。

天行病后，忌食鲤鱼。食之，再发必死。

有痼疾，忌食麂、雉。

凡肉有补，惟猪肉无补。今人习而不察，白花猪、牝猪、病猪、黄膔膘猪，尤不宜食。

《灼艾集》云：仆旧苦脏疾，偶遇人语曰但不食豚足矣，试之一岁，果然。按：《本草》云，其肉令人暴肥而召风，又耗心气，文人尤所当戒。且食多忌，吴茱萸、白花菜、荞麦，皆不可同食。由是久不食，而他病亦鲜，且觉气爽，而读书日益悟，始信不食豚之大功。

人啖豆三年，则身重难行，象肉亦然。啖榆，则眠不欲觉。食燕麦，令人骨节解断。食燕肉，入水为蛟龙所吞。食冬葵，为狗所啮疮不得瘥。食绿豆，服药无功。藕与蜜同食，可以休粮。大豆多食，可不饥。芎䓖常服，令人暴亡。银杏亦然，食之过多，卒然晕眩仆地，半日方苏，不知其所由活也。

〔1〕阉：原作“线”，乃方言通假，据文义改。

校后记

《调摄》不分卷，清代医家丁其誉撰，为其所著养生丛书——《寿世秘典》之第二部，是一部从衣食住行等方面论述养生原则和方法的著作。

一、作者与成书

丁其誉，字蜚公，江苏省如皋县人。生于明朝崇祯末年，卒于清朝康熙年间，享年63岁。其对中医、中药、养生、营养学等方面研究较深，曾收集各种食养药养本草书籍中关于饮食养生的内容，于1661年编撰成《寿世秘典》一书。《寿世秘典》包括《月览》《调摄》《类物》《集方》4部书，每部为一卷。

二、主要内容与特点

《调摄》为《寿世秘典》的第二部，共4个部分，包括《养生要论》《保生月录》《颐真秘辒》《食治选要》4篇。其中《养生要论》引用了诸如孙兆甫、严用和、王圣俞、汪颢等诸多医家的观点和《内经》《折肱漫录》《保生帖》《芷园臆草》等典籍中的论述，较为详细地论述了养生中的应该注意的事项；《保生月录》则根据春夏秋冬四季的气候和人体的脏腑功能特点，从饮食、穿衣等方面论述了每个季节的宜忌之处，如"春日融和，当眺园林亭阁虚敞之处，用抒滞怀，以畅生气，不可兀坐，以生他郁。天气寒暄不一，勿暴去棉衣，以次渐减""二月食韭，补益心肾""采蒿苗，和粉面作饼食，化痰利膈，去胸中烦热"等等。《颐真秘辒》主要论述了练功养生的方法以及房室养生和保精的方法。但是，此篇中也存有一些陈旧腐朽的观念，如晨食少女津液以养生等。为保留古籍原貌，校点时未予删除，提请读者自鉴。

《食治选要》是本书最为重要的部分，论述了食疗食补以及饮食禁忌。食物之宜，注重五谷、五果、五畜、五菜的调养，常选用具有补养作用的食物，或食药共用的药物，或食物加上常用补益之品，组成各种补益方。书中选录了26个食治方，包括粥、糕、酒、茶汤及煎饮等各种剂型，论述了这些食治方的配伍组成、功效主治。如"治老人气弱痿瘦"之"馄饨方"，用"黄雌鸡肉，下酱、椒、葱白调和，作馄饨，煮熟，空心食之，日一次。益脏腑，悦颜色"。又如，"润肺疗嗽"之"凤髓汤"，用"松子仁、胡桃肉（汤浸去皮，各一两），蜜（半两）。上研烂，次入蜜，和匀。每用沸汤点服"。再如，"治老人肝脏虚弱，远视无光"之"补肝羹"，用"猪肝（一具，去筋膜，细切），葱白（一握，去须，切），鸡子（二枚）。上加豉汁，煮作羹，临熟，将鸡子击破，投在内，食之”，等等，均为平和有效的食治方，至今仍可在适当选用。《食治选方》最后一节为“饮食禁忌”，包括器物之忌、日常食饮之忌，以及食物搭配之忌等。

三、本次校点的相关说明

此书现唯存顺治十八年辛丑（1661 年）颐古堂初刻本，本次点校以此为底本。因其部分内容来自于李时珍的《本草纲目》，相关之处，仍以《本草纲目》作校对。

杨金生　张颖